Analytik II

Kurzlehrbuch
Quantitative und instrumentelle
pharmazeutische Analytik

von Eberhard Ehlers

10., vollständig überarbeitete Auflage
mit 137 Abbildungen und 42 Tabellen

Wissen & Praxis

Deutscher Apotheker Verlag Stuttgart 2002

Anschrift des Autors:
Privatdozent Dr. Eberhard Ehlers
Lorsbacher Str. 54 B
65719 Hofheim

1. bis 8. Auflage 1983 bis 1996 im Jungjohann Verlag
Nachdruck der 8. Auflage 1997 im Gustav Fischer Verlag
Ab 9. Auflage im Deutschen Apotheker Verlag

Ein Warenzeichen kann warenrechtlich geschützt sein, auch wenn ein Hinweis auf etwa bestehende Schutzrechte fehlt.

Die Deutsche Bibliothek – CIP-Einheitsaufnahme

Ehlers, Eberhard:
Analytik / von Eberhard Ehlers. – Stuttgart : Dt. Apotheker-Verl. (Wissen & Praxis)
Früher u. d. T.: Ehlers, Eberhard: Pharmazeutische Analytik
2. Kurzlehrbuch. Quantitative und instrumentelle pharmazeutische Analytik :
mit 42 Tabellen. – 10., vollst. überarb. Aufl. – 2002
    ISBN 3-7692-3090-6

© 2002 Deutscher Apotheker Verlag Stuttgart
Birkenwaldstr. 44, 70191 Stuttgart
Printed in Germany
Satz: primustype R. Hurler GmbH, Notzingen
Druck und Bindung: Kösel, Kempten
Umschlaggestaltung: Atelier Schäfer, Esslingen

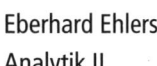

Eberhard Ehlers
Analytik II

Vorwort zur 10. Auflage

Die novellierte Approbationsordnung für Apotheker (AAppO) vom 14. Dezember 2000 sieht im Ersten Abschnitt der Pharmazeutischen Prüfung eine schriftliche Prüfung über die **„Grundlagen der Pharmazeutischen Analytik"** vor, die sich in folgende Abschnitte untergliedert:

- Klassische qualitative Analyse
- Klassische quantitative Verfahren zur Analyse von Arzneistoffen, Hilfs- und Schadstoffen
- Instrumentelle pharmazeutische Analysenverfahren

wobei Arzneibuch-Methoden ausdrücklich in die Prüfungsanforderungen aufgenommen wurden (Anlage 13 AAppO).

Die Themen qualitative Analyseverfahren sowie die Analytik funktioneller Gruppen organischer Verbindungen werden in drei Kapiteln im Band Analytik I behandelt. Der vorliegende Band **Analytik II** beginnt demzufolge mit Kapitel 4 und befasst sich mit den Themenbereichen **„Klassische quantitative Analyse"** und **„Instrumentelle Analyse"**. Der Text der neuen Auflage wurde komplett überarbeitet, insbesondere die Kapitel der instrumentellen Analytik wurden an den Stand der Technik angepasst. Der Abschnitt Elektrophorese wurde umgestaltet und um ein Kapitel erweitert, Ausführungen zur „NIR-Spektroskopie" und zum „Zirkulardichroismus" sind neu aufgenommen worden. Wichtige Passagen des Kommentartextes – in Form abgesetzter grau unterlegter Textstellen – sollen dazu dienen, wesentliche Anschnitte des umfangreichen Prüfungsstoffes komprimiert und kurzfristig wiederholen zu können.

Ab der 9. Auflage erscheint das Werk Analytik II in zwei getrennten Bänden, dem hier vorliegenden Kurzlehrbuch und einem zweiten Band mit über 1800 offiziellen Prüfungsfragen. *Kommentierungen nahezu aller Fragen* aus dem MC-Fragenband sind in den Kommentartext eingefügt worden, so dass ich mir eine weitere Steigerung der Prüfungsrelevanz verspreche. Die meisten Berechnungen zu Fragen des MC-Teils können im Detail nachvollzogen werden.

In den Abschnitten *„Pharmazeutische Anwendungen"* der betreffenden quantitativen Analysenverfahren wurde bewusst auf **Arzneibuchbeispiele** des **Europäischen Arzneibuches 1997** sowie des **Nachtrages 2001** Bezug genommen. Die Gehaltsbestimmungen in den Monographien des Ph.Eur. sollen beispielhaft dazu dienen, den Blick für die Beurteilung analytischer Bestimmungsmöglichkeiten anhand vorgegebener Wirkstoffstrukturen zu schärfen, wie dies die Thematik neuerer MC-Fragen zwingend verlangt. Zur Vertiefung des Grundwissens dieser Abschnitte wird ausdrücklich auf den *Kommentar* zum Europäischen Arzneibuch – Allgemeiner Teil – verwiesen.

Mein Dank gilt vielen Kollegen und Studenten, die manch wertvolle Anregung zur Überarbeitung des Textes an mich herangetragen haben. Besonders danken möchte ich aber dem Lektorat des Verlages, insbesondere Frau A. Piening und Herrn Dr. E. Scholz, für die gute Zusammenarbeit und ihre tatkräftige Unterstützung. Beide haben entscheidend dazu beigetragen, dass die neue Auflage den Prüfungskandidaten termingerecht zur Verfügung stehen wird.

Ich hoffe, dass die 10. Auflage der Analytik II den Studenten bei ihren Prüfungsvorbereitungen wiederum wertvolle Dienste leisten kann und wünsche allen hierzu viel Erfolg.

Hofheim, im Sommer 2002   Eberhard Ehlers

Inhaltsverzeichnis

Klassische quantitative Analyse

4. Grundlagen und allgemeine Arbeitsweisen quantitativer Analysen und Analysenverfahren 3

4.1 Größen und Einheiten 3
4.1.1 Stoffmengen 3
4.1.2 Zusammensetzung von Mischphasen 4
4.1.3 Konzentrationsangaben des Arzneibuches 8
4.1.4 Maßlösungen 8
4.2 Stöchiometrische Grundlagen quantitativer Analysen 10
4.3 Chemisches Gleichgewicht, Aktivität 11
4.3.1 Massenwirkungsgesetz 12
4.3.2 Ionenstärke, Aktivitätskoeffizienten 13
4.4 Statistische Auswertung von Analysendaten 16
4.4.1 Unsicherheiten, Fehler 16
4.4.2 Mittelwert, Standardabweichung, Varianz 17
4.4.3 Gauß-Verteilung von Messergebnissen 18
4.5 Validierung von Verfahren 19
4.6 Kalibrierung quantitativer Analysenverfahren 20
4.6.1 Eichkurvenverfahren 20
4.6.2 Verwendung von Referenzsubstanzen 22
4.7 Titrationskurvenverfahren 22
4.8 Standardzumischverfahren 25

5. Gravimetrie 27

5.1 Grundlagen 27
5.1.1 Gravimetrische Grundoperationen 27
5.1.2 Löslichkeit, Löslichkeitsprodukt 32
5.1.3 Berechnung der Analyse 38
5.2 Spezielle Bestimmungen 41
5.2.1 Bestimmung von Kationen 41
5.2.2 Bestimmung von Anionen 45
5.2.3 Bestimmungen nach dem Arzneibuch 46

6.   Säure-Base-Titrationen 50

6.1   Grundlagen 50
6.1.1 Acidität- und Basizitätskonstanten 50
6.1.2 pH-Wert 56
6.1.3 Titrationsmöglichkeiten 66
6.1.4 Titrationskurven 69
6.1.5 Indizierungsmöglichkeiten 81
6.1.6 Maßlösungen 87
6.1.7 Urtitersubstanzen 88
6.2   Titrationen von Säuren und Basen in wässrigen Lösungen, pharma-
       zeutische Anwendungen 89
6.2.1 Titration von Säuren 89
6.2.2 Titration von Basen 101
6.2.3 Titration von Carbonsäure-Derivaten 103
6.2.4 Spezielle Verfahren 109
6.3   Titrationen von Säuren und Basen in nichtwässrigen Lösungen,
       pharmazeutische Anwendungen 126
6.3.1 Physikalisch-chemische Grundlagen 126
6.3.2 Lösungsmittel 128
6.3.3 Titration von Säuren 130
6.3.4 Titration von Basen 135

7.   Redoxtitrationen 152

7.1   Grundlagen 152
7.1.1 Redoxpotential, Redoxreaktionen 153
7.1.2 Titrationskurven von Redoxtitrationen 162
7.1.3 Redoxindikatoren 166
7.1.4 Maßlösungen 169
7.1.5 Urtitersubstanzen 173
7.2   Methoden, pharmazeutische Anwendungen 173
7.2.1 Permanganometrie 173
7.2.2 Cerimetrie 176
7.2.3 Iodometrie 179
7.2.4 Periodatometrie (Malaprade-Reaktion) 193
7.2.5 Bromometrie (Bromatometrie) 197
7.2.6 Chromatometrie 205
7.2.7 Nitritometrie (Diazotitration) 206
7.2.8 Titanometrie (Reduktionen mit Titan(III)-chlorid) 208
7.2.9 Ferrometrie (Reduktionen mit Eisen(II)-sulfat) 209

8.   Fällungstitrationen 210

8.1   Grundlagen 210
8.1.1 Physikalisch-chemische Grundlagen 210
8.1.2 Indizierungsmöglichkeiten 212

8.1.3   Maßlösungen 217
8.1.4   Urtitersubstanzen 217
8.2   Methoden, pharmazeutische Anwendungen 218
8.2.1   Argentometrie nach Volhard 218
8.2.2   Argentometrie nach Mohr 220
8.2.3   Argentometrie nach Fajans 220
8.2.4   Bestimmung organisch gebundenen Halogens 221
8.2.5   Argentometrie nach Budde 223
8.2.6   Simultantitration von Halogeniden 224
8.2.7   Mercurimetrie 225

9.   Komplexometrische Titrationen 226

9.1   Grundlagen 226
9.1.1   Chelatbildung 226
9.1.2   Anwendungsmöglichkeiten von Natriumedetat 228
9.1.3   Komplexometrische Methodik 231
9.1.4   Titrationskurven, Endpunkte 233
9.1.5   Indizierungsmöglichkeiten 234
9.1.6   Maßlösungen 237
9.1.7   Urtitersubstanzen 239
9.2   Pharmazeutische Anwendungen 239
9.2.1   Bestimmung einzelner Kationen 239
9.2.2   Simultantitration von Kationen 241
9.2.3   Indirekte Bestimmung von Anionen und Kationen 243

Instrumentelle Analyse

10.   Elektrochemische Analysenverfahren 247

10.1   Grundlagen der Elektrochemie 247
10.1.1 Ladungstransport in Elektrolytlösungen 247
10.1.2 Vorgänge an Elektroden 252
10.1.3 Arten von Elektroden 255
10.1.4 Galvanische und elektrolytische Zellen 259
10.2   Potentiometrie 262
10.2.1 Grundlagen der Direktpotentiometrie 262
10.2.2 Direktpotentiometrische Messungen 264
10.2.3 Potentiometrische Titrationen 268
10.3   Elektrogravimetrie 269
10.3.1 Grundlagen der Elektrolyse 270
10.3.2 Metallabscheidung 271
10.3.3 Elektrolytische Trennungen 273
10.4   Coulometrie 273
10.4.1 Grundlagen der Coulometrie 273
10.4.2 Coulometrische Titrationen 276

10.5   Voltammetrie (Polarographie) 277
10.5.1 Grundlagen der Polarographie 278
10.5.2 Instrumentelle Anordnung 287
10.5.3 Anwendungen der Polarographie 289
10.6   Amperometrie und Voltametrie 294
10.6.1 Amperometrische Titrationen mit einer Indikatorelektrode 294
10.6.2 Amperometrische Titrationen mit zwei Indikatorelektroden,
        Dead-stop-Titrationen (Biamperometrie) 296
10.6.3 Instrumentelle Anordnung 298
10.6.4 Pharmazeutische Anwendungen 299
10.6.5 Grundlagen der Voltametrie 301
10.7   Konduktometrie 301
10.7.1 Grundlagen der Konduktometrie 301
10.7.2 Instrumentelle Anordnung 302
10.7.3 Konduktometrische Titrationen 302
10.8   Elektrophorese 309
10.8.1 Grundlagen der Elektrophorese 309
10.8.2 Elektrophoretische Verfahren 311
10.8.3 Pharmazeutische Anwendungen 313

11.   Optische und spektroskopische Analysenverfahren 315

11.1   Grundlagen 315
11.1.1 Elektromagnetische Strahlung 315
11.2   Grundlagen der Refraktometrie 319
11.2.1 Brechzahl, Messung 319
11.2.2 Pharmazeutische Anwendungen 321
11.3   Grundlagen der Polarimetrie 322
11.3.1 Optische Drehung, Messung 322
11.3.2 Pharmazeutische Anwendungen 327
11.4   Grundlagen der Atomemissionsspektroskopie 329
11.4.1 Lichtemission von Atomen 329
11.4.2 Messmethodik und instrumentelle Anordnung 333
11.4.3 Pharmazeutische Anwendungen 334
11.5   Grundlagen der Atomabsorptionsspektroskopie (AAS) 334
11.5.1 Lichtabsorption von Atomen 334
11.5.2 Messmethodik und instrumentelle Anordnung 336
11.5.3 Pharmazeutische Anwendungen 337
11.6   Grundlagen der Molekülspektroskopie im ultravioletten (UV)
        und sichtbaren (VIS) Bereich 338
11.6.1 Grundlagen der Lichtabsorption durch Moleküle im UV- und
        VIS-Bereich 338
11.6.2 Beziehungen zwischen Molekülstruktur und Lichtabsorption 344
11.6.3 Gesetz der Lichtabsorption 356
11.6.4 Messmethodik und instrumentelle Anordnung 366
11.6.5 Pharmazeutische Anwendungen 370

11.7   Grundlagen der Fluorimetrie 380
11.7.1 Prinzip der Methode 380
11.7.2 Messmethodik und instrumentelle Anordnung 386
11.7.3 Pharmazeutische Anwendungen 387
11.8   Grundlagen der Absorptionsspektroskopie im infraroten Spektral-
        bereich (IR-Spektroskopie) 389
11.8.1 Grundlagen der Lichtabsorption im IR-Bereich 389
11.8.2 Beziehungen zwischen Molekülstruktur und
        absorbiertem Licht 396
11.8.3 Messmethodik und instrumentelle Anordnung 401
11.8.4 Pharmazeutische Anwendungen 403
11.8.5 Spektroskopie im nahen IR-Bereich 404
11.9   Kernresonanzspektroskopie 405
11.9.1 Grundlagen der NMR-Spektroskopie 405
11.9.2 Instrumentelle Anordnung 409
11.9.3 NMR-Spektrum 411

12.   Chromatographische Analysenverfahren 425

12.1   Grundlagen 425
12.1.1 Chromatographische Trennmechanismen 426
12.1.2 Wahl des chromatographischen Milieus, chromatographische
        Phasen 430
12.1.3 Chromatographische Größen 435
12.2   Dünnschichtchromatographie (DC) 440
12.2.1 Prinzip und Durchführung der Dünnschichtchromatographie ... 440
12.2.2 Auswertung des Dünnschichtchromatogramms 442
12.2.3 Pharmazeutische Anwendungen 442
12.3   Papierchromatographie 444
12.3.1 Prinzip und Durchführung der Papierchromatographie 444
12.3.2 Auswertung des Papierchromatogramms 445
12.3.3 Pharmazeutische Anwendungen 445
12.4   Gaschromatographie 446
12.4.1 Prinzip und Durchführung der Gaschromatographie 446
12.4.2 Gaschromatographische Apparatur 447
12.4.3 Auswertung eines Gaschromatogramms 451
12.4.4 Pharmazeutische Anwendungen 457
12.5   Flüssigchromatographie 459
12.5.1 Prinzip und Durchführung der Säulenchromatographie (SC) ... 459
12.5.2 Methoden der Flüssigchromatographie 460
12.5.3 Pharmazeutische Anwendungen 464

Anhang

Löslichkeitsprodukte (pK_L-Werte) 467
Säuredissoziationskonstanten (pKs-Werte) 468
Normalpotentiale (E°-Werte) 469
Verzeichnis der Wortabkürzungen 470
Verzeichnis der Zeichen und Symbole 475
Rechenhilfen 483

Sachregister 485

Klassische quantitative Analyse

4. Grundlagen und allgemeine Arbeitsweisen quantitativer Analysen und Analysenverfahren

4.1 Größen und Einheiten

4.1.1 Stoffmengen

Der Begriff „**Stoffmenge**" bezieht sich grundsätzlich nur auf die *Teilchenzahl*, nicht aber auf die Teilchenart (Atom, Ion, Molekül, Radikal). Stoffmengenangaben erfordern deshalb die *Spezifizierung* des Stoffes, auf den sie sich beziehen.

Die SI-Basiseinheit der Stoffmenge ist das **Mol** (Zeichen: mol).
1 Mol ist die Stoffmenge (n), die aus ebenso viel Teilchen besteht, wie Atome in 12 g des Kohlenstoffisotops ^{12}C enthalten sind.

Die experimentell bestimmbare und von der Art des Stoffes unabhängige Teilchenzahl pro Mol wird als **Avogadro-Konstante ($N_A = 6{,}022 \cdot 10^{23}$ mol^{-1})** bezeichnet. Mit der Teilchenzahl N_x eines beliebigen Stoffes (X) ergibt sich daraus für dessen Stoffmenge n(X);

$$n(X) = \frac{N_x}{N_A} \quad (mol)$$

Die **molare Masse** (M) (früher: Molmasse) einer Substanz ist als Masse der Stoffmenge 1 Mol definiert, sodass mit der **Masse** (m) des Stoffes (X) seine Stoffmenge n(X) auch ausgedrückt werden kann durch:

$$n(X) = \frac{m}{M} \quad (mol)$$

n = Stoffmenge
m = Masse des Stoffes (X)
M = molare Masse

Die Stoffmenge (n) ist somit gleich dem Quotienten aus der Masse (m) einer Stoffportion und der molaren Masse (M). Diese Beziehung bildet die *Grundlage stöchiometrischer Berechnungen.* Für n(X) = 1 ist M = m.

Aufgrund der Definition des Mols [M (^{12}C) = 12 g · mol^{-1}] bezeichnet man den Zahlenwert der **molaren Masse (M_r)** (früher: Molekular-, Atom-, Formelgewicht) auch als relative Teilchenmasse (*relative molare Masse*).

Die **Äquivalentstoffmenge** (n^{eq}) eines Stoffes (X) ist das z-fache der molaren Stoffmenge (n); sie ist definiert als Quotient aus der Masse (m) einer Stoffportion und der molaren Masse (M) des Äquivalents. Stoffmengen von Äquivalenten werden ebenfalls in Mol angegeben [vgl. **MC-Frage Nr. 1256**].

$$n^{eq}(X) = \frac{m}{M \cdot (1/z)} = n \cdot z \; (mol)$$

m = Masse
M = molare Masse
z = Äquivalentzahl
n = Stoffmenge

Die Zahl (z) wird *Äquivalentzahl* genannt. Sie ergibt sich aus einer Äquivalenzbeziehung, z. B. aus der Stöchiometrie einer definierten chemischen Reaktion. Bei Ionen entspricht (z) deren Ladung [vgl. **MC-Frage Nr. 1396**].

Säure-Base-Reaktion: z = Zahl der H^+- oder HO^--Ionen, die das Teilchen aufnehmen oder abgeben kann.
Redoxreaktion: z = Zahl der übertragenen Elektronen (= Differenz der Oxidationsstufen eines korrespondierenden Redoxpaares).
Ionenreaktion: z = Betrag der Ladung des betreffenden Ions

4.1.2 Zusammensetzung von Mischphasen

Eine aus mehreren Stoffen bestehende Stoffportion bezeichnet man als *Mischphase*. Zu den analytisch wichtigsten Mischphasen zählen **Lösungen**. Die Charakterisierung der quantitativen Zusammensetzung von Mischphasen erfolgt durch die mengenproportionalen Größen *Masse* (m), *Stoffmenge* (n) und *Volumen* (V).

Die **Stoffmengenkonzentration** (c) eines gelösten Stoffes (X) ist definiert als Quotient aus der Stoffmenge (n) der Substanz und dem Gesamtvolumen (V) der Lösung bzw. sie berechnet sich als Quotient aus der Masse des gelösten Stoffes (X) und dem Produkt aus seiner molaren Masse und dem Volumen der Lösung [vgl. **MC-Fragen Nr. 1512, 1668**].

$$c(X) = \frac{n(X)}{V} = \frac{m}{M \cdot V} \; (mol \cdot m^{-3})$$

c = Stoffmengenkonzentration
n = Stoffmenge
V = Volumen der Lösung
m = Masse
M = molare Masse

Zur Indizierung der Stoffmengenkonzentration dienen die Symbole c_x, c(X) oder [X]. Werden keine anderen Angaben gemacht, bezieht sich die Stoffmengenkonzentration auf *Wasser* als Lösungsmittel. Wegen der Temperaturfunktion des Volumens ist die Stoffmengenkonzentration eine *temperaturabhängige* Größe.

Die Stoffmengenkonzentration bezogen auf *1 Liter* Lösung wurde früher als **Molarität** bezeichnet und mit dem Symbol **M** abgekürzt. Die Molarität einer Lösung entspricht somit der Anzahl Mole an gelöstem Stoff in 1000 ml Lösung. Die Molarität einer *Maßlösung* wird in **mol · l⁻¹** angegeben. Die IUPAC gestattet noch den Gebrauch des Symbols M für die Molarität und viele Arzneibücher folgen dieser Regelung. Einige Arzneibücher stellen dabei das Kürzel M dem Namen der Maßlösung voran, bei anderen erfolgt die Konzentrationsangabe in $(mol \cdot l^{-1})$ in Klammern gesetzt nach dem Namen der Maßlösung.

Für reines Wasser [$M_r(H_2O) = 18 \text{ g} \cdot \text{mol}^{-1}$ und 1 ml = 1 g] errechnet sich die Stoffmengenkonzentration $c(H_2O)$ zu [vgl. **MC-Frage Nr. 6**]:

$$c(H_2O) = 1000 \text{ g}/18 \text{ g} \cdot 1 \text{ l} = \textbf{55,6 mol} \cdot \textbf{l}^{-1}$$

Aus der Definition der Basiseinheit Mol folgt auch, dass gleiche Molarität verschiedener Teilchenarten gleiche Zahl an Teilchen im gleichen Volumen bedeutet. Beispielsweise enthalten unter Normalbedingungen [T = 273 K, p = 1013 mbar] 22,4 l aller idealen Gase $6{,}022 \cdot 10^{23}$ Gaspartikel [vgl. **MC-Fragen Nr. 3, 1750**].

Die temperaturunabhängige Größe **Molalität** (b) eines gelösten Stoffes (X) ist das Verhältnis aus seiner Stoffmenge (n) und der Masse (m_L) des Lösungsmittels. Üblicherweise gibt man die Molalität als Anzahl der Mole an, die in 1000 g Lösungsmittel gelöst sind.

$$b(X) = \frac{n(X)}{m_L} \quad (\text{mol} \cdot \text{kg}^{-1})$$

b = Molalität
n = Stoffmenge
m_L = Masse Lösungsmittel

Die **Äquivalentkonzentration** (c^{eq}) eines gelösten Stoffes (X) ergibt sich aus dem Quotienten der Äquivalentstoffmenge (n^{eq}) und dem Gesamtvolumen (V) der Lösung.

$$c^{eq}(X) = \frac{n^{eq}(X)}{V} \quad (\text{mol} \cdot \text{m}^{-3})$$

Somit folgt für den Zusammenhang zwischen der Stoffmengenkonzentration (c) und der Äquivalentkonzentration (c^{eq}):

$$c^{eq}(X) = c(X) \cdot z \quad (\text{mol} \cdot \text{l}^{-1})$$

Zum Beispiel entspricht die Angabe [$c(1/5 \text{ KMnO}_4) = 0{,}1 \text{ mol} \cdot \text{l}^{-1}$] der Stoffmengenkonzentration eines Äquivalents an Kaliumpermanganat bei Redoxreaktionen in saurer Lösung [vgl. **MC-Frage Nr. 1366**].

Die Äquivalentkonzentration (c^{eq}) eines Stoffes (X) bezogen auf *1 Liter* Lösung wurde früher als **Normalität** bezeichnet und mit dem Symbol **N** abgekürzt. Der veraltete Begriff Normalität ist mittlerweile in neueren Arzneibuchauflagen völlig gestrichen worden und sollte deshalb auch *nicht* mehr verwendet werden. (Die nachfolgende Benutzung des Kürzels N erfogt nur, um die Lösungen zahlreicher älterer MC-Fragen aufgrund des Aufgabentextes besser nachvollziehen zu können!)

Mit dem Mol als Stoffmengeneinheit ergibt sich:
Die Äquivalentkonzentration $\textbf{c}^{\textbf{eq}} = \textbf{1 mol} \cdot \textbf{l}^{-1}$

- einer *Säure* (nach Brönsted) ist diejenige Säuremenge, die 1 Mol Protonen abgeben kann [z. B. 36,5 g HCl, 49,0 g H_2SO_4].
- einer *Base* (nach Brönsted) ist diejenige Basenmenge, die 1 Mol Protonen aufnehmen kann [z. B. 40,0 g NaOH, 37,0 g $Ca(OH)_2$].
- eines *Oxidationsmittels* ist diejenige Substanzmenge, die 1 Mol Elektronen aufnehmen kann.

– eines *Reduktionsmittels* ist diejenige Substanzmenge, die 1 Mol Elektronen abgeben kann.

Berechnungen [in Klammer Nr. der MC-Frage]

[18] Berücksichtigt man, dass in *saurer* Lösung folgende Reduktionsvorgänge
[19] ablaufen,
[21] $MnO_4^- + 5\,e^- + 8\,H_3O^+ \longrightarrow Mn^{2+} + 12\,H_2O$ **(z = 5)**
[22]
[23] $Cr_2O_7^{2-} + 6\,e^- + 14\,H_3O^+ \longrightarrow 2\,Cr^{3+} + 21\,H_2O$ **(z = 6)**

$BrO^{3-} + 5\,Br^- + 6\,H_3O^+ \longrightarrow 3\,Br_2 + 9\,H_2O$
$3\,Br_2 + 6\,e^- \longrightarrow 6\,Br^-$ **(z = 6)**

so ergeben sich zwischen der *Molarität* [$M_r(KMnO_4)$ = 158,6; $M_r(K_2Cr_2O_7)$ = 294,2;
$M_r(KBrO_3)$ = 167,0] und dem veralteten Begriff *Normalität* pharmazeutisch wichtiger Maßlösungen folgende Beziehungen:

Lösung	1 M	1 N	0,1 N	0,01 N
$KMnO_4$	158,6 g	31,7 g	3,17 g	317 mg
$K_2Cr_2O_7$	294,2 g	49,0 g	4,90 g	490 mg
$KBrO_3$	167,0 g	27,9 g	2,79 g	279 mg

$KMnO_4$	$K_2Cr_2O_7$	$KBrO_3$
1 N = 1/5 M 0,1 N = 1/50 M 0,01 N = 1/500 M	1 N = 1/6 M 0,1 N = 1/60 M 0,01 N = 1/600 M	1 N = 1/6 M 0,1 N = 1/60 M 0,01 N = 1/600 M

[25] **Gegeben:**   Äquivalentkonzentration $c^{eq}(KMnO_4)$ = 0,02 N
Äquivalentzahl z = 5
Gesucht: Stoffmengenkonzentration $c(KMnO_4)$?
Berechnung: $c(X) = c^{eq}(X)/z = 0,004 =$ **1/250 mol · l⁻¹**

[24] Aufgrund der Oxidationsgleichung

$2\,S_2O_3^{2-} \longrightarrow S_4O_6^{2-} + 2\,e^-$ **(c^{eq} = 2; z = 2)**

entspricht die Normalität einer Thiosulfat-Lösung ihrer Molarität. Eine 0,1 N-Natriumthiosulfat-Lösung enthält **1/10 mol · l⁻¹** an $Na_2S_2O_3$.

[20] Aufgrund der Reaktionsgleichungen

$As_2O_3 + 3\,H_2O \longrightarrow 2\,H_3AsO_3$
$H_3AsO_3 + H_2O \longrightarrow H_3AsO_4 + 2\,H^+ + 2\,e^-$ **(z = 2)**

sind in einer 0,2 N-Na_3AsO_3-Lösung 0,1 Mol Natriumarsenit bzw. **0,05 Mol** Arsen(III)oxid enthalten.

Als *Konzentrationsangaben* zur Beschreibung der Zusammensetzung von Misch-phasen sind auch Bezeichnungen wie Massen- und Volumenkonzentration ge-bräuchlich.

Die **Massenkonzentration** (β) ist definiert als die Masse (m) des Stoffes (X) pro Gesamtvolumen (V) seiner Lösung. Zwischen der Massenkonzentration (β), der molaren Masse (M) und der Stoffmengenkonzentration (c) eines gelösten Stoffes bestehen daher folgende Beziehungen [vgl. **MC-Fragen Nr. 8, 1455**]:

$$\beta(X) = \frac{m}{V} = \frac{M \cdot n(X)}{V} = M \cdot c(X) \quad (g \cdot l^{-1})$$

Als **Volumenkonzentration** (s) eines Stoffes bezeichnet man das Verhältnis des Volumens (V_i) einer Stoffportion (i) zum Volumen (V) der gesamten Mischphase.

$$\sigma_i = V_i/V$$

Zur quantitativen Beschreibung des *Gehaltes* von Mischphasen werden auch Be-griffe wie Massenanteil, Volumenanteil oder Stoffmengenanteil verwendet.

Der **Massenanteil** (**Massengehalt**) (w) eines Stoffes (X) in einer Mischung ist der dimensionslose Quotient aus seiner Masse (m) und der Gesamtmasse (m_m) des Gemischs.

$$w(X) = m/m_m$$

Der Massenanteil wurde *früher* auch Massenbruch genannt, meist sprach man je-doch von Massenprozent oder *Gewichtsprozent*. Der Begriff Gewichtsprozent sollte aber *nicht mehr* verwendet werden.

Berücksichtigt man bei Lösungen deren Dichte (ρ) [Dichte (ρ) = Masse (m)/Vo-lumen (V)], so ergibt sich zwischen dem Massengehalt (w) einer Lösung, der mola-ren Masse (M) des gelösten Stoffes (X) und seiner Stoffmengenkonzentration (c) folgender Zusammenhang [vgl. **MC-Frage Nr. 9**]:

$$c(X) = \frac{w(X) \cdot \rho}{M} \quad (mol \cdot l^{-1})$$

c = Stoffmengenkonzentration
w = Massengehalt
ρ = Dichte der Lösung
M = molare Masse

Der **Volumenanteil** (χ) eines Stoffes (X) in einer binären Mischung aus den Stof-fen (X) und (Y) ist der Quotient aus dem Volumen V_x des Stoffes (X) und der Summe der Volumina beider Substanzen *vor* dem Mischvorgang.

$$\chi(X) = \frac{V_x}{V_x + V_y}$$

χ = Volumenanteil
V_x = Volumen des Stoffes (X)
V_y = Volumen des Stoffes (Y)

Der Volumenanteil wurde früher als Volumenbruch, meistens jedoch als *Volumen-prozent* bezeichnet. Auch dieser Begriff sollte *nicht* mehr verwendet werden.

Der **Stoffmengenanteil** (x) gibt das Verhältnis der Stoffmenge eines bestimmten Stoffes zur Gesamtstoffmenge an. Für eine *binäre Mischung* aus den Stoffen (X) und (Y) berechnet sich der Stoffmengenanteil der Substanz (X) zu:

$$x(X) = \frac{n(X)}{n(X) + n(Y)} \qquad (\Sigma x_i = 1)$$

Bei mehreren Komponenten gelten entsprechende Gleichungen. Die Summe aller Stoffmengenanteile (Σx_i) einer Mischung ist 1. Der Stoffmengenanteil wurde *früher Molenbruch* genannt.

Weitere in der Analytik häufig genutzte Mengenangaben sind **ppm** (parts per million) und **ppb** (parts per billion). Danach bedeutet beispielsweise **Gewichts-ppm** die Menge eines Stoffes in Mikrogramm (μg), die in 1 g Analysenmaterial enthalten ist.

Berechnungen (in Klammer Nr. der MC-Frage)

[14]   **Gegeben**: $M_r(K^+) = 39{,}1$ und $M_r(SO_4^{2-}) = 96{,}1$
[15]   Daraus folgt: $M_r(K_2SO_4) = 174{,}3$

    Gesucht: Massenanteil von 1 ppm SO_4^{2-} bzw. von 100 ppm K^+ in 1 kg Lösung?

  Berechnung: 1 ppm $= 10^{-3}$ g/kg $= 1$ mg/kg
                  ~ 1,81 mg K$_2$SO$_4$
            100 ppm$(K^+) = [174{,}3 : (2 \cdot 39{,}1)] \cdot 100$
                  ~ 223 mg K$_2$SO$_4$

4.1.3 Konzentrationsangaben des Arzneibuches

Entgegen den DIN-Vorschriften verwendet das Arzneibuch noch den Ausdruck „**Prozent (%)**" entsprechend folgenden Definitionen:

– **Prozent (m/m)** = Prozentgehalt Masse in Masse bedeutet die Anzahl Gramm einer Substanz in 100 g Substanzgemisch (nach DIN: *Massenanteil* in %).
– **Prozent (V/V)** = Prozentgehalt Volumen in Volumen bedeutet die Anzahl Milliliter einer Substanz in 100 ml eines Flüssigkeitsgemischs (nach DIN: *Volumenanteil* in %).

4.1.4 Maßlösungen

Maßlösungen sind Reagenzlösungen bekannter Konzentration. Sie sollten folgenden Anforderungen genügen:

– einfache und reproduzierbare Herstellung,
– Stabilität gegenüber Temperatur- und Lichteinflüssen,
– möglichst hohe Äquivalentmasse (geringer Einwaagefehler),
– Gehalt bzw. Konzentration der Maßlösung müssen über einen längeren Zeitraum konstant bleiben.

Zur Konzentrationsangabe von Maßlösungen wird nur noch der Begriff **Molarität** verwendet. Für die Bestimmung der Molarität von Maßlösungen wird vom Arzneibuch eine Genauigkeit von **0,2%** gefordert. Maßlösungen dürfen höchstens um **±10%** von der vorgeschriebenen Stärke abweichen. Der **Korrekturfaktor** (f) einer Maßlösung muss also im Bereich von 0,9–1,1 liegen.

Zur Herstellung einer Maßlösung kann man bestimmte Reinsubstanzen [NaCl, KIO_3, $KBrO_3$, $K_2Cr_2O_7$] genau einwiegen und in einem definierten Volumen eines Lösungsmittels, meistens Wasser, auflösen. Die Substanzen solcher Maßlösungen sind zugleich auch **Urtiter**, sodass man den *Faktor* der betreffenden Maßlösung aus der Einwaage berechnen kann [vgl. **MC-Fragen Nr. 286, 287, 1630**].

Andere Maßlösungen lassen sich nur mit annähernd bekannter Konzentration herstellen und man ermittelt anschließend ihren Wirkwert (**Titer**) durch Titration

– mit einer Lösung bekannter Äquivalentkonzentration eines *Urtiters* (**primärer Standard**) oder
– mit einer anderen, bereits eingestellten Maßlösung (**sekundärer Standard**).

Der Titer einer Maßlösung ist ein Faktor, der die Abweichung der angestrebten Stoffmengenkonzentration von ihrem tatsächlichen Wert angibt. Eine Maßlösung mit exakt eingestellter Äquivalentkonzentration hat den Titer 1. Ist der Titer < 1, ist die reale Äquivalentkonzentration geringer, ist der Titer > 1, ist sie höher als die angestrebte Äquivalentkonzentration.

Zur Berechnung der tatsächlichen Äquivalentkonzentration (c^{eq}) einer Maßlösung muss die angestrebte Äquivalentkonzentration (c_*^{eq}) mit dem Zahlenwert des Titers (f) multipliziert werden.

$$c^{eq} = f \cdot c_*^{eq} \ (mol \cdot l^{-1})$$

Bei Maßlösungen, deren Wirkwert nicht genau zu ermitteln ist und die keine hohe Titerkonstanz aufweisen, ist parallel zur volumetrischen Gehaltsbestimmung ein *Blindversuch* durchzuführen.

Maßlösungen für Bestimmungen mit *elektrometrischer* Endpunktsanzeige müssen mit derselben Methode der Endpunktserkennung auch eingestellt werden.

Zur **Normierung einer Maßlösung** mit Hilfe eines *Urtiters* ergibt sich aus der Äquivalenzbeziehung [n^{eq}(Lösung) = n^{eq}(Urtiter)] für die Äquivalentkonzentration (c^{eq}) der Lösung:

$$c^{eq} = \frac{z(U) \cdot m(U)}{M_r(U) \cdot V(L)}$$

$z(U)$ = Äquivalentzahl Urtiter
$m(U)$ = Einwaage Urtiter
$M_r(U)$ = molare Masse Urtiter
$V(L)$ = Volumen der Lösung

Daraus kann z. B. der Korrekturfaktor einer 1 M- bzw. einer 0,1 M-Maßlösung *nach Arzneibuch* wie folgt berechnet werden:

$$F_{1N} = \frac{10^3 \cdot z(U)}{M_r(U)} \cdot \frac{e}{a} \qquad F_{0,1N} = \frac{10^4 \cdot z(U)}{M_r(U)} \cdot \frac{e}{a}$$

e = Einwaage Urtiter in Gramm
a = Verbrauch Milliliter Maßlösung

Berechnungen (in Klammer Nr. der MC-Frage)

[17]   **Gegeben**:   Urtiter Na_2CO_3 mit M_r = 106,0 und z = 2

       Gesucht: Faktor einer 1 M-HCl-Lösung?

       Berechnung: F = $(2 \cdot 10^3/106) \cdot$ (e/a) = **18,87 · (e/a)**

[409]   **Gegeben**:   Urtiter Kaliumhydrogenphthalat mit M_r = 204,2 und z = 1

       Gesucht: Faktor einer 0,1 M-$HClO_4$-Lösung?

       Berechnung: F = $(10^4/204,2) \cdot$ (e/a) = **48,97 · (e/a)**

[1259] Bei der Einstellung des Faktors einer Salzsäure-Maßlösung entspricht 1 ml
[1334] 1 M-HCl-Lösung 53 mg Natriumcarbonat (M_r = 106; z = 2) und der Faktor
[1599] der Maßlösung berechnet sich mit der Formel: **F = $(2/106) \cdot$ (e/a) = (e/a · 53)**

      Analog erfolgt die Bestimmung des Faktors der 1 M-HCl-Lösung gegen Kaliumhydrogentartrat (M_r = 100,12; z = 1) mit der Formel: **F = (e/a · 100,12)**.

Wird eine Maßlösung (z. B. NaOH) mit einer anderen Maßlösung (z. B. HCl) als sekundärem Standard eingestellt, so berechnet sich der **Normalfaktor (F_N)** der einzustellenden Maßlösung aufgrund der Äquivalenzbeziehung [n^{eq}(Base) = n^{eq}(Säure)] nach

$$c^{eq}(NaOH) = c^{eq}(HCl) \cdot \frac{V(HCl)}{V(NaOH)} \quad,$$

worin c^{eq} = Äquivalentkonzentration und V = Volumen bedeuten [vgl. auch **MC-Fragen Nr. 16, 1299**]. Daraus resultiert:

$$F_N(NaOH) = F_S(HCl) \cdot \frac{ml(HCl)}{ml(NaOH)} \quad,$$

bzw. in allgemeiner Form:

$$F_N = F_S \cdot \frac{a}{b}$$

F_N = Faktor der einzustellenden Maßlösung
F_S = Faktor der zur Einstellung verwendeten Maßlösung
a   = Verbrauch (ml) der zur Einstellung verwendeten Maßlösung
b   = vorgelegte Menge (in ml) an einzustellender Maßlösung

4.2 Stöchiometrische Grundlagen quantitativer Analysen

Chemische Reaktionen sind Vorgänge, bei denen Stoffe verändert werden. Der rationelle Ausdruck für die Stoffumwandlung ist die *chemische Reaktionsgleichung*, in der die an der Reaktion beteiligten Atome oder Verbindungen durch Symbole bzw. Substanzformeln wiedergegeben werden. Die linke Seite der Reaktionsgleichung enthält die Ausgangsstoffe (Reaktanden, Edukte), die rechte die Formeln der Endstoffe (Produkte). Edukte und Produkte sind durch einen Pfeil getrennt, der zur Produktseite hinweist.

Hinsichtlich der Anzahl und Art der Atome muss die linke Seite der mit der rechten übereinstimmen. Damit diese Bedingung erfüllt ist, muss man die jeweiligen Substanzformeln mit geeigneten Faktoren (*stöchiometrische Umsatzzahlen*) multiplizieren. Wenn die Molzahlen aller beteiligten Elemente auf beiden Seiten gleich sind, ist die Gleichung *ausgeglichen*.

$$3\ H_2S + 2\ H_3AsO_3 \longrightarrow As_2S_3 + 6\ H_2O$$

Da allen Symbolen und Formeln eine quantitative Bedeutung zukommt, können mit ihrer Hilfe auch die Stoffmengen berechnet werden, mit denen Substanzen an chemischen Prozessen teilnehmen. Jede Stoffgleichung stellt somit eine **stöchiometrische Gleichung** dar und gibt Auskunft über die umgesetzten Stoffmengen in Mol.

$$\begin{array}{rcl}
3\ H_2S + 2\ H_3AsO_3 & \longrightarrow & As_2S_3 + 6\ H_2O \\
3 \cdot 34 + 2 \cdot 126 & = & 246 \quad + 6 \cdot 18 \\
102 + 252 & = & 246 \quad + 108
\end{array}$$

Aus dem Gesetz von der Erhaltung der Masse folgt weiterhin, dass die Summen der Massen beider Seiten der Reaktionsgleichung identisch sein müssen. Hierbei ist die Masse einer Verbindung gleich dem Produkt aus der Stoffmenge (in mol) und der molaren Masse (in $g \cdot mol^{-1}$) [vgl. Kap. 4.1.1]. Stöchiometrische Formelgleichungen geben aber nur den massenmäßigen Ablauf chemischer Reaktionen wieder, sie vermitteln keinen Aufschluss darüber, nach welchem Mechanismus dies geschieht.

Bei Reaktionen, an denen Ionen beteiligt sind, benutzt man häufig sog. **Ionengleichungen**, die nur die an der Reaktion teilnehmenden Ionen enthalten. Die entsprechenden Gegenionen werden weggelassen. Bei solchen Ionengleichungen muss auch die Summe der Ionenladungen auf beiden Seiten des Reaktionspfeils gleich sein.

Nicht alle chemischen Reaktionen können analytisch verwertet werden. Zur *maßanalytischen Nutzung einer Reaktion* muss sie gewisse Voraussetzungen erfüllen. Als wichtigste Anforderungen sind zu nennen:

– quantitativer Stoffumsatz (keine „Gleichgewichtsreaktion"),
– stöchiometrisch einheitlicher Verlauf (keine Nebenreaktionen),
– hohe Reaktionsgeschwindigkeit (möglichst spontaner Ablauf),
– genaue Kenntnis der Konzentration der verwendeten Maßlösung,
– Möglichkeit zur visuellen (mit Indikatoren) oder instrumentellen Endpunktsanzeige.

4.3 Chemisches Gleichgewicht, Aktivität

siehe auch Ehlers, **Chemie I**, Kap. 1.10

Alle spontan ablaufenden chemischen Reaktionen führen zu einem *dynamischen Gleichgewichtszustand*, der bei isobarer und isothermer Reaktionsführung durch das Massenwirkungsgesetz (MWG) beschrieben werden kann.

4.3.1 Massenwirkungsgesetz

Das Massenwirkungsgesetz besagt: *Eine chemische Reaktion kommt bei gegebener Temperatur scheinbar dann zum Stillstand (= dynamischer Gleichgewichtszustand), wenn der Quotient aus dem Produkt der Konzentrationen der Produkte und dem Produkt der Konzentrationen der Ausgangsstoffe einen bestimmten, für die Reaktion charakteristischen Zahlenwert K_c erreicht hat.*

K_c wird als **stöchiometrische Gleichgewichtskonstante** bezeichnet. Sind an der Reaktion 2, 3 oder mehrere Moleküle der gleichen Molekülart beteiligt, so ist in der MWG-Gleichung die Konzentration dieser Molekülart in die 2., 3. oder höhere Potenz zu erheben.

$$aA + bB \rightleftharpoons cC + dD$$

$$K_c = \frac{[C]^c \cdot [D]^d}{[A]^a \cdot [B]^b} \qquad [T = const.]$$

Beispielsweise führt die Anwendung des MWG auf den Redoxvorgang $[x \cdot Ox_1 + y \cdot Red_2 \rightleftharpoons x \cdot Red_1 + y \cdot Ox_2]$ zu folgender Gleichgewichtskonstanten [vgl. **MC-Frage Nr. 29**]:

$$K_c = \frac{[Red_1]^x \cdot [Ox_2]^y}{[Ox_1]^x \cdot [Red_2]^y} \quad \begin{array}{l} [Ox_1], [Red_1]: \text{ oxidierter, reduzierter Stoff 1} \\ [Ox_2], [Red_2]: \text{ oxidierter, reduzierter Stoff 2} \end{array}$$

Statt mit den Konzentrationen kann man bei *Gasen (Lösungen)* auch mit den Gasdrücken (osmotischen Drücken) der jeweiligen Reaktionspartner im Reaktionsraum rechnen. Die Gleichgewichtskonstante (K_p) hat dann aber einen anderen Zahlenwert. Nehmen an der Reaktion *feste Stoffe* teil, so können deren Drücke bzw. Konzentrationen unberücksichtigt bleiben.

Da sich die Werte der druck- und temperaturabhängigen Gleichgewichtskonstanten (K_c) über viele Zehnerpotenzen erstrecken, gibt man in der Regel zur Beschreibung der Gleichgewichtslage einer Reaktion den negativen dekadischen Logarithmus (pK_c) an (**Gleichgewichtsexponent, pK-Wert**).

$$pK_c = -\log K_c$$

Bei mehrstufig dissoziierenden Protolyten kann für jede einzelne Dissoziationsstufe eine MWG-Gleichung erstellt werden. Zum Beispiel gilt für die dreibasische **Phosphorsäure** (H_3PO_4) [vgl. **MC-Frage Nr. 28**]:

$$H_3PO_4 + H_2O \rightleftharpoons H_3O^+ + H_2PO_4^- \qquad K_{a1} = \frac{[H_2PO_4^-] \cdot [H_3O^+]}{[H_3PO_4]}$$

$$pK_{a1} = -\log K_{a1}$$

$$H_2PO_4^- + H_2O \rightleftharpoons H_3O^+ + HPO_4^{2-} \qquad K_{a2} = \frac{[HPO_4^{2-}] \cdot [H_3O^+]}{[H_2PO_4^-]}$$

$$pK_{a2} = -\log K_{a2}$$

$$HPO_4^{2-} + H_2O \rightleftharpoons H_3O^+ + PO_4^{3-} \qquad K_{a3} = \frac{[PO_4^{3-}] \cdot [H_3O^+]}{[HPO_4^{2-}]}$$

$$pK_{a3} = -\log K_{a3}$$

Die Gesamtdissoziationskonstante (K_{ges}) erhält man durch *Multiplizieren* der Gleichgewichtskonstanten der einzelnen Teilschritte, während sich die betreffenden Gleichgewichtsexponenten zum pK-Wert der Gesamtreaktion (pK_{ges}) *addieren*.

$$H_3PO_4 + 3\ H_2O \rightleftharpoons 3\ H_3O^+ + PO_4^{3-} \qquad K_{ges} = \frac{[H_3O^+]^3 \cdot [PO_4^{3-}]}{[H_3PO_4]}$$

$$K_{ges} = K_{a1} \cdot K_{a2} \cdot K_{a3}$$
$$pK_{ges} = pK_{a1} + pK_{a2} + pK_{a3}$$

Obige Ausführungen über die Anwendung des MWG beziehen sich auf in *homogenen Systemen*, d. h. in einer einzigen Phase (Gas- oder Lösungsphase) ablaufende Reaktionen. Beispiele für *heterogene Gleichgewichtsreaktionen*, wie sie bei Fällungsvorgängen auftreten, werden im Kap. 5.1.2 vorgestellt.

Berechnungen (in Klammer Nr. der MC-Frage)

[26]   Eine Substanz zerfällt gemäß der Gleichung AB $\rightleftharpoons$ A + B.
[27]   Die zugehörige Gleichgewichtskonstante (K) beträgt 10^{-6} mol $\cdot$ l^{-1}. Wie
[1697] groß ist die Gleichgewichtskonzentration von [A], wenn im Gleichgewichtszustand [AB] = 10^{-2} mol $\cdot$ l^{-1} ist?

Berechnung: Aufgrund der Stoffgleichung kann [A] = [B] gesetzt werden und [A] errechnet sich nach:
K = 10^{-6} = [A] $\cdot$ [B]/[AB] = [A]^2/[AB] = [A]^2/10^{-2}
[A]^2 = $10^{-2} \cdot 10^{-6}$ = 10^{-8} mol$^2 \cdot$ l^{-2}
[A] = 10^{-4} mol $\cdot$ l^{-1}

Wird bei der gleichen Reaktion die Ausgangskonzentration [AB] verdoppelt, so erhöht sich die Gleichgewichtskonzentration von [B] um den Faktor $\sqrt{2}$.

Berechnung: K = [B]^2/[AB] $\longrightarrow$ [B] = $\sqrt{K \cdot [AB]}$
K = [B]^2/2 [AB] $\longrightarrow$ [B] = $\sqrt{2} \cdot \sqrt{K \cdot [AB]}$

4.3.2 Ionenstärke, Aktivitätskoeffizienten

Das Massenwirkungsgesetz in der bisher betrachteten Form gilt nur für *ideale Lösungen* mit einer statistischen Partikelverteilung und fehlender Wechselwirkung zwischen den Teilchenarten. Beispielsweise kann in Lösungen starker Elektrolyte die Wechselwirkung zwischen den entgegengesetzt geladenen Teilchen deren chemisches Potential verringern und dadurch eine geringere Dissoziation vortäuschen. Das MWG kann deshalb auf Reaktionen, an denen Ionen beteiligt sind, nur angewandt werden, wenn die Ionenkonzentrationen so gering sind, dass man die Anziehungskräfte zwischen den entgegengesetzt geladenen Ionen vernachlässigen kann.

Dies ist bei starken Elektrolyten (c > 0,01 – 0,001 M), die vollständig dissoziieren, sowie in konzentrierteren Lösungen von schwachen Elektrolyten (c > 0,1 M) *nicht* mehr gewährleistet.

Will man das MWG auch in diesen Fällen anwenden, muss man die tatsächlich vorhandene Ionenkonzentration mit Korrekturfaktoren (f) (**Aktivitätskoeffizienten**), die normalerweise < 1 sind, multiplizieren, um die wahre Ionenkonzentration (c) in die chemisch wirksame, z. B. potentiometrisch gemessene Ionenkonzentration (a) (**Aktivität**) umzurechnen.

$$a = f \cdot c \quad (0 \le f \le 1)$$

Aktivitätskoeffizienten sind somit Korrekturgrößen, die den Einfluss von Wechselwirkungen zwischen den Teilchenarten eines Systems berücksichtigen. Aktivitätskoeffizienten hängen somit auch vom verwendeten Lösungsmittel ab. Sie werden mit *zunehmender Konzentration und Ladung aller* in der Lösung vorhandenen Ionen *kleiner*. Mit abnehmender Ionenkonzentration werden die Aktivitätskoeffizienten größer, um bei der Konzentration 0 (unendliche Verdünnung) den Grenzwert 1 zu erreichen. In hinreichend *verdünnten* (idealen) *Lösungen* weichen die Aktivitäten (a) nur noch geringfügig von den tatsächlichen Konzentrationen (c) ab [vgl. **MC-Frage Nr. 1424**].

Der Aktivitätsbegriff beschränkt sich keineswegs nur auf Elektrolytlösungen, sondern gilt ganz allgemein für alle konzentrierten Lösungen. Bei ungeladenen Teilchen kann aber der Aktivitätskoeffizient in erster Näherung unberücksichtigt bleiben.

Das MWG des Dissoziationsvorganges [AB $\rightleftharpoons$ A$^+$ + B$^-$] lautet somit in seiner exakten Form:

$$K_a = \frac{a_{A^+} \cdot a_{B^-}}{a_{AB}} = \frac{f_{A^+} \cdot f_{B^-}}{f_{AB}} \cdot \frac{[A^+] \cdot [B^-]}{[AB]}$$

K_a wird als sog. **thermodynamische Gleichgewichtskonstante** bezeichnet.

In verdünnten Lösungen starker Elektrolyte bestimmt die **Ionenstärke** (I) weitgehend die Aktivitätskoeffizienten der Lösung. Bei sehr niedrigen Ionenstärken (I < 0,01) ergibt sich der Aktivitätskoeffizient (f_i) eines Stoffes (i) in wässriger Lösung aus folgender von **Debye** und **Hückel** nach einem Näherungsverfahren abgeleiteten Beziehung:

$$\log f_i = -\,0{,}509\,(n_i)^2\,\sqrt{I}$$

f_i = Aktivitätskoeffizient des Ions (i)
n_i = Ladung des Ions (i)
I = Ionenstärke der Lösung

Nach dem **Debye-Hückel-Gesetz** ist bei kleiner Ionenstärke der Aktivitätskoeffizient eines Ions stets kleiner 1 und – unabhängig von der stofflichen Natur – *allein* eine Funktion seiner Ladung und der Ionenstärke der Lösung. Die Abweichung von 1 wird umso größer, je höher die Ladung des Ions und je größer die Ionenstärke der Lösung ist.

Die Aktivitätskoeffizienten von Anionen (f_-) und Kationen (f_+) lassen sich nicht getrennt erfassen. Man benutzt deshalb in der Praxis sog. *mittlere Aktivitätskoeffizienten* ($f_\pm$). Für einen Elektrolyten der allgemeinen Formel $A_m B_n$ gilt:

$$f_\pm = \sqrt[m+n]{(f_+)^m \cdot (f_-)^n}$$

Die **Ionenstärke** (I) einer Lösung kann ermittelt werden, wenn man die Konzentrationen (c_i) jeder in der Lösung vorhandenen Ionenart (i) mit dem Quadrat ihrer Ladung (n_i) multipliziert, alle sich so ergebenden Werte summiert und durch 2 dividiert.

$$I = 1/2 \; \Sigma \; (n_i)^2 \cdot c_i$$

Berechnungen (in Klammer Nr. der MC-Frage)

[31]   **Gegeben**:   0,01 M-Lösungen der Salze NaCl, KCl, Li_2SO_4, $MgSO_4$,
[1478] $MgCl_2$ und $NaHSO_4$

       Gesucht: Ionenstärke (I) der jeweiligen Lösung?

       Berechnung: Aufgrund nachfolgender Dissoziationsvorgänge

$$NaCl\ (KCl) \longrightarrow Na^+(K^+) + Cl^-$$
$$Li_2SO_4 \longrightarrow Li^+ + Li^+ + SO_4^{2-}$$
$$MgSO_4 \longrightarrow Mg^{2+} + SO_4^{2-}$$
$$MgCl_2 \longrightarrow Mg^{2+} + Cl^- + Cl^-$$
$$NaHSO_4 \longrightarrow Na^+ + H^+ + SO_4^{2-}$$

berechnet sich die Ionenstärke von 0,01 M-Lösungen dieser Salze wie folgt:

NaCl(KCl): $I = 1/2 \; (1^2 \cdot 0{,}01 + 1^2 \cdot 0{,}01) = \mathbf{0{,}01}$
Li_2SO_4: $I = 1/2 \; (1^2 \cdot 0{,}01 + 1^2 \cdot 0{,}01 + 2^2 \cdot 0{,}01) = \mathbf{0{,}03}$
$MgSO_4$: $I = 1/2 \; (2^2 \cdot 0{,}01 + 2^2 \cdot 0{,}01) = \mathbf{0{,}04}$
$MgCl_2$: $I = 1/2 \; (2^2 \cdot 0{,}01 + 1^2 \cdot 0{,}01 + 1^2 \cdot 0{,}01) = \mathbf{0{,}03}$
$NaHSO_4$: $I = 1/2 \; (1^2 \cdot 0{,}01 + 1^2 \cdot 0{,}01 + 2^2 \cdot 0{,}01) = \mathbf{0{,}03}$

Eine 0,01 M-$MgSO_4$-Lösung hat die höchste Ionenstärke der genannten Salzlösungen und beeinflusst daher den mittleren Aktivitätskoeffizienten z. B. einer 0,01 M-$NaNO_3$-Lösung am stärksten.

[35]   **Gegeben**:   2 M-NaCl-Lösung
       Gesucht: Ionenstärke (I)?
      Berechnung: $I = 1/2 \; (1^2 \cdot 2 + 1^2 \cdot 2) = \mathbf{2}$
[36]   **Gegeben**:   1 M-$MgCl_2$-Lösung
       Gesucht: Ionenstärke (I)?
      Berechnung: $I = 1/2 \; (2^2 \cdot 1 + 1^2 \cdot 1 + 1^2 \cdot 1) = \mathbf{3}$
[1521] **Gegeben**:   0,02 M-$FeCl_3$- $AlCl_3$-Lösung ($MeX_3 \longrightarrow Me^{+3} + 3\ X^-$)
[1597] **Gesucht**:   Ionenstärke (I)?
      Berechnung: $I = 1/2 \; (3^2 \cdot 0{,}02 + 1^2 \cdot 0{,}02 + 1^2 \cdot 0{,}02 + 1^2 \cdot 0{,}02) = \mathbf{0{,}12}$
[1699] **Gegeben**:   0,02 M-K_2HPO_4-Lösung ($K_2HPO_4 \longrightarrow 2\ K^+ + HPO_4^{2-}$)
       Gesucht: Ionenstärke (I)?
      Berechnung: $I = 1/2 \; (1^2 \cdot 0{,}02 + 1^2 \cdot 0{,}02 + 2^2 \cdot 0{,}02) = \mathbf{0{,}06}$

4.4 Statistische Auswertung von Analysendaten

4.4.1 Unsicherheiten, Fehler

Jedes Analysenergebnis ist mit Fehlern behaftet. Aus statistischer Sicht unterscheidet man zwischen:

- **zufälligen Fehlern** (F), die nur ab und zu auftreten, schwer zu erkennen sind und sich nie vermeiden lassen. Sie beeinflussen die Reproduzierbarkeit oder **Präzision** eines Verfahrens.
- **systematischen Fehlern** (A), die im Prozess begründet sind. Sie bestimmen die Richtigkeit oder **Genauigkeit** einer Analysenmethode.

Zufällige Fehler entstehen durch subjektive und apparative Störungen während der Messung. Subjektive Fehler werden beispielsweise bei *Titrationen* durch zu rasches Titrieren, ungenaues Ablesen oder schlechtes Erkennen des Titrationsendpunktes verursacht. Solche Fehler sind durch mehrfache Wiederholung der Messung am gleichen Objekt zu erfassen. *Je kleiner der zufällige Fehler (F) ist, desto größer ist die Präzision der Methode.* Die Präzision eines Verfahrens kann durch die **Standardabweichung** (s) quantifiziert werden (vgl. Kap. 4.4.2).

Systematische Fehler treten auf durch eine fehlerhafte Interpretation der Analysenvorschrift, durch die Analysenmethode selbst oder durch Verwendung mangelhafter Messgeräte. Zum Beispiel ergeben sich solche Fehler bei *Titrationen* durch ein ungenaues Ablesen von Büretten und Pipetten (Parallaxefehler) oder den Einsatz ungeeigneter Indikatoren und unreiner Reagenzien. Die wichtigste Ursache von systematischen Fehlern ist jedoch eine *mangelhafte Eichung*. Systematische Fehler können durch entsprechende Korrekturen erfasst und eliminiert werden. Systematische Fehler (A) liefern entweder zu große oder zu kleine Messwerte.

Der Zusammenhang zwischen beiden Fehlerarten ist gegeben durch,

Systematischer Fehler: $A = \bar{x} - \mu$
Zufälliger Fehler: $F = x - \bar{x}$

worin μ = wahrer Wert, x = Messwert und $\bar{x}$ = Mittelwert bedeuten.

Die **Richtigkeit** einer Messung ist abhängig von der Differenz des Mittelwertes ($\bar{x}$) vom wahren Wert (μ). Nur wenn der wahre Wert *innerhalb* des F-Bereichs des gefundenen Mittelwertes liegt, kann das Ergebnis als „*richtig*" angesehen werden. Mit der Richtigkeit werden immer Abweichungen vom wahren Wert als systematische Fehler erkannt. Obige Beziehungen belegen, dass eine hohe Präzision (kleines F-Intervall) nicht unmittelbar eine hohe Genauigkeit des Messergebnisses zur Folge hat, wenn der systematische Fehler (A) zu groß ist. Aus oben genannten Gleichungen folgt, dass der Mittelwert umso richtiger ist, je kleiner der systematische Fehler (A) ist [vgl. **MC-Frage Nr. 1518**].

Je nach ihrem Einfluss auf das Messergebnis unterscheidet man auch zwischen *additiven, multiplikativen* und *nichtlinearen Fehlern*, wobei sich letztere besonders nachteilig auf das Analysenergebnis auswirken. Additive Fehler entstehen z. B. bei instrumentellen Methoden durch Nichtbeachtung des Blindwertes, multiplikative Fehler bei Titrationen durch falsche Einstellung der Maßlösung und nichtlineare Fehler bei optischen Verfahren aufgrund der Abhängigkeit des Absorptionskoeffizienten von der Wellenlänge des Lichtes und der Brechzahl des Mediums.

Fehler bei Analysenverfahren werden angegeben als

- **absolute Fehler** (Δx) in der gleichen Maßeinheit wie das Messergebnis [$\bar{x} \pm \Delta x$],
- **relative Fehler** ($\Delta x \cdot 100/\bar{x}$) in Prozent des Messergebnisses [$\bar{x} \pm (\Delta x \cdot 100/\bar{x})$ %].

Unter der Voraussetzung einer Normalverteilung (vgl. Kap. 4.4.3) ergibt sich der Gesamtfehler (F_{ges}) eines Verfahrens aus den Fehlern der Einzelschritte nach dem **Fehlerfortpflanzungsgesetz**.

$$F_{ges} = \sqrt{\sum (f_i)^2} \qquad f_i = \text{relativer bzw. absoluter Fehler des jeweiligen Teilschritts}$$

- Bei *Multiplikation* oder *Division* der Messergebnisse werden die Quadrate der *relativen Fehler* der Teilschritte (f_i) addiert und aus der Summe die Wurzel gezogen.
- Bei *Addition* oder *Subtraktion* der Messergebnisse werden die Quadrate der *absoluten Fehler* der Einzelschritte (f_i) addiert und aus der Summe die Wurzel gezogen.

4.4.2 Mittelwert, Standardabweichung, Varianz

Führt man n Messungen irgendeiner physikalischen Größe durch, so bezeichnet man die n Messungen als eine *Stichprobe* und die einzelnen Messergebnisse (x_i) [$i = 1, 2, \ldots n$] als *Stichprobenwerte*.

Der **Mittelwert** ($\bar{x}$) einer Stichprobe ist das arithmetische Mittel der einzelnen Messwerte und berechnet sich als Quotient aus der Summe der Einzelwerte (x_i) und ihrer Anzahl (n).

$$\text{Mittelwert}: \qquad \bar{x} = \frac{1}{n} \cdot \sum_{i=1}^{n} x_i$$

Der Mittelwert einer Messreihe sagt nichts aus über die Genauigkeit der Methode. Bei der Bildung des Mittelwertes bleiben signifikant abweichende Messwerte (*Ausreißer*) unberücksichtigt.

Je geringer die Streuung der Messwerte um den Mittelwert ist, desto besser ist die **Reproduzierbarkeit (Präzision)** des Ergebnisses. Als ein Maß für die Streuung der Messwerte (x_i) wird die **Varianz** angegeben.

$$\text{Varianz}: \qquad s^2 = \frac{1}{n-1} \cdot \sum_{i=1}^{n} (x_i - \bar{x})^2$$

Die **Standardabweichung** (s) ist die Quadratwurzel aus der Varianz. Die Standardabweichung ist ein Maß für die Messwertstreuung (um den Mittelwert) durch *zufällige Fehler*. Die Standardabweichung wird als Betrag (ohne Vorzeichen) angegeben.

$$\text{Standardabweichung:} \quad s = \sqrt{\frac{1}{n\text{-}1} \cdot \sum_{i=1}^{n} (x_i - \overline{x})^2}$$

Zum Vergleich der Standardabweichungen verschiedener Methoden ist die relative Standardabweichung (**Variationskoeffizient**) (Vk) bezogen auf den Mittelwert ($\overline{x}$) besser geeignet:

$$\text{Variationskoeffizient:} \quad Vk = \frac{s \cdot 100}{\overline{x}} \quad (\%)$$

Aus den voranstehenden Gleichungen folgt auch, dass die Präzision eines analytischen Verfahrens umso größer ist, je kleiner die Standardabweichung der Messreihe ist [vgl. **MC-Fragen Nr. 1669, 1752**].

4.4.3 Gauß-Verteilung von Messergebnissen

Trägt man die Häufigkeit (H), mit der ein Wert (x_i) gemessen wird, als Funktion von x auf, so erhält man bei unendlich vielen Messwerten die **Gaußsche Fehlerkurve** (Abb. 1.1).
Der Mittelwert $\overline{x}$ der Stichprobe liegt im Maximum der Glockenkurve. Er entspricht bei Vernachlässigung systematischer Fehler dem wahren Wert (μ).

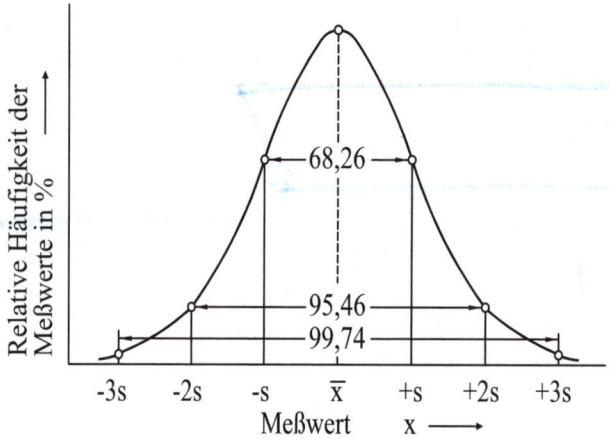

Abb. 1.1:   **Gauß-Verteilungskurve (Normalverteilung)**

Die Breite der Fehlerkurve ist ein Maß für die Streuung der Messwerte, da bei einer großen Anzahl von Messwerten (n $\longrightarrow \infty$) die Standardabweichung (s) als halber Abstand der Wendepunkte definiert ist. Zwischen beiden Wendepunkten liegen ca. 68% der Messwerte. Kleine Standardabweichungen ergeben eine hohe, schlanke Fehlerkurve, große Standardabweichungen führen zu einer flachen, breiten Fehlerkurve. Eine Häufigkeitsverteilung der Messwerte, die eine Gauß-Kurve zur Folge hat, wird auch *Normalverteilung* genannt [vgl. **MC-Frage Nr. 1437**].

Nachweisgrenze und Erfassungsgrenze: Bei instrumentellen Analysen sehr geringer Gehalte misst man trotz x = 0 oft ein Signal x_B, den sog. *Blindwert*. Blindwerte zeigen wie die Analysenwerte eine Streuung, die durch ihre Standardabweichung s_B charakterisierbar ist. Der kleinste, statistisch noch erfassbare Messwert hängt nun vom *mittleren Blindwert* ($\bar{x}_B$) und dessen Standardabweichung (s_B) ab. Die **Nachweisgrenze** ist erreicht, wenn der Messwert mindestens um drei Standardabweichungen über dem mittleren Blindwert liegt. Als *sicher* gilt ein Messwert erst bei einer Differenz von mindestens 6 s_B. Diesen Wert nennt man **Erfassungsgrenze** (99,8% Wahrscheinlichkeit).

Ganz allgemein bezeichnet man als **Bestimmungsgrenze** einer Methode die niedrigste Stoffmenge, die unter den gegebenen Analysenbedingungen noch mit hinreichender Präzision und Richtigkeit erfasst werden kann.

4.5 Validierung von Verfahren

Unter Validieren versteht man das Erstellen, die Dokumentation und die Beurteilung von Apparaturen und Verfahren zur Sicherstellung einer gewünschten Produktqualität entsprechend dem aktuellen Stand der Technik.

Ziel der *Validierung eines Analysenverfahrens* ist dessen Überprüfung und Bewertung sowie die Ermittlung der Fehlermöglichkeiten. Zur Validierung quantitativer Analysenmethoden werden u. a. folgende Beurteilungskriterien herangezogen:

- **Präzision** (vgl. Kap. 4.4.1),
- **Richtigkeit** (vgl. Kap. 4.4.1),
- **Empfindlichkeit** (vgl. Kap. 4.6.1),
- **Bestimmungsgrenze**,
- **Spezifität** und **Selektivität**, die angeben, inwieweit ein Verfahren in Gegenwart anderer Stoffe korrekte Ergebnisse liefert,
- **Linearität**, die die Proportionalität zwischen einem Messergebnis und der Stoffmengenkonzentration in einem definierten Arbeitsbereich beschreibt (vgl. Kap. 4.6.1),
- **Robustheit**, die die Störanfälligkeit und Belastbarkeit einer Methode gegenüber äußeren Parametern (Lösungsstabilität, Temperatur-, Licht- und Feuchtigkeitseinflüsse usw.) charakterisiert. Die Robustheit kann zahlenmäßig nicht erfasst werden.

Entsprechen die bei der Validierung erhaltenen Ergebnisse nicht den Anforderungen, so sind die bestehenden Analysenbedingungen zu ändern bzw. ist nach einem alternativen Analysenverfahren zu suchen.

4.6 Kalibrierung quantitativer Analysenverfahren

4.6.1 Eichkurvenverfahren

Die meisten Analysenverfahren ermitteln den Gehalt einer Probe über eine Eigenschaft der zu bestimmenden Substanz mit Hilfe eines geeigneten Messprinzips. Zwischen der Messgröße (x) und dem gesuchten Gehalt (y) besteht ein eindeutiger funktionaler Zusammenhang [y = f(x)]. Die speziellen Werte dieser Funktion müssen durch *empirische Eichung* an Proben von Standardsubstanzen bekannten Gehalts festgelegt werden. Die Ermittlung der Eichfunktion erfolgt danach rechnerisch (**Eichfaktor**) oder graphisch (**Eichkurve**). Die resultierende Kalibrierkurve ist immer nur im gewählten *Arbeitsbereich* verwendbar, wie dies Abb. 1.2 zeigt. Extrapolationen sind nicht zulässig.

Typisch für chemische Analysenmethoden (Gravimetrie, Maßanalyse) ist, dass die Eichdaten in Form der stöchiometrischen Faktoren konstant und zeitlich übertragbar sind. Bei instrumentellen Analysenverfahren ist dagegen – von Ausnahmen abgesehen – die Eichung zeitlich unmittelbar an die Analyse gebunden.

In vielen Fällen ist die **Eichfunktion** durch eine **Gerade** der allgemeinen Form [**x = k · y**] darstellbar, worin der **Regressionskoeffizient** (k) die Konzentrationsabhängigkeit der Messgröße (x) angibt und als sog. **Empfindlichkeit** (E) bezeichnet wird.

Die **Empfindlichkeit** [$E = \Delta x/\Delta y$] beschreibt, wie stark ein Messergebnis auf Konzentrationsänderungen anspricht. Eine Methode ist umso empfindlicher, je größer die Änderung des Messwertes in Abhängigkeit von einer Konzentrationsänderung ist. Bei *linearen Messfunktionen* entspricht die Empfindlichkeit der Steigung der Eichgeraden. Ein Verfahren ist umso empfindlicher, je größer deren Steilheit ist [vgl. **MC-Frage Nr. 1479**].

Für die praktische Vorgehensweise bei optischen (AAS, UV-VIS-Spektroskopie, Fluorimetrie, Flammenphotometrie) und chromatographischen (GC, HPLC) Bestimmungen sieht z. B. das *Arzneibuch* folgendes Mess- und Auswerteverfahren vor:

Zur Eichung (Kalibrierung) werden mindestens drei Standardlösungen bekannter, jedoch unterschiedlicher Konzentration hergestellt und diese jeweils dreimal unabhängig voneinander vermessen. Mit dem verwendeten Lösungsmittel(gemisch) – also einer substanzfreien Probe – wird der Nullpunkt und mit der Eichlösung der höchsten Konzentration an zu bestimmender Substanz wird der Vollausschlag des Messgerätes eingestellt. Damit ist sichergestellt, dass der zur Verfügung stehende Messbereich voll genutzt wird und Abweichungen durch einen Blindwert eliminiert werden.

Abb. 1.2 zeigt das typische Ergebnis einer solchen Eichung und ihrer Auswertung.

Will man die größte Genauigkeit erzielen, die die Methode zu leisten vermag, dann sind mindestens 6 Referenzlösungen zur Eichung zu verwenden. Die beschriebene Methode des **externen Standards** ist anwendbar bei allen Analysenverfahren, bei denen die Messwerte der Standard- und Analysenlösungen zu *einer* Geraden durch den Koordinatenursprung führen. Neben der graphischen Auswertung kann auch eine Berechnung des Analysenergebnisses über eine einfache Dreisatzrechnung aus den Daten einer Standardmessung (M_s, c_s) erfolgen.

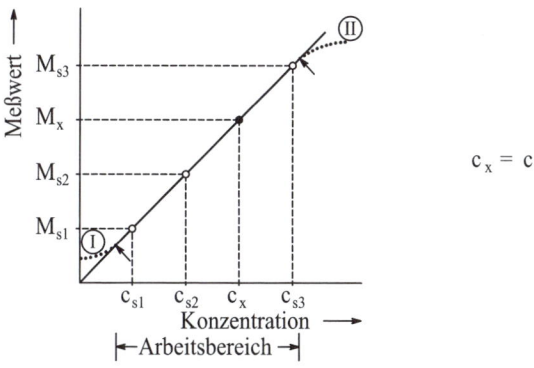

Abb. 1.2: Auswertung über eine lineare Eichung mit externem Standard

M_{s1}, M_{s2}, M_{s3} = Mittelwerte der Messungen der Standardlösungen
c_{s1}, c_{s2}, c_{s3} = Konzentration der Standardlösungen
M_x = Mittelwert der Messungen der zu analysierenden Probe
c_x = Konzentration der zu analysierenden Probe
I = Abweichung von der Linearität z. B. durch einen Blindwert
II = Abweichung von der Linearität z. B. durch Sättigungsphase

Die Methode des **internen Standards** (Abb. 1.3) wird oft als Auswerteverfahren bei der HPLC oder DC herangezogen. Hierbei ermittelt man zunächst aus den bekannten Konzentrationen der Lösung des internen Standards (c_{rs}) und der Lösung der zu bestimmenden Substanz (c_{xs}) sowie den zugehörigen Messwerten (M_{rs}, M_{xs}) einen *Faktor* (f), mit dem anschließend bei der Analysenmessung der unbekannte Gehalt (c_x) der zu bestimmenden Substanzlösung aus dem Gehalt (c_s) der gleichen oder einer anderen Lösung des internen Standards berechnet werden kann. Voraussetzung für die Anwendung der Methode ist wiederum, dass die Kurven für den internen Standard und die zu bestimmende Substanz Geraden durch den Koordinatenursprung bilden.

Das Verfahren des **interpolierenden Standards** ist bei linearen Eichfunktionen auch anwendbar, wenn die Eichgerade *nicht* durch den Ursprung verläuft [Eichfunktion: **x = k · y + z**]. In diesem Fall werden zur Auswertung Messungen des Standards bei mindestens zwei verschiedenen Konzentrationen benötigt (Abb. 1.4).

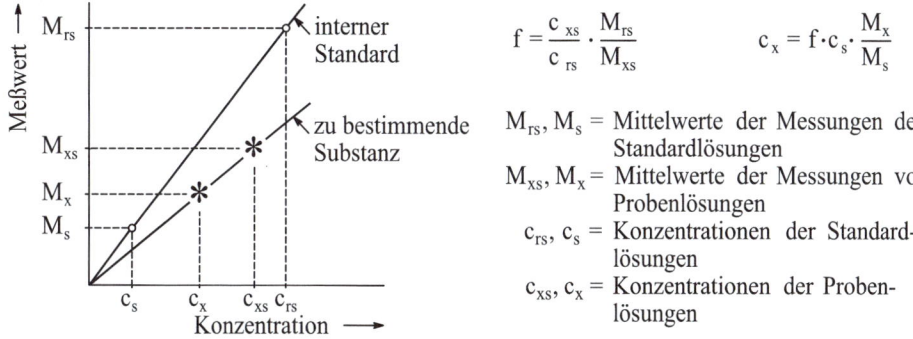

$$f = \frac{c_{xs}}{c_{rs}} \cdot \frac{M_{rs}}{M_{xs}} \qquad c_x = f \cdot c_s \cdot \frac{M_x}{M_s}$$

M_{rs}, M_s = Mittelwerte der Messungen der Standardlösungen
M_{xs}, M_x = Mittelwerte der Messungen von Probenlösungen
c_{rs}, c_s = Konzentrationen der Standardlösungen
c_{xs}, c_x = Konzentrationen der Probenlösungen

Abb. 1.3: Auswertung über einen internen Standard

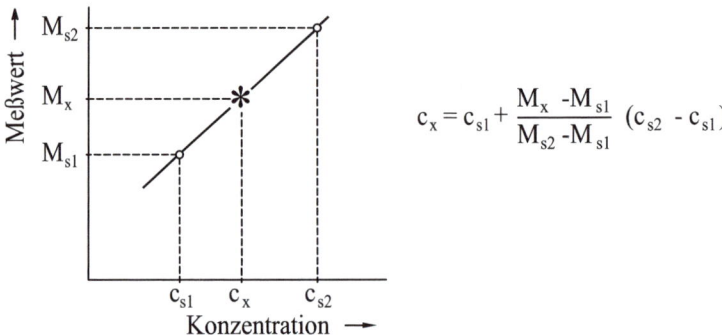

$$c_x = c_{s1} + \frac{M_x - M_{s1}}{M_{s2} - M_{s1}} (c_{s2} - c_{s1})$$

Abb. 1.4:   Auswertung über interpolierenden Standard, wenn keine Ursprungsgerade vorliegt
M_{s1}, M_{s2} = Mittelwerte der Messungen der Standardlösungen
M_x = Mittelwert der Messungen der Analysenlösung
c_{s1}, c_{s2} = Konzentrationen der Standardlösungen
c_x = Konzentration der Analysenlösung

Bei Benutzung einer Eichfunktion machen sich Zufallsfehler (vgl. Kap. 4.4.1) der Eichung und der Analyse bemerkbar. Der Gesamtfehler der Methode wird daher durch den Zufallsfehler bei Eichung **und** Analyse bestimmt. Ferner sind die Empfindlichkeit der Methode sowie ihre relative Standardabweichung (vgl. Kap. 4.4.2) von grundlegender Bedeutung für die Beurteilung des Analysenergebnisses.

Voraussetzung für die beschriebene Vorgehensweise einer Eichung ist, dass die Empfindlichkeit für alle untersuchten Proben konstant bleibt. In manchen Fällen ist diese Voraussetzung nicht gegeben. Dann versieht man jede der zu untersuchenden Proben mit ihrem eigenen *Eichzusatz* (vgl. Kap. 4.8).

4.6.2 Verwendung von Referenzsubstanzen

Chemische Referenzsubstanzen (CRS) werden im Hinblick auf ihre Verwendung ausgewählt, für die sie nach *Arzneibuch* vorgesehen sind. Sie eignen sich deshalb nicht ohne weiteres für einen anderen Verwendungszweck. So besitzt z. B. eine Vergleichssubstanz, die für die Identitätsprüfung eines Stoffes bestimmt ist, nicht immer den Reinheitsgrad, der es erlauben würde, sie auch bei Gehaltsbestimmungen einzusetzen.

Wenn in den jeweiligen Arzneibuchmonographien nichts anderes vorgeschrieben wird, ist bei Verwendung einer CRS für eine *Gehaltsbestimmung keine Korrektur* für ihren *Feuchtigkeitsgehalt* vorzunehmen.

4.7 Titrationskurvenverfahren

Als **Maßanalyse (Titration)** bezeichnet man die *volumetrische* Bestimmung der Stoffmenge einer zu prüfenden Substanzlösung (**Titrand**) aus dem verbrauchten Volumen einer Maßlösung (**Titrator**) bekannter Konzentration.

Je nach Ausführung der Titration unterscheidet man:

- **Direkte Titration**: Die Probenlösung befindet sich in der Vorlage, die Maßlösung (Reagenzlösung) wird portionsweise hinzugegeben.
- **Inverse Titration**: Eine definierte Menge an Maßlösung wird vorgelegt und die Probenlösung bis zur Äquivalenz zudosiert.
- **Rücktitration**:Die Maßlösung wird im Überschuss zugegeben; die nicht verbrauchte Reagenzmenge wird mit einer zweiten Maßlösung bestimmt.
- **Substitutionstitration**: Die zu bestimmende Substanz wird nicht unmittelbar mit der Maßlösung, sondern mit einer bekannten Verbindung des Titrators umgesetzt und die dabei freigesetzte, der Probe äquivalente Menge des Titrators zurücktitriert.
- **Indirekte Titration**: Hier wird eine bekannte Verbindung des Titranden bestimmt und aus dem Verbrauch auf die darin enthaltene Probenmenge geschlossen.

Der Ablauf von Titrationen wird anschaulich durch eine **Titrationskurve** wiedergegeben. Man versteht darunter die graphische Darstellung des funktionalen Zusammenhangs zwischen einer probenspezifischen Größe (Eigenschaft) und dem Fortschreiten der Titration. Als Folge der Vollständigkeit der Umsetzung zwischen Titrand und Titrator liegt bis zum Erreichen des Äquivalenzpunktes praktisch kein Titrator und danach praktisch kein Titrand vor. Die Eigenschaften des Titranden bestimmen daher hauptsächlich den Kurvenverlauf bis zum Äquivalenzpunkt, während die Eigenschaften des Titrators für den Kurvenverlauf im Überschussbereich maßgebend sind.

Bei der graphischen Darstellung von Titrationskurven trägt man als *Ordinate* die Probenkonzentration in der Reaktionslösung oder eine davon abgeleitete Messgröße (pH-Wert, Redoxpotential, Leitfähigkeit, Diffusionsgrenzstrom, Absorption u. a.) auf. Als *Abszissenmaßstab* wählt man die zugesetzte Reagenzmenge (c) bzw. den **Titrationsgrad** (τ), der wie folgt definiert ist:

$$\tau = c^*/c_o \qquad \begin{array}{l} c^* = \text{Gesamtkonzentration Titrator} \\ c_o = \text{Gesamtkonzentration Probe (Titrand)} \end{array}$$

Am **Äquivalenzpunkt** wird $c^* = c_o$ und $\tau = 1$. Titrationskurven haben einen unterschiedlichen Verlauf. Betrachtet man die Aktivität eines Titranden in Abhängigkeit vom Titrationsgrad, so hat sich eine *(halb)logarithmische Darstellung* der Titrationskurven, wie sie Abb. 1.5 zeigt, als günstig erwiesen.

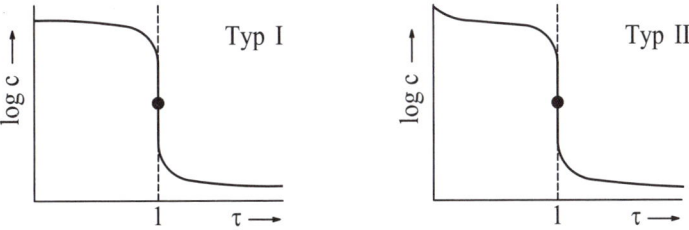

Abb. 1.5:   Schematisierte, einfach (halb)logarithmische Titrationskurven

Kurventyp I beobachtet man z. B. bei der Neutralisation starker Protolyte und bei Fällungstitrationen, während Typ-II-Kurven für die Titration von schwachen mit starken Protolyten sowie für Redoxtitrationen charakteristisch sind. Solche Kurven werden in den nachfolgenden Kapiteln bei den jeweiligen volumetrischen Methoden noch detaillierter besprochen. Die Anwendung von Analysenautomaten gestattet eine Aufzeichnung solcher Titrationskurven mit elektronischen Schreibgeräten.

Der **Endpunkt (Äquivalenzpunkt)** einer Titration entspricht dem *Wendepunkt* der Titrationskurve. Seine Ermittlung ist Sache der **Endpunktsbestimmung**. Der Endpunkt ist am einfachsten mithilfe des sog. **Tangentenverfahrens** zu ermitteln, wie dies Abb. 1.6 am Beispiel der potentiometrischen Titration einer Säure veranschaulicht.

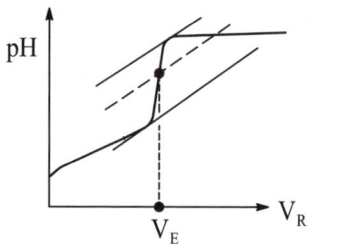

Abb. 1.6: Ermittlung des Titrationsendpunktes der potentiometrischen Bestimmung einer Säure mithilfe des Tangentenverfahrens
(V_R = Reagenzvolumen, V_E = Äquivalentvolumen)

Zur Ermittlung des Äquivalenzpunktes nach dem Tangentenverfahren legt man an die obere und untere Krümmung der jeweiligen Titrationskurve zwei parallele Tangenten an. Die Mittelparallele zu beiden Tangenten schneidet die Titrationskurve im gesuchten Endpunkt. Dieses Verfahren gilt jedoch nur für ideale, symmetrische Titrationskurven.

Zur Ermittlung des Äquivalenzpunktes einer Titration sind auch derivative Darstellungen (1. und 2. Ableitung), wie sie Abb. 1.7 zeigen, gebräuchlich. Der Titrationsendpunkt entspricht hier dem Maximum der Kurve bzw. dem Schnittpunkt der Kurve mit der V_R-Achse. Derartige Kurven können mit elektronischen Schreibgeräten direkt registriert werden.

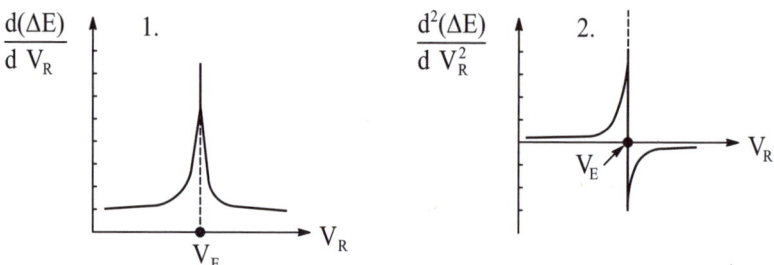

Abb. 1.7: 1. und 2. Ableitung der potentiometrischen Titration einer schwachen Säure
(V_R = Reagenzvolumen, V_E = Äquivalentvolumen, ΔE = Potentialänderung)

Lineare Titrationskurven : Manche Eigenschaften chemischer Systeme sind der Gleichgewichtskonzentration eines oder mehrerer Reaktanden *direkt* proportional. Dies gilt z. B. für amperometrische oder konduktometrische Titrationsverfahren (vgl. Kap. 10.6 und Kap. 10.7.3).

Kennzeichnet man die Systemeigenschaft, die während der Titration abnimmt, mit „I", so wäre unter der Voraussetzung eines quantitativen Reaktionsablaufs und eines konstanten Titrationsvolumens das Ende einer Titration bei I = 0 erreicht, wie dies in Abb. 1.8 graphisch dargestellt ist. Tatsächlich wird aber die Konzentration des Titranden am Äquivalenzpunkt durch die Gleichgewichtskonstante der Titrand-Titrator-Reaktion bestimmt. Die Unvollständigkeit jeder Reaktion führt zu mehr oder weniger gerundeten Kurvenzügen gegen Ende der Umsetzung. Dies ist aber ohne Nachteil für die Auswertung, da infolge der Linearität eines großen Bereichs der Titrationskurve der Äquivalenzpunkt ($\tau = 1$) durch graphische oder rechnerische Extrapolation ermittelt werden kann.

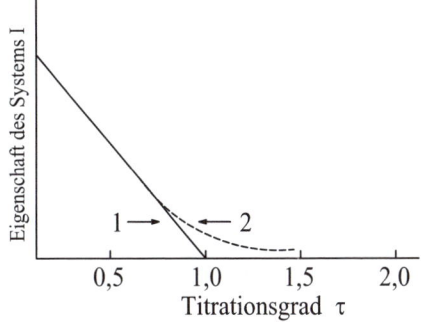

Abb. 1.8: **Verlauf und Auswertung einer linearen Titrationskurve**
1) bei vollständiger Umsetzung
2) bei nicht quantitativer Umsetzung

Solche Abweichungen von der Idealform der Kurven sind immer dann zu erwarten, wenn Gleichgewichtszustände innerhalb des Titrand-Titrator-Systems auftreten.

Der Vorteil linearer Titrationskurven besteht darin, dass nicht der gesamte Kurvenverlauf zur Ermittlung des Äquivalenzpunktes aufgezeichnet werden muss. Günstigenfalls reichen vier Messwerte, zwei für $\tau < 1$ und zwei für $\tau > 1$.

Zu *doppelt logarithmischen Titrationskurven* (**HÄGG-Diagramme**), die sich vor allem zur graphischen Darstellung von Neutralisationsreaktionen und Fällungsvorgängen bewährt haben, siehe Lehrbücher der Analytischen Chemie.

4.8 Standardzumischverfahren

Es handelt sich hierbei um ein Auswerteverfahren zur Erstellung von Eichkurven *innerhalb* des Analysenablaufs. Die einzelnen Messergebnisse werden aus einer Mischung von Prüflösung **und** Standardlösungen erhalten.

Hierzu wird die zu analysierende Substanz einmal direkt vermessen. Man erhält den Messwert M_x. Danach werden mehrere Mischungen der gleichen Menge an Analysenlösung unter Zusatz steigender Mengen an Standardlösung hergestellt und vermessen. Dies führt zu den Messwerten M_1, M_2 usw.

$$M_x = b \, c_x$$
$$M_1 = b \, (c_x + c_{s1})$$
$$M_2 = b \, (c_x + c_{s1} + c_{s2})$$

Die erhaltenen Mittelwerte der jeweiligen Einzelmessungen bei den verschiedenen Zumischungen werden auf der Ordinate eines Diagramms gegen die Konzentration an zugesetztem Standard als Abszisse aufgetragen.

Der Messwert der Analysenlösung wird bei c=0 eingezeichnet, da in diesem Fall kein Standard zugefügt wurde. Die *Extrapolation* ergibt den gesuchten Gehalt der Analyse als Schnittpunkt der Eichgeraden mit der Abszisse [siehe Abb. 1.9 und **MC-Frage Nr. 39**].

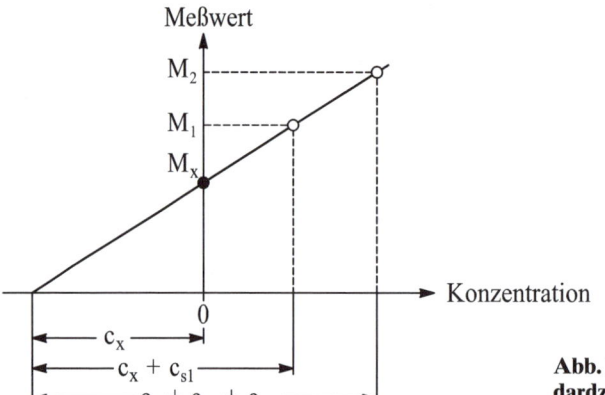

Abb. 1.9:   Auswertung über die Standardzumischmethode

Auch bei dieser Methode wird zur vollen Nutzung des Messbereichs der Nullpunkt des Messgerätes mit dem substanzfreien Lösungsmittel(gemisch) und der Vollausschlag mit der Analysenprobe der höchsten Zumischung festgelegt.

In der Regel ist die Genauigkeit des Standardzumischverfahrens – gleiche Durchführung vorausgesetzt – um den Faktor 2–3 geringer als bei der Eichkurvenmethode (vgl. Kap. 4.6.1), da eine Extrapolation aus dem Arbeitsbereich heraus erfolgt.

Das *Arzneibuch* nutzt dieses Auswerteverfahren als Alternativmethode u. a. zur Bestimmung von Metallionen bei der Flammenphotometrie (vgl. Kap. 11.4.1.2) oder der Atomabsorptionsspektrophotometrie (vgl. Kap. 11.5).

5. Gravimetrie

Die Gravimetrie ist eine Variante der **Fällungsanalyse**. Sie beruht auf der quantitativen Erfassung schwerlöslicher Verbindungen durch *Auswägen* eines Niederschlags. Aus analytischer Sicht ist vor allem die Fällung von *Salzen* bedeutend. Durch Zusammengießen von Lösungen leichtlöslicher Salze erzeugt man eine Ionenkombination, in der die Bestandteile eines schwerlöslichen Salzes enthalten sind und dieses ausfällt.

Grundlegende Voraussetzungen derartiger Analysen sind daher die Schwerlöslichkeit eines Stoffes, seine quantitative und spezifische Fällung sowie die stöchiometrische Zusammensetzung des Niederschlags. Ist die letztgenannte Bedingung nicht erfüllt, muss die primäre **Fällungsform** durch Trocknen, Veraschen oder Glühen in eine stöchiometrisch einheitliche **Wägeform** übergeführt werden (vgl. Kap. 5.1.3.1).

Ursachen für *systematische Fehler* bei gravimetrischen Analysen sind vor allem unreine und nicht vorschriftsmäßig hergestellte Reagenzlösungen, ungeeignete Fällungsbedingungen, zu knappes oder zu reichliches Auswaschen des Niederschlags sowie die Wägung nichttemperierter Gefäße.

5.1 Grundlagen

5.1.1 Gravimetrische Grundoperationen

5.1.1.1 Lösen

Nur in den seltensten Fällen steht eine *Analysenlösung* zur Verfügung bzw. sind die zu analysierenden Substanzen in Wasser gut löslich. In der Regel setzt man starke Säuren zur Herstellung der Ausgangslösung ein oder führt einen Aufschluss der Substanzen durch.

Die *qualitative* Analyse lässt erkennen, welche Methoden zu einer Lösung führen. Die grundlegenden Arbeitsweisen zum Lösen von Substanzen wurden daher im Band „**Analytik I**", Kap. 1.2, bereits vorgestellt. Im Allgemeinen ist das Löseverfahren zu wählen, das am schnellsten und sichersten zum Ziel führt.

Darüber hinaus sind beim Lösevorgang auch die Eigenschaften der zu bestimmenden Substanz zu berücksichtigen. Besitzt z. B. ein Stoff reduzierende Eigenschaften, so dürfen keine oxidierenden Lösungs- und Aufschlussmittel verwendet werden, es sei denn, die Substanz soll über ein Oxidationsprodukt analysiert werden.

Die quantitativen Aspekte der Löslichkeit und ihrer Beeinflussung werden im Kap. 5.1.2, noch detaillierter besprochen.

5.1.1.2 Fällen

Die Bildung eines Niederschlags aus einer Lösung erfolgt durch Zugabe des Fällungsreagenzes. Die Fällung eines Salzes stellt im Prinzip die Umkehrung seiner Auflösung dar. Im Gegensatz zum Lösen ist aber die Fällung eine *chemische Reaktion*, die durch eine Reihe von Faktoren beeinflusst wird.

Für die weitere Bearbeitung des Niederschlags ist eine gute Filtrierbarkeit von Nutzen. Man wählt deshalb vorzugsweise **kristalline Fällungen**. Je größer hierbei die Kristalle sind, desto rascher verläuft der Filtrationsvorgang und desto leichter ist ein Auswaschen des Fällungsproduktes möglich. Von Nachteil ist die Kristallgröße dann, wenn dadurch Verunreinigungen in das Kristallgitter eingelagert werden.

Aus thermodynamischer Sicht ist die Fällung eine *Phasenbildung*. Sie unterliegt den gleichen Gesetzmäßigkeiten wie z. B. das Verdampfen einer Flüssigkeit oder das Erstarren einer Schmelze. Aus statistischen Gründen (**Entropieabnahme!**) ist eine spontane Kristallbildung eher unwahrscheinlich. Jede Fällung erfordert eine *Induktionsperiode*, in der die primären *Kristallkeime* langsam gebildet werden. Dies bedeutet in der Praxis, dass man zu Beginn einer Fällung nur wenige Tropfen des Fällungsmittels für die Kristallbildung hinzugibt. Durch weitere Zudosierung des Reagenzes wachsen bevorzugt die entstandenen Primärkeime und bilden größere Partikel. Die weitere Vergrößerung der Kristallkeime geschieht in der Wärme, indem durch kurzes Aufkochen eine Vergröberung des Niederschlags herbeigeführt wird.

Darüber hinaus ist zu beachten, dass sehr reine Lösungen zur *Übersättigung* neigen, d. h., es erfolgt keine Ausfällung, obwohl das Löslichkeitsprodukt der Substanz (vgl. Kap. 5.1.2.2) bereits überschritten wäre. Ursache hierfür ist die hohe Oberflächenenergie der Primärteilchen. Die Aufhebung der Übersättigung bzw. das Auslösen einer Fällung kann durch Zugabe von *Impfkristallen* erreicht werden. Generell beruht die Wirkung eines **Keimbildners** (Impfkristall, Verunreinigungen, Glaswand) auf der Verminderung der Grenzflächenspannung und in einer Vergrößerung des Teilchenradius unter Bildung eines grobkristallinen Niederschlags.

In der Praxis haben sich folgende Arbeitsbedingungen bewährt: Fällen aus *verdünnter* Lösung bei *erhöhter* Temperatur, *langsame* Zugabe des Reagenzes unter Rühren (Vermeiden eines lokalen Reagenzüberschusses) und die *Reifung* des Niederschlags (langsame Bildung eines Niederschlags, ggf. durch längeres Stehenlassen in der Mutterlauge).

Fällungsgrad: Das Ausmaß einer Fällung kann aus der Anfangs- und Endkonzentration der zu bestimmenden Substanz berechnet werden. Der **Fällungsgrad** (α) ist wie folgt definiert:

$$\alpha = 1 - \frac{c \cdot V_e}{c_o \cdot V_a}$$

c = Endkonzentration
c_o = Anfangskonzentration
V_e = Endvolumen
V_a = Anfangsvolumen

Für gravimetrische Bestimmungen wird ein Fällungsgrad von 99,9 % gefordert. Ein hoher Fällungsgrad kann erreicht werden, wenn man die Fällung aus verdünnten Lösungen (großes V_a) mit einem Überschuss an Fällungsmittel (kleines c) vornimmt, sofern letzteres nicht zur Bildung löslicher Komplexe führt.

Komplexbildung (vgl. auch Kap. 5.1.2.4): Manche schwerlöslichen Niederschläge können durch Komplexbildung mit dem Fällungsreagenz ganz oder teilweise wieder in Lösung gehen. Als Beispiel sei das Auflösen von **Silberchlorid** (AgCl) in konz. Salzsäure genannt [vgl. **MC-Frage Nr. 58**].

$$AgCl + Cl^- \longrightarrow [AgCl_2]^-$$

In diesen Fällen ist ein *Überschuss an Fällungsmittel* zu *vermeiden*. Auch das Auflösen einiger Niederschläge in zuviel Waschflüssigkeit ist auf die *Bildung von Aquokomplexen* zurückzuführen. Ebenso beruht die pH-Abhängigkeit vieler Fällungen – insbesondere von amphoteren Hydroxiden – auf der Bildung von löslichen Komplexen.

$$[Al(H_2O)_6]^{3+} \underset{- H^+}{\rightleftharpoons} Al(OH)_3\downarrow \underset{+ HO^-}{\rightleftharpoons} [Al(OH)_4]^-$$

Kolloidbildung: Bei der Fällung mancher **Sulfide** lässt sich auch durch Keimbildner keine Kristallisation erreichen. Es ist ein **Kolloid** entstanden. Auch **Hydroxide** und **Silberhalogenide** neigen zur Kolloidbildung. Der Unterschied zu „echten" Lösungen bzw. zur Bildung schwerlöslicher Niederschläge (Suspension) liegt in der Teilchengröße.

$\geq 10^{-5}$	$10^{-5} - 10^{-7}$	$\leq 10^{-7}$	**cm**
Suspension	**Kolloid**	**Lösung**	

Die Sedimentation erfordert Teilchen mit einem Durchmesser von mindestens 10^{-5} cm. Kolloide sind mit normalen Filtern (Porengröße ca. 10^{-4} cm) nicht abtrennbar. Eine Abtrennung erfolgt mittels Ultrazentrifugation oder Dialyse.

Hauptursache für das Ausbleiben der Fällung aus einer kolloidalen Lösung ist das Vorhandensein elektrischer Oberflächenladungen. Alle Partikel haben die *gleiche* Ladung; sie üben daher abstoßende Kräfte aufeinander aus, was die Bildung größerer Aggregate verhindert. Die meisten anorganischen Kolloide sind durch Anlagerung überschüssiger Anionen negativ geladen.

Die Fällung oder **Koagulation** eines Kolloids kann durch Zusatz eines Salzes („*Aussalzen*") erreicht werden. Der umgekehrte Vorgang wird **Peptisation** genannt. Die Wirkung des Elektrolyten beruht darauf, dass entweder die überschüssigen Ionen der Kolloidteilchen durch den Salzeffekt in das Dispersionsmittel abgezogen oder dass noch weitere gegensinnig geladene Ionen bis zur Aufhebung der Ladung angelagert werden.

$$\text{Kolloid} \underset{\text{Peptisation}}{\overset{\text{Koagulation}}{\rightleftharpoons}} \text{Niederschlag}$$
$$\text{(Sol)} \qquad\qquad\qquad \text{(Gel)}$$

Hydrophobe (wasserabstoßende) Kolloide [z. B. AgCl] bilden meistens gut filtrierbare Gele, während *hydrophile* (wasseranziehende) Sole [z. B. schwach basische Hydroxide] oft zu schlecht abtrennbaren Niederschlägen führen. Um eine Peptisation, die auch beim Auswaschen von Niederschlägen erfolgen kann, zu vermeiden, sollten Gele nicht mit reinem Wasser, sondern mit verdünnten Elektrolytlösungen gewaschen werden.

Alterung: Als Alterung oder **Reifung** bezeichnet man alle physikalischen Veränderungen, denen der Niederschlag nach der Fällung ausgesetzt ist und die eine Verminderung seines Energieinhaltes zur Folge haben. Die wichtigsten Alterungsprozesse sind:

- **Rekristallisation**, bei der instabile Kristallbezirke in Lösung gehen und sich an anderer Stelle des Gitters wieder anlagern,
- **Temperung**, bei der Fehlstellen im Kristallgitter beseitigt werden,
- **chemische Alterung** durch eine Modifikationsänderung oder Polymerisation des Niederschlags.

Im Allgemeinen wirken sich Alterungsvorgänge günstig auf die gravimetrischen Eigenschaften des gefällten Stoffes aus.

Mitfällung: Die Mitfällung von Eigen- oder Fremdionen sowie von anderen Stoffen ist eine häufige, nie auszuschließende Störungsursache gravimetrischer Analysen. Bekanntes Beispiel ist die Mitfällung des Fällungsreagenzes bei der gravimetrischen *Bestimmung von Sulfat* als $BaSO_4$ [vgl. **MC-Frage Nr. 41**]. Ursachen der Mitfällung sind:

- **Adsorption**, die Adhäsion von Fremdsubstanzen an aktiven Oberflächen. Aus analytischer Sicht ist vor allem die Adsorption von *Ionen* an der Oberfläche ausgefällter schwerlöslicher Salze von Bedeutung, die durch die Wirkung elektrostatischer Anziehungskräfte zu erklären ist und zu nicht stöchiometrisch zusammengesetzten Niederschlägen führt.
- **Okklusion**, der Einschluss von Fremdsubstanzen in unregelmäßiger Anordnung in innere Hohlräume des auskristallisierenden Niederschlags.
- **Inklusion**, der Einbau von Fremdsubstanzen in das Kristallgitter unter Bildung von **Mischkristallen**. Dies ist vor allem bei Übereinstimmung der Gitterparameter (*Isomorphie*) von zu bestimmender Substanz und Verunreinigungen zu erwarten.

Wenn es durch einfache Mittel nicht gelingt, die Mitfällung unerwünschter Fremdstoffe zu unterbinden, muss ein Niederschlag *umgefällt* werden.

Nachfällung: Unter dem Begriff Nachfällung fasst man alle Vorgänge zusammen, die zu einer Änderung der Zusammensetzung des Niederschlags führen. Mit einer Nachfällung ist zu rechnen, wenn Niederschläge längere Zeit mit den Lösungen, aus denen sie gefällt wurden, in Berührung bleiben. So wandelt sich z. B. gefälltes CuS in der Lösung eines Fe(II)-Salzes allmählich in $CuFeS_2$ um. Des Weiteren werden NiS und CoS beim Stehenlassen an der Luft in Ni(OH)S bzw. Co(OH)S umgewandelt.

Homogene Fällung: Hierunter versteht man Fällungen, bei denen das Fällungsreagenz erst im Verlauf der Fällung langsam gebildet wird, also nur in geringer Konzentration vorliegt. Bekannte Beispiele sind die *Hydrolysenfällung mit Urotropin* (Hexamethylentetramin) oder die *Sulfidfällung mit Thioacetamid* (siehe **Analytik I**, Kap. 2.3.1).

Solche Fällungen haben den Vorteil, dass grobkörnige Niederschläge entstehen, die leichter zu filtrieren und auszuwaschen sind und bei denen in geringerem Maße mit Adsorption und Okklusion zu rechnen ist.

5.1.1.3 Trennen

Eine gravimetrische Trennung von Substanzen ist dann relativ einfach, wenn die Stoffe selektiv mit unterschiedlichen Fällungsreagenzien schwerlösliche Niederschläge bilden oder die Fällungsbedingungen mit dem gleichen Reagenz stark differieren. Hierauf beruht z. B. die gesamte *qualitative Analyse* der Kationen- und Anionentrennung.

Die Trennung verwandter Stoffe ist aber auch dadurch möglich, dass Unterschiede in den Fällungsgeschwindigkeiten genutzt werden. So kann beispielsweise CuS neben ZnS in schwefelsaurer Lösung bestimmt werden, da ZnS nur sehr langsam ausfällt.

5.1.1.4 Filtrieren, Auswaschen

Die Art der *Filtration* hängt stark von der Beschaffenheit des Niederschlags ab, wobei man zwischen nichtkristallinen, gallertartigen und kristallinen Fällungen zu unterscheiden hat. Nichtkristalline Niederschläge werden hauptsächlich über Papierfilter ohne Anwendung von Unterdruck abfiltriert, während kristalline Stoffe über verschiedene Filtertiegel aus Glas oder Porzellan abgetrennt werden. Letztere dienen auch zur Isolierung thermisch empfindlicher Substanzen.

Der nach der Filtration durchzuführende Vorgang des *Auswaschens* soll bewirken, die am Niederschlag haftende Menge an Lösung zu verdünnen und damit die Restmengen an Fremdstoffen zu beseitigen. Befinden sich am Niederschlag **a** ml Lösung und wäscht man mit **b** ml Waschflüssigkeit, so ändert sich die Konzentration der anhaftenden Fremdstoffe von **c** nach **c'** gemäß der Gleichung:

$$c' = c \, (a/a+b)$$

Wird die gleiche Menge an Waschflüssigkeit in **n** Portionen zugesetzt, so folgt aus dem **Verdünnungsgesetz**:

$$c' = c \, (a/a+b)^n$$

Daraus ergibt sich, dass bei gleichem Flüssigkeitsvolumen für den Gesamtwaschvorgang die Aufteilung in kleine Portionen ein erheblich besseres Auswaschen bewirkt [vgl. **MC-Fragen Nr. 40, 1702**].

Waschflüssigkeit ist meistens Wasser, ggf. unter Zusatz eines Elektrolyten. In einigen Fällen wird zum Abschluss mit einem Alkohol oder Ether gewaschen. Man sollte sich jedoch stets bewusst sein, dass die Waschflüssigkeit auch einen Teil der Fällungsform lösen kann. Eine Reihe von Niederschlägen muss zur Entfernung von Fremdsubstanzen umgefällt werden.

5.1.1.5 Trocknen, Veraschen, Glühen

vgl. auch Kap. 5.2.3

In manchen Fällen genügt bereits das einfache Trocknen der Fällungsform im Exsikkator oder Trockenschrank zum Erreichen von Gewichtskonstanz. Als Trocknungsmittel wird meistens $CaCl_2$ benutzt, aber auch SiO_2, H_2SO_4 oder P_4O_{10} sind gebräuchlich.

Papierfilter werden zunächst vorsichtig getrocknet und anschließend im Porzellan- oder Platintiegel bei ca. 800 °C unter reichlichem Luftzutritt verbrannt. Porzellantiegel werden gleichfalls vorgetrocknet, im Muffelofen bei der erforderlichen Temperatur geglüht und nach dem Abkühlen im Exsikkator bis zur Wägung aufbewahrt.

Bei nichtstöchiometrisch zusammengesetzten Niederschlägen muss das primäre Fällungsprodukt vor der Wägung in eine stöchiometrisch einheitliche Form umgewandelt werden (vgl. Kap. 5.1.3.1).

5.1.1.6 Wägung

Waagen sind Geräte, die den *Hebelgesetzen* gehorchen und die einen Massenvergleich auf der Grundlage eines Gleichgewichtszustandes gestatten.

Die Güte einer Analysenwaage hängt von ihrer **Empfindlichkeit** ab. Als Empfindlichkeit bezeichnet man diejenige Überbelastung einer Waage (in mg), bei der sie noch mit einem Ausschlag reagiert. Die Empfindlichkeit ist abhängig von der Länge und dem Gewicht des Waagebalkens, der Gesamtbelastung der Waage sowie der Entfernung des Schwerpunktes vom Unterstützungspunkt (Drehpunkt).

$$\textbf{Empfindlichkeit} = \frac{\textbf{Größe des Ausschlages (Skalenteile)}}{\textbf{Masse der Überbelastung (in mg)}}$$

Die alten Balkenwaagen mit Handgewichten sind obsolet. Heute benutzt man stark gedämpfte, einschalige Waagen mit automatischer Gewichtsauflage und digitaler Anzeige. Wägen gehört zu den exaktesten Messverfahren.

Bei jeder Wägung sind stets zwei Faktoren zu beachten:

– die Wägetemperatur muss konstant sein,
– der Feuchtigkeitszustand des zu wägenden Systems muss vergleichbar sein.

Letzteres ist vor allem bei der Wägung *hygroskopischer* Substanzen in Betracht zu ziehen. Darüber hinaus muss bei Absolutwägungen auch der *Auftrieb* der Luft berücksichtigt und entsprechend korrigiert werden. Bei reinen Differenzwägungen fällt der Auftriebsfehler von selbst weg.

5.1.2 Löslichkeit, Löslichkeitsprodukt

siehe auch Ehlers, **Chemie I**, Kap. 1.10.4

5.1.2.1 Löslichkeit und Lösungsmittel

Arzneibuchangaben zur Löslichkeit sind häufig ungefähre Angaben. Man findet z. B. in den jeweiligen Monographien Löslichkeitsdaten wie „1 Teil Substanz löst sich bei 25 °C in 400 Teilen 96 %igem Ethanol oder 100 Teilen Aceton" bzw. „12,9 g der Substanz lösen sich bei 20 °C in 100 g Wasser".

Wird der Name eines Lösungsmittels nicht ausdrücklich genannt, bedeutet der Begriff „*Lösung*" eine „*wässrige Lösung*". Unter „*Wasser*" versteht man in der

Regel „**gereinigtes Wasser**" (Aqua purificata), das gemäß Monographie durch Destillation, Ionenaustausch oder nach einem anderen geeigneten Verfahren aus Trinkwasser gewonnen wird. Falls bei der Herstellung der betreffenden Lösung **destilliertes Wasser** verwendet werden *muss*, ist dies in der jeweiligen Prüfvorschrift des Arzneibuches explizit angegeben.

5.1.2.2 Löslichkeitsprodukt

Die Löslichkeit einer Substanz wird durch ihr Löslichkeitsprodukt (K_L) bestimmt. Für eine gelöste, dissoziierende Verbindung ist bei gegebener Temperatur das Produkt der Ionenkonzentrationen konstant, solange ein Bodenkörper in der Lösung vorhanden ist. Das Löslichkeitsprodukt eines Salzes der allgemeinen Zusammensetzung ($A_m B_n$) ergibt sich zu:

$$K_L = [A]^m \cdot [B]^n \qquad [mol^{m+n} \cdot l^{-(m+n)}]$$

Da ein Stoff erst dann ausfallen kann, wenn sein Löslichkeitsprodukt überschritten wird, sind bei gravimetrischen Bestimmungen solche Fällungsmittel zu wählen, die mit der zu analysierenden Substanz eine Verbindung mit möglichst geringem Löslichkeitsprodukt ergeben.

Für *binäre Elektrolyte* (AB) besitzen die Löslichkeitsprodukte Werte von etwa 10^2 (NaOH, KOH) bis 10^{-52} (HgS). Da sich die K_L-Werte über mehrere Zehnerpotenzen erstrecken, ist auch hier die Einführung des **Löslichkeitsexponenten** (pK_L) sinnvoll.

$$pK_L = -\log K_L$$

Aus beiden Gleichungen folgt: *Je kleiner der K_L-Wert bzw. je größer der pK_L-Wert ist, desto schwerer löslich ist eine Substanz und desto früher setzt ihre Fällung ein.*

In Tab. 1.1 sind die Löslichkeitsprodukte einiger analytisch wichtiger Salze aufgelistet.

Tab. 1.1: **Löslichkeitsexponenten (pK_L-Werte) ausgewählter Salze**

Salz	pK_L	Salz	pK_L	Salz	pK_L	Salz	pK_L
Bi_2S_3	96	$Fe(OH)_2$	13,5	Ag_2S	49	$BaSO_4$	10
HgS	52	$Fe(OH)_3$	37,4	AgI	16	$PbSO_4$	8
Cu_2S	46,7	$Al(OH)_3$	32,7	$AgBr$	12,4	$SrSO_4$	6,56
CuS	37	$Cr(OH)_3$	30,2	$AgCl$	9,96	$CaSO_4$	4,32
PbS	28	$Zn(OH)_2$	16,75	Ag_2CrO_4	11,7	$SrCO_3$	8,8
SnS	28	$Mg(OH)_2$	10,9	$Ag_2Cr_2O_7$	6,7	$BaCO_3$	8,16
CdS	27	$PbCrO_4$	13,8	$AgSCN$	12	$CaCO_3$	7,92
As_2S_3	25	$BaCrO_4$	9,7	$AgCN$	11,4	$MgCO_3$	3,7
ZnS	23	$SrCrO_4$	4,44	$AgOH$	7,7	CaC_2O_4	8,07
CoS	22	$BiOCl$	6,15	Hg_2Cl_2	17,5	SrC_2O_4	7,3
NiS	21	CaF_2	10,46	$PbCl_2$	4,77	BaC_2O_4	6,77
FeS	18	$KClO_4$	2,05	$CuCl$	6	MgC_2O_4	4,1
MnS	15	K_2PtCl_6	5,85	CuI	11,3		

Aus diesen Werten kann man beispielsweise ableiten, dass die Erdalkalielemente als **Sulfate** in der Reihenfolge Ba, Sr, Ca und die **Silberhalogenide** in der Reihenfolge Iodid, Bromid, Chlorid aus einer wässrigen Lösung ausfallen [vgl. **MC-Fragen Nr. 47, 48**].

Das Löslichkeitsprodukt eines Salzes ist von verschiedenen Faktoren abhängig, insbesondere von der *Gleichgewichtslage der Fällungsreaktion* und der *Temperatur* [vgl. **MC-Frage Nr. 1556**]. Wie Tab. 1.2 ausweist, tritt in der Regel mit einer Temperaturerhöhung auch eine Vergrößerung des Löslichkeitsproduktes ein. Ausnahmen von dieser Regel sind bekannt. So ist z. B. **Calciumcitrat** in heißem Wasser schwerer löslich als in kaltem.

Tab. 1.2:   **Temperaturabhängigkeit des Löslichkeitsproduktes**

Substanz	Löslichkeitsprodukt (K_L)	
	20 °C	100 °C
AgCl	$1,1 \cdot 10^{-10}$	$2,3 \cdot 10^{-8}$
AgBr	$4,8 \cdot 10^{-13}$	$3,9 \cdot 10^{-10}$
AgSCN	$2,1 \cdot 10^{-12}$	$1,5 \cdot 10^{-9}$
$CaCO_3$	$2,1 \cdot 10^{-8}$	$3,3 \cdot 10^{-8}$
$BaSO_4$	$1,1 \cdot 10^{-10}$	$2,8 \cdot 10^{-10}$

5.1.2.3 Molare Löslichkeit

Die molare Löslichkeit (c_m) **[Sättigungskonzentration]** eines Salzes der allgemeinen Zusammensetzung A_mB_n kann aus dem Löslichkeitsprodukt (K_L) nach folgender Formel berechnet werden:

$$c_m = \sqrt[m+n]{\frac{K_L}{m^m \cdot n^n}} \quad [mol \cdot l^{-1}]$$

bzw., wenn die molare Löslichkeit gegeben ist, berechnet sich das Löslichkeitsprodukt (K_L) nach:

$$K_L = m^m \cdot n^n (c_m)^{m+n} \quad [mol^{m+n} \cdot l^{-(m+n)}]$$

Die Löslichkeitsformel gilt nur für reines Wasser als Lösungsmittel und für Salze, die in wässriger Lösung *nicht* protolysieren.

Berechnungen (in Klammer Nr. der MC-Frage)

[49]   Aus der Stoffgleichung der Fällungsreaktion

[50] $2 Ag^+ + CrO_4^{2-} \longrightarrow Ag_2CrO_4 \downarrow$

[1722] ergibt sich der K_L-Wert des Silberchromats zu:

$K_L(Ag_2CrO_4) = [Ag^+]^2 \cdot [CrO_4^{2-}] \ (mol^3 \cdot l^{-3})$

Aufgrund der Elektroneutralitätsbedingung gilt:

$[CrO_4^{2-}] = 1/2 \ [Ag^+]$ bzw. $[Ag^+] = 2 \ [CrO_4^{2-}]$

Somit erhält man für die **Chromat**-Ionenkonzentration:

$K_L(Ag_2CrO_4) = (2 \, [CrO_4^{2-}])^2 \cdot [CrO_4^{2-}] = 4 \, [CrO_4^{2-}]^3$

$[CrO_4^{2-}] = \sqrt[3]{1/4 \, K_L}$

und die **Silber**-Ionenkonzentration errechnet sich zu:

$K_L(Ag_2CrO_4) = [Ag^+]^2 \cdot 1/2 \, [Ag^+] = 1/2 \, [Ag^+]^3$

$[Ag^+] = \sqrt[3]{2 \, K_L}$

[51] **Gegeben:**   Bei 90 °C enthält 1 l einer gesättigten $PbCl_2$-Lösung ($M_r = 280$) 28 g PbCl in gelöster Form. Dies entspricht einer molaren Löslichkeit von $c_m = $ **0,1 mol/l**. Darüber hinaus ist für Pb(II)-chlorid m = 1 und n = 2.

Gesucht: Löslichkeitsprodukt von $PbCl_2$ bei 90 °C?

Berechnung: $K_L(PbCl_2) = m^m \, n^n \, (c^m)^{m+n} = 2^2 \, 1^1 \, (0,1)^3 = $ **$4 \cdot 10^{-3}$ mol$^3 \cdot$ l^{-3}**

[52] **Gegeben:**   1 l einer gesättigten NaCl-Lösung ($M_r = 58,5$) enthält 260 g NaCl. Dies entspricht einer molaren Löslichkeit von $c_m = $ **4,44 mol/l**. Ferner ist m = n = 1.

Gesucht: Löslichkeitsprodukt von NaCl?

Berechnung: $K_L(NaCl) = 1^1 \cdot 1^1 \cdot (4,44)^2 = $ **19,71 mol$^2 \cdot$ l^{-2}**

[53] **Gegeben:**   Löslichkeitsprodukt $K_L(PbS) = 10^{-52}$ mol$^2 \cdot$ l^{-2}
Löslichkeitsprodukt $K_L(Bi_2S_3) = 10^{-96}$ mol$^5 \cdot$ l^{-5}

Gesucht: Molare Löslichkeit von PbS und Bi_2S_3?

Berechnung: PbS :
$$c_m = \sqrt[1+1]{\frac{10^{-52}}{1^1 \cdot 1^1}} = \mathbf{10^{-26}} \textbf{ mol/l}$$

Bi_2S_3:
$$c_m = \sqrt[2+3]{\frac{10^{-96}}{2^2 \cdot 3^3}} \sim \mathbf{10^{-19}} \textbf{ mol/l}$$

Somit ist die molare Löslichkeit von PbS geringer als die von Bi_2S_3.

[54] Mit einem pK_L-Wert = 13,5 ergibt sich das Löslichkeitsprodukt (K_L) des Ei-
[55] sen(II)-hydroxids $[Fe(OH)_2]$ zu:
[1239] $K_L = [Fe^{2+}] \, [HO^-]^2 = 10^{-13,5}$ mol$^3 \cdot$ l^{-3}

Daraus folgt für die Stoffmengenkonzentration an Fe(II):

$[Fe^{2+}] = 10^{-13,5}/[HO^-]^2$ mol $\cdot$ l^{-1}

Bei pH = 12 ist $[HO^-] = 10^{-2}$ mol $\cdot$ l^{-1}, sodass sich für diesen pH-Wert die Stoffmengenkonzentration an Fe(II) berechnet zu:

$[Fe^{2+}] = 10^{-13,5}/10^{-4} = \mathbf{10^{-9,5}}$ **mol $\cdot$ l^{-1}**

Für Eisen(II)-sulfid (FeS) beträgt das Löslichkeitsprodukt ($pK_L = 18$) unter Berücksichtigung, dass aus Elektroneutralitätsgründen $[Fe^{2+}] = [S^{2-}]$ ist:

$K_L = [Fe^{2+}] \, [S^{2-}] = [Fe^{2+}]^2 = 10^{-18}$ mol^{2}l^{-2}

Da die Hydroxid-Ionenkonzentration in die Gleichung für das Löslichkeitsprodukt des FeS nicht eingeht, errechnet sich die Fe(II)-Stoffmengenkonzentration zu:

$[Fe^{2+}] = \sqrt{K_L} = \sqrt{10^{-18}} = \mathbf{10^{-9}}$ **mol $\cdot$ l^{-1}**

Bei einem **pH-Wert von 12** ist die Stoffmengenkonzentration an Fe(II) in einer gesättigten $Fe(OH)_2$-Lösung geringer als in einer gesättigten FeS-Lösung.

[1370] Gegeben: 10^{-2} M-MgSO$_4$-Lösung; $K_L(Mg(OH)_2) = 10^{-12} \cdot mol^2 \cdot l^{-2}$

Gesucht: pH-Wert, bei dem Mg(OH)$_2$ ausfällt?

Berechnung: $K_L = [Mg^{2+}] \cdot [HO^-]^2 = 10^{-12}$

$[HO^-]^2 = K_L/[Mg^{2+}] = 10^{-12}/10^{-2} = 10^{-10} \longrightarrow [HO^-] = 10^{-5}$ mol $\cdot$ l^{-1}

$pH = pK_w - pOH = 14 - 5 = \mathbf{9}$

[1600] Gegeben: $K_L(BaSO_4) = 10^{-10}$ mol$^2 \cdot$ l^{-2}; c(Ba^{2+}) 10^{-3} mol $\cdot$ l^{-1}; n(SO$_4^{2-}$) = 10^{-4} mol

Gesucht: Milliliter Sulfatlösung zur Herstellung einer gesättigten Lösung?

Berechnung: $K_L(BaSO_4) = [Ba^{2+}] \cdot [SO_4^{2-}] = 10^{-10} = 10^3 \cdot \mathbf{10^{-7}}$

1000 ml Lösung enthalten = 10^{-4} mol an Sulfat

1 ml Lösung enthält n = 10^{-7} mol an Sulfat

5.1.2.4 Löslichkeitsbeeinflussende Faktoren

Die Gesetze der Löslichkeit gelten nur für *reines Wasser*. Bei analytischen Bestimmungen hat man es aber häufig mit Lösungen zu tun, die eine Vielzahl weiterer Substanzen enthalten, sodass mit Löslichkeitsbeeinflussungen zu rechnen ist.

Gleichionige Zusätze: Sofern eine Lösung Ionen enthält, die auch in dem zu lösenden oder auszufällenden Salz enthalten sind, spricht man von gleichionigen Zusätzen.

In der Regel wird die Löslichkeit eines Salzes in Wasser durch gleichionige Zusätze verringert; dieser Effekt ist umso größer, je schwerer löslich das Salz ist. Praktische Nutzanwendungen dieses Einflusses sind:

- Ein Überschuss an Fällungsreagenz erhöht den Fällungsgrad.
- Auswaschen eines Niederschlags mit einer Waschflüssigkeit, die gleichionige Zusätze enthält.

Fremdionige Zusätze: Fremdsalze enthalten keine Ionen des zu bestimmenden schwerlöslichen Salzes. Da aber die Aktivitätskoeffizienten (f) von der **Ionenstärke** und damit von den Konzentrationen *aller* in der Lösung befindlichen Teilchen abhängen, ändert sich die Löslichkeit eines Salzes auch bei fremdionigen Zusätzen. In das Löslichkeitsprodukt sind anstelle der stöchiometrischen Konzentrationen (c) die **Aktivitäten** (a) einzusetzen (vgl. Kap. 4.3.2).

Mit c = a/f ergibt sich z. B. für ein binäres Salz (AB):

$$c_m = \sqrt{K_L} = \sqrt{[A^+] \cdot [B^-]} = \sqrt{\frac{a_{A^+} \cdot a_{B^-}}{f_{A^+} \cdot f_{B^-}}}$$

Da f < 1 ist, *nimmt in der Regel die Löslichkeit eines Salzes bei Anwesenheit von Fremdionen zu.*

Komplexbildung: Wie in einem voranstehenden Abschnitt (vgl. Kap. 5.1.1.2) bereits angedeutet wurde, kann in manchen Fällen infolge Komplexbildung die Löslichkeit schwerlöslicher Salze durch Zugabe eines Salzes mit gleichem *Anion* stark *erhöht* werden. Beispiele hierfür sind:

$Hg^{2+} + 2\ X^- \longrightarrow HgX_2 + 2\ X^- \longrightarrow [HgX_4]^{2-}$ (X$^-$ = SCN$^-$, I$^-$)

$Ag^+ + X^- \longrightarrow AgX + X^- \longrightarrow [AgX_2]^-$ (X$^-$ = Cl$^-$, CN$^-$, SCN$^-$)

$Me^{x+} + x\ HO^- \longrightarrow Me(OH)_x + HO^- \longrightarrow [Me(OH)_{x+1}]^-$ (Me^{x+} = Zn^{2+}, Al^{3+})

Neben Halogeniden, Cyanid-, Thiocyanat- und Hydroxid-Ionen kommen als komplexbildende Komponenten noch Ammoniak, Thiosulfat, Phosphat und org. Säurereste (Citrat, Oxalat, Tartrat u. a.) infrage. *In diesen Fällen ist ein Überschuss an Fällungsreagenz zu vermeiden.*

Löslichkeitsbeeinflussung durch den pH-Wert: Für eine Vielzahl analytisch wichtiger Fällungsreaktionen existieren optimale pH-Bereiche und die gebildeten Niederschläge sind extrem empfindlich gegenüber Veränderungen des pH-Wertes. Von besonderer Bedeutung ist die Einhaltung einer definierten H^+-Ionenkonzentration bei der Durchführung von Trennungen.

Aus der qualitativen Analyse ist bekannt, dass z. B. eine Reihe von Fällungen in *essigsaurer* Lösung möglich sind, während Mineralsäuren vollständig lösend wirken. Dies ist eine Folge des unterschiedlichen Dissoziationsgrades der verschiedenen starken Säuren und soll am Beispiel der **Calciumoxalat-Fällung** näher beschrieben werden [vgl. **MC-Fragen Nr. 56, 58, 1673, 1753**].

$$Ca^{2+} + C_2O_4^{2-} \longrightarrow CaC_2O_4\downarrow \qquad K_L(CaC_2O_4) = [Ca^{2+}] \cdot [C_2O_4^{2-}]$$
$$2\ H^+ + C_2O_4^{2-} \rightleftharpoons H_2C_2O_4$$

Essigsäure ist in wässriger Lösung weniger in Ionen gespalten als Oxalsäure und diese wiederum ist geringer dissoziiert als Mineralsäuren. In essigsaurer Lösung ist die Protonenkonzentration zu gering, um Oxalat-Ionen in die undissoziierte Oxalsäure zu überführen. Das Löslichkeitsprodukt des Calciumoxalats wird überschritten und das Salz fällt aus. In Gegenwart von HCl sind jedoch soviele Protonen in Lösung vorhanden, dass sich spontan die undissoziierte Oxalsäure bildet. Die Oxalat-Konzentration wird entscheidend verringert, sodass das Löslichkeitsprodukt von CaC_2O_4 nicht erreicht wird und kein Niederschlag auftritt bzw. bereits gebildetes Calciumoxalat sich in salzsaurer Lösung wieder auflöst.

Dieses Beispiel kann verallgemeinert werden: Die *Auflösung* eines schwerlöslichen Salzes in der Lösung einer Säure ist eine heterogene Gleichgewichtsreaktion, die mit einer Protonenübertragung verbunden ist. Die Wirkung der starken Säure (HA) beruht darauf, dass sie in das Lösegleichgewicht des Salzes (MeX) eingreift, indem sie mit dessen Anion eine Säure-Base-Reaktion eingeht.

$$MeX \rightleftharpoons Me^+ + X^-$$
$$\underline{HA + X^- \longrightarrow HX + A^-}$$
$$MeX + HA \longrightarrow HX + Me^+ + A^-$$

Ein schwerlösliches Salz wird dabei umso weitgehender in der Lösung einer starken Säure aufgelöst,

– je löslicher es ist,
– je stärker die zu lösende Säure und
– je schwächer die salzbildende Säure ist.

Die *Löslichkeit von Salzen schwacher Säuren* in Mineralsäuren beruht also darauf, dass die schwache Säure aus ihren Salzen freigesetzt wird, sodass die Ionenkonzentration nicht mehr ausreicht, das Löslichkeitsprodukt des betreffenden Salzes zu überschreiten, bzw. dass die schwache Säure in undissoziierter Form instabil ist und sich weiter umwandelt. Beispiele hierfür sind [vgl. **MC-Fragen Nr. 57, 58**]:

Carbonate: $MeCO_3 + 2\,H^+ \xrightarrow{\;-\,Me^{2+}\;} (H_2CO_3) \longrightarrow CO_2\uparrow + H_2O$

Hydroxide: $Me(OH)_x + x\,H^+ \longrightarrow Me^{x+} + x\,H_2O$

Sulfide: $MeS + 2\,H^+ \longrightarrow Me^{2+} + H_2S\uparrow$

Oxalate: $Me\,C_2O_4 + 2\,H^+ \longrightarrow Me^{2+} + H_2C_2O_4$

Chromate: $2\,MeCrO_4 + 2\,H^+ \longrightarrow 2\,Me^{2+} + H_2O + Cr_2O_7^{2-}$

Oxinate: $Me(OX)_2 + 2\,H^+ \longrightarrow Me^{2+} + 2\,OX\text{-}H$

Die *Löslichkeit von Salzen sehr starker Säuren*, wie z. B. Perchlorate, wird durch den Zusatz einer weiteren Säure *nicht* beeinflusst, da die Anionen des betreffenden Salzes äußerst schwache Basen darstellen. Diese Regel wird nur durchbrochen, wenn andere lösende Effekte wirksam werden, z. B. eine Komplexbildung mit dem Anion der zugesetzten Säure. So beruht die erhöhte Löslichkeit von AgCl in einer HCl-Lösung auf der Bildung des entsprechenden Silberkomplexes.

Die gesteigerte Löslichkeit von $BaSO_4$ oder $PbSO_4$ in stark sauren Lösungen ist damit zu erklären, dass das HSO_4^--Ion nur eine mäßig starke Säure darstellt.

$$BaSO_4 + H_3O^+ \longrightarrow HSO_4^- + H_2O + Ba^{2+}$$

Die Löslichkeit von AgCl wird dagegen durch eine Erhöhung der Acidität nicht beeinflusst, weil es sich hier um ein schwerlösliches Salz einer sehr starken Säure handelt. Hingegen nimmt die Löslichkeit von $PbSO_4$ in stark sauren Lösungen merklich zu, weil das Sulfat-Ion als Base wirken kann.

5.1.3 Berechnung der Analyse

5.1.3.1 Fällungsform, Wägeform

Die Berechnung gravimetrischer Analysen beruht auf der Auswertung der der Fällung zugrundeliegenden Stoffgleichung. Manchmal ist jedoch die Form, in der das betreffende Ion gefällt wird (**Fällungsform**) verschieden von der Form, in der der Niederschlag schließlich zur Auswaage kommt (**Wägeform**). Nur für die Wägeform ist zu fordern, dass sie stöchiometrisch einheitlich ist.

Als Beispiele unterschiedlicher Fällungs- und Wägeformen seien genannt:

– Einige dreiwertige Metallionen [Al^{3+}, Fe^{3+}, Cr^{3+}] werden als wasserhaltige **Hydroxide** [$Me(OH)_3$] gefällt und kommen nach dem Trocknen und anschließendem Glühen als **Oxide** zur Auswaage.

$$2\,Me^{3+} + 6\,HO^- \longrightarrow 2\,Me(OH)_3 \xrightarrow{\Delta} Me_2O_3 + 3\,H_2O$$

– Eine Reihe von Kationen [Cd^{2+}, Co^{2+}, Mn^{2+}, Zn^{2+}, Mg^{2+}] werden als schwerlösliche **Ammoniumphosphate** abgeschieden. Man trocknet den Niederschlag bei 100–120 °C und glüht ihn dann bei 900–1000 °C zu **Pyrophosphaten (Diphosphaten).**

$$2\,Me^{2+} + 2\,NH_4^+ + 2\,PO_4^{3-} \longrightarrow 2\,Me(NH_4)PO_4 \xrightarrow{\Delta} Me_2P_2O_7 + 2\,NH_3 + H_2O$$

– Einige Metallionen bilden schwerlösliche **Carbonate**; sie können in dieser Form ausgewogen oder in **Oxide** umgewandelt werden.

$$Me^{2+} + CO_3^{2-} \longrightarrow MeCO_3 \xrightarrow{\Delta} MeO + CO_2$$
$$[Ba^{2+}, Ca^{2+}] \quad [Ca^{2+}, Cd^{2+}]$$

– Niederschläge von **Sulfiden** werden in der Regel auch als Sulfide ausgewogen. Darüber hinaus können einige Sulfide durch Abrauchen mit konz. H_2SO_4 in **Sulfate** oder durch Rösten in **Oxide** übergeführt werden.

$$Me^{2+} + S^{2-} \longrightarrow MeS \left\{ \begin{array}{l} \longrightarrow MeSO_4 \\ \\ \longrightarrow MeO \end{array} \right.$$

In Tab. 1.3 sind einige pharmazeutisch relevante Kationen zusammen mit ihren wichtigsten Fällungs- und Wägeformen aufgelistet [vgl. **MC-Fragen Nr. 60, 61, 1425**].

Tab. 1.3:   Fällungs- und Wägeformen ausgewählter Kationen

Ion	Fällungsform	Wägeform
Ag^+	$AgCl$	$AgCl$
Al^{3+}	$Al(OH)_3 \cdot x\ H_2O$	Al_2O_3
As^{3+}	As_2S_3	As_2S_3
Ba^{2+}	$BaSO_4$, $BaCrO_4$, $BaCO_3$	$BaSO_4$, $BaCrO_4$, $BaCO_3$
Ca^{2+}	$CaC_2O_4 \cdot H_2O$	CaC_2O_4, $CaCO_3$, CaO
Cd^{2+}	CdS	CdS, $CdSO_4$
Cu^{2+}	$CuSCN$(nach Reduktion)	$CuSCN$
	$Cu(oxinat)_2$	$Cu(oxinat)_2$
Fe^{3+}	$Fe(OH)_3 \cdot x\ H_2O$	Fe_2O_3
Hg^{2+}	HgS	HgS
K^+	$K[B(C_6H_5)_4]$	$K[B(C_6H_5)_4]$
Mg^{2+}	$Mg(NH_4)PO_4$	$Mg_2P_2O_7$
	$Mg(oxinat)_2 \cdot 2\ H_2O$	$Mg(oxinat)_2$
Mn^{2+}	MnS	MnS, Mn_3O_4
Ni^{2+}	$Ni(diacetyldioximat)_2$	$Ni(diacetyldioximat)_2$
Pb^{2+}	$PbSO_4$, $PbCrO_4$, PbS	$PbSO_4$, $PbCrO_4$, PbS
	$Pb(oxinat)_2$	$Pb(oxinat)_2$
Zn^{2+}	$Zn(NH_4)PO_4 \cdot 6\ H_2O$	$Zn_2P_2O_7$
	ZnS	ZnS, ZnO

In der Gravimetrie lässt sich die Masse (x) eines zu bestimmenden Stoffes aus seiner Molmasse (M), der Masse (a) der Wägeform und deren molaren Masse (W) berechnen nach [vgl. **MC-Frage Nr. 1257**]:

$$\mathbf{x = a \cdot (M/W)}$$

5.1.3.2 Gravimetrischer Faktor

Die **Substanzformel** gibt die *quantitative stöchiometrische Zusammensetzung* einer Verbindung an. Man erhält den *Gewichtsanteil* eines bestimmten Elements, indem man die Massen der in der Substanzformel angegebenen Atome durch die Gesamtmasse der Verbindung dividiert.

$$\text{Gravimetrischer Faktor} = \frac{\text{Atommasse des Elements} \cdot \text{Zahl der Atome}}{\text{Formelmasse der Verbindung}}$$

Die folgenden Beispiele sollen dies verdeutlichen [vgl. **MC-Fragen Nr. 62–64, 1670**]:

$$\text{AgCl:} \quad F_{Ag} = \frac{Ag}{AgCl} = \frac{107,88}{143,34} = 0,7526$$

$$\text{Fe}_2\text{O}_3: \quad F_{Fe} = \frac{2 \cdot Fe}{Fe_2O_3} = \frac{2 \cdot 55,85}{159,70} = 0,6994$$

$$\text{BaSO}_4: \quad F_S = \frac{S}{BaSO_4} = \frac{32,06}{233,42} = 0,1373$$

$$\text{BaSO}_4: \quad F_{SO_4} = \frac{SO_4}{BaSO_4} = \frac{96,06}{233,42} = 0,4115$$

$$\text{PbSO}_4: \quad F_{SO_4} = \frac{SO_4}{PbSO_4} = \frac{96,06}{303,26} = 0,3167$$

Bei einer gravimetrischen Bestimmung ist der relative Fehler proportional zum gravimetrischen Faktor. Daraus folgt, dass *ein kleiner gravimetrischer Faktor den relativen Fehler verringert.*

Diese Aussage ist jedoch zu relativieren. Wie obige Berechnungen zeigen, ist der gravimetrische Faktor für **Sulfat** in $BaSO_4$ größer als in $PbSO_4$. Trotzdem ist für die gravimetrische Sulfatbestimmung die Fällung als $BaSO_4$ geeigneter, weil Bariumsulfat ein um den Faktor 100 geringeres Löslichkeitsprodukt besitzt als $PbSO_4$ [vgl. **MC-Frage Nr. 62**]. Für gravimetrische Analysen lässt sich daher zusammenfassend ausführen:

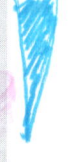

- Das Löslichkeitsprodukt des gefällten Niederschlags muss möglichst klein sein.
- Der gravimetrische Faktor sollte möglichst klein sein, um eine hohe Empfindlichkeit und einen geringeren relativen Fehler zu gewährleisten.
- Ein kleiner gravimetrischer Faktor wird dadurch erreicht, dass die Molmasse der Wägeform groß ist (Verwendung org. Fällungsreagenzien mit hoher molarer Masse).

Berechnungen (in Klammer Nr. der MC-Frage)

[66]   Bei der gravimetrischen Bestimmung eines Wirkstoffes in einer Arzneizu-
[1701] bereitung (Einwaage 250 mg) beträgt die Auswaage 125 mg bei einem gravimetrischen Faktor von 0,4.

Gesucht: Prozentgehalt an Wirkstoff?

Berechnung: %-Wirkstoff = 100 F · Auswaage/Einwaage
= 100 · 0,4 · 125/250 = **20%**

[67]   **Berechnung**:   %-Wirkstoff = 100 · 0,2 · 500/1000 = **10%**

5.1.3.3 Empirischer Faktor

In einigen Fällen, z. B. wenn der Niederschlag signifikant von der stöchiometrischen Zusammensetzung abweicht, wird statt des exakten gravimetrischen Faktors
ein *empirischer Faktor* verwendet. Solche empirischen Werte sind allerdings nur
mit einem gewissen Vorbehalt zu gebrauchen.

Beispielsweise neigt **Bleichromat** ($PbCrO_4$) stark zur Mitfällung von überschüssigen Chromat-Ionen. Für die Bleibestimmung wird deshalb ein korrigierter Faktor von 0,6401 (statt 0,6411) angegeben.

5.2 Spezielle Bestimmungen

5.2.1 Bestimmung von Kationen

5.2.1.1 Anorganische Fällungsreagenzien

Fällung von Chloriden: Als schwerlösliche Chloride können u. a. Ag(I), Hg(I),
Pb(II) und Bi(III) als Bismutoxidchlorid (BiOCl) gravimetrisch bestimmt werden.

Fällung von Chromaten: Kaliumchromat (K_2CrO_4) dient zur gravimetrischen
Bestimmung von Ba(II), Pb(II) und Ag(I). Der Niederschlag von $PbCrO_4$ adsorbiert in hohem Maße Chromat-Ionen. Aus diesem Grund werden verschiedene
empirische Faktoren angegeben.

Fällung von Hydroxiden: In der analytischen Chemie werden Hydroxide fast
immer dadurch gefällt, dass man von sauren pH-Werten zu weniger sauren oder
alkalischen pH-Werten übergeht. Unter gewissen Bedingungen kann schon Wasser als Fällungsreagenz wirken. Die Fällung des betreffenden Hydroxids beginnt
bei umso niedrigerem pH-Wert, je höher die Konzentration des zu bestimmenden
Kations und je geringer die Löslichkeit des gefällten Hydroxids ist. Bei einem gegebenen pH-Wert werden daher die schwerer löslichen Hydroxide wesentlich vollständiger gefällt als die leichter löslichen.

Für die Fällung von Hydroxiden erscheint es vorteilhaft, wenn man in der nach
der Fällung erhaltenen Suspension einen möglichst hohen pH-Wert einstellt. Es
darf jedoch nicht übersehen werden, dass bei der Fällung **amphoterer Hydroxide**
einer beliebigen pH-Steigerung Grenzen gesetzt sind, da diese sich in alkalischer
Lösung wieder aufzulösen beginnen.

Um den pH-Einfluss zu minimieren, führt man im Allgemeinen die Fällung von
Hydroxiden in geeigneten Puffersystemen durch: (**Acetat/Essigsäure - Urotropin/
Wasser - Ammoniumsalze/Ammoniak**).

Als Hydroxide lassen sich u. a. bestimmen: Al(III), Cr(III), Fe(III), Ni(II) sowie zahlreiche Lanthanidenelemente. Wägeform ist in der Regel das jeweilige Oxid. Anzumerken ist, dass viele dreiwertige Metallionen durch Fällen ihrer Hydroxide bei geeignetem pH-Wert aus Gemischen mit zweiwertigen Metallionen abgetrennt werden können [vgl. **MC-Frage Nr. 71**].

Fällung von Phosphaten: Mit Natriumhydrogenphosphat (Na_2HPO_4) können in ammoniakalischer Lösung folgende Kationen als schwerlösliche **Ammonium-phosphate** ($MeNH_4PO_4$) bestimmt werden: Cd^{2+}, Co^{2+}, Mg^{2+}, Mn^{2+}, Zn^{2+}. Die optimalen Fällungsbedingungen liegen im schwach basischen pH-Bereich. Ein Überschuss an NH_4^+- und HO^--Ionen ist zu vermeiden. Wägeform ist das entsprechende **Pyrophosphat** ($Me_2P_2O_7$).

Fällung von Sulfaten: Mit verd. Schwefelsäure als Fällungsreagenz bilden sich in wässriger Lösung schwerlösliche Sulfate von Ba(II), Ca(II), Pb(II) und Sr(II). $BaSO_4$ neigt stark zur Mitfällung.

Darüber hinaus lassen sich die Salze flüchtiger Säuren mit H_2SO_4 abrauchen und vielfach in eine wägbare Form überführen. Hierzu gehören neben den Alkali- und Erdalkalimetallen noch Mn, Co und Cd. Die Wägeform ist in allen Fällen das wasserfreie Sulfat.

Fällung von Sulfiden: Gefällt werden u.a. HgS, Bi_2S_3, CuS, CdS, $As_2S_{3(5)}$, $Sb_2S_{3(5)}$, SnS, SnS_2, MnS, ZnS und NiS. Anstelle von gasförmigem Schwefelwasserstoff kann die Fällung auch in homogener Phase mit *Thioacetamid* vorgenommen werden. Einige Sulfide neigen zur Kolloidbildung. Zur pH-abhängigen Fällung von Metallsulfiden siehe Ehlers, **Analytik I**, Kap. 2.3.1.

5.2.1.2 Organische Fällungsreagenzien

Diacetyldioxim (**Dimethylglyoxim**) bildet mit Ni^{2+}-Ionen einen schwerlöslichen *Chelatkomplex*. Mit diesem, für Ni(II) spezifischen Reagenz gelingt auch die Abtrennung des Nickels von Fe, Mn, Zn, Co und Cr (s. Ehlers, **Analytik I**, Kap. 2.3.2).

Natriumtetraphenylborat (**Kalignost**), $Na[B(C_6H_5)_4]$, bildet in schwach saurem Milieu mit K^+-, Rb^+-, Cs^+- und NH_4^+-Ionen schwerlösliche Niederschläge, in denen das Na^+-Ion gegen das jeweilige Kation ausgetauscht ist. Die Fällungsform ist gleichzeitig auch Wägeform.

8-Hydroxychinolin (**Oxin**) ist ein zweizähniger Ligand, der die gravimetrische Bestimmung vieler zwei- und dreiwertiger Metallionen [Ca^{2+}, Co^{2+}, Cu^{2+}, Mg^{2+}, Mn^{2+}, Ni^{2+}, Pb^{2+}, Zn^{2+}, Al^{3+}, Bi^{3+}, Fe^{3+}, Sb^{3+}] ermöglicht.

Oxin

Mit Ausnahme von Al-, Bi- und Pb-oxinat enthalten alle übrigen Oxinate stets Kristallwasser. Die Fällung erfolgt durch Zugabe eines Reagenzüberschusses in essigsaurem oder alkalischem Medium. Alkaliionen stören nicht.

5.2.1.3 Bestimmung pharmazeutisch relevanter Kationen

Aluminium

– Aluminium kann nach verschiedenen hydrolytischen Fällungsmethoden im pH-Bereich 7,5–8,0 als **Al(OH)$_3$** abgeschieden und durch Glühen (1100 °C) in die nichthygroskopische Wägeform α-Al$_2$O$_3$ übergeführt werden.

Al(OH)$_3$ besitzt die Eigenschaft, leicht als Kolloid in Lösung zu gehen. Deshalb sollten bei der Fällung Ammoniumsalze, nicht jedoch Sulfat-Ionen zugegen sein; letztere werden vom ausfallenden Niederschlag äußerst hartnäckig adsorbiert. Die Fällung wird ebenfalls behindert durch komplexbildende organische Säuren wie Weinsäure, Oxalsäure oder Citronensäure.

– Bewährt hat sich auch die Fällung als **Oxinat**, Al(C$_9$H$_6$ON)$_3$, das bei 130 °C getrocknet in dieser Form zur Wägung kommt bzw. nach Zusatz von Oxalsäure zu Al$_2$O$_3$ verglüht wird.
– Die Fällung als **AlPO$_4$** (Wägeform: AlPO$_4$) eignet sich vor allem zur Abtrennung von Fe(II)-Ionen.

Arsen

– Je nach Oxidationsstufe können Arsenverbindungen mit H$_2$S als **As$_2$S$_3$** oder **As$_2$S$_5$** abgeschieden und in dieser Form auch ausgewogen werden. Die Fällung als As(V)-sulfid ist problematisch, sodass man besser As(V) zuvor mit Schwefliger Säure zu As(III) reduziert.
– Arsenverbindungen lassen sich gravimetrisch auch als schwerlösliche Silbersalze, **Ag$_3$AsO$_3$** oder **Ag$_3$AsO$_4$**, bestimmen. Darüber hinaus kann As(V) als Magnesiumammoniumarsenat, **Mg(NH$_4$)AsO$_4$**, gefällt und durch Glühen in die Wägeform Magnesiumpyroarsenat, Mg$_2$As$_2$O$_7$, umgewandelt werden.

Barium

Barium lässt sich gravimetrisch als schwerlösliches Carbonat (BaCO$_3$), Sulfat (BaSO$_4$), Chromat (BaCrO$_4$) und Oxalat (BaC$_2$O$_4$) bestimmen.

– Der Niederschlag von **Bariumoxalat** kann nach dem Trocknen direkt gewogen oder durch Glühen in BaCO$_3$ als Wägeform übergeführt werden.
– Zur Abtrennung von den übrigen Erdalkalielementen eignet sich vor allem die Fällung als **Chromat** in essigsaurem Milieu.
– Die Bestimmung als **BaSO$_4$** ist problematisch. Zum einen fällt der Niederschlag sehr feinkörnig aus, zum anderen werden Fremdstoffe sehr hartnäckig adsorbiert. Freie Säuren, insbesondere HCl und HNO$_3$, wirken lösend.

Blei

– Zur gravimetrischen Bestimmung werden die Fällungen als **PbSO$_4$**, **PbS**, **PbCrO$_4$** und **PbCl$_2$** genutzt. In allen Fällen entspricht die Fällungsform der Wägeform.
– Praktische Anwendung findet auch die Bestimmung von Pb(II) als schwerlösliches **Bleioxinat**, Pb(C$_9$H$_6$ON)$_2$.

Calcium

- Ca(II)-Ionen werden in der Regel als **Oxalat** oder **Carbonat** gefällt. Beide Niederschläge sind auch Wägeformen. Darüber hinaus geht das Oxalat bereits bei gelindem Erhitzen in $CaCO_3$ über, das anschließend durch Glühen bei höheren Temperaturen in das Oxid umgewandelt werden kann.

$$CaC_2O_4 \xrightarrow{\Delta} CO\uparrow + CaCO_3 \xrightarrow{\Delta} CO_2\uparrow + CaO$$

- Die Fällung als **$CaSO_4$** wird selten angewandt.

Eisen

- Die gravimetrische Bestimmung von Eisen erfolgt hauptsächlich als **Fe(III)-hydroxid**, das anschließend durch Glühen in die Wägeform Fe_2O_3 übergeführt wird. Die Glühtemperatur sollte 700 °C nicht übersteigen, da bei höheren Temperaturen eine partielle Reduktion unter Bildung von Fe_3O_4 erfolgen kann.

Eine Reihe von Anionen stören, da sie sich an der Fällung beteiligen (Phosphat, Arsenat, Silicat) oder durch Komplexbildung die Fällung behindern (Fluorid, Tartrat). Die Fällung des Hydroxids erfolgt am besten aus gepufferter Lösung [Hexamethylentetramin oder NH_3/NH_4Cl].

- Die Umsetzung mit **Oxin** zur gravimetrischen Fe(III)-Bestimmung verläuft unproblematisch. Der Niederschlag, $Fe(C_9H_6ON)_3$, kommt als Oxinat zur Auswaage oder wird durch Überschichten mit Oxalsäure zu Fe_2O_3 verglüht.

Kalium

Zur gravimetrischen Bestimmung des Kaliums hat sich vor allem die Fällung mit Natriumtetraphenylborat, $Na[B(C_6H_5)_4]$, bewährt. Die Fällung als **Perchlorat** ($KClO_4$) ist sehr ungenau.

Kupfer

- In der Regel werden Cu(II)-Ionen auch als Cu(II)-Salze [CuS, CuO, Cu-oxinat] gefällt. Da CuS von Luftsauerstoff leicht oxidiert wird, bietet sich das hierbei entstehende CuO als alternative Wägeform an. In einigen Fällen, z. B. bei der Umsetzung mit **Thiocyanat**, findet gleichzeitig eine Reduktion zu Cu(I) statt.

$$2\,Cu^{2+} + 4\,SCN^- \longrightarrow 2\,CuSCN\downarrow + (SCN)_2\uparrow$$

- Cu(I)-Verbindungen werden bevorzugt als **Cu_2S** gefällt.

Magnesium

Neben der Abscheidung als Magnesiumoxinat ist die Bildung von **Magnesiumammoniumphosphat**, $Mg(NH_4)PO_4$, mit anschließender Umwandlung in das Pyrophosphat die wichtigste Methode zur gravimetrischen Bestimmung von Mg(II)-Salzen.

Nickel

Zur Gravimetrie wird in erster Linie die Fällung als **Nickeldiacetyldioximat** durchgeführt. Zur Anwendung kommen auch die Fällungen als **Hydroxid** (Wägeform: NiO), **Sulfid** oder **Oxinat**.

Zink

Neben **Zinkoxinat**, $Zn(C_9H_6ON)_2$, sind als weitere schwerlösliche Zinkverbindungen zu nennen:

– **Zinksulfid**, das nach Rösten als ZnO zur Auswaage kommt. Die ZnS-Fällung wird meistens nur bei Trennungen angewandt, da die Beschaffenheit des Sulfidniederschlags Probleme in sich birgt.
– **Zn(NH$_4$)PO$_4$**, das durch Glühen in Zinkpyrophosphat, $Zn_2P_2O_7$, als Wägeform umgewandelt wird.

5.2.2 Bestimmung von Anionen

5.2.2.1 Anorganische Fällungsreagenzien

Silbernitrat: $AgNO_3$ dient zur gravimetrischen Bestimmung von Cl^-, Br^-, I^-, CN^-, SCN^-, $[Fe(CN)_6]^{4-}$ und $[Fe(CN)_6]^{3-}$. Die Fällungsform ist gleichzeitig auch Wägeform. Durch Lichteinwirkung kann elementares Silber entstehen.

Bariumchlorid: $BaCl_2$ dient zur fällungsanalytischen Bestimmung von Sulfat, Chromat und Carbonat.

5.2.2.2 Bestimmung ausgewählter Anionen

Chlorid

Die gravimetrische Bestimmung erfolgt als **AgCl**. Wägeform ist AgCl (nach Trocknen bei 120–130 °C). Ein Dunkelwerden des Niederschlags durch Lichteinwirkung beeinträchtigt die Genauigkeit.

Die Fällung kann in salpetersaurer Lösung durchgeführt werden. Reduzierend wirkende Ionen [Sn(II), Fe(II)] dürfen nicht zugegen sein. Auch Hg(II) stört die Bestimmung, da $HgCl_2$ nur in geringem Umfang dissoziert. Darüber hinaus können Fe(III), Sn(IV), Bi(III) und Sb(III) den Niederschlag durch Bildung basischer Salze verunreinigen.

Sulfat

Sulfat kann als **BaSO$_4$** oder **PbSO$_4$** gravimetrisch bestimmt werden. Zur Vermeidung von Mitfällungen sollte $BaSO_4$ aus möglichst verdünnter Lösung abgeschieden werden. Trotz der Schwerlöslichkeit von $PbSO_4$ eignet sich die Methode nur bedingt zur Sulfatbestimmung, da überschüssiges $Pb(NO_3)_2$ sehr unreine Niederschläge ergibt, die das Ergebnis verfälschen.

Auch andere schwefelhaltige Ionen (**Sulfid**, S^{2-}; **Sulfit**, SO_3^{2-}; **Thiosulfat**, $S_2O_3^{2-}$) können nach vorheriger Oxidation mit H_2O_2 oder Bromwasser als $BaSO_4$ gefällt werden.

5.2.3 Bestimmungen nach dem Arzneibuch

5.2.3.1 Asche, Gesamtasche

Beim Veraschen organischer Substanzen, die nur C, H, N und O enthalten, entstehen flüchtige Verbindungen, sodass Aschebestimmungen in der Regel dazu durchgeführt werden, um bestimmte anorganisch-mineralische Bestandteile (nicht alle!) quantitativ zu erfassen.

* *Unter Asche (nach Arzneibuch) versteht man die in Prozent angegebenen Anteile, die beim Verbrennen und anschließendem Glühen (ohne Zusätze) einer organischen Substanz oder einer Droge zurückbleiben.*

Hierzu wird 1 g der Substanz oder pulverisierten Droge 1 h bei 100–105 °C getrocknet und dann *ohne Zusätze* im offenen Porzellan- oder Platintiegel bei etwa 600 ± 25 °C bis zur Gewichtskonstanz geglüht. (Anm.: Veraschungen unter Zusatz von $MgSO_4$ oder MgO wurden bereits in **Analytik I**, Kap. 2.3.4 vorgestellt.)

Aschebestimmungen dienen vor allem bei *Drogen* und *Naturprodukten* (Vaseline, Wachse u. a.) zur Ermittlung des Gehaltes an nichtflüchtigen, anorganischen Bestandteilen; bei chemisch reinen Substanzen wird im Allgemeinen die Sulfatasche bestimmt.

Trotz längeren Erhitzens auf 600 °C erhält man manchmal keine weiße Asche, weil Kohleteilchen nur unvollständig verbrennen (Einschluss durch schmelzende Salze). Dann löst man die Schmelze in Wasser und kann anschließend die Kohleteilchen meistens ohne Schwierigkeiten veraschen.

5.2.3.2 Sulfatasche

Die Bestimmung der Sulfatasche gilt bei vielen organischen Substanzen als empfindliche *Reinheitsprüfung*, mit der vor allem *anorganische Verunreinigungen* aus dem Herstellungsprozess erfasst werden. Im Vergleich zur Bestimmung der Asche wird die Verflüchtigung von **Alkalihalogeniden** vermieden, die durch den Zusatz von Schwefelsäure in schwerflüchtige Alkalisulfate übergeführt werden [vgl. **MC-Fragen Nr. 88, 91**].

Zur Sulfataschebestimmung wird eine definierte Menge der zu prüfenden Substanz mit **10%iger H_2SO_4** in einem Tiegel solange auf 600 °C erhitzt, bis alle Kohleteilchen entfernt sind. Der Vorgang wird wiederholt. Nach dem Erkalten versetzt man mit Ammoniumcarbonat-Lösung, dampft ab und glüht erneut.

Das Veraschen wird solange wiederholt, bis zwei aufeinanderfolgende Wägungen nicht mehr als **0,5 mg** voneinander abweichen. Ist der Rückstand nach der ersten Wägung bereits geringer als der in der jeweiligen Arzneibuchmonographie angegebene Höchstwert, so kann die Bestimmung abgebrochen werden.

In Abhängigkeit von der Temperatur und der Erhitzungszeit beobachtet man gelegentlich Abweichungen, die auf der Bildung von **Pyrosulfaten** ($S_2O_7^{2-}$) beruhen. Deshalb setzt man **Ammoniumcarbonat** hinzu, das eventuell gebildete Pyrosulfate wieder in Sulfate umwandelt.

5.2.3.3 Salzsäureunlösliche Asche

* *Die salzsäureunlösliche Asche ist der Rückstand (bezogen auf 100 g Droge), der nach der Extraktion der Asche oder Sulfatasche mit Salzsäure/Wasser erhalten wird.*

Hierzu wird der bei der Sulfatasche oder Asche verbleibende Rückstand in Salzsäure/Wasser gelöst und zum Sieden erhitzt. Der nach der Filtration erhaltene Rückstand wird getrocknet und danach wiederholt bis zur Gewichtskonstanz bei $600 \pm 25\,°C$ geglüht.

Die Bestimmung der salzsäureunlöslichen Asche ist eine *Reinheitsprüfung*; bei bestimmten Drogen kann sie auch zur Prüfung auf deren Identität herangezogen werden.

Aufgrund ihres natürlichen Mineralgehaltes liefert jede Droge beim Veraschen einen Rückstand, der als *(physiologische) Asche* oder *Normalasche* bezeichnet wird. Die Prüfung auf salzsäureunlösliche Asche dient dem Erkennen nichtflüchtiger, anorganischer Verunreinigungen, wie z. B. Sand (**Silicate**) und Staub, oder von *Verfälschungen* durch *Schönungs-* (z. B. $CaCO_3$) bzw. *Beschwerungsmittel* (z. B. $BaSO_4$).

Durch unvollständiges Verbrennen von Kohleteilchen, der Verflüchtigung von **Alkalichloriden** bei mittleren Veraschungstemperaturen oder der thermischen Spaltung von **Carbonaten** bei höheren Temperaturen ist die Reproduzierbarkeit der Aschebestimmung nicht immer gewährleistet. Daher ist es oft vorteilhafter, die salzsäureunlösliche Asche aus dem Rückstand der Sulfatasche zu bestimmen.

5.2.3.4 Unverseifbare Anteile

* *Unter „Unverseifbare Anteile" werden Substanzen verstanden und in Prozent (m/m) angegeben, die sich mit einem organischen Lösungsmittel (Ether, Petroläther) aus der Lösung der zu prüfenden Substanz nach deren Verseifung extrahieren lassen und bei 100–105 °C nicht flüchtig sind.*

> **Unverseifbare Anteile (%) = 100 (a/b)**
> **(a = Rückstand in Gramm, b = Einwaage in Gramm)**

HierzuUnverseifbare Anteile wird die vorgeschriebene Substanzmenge mit 2 M-KOH-Lösung verseift. Nach dem Abkühlen wird mit Wasser verdünnt und dreimal mit Ether (oder Petroläther) extrahiert. Die vereinigten org. Extrakte werden mit Wasser alkalifrei gewaschen und vom Lösungsmittel befreit. Der erhaltene Rückstand wird anschließend bis zur Massekonstanz bei 100–105 °C im Exsikkator getrocknet.

Der ausgewogene Rückstand wird in 96%igem Ethanol gelöst und mit 0,1 M-ethanolischer NaOH-Lösung gegen Phenolphthalein titriert. Übersteigt der NaOH-Verbrauch 0,2 ml, so erfolgte nur eine unzureichende Phasentrennung. Der ausgewogene Rückstand kann dann *nicht* als „Unverseifbarer Anteil" betrachtet werden; die Prüfung ist zu wiederholen.

Fette enthalten neben **Glyceriden** noch geringe Mengen an Fettbegleitstoffen.

Zu diesen zählen neben freien Fettsäuren sowohl *verseifbare Bestandteile*, wie Wachse oder Phosphatide, als auch *unverseifbare Anteile*, wie Kohlenwasserstoffe, höhere Alkohole, Sterine, Triterpene, Lipochrome und Antioxidantien [vgl. **MC-Fragen Nr. 94, 95, 1214**]. Bei vorliegender Verfälschung gestattet die Bestimmung der „Unverseifbaren Anteile" das Erkennen von *en* in fetten Ölen [vgl. **MC-Fragen Nr. 98, 99**]. Im Prinzip erfasst man mit dieser Methode alle Substanzen, die in Wasser unlöslich, in Ether löslich und bei 105 °C nicht flüchtig sind.

Die Menge an Unverseifbarem gibt einen allgemeinen Hinweis auf das Vorhandensein von n und damit einen Hinweis auf die Identität und Reinheit der vorliegenden Substanz. **Wachse** besitzen relativ hohe „Unverseifbare Anteile", weil bei der Verseifung von Wachsen wasserunlösliche, höhere Alkohole entstehen (vgl. **MC-Fragen Nr. 96, 97** und Kap. 6.2.3.2).

Im Allgemeinen liefert das Ether-Verfahren höhere Werte als die Petroläther-Methode. Letztere besitzt jedoch den Vorteil, dass Petroläther beim Extrahieren weniger zu Emulsionen neigt. Bei Fetten mit hohen Mengen an „Unverseifbaren Anteilen" ist das Petroläther-Verfahren nicht anwendbar.

5.2.3.5 Trocknungsverlust, Wassergehalt

Der Trocknungsverlust ist der in Prozent (m/m) angegebene Masseverlust, der nach einer der folgenden Methoden bestimmt wird:

– Die zu prüfende Substanz wird bis zur Massekonstanz oder über einen vorgegebenen Zeitraum bei einer definierten Temperatur getrocknet und zwar

a) im Exsikkator über Phosphor(V)-oxid (P_4O_{10}) bei Atmosphärendruck und Raumtemperatur (RT) [„**im Exsikkator**"]

b) im Vakuum über P_4O_{10} bei einem Druck zwischen 1,5–2,5 kPa und RT [„**im Vakuum**"]

c) im Vakuum über P_4O_{10} bei einem Druck zwischen 1,5–2,5 kPa und dem in der jeweiligen Arzneibuchmonographie angegebenen Temperaturbereich [„**im Vakuum, mit Angabe der Temperatur**"]

d) im Trockenschrank bei einer in der jeweiligen Monographie vorgeschriebenen Temperatur [„**im Trockenschrank, mit Angabe der Temperatur**"]

e) im Hochvakuum über P_4O_{10} bei einem 0,1 kPa nicht überschreitenden Druck und der in der Monographie angegebenen Temperatur [„**im Hochvakuum**"].

Massekonstanz bedeutet, dass der Unterschied zweier aufeinanderfolgender Wägungen nicht mehr als **0,5 mg** betragen darf.

Den Trocknungsverlust lässt das Arzneibuch vor allem bei chemisch einheitlichen Stoffen bestimmen. Man erfasst damit alle Bestandteile, die unter den vorgegebenen Bedingungen flüchtig sind.

Vorrangig handelt es sich um *Wasser*, das als *Kristallwasser* oder bei unsachgemäßer Handhabung (Herstellung, Lagerung) als *Feuchtigkeit* in den betreffenden Substanzen enthalten sein kann. Manchmal finden sich auch Reste anderer Lösungsmittel aus dem Herstellungsprozess.

Die Bedingungen der Bestimmung des Trocknungsverlustes sind abhängig von den Eigenschaften der zu prüfenden Substanz. Meistens wird die Bestimmung bei

100–105 °C im Trockenschrank (d) durchgeführt. Temperaturempfindliche Stoffe werden im Exsikkator über P_4O_{10} bei Raumtemperatur und Atmosphärendruck (a) oder im Wasserstrahlvakuum (b) bis zur Gewichtskonstanz getrocknet. Bei einigen Substanzen lässt sich die Gewichtskonstanz nur schwer erreichen; hier wird in der jeweiligen Arzneibuchmonographie eine bestimmte Trocknungsdauer (c) vorgeschrieben. In diesem Fall ist die Bestimmung des Trocknungsverlustes eine reine *Konventionsmethode*.

Als weitere Verfahren zur **Wasserbestimmung** wendet das Arzneibuch die **Karl-Fischer-Titration** (vgl. Kap. 7.2.3.7) sowie die **azeotrope Destillation** (vgl. **Analytik I**, Kap. 3.2.1) an.

6. Säure-Base-Titrationen

6.1 Grundlagen

s. a. Ehlers, **Chemie I**, Kap. 1.11

6.1.1 Acidität- und Basizitätskonstanten

6.1.1.1 Säure-Base-Theorien

Brönsted-Theorie: Nach dem Brönstedschen Konzept, das auf *wässrige* und *nicht-wässrige, prototrope Systeme* anwendbar ist, sind

- **Säuren** *Stoffe, die Protonen abgeben können (Protonendonatoren), wobei ein Säurerest (korr. Base) zurückbleibt,*
- **Basen** Stoffe, die Protonen anlagern können (Protonenakzeptoren) und dabei in ihre korrespondierende Säure übergehen.

Kationsäuren sind positiv geladene Verbindungen (H_3O^+, NH_4^+, RNH_3^+, $R_2NH_2^+$, R_3NH^+), die ein Proton abspalten können.

Anionsäuren sind negativ geladene Verbindungen (HSO_4^-, HCO_3^-, $H_2PO_4^-$, HPO_4^{2-}), die in ein Proton und eine höher negativ geladene Verbindung dissoziieren.

Kationbasen sind Kationen ($[Al(H_2O)_6]^{3+}$, $[Fe(H_2O)_6]^{3+}$, $N_2H_5^+$), die imstande sind, Protonen aufzunehmen.

Anionbasen sind Anionen ($[Al(OH)_4]^-$, $[Zn(OH)_3]^-$, HCO_3^-), die Protonen aufnehmen können.

Ampholyte sind Substanzen, die sowohl Protonen abgeben als auch anlagern können und somit sauren *und* basischen Charakter zugleich besitzen [Wasser, Eisessig, Ethanol, flüss. Ammoniak]. Darüber hinaus können alle mittleren Dissoziationsstufen mehrwertiger Protolyte [HCO_3^-, $H_2PO_4^-$, HPO_4^{2-}, HSO_4^-] amphoter reagieren.

Eine Säure kann ihr Proton nur abspalten, wenn das Proton von einer Base übernommen wird. Die saure oder basische Wirkung eines Stoffes ist daher stets eine Funktion des jeweiligen Reaktionspartners. Allgemein gilt: *Je leichter eine Säure [Base] ihr Proton abgibt [aufnimmt], desto stärker ist sie.*

Protonenübertragungen (**Protolysen**) sind reversibel und führen zu einem Protolysegleichgewicht:

$$HA + B \rightleftharpoons BH^+ + A^-$$

Säure   Base   korr.Säure   korr.Base

Die aus dem wechselseitigen Protonenaustausch gebildeten Teilchen [HA/A$^-$] bzw. [B/BH$^+$] nennt man ein **korrespondierendes (konjugiertes) Säure-Base-Paar**.

Solvenstheorie: *Amphiprotische Lösungsmittel* (LH) besitzen sowohl saure als auch basische Eigenschaften und sind daher zur **Autoprotolyse** befähigt.

$$LH + LH \rightleftharpoons LH_2^+ + L^-$$

Lyonium-Ion   Lyat-Ion

Für die Analytik wichtige amphiprotische Lösungsmittel sind Wasser (H$_2$O), Eisessig (CH$_3$COOH) und Ethanol (C$_2$H$_5$OH). Verwendet man diese Lösungsmittel als Titrationsmedium, so können Säuren und Basen wie folgt definiert werden:

– *Säuren erhöhen die Konzentration der Lösungsmittel-Kationen (Lyonium-Ionen) bzw. verringern die Konzentration der Lösungsmittel-Anionen* (Lyat-Ionen).
– *Basen erhöhen die Konzentration der Lyat-Ionen bzw. erniedrigen die Konzentration der Lyonium-Ionen.*

6.1.1.2 Säure-Base-Reaktion mit Wasser

Betrachtet man die Protolysereaktion einer *Säure* (HA) mit Wasser und wendet darauf das Massenwirkungsgesetz an, so gilt:

$$HA + H_2O \rightleftharpoons H_3O^+ + A^- \qquad K_{s(a)} = \frac{[H_3O^+] \cdot [A^-]}{[HA]}$$

Man bezeichnet die Gleichgewichtskonstante K_s(K_a) als Dissoziations- oder **Säurekonstante**. Symbolisiert man den neg. dekadischen Logarithmus mit p, so erhält man für den **Säureexponenten** pK_s (pK_a):

$$-\log K_s = pK_s$$

Über die Stärke einer Säure kann mithilfe dieser Werte ausgeführt werden: *Eine Säure ist umso stärker [schwächer], je größer [kleiner] die Säurekonstante K_s und je kleiner [größer] der Säureexponent pK_s ist.*

Für die Reaktion einer *Base* (B) mit Wasser ergeben sich analoge Beziehungen:

$$B + H_2O \rightleftharpoons BH^+ + HO^- \qquad K_b = \frac{[BH^+] \cdot [HO^-]}{[B]}$$

$$-\log K_b = pK_b$$

Die Gleichgewichtskonstante K_b bezeichnet man als **Basenkonstante** und den pK_b-Wert als **Basenexponent**. *Eine Base ist umso stärker [schwächer], je größer[kleiner] die Basenkonstante K_b und je kleiner [größer] der Basenexponent pK_b ist.*

Ganz allgemein spielen die pK-Werte einer Säure oder Base eine wichtige Rolle bei der Festlegung des *Titrationsmediums* (vgl. Kap. 6.1.3).

Tab. 1.4 informiert über die Einteilung von Säuren und Basen aufgrund ihrer pK-Werte und in Tab. 1.5 sind die pK-Werte einiger pharmazeutisch relevanter anorganischer Säuren aufgelistet.

Tab. 1.4:   Acidität und Basizität von Säuren und Basen

1. sehr starke Säuren und Basen	$\longrightarrow$ $pK_a < 0$
2. starke Säuren und Basen	$\longrightarrow$ $pK_a = 0$ - $4,5$
3. schwache Säuren und Basen	$\longrightarrow$ $pK_a = 4,5$ - $9,5$
4. sehr schwache Säuren und Basen	$\longrightarrow$ $pK_a = 9,5$ - 14
5. überaus schwache Säuren und Basen	$\longrightarrow$ $pK_a > 14$

Tab. 1.5:   Acidität ausgewählter anorganischer Säuren

Säure	pK_s	Säure	pK_s	Säure	pK_s
$HClO_4$	- 9	H_3BO_3	9,14	HCN	9,31
HIO_4	1,64	H_4SiO_4	10,0	H_2S	7,0
HI	- 8	H_3AsO_4	2,25	HS^-	12,9
HBr	- 6	H_3AsO_3	9,23	H_2SO_4	- 3
HCl	- 3	(H_2CO_3)	6,52	HSO_4^-	1,92
HF	3,45	HCO_3^-	10,25	H_3O^+	- 1,74
HNO_3	- 1,32	H_3PO_4	1,96	H_2O	15,74
HNO_2	3,37	$H_2PO_4^-$	7,21	HO^-	24
NH_4^+	9,25	HPO_4^{2-}	12,32	H_2O_2	11,62

Nachfolgende Tab. 1.6 enthält einige pharmazeutisch wichtige Carbonsäuren einschließlich einer Reihe NH-, SH- und CH-acider Verbindungen.

Tab. 1.6:   Acidität einbasischer organischer Säuren

Säure	pK_s	Säure	pK_s
Acetylsalicylsäure	3,7	Phenol	9,89
Ameisensäure	3,75	Phenylbutazon	4,89
Barbitursäure	4,01	Phenylessigsäure	4,28
Benoesäure	4,19	Phenytoin	8,83
Benzolsulfonsäure	0,70	Picolinsäure	5,52
Chloressigsäure	2,85	Propranololhydrochlorid	9,03
Dichloressigsäure	1,30	Propylthiouracil	8,3
Diethylbarbitursäure	7,43	Saccharin	11,68
Essigsäure	4,75	Theobromin	7,89
Isonicotinsäure	4,96	Tolbutamid	5,3
Milchsäure	3,88	Trichloressigsäure	0,89
Nicotinsäure	4,85	Vanillin	7,4

Tab. 1.7 informiert über die pK_b-Werte einiger pharmazeutisch relevanter Basen.

Tab. 1.7: Basizität ausgewählter Basen

Base	pK_b	Base	pK_b
Acetamid	13,37	Harnstoff	13,82
Amid-Ion	- 9	Hydrazin	6,07
Ammoniak	4,76	Hydroxylamin	8,18
Anilin	9,42	Methenamin (Urotropin)	9,4
Benzylamin	4,64	Methylamin	3,36
Chinin pK_{b1}	5,5	N-Methylanilin	9,20
pK_{b2}	9,9	Nicotinsäure	10,5
Dimethylamin	3,29	Nicotinsäureamid	10,7
N.N-Dimethylanilin	8,94	Nicotinsäurediethylamid	10,5
Ephedrin	4,32	Propylamin	3,42
Ethylamin	3,25	Pyridin	8,77
Guanidin	0,30	Trimethylamin	4,26

6.1.1.3 Dissoziation mehrwertiger Protolyte

Die **Wertigkeit** einer Säure [Base] ergibt sich aus der Anzahl der H-Atome, die als Protonen abgegeben [aufgenommen] werden können. Die Wertigkeit eines Protolyten ist eine Funktion der zugesetzten Base bzw. Säure. So reagiert z. B. **Schwefelsäure** (H_2SO_4) gegenüber NaOH als zweibasische, gegenüber NaCl jedoch nur als einbasische Säure.

$$H_2SO_4 + 2\ NaOH \longrightarrow Na_2SO_4 + 2\ H_2O$$
$$H_2SO_4 + NaCl \longrightarrow NaHSO_4 + HCl$$

Gegenüber Wasser verhalten sich beispielsweise Acetacidium-Ionen $[CH_3COOH_2^+]$ wie eine zweibasische, Pyridinium- $[C_5H_5NH^+]$ und Dimethylammonium-Ionen $[(CH_3)_2NH_2^+]$ wie eine einbasische Säure. Acetat-Ionen $[CH_3COO^-]$ und Pyridin $[C_5H_5N]$ reagieren gegenüber Wasser als einsäurige Basen [vgl. **MC-Frage Nr. 104**].

Mehrbasische Säuren übertragen ihre Protonen *schrittweise*. Für jede einzelne Protolysestufe gibt es eine Säurekonstante (bzw. Säureexponent), wobei im Allgemeinen gilt [vgl. auch **MC-Frage Nr. 115**]:

$$\mathbf{K_{s1} > K_{s2} > K_{s3} > ...}$$
$$\mathbf{pK_{s1} < pK_{s2} < pK_{s3} < ...}$$

Dies soll am Beispiel der **Phosphorsäure** (H_3PO_4) nochmals im Detail vorgestellt werden [vgl. **MC-Fragen Nr. 28, 1586, 1622**].

$$H_3PO_4 + H_2O \rightleftharpoons H_3O^+ + H_2PO_4^-$$

$$K_{s1} = \frac{[H_3O^+] \cdot [H_2PO_4^-]}{[H_3PO_4]}$$
$$pK_{s1} = 1,96$$

$$H_2PO_4^- + H_2O \rightleftharpoons H_3O^+ + HPO_4^{2-}$$

$$K_{s2} = \frac{[H_3O^+] \cdot [HPO_4^{2-}]}{[H_2PO_4^-]}$$
$$pK_{s2} = 7,21$$

$$HPO_4^{2-} + H_2O \rightleftharpoons H_3O^+ + PO_4^{3-} \qquad K_{s3} = \frac{[H_3O^+] \cdot [PO_4^{3-}]}{[HPO_4^{2-}]}$$

$$pK_{s3} = 12{,}32$$

Hinsichtlich der Gesamtreaktion *multiplizieren* sich die *Säurekonstanten* und *addieren* sich die *Säureexponenten*.

$$\mathbf{K_{s1,2,3} = K_{s1} \cdot K_{s2} \cdot K_{s3}}$$
$$\mathbf{pK_{s1,2,3} = pK_{s1} + pK_{s2} + pK_{s3}}$$

Tab. 1.8 gibt Auskunft über die Acidität einiger mehrbasischer organischer Säuren.

Tab. 1.8: Acidität ausgewählter, mehrbasischer Säuren

Säure	Diss. stufe	pK_s	Säure	Diss. stufe	pK_s
Apfelsäure	pK_{s1}	3,40	Oxalsäure	pK_{s1}	1,23
	pK_{s2}	5,82		pK_{s2}	4,19
Ascorbinsäure	pK_{s1}	4,10	Resorcin	pK_{s1}	9,15
	pK_{s2}	11,79		pK_{s2}	11,32
Bernsteinsäure	pK_{s1}	4,16	Salicylsäure	pK_{s1}	2,97
	pK_{s2}	5,61		pK_{s2}	11,79
Citronensäure	pK_{s1}	3,14	Weinsäure	pK_{s1}	2,95
	pK_{s2}	4,77		pK_{s2}	4,23
	pK_{s3}	6,39	Oxyphenbutazon	pK_{s1}	5,10
p-Hydroxybenzoe-säure	pK_{s1}	4,48		pK_{s2}	9,90
	pK_{s2}	9,32			

6.1.1.4 Eigendissoziation des Wassers

Wasser ist in geringem Maße in **Hydroxid-Ionen** (HO⁻) und **Hydroxonium-Ionen** (H₃O⁺) dissoziiert. Aus der Anwendung des MWG auf die Autoprotolysereaktion ergibt sich das Ionenprodukt des Wassers bei **25 °C** zu:

$$\mathbf{2\ H_2O \rightleftharpoons H_3O^+ + HO^-} \quad K_w = [H_3O^+] \cdot [HO^-] = 10^{-14}\ mol^2 l^{-2}$$

Führt man für $-\log K_w = pK_w$, für $-\log [H_3O^+] = pH$ und für $-\log [HO^-] = pOH$ ein, so resultiert daraus folgende Beziehung:

$$\boxed{\mathbf{pH + pOH = pK_w = 14}} \quad (T = 25\,°C)$$

Da die Eigendissoziation des Wassers mit steigender Temperatur zunimmt, muss das Ionenprodukt von Wasser bei 100 °C größer sein als bei 25 °C [vgl. **MC-Frage Nr. 117**]; entsprechend ist der Ionenexponent (pK_w) kleiner als bei Raumtemperatur. Es gilt:

$$T < 25\,°C: K_w < 10^{-14}; pK_w > 14$$
$$T = 25\,°C: K_w = 10^{-14}; pK_w = 14$$
$$T > 25\,°C: K_w > 10^{-14}; pK_w < 14$$

Wie Wasser zeigen auch eine Reihe anderer Lösungsmittel ein autoprotolytisches Verhalten; über ihre pK-Werte informiert Tab. 1.9.

Tab. 1.9:   Autoprotolysekonstanten amphiprotischer Lösungsmittel (bei 25 °C)

Lösungsmittel	Autoprotolyse	pK
Ammoniak (fl.)	$2\ NH_3 \rightleftharpoons NH_4^+ + NH_2^-$	29,8
Ethanol	$2\ C_2H_5OH \rightleftharpoons C_2H_5OH_2^+ + C_2H_5O^-$	18,9
Schweres Wasser	$2\ D_2O \rightleftharpoons D_3O^+ + DO^-$	14,8
Wasser	$2\ H_2O \rightleftharpoons H_3O^+ + HO^-$	14,0
Essigsäure	$2\ CH_3COOH \rightleftharpoons CH_3COOH_2^+ + CH_3COO^-$	12,6
Wasserstoffperoxid	$2\ H_2O_2 \rightleftharpoons H_3O_2^+ + HO_2^-$	12,0
Fluorwasserstoff	$3\ HF \rightleftharpoons H_2F^+ + HF_2^-$	9,7
Ameisensäure	$2\ HCOOH \rightleftharpoons HCOOH_2^+ + HCOO^-$	6,2
Schwefelsäure	$2\ H_2SO_4 \rightleftharpoons H_3SO_4^+ + HSO_4^-$	3,6
Phosphorsäure	$2\ H_3PO_4 \rightleftharpoons H_4PO_4^+ + H_2PO_4^-$	2,0

Zwischen dem Ionenprodukt des Wassers und den Säure- und Basenkonstanten eines korr. Säure-Base-Paares bestehen bei 25 °C folgende Beziehungen:

$$K_w = K_s \cdot K_b = 10^{-14}$$
$$pK_w = pK_s + pK_b = 14$$

Daraus ist ableitbar: *Je leichter eine Säure [Base] ein Proton abgibt [aufnimmt], d. h. je stärker sie ist, umso schwächer ist ihre korr. Base [Säure].* Obige Beziehungen gelten auch für andere amphiprotische Lösungsmittel, wobei anstelle des Ionenproduktes von Wasser die Autoprotolysekonstante des betreffenden Lösungsmittels einzusetzen ist.

Berechnungen [in Klammer Nr. der MC-Frage]

[113] Gegeben: Basenkonstante $\longrightarrow K_b = 10^{-5}$ mol $\cdot$ l^{-1}
Ionenprodukt (Wasser) $\longrightarrow K_w = 10^{-14}$ mol$^2 \cdot$ l^{-2}

   Gesucht: pK_s-Wert der korr. Säure?
   Berechnung: $-\log K_b = pK_b = -\log 10^{-5} = 5$
$-\log K_w = pK_w = -\log 10^{-14} = 14$
$pK_s = pK_w - pK_b = 14 - 5 = \mathbf{9}$

[114] Gegeben: Säureexponent (HCl) in HOAc $\longrightarrow pK_s = 8,5$
Ionenprodukt (HOAc) $\longrightarrow K_L = 10^{-14}$ mol$^2 \cdot$ l^{-2}

   Gesucht: pK_b-Wert von Chlorid in HOAc?
   Berechnung: $-\log K_L = pK_L = -\log 10^{-14} = 14$
$pK_b = pK_L - pK_s = 14 - 8,5 = \mathbf{5,5}$

6.1.1.5 Nivellierung der Acidität und Basizität

Amphiprotische Lösungsmittel besitzen einen *nivellierenden Effekt,* d. h., in einem solchen Lösungsmittel gibt es keine stärkere, existenzfähige Säure als das **Lyonium-Ion** (LH_2^+) und keine stärkere, existenzfähige Base als das **Lyat-Ion** (L^-) (vgl. Kap. 6.1.1.1).

Die in Wasser stärkste stabile Säure ist deshalb das **Hydroxonium-Ion** (H_3O^+) [$pK_s = -1{,}74$], die stärkste stabile Base das **Hydroxid-Ion** (HO⁻) [$pK_b = -9$].

Aufgrund der nivellierenden Eigenschaften von Wasser zeigen z. B. alle gleich konzentrierten Lösungen sehr starker Säuren [HCl, $HClO_4$, H_2SO_4, HNO_3 u. a.] ($pK_s < -1{,}74$) praktisch die gleiche Acidität, weil sie infolge ihres kleineren pK_s-Wertes quantitativ in die in Wasser stärkste Säure, das Hydroxonium-Ion, übergeführt werden [vgl. **MC-Fragen Nr. 121, 122, 1251, 1324, 1361, 1710**].

$$LH + LH \longrightarrow LH_2^+ + L^-$$
$$HClO_4 + H_2O \longrightarrow H_3O^+ + ClO_4^-$$
$$HCl + H_2O \longrightarrow H_3O^+ + Cl^-$$
$$H_2SO_4 + H_2O \longrightarrow H_3O^+ + HSO_4^-$$
$$HNO_3 + H_2O \longrightarrow H_3O^+ + NO_3^-$$
$$H_2O + CH_3O^- \longrightarrow CH_3OH + HO^-$$
$$H_2O + H^- \longrightarrow 2\ HO^-$$
$$H_2O + NH_2^- \longrightarrow NH_3 + HO^-$$

Analoges gilt auch für starke Basen [CH_3ONa, NaH, $NaNH_2$]. Zur Differenzierung starker Säuren sind deshalb „saure" Lösungsmittel (z. B. Eisessig) mit geringerer Protonenaffinität (Basizität) erforderlich. Umgekehrt benötigt man zur Charakterisierung von starken Basen ein „basisches" Lösungsmittel (z. B. flüss. Ammoniak) mit hoher Protophilie. Dabei ist aber stets zu beachten, dass die Säure- und Basenkonstanten vom Lösungsmittel abhängen und in diesen Solventien andere Zahlenwerte besitzen als in Wasser. Schwache Protolyte (Essigsäure, Ammoniak, Pyridin) werden in wässriger Lösung *nicht* nivelliert [vgl. **MC-Fragen Nr. 1251, 1324, 1767**].

6.1.2 pH-Wert

6.1.2.1 Definition, Messung

Der pH-Wert ist der mit -1 multiplizierte dekadische Logarithmus der Hydroxonium-Ionenkonzentration. Diese Definition ist jedoch nur näherungsweise zutreffend. Durch eine direkte Messung zugänglich ist nämlich nicht die Konzentration der H_3O^+-Ionen, sondern lediglich deren *Aktivität* (vgl. Kap. 4.3.2). Daraus folgt:

$$pH = -\log\ [H_3O^+] = -\log\ a(H_3O^+) = -\log\ f(H_3O^+) \cdot [H_3O^+]$$

In wässriger Lösung kommen üblicherweise nur H_3O^+-Konzentrationen zwischen $[H_3O^+] = 1\ M$ und $[H_3O^+] = 10^{-14}\ M$ und somit Wasserstoffionenexponenten zwischen pH = 0 und pH = 14 vor (**konventionelle pH-Skala**). Außerhalb dieser Skala gelten obige Definitionen nicht mehr.

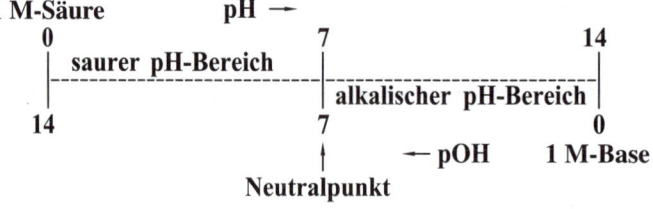

Zwischen dem pH-Wert und pOH-Wert besteht dabei folgende Beziehung, d. h. pH-Wert und pOH-Wert ergänzen sich zum Wert 14.

$$pOH = -\log a(HO^-) = pK_w - pH = 14 - pH \quad \text{(bei 25 °C)}$$

Berechnungen [in Klammer Nr. der MC-Frage]

[123] **Gegeben**: $a_{H+} = 3{,}2 \cdot 10^{-5} \text{ mol} \cdot l^{-1}$ (log 3,2 = 0,5)
   Gesucht: pH-Wert?
   Berechnung: pH $= -\log a_{H+} = -\log 3{,}2 \cdot 10^{-5}$
      $= -\log 3{,}2 - \log 10^{-5} = -0{,}5 + 5{,}0 = \mathbf{4{,}5}$

[125] **Gegeben**: $a_{H+} = 3{,}2 \cdot 10^{-7} \text{ mol} \cdot l^{-1}$ (log 3,2 = 0,5)
   Gesucht: pOH-Wert?
   Berechnung: pOH $= 14 - pH = 14 + \log a_{H+}$
      $= 14 + \log 3{,}2 \cdot 10^{-7}$
      $= 14 + \log 3{,}2 + \log 10^{-7} = 14 + 0{,}5 - 7 = \mathbf{7{,}5}$

[1258] In analoger Weise berechnet besitzt eine Lösung mit $a_{H+} = 3{,}2 \cdot 10^{-8} \text{ mol} \cdot l^{-1}$ einen pOH-Wert = **6,5**.

Das Arzneibuch lässt den pH-Wert einer Lösung entweder mithilfe der „*Potentiometrischen Methode*" (vgl. Kap. 10.2.2.1) oder nach der „*Indikatormethode*" bestimmen.

   Indikatormethode (vgl. auch Kap. 6.1.5): Zur näherungsweisen Bestimmung des pH-Wertes mithilfe geeigneter Farbindikatoren sieht das Arzneibuch zwei unterschiedliche Einsatzmöglichkeiten vor:

– Zum einen wird eine Unter- bzw. Obergrenze festgelegt (z. B. pH > 11, pH > 2,5), wobei die Begriffe *alkalisch, neutral* und *sauer* immer in Bezug auf den vorgeschriebenen pH-Indikator zu verstehen sind.
   Eine Lösung, die nach Arzneibuch „neutral" gegenüber „Dimethylgelb" reagiert, kann durchaus einen realen pH-Wert von 4,5 besitzen, also sauer reagieren.
– Zum anderen werden pH-Intervalle durch Indikatoren und deren Farben definiert.

Zur Festlegung saurer pH-Werte verwendet das Arzneibuch Methylrot, Bromthymolblau, Bromcresolgrün, Dimethylgelb und Kongorot. Zur Festlegung alkalischer pH-Werte kommen Thymolblau, Phenolphthalein und Lackmus-Papier infrage.

6.1.2.2 pH-Wert starker Säuren

Eine *starke Säure* reagiert praktisch vollständig mit Wasser, d. h., die Konzentration an H_3O^+ Ionen ist gleich der Totalkonzentration (C_s) der Säure. Der pH-Wert einer starken Säure entspricht daher dem neg. dekadischen Logarithmus der Säurekonzentration:

$$pH = -\log a(H_3O^+) = -\log f \cdot [H_3O^+] = -\log C_s$$

Berechnungen (in Klammer Nr. der MC-Frage)

[130] **Gegeben**: C_s (HCl) = 1 M ; f= 1
   Gesucht: pH-Wert?
   Berechnung: $a(H_3O^+) = f \cdot C(H_3O^+) = 1 \cdot 1 = 1 \text{ M}$
      pH $= -\log a(H_3O^+) = -\log 1 = \mathbf{0}$

[1333] Dementsprechend besitzt eine einbasische starke 1 M-Säurelösung einen
[1558] pH-Wert von **1**, wenn der Aktivitätskoeffizient 0,1 beträgt. Des Weiteren
ist der pH-Wert einer gleich konzentrierten Säurelösung gleich **2** bei einem
Aktivitätskoeffizienten von 0,01.

[131] Der pH-Wert dieser Salzsäure-Lösung kann aufgrund der fehlenden Konzentrationsangabe *nicht* berechnet werden.

[132] Gegeben: $C(HCl) = 0,1$ M ; f= 0,1
Gesucht: pH-Wert?
Berechnung: $a(H_3O^+) = f \cdot C(H_3O^+) = 0,1 \cdot 0,1 = 0,01$ M
$pH = -\log a(H_3O^+) = -\log 10^{-2} = \mathbf{2}$

In analoger Weise lassen sich auch die pH-Werte (c = 0,1 M) anderer einprotoniger Säurelösungen [$HClO_4$, HNO_3] berechnen, wenn deren Aktivitätskoeffizienten gleichfalls 0,1 betragen [vgl. **MC-Fragen Nr. 1675, 1698, 1751**].

[134] Nachdem 90% einer 0,01 M-HCl-Lösung mit NaOH-Lösung titriert wurden, verblieben noch $0,001 = 10^{-3}$ M an nicht neutralisierter HCl in Lösung.
Gegeben: $C(HCl) = 10^{-3}$ M
Gesucht: pH-Wert?
Berechnung: $pH = -\log C(H_3O^+) = -\log 10^{-3} = \mathbf{3}$

6.1.2.3 pH-Wert starker Basen

Für den pOH-Wert einer *starken Base* gilt, wobei C_b der Totalkonzentration der Base und f dem Aktivitätskoeffizienten des HO^--Ions entspricht:

$$pOH = -\log a(HO^-) = -\log f \cdot [HO^-] = -\log C_b$$

Mit pH + pOH = 14 berechnet sich der pH-Wert der Lösung einer starken Base nach:

$$\mathbf{pH = 14 + \log C_b}$$

Berechnungen (in Klammer Nr. der MC-Frage)
[135] Gegeben: $a(HO^-) = 10^{-5}$ mol $\cdot$ l^{-1}
Gesucht: pH-Wert?
Berechnung: $pOH = -\log a(HO^-) = -\log 10^{-5} = 5$
$pH = 14 - pOH = 14 - 5 = \mathbf{9}$

[136] 10 ml einer einwertigen 0,1 M-Säurelösung wurden mit 0,1 M-NaOH-Lö-
[1595] sung zu 10% ($\tau = 1,1$) übertitriert, sodass 0,01 M an überschüssigen HO^--Ionen im Titrationsgemisch verbleiben. Durch anschließendes Verdünnen auf
100 ml entspricht dies einer Konzentration $C_b = 10^{-3}$ mol $\cdot$ l^{-1}.
Gegeben: $C_b = 10^{-3}$ mol $\cdot$ l^{-1}
Gesucht: pH-Wert?
Berechnung: $pH = 14 + \log C_b = 14 + \log 10^{-3} = 14 - 3 = \mathbf{11}$

6.1.2.4 pH-Wert schwacher Säuren

Schwache Säuren sind nur wenig protolysiert. Das Gleichgewicht der Protolysereaktion [$HA + H_2O \rightleftharpoons H_3O^+ + A^-$] liegt weitgehend auf der linken Seite. Nach dem Massenwirkungsgesetz ergibt sich die Säurekonstante (K_s) zu:

$$K_s = \frac{[H_3O^+] \cdot [A^-]}{[HA]}$$

Aus Elektroneutralitätsgründen entspricht $[H_3O^+] = [A^-]$ und die Konzentration der undissoziierten Form $[HA]$ der schwachen Säure ist annähernd gleich der Gesamtkonzentration (C_s) der Säure. Daraus folgt:

$$K_s = \frac{[H_3O^+]^2}{C_s} \qquad \text{bzw.} \qquad [H_3O^+] = \sqrt{K_s \cdot C_s}$$

Durch Logarithmieren dieser Gleichung erhält man für den pH-Wert:

$$\begin{aligned} pH &= 1/2 \; pK_s - 1/2 \log C_s \\ &= 1/2 \; pK_w - 1/2 \; pK_b - 1/2 \log C_s \\ &= 7 - 1/2 \; pK_b - 1/2 \log C_s \end{aligned}$$

C_s = Totalkonzentration der Säure
pK_s = Säureexponent der schwachen Säure
pK_b = Basenexponent der korr. Base

Berechnungen (in Klammer Nr. der MC-Frage)
[137] Gegeben: $K_s = 1 \cdot 10^{-3}$ mol $\cdot$ l^{-1} ; $C_s = 0,01$ M
Gesucht: pH-Wert?
Berechnung: $pK_s = -\log K_s = -\log 10^{-3} = 3$
$pH = 1/2 \; pK_s - 1/2 \log C_s = 1/2 \cdot 3 - 1/2 \log 10^{-2}$
$= 1,5 + 1,0 = \mathbf{2,5}$

6.1.2.5 pH-Wert schwacher Basen

Die Berechnung des pOH-Wertes von Lösungen *schwacher Basen* erfolgt analog der Berechnung des pH-Wertes einer schwachen Säure, wobei C_b die Ausgangskonzentration der Base darstellt:

$$pOH = 1/2 \; pK_b - 1/2 \log C_b$$

Daraus folgt für den pH-Wert der Lösung

$$\begin{aligned} pH &= \mathbf{14 - 1/2 \; pK_b + 1/2 \log C_b} \\ &= pK_w - 1/2 \; pK_b + 1/2 \log C_b \\ &= 1/2 \; pK_w + 1/2 \; pK_s + 1/2 \log C_b \\ &= 7 + 1/2 \; pK_s + 1/2 \log C_b \end{aligned}$$

C_b = Konzentration der Base
pK_b = Basenexponent der schwachen Base
pK_s = Säureexponent der korr. Säure

Berechnungen (in Klammer Nr. der MC-Frage)
[140] Gegeben: $C_b = 0,01$ M ; pK_s(korr. Säure) = 8
Gesucht: pH-Wert?
Berechnung: $pH = 7 + 1/2 \; pK_s + 1/2 \log C_b$
$= 7 + 1/2 \cdot 8 + 1/2 \log 10^{-2} = 7 + 4 - 1 = \mathbf{10}$

[141] Gegeben: $C_b = 0,01$ M ; $K_b = 1 \cdot 10^{-6}$ mol $\cdot$ l^{-1}
Gesucht: pH-Wert?
Berechnung: $pK_b = -\log K_b = -\log 10^{-6} = 6$
$pH = 14 - 1/2\ pK_b + 1/2 \log C_b$
$= 14 - 1/2 \cdot 6 + 1/2 \log 10^{-2} = 14 - 3 - 1 = \mathbf{10}$

6.1.2.6 pH-Wert mehrwertiger Protolyte, Gemische von Protolyten

Mehrprotonige Säuren: Mehrbasische Säuren können entsprechend der Anzahl dissoziierbarer Protonen mehrere Protolysereaktionen eingehen. Sie verhalten sich wie eine Mischung verschiedener Säuren unterschiedlicher Säurestärke.

Bei genügend großem Unterschied in den K_s- bzw. pK_s-Werten der einzelnen Protolysestufen kann man jede Reaktion für sich betrachten. Häufig ist aber nur die 1. Protolysereaktion von Bedeutung. Sie bestimmt dann den pH-Wert der Lösungen mehrprotoniger Säuren.

Die Berechnung des pH-Wertes erfolgt entsprechend der jeweiligen Acidität der Säure nach einer der voranstehend angegebenen Gleichungen.

Gemische starker Protolyte: Wegen der vollständigen Protolyse starker Säuren und Basen verhalten sich die Konzentrationen an Hydroxonium- und Hydroxid-Ionen *additiv*, sofern das Volumen der Lösung konstant bleibt. Es gelten deshalb folgende einfache Beziehungen, worin ΣC_s die Gesamtkonzentration an Säuren und ΣC_b die Gesamtkonzentration an Basen bedeutet:

$$\textbf{Säuren}: C(H_3O^+) = \sum_i C_i(H_3O^+) = \Sigma C_s$$

$$\textbf{Basen}: \quad C(HO^-) = \sum_i C_i(HO^-) = \Sigma C_b$$

$$\textbf{Säuren und Basen}: C(H_3O^+) = \Sigma C_s - \Sigma C_b$$

Im Grenzfall $\Sigma C_s = \Sigma C_b$ wird der pH-Wert durch die Autoprotolyse des Wassers bestimmt und beträgt bei 25 °C pH = 7.

Gemische schwacher Protolyte: Als Beispiel soll eine Mischung der beiden schwachen Säuren HA_1 und HA_2 betrachtet werden:

$$HA_1 + H_2O \rightleftharpoons H_3O^+ + A_1^- \quad (K_{s1}, C_{s1})$$
$$HA_2 + H_2O \rightleftharpoons H_3O^+ + A_2^- \quad (K_{s2}, C_{s2})$$

Die Protonenkonzentration der Lösung ergibt sich zu:

$$C(H_3O^+) = \sqrt{(K_{s1} \cdot C_{s1}) \cdot (K_{s2} \cdot C_{s2})}$$

Die Gesamtkonzentration an H_3O^+-Ionen setzt sich, da $K_{s1} \neq K_{s2}$ ist, *nicht additiv* aus den Einzelkonzentrationen (C_{s1}, C_{s2}) der beiden Säuren zusammen.

Gemische starker und schwacher Protolyte: Als Beispiel soll das binäre System Salzsäure (HCl) und Essigsäure (HOAc) vorgestellt werden.

$$\text{Starke Säure:} \quad HCl + H_2O \longrightarrow H_3O^+ + Cl^- \ (C_{s1})$$
$$\text{Schwache Säure:} \quad HOAc + H_2O \longrightarrow H_3O^+ + AcO^- \ (K_s, C_{s2})$$

Die Konzentration an Hydroxonium-Ionen errechnet sich nach:

$$C(H_3O^+) = 1/2 \; [C_{s1} + \sqrt{(C_{s1})^2 + 4 \; K_s \cdot C_{s2}}]$$

Diese Gleichung kann wie folgt vereinfacht werden:

$$C_{s1}, C_{s2} \gg K_s \quad : C(H_3O^+) = \; C_{s1} \qquad\qquad \text{[starke Säure]}$$
$$C_{s1} \ll C_{s2} \qquad : C(H_3O^+) = \sqrt{K_s \cdot C_{s2}} \qquad \text{[schwache Säure]}$$
$$C_{s1}, C_{s2} \leq K_s \quad : C(H_3O^+) = \; C_{s1} + \sqrt{K_s \cdot C_{s2}}$$

Die obigen Näherungsgleichungen zeigen, dass sich die H_3O^+-Konzentrationen starker und schwacher Säuren *nur* bei *kleinen* Totalkonzentrationen *additiv* verhalten.

6.1.2.7 pH-Wert wässriger Salzlösungen

Bei der Neutralisation einer Säure mit einer Base entsteht ein Salz und Wasser. Welche pH-Werte am Äquivalenzpunkt solcher Reaktionen vorliegen, kann aus den Eigenschaften des jeweils gebildeten Salzes abgeleitet werden.

Grundsätzlich können die Kationen und Anionen eines Salzes mit Wasser Protolysereaktionen eingehen und der pH-Wert der resultierenden Salzlösung wird bestimmt durch den Protolysegrad der gelösten Ionen.

Salze starker Säuren und starker Basen

$$NaCl \longrightarrow \begin{cases} Na^+ \longrightarrow (Na^+)_{aq} \\ Cl^- \longrightarrow (Cl^-)_{aq} \end{cases}$$

Salze aus einer starken Säure und einer starken Base dissoziieren in wässriger Lösung in solvatisierte Ionen, die über den gesamten konventionellen pH-Bereich stabil sind und nicht protolysieren. Wässrige Lösungen solcher Salze (KCl, Na_2SO_4) reagieren daher *neutral* (pH = 7).

Salze schwacher Säuren und starker Basen:

$$NaOAc \longrightarrow \begin{cases} Na^+ \longrightarrow (Na^+)_{aq} \\ AcO^- + H_2O \rightleftharpoons HOAc + HO^- \end{cases}$$

Salze (NaOAc, Na_2CO_3, KCN) aus einer schwachen Säure und einer starken Base werden durch die Base beeinflusst und reagieren *alkalisch* (pH > 7). Der pH-Wert solcher Salzlösungen lässt sich berechnen nach:

$$\textbf{pH} = 14 - 1/2 \; \textbf{pK}_b + 1/2 \; \textbf{log} \; \textbf{C}_{Salz}$$
$$= 7 + 1/2 \; \textbf{pK}_s + 1/2 \; \textbf{log} \; \textbf{C}_{Salz}$$

pK_b = Basenexponent der Anionbase
pK_s = Säureexponent der zum Anion korr. Säure

Salze starker Säuren und schwacher Basen:

$$NH_4Cl \longrightarrow \begin{cases} NH_4^+ + H_2O \rightleftharpoons NH_3 + H_3O^+ \\ Cl^- \longrightarrow (Cl^-)_{aq} \end{cases}$$

Salze (NH_4Cl, $FeCl_3$, $AlCl_3$) aus einer starken Säure und einer schwachen Base werden aciditätsmäßig durch die Säure beeinflusst und reagieren *sauer* (pH < 7). Der pH-Wert ihrer wässrigen Lösungen lässt sich berechnen nach:

$$pH = 1/2 \ pK_s - 1/2 \ \log C_{Salz}$$

pK_s = Säureexponent der hydratisierten Kationsäure

Berechnungen (in Klammer Nr. der MC-Frage)
[143] Gegeben: $C(NH_4Cl) = 0,01$ M ; $pK_s(NH_4^+) = 9,24$
   Gesucht: pH-Wert?
   Berechnung: $pH = 1/2 \ pK_s(NH_4^+) - 1/2 \ \log C(NH_4Cl)$
        $= 1/2 \cdot 9,24 - 1/2 \ \log 10^{-2} = 4,62 + 1,0 = \mathbf{5,62}$

Salze schwacher Säuren und schwacher Basen:

$$NH_4^+ AcO^- \longrightarrow \begin{cases} NH_4^+ + H_2O \rightleftharpoons NH_3 + H_3O^+ \\ AcO^- + H_2O \rightleftharpoons HOAc + HO^- \\ AcO^- + NH_4^+ \rightleftharpoons HOAc + NH_3 \end{cases}$$

Salze aus einer schwachen Säure und einer schwachen Base reagieren in wässriger Lösung *sauer* [$HCOONH_4$, $(NH_4)_2C_2O_4$], *neutral* [CH_3COONH_4] oder *alkalisch* [NH_4CN, $(NH_4)_2CO_3$] bzw. solche Salze sind in wässriger Lösung nicht existenzfähig [$(NH_4)_3PO_4$]. Der pH-Wert dieser Salzlösungen ist konzentrationsunabhängig und berechnet sich nach:

$$pH = 1/2 \ (pK_s + pK_s^*)$$

pK_s = Säureexponent der Kationsäure
pK_s^* = Säureexponent der zum Anion korr. Säure

Berechnungen [vgl. auch **MC-Fragen Nr. 142, 1757**]

Salz		$pK_s(NH_4^+)$	pK_s^*		pH
Ammoniumformiat	$HCOONH_4$	9,24	HCOOH	3,76	6,5
Ammoniumacetat	CH_3COONH_4	9,24	CH_3COOH	4,76	7,0
Ammoniumcyanid	NH_4CN	9,24	HCN	9,31	9,3

6.1.2.8 pH-Wert von Pufferlösungen

Als Pufferlösungen bezeichnet man Lösungen aus einer **schwachen Säure** (CH_3COOH, NH_4^+) und ihrer **konjugierten Base** (CH_3COO^-, NH_3). Solche Lösungen besitzen einen *in Grenzen konstanten pH-Wert,* der sich bei Zugabe kleiner Mengen starker Säuren oder Basen sowie durch Verdünnen nur wenig ändert.

Pufferlösungen kommen überall dort zur Anwendung, wo Reaktionen die Einhaltung eines definierten pH-Wertes erfordern. Tab. 1.10 informiert über einige pharmazeutisch wichtige Pufferlösungen und ihre jeweiligen Pufferbereiche. Weitere Pufferlösungen, die das Arzneibuch als Referenzlösungen zur potentiometrischen pH-Messung einsetzt, sind im Kap. 10.2.2.1 aufgelistet.

Tab. 1.10:   Pharmazeutisch wichtige Pufferlösungen

Puffersystem	Pufferbereich (pH)
CH_3COOH/CH_3COONa	3,75 - 5,75
KH_2PO_4/K_2HPO_4	5,3 - 8
NH_4Cl/NH_3	8,25 - 10,25
CO_2/HCO_3^- (Blut)	um 7,4
HCO_3^-/CO_3^{2-}	9,4 - 11,4
HCl/Natriumcitrat	1 - 3,5
Borsäure/NaOH	8,5 - 13

Henderson-Hasselbalch-Gleichung: Protonenübertragungen in wässriger Lösung verändern stets den pH-Wert der Lösung. Umgekehrt werden durch den pH-Wert auch die Konzentrationen der vorhandenen Säuren und Basen eindeutig festgelegt. Zur quantitativen Beschreibung der Konzentrationsverhältnisse in Pufferlösungen in Abhängigkeit vom pH-Wert und der Dissoziationskonstanten der enthaltenen Säure kann die Henderson-Hasselbalch-Gleichung herangezogen werden. Sie lautet:

$$pH = pK_s + \log \frac{[korr.\ Base]}{[Säure]}$$

Darüber hinaus sind Variationen der *Temperatur* und der Zusatz von *Neutralsalzen* weitere Faktoren, die den pH-Wert einer Pufferlösung beeinflussen. Beispielsweise gilt für einen **Acetatpuffer**, dem KCl als Neutralsalz zugesetzt wurde, folgende Gleichung, worin $f^{\pm}$ dem mittleren Aktivitätskoeffizienten der Lösung entspricht [vgl. auch **MC-Fragen Nr. 149-151**]:

$$pH = pK_s(HOAc) + \log \frac{[AcO^-] \cdot f^{\pm}}{[HOAc]}$$

Aus der Henderson-Hasselbalch-Gleichung lassen sich folgende allgemeine Aussagen ableiten:

● Die *maximale Pufferwirkung* erhält man für ein *äquimolares* Konzentrationsverhältnis von Säure zu konjugierter Base. Mit [korr.Base]=[Säure] = log 1 = 0 folgt aus obiger Gleichung:

$$pH = pK_s$$

Der pH-Wert einer Pufferlösung ist dann gleich dem pK_s-Wert der enthaltenen Säure, wenn Säure und konjugierte Base in stöchiometrischen Mengen vorliegen. Dies entspricht auch dem Wendepunkt der Pufferkurve (vgl. Kap. 6.1.2.8). Durch Veränderung des Molverhältnisses [korr. Base]/[Säure] lassen sich innerhalb des durch den pK_s Wert der Säure vorgegebenen Pufferbereichs Lösungen mit beliebigem pH-Wert herstellen.

- Ein günstiger Pufferbereich erstreckt sich über je eine pH-Einheit auf beiden Seiten des pK_s-Wertes der zu Grunde liegenden Säure, d. h. wenn Säure zu korr. Base im Molverhältnis 10:1 bzw. 1:10 vorliegen.

$$pK_s + 1 \text{ bis } pK_s - 1$$

- Bei Kenntnis von pH-Wert und Säureexponent kann man das Mengenverhältnis von Säure zu korr. Base ermitteln.
- Bei bekanntem Konzentrationsverhältnis von Säure zu konjugierter Base kann nach Messung des pH-Wertes der Lösung der pK_s-Wert der schwachen Säure berechnet werden.
- Bei *Titrationen* von schwachen Säuren oder schwachen Basen mit starken Protolyten erhält man ein *Maximum* an Pufferwirkung im Wendepunkt der Titrationskurve (*Halbneutralisationspunkt*) und ein *Minimum* an Pufferwirkung am *Äquivalenzpunkt* (siehe auch Kap. 6.1.4.3).

Berechnungen (in Klammer Nr. der MC-Frage)
[147] **Acetatpuffer** $\longrightarrow$ Gegeben: $pK_s = 5$
Mit $[AcO^-] = [HOAc]$ wird $pH = pK_s = 5$ und
$[AcO^-]/[AcO^-]+[HOAc] = 1/(1+1) = \mathbf{0{,}5}$
[151] **Gegeben:** $c(HOAc)=10^{-4}$ mol $\cdot$ l^{-1} ; $c(AcO^-)=10^{-5}$ mol $\cdot$ l^{-1}
[1596] $f^{\pm} = 0{,}8$ (log $0{,}8 = -0{,}1$); $pK_s(HOAc) = 4{,}75$
     Gesucht: pH-Wert der Pufferlösung?
     Berechnung: $pH = 4{,}75 + \log (10^{-5} \cdot 0{,}8)/10^{-4}$
             $= 4{,}75 + \log 10^{-1} + \log 0{,}8$
             $= 4{,}75 - 1{,}00 - 0{,}10 = \mathbf{3{,}65}$
[153] Eine *äquimolare* Lösung von Ameisensäure ($pK_s \sim 4$) und Natriumformiat besitzt unter der Voraussetzung, dass die mittleren Aktivitätskoeffizienten ($f^{\pm}$) gleich 1 sind, einen pH-Wert von **4**.
[154] Bei der Titration einer einbasigen schwachen Säure werden bis zum Äquivalenzpunkt 35 ml einer 0,1 N-NaOH-Lösung verbraucht. Beim Halbneutralisationspunkt (nach 17,5 ml 0,1 N-NaOH) wurde ein pH-Wert von **5,75** gemessen.

Daraus errechnet sich die Dissoziationskonstante der Säure (K_s) zu:
$pH = pK_s = 5{,}75$
$\log K_s = -pK_s = -5{,}75 = -6{,}0 + 0{,}25$
$K_s = \mathbf{1{,}78 \cdot 10^{-6}}$ **mol $\cdot$ l^{-1}**

[1371] Gegeben: Arzneistoff zu 99,9% dissoziiert bei pH = 7

Gesucht: pK_s-Wert des Arzneistoffs?

Berechnung: $pH = pK_s + \log [\text{Salz}]/[\text{Säure}] = pK_s + \log 99{,}9/0{,}1 = 7$

$pK_s = 7 - \log 10^{-3} = 7 + 3 = \mathbf{10}$

[1676] Gegeben: pH = 8, $pK_s = 6$

Gesucht: Molverhältnis von korr. Base/Säure?

Berechnung: $\log [\text{korr. Base}]/[\text{Säure}] = pH - pK_s = 8 - 6 = 2$

$[\text{korr. Base}]/[\text{Säure}] = \mathbf{100 : 1}$

Pufferkapazität: Die Kapazität (β) eines Puffers ist die Größe seiner Pufferwirkung und kennzeichnet die Aufnahmefähigkeit von Pufferlösungen für starke Protolyte; die Pufferwirkung ist *begrenzt* und abhängig von der Totalkonzentration des Puffergemischs.

Die Pufferkapazität kann der Titrationskurve der betreffenden schwachen Säure entnommen werden, weil die Pufferkapazität u. a. vom pK_s-Wert der beteiligten Säure und dem pH-Wert der Lösung abhängt [vgl. **MC-Frage Nr. 146**]. Nach **van Slyke** ist β definiert als Kehrwert von d(pH)/dc (1. Ableitung der Titrationskurve), worin dc die Menge an zugesetzter Säure bzw. Base bedeutet:

$$\beta = \frac{dc}{d(\text{pH})} = + \frac{dc_{\text{Base}}}{d(\text{pH})} = - \frac{dc_{\text{Säure}}}{d(\text{pH})}$$

Danach hat eine Pufferlösung die Kapazität β = 1, wenn sich bei Zusatz von 1 Mol H_3O^+- oder HO^--Ionen zu einem Liter Pufferlösung der pH-Wert um genau *eine* Einheit ändert. Die Pufferkapazität ist unabhängig davon, ob der pH-Wert durch Zusatz eines Protolyten größer oder kleiner wird. Ob der pH-Wert einer Pufferlösung durch Zugabe einer Säure erniedrigt bzw. durch Zugabe einer Base erhöht wird, wird durch das Vorzeichen von β kenntlich gemacht.

Pufferkurven: Berechnet man nach der Henderson-Hasselbalch-Gleichung für bestimmte pH-Werte die prozentualen Verhältnisse von Säure zu korr. Base und stellt diese, wie in Abb. 1.10 gezeigt, in Abhängigkeit vom pH-Wert graphisch dar,

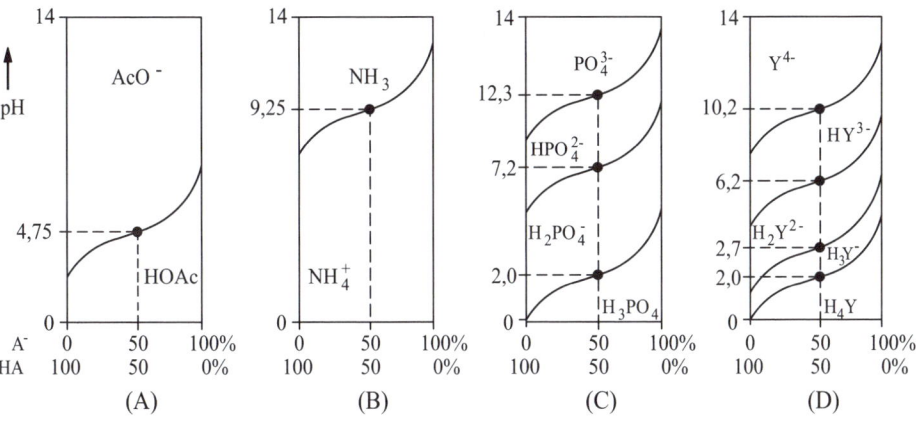

Abb. 1.10: Pufferungskurven
(A) Essigsäure/Acetat – (B) Ammoniak/Ammoniumchlorid – (C) Phosphorsäure –
(D) Ethylendiamintetraessigsäure

so entstehen für eine mehrbasische Säure (z. B. H_3PO_4, EDTA) eine Schar von Kurven, die als *Pufferkurven* bezeichnet werden. Für einwertige Protolyte (HOAc, NH_3) erhält man naturgemäß nur eine Kurve.

Die Kurven geben die Grenzen der Existenzbereiche von Säure und konjugierter Base an. Entlang der Pufferungskurve sind beide Formen des korr. Säure-Base-Paares nebeneinander stabil; bei pH-Werten darunter existiert nur die Säure, bei pH-Werten darüber nur die konjugierte Base. Der *pH-Wert im Wendepunkt* entspricht dem **pK_s-Wert** der schwachen Säure.

Ethylendiamintetraessigsäure (EDTA), ein sechszähniger Chelatligand (vgl. Kap. 9.1.1), ist eine schwache vierbasische Säure (H_4Y), die stufenweise dissoziiert.

$$
\begin{array}{lll}
H_4Y + H_2O & \rightleftharpoons H_3O^+ + H_3Y^- & pK_{s1} = 2,0 \\
H_3Y^- + H_2O & \rightleftharpoons H_3O^+ + H_2Y^{2-} & pK_{s2} = 2,7 \\
H_2Y^{2-} + H_2O & \rightleftharpoons H_3O^+ + HY^{3-} & pK_{s3} = 6,2 \\
HY^{3-} + H_2O & \rightleftharpoons H_3O^+ + Y^{4-} & pK_{s4} = 10,2
\end{array}
$$

Wie aus Abb. 1.10 (Diagramm D) ersichtlich ist, liegt EDTA bei pH = 7–9 als *Trianion* und bei pH = 4–5 als *Dianion* vor, sodass in diesen pH-Bereichen die Komplexbildung mit dreiwertigen Metallionen nach folgenden Reaktionsgleichungen abläuft [vgl. **MC-Fragen Nr. 155-157, 1601**]:

$$
\begin{array}{l}
\text{pH 4–5: } Me^{3+} + H_2Y^{2-} \longrightarrow MeY^- + 2\,H^+ \\
\text{pH 7–9: } Me^{3+} + HY^{3-} \longrightarrow MeY^- + H^+
\end{array}
$$

6.1.3 Titrationsmöglichkeiten

6.1.3.1 Grundlagen

Generelle Voraussetzung für die Titrierbarkeit eines Protolyten (Protolysekonstante K_a) in einem protischen Lösungsmittel (Autoprotolysekonstante K_L) unter Verwendung eines acidobasischen Indikators (Indikatorkonstante K_{Ind}) ist die höhere Acidität bzw. Basizität des Protolyten im Vergleich zu den anderen Titrationspartnern. Somit gilt [vgl. **MC-Frage Nr. 1399**]:

$$
\mathbf{pK_a < pK_L} \text{ und } \mathbf{pK_a < pK_{Ind}}
$$

Hierbei darf aber die Differenz zwischen der Acidität (Basizität) des Lösungsmittels und der zu titrierenden Säure (bzw. Base) einen bestimmten Wert nicht unterschreiten, damit der Protolyt in dem betreffenden Lösungsmittel *direkt* titriert werden kann.

Bei Direkttitrationen, die ohne weitere Zusätze gegen *Farbindikatoren* durchgeführt werden, gilt für die üblichen maßanalytischen Konzentrationen die Forderung, worin pK_L der Autoprotolysekonstante ($pK_L = -\log K_L$) des verwendeten Lösungsmittels entspricht:

$$
\mathbf{pK_L - pK_{s(b)} \geq 8}
$$

Wasser besitzt einen pK_L-Wert von 14, sodass Säuren [Basen] mit einem

$$
\mathbf{pK_{s(b)} \leq 6}
$$

direkt in Wasser gegen Farbindikatoren bestimmt werden können. Anzumerken ist, dass mit Hilfe der Potentiometrie schwache Säuren in Wasser noch bis zu einem pK_s-Wert von **8** mit hinreichender Genauigkeit bestimmbar sind [vgl. **MC-Fragen Nr. 158, 160**].

Ethanol besitzt einen pK_L-Wert von 19. Unter Berücksichtigung, dass in etwa $[pK_s(\text{in EtOH}) = pK_s(\text{in H}_2\text{O}) + 1]$ ist, sind Säuren [Basen] mit einem

$$pK_{s(b)} \leq 10$$

direkt in Ethanol titrierbar (vgl. auch Kap. 6.2.1.4).

Sind diese Voraussetzungen nicht erfüllt, muss in wasserfreien Lösungsmitteln titriert werden. Allerdings sind die Grenzen nicht zu scharf zu ziehen; vor allem bei Lösungsmittelgemischen werden die Verhältnisse oft komplizierter. Die o.a. Gleichungen erlauben aber doch eine ungefähre Abschätzung der Titrationsmöglichkeiten anhand vorgegebener pK_s-Werte.

6.1.3.2 Pharmazeutische Anwendungen

Die Säureexponenten ausgewählter anorganischer und organischer Säuren sind in den Tab. 1.5–1.8 (Kap. 6.1.1.2) aufgelistet.

Aufgrund ihres pK_s-Wertes ist z. B. **Borsäure** ($pK_s=9,14$) in Wasser *nicht* direkt titrierbar; dies gelingt erst nach Zusatz eines vicinalen Diols (vgl. Kap. 6.2.4.5). **Dihydrogenphosphate** sind nur als einbasische und **Phosphorsäure** nur als zweibasische Säure bestimmbar. Demgegenüber können alle *Mineralsäuren* direkt in wässriger Lösung titriert werden.

Aliphatische, aromatische und heteroaromatische *Carbonsäuren* besitzen im Allgemeinen pK_s-Werte kleiner **5** und können deshalb durch Direkttitration bestimmt werden. **Oxalsäure** und **Weinsäure** werden hierbei als zweibasische, **Citronensäure** als dreibasische Säure titriert, wobei aufgrund der geringen Differenz der pK_s-Werte keine getrennten Titrationsstufen auftreten.

Alle *Sulfonsäuren*, wie z. B. **Toluolsulfonsäure** ($pK_s=0,7$) und **Benzolsulfonsäure** (Benzensulfonsäure), sind starke Säuren und können wie H_2SO_4 bzw. Hydrogensulfate direkt erfasst werden.

Phenole besitzen pK_s-Werte um **10**, sodass sie in der Regel zu schwach sauer sind, um in wässriger Lösung direkt bestimmt werden zu können. Ausnahmen sind **Vanillin** und **Pikrinsäure** (2.4.6-Trinitrophenol). Die geringe Acidität des phenolischen Hydroxyls führt auch dazu, dass bei der acidimetrischen Gehaltsbestimmung von **Salicylsäure** (2-Hydroxybenzoesäure) nur 1 Äquivalent Lauge verbraucht wird [vgl. **MC-Frage Nr. 1634**].

Thiole, wie **Dimercaprol** (2.3-Dimercaptopropanol) oder **Propylthiouracil** ($pK_s=8,3$), sind zwar acider als Alkohole bzw. Phenole, ihre Acidität reicht aber *ohne* weitere Zusätze für eine direkte maßanalytische Bestimmung *nicht* aus (vgl. auch Kap. 6.2.4.3).

Aufgrund analoger Betrachtungen wie für Säuren können umgekehrt auch starke **Basen** wie Alkalihydroxide, Alkalialkanolate oder Amidine, z. B. **Guanidin** ($pK_b = 0,30$), mit Salzsäure-Maßlösung gegen Methylrot als Indikator *direkt* in wässriger Lösung titriert werden [siehe Kap. 6.2.1 und **MC-Frage Nr. 1711**].

Im Folgenden soll die Gehaltsbestimmung einiger ausgewählter Wirkstoffe bzw. Wirkstoffgruppen detaillierter vorgestellt werden.

- **Vanillin** (3-Methoxy-4-hydroxy-benzaldehyd)

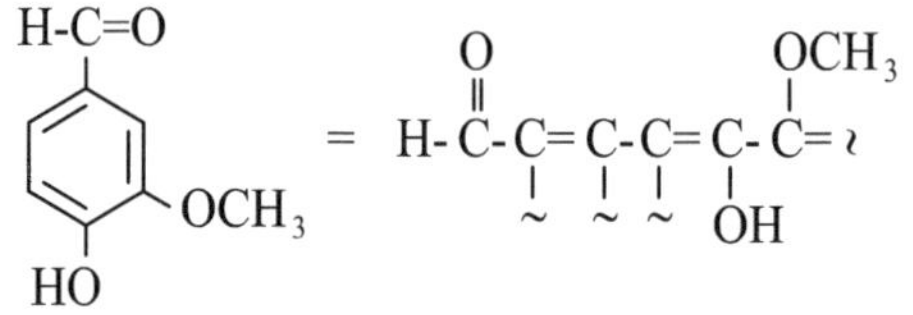

Als phenyloge Ameisensäure besitzt Vanillin einen pK_s-Wert von 7,4 (-M-Effekt der Formyl-Gruppe) und ist stärker sauer als Phenol ($pK_s=9,89$). Die Substanz kann daher in wässrigem Milieu mit NaOH-Maßlösung gegen Thymolphthalein titriert werden.

- **Phenylbutazon** (4-Butyl-1.2-diphenyl-pyrazolidin-3.5-dion)

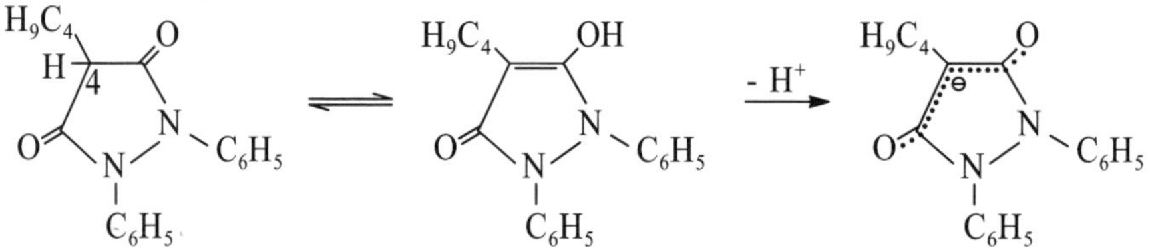

Phenylbutazon besitzt aufgrund seiner 1.3-Dicarbonylstruktur am C-4 ein hinreichend acides H-Atom ($pK_s=4,89$) und kann ein Enol bilden. Die acidimetrische Bestimmung in wässrigem Aceton mit NaOH gegen Bromthymolblau ist problemlos durchzuführen.

- **Oxyphenbutazon**

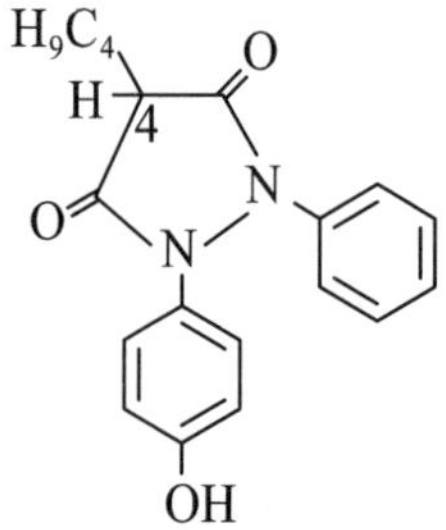

4-Butyl-1-(4-hydroxyphenyl)-2-phenyl-pyrazolidin-3.5-dion enthält zwei acide H-Atome [$pK_{s1}=5,1$ (4-H) und $pK_{s2}=9,9$ (ArOH)]; die Gehaltsbestimmung erfolgt unter Verbrauch von 1 Äquivalent Lauge (4-H) wie beim Phenylbutazon beschrieben.

- **Ascorbinsäure**

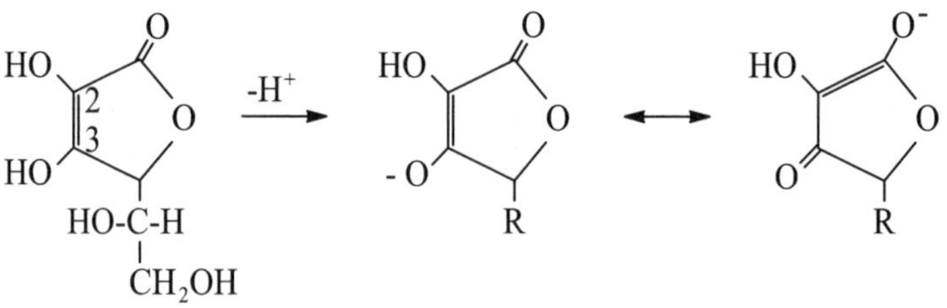

Ascorbinsäure ist eine vinyloge Carbonsäure und besitzt eine relativ acide HO-Gruppe an C-3 (pK_{s1}=4,17). Die HO-Gruppe an C-2 ist demgegenüber deutlich weniger acid (pK_{s2}=11,57). Aufgrund der Größe beider pK_s-Werte ist Ascorbinsäure in Wasser nur als *einbasische* Säure titrierbar.

Die Arzneibücher nutzen jedoch vor allem die reduzierenden Eigenschaften der Endiol-Gruppierung und lassen für Ascorbinsäure eine iodometrische Gehaltsbestimmung durchführen (vgl. Kap. 7.2.3.4). Die Lactonpartialstruktur der Ascorbinsäure ist für die Analytik ohne Bedeutung [vgl. **MC-Fragen Nr. 172, 173**].

– **Tolbutamid** (1-Butyl-3-tosyl-harnstoff)

$$H_3C - \left\langle \bigcirc \right\rangle - \overset{\overset{\displaystyle O}{\|}}{\underset{\underset{\displaystyle O}{\|}}{S}} - \overset{H}{N} - \overset{\overset{\displaystyle O}{\|}}{C} - \overset{H}{N} - C_4H_9$$

Tolbutamid, ein NH-acider Sulfonylharnstoff, ist aufgrund der SO_2NH-Gruppierung eine schwache, einbasische Säure (pK_s=5,3) hinreichender Acidität und kann in wässrigem Ethanol mit Natriumhydroxid-Lösung gegen Phenolphthalein titriert werden.

– **Barbiturate, Hydantoine**

Barbiturate   Hydantoine

Die unsubst. **Barbitursäure** [R_1=R_2=H] ist stark NH-acid und hat einen pK_s-Wert von 4,01. Allerdings besitzen alle pharmakologisch wichtigen **5.5-disubst. Barbiturate** pK_s-Werte um **8**, wie z. B. **Barbital** (Diethylbarbitursäure) [R_1=R_2=C_2H_5] (pK_s=7,43) oder **Phenobarbital** (Ethylphenylbarbitursäure) [R_1=C_6H_5, R_2=C_2H_5] (pK_s=7,36). Sie sind deshalb *nicht* direkt in wässriger Lösung mit Laugen titrierbar. Auch die NH-Acidität des **Phenytoin** (Diphenylhydantoin) (pK_s = 8,33) ist für eine Direkttitration zu gering.

Die maßanalytische Bestimmung von Barbituraten und Hydantoinen ist jedoch nach Zusatz von Silbernitrat durch eine argentoacidimetrische Titration möglich (vgl. Kap. 6.2.4.3).

6.1.4 Titrationskurven

Unter **Titration** versteht man eine volumetrische Analysenmethode, bei der zu einer Probenlösung (**Titrand**) unbekannter Konzentration soviel einer Reagenzlösung (**Titrator, Maßlösung**) bekannten Gehaltes hinzugefügt wird, bis die Mengen an Titrand und Titrator einander äquivalent sind und der Endpunkt der Reaktion erreicht ist.

Dabei ist zwischen dem experimentell (visuell oder instrumentell) ermittelten **Endpunkt** der Titration und dem tatsächlichen **Äquivalenzpunkt** zu unterscheiden; nur im Idealfall sind beide identisch. In der Praxis sind oft Abweichungen (*Titrationsfehler*) zu beobachten. Im Allgemeinen wird für maßanalytische Bestimmungen eine Genauigkeit von 0,1% gefordert [vgl. **MC-Frage Nr. 1579**].

Zahlenmäßig am häufigsten sind einfache **Neutralisationstitrationen** von sauer oder alkalisch reagierenden Substanzen, wobei in Einzelfällen neben bzw. zusammen mit *Wasser* auch Ethanol, Aceton, Pyridin oder Dimethylformamid als Lösungsmittel verwendet werden.

> Bei Säure-Base-Titrationen spricht man von **Acidimetrie** bei der volumetrischen Bestimmung einer Säure mit einer Base unter Bildung eines Salzes und Wasser. Die Methode zur maßanalytischen Bestimmung einer Base mit einer Säure wird **Alkalimetrie** genannt.

Zur graphischen Darstellung des Titrationsablaufs dienen sog. **Titrationskurven**. Bei Säure-Base-Titrationen wählt man den pH-Wert als von der Probenkonzentration abhängige Größe und trägt ihn gegen die zugesetzte Menge an Maßlösung bzw. den Titrationsgrad (τ) auf (vgl. auch Kap. 4.7). Als Abszissenmaßstab kann auch %-Neutralisation gewählt werden.

Abb. 1.11 zeigt die Titrationskurven einiger gleichkonzentrierter Protolyte unterschiedlicher Säurestärke.

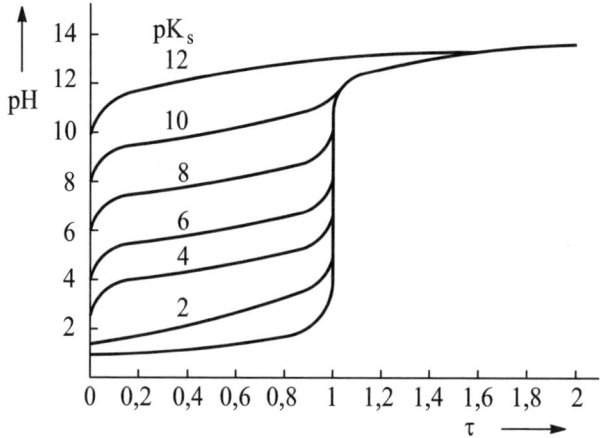

Abb. 1.11:   Titration einwertiger Säuren (C_O = 0,1 M) unterschiedlicher Acidität mit einer starken Base

Man erkennt, dass mit zunehmendem pK_s-Wert, d. h. abnehmender Acidität die sprunghafte pH-Änderung am Äquivalenzpunkt (bei $\tau=1$) immer geringer wird. Je schwächer die Säure ist, umso weiter verschiebt sich der pH-Wert am Äquivalenzpunkt (**Titrierexponent = pT-Wert**) nach der alkalischen Seite. Dies ist bedeutsam für die Auswahl eines geeigneten Farbindikators zur Indizierung des Titrationsendpunktes (vgl. Kap. 6.1.5).

Die Titration einer Säure mit $pK_s=9$ lässt eine scharfe Endpunktserkennung nicht mehr zu. Bereits ab etwa pK_s bzw. $pK_b > 7$ ergibt sich kein visuell auswertbarer pH-Sprung in den Titrationskurven mehr [vgl. **MC-Frage Nr. 187**]. Allgemein gilt die Regel, dass anstelle einer Säure mit $pK_s > 7$ die korrespondierende Base und anstelle einer Base mit $pK_b > 7$ die konjugierte Säure titrierbar wird.

Die Höhe des steilen Kurvenstücks in Abb. 1.11 ist bei protolytischen Umsetzungen aber nicht nur von der Größe der Dissoziationskonstanten des Titranden abhängig, sondern auch von der *Totalkonzentration* an Säure oder Base. Daher müsste streng genommen die Volumenänderung im Verlauf einer Titration berücksichtigt werden. Praktisch eliminiert man jedoch den Einfluss der *Verdünnung* weitgehend durch Verwendung einer möglichst verdünnten Probenlösung und einer möglichst konzentrierten Maßlösung.

Charakteristisch für Säure-Base-Titrationskurven ist auch, dass die Größe der pH-Änderung am Äquivalenzpunkt mit steigender *Temperatur* abnimmt. Das hat seine Ursache darin, dass sich die Autoprotolysekonstante des Wassers mit zunehmender Temperatur vergrößert bzw. der pK_w-Wert mit steigender Temperatur kleiner wird (vgl. Kap. 6.1.1.4).

6.1.4.1 Titration starker Säuren mit starken Basen

Abb. 1.12 zeigt die Titrationskurve der Titration einer 0,1 M starken Säure (HCl) mit einer starken Base (NaOH) [vgl. auch **MC-Fragen Nr. 180–182, 1216, 1260, 1514, 1684, 1706**].

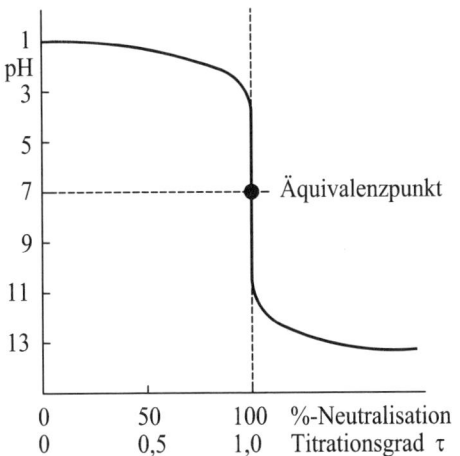

%-Neutralisation	C_s(M)	C_b(M)	pH
0 (τ=0)	0,1	0	1,00
10	0,090	0,010	1,05
50	0,050	0,050	1,30
90	0,010	0,090	2,00
99	0,001	0,099	3,00
100 (τ=1)	0	0,1	7,00

%-Überschuß	0,1 M-Base		0,01 M-Base	
	C_b	pH	C_b	pH
0,1	0,0001	10	0,00001	9
1,0	0,001	11	0,0001	10
10,0	0,01	12	0,001	11
100,0 (τ=2)	0,1	13	0,01	12

Abb. 1.12: **Titrationskurve einer starken Säure (C_0 = 0,1 M)**

Bei der Titration einer *starken* Säure mit einer *starken* Base fallen *Äquivalenzpunkt* und *Neutralpunkt* (pH = 7) zusammen. Am Äquivalenzpunkt sind die Stoffmengen (Aktivitäten) der Hydroxonium- und Hydroxid-Ionen einander äquivalent [vgl. **MC-Fragen Nr. 183, 184**].

Für die einzelnen Kurvenbereiche existieren exakte mathematische Gleichungen. Näherungsweise kann man den pH-Wert der Titrationslösung *vor* dem Äquivalenzpunkt berechnen nach, worin C_s die Konzentration der jeweils noch vorhandenen Säuremenge bedeutet:

$$pH = -\log C_s$$

Mit $pOH = -\log a(HO^-)$ errechnet sich der pH-Wert im Überschussbereich *nach* Überschreiten des Äquivalenzpunktes näherungsweise zu:

$$pH = 14 - pOH = 14 + \log a(HO^-)$$

6.1.4.2 Titration starker Basen mit starken Säuren

Als Beispiel ist in Abb. 1.13 die Titrationskurve der Titration einer 0,1 M-NaOH-Lösung mit einer 0,1 M-HCl-Lösung graphisch dargestellt.

Die Verhältnisse sind analog denen bei der Titration einer starken Säure. Auch hier fällt der Äquivalenzpunkt mit dem Neutralpunkt zusammen; die pH-Verhältnisse *vor* dem Endpunkt der Titration können näherungsweise beschrieben werden durch, worin C_b die Konzentration der jeweils noch vorhandenen Basenmenge bedeutet:

$$pH = 14 + \log C_b$$

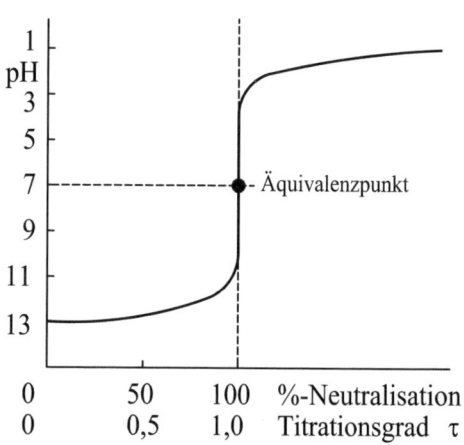

Abb. 1.13: **Titrationskurve einer starken Base** ($C_0 = 0{,}1$ M)

6.1.4.3 Titration schwacher Säuren mit starken Basen

Der Endpunkt dieser Titration liegt *nicht* mehr bei pH = 7, weil die zugesetzte Titratorbase mit der zur Säure korr. Base in Konkurrenz tritt. Die Säureanionen protolysieren mit Wasser; die resultierende Salzlösung am Äquivalenzpunkt reagiert *alkalisch*.

$$HA + HO^- \text{ (zugesetzte Base)} \longrightarrow A^- + H_2O$$
$$A^- + H_2O \rightleftharpoons HA + HO^- \text{ (durch Protolyse gebildete Base)}$$

Abb. 1.14 zeigt das typische Titrationsdiagramm einer schwachen Säure (z. B. HOAc) mit einer starken Base [vgl. **MC-Fragen Nr. 179, 186, 1210, 1238, 1257, 1300, 1449, 1568, 1674**].

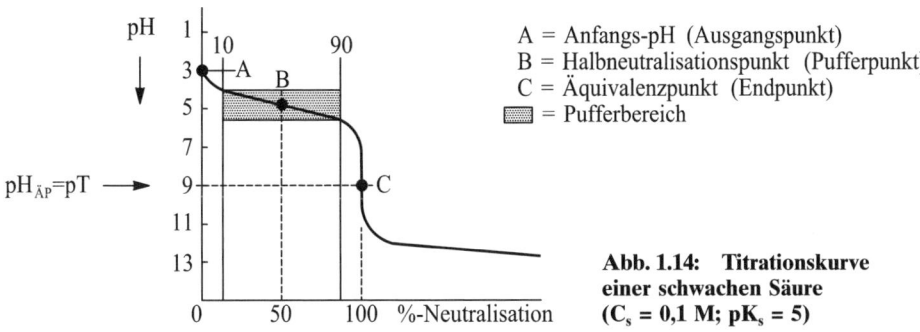

Abb. 1.14: Titrationskurve einer schwachen Säure ($C_s = 0,1$ M; $pK_s = 5$)

Man berechnet den theoretischen Endpunkt als pH-Wert einer Salzlösung (vgl. Kap. 6.1.2.7) mit der Anfangskonzentration (Totalkonzentration) C_s der Säure HA. Der pH-Wert am Äquivalenzpunkt ($pH_{ÄP}$) wird auch **Titrierexponent** (pT-Wert) genannt.

Berechnung charakteristischer Punkte (Abb. 1.14)

[A] **Ausgangs-pH-Wert** (τ=0): Der pH-Wert der zu titrierenden Lösung einer schwachen Säure berechnet sich nach:

$$pH = 1/2\ pK_s - 1/2\ \log C_s$$

pK_s = Säureexponent der zu titrierenden Säure
C_s = Konzentration der zu titrierenden Säure

[B] **Halbneutralisationspunkt** (**Pufferpunkt**) (τ=0,5): Der gesamte Pufferbereich lässt sich mithilfe der Henderson-Hasselbalch-Gleichung beschreiben (vgl. Kap. 6.1.2.8). Beim Halbtitrationspunkt, dem *Maximum* der Pufferwirkung, gilt [Säure]=[korr. Base $\equiv$ Salz]. Daraus folgt:

$$pH = pK_s$$

Der pH-Wert am Pufferpunkt entspricht annähernd dem Säureexponenten (pK_s) der zu titrierenden schwachen Säure.

[C] **Titrationsendpunkt** (τ=1): Am Äquivalenzpunkt besitzt die Pufferwirkung ein *Minimum*. Der pH-Wert am Endpunkt der Titration ($pH_{ÄP}$) einer schwachen Säure mit einer starken Base liegt im *alkalischen* und berechnet sich näherungsweise nach [vgl. **MC-Fragen Nr. 188, 189**]:

$$
\begin{aligned}
pH_{ÄP} &= pK_w - 1/2\ pK_b + 1/2\ \log C \\
&= 14 - 1/2\ pK_b + 1/2\ \log C \\
&= 1/2\ pK_w + 1/2\ pK_s + 1/2\ \log C \\
&= 7 + 1/2\ pK_s + 1/2\ \log C
\end{aligned}
$$

pK_w = Ionenexponent des Wassers
pK_s = Säureexponent des Titranden
pK_b = Basenexponent der korr. Base des Titranden
C = Konzentration der Base, die bis zum Erreichen des Äquivalenzpunktes hinzugefügt wurde
= Ausgangskonzentration der vorgelegten Säure
= Konzentration des bei der Titration gebildeten Salzes

Berechnungen (in Klammer Nr. der MC-Frage)

[179] **Gegeben:** $C(HOAc) = 0,1$ M; pK_s (HOAc) = 4,76

  Gesucht: pH-Wert der Titrationslösung?

  Berechnung: $pH = 1/2\ pK_s - 1/2 \log C_s = 1/2 \cdot 4,76 - 1/2 \log 10^{-1}$
  $= 2,38 + 0,50 = \mathbf{2,88}$

[201] Beim Halbtitrationspunkt entspricht der gemessene pH-Wert (= 5) dem Säureexponenten ($pK_s = 5$) der zu titrierenden Säure.

  Gegeben: $C(HA) = 0,1$ M; $pK_s = 5$

  Gesucht: $pH_{ÄP}$?

  Berechnung: $pH_{ÄP} = 7 + 1/2\ pK_s + 1/2 \log C$
  $= 7 + 1/2 \cdot 5 + 1/2 \log 10^{-1} = 7 + 2,5 - 0,5 = \mathbf{9,0}$

[1760] **Gegeben:** $pH\ (\tau\ 0,5) = pK_s = 5$; $C = 10^{-2}$ M

  Gesucht: $pH_{ÄP}$?

  Berechnung: $pH_{ÄP} = 7 + 1/2\ pK_s + 1/2 \log C$
  $= 7 + 1/2 \cdot 5 + 1/2 \log 10^{-2} = 7 + 2,5 - 1,0 = \mathbf{8,5}$

6.1.4.4 Titration schwacher Basen mit starken Säuren

Es gelten analoge Beziehungen wie für die Titration einer schwachen Säure.

$$B + H_3O^+ \text{ (zugesetzte Säure)} \longrightarrow BH^+ + H_2O$$
$$BH^+ + H_2O \rightleftharpoons B + H_3O^+ \text{ (durch Protolyse gebildete Säure)}$$

Der Äquivalenzpunkt liegt im *sauren* pH-Bereich und der pK_s-Wert der aus der schwachen Base bei der Titration gebildeten konjugierten Säure ist annähernd gleich dem pH-Wert bei der Hälfte des Äquivalentverbrauchs. Beim Pufferpunkt findet sich wiederum das Maximum der Pufferwirkung, das Minimum an Pufferung liegt am Äquivalenzpunkt [vgl. auch **MC-Frage Nr. 185**]. Abb. 1.15 zeigt die typische Titrationskurve einer schwachen Base.

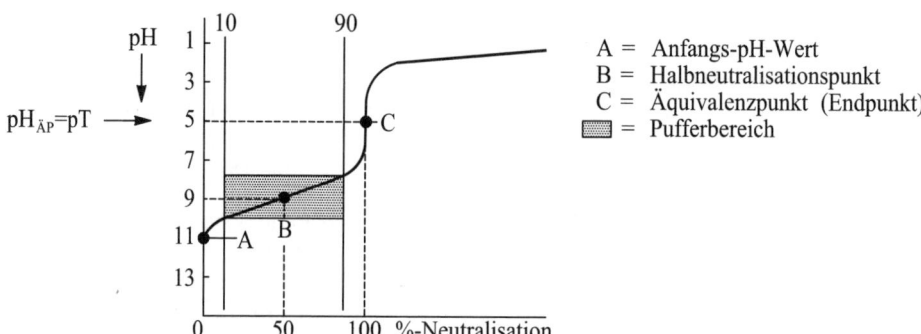

Abb. 1.15: **Titrationskurve einer schwachen Base ($C_0 = 0,1$ M; $pK_b = 5$)**

Berechnung charakteristischer Punkte (Abb. 1.15)

[A] **Ausgangs-pH-Wert** ($\tau=0$): Der pH-Wert der Lösung des Titranden berechnet sich nach:

$$pH = 14 - 1/2 \, pK_b + 1/2 \log C_b$$

pK_b = Basenexponent der zu titrierenden Base
C_b = Konzentration der zu titrierenden Base

[B] **Halbneutralisationspunkt** ($\tau=0,5$): Am Pufferpunkt der Titration gilt:

$$\boxed{pH = pK_s^*}$$

pK_s^* = Säureexponent der korr. Säure des Titranden

[C] **Titrationsendpunkt** ($\tau=1$): Der pH-Wert am Äquivalenzpunkt ($pH_{\text{ÄP}}$) der Titration ergibt sich aus [vgl. auch **MC-Fragen Nr. 190 - 192**]:

$$\begin{aligned}
pH_{\text{ÄP}} &= 1/2 \, pK_w - 1/2 \, pK_b - 1/2 \log C \\
&= 7 - 1/2 \, pK_b - 1/2 \log C \\
&= 1/2 \, pK_s^* - 1/2 \log C
\end{aligned}$$

pK_w = Ionenexponent des Wassers
pK_b = Basenexponent des Titranden
pK_s^* = Säureexponent der korr. Säure des Titranden
C = Konzentration des zugefügten Titrators
 = Ausgangskonzentration des Titranden
 = Konzentration des bei der Neutralisation gebildeten Salzes

Berechnungen (in Klammer Nr. der MC-Frage)

[193] **Gegeben:** K_s(korr. Säure) = $2 \cdot 10^{-10}$ mol $\cdot$ l^{-1} [log 2 = 0,3] ;
C(Base) = 10^{-1} M
Gesucht: $pH_{\text{ÄP}}$?
Berechnung: pK_s = -log K_s = -log $2 \cdot 10^{-10}$
 = -log 10^{-10} – log 2 = 10,0 – 0,3 = 9,7
$pH_{\text{ÄP}}$ = 1/2 pK_s – 1/2 log C = 1/2 $\cdot$ 9,7 – 1/2 log 10^{-1}
$\phantom{pH_{\text{ÄP}}}$ = 4,85 + 0,50 = **5,35**

[194] **Gegeben:** C(Base) = 0,01 = 10^{-2} mol $\cdot$ l^{-1}
K_s(korr.Säure) = 10^{-8} mol $\cdot$ l^{-1}
Gesucht: $pH_{\text{ÄP}}$?
Berechnung: pK_s = -log K_s = -log 10^{-8} = 8
$pH_{\text{ÄP}}$ = 1/2 pK_s – 1/2 log C = 1/2 $\cdot$ 8 – 1/2 log 10^{-2}
$\phantom{pH_{\text{ÄP}}}$ = 4,0 + 1,0 = **5,0**

[195] **Gegeben:** K_b = 10^{-6} mol $\cdot$ l^{-1}; $pH_{\text{ÄP}}$ = 5
Gesucht: Ausgangskonzentration C?
Berechnung: pK_b = -log K_b = -log 10^{-6} = 6
$pH_{\text{ÄP}}$ = 7 – 1/2 pK_b – 1/2 log C
log C = 14 – pK_b – 2 $pH_{\text{ÄP}}$ = 14 – 6 – 10 = -2
C = **10^{-2} mol $\cdot$ l^{-1}**

[196] Gegeben: $K_b = 10^{-5}$ mol $\cdot$ l^{-1}; $C = 0,1 = 10^{-1}$ M
Gesucht: $pH_{ÄP}$?
Berechnung: $pK_b = -\log K_b = -\log 10^{-5} = 5$
$pH_{ÄP} = 7 - 1/2\ pK_b - 1/2\ \log C$
$= 7 - 1/2 \cdot 5 - 1/2\ \log 10^{-1} = 7 - 2,5 + 0,5 = \textbf{5,0}$

[197] Gegeben: K_s(korr.Säure) $= 10^{-10}$ mol $\cdot$ l^{-1}
C(Base) $= 0,01 = 10^{-2}$ mol $\cdot$ l^{-1}
Gesucht: $pH_{ÄP}$?
Berechnung: $pK_s = -\log K_s = -\log 10^{-10} = 10$
$pH_{ÄP} = 1/2\ pK_s - 1/2\ \log C$
$= 1/2 \cdot 10 - 1/2\ \log 10^{-2} = 5 + 1 = \textbf{6,0}$

[198] Gegeben: $C = 10^{-3} \equiv 10^{-2}$ mol $\cdot$ l^{-1} **ad 100 ;** $pK_s = 9$
Gesucht: $pH_{ÄP}$?
Berechnung: $pH_{ÄP} = 1/2\ pK_s - 1/2\ \log C$
$= 1/2 \cdot 9 - 1/2\ \log 10^{-2} = 4,5 + 1,0 = \textbf{5,5}$

[1217] Gegeben: $C = 10^{-2}$ M $= 10^{-3}$ M **ad 100 ml**; $pK_s = 10$
Gesucht: $pH_{ÄP}$?
Berechnung: $pH_{ÄP} = 1/2\ pK_s - 1/2\ \log C =$
$1/2 \cdot 10 - 1/2\ \log 10^{-1} = 5,0 + 0,5 = \textbf{5,5}$

[199] Kennt man die Ausgangskonzentration der Base und ermittelt experimentell den pH-Wert am Äquivalenzpunkt, so kann man daraus den pK_b-Wert der Base bzw. den pK_s-Wert ihrer korr. Säure berechnen.
Gegeben: C(Base) $= 0,01 = 10^{-2}$ mol $\cdot$ l^{-1}; $pH_{ÄP} = 6$
Gesucht: pK_s-Wert der korr.Säure?
Berechnung: $pH_{ÄP} = 7 - 1/2\ pK_b - 1/2\ \log C$
$pK_b = 14 - \log C - 2\ pH_{ÄP}$
$= 14 - \log 10^{-2} - 12 = 14 + 2 - 12 = \textbf{4}$
$pK^*s = pK_w - pK_b = 14 - 4 = \textbf{10}$

[200] Gegeben: $K_b = 10^{-7}$ mol $\cdot$ l^{-1} ; $C = 0,1 = 10^{-1}$ M
Gesucht: Indikator zur Endpunktanzeige $\equiv pH_{ÄP}$?
Berechnung: $pK_b = -\log K_b = -\log 10^{-7} = 7$
$pH_{ÄP} = 7 - 1/2\ pK_b - 1/2\ \log C$
$= 7 - 1/2 \cdot 7 - 1/2\ \log 10^{-1} = 7,0 - 3,5 + 0,5 = \textbf{4,0}$

Für die Titration muss ein Indikator gewählt werden, der im pH-Bereich von **pH = 3–5** umschlägt.

6.1.4.5 Titration schwacher Protolyte mit schwachen Protolyten

Es existiert kein ausgeprägter Sprung in der Titrationskurve, weil die Steigung auch im Äquivalenzbereich nicht den Maximalwert erreicht. Die Titration ist daher als maßanalytische Bestimmungsmethode *ungeeignet*.

6.1.4.6 Titration mehrwertiger Protolyte

Die Titration eines mehrwertigen, stufenweise dissoziierenden Protolyten mit stark unterschiedlichen Säurekonstanten soll am Beispiel der Titration der **Phosphorsäure** (H_3PO_4) näher vorgestellt werden.

$$H_3PO_4 + H_2O \rightleftharpoons H_3O^+ + H_2PO_4^- \qquad pK_{s1} = 1,96$$
$$H_2PO_4^- + H_2O \rightleftharpoons H_3O^+ + HPO_4^{2-} \qquad pK_{s2} = 7,21$$
$$HPO_4^{2-} + H_2O \rightleftharpoons H_3O^+ + PO_4^{3-} \qquad pK_{s3} = 12,32$$

Die Titrationskurve der Phosphorsäure ist in Abb. 1.16 wiedergegeben und wird nachfolgend in vereinfachter Form diskutiert [vgl. **MC-Fragen Nr. 212, 213, 1367, 1397**].

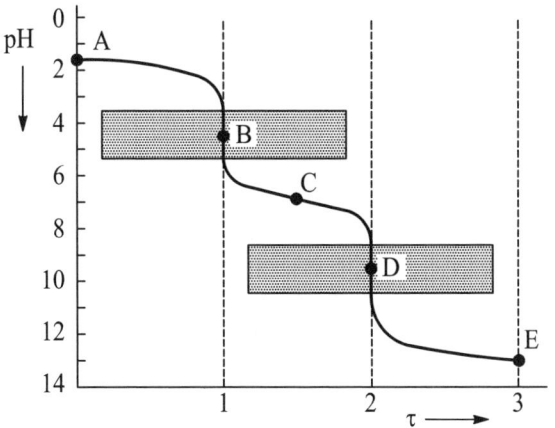

A = Anfangs-pH-Wert
B = 1. Endpunkt (pT_1)
C = Pufferpunkt (pH = pK_{s2})
D = 2. Endpunkt (pT_2)
E = (3. Endpunkt)

Abb. 1.16:   **Titrationskurve einer 0,1 M-Phosphorsäure-Lösung**

In der 1. Stufe ($pK_{s1} = 1,96$) ist Phosphorsäure eine starke, in der 2. Stufe ($pK_{s2} = 7,21$) nur eine schwache Säure, während das dritte Proton ($pK_{s3} = 12,32$) unter den üblichen Titrationsbedingungen in wässrigem Milieu *nicht* erfasst wird.

Da H_3PO_4 eine recht starke Säure und das PO_4^{3-}-Ion eine recht starke Base darstellt, ist die Titrationskurve im Anfangs- und Endbereich mit der eines starken Protolyten vergleichbar und besitzt dort keine Wendepunkte. Nur für pH = pK_{s2} tritt ein echter *Pufferpunkt* auf (Punkt C in Abb. 1.16).

Ganz allgemein berechnet sich der pH-Wert am **1. Äquivalenzpunkt** der Titration einer n-wertigen Säure nach [vgl. auch **MC-Fragen Nr. 209, 210, 214, 1301, 1677, 1761**]:

$$pH_{\ddot{A}P}(1) = pT_1 = 1/2 \ (pK_{s1} + pK_{s2})$$

D.h., der pH-Wert am 1.Endpunkt der Titration eines mehrwertigen Protolyten ergibt sich näherungsweise aus dem arithmetischen Mittel von pK_{s1} und pK_{s2}.

Für H_3PO_4 gilt [$pT_1 = 1/2(1,96+7,21) =$ **4,54**], sodass die Titration der 1.Protolysestufe gegen Methylrot oder Methylorange als Indikator durchführbar ist.

Der pH-Wert am **2. Äquivalenzpunkt** der Titration einer n-wertigen Säure berechnet sich zu [vgl. auch **MC-Fragen Nr. 208, 215**]:

$$pH_{\ddot{A}P}(2) = pT_2 = 1/2 \ (pK_{s2} + pK_{s3})$$

D.h., der pH-Wert am 2.Endpunkt der Titration einer mehrwertigen Säure ergibt sich annähernd aus dem arithmetischen Mittel von pK_{s2} und pK_{s3}.

Daraus resultiert für H_3PO_4 [pT_2 = 1/2(7,21+12,32) = **9,76**] und die Titration kann mit Thymolphthalein indiziert werden. Darüber hinaus ist unter gewissen Bedingungen auch Phenolphthalein als Indikator geeignet.

Die Gleichung für den pT_2-Wert dient auch zur näherungsweisen Berechnung des pH-Wertes am Endpunkt der Titration des **Dihydrogensalzes** (H_2A^-) einer dreibasischen Säure als Anionsäure, wie z. B. NaH_2PO_4 oder KH_2PO_4 [vgl. auch **MC-Fragen Nr. 208, 216**].

Darüber hinaus lässt sich *theoretisch* der pH-Wert am **Äquivalenzpunkt der 3. Protolysestufe** von Phosphorsäure (Punkt E in Abb. 1.16) näherungsweise berechnen nach (C_s stellt die Ausgangskonzentration der Säure dar), [vgl. **MC-Frage Nr. 1555**]:

$$pH_{ÄP}(3) = 1/2 \ (pK_w + pK_{s3} + \log \ C_s)$$

Berechnungen (in Klammer Nr. der MC-Frage)

[217] **Piperazin** ist eine zweisäurige Base. Sein Dihydrochlorid besitzt die Säureexponenten pK_{s1}=5,6 und pK_{s2}=9,8. Daraus ergibt sich der pH-Wert am Äquivalenzpunkt der alkalimetrischen Bestimmung einer 0,01-M-Piperazin-Lösung zu:

$$pH_{ÄP} = 1/2 \ (pK_{s1} + pK_{s2}) = 1/2 \ (5{,}6 + 9{,}8) = \textbf{7,7}$$

[218] **Chinin** ist eine zweisäurige Base und besitzt die Dissoziationskonstanten K_{b1}=10^{-6} und K_{b2}=10^{-10} mol $\cdot$ l^{-1}. Dies führt mit

[219] $pK_{b1} = - \log K_{b1} = - \log 10^{-6} = 6$

$pK_{b2} = - \log K_{b2} = - \log 10^{-10} = 10$

zu:

$pK_{s1} = 14 - pK_{b1} = 14 - 6 = 8$

$pK_{s2} = 14 - pK_{b2} = 14 - 10 = 4$

Daraus folgt für den pH-Wert am Äquivalenzpunkt:

$pH_{ÄP} = 1/2 \ (8 + 4) = \textbf{6}$

Zur alkalimetrischen Bestimmung des Chinins muss ein Indikator gewählt werden, dessen Umschlagsbereich nahe bei pH = 6 liegt.

[1292] Für die zweibasische Säure **Glycinhydrochlorid** [$Cl^- \ ^+H_3N-CH_2-COOH$] (pK_{s1} = 2,4; pK_{s2} = 9,8) entspricht der pH-Wert am Pufferpunkt bei τ = 1,5 dem pK_{s2}-Wert der Säure (siehe Punkt C in Abb. 1.16): pH = pK_{s2} = **9,8**.

Zusammenfassend ist auszuführen, dass sich *mehrwertige Säuren* [oder Basen] wie Gemische *einwertiger* Protolyte verhalten und zu getrennten Titrationsstufen führen, sofern ihre pK_s-Werte [bzw. pK_b-Werte] weit genug auseinanderliegen (um etwa 4 Einheiten).

Verschiebung des Titrierexponenten bei hohen Ionenstärken: Bei der visuellen Indizierung der 2. Titrationsstufe der Phosphorsäure würde *Phenolphthalein* [Umschlagsbereich: pH ~ 8–10] zu früh umschlagen, sodass der 2. Äquivalenzpunkt [pT_2 = 9,76] nicht ganz erreicht wird.

Gibt man aber 10–15 % **Kochsalz** (NaCl) oder jedes andere, *neutral* reagierende Salz zur Titrationslösung hinzu, so wird deren Ionenstärke (vgl. Kap. 4.3.2) verändert, der pT_2-Wert sinkt um etwa eine pH-Einheit und ermöglicht durch den „**Salz-effekt**" eine deutlich höhere Titrationsgenauigkeit.

Dieser Effekt lässt sich allein aus dem Unterschied zwischen thermodynamischer und stöchiometrischer Säurekonstante begründen und hat *nichts* mit einer „Verschiebung des Dissoziationsgleichgewichts" zu tun (vgl. Kap. 4.3.2).

6.1.4.7 Titration von Gemischen starker und schwacher Protolyte (Simultantitrationen)

Aufgrund des Nivellierungseffektes von Wasser (vgl. Kap. 6.1.1.5) sind *Gemische sehr starker Protolyte* als einheitliche Probe anzusehen. Beispielsweise vermag Wasser nicht zwischen **Alkalihydroxiden** und **quartären Ammoniumbasen** ($R_4N^+HO^-$) zu differenzieren [vgl. **MC-Frage Nr. 203**].

Für *Gemische starker und schwacher Protolyte* gilt die allgemeine Regel, dass Säuren [Basen] in der Reihenfolge abnehmender Säurestärke [Basenstärke] neutralisiert werden [vgl. auch **MC-Frage Nr. 202**]. Eine *Simultantitration* gelingt nur, wenn sich die pK-Werte der einzelnen Säuren oder Basen genügend voneinander unterscheiden. Die Konzentration des schwächeren Protolyten sollte möglichst gering sein.

Beispielsweise kann man HCl (pK_s = -3) unabhängig von NH_4^+ (pK_s = 9,25) titrieren. Essigsäure (pK_s = 4,75) ist bereits so stark dissoziiert, dass die alleinige Bestimmung von HCl nicht mehr möglich ist, wohl aber die Gesamttitration beider Säuren bis zum Endpunkt der Essigsäure-Bestimmung [vgl. **MC-Fragen Nr. 1397, 1409**].

Als praktisch wichtige Beispiele sollen die Simultantitrationen von Carbonat neben Hydrogencarbonat und von Hydroxid-Ionen neben Carbonat-Ionen näher vorgestellt werden.

Carbonat neben Hydrogencarbonat: Titriert man ein CO_3^{2-}/HCO_3^--Gemisch mit starken Säuren gegen Phenolphthalein, so wird *nur* der Carbonat-Anteil erfasst; bei der alkalimetrischen Titration gegen Methylorange erhält man die Summe aus Carbonat und Hydrogencarbonat.

Hydroxid neben Carbonat: Alkalihydroxide enthalten infolge ihrer Reaktion mit dem CO_2 der Luft häufig *Carbonat als Verunreinigung*.

$$2\ HO^- + CO_2 \longrightarrow H_2O + CO_3^{2-}$$

Wie Abb. 1.17 graphisch veranschaulicht, lassen sich beide Basen durch ein zweistufiges Titrationsverfahren simultan bestimmen. Zunächst titriert man mit einer HCl-Maßlösung gegen *Phenolphthalein* [Verbrauch: „a"], wobei die HO^--Ionen neutralisiert und die Carbonat-Ionen in HCO_3^--Ionen übergeführt werden.

(1) $HO^- + H_3O^+ \longrightarrow 2\ H_2O$
(2) $CO_3^{2-} + H_3O^+ \longrightarrow H_2O + HCO_3^-$

Anschließend wird mit HCl gegen *Methylorange* titriert [Verbrauch: „b"].

(3) $HCO_3^- + H_3O^+ \longrightarrow 2\ H_2O + CO_2 \uparrow$

Die zweite Titrationskurve dient der Berechnung des Carbonat-Gehaltes, da 1 Mol des ursprünglichen Carbonats hier 1 Mol Protonen zur Neutralisation von Hydrogencarbonat verbraucht. Der Gehalt an HO⁻-Ionen ergibt sich aus der Differenz beider Titrationen als errechneter Verbrauch „c" (c=a-b) [vgl. **MC-Fragen Nr. 204, 205, 1367**].

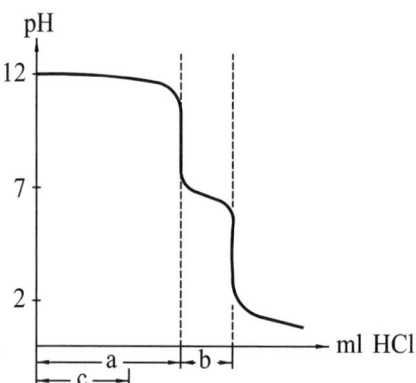

Abb. 1.17:   Titrationskurve der Bestimmung von Hydroxid-Ionen ($C_0 = 0,01$ M) neben Carbonat-Ionen

Die Gehaltsbestimmung der ins Arzneibuch aufgenommenen Reagenzien

- **Kaliumhydroxid** (KOH) [$M_r = 56,11$]
- **Natriumhydroxid** (NaOH) [$M_r = 40,00$]

wird abweichend vom oben beschriebenen Titrationsverfahren wie folgt durchgeführt:

- 2,0 g des betreffenden Hydroxids werden in 25 ml Wasser gelöst und mit $BaCl_2$-Lösung (6,1%ig) versetzt. Man titriert mit 1 M-HCl zunächst gegen Phenolphthalein und anschließend gegen Bromphenolblau.

Die Lösungen der Substanzen in CO_2-freiem Wasser enthalten die entsprechenden Kationen sowie HO⁻- und CO_3^{2-}-Ionen. Versetzt man mit einer $BaCl_2$-Lösung, so bildet sich ein schwerlöslicher Niederschlag von $BaCO_3$. Bei der 1. Titration (gegen Phenolphthalein) werden nur die HO⁻-Ionen erfasst, die 2. Titration (gegen Bromphenolblau) dient der Bestimmung des CarbonatGehaltes; aus gefälltem $BaCO_3$ entsteht hierbei CO_2 [vgl. auch **MC-Fragen Nr. 206, 207, 1314**].

$$(1) \qquad HO^- + H_3O^+ \longrightarrow 2\ H_2O$$
$$(2) \qquad BaCO_3 \downarrow + 2\ H_3O^+ \longrightarrow Ba^{2+} + 3\ H_2O + CO_2 \uparrow$$

Bei der Einstellung der entsprechenden *Maßlösungen* nach Arzneibuch (vgl. Kap. 6.1.6) wird auf den Zusatz von Bariumchlorid verzichtet und mit HCl-Lösung gegen Phenolphthalein titriert. Dabei wird der Carbonat-Anteil miterfasst. Deshalb muss bei Verwendung eines anderen Indikators als Phenolphthalein die KOH- bzw. NaOH-Maßlösung stets neu eingestellt werden.

6.1.5 Indizierungsmöglichkeiten

6.1.5.1 Säure-Base-Indikatoren

Säure-Base-Indikatoren sind org. Farbstoffe, die einen schwach sauren oder basischen Charakter besitzen und deren korr. Säure-Base-Paare unterschiedlich gefärbt sind, d. h., deren Struktur und Farbe pH-abhängig sind:

(Farbe 1) HIn $\Longleftrightarrow$ **In⁻ + (H⁺)**   **(Farbe 2)**
Indikatorsäure   **Indikatorbase**

Im Verlaufe einer Neutralisationsreaktion erfahren sie durch Protonierung oder Deprotonierung eine Konstitutionsänderung, die mit einer Farbänderung einhergeht. Für den *Farbwechsel* selbst sind Veränderungen im π-Elektronensystem der Indikatormoleküle ausschlaggebend, wobei diese Veränderungen durch die Protonenaktivität reguliert werden.

Da Neutralisationsindikatoren korr. Säure-Base-Paare darstellen, dürfen sie, um das zu titrierende System nicht zu beeinträchtigen, der Titrationslösung nur in *geringen Mengen* zugesetzt werden.

Unabhängig von ihrem Einsatzgebiet kann man Indikatoren einteilen in:

- **Einfarbige Indikatoren**, die nur in einer der beiden möglichen Formen gefärbt und in der anderen farblos sind. Einfarbige acidobasische Indikatoren, wie z. B. Thymolphthalein, sind meistens im sauren pH-Bereich farblos und im alkalischen Milieu gefärbt. Ihr Umschlagspunkt wird durch die erste wahrnehmbare Farbtönung angezeigt.
- **Zweifarbige Indikatoren** liegen in beiden Formen in unterschiedlichen Farben vor und zeigen am Umschlagspunkt eine *Mischfarbe*.

Aufgrund ihrer Struktur kann man Säure-Base-Indikatoren grob unterteilen in:

- **Phthaleine,**
- **Sulfophthaleine,**
- **Triphenylmethanfarbstoffe,**
- **Azofarbstoffe,**
- **einfache Phenole.**

6.1.5.2 Phthaleine

Indikator	R^1	R^2
Phenolphthalein	H	H
Thymolphthalein	$CH(CH_3)_2$	CH_3

Phenolphthalein, der einfachste Vertreter der *einfarbigen* Phthaleine, ist aufgrund seines Umschlagsbereiches [pH=8,2–10,0] als Indikator zur maßanalytischen Bestimmung schwacher Säuren wie Essigsäure geeignet.

Phenolphthalein besitzt in fester Form bzw. in saurer Lösung eine *farblose Lactonstruktur* und geht im alkalischen Milieu unter Öffnung des Lactonringes in das *para-chinoide, rote Dianion* über. In sehr stark alkalischer Lösung wird durch Anlagerung von HO^--Ionen das *farblose, benzoide Trianion* gebildet [vgl. **MC-Fragen Nr. 253-255, 1381, 1560, 1628**].

farblos $-2H^+$ rot $+HO^-$ farblos

6.1.5.3 Sulfophthaleine

Indikator	R^1	R^2	R^3
Bromcresolgrün	H	Br	CH_3
Bromcresolpurpur	CH_3	Br	H
Bromphenolblau	Br	Br	H
Bromthymolblau	$CH(CH_3)_2$	Br	CH_3
Cresolrot	CH_3	H	H
Phenolrot	H	H	H
Thymolblau	$CH(CH_3)_2$	H	CH_3

Die mit den Phthaleinen eng verwandten *Sulfophthaleine* sind *zweifarbige Indikatoren*. Sie enthalten anstelle des Lactonringes den weniger stabilen *Sulfonring*, der bereits im sauren Medium (Neutralform des Indikators) gespalten wird und zur Bildung einer farbigen, *chinoiden* Molekülstruktur führt.

Phenolrot   rot $-H^+$ gelb: pH < 6,8 $-H^+$

rotviolett: pH > 8,4 $+HO^-$ farblos

Phenolrot besitzt ein Umschlagsintervall von pH=6,8 (gelb) bis pH=8,4 (rotviolett). Die *rote* Farbe der Kristalle (aus HOAc) dürfte auf eine zwitterionische, Polymethin-ähnliche Struktur mit geöffnetem Sultonring zurückzuführen sein, die auch in stark sauren Lösungen vorherrscht. In verdünnten Säuren tritt das gelb gefärbte Monoanion auf, das in alkalischer Lösung in das rotviolette Dianion übergeht [vgl. **MC-Fragen Nr. 248, 249**]. In stark alkalischer Lösung bildet sich schließlich durch Anlagerung von Hydroxid-Ionen das farblose Trianion.

Durch weitere Substitution an den aromatischen Strukturelementen kann die Acidität des phenolischen Hydroxyls und damit der Umschlagsbereich verändert werden. Beispielsweise erhöht der induktive Effekt ortho-ständiger Bromatome die Acidität der HO-Gruppen, sodass **Bromphenolblau** bereits im sauren pH-Bereich von 2,8 – 4,4 von gelb nach blauviolett umschlägt [vgl. **MC-Fragen Nr. 250, 251**].

6.1.5.4 Azofarbstoffe

Indikator	R^1	R^2	R^3
Dimethylgelb	H	$N(CH_3)_2$	H
Metanilgelb	H	$NH(C_6H_5)$	SO_3Na
Methylorange	SO_3Na	$N(CH_3)_2$	H
Methylrot	H	$N(CH_3)_2$	COOH
Tropäolin 00	SO_3Na	$NH(C_6H_5)$	H
Alizaringelb	HO	NO_2	COOH

Die meisten Neutralisationsindikatoren, die eine Azogruppe enthalten, sind aminosubstituierte Derivate des *Azobenzols*. Als lösungsvermittelnde Substituenten tragen sie zusätzlich noch Carbonsäure- oder Sulfonsäure-Gruppierungen.

Bei diesen Indikatoren ist nur in der protonierten Form unter Ausbildung einer chinoiden Struktur eine Ladungsdelokalisierung möglich, wie dies das Beispiel **Methylorange** zeigt [vgl. **MC-Frage Nr. 1249**].

6.1.5.5 Triphenylmethanfarbstoffe

R = H	**Malachitgrün**
= $N(CH_3)_2$	**Kristallviolett**

Malachitgrün, **Kristallviolett** und **Naphtholbenzein** sind häufig genutzte acidobasische Indikatoren für Titrationen in wasserfreiem Milieu, wie z. B. bei Bestimmungen mit Perchlorsäure in Eisessig (vgl. Kap. 6.3.4).

Der Farbumschlag des Naphtholbenzeins erfolgt von Gelb im alkalischen nach Grün im sauren Medium und ist besser zu erkennen als der des häufiger verwendeten Kristallvioletts.

6.1.5.6 Aromaten

Auch einfache Phenole, Naphthole und hydroxylierte Anthrachinon-Derivate sind als Neutralisationsindikatoren geeignet. Stellvertretend für diese Gruppe von Indikatoren sei **Alizarin S** genannt.

Alizarin S

6.1.5.7 Umschlagsintervall von Säure-Base-Indikatoren

Aus dem Massenwirkungsgesetz für die Dissoziation der schwachen Indikatorsäure (HIn) in Wasser unter Bildung ihrer konjugierten Indikatorbase (In⁻) kann man eine der Henderson-Hasselbalch-Gleichung analoge Beziehung ableiten. Es gilt:

$$HIn + H_2O \rightleftharpoons In^- + H_3O^+$$

$$K_I = \frac{[H_3O^+] \cdot [In^-]}{[HIn]} \longrightarrow pH = pK_I - \log\frac{[HIn]}{[In^-]}$$

Der pK_I (pK_a)-Wert des Indikators wird auch als **Indikatorexponent** bezeichnet.

Liegt ein **zweifarbiger Indikator** vor und besitzen beide Formen des korr. Säure-Base-Paares bei gleicher Konzentration die gleiche Farbintensität, so folgt:

$$\frac{[HIn]}{[In^-]} = \frac{\text{Intensität der Farbe von HIn}}{\text{Intensität der Farbe von In}^-}$$

Daraus ergibt sich, dass der Farbwechsel (**Indikatorumschlag**) vom pK_I-Wert des Indikators abhängt, bei

$$pH = pK_I$$

erfolgen muss und dort die Mischfarbe vorherrscht [vgl. **MC-Frage Nr. 1763**]. In der Praxis beobachtet man aber stets einen Farbumschlag innerhalb eines bestimmten pH-Intervalls. Ursache hierfür ist, dass ein Farbton eines binären Farbstoffgemischs vom menschlichen Auge nur dann als „*rein*" erkannt wird, wenn der zweite Farbton weitgehend verschwunden ist. Erfahrungsgemäß ist dies der Fall bei einem Verhältnis der Farbintensitäten [HIn]:[In$^-$]=10:1 bzw. 1:10, sodass aus der o.a. Indikatorgleichung für das *Umschlagsintervall eine Breite von 2 pH-Einheiten* resultiert [vgl. **MC-Fragen Nr. 237, 238**].

$$pH = pK_I \pm 1$$

Darüber hinaus ist der Umschlagsbereich eines zweifarbigen Indikators unabhängig von seiner Totalkonzentration (C_I). Sind die Farbintensitäten der beiden Indikatorformen (bei gleicher Konzentration) sehr verschieden und deshalb ihre Farbtöne für das Auge unterschiedlich wahrnehmbar, so ist der Indikatorumschlag unsymmetrisch bezüglich $pH = pK_I$; er erstreckt sich aber immer noch über einen Bereich von etwa 2 pH-Einheiten.

Während sich bei einem zweifarbigen Indikator innerhalb des Umschlagsbereiches im Wesentlichen nur der Farbton ändert, verändert sich bei einem **einfarbigen Indikator** innerhalb dieser pH-Spanne vor allem die *Farbintensität* [vgl. **MC-Fragen Nr. 240, 241**]. Für einen einfarbigen Indikator gilt:

$$pH = pK_I - \log C_I + \log C_{HIn}$$

Der Beginn des Umschlagsbereiches eines einfarbigen Indikators hängt von seiner Totalkonzentration (C_I) ab, wobei C_{HIn} die für das Auge wahrnehmbare Konzentration bedeutet.

Nimmt man an, dass bei einer bestimmten Konzentration des einfarbigen *Phenolphthaleins* die rote Farbe bei pH=8,6 gerade sichtbar zu werden beginnt, so erhält man bei einer zehnmal höheren Indikatorkonzentration die gleiche Farbintensität schon bei einem um *eine* Einheit niedrigeren pH-Wert, also bei pH=7,6.

Der Umschlagsbereich eines zweifarbigen Indikators ist abhängig vom pK_I-Wert der Indikatorsäure und erstreckt sich über zwei pH-Einheiten. Die Grenzen des Umschlagsbereiches können beschrieben werden mit $pH = pK_I \pm 1$.

Das Umschlagsintervall eines zweifarbigen Indikators ist unabhängig von seiner Totalkonzentration, dagegen hängt der Umschlagsbereich einfarbiger Indikatoren von deren Totalkonzentrationen und deren subjektiv erkennbaren Grenzkonzentrationen ab.

Die Umschlagsbereiche einiger in Arzneibüchern für Gehaltsbestimmungen und zur Einstellung von Maßlösungen häufig genutzter Indikatoren sind in Tab. 1.11 aufgelistet.

Tab. 1.11: Umschlagsbereiche ausgewählter Säure-Base-Indikatoren

Indikator	Umschlagsintervall in pH-Einheiten	Farbwechsel $pH_1 < pH_2$
Thymolblau	1,2 - 2,8	rot - gelb
Metanilgelb	1,2 - 2,3	rot - gelborange
Tropäolin 00	1,3 - 3,2	rot - gelb
Bromphenolblau	2,8 - 4,4	gelb - blauviolett
Dimethylgelb	2,9 - 4,0	rot - gelb
Kongorot	3,0 - 5,0	blau - rosa
Methylorange	3,0 - 4,4	rot - gelb
Bromcresolgrün	3,6 - 5,2	gelb - blau
Alizarin S	3,7 - 5,2	gelb - violett
Methylrot	4,4 - 6,0	rot - gelb
Bromcresolpurpur	5,2 - 6,8	gelb - blauviolett
Bromthymolblau	5,8 - 7,4	gelb - blau
Phenolrot	6,8 - 8,4	gelb - rotviolett
Cresolrot	7,0 - 8,6	gelb - rot
Thymolblau	8,0 - 9,6	olivgrün - blau
Phenolphthalein	8,2 - 10,0	farblos - rot
Thymolphthalein	9,3 - 10,5	farblos - blau
Alizaringelb	10,0 - 12,0	gelb - rot
Tropäolin 00	11,0 - 13,0	gelb - gelbbraun

6.1.5.8 Mischindikatoren

Solche Indikatorsysteme bestehen entweder aus einem Indikator und einem indifferenten Farbstoff (**Kontrastindikator**) oder aus zwei Indikatoren (**Mischindikator**), deren Umschlagsbereiche mehr oder weniger zusammenfallen.

Das Prinzip dieser Indikatoren beruht darauf, dass im Umschlagsintervall die Farben beider Komponenten zueinander *komplementär* sind. Infolgedessen nimmt die Mischung einen *grauen*, besser wahrnehmbaren Farbton an.

Kontrastindikator: Methylrot + Methylenblau

pH	4	4-6	6
Methylrot	rot	orange	gelb
Methylenblau	blau	blau	blau
Mischung	violett	grau	grün

Mischindikator: Bromphenolblau + Metanilgelb

pH	2	2-4	4
Bromphenolblau	gelb	grün	blau
Metanilgelb	rot	orange	gelb
Mischung	orange	grau	grün

In analoger Weise können auch **[Bromthymolblau/Methylrot]** oder **[Methylorange/Bromcresolgrün]** als Mischindikatoren eingesetzt werden.

6.1.5.9 Auswahl geeigneter Indikatoren

Wird das Umschlagsintervall eines Indikators im Äquivalenzpunkt einer volumetrischen Bestimmung *sprunghaft* durchlaufen, wie es die logarithmischen Titrationskurven in Abb. 1.18 veranschaulichen, so ist der Indikator zur Indizierung des Titrationsendpunktes geeignet.

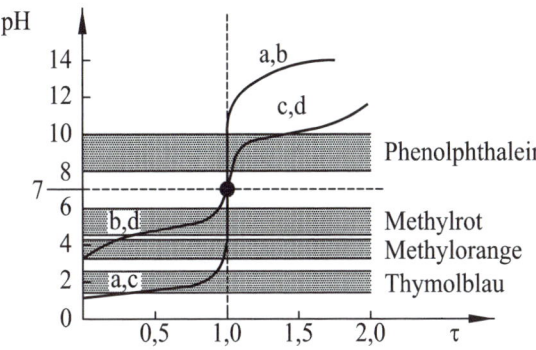

Abb. 1.18:
Indikatorauswahl am Beispiel der
Titration von 0,1 N-Protolyten
a) starke Säure + starke Base
b) schwache Säure (pK_s=5) +
   starke Base
c) starke Säure + schwache Base
   (pK_b=5)
d) schwache Säure + schwache
   Base (pK_s=pK_b=5)

Das Umschlagsintervall acidobasischer Indikatoren wird den Titrierexponenten (pT-Wert) oft einschließen; dieser kann durchaus aber auch außerhalb des Umschlagsbereiches liegen, sofern der steile Abschnitt der Titrationskurve hinreichend hoch ist. Letzteres gilt nur für starke Protolyte.

Beispielsweise kann für die acidimetrische Bestimmung von **Trichloressigsäure** [Cl_3C-COOH] (pK_s=0,7) aufgrund ihrer im Vergleich zu Essigsäure höheren Acidität (-I-Effekt der Chloratome) auch Methylrot als Indikator verwendet werden [vgl. **MC-Frage Nr. 293**]. **Essigsäure** (pK_s=4,75) wird dagegen mit NaOH gegen Phenolphthalein titriert.

Allgemein gilt die Regel, dass für die Titration einer schwachen Säure [Base] nur Indikatoren mit einem Umschlagsbereich pH > 7 [pH < 7] geeignet sind, während für die Titration starker Protolyte Indikatoren verwendet werden können, die im schwach sauren, neutralen oder schwach alkalischen pH-Bereich umschlagen.

6.1.6 Maßlösungen

Die prinzipiellen Anforderungen an Maßlösungen wurden bereits im Kap. 4.1.4 vorgestellt. Ihre Herstellung erfolgt nach den üblichen chemischen Analysenmethoden. Die Einstellung und die Berechnung der Korrekturfaktoren von Maßlösungen waren Gegenstand des Kap. 4.1.4. Zur Problematik der Einstellung Carbonat-haltiger Alkalihydroxid-Lösungen wird auf Kap. 6.1.4.7 verwiesen.

Das Arzneibuch sieht für Säure-Base-Titrationen folgende Maßlösungen vor, wobei in Klammern die jeweiligen Urtiter und Indikatoren angegeben sind:

Alkalimetrie:
- **Essigsäure** [0,1 M] (mit eingestellter NaOH-Lösung/Phenolphthalein)
- **Salpetersäure** [1 M] (Natriumcarbonat/Methylorange)
- **Salzsäure** [1 M; 0,1 M] (Natriumcarbonat/Methylorange)
- **Schwefelsäure** [0,5 M; 0,05 M] (Natriumcarbonat/Methylorange)

Acidimetrie:
- **Kaliumhydroxid** [0,1 M]
  (mit eingestellter HCl-Lösung/Phenolphthalein)
- **Kaliumhydroxid-Lösung, ethanolische** [0,5 M]
  (mit eingestellter HCl-Lösung/Phenolphthalein)
- **Kaliumhydroxid in Ethanol 60%** (V/V) [0,5 M]
  (mit eingestellter HCl-Lösung/Phenolphthalein)
- **Natriumhydroxid** [1 M; 0,1 M]
  (mit eingestellter HCl-Lösung gegen den bei der entsprechenden Titration genannten Indikator)
- **Natriumhydroxid-Lösung, ethanolische** [0,1 M]
  (Benzoesäure/Thymolphthalein)

Die Alkalihydroxid-Maßlösungen sind in alkaliresistenten Glas- oder Polyethylengefäßen aufzubewahren.

Wasserfreie Titration:
- **Lithiummethanolat** [0,1 M] (Benzoesäure/Thymolblau)
- **Natriummethanolat** [0,1 M] (Benzoesäure/Thymolblau)
- **Perchlorsäure** [0,1 M; 0,05 M; 0,02 M] (Kaliumhydrogenphthalat/Kristallviolett)
- **Tetrabutylammoniumhydroxid** [0,1 M] (Benzoesäure/Thymolblau)

Die Maßlösungen für Titrationen in nichtwässrigem Medium werden noch explizit im Kap. 6.3.3.1 und Kap. 6.3.4.2 vorgestellt.

6.1.7 Urtitersubstanzen

In Tab. 1.12 sind die wichtigsten Urtiter der Alkalimetrie und Acidimetrie zusammengestellt. (Zur Normierung von Maßlösungen mithilfe von Urtitersubstanzen siehe Kap. 4.1.4).

Tab. 1.12:   Urtitersubstanzen (z = Äquivalentzahl)

Urtiter	z	zur Einstellung von
Natriumcarbonat	2	HCl, HNO_3, H_2SO_4
Kaliumhydrogencarbonat	1	HCl, H_2SO_4
Kaliumhydrogenphthalat	1	$HClO_4$, $NaOH$, KOH
Benzoesäure	1	$LiOCH_3$, $NaOCH_3$, $NaOH/EtOH$, TBAH
Oxalsäure	2	Basen (selten genutzt)

Hiervon werden im Arzneibuch eingesetzt:

- **Benzoesäure** (C_6H_5-COOH) [$M_r = 122,1$]: Zur Reinigung wird die Substanz in einer geeigneten Apparatur sublimiert.
- **Kaliumhydrogenphthalat** (o-KOOC-C_6H_4-COOH) [$M_r = 204,2$]: Zur Reindarstellung wird die Substanz aus siedendem Wasser umkristallisiert und bei 110 °C bis zur Massekonstanz getrocknet.
- **Natriumcarbonat** (Na_2CO_3) [$M_r = 106,0$]: Zur Herstellung der Urtitersubstanz leitet man bei Raumtemperatur in eine filtrierte, gesättigte Na_2CO_3-Lösung Kohlendioxid ein. Nach 2 h wird der Niederschlag abfiltriert, zunächst bei 100–105 °C getrocknet und anschließend bei 270–300 °C zur Massekonstanz erhitzt.

6.2 Titrationen von Säuren und Basen in wässrigen Lösungen, pharmazeutische Anwendungen

6.2.1 Titration von Säuren

6.2.1.1 Titration starker Säuren

Mineralsäuren wie 36%ige **Salzsäure** [$M_r = 36,46$] lässt das Arzneibuch mit NaOH-Maßlösung gegen Methylrot als Indikator titrieren. In analoger Weise erfolgt auch die Gehaltsbestimmung von **Perchlorsäure** [$M_r = 100,5$], **Salpetersäure** [$M_r = 63,0$], **Schwefelsäure** [$M_r = 98,1$] und **Methansulfonsäure** (CH_3SO_3H) [$M_r = 96,1$], während das Arzneibuch zur Bestimmung der schwächeren **Flusssäure** [$M_r = 20,01$; $pK_s = 3,14$] Phenolphthalein als Indikator verwendet.

Die dreiwertige **Phosphorsäure** [$M_r = 98,0$] lässt sich stufenweise titrieren (vgl. Kap. 6.1.4.6). Der 1. Äquivalenzpunkt ($H_2PO_4^-$) liegt bei $pT_1 = 4,6$ und kann mit *Methylorange* indiziert werden.

Der 2. Endpunkt (HPO_4^{2-}) liegt bei $pT_2 = 9,7$. Verwendet man gemäß Arzneibuch *Phenolphthalein* als Indikator [Umschlagsbereich: 8,2–9,8], so erfolgt ein Farbwechsel bereits vor Erreichen des Äquivalenzpunktes. Das Arzneibuch schreibt deshalb den Zusatz von **NaCl** als Neutralsalz vor, wodurch die Ionenstärke der Lösung erhöht und der pT_2-Wert in den Umschlagsbereich des Phenolphthaleins verschoben wird (vgl. Kap. 6.1.4.6 und **MC-Frage Nr. 288**).

Die Verwendung von *Thymolphthalein* als Indikator, dessen Umschlagsbereich (pH = 9,3–10,5) den 2. Äquivalenzpunkt umfasst, macht die Zugabe eines Neutralsalzes überflüssig. Auch bei der potentiometrischen Indizierung des Endpunktes kann auf den NaCl-Zusatz verzichtet werden.

An **Dihydrogenphosphaten** ($H_2PO_4^-$) wurden in das Arzneibuch aufgenommen:

- **Kaliumdihydrogenphosphat** [$M_r = 136,1$]
- **Natriumdihydrogenphosphat-Dihydrat** [$M_r = 156,0$]

Das Arzneibuch bestimmt den Gehalt beider Salze acidimetrisch als *Anionsäure* bei potentiometrischer Endpunktsanzeige [vgl. **MC-Frage Nr. 289**]. Andere Pharmakopöen titrieren nach Zusatz von NaCl gegen Phenolphthalein oder Thymolphthalein. Darüber hinaus sind Dihydrogenphosphate auch im wasserfreien Milieu mit Perchlorsäure bestimmbar (vgl. Kap. 6.3.4.8).

An **Monohydrogenphosphaten** (HPO_4^{2-}) sind u. a. als Monographien im Arzneibuch enthalten:

- **Kaliummonohydrogenphosphat** [M_r=174,2]
- **Natriummonohydrogenphosphat-Dihydrat** [M_r=178,0]
- **Natriummonohydrogenphosphat-Dodecahydrat** [M_r=358,1]

Der pK_s-Wert sekundärer Phosphate beträgt etwa 12,3, sodass sie in wässriger Lösung *nicht* direkt als Säuren bestimmbar sind. Das Arzneibuch titriert sie daher bei potentiometrischer Endpunktsanzeige als *Anionbasen*.

Durch Lösen in 1 M-HCl (25 ml) wird zunächst alles Monohydrogenphosphat in Dihydrogenphosphat umgewandelt. Nach Verdünnen mit Wasser erfasst man bei der Rücktitration mit 1 M-NaOH bis zum 1. Endpunkt (pT_1 = 4,6; Verbrauch: n_1 ml) Phosphorsäure und überschüssige freie Salzsäure, sodass der HCl-Verbrauch (25-n_1) dem Gehalt an HPO_4^{2-}-Ionen entspricht. Bei der weiteren Titration bis zum 2. Äquivalenzpunkt (pT_2 = 9,7; Verbrauch: n_2 ml) wird sämtliches Dihydrogenphosphat zu Monohydrogenphosphat deprotoniert.

Alternativ dazu können Monohydrogenphosphate nach Zugabe von $CaCl_2$-Lösung und Fällung von Calciumphosphat auch durch die nachfolgende Titration der dabei freigesetzten Säure erfasst werden.

$$3\ CaCl_2 + 2\ HPO_4^{2-} \longrightarrow Ca_3(PO_4)_2 \downarrow + 2\ HCl + 4\ Cl^-$$

Bei anderen im Arzneibuch enthaltenen **Phosphaten** wird eine Gehaltsbestimmung des jeweiligen Kations durchgeführt.

Aus der Reihe der Carbonsäuren kann **Trichloressigsäure** [M_r=163,4] als hinreichend starke Säure (pK_s=0,7) gegen einen Indikator titriert werden, der bereits im sauren pH-Bereich umschlägt. Die Bestimmung nach Arzneibuch erfolgt jedoch mit NaOH-Lösung gegen Phenolphthalein. Erst beim *Erhitzen* wird Trichloressigsäure von Alkalihydroxid-Lösungen in Chloroform und Alkalicarbonat gespalten,

$$Cl_3C\text{-}COOH + 2\ HO^- \longrightarrow HCCl_3 + CO_3^{2-} + H_2O$$

sodass dieses Verhalten keinen Einfluss auf die acidimetrische Bestimmung hat [vgl. **MC-Fragen Nr. 291–293**].

6.2.1.2 Titration schwacher Säuren

Die meisten **Carbonsäuren** (R-COOH) titriert man direkt gegen Farbindikatoren. Werden org. Lösungsmittel als Lösungsvermittler eingesetzt, so ist es ratsam, sie zuvor gegen den jeweils angegebenen Indikator zu neutralisieren. Abb. 1.19 zeigt die Strukturformeln einiger Wirkstoffe, die das Arzneibuch acidimetrisch bestimmen lässt.

In das Arzneibuch wurden u. a. als Monographien aufgenommen, wobei in runden Klammern die jeweiligen Titrationsbedingungen aufgelistet sind: Sofern nichts anderes angegeben ist, benötigt man zur Neutralisation der betreffenden Säure **1** *Äquivalent* 0,1 M-NaOH-Lösung.

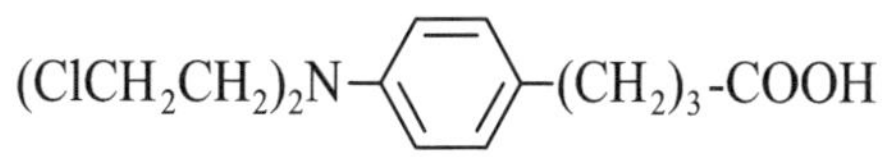
(ClCH2CH2)2N
(CH2)3-COOH

Chlorambucil

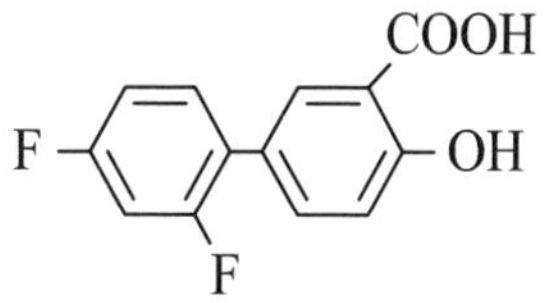
COOH
F
OH
F

Diflunisal

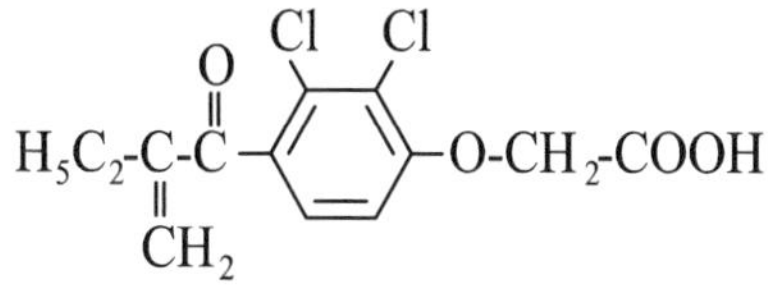
Cl Cl
O
H5C2-C-C
CH2
O-CH2-COOH

Etacrynsäure

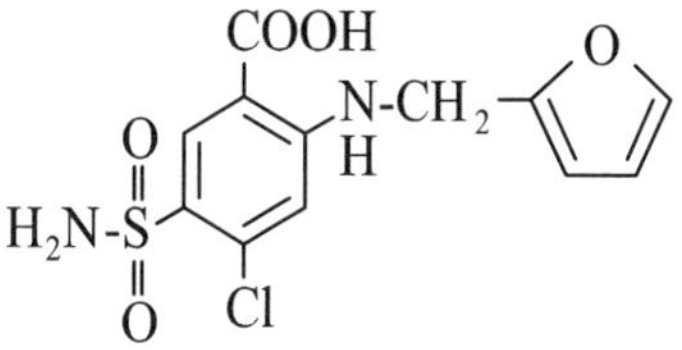
COOH
N-CH2
H
O
H2N-S
O
Cl

Furosemid

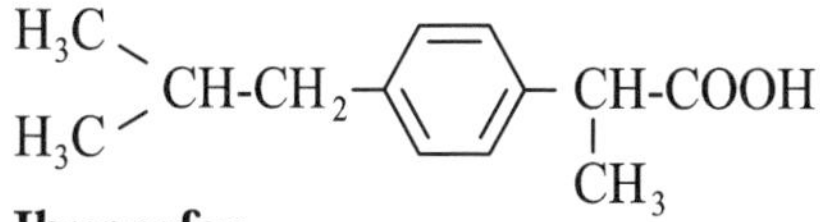
H3C
CH-CH2
H3C
CH-COOH
CH3

Ibuprofen

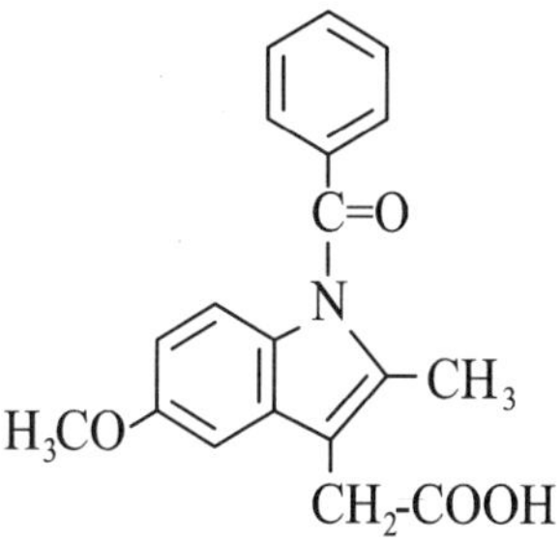
C=O
N
CH3
H3CO
CH2-COOH

Indometacin

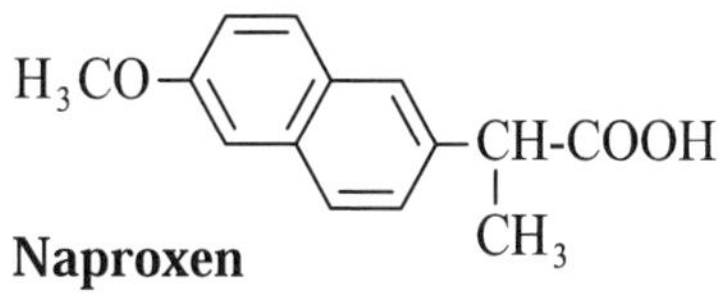
H3CO
CH-COOH
CH3

Naproxen

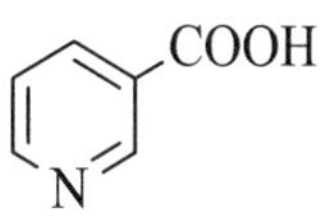
COOH
N

Nicotinsäure

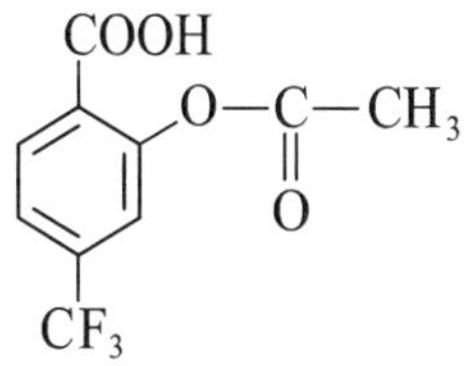
COOH
O—C—CH3
O
CF3

Triflusal

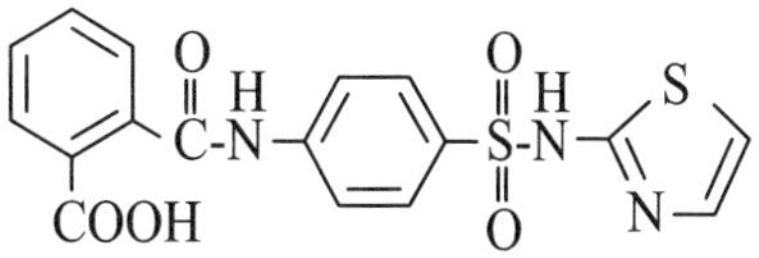
O H
C-N
COOH
O H
S-N
O
S
N

Phthalylsulfathiazol

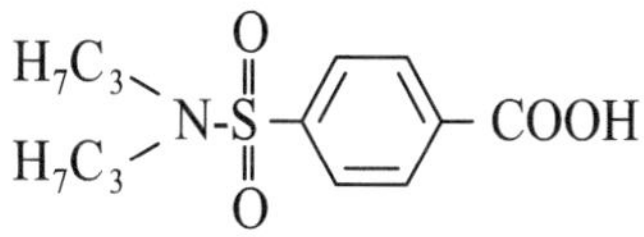
H7C3
N-S
H7C3
O
O
COOH

Probenecid

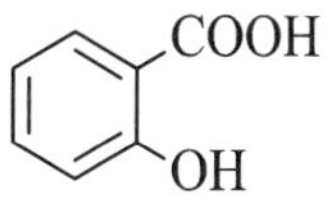
COOH
OH

Salicylsäure

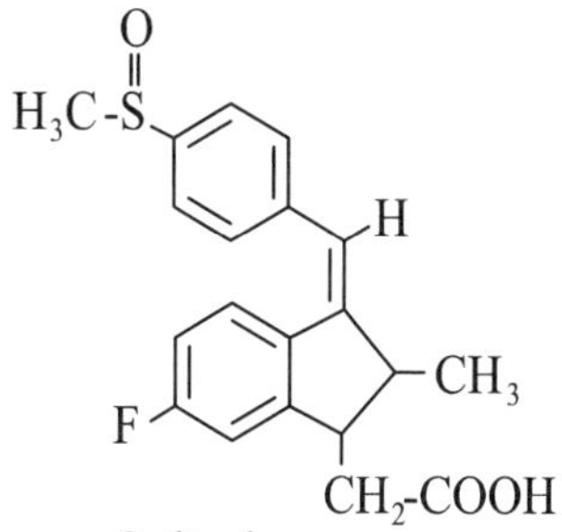
O
H3C-S
H
CH3
F
CH2-COOH

Sulindac

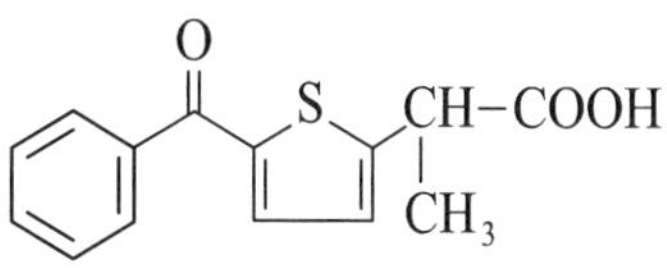
O
S
CH−COOH
CH3

Tiaprofensäure

Abb. 1.19: Acidimetrisch bestimmbare Arzneistoffe.

- **Aceclophenac** [M_r = 354,2], ein acyliertes Hydroxyessigsäure-Derivat (Methanol/Potentiometrie)
- **Adipinsäure** [HOOC-$(CH_2)_4$-COOH] (Phenolphthalein/2 Äquivalente) [M_r=146,1; pK_{s1}=4,43; pK_{s2}=5,41]
- **Alginsäure**, ein Gemisch von Polyuronsäuren (Phenolphthalein)
- **Ameisensäure** [HCOOH] [M_r=46,03; pK_s=3,75] (Phenolphthalein)
- **Äpfelsäure** [HOOC-CH(OH)-CH_2-COOH] (Cresolrot/2 Äquivalente) [M_r=134,1; pK_{s1}=3,4; pK_{s2}=5,82]
- **Benzoesäure** [C_6H_5-COOH] (Ethanol/Phenolrot) [M_r=122,1; pK_s=4,19]
- **Betainhydrochlorid** [M_r=153,6]
  Das bei der acidimetrischen Gehaltsbestimmung gebildete Betain ist so schwach basisch, dass eine Direkttitration gegen Phenolphthalein möglich ist.

$$Cl^-(CH_3)_3\overset{+}{N}\text{-}CH_2\text{-}COOH + NaOH \longrightarrow (CH_3)_3\overset{+}{N}\text{-}CH_2\text{-}COO^- + NaCl + H_2O$$
$$\textbf{Betain}$$

- **Bezafibrat** [M_r = 361,8; pK_s = 3,61], ein dimethyliertes Hydroxyessigsäure-Derivat (Ethanol/Phenolphthalein)
- **Bumetanid** [M_r = 364,4; pK_s = 3,6], ein Benzoesäure-Abkömmling (Ethanol/Phenolrot)
- **Caprylsäure** [$CH_3(CH_2)_6COOH$] [M_r = 144,2; pK_s = 4,83] (Ethanol/Potentiometrie)
- **Cetirizindihydrochlorid** [M_r = 461,8; pK_{s1} = 2,66; pK_{s2} = 7,98]
  Unter Verbrauch von 3 Äquivalenten Lauge werden in Aceton-haltiger Lösung die beiden Ammoniumfunktionen sowie die Carbonylgruppe deprotoniert. Der Endpunkt wird potentiometrisch indiziert.
- **Chenodeoxycholsäure** [M_r = 392,6] (Ethanol/Phenolphthalein)
- **Chlorambucil** [M_r=304,2] (wässriges Aceton/Phenolphthalein)
- **Cilazapril** [M_r = 417,5] (Ethanol/Phenolphthalein)
- **Citronensäure** [HOOC-CH_2-(HO)C(COOH)-CH_2-COOH] (Phenolphthalein/3 Äquivalente) [M_r=192,1; pK_{s1}=3,13; pK_{s2}=4,76; pK_{s3}=6,39]
- **Diflunisal** [M_r = 250,2; pK_{s1} = 3,3; pK_{s2} (AroH) = 14,0] (Methanol/Potentiometrie)
- **Enalaprilmaleat** [M_r = 492,5; pK_{s1} = 2,97; pK_{s2} = 5,35] (3 Äquivalente/Potentiometrie). Ein Äquivalent Lauge wird zur Deprotonierung der Ammoniumfunktion, die beiden anderen Äquivalente werden zur Neutralisation der Pyrrolidincarbonsäure sowie des Maleats benötigt.
- **Essigsäure** [CH_3COOH] (Phenolphthalein) [M_r=60,1; pK_s=4,76]
- **Etacrynsäure** [M_r=303,1; pK_s=3,50]
  Die acidimetrische Titration des Phenoxyessigsäure-Derivates erfolgt in Methanol mit potentiometrischer Endpunktsanzeige. Darüber hinaus ist eine bromometrische Gehaltsbestimmung der C=C-Doppelbindung oder die Schöniger-Verbrennung und nachfolgende argentometrische Titration des abgespaltenen Chlors möglich [vgl. auch **MC-Fragen Nr. 1203, 1204**].

- **Fenbufen** [M_r = 254,3; pK_s = 4,56] (Aceton/Phenolphthalein)
- **Flurbiprofen** [M_r = 244,3] (Ethanol/Potentiometrie)
- **Furosemid** [M_r=330,7; pK_{s1}=3,8; pK_{s2}=7,5] (DMF/Bromthymolblau)
- **Fusidinsäure** [M_r=525] (Ethanol/Phenolphthalein)
- **Ibuprofen** [M_r=206,3; pK_s =4,4] (Ethanol/Phenolphthalein)
- **Indometacin** [M_r=357,8; pK_s=4,5]
  Als Indolylessigsäure-Derivat kann die Substanz in Aceton unter einer N_2-Atmosphäre mit Natriumhydroxid-Lösung gegen Phenolphthalein titriert werden.
- **Ketoprofen** [M_r = 254,3] (Ethanol/Potentiometrie)
  Die genannten Profene lassen sich als Propionsäure-Derivate glatt acidimetrisch erfassen.
- **Maleinsäure** [HOOC-CH=CH-COOH] (Phenolphthalein/2 Äquivalente)
  [M_r=116,1; pK_{s1}=1,83; pK_{s2}=6,07]
- **Mefenaminsäure** [M_r = 241,3; pK_s = 4,2],
  ein N-acyliertes Anthranilsäure-Derivat, wird mit Ultraschall in warmem Ethanol gelöst und gegen Phenolrot neutralisiert.
- **Milchsäure** [siehe Kap. 6.2.3.2]
- **Naproxen** [M_r=230,3; pK_s = 4,2] (wässriges Methanol/Phenolphthalein)
- **Nicotinsäure** [M_r=123,1; pK_s=4,85; pK_b=10,5]
  Obwohl die Substanz aufgrund des basischen Pyridinstickstoffs amphoteres Verhalten zeigt, kann sie acidimetrisch gegen Phenolphthalein bestimmt werden.
- **Phthalylsulfathiazol** [M_r=403,4; pK_{s1}(COOH)=3,35; pK_{s2}(SO_2NH)=7,00]
  (DMF/Thymolphthalein/2 Äquivalente)
- **Probenecid** [M_r=285,4] (Ethanol/Potentiometrie)
- **Ramipril** [M_r = 416,5; pK_s = 3,0],
  eine Pyrrolidincarbonsäure, wird in Methanol unter Verbrauch von 1 Äquivalent NaOH-Lösung titriert. Der Endpunkt wird mithilfe der Potentiometrie ermittelt.
- **Salicylsäure** [M_r=138,1; pK_{s1}=2,97; pK_{s2}=11,97]
  Bei der acidimetrischen Gehaltsbestimmung der 2-Hydroxybenzoesäure in wässrig-ethanolischer Lösung wird nur die Carboxylgruppe deprotoniert. Als Indikator dient Phenolrot [vgl. **MC-Frage Nr. 1634**].
- **Sorbinsäure** [CH_3-CH=CH-CH=CH-COOH] [M_r=112,1; pK_s = 4,76]
  (Ethanol/Phenolphthalein)
- **Sulindac** [M_r=356,4] (Methanol/Potentiometrie)
- **Suxibuzon** [M_r = 438,5], ein Bernsteinsäurehalbester
- **Tiaprofensäure** [M_r = 260,3; pK_s = 3,0–3,7] (Ethanol/Phenolphthalein)
- **Triflusal** [M_r = 248,2; pK_s = 3,3] (Ethanol/Potentiometrie)
- **Undecylensäure** [CH_2=CH-$(CH_2)_8$-COOH] (Phenolphthalein)
  [M_r=184,3; pK_s=4,50]
- **Ursodeoxycholsäure** [M_r = 392,6] (Ethanol/Phenolphthalein)
- **Valproinsäure** [$(CH_3CH_2CH_2)_2$CHCOOH] [M_r = 144,2; pK_s = 4,6] (Ethanol/Potentiometrie)
- **Weinsäure** [HOOC-CH(OH)-CH(OH)-COOH]
  [M_r=150,1; pK_{s1}=2,93; pK_{s2}=4,23]
  (Phenolphthalein/2 Äquivalente)

Neben den genannten Säuren lässt das Arzneibuch eine Reihe von **N-Acylamino-carbonsäuren** und **Aminodicarbonsäuren** in wässriger Lösung unter Verbrauch von 1 *Äquivalent* Alkalihydroxid-Lösung direkt titrieren. Für die Neutralisation des **Glutaminsäurehydrochlorids** werden 2 Äquivalente NaOH benötigt. Demgegenüber wird bei der Titration der zwitterionischen **Glutaminsäure** nur die δ-ständige Carboxylgruppe deprotoniert [vgl. **MC-Frage Nr. 294**]. Zu dieser Substanzklasse zählen auch verwandte Arzneistoffe wie **Cilastatin-Natrium**, ein S-substituiertes Cystein-Derivat, sowie **Lisinopril**, eine Aminodicarbonsäure.

$$\overset{\alpha}{}\quad\overset{\delta}{}$$
$$^-OOC\text{-}\underset{|}{CH}\text{-}(CH_2)_2\text{-}COOH + NaOH \longrightarrow {}^-OOC\text{-}\underset{|}{CH}\text{-}(CH_2)_2\text{-}COONa + H_2O$$
$$\quad\ \ ^+NH_3 \qquad\qquad\qquad\qquad\qquad\qquad ^+NH_3$$

Glutaminsäure

$$R\text{-}\underset{|}{CH}\text{-}COOH + NaOH \longrightarrow R\text{-}\underset{|}{CH}\text{-}COONa + H_2O$$
$$\ \ NH\text{-}CO\text{-}CH_3 \qquad\qquad\qquad\quad NH\text{-}CO\text{-}CH_3$$

N-Acetylaminocarbonsäure

Der Endpunkt der Titrationen wird in der Regel potentiometrisch indiziert; z.T. wird Methanol als Lösungsvermittler zugesetzt. Arzneibuchbeispiele hierfür sind [vgl. **MC-Fragen Nr. 1440, 1581**]:

- **Acetyltryptophan** [M_r=246,3]
- **Acetyltyrosin** [M_r=223,2]
- **Aspartinsäure** (Asparaginsäure) [M_r=133,1]
- **Cilastatin-Natrium** [M_r=380,4]
- **Glutaminsäure** [M_r=147,1]
- **Glutaminsäurehydrochlorid** [M_r=183,6] (2 Äquivalente)
- **Histidinhydrochlorid-Monohydrat** [M_r=209,6]
- **Lisinopril-Dihydrat**M_r=441,5]

Säurezahl (SZ)

* *Die Säurezahl gibt an, wieviel Milligramm KOH zur Neutralisation der in 1 g Substanz enthaltenen freien Säuren notwendig sind.*

In **Neutralfetten** entstehen **freie Fettsäuren** durch die Hydrolyse von Triglyceriden. Die SZ ist somit für Fette ein Reinheitskriterium und ein Maß für den Frischezustand des betreffenden Fettes. Für **Wachse** ist die Säurezahl auch ein Identitätskriterium, weil freie Säuren typische Bestandteile natürlicher Wachse sind [vgl. **MC-Fragen 295, 296**].

Zur Bestimmung der Säurezahl löst man die Substanz vollständig in einer Mischung gleicher Volumenteile *Ethanol* und *Ether* (oder Toluol), welche zuvor mit 0,1 M-KOH gegen Phenolphthalein neutralisiert wurden. Anschließend wird mit 0,1 M-KOH gegen Phenolphthalein titriert. Auch eine potentiometrische Endpunktsanzeige ist möglich und wird vor allem bei dunkel gefärbten Fetten angewandt. Aus dem Verbrauch an KOH errechnet sich die SZ nach:

$$SZ = \frac{5{,}61 \cdot n}{m}$$

n = Verbrauch KOH in ml
m = Einwaage Substanz in g

Kaliumhydroxid als Maßlösung hat den Vorteil, dass die entstehenden Kaliumsalze der freien Fettsäuren (**Kaliumseifen**) leichter löslich sind als Natriumseifen. Nachteil ist, dass in KOH-alkalischer Lösung die Färbung des Indikators schneller verschwindet als bei der Titration mit NaOH-Maßlösung.

Die beschriebene Methode ist auf alle Fette anwendbar, gestattet jedoch *keine* Unterscheidung zwischen freien Fettsäuren und eventuell vorhandenen Mineralsäuren. Letztere müssen deshalb gesondert nachgewiesen und bestimmt werden.

Buchnerzahl (BZ)

* *Die Buchnerzahl gibt an, wieviel mg KOH zur Neutralisation der aus 1 g Substanz mit Ethanol bestimmter Konzentration extrahierbaren freien Säuren notwendig sind.*

Man erfasst hiermit die in kaltem, **72%igem Ethanol** löslichen *freien Fettsäuren* und *Harzsäuren*.

Zur Bestimmung wird die Substanzprobe mit einem Ethanol/Wasser-Gemisch digeriert und das Filtrat mit NaOH-Lösung gegen Phenolphthalein titriert. Vor der Titration muss man 24 Stunden warten, damit die in der Hitze gelösten *Wachssäuren* ausfallen und sich das der Löslichkeit entsprechende Gleichgewicht einstellen kann.

Die Bestimmung der BZ dient zur Reinheitsprüfung von **Wachsen**. Wachse enthalten neben freien Wachssäuren auch freie Fett- und Harzsäuren. Letztere sind im Gegensatz zu den schwerlöslichen Wachssäuren in einem Ethanol/Wasser-Gemisch löslich und werden bei der acidimetrischen Titration erfasst. Die BZ bietet somit die Möglichkeit, Verfälschungen durch Fett- oder Harzsäuren zu erkennen. Die Differenz aus Buchnerzahl und Säurezahl ist dem Anteil freier Wachssäuren äquivalent [vgl. **MC-Fragen Nr. 323, 324**].

6.2.1.3 Titration CH-, OH-, SH- und NH-acider Verbindungen

Die Gehaltsbestimmungen von **Vanillin**, **Tolbutamid**, **Phenylbutazon** und **Oxyphenbutazon** wurden bereits im Kap. 6.1.3.2 beschrieben. In analoger Weise können noch folgende Arzneistoffe acidimetrisch bestimmt werden:

– **Diazoxid** [M_r=230,7; pK_s=8,4]
Die einbasige, schwach NH-acide Verbindung wird in DMF/Wasser bei potentiometrischer Endpunktsanzeige direkt mit NaOH-Lösung titriert.

Diazoxid

– **Glibenclamid** [M_r=494,0; pK_s = 3,3]$_s$
Glibenclamid, ein NH-acider Sulfonylharnstoff, ist aufgrund seiner SO$_2$NH-Gruppe eine schwache, einbasige Säure, die in ethanolischer Lösung gegen Phenolphthalein titriert werden kann.

Glibenclamid

– **Sulfinpyrazon** [M_r=404,5]

Analog Phenylbutazon lässt sich die Substanz in Aceton gelöst als einwertige, CH-acide 1.3-Dicarbonylverbindung gegen Bromthymolblau bestimmen.

Sulfinpyrazon

Weitere NH- und OH-acide Arzneistoffe, die sich in wässriger Lösung unter Verbrauch von 1 Äquivalent Lauge direkt acidimetrisch erfassen lassen, sind:
– **Allantoin** [M_r = 158,1; pK_s = 8,9], ein Harnstoff-substituiertes Hydantoin (Potentiometrie)
– **Benzbromaron** [M_r = 424,1], ein acyliertes Phenol-Derivat (Ethanol/Potentiometrie)
– **Ciclopirox** [M_r = 207,3] (Methanol/Potentiometrie)
– **Nimesulid** [M_r = 308,5] (Aceton/Potentiometrie)
– **Omeprazol** [M_r = 345,4] (Ethanol/Potentiometrie)
– **Saccharin** [M_r = 183,2] (Ethanol/Phenolphthalein)

Allantoin   Ciclopirox   Nimesulid

Weitere Titrationen sich ähnlich verhaltender acider Arzneistoffe werden im Kap. 6.2.4.3 vorgestellt.

6.2.1.4 Verdrängungstitration (Bestimmung von Ammoniumsalzen)

Eine Reihe von Ammoniumsalzen ($R_3NH^+X^-$), die in wässriger Lösung zu schwach sauer sind, können in einem wasserfreien Alkohol mit 0,1 M-NaOH-Lösung als *Kationsäure* in Form einer *Verdrängungstitration* bestimmt werden. Der Äquivalenzpunkt wird potentiometrisch indiziert.

$$R_3NH^+X^- + NaOH \longrightarrow R_3N + Na^+X^- + H_2O$$

Hierzu werden im Allgemeinen 0,25 g der betreffenden Substanz in 50 ml **Ethanol** unter Zugabe von 5 ml 0,01 M-HCl gelöst und das bei potentiometrischer Endpunktsanzeige zwischen den beiden Krümmungspunkten zugesetzte Volumen an 0,01 M-NaOH-Lösung abgelesen. Erst nach der Neutralisation des HCl-Überschusses (1.Wendepunkt) wird die Kationsäure (2.Wendepunkt) unter Verbrauch von 1 Äquivalent NaOH zur freien Base deprotoniert.

Einige Ammoniumsalze ($R_3NH^+X^-$) sind aber so acid, dass man sie in wässriger Lösung direkt volumetrisch bestimmen kann. Im Arzneibuch sind folgende Beispiele enthalten, wobei Abweichungen von obiger allgemeiner Vorschrift gesondert angegeben sind. Die Molekulargewichte beziehen sich auf die wasserfreien Substanzen. Abb. 1.20 zeigt die Strukturen einiger Wirkstoffe, deren Gehalt durch eine Verdrängungstitration ermittelt wird [vgl. **MC-Fragen Nr. 301–304**].

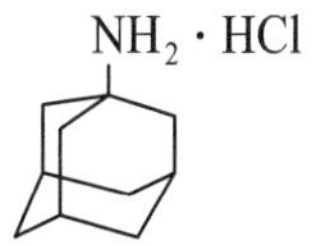

Amantadin

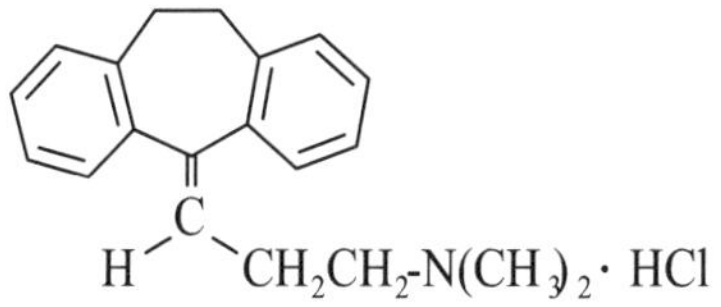

Amitriptylin

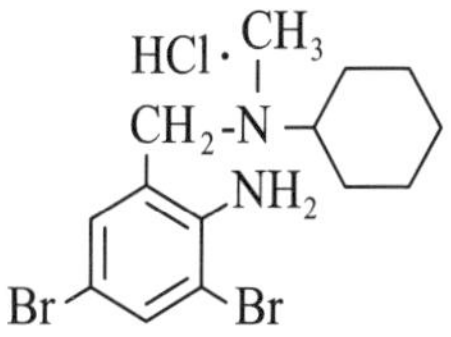

Bromhexin

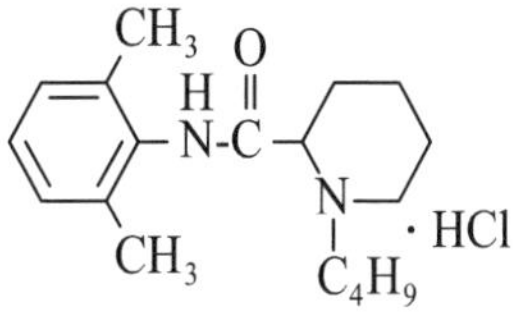

Bupivacain

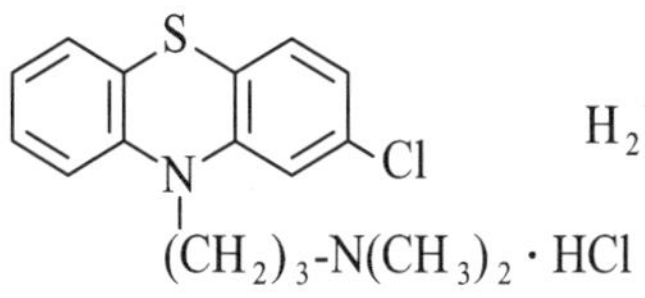

Chlorpromazin

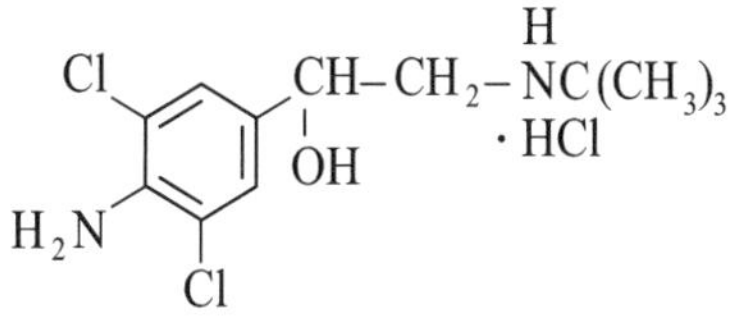

Clenbuterol

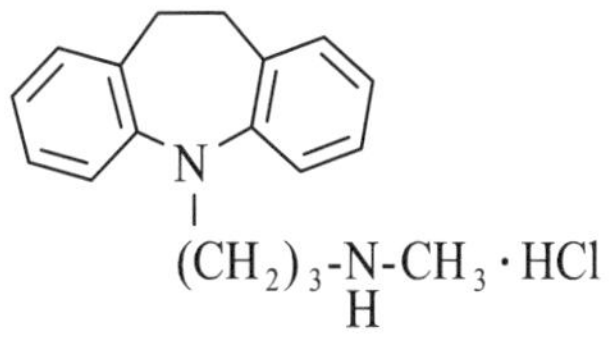

Desipramin

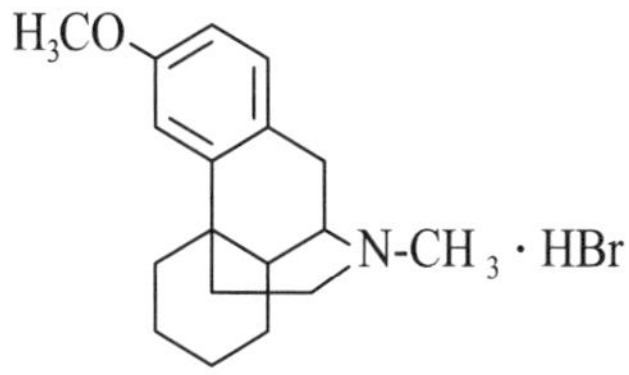

Dextromethorphan

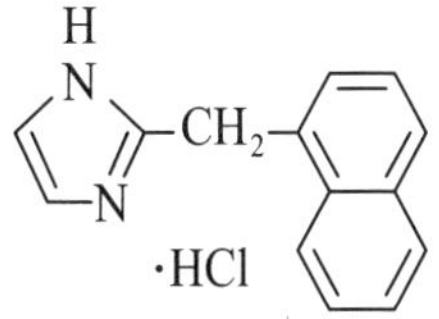

Naphazolin

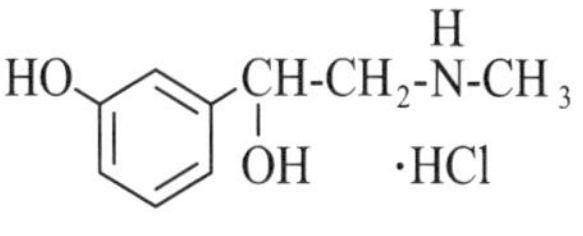

Phenylephrin

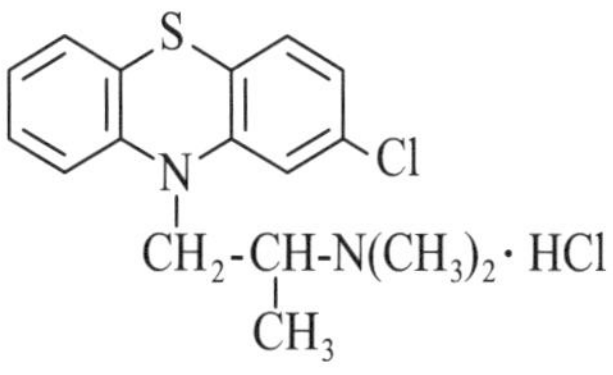

Promethazin

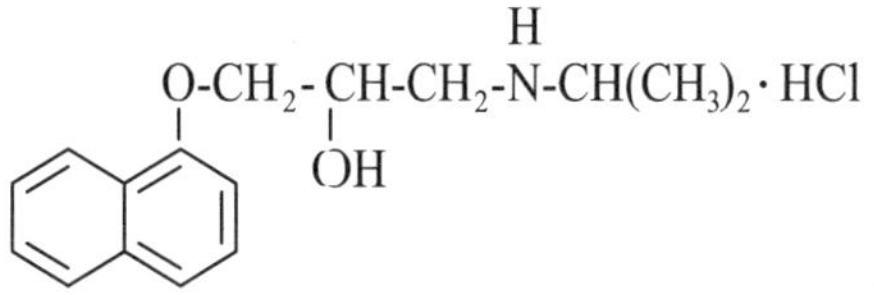

Propranolol

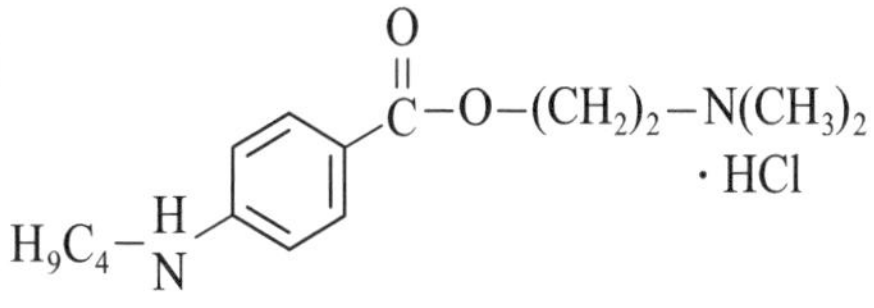

Tetracain

Abb. 1.20: **Durch Verdrängungstitration bestimmbare Wirkstoffe (als Hydrochloride)**

- **Acebutololhydrochlorid** [M_r=372,9]
- **Alfentanilhydrochlorid** [M_r=453,0]
- **Alprenololbenzoat** [M_r=371,5]
- **Alprenololhydrochlorid** [M_r=285,8]
- **Amantadinhydrochlorid** [M_r=187,7; pK_s=10,7]
- **Ambroxolhydrochlorid** [M_r=414,6]
- **Amiloridhydrochlorid** [M_r=266,1]
- **Amiodaronhydrochlorid** [M_r=681,8]
- **Amitriptylinhydrochlorid** [M_r=313,9; pK_s=9,46]
- **Bambuterolhydrochlorid** [M_r=403,9]
- **Betaxololhydrochlorid** [M_r=343,9]
- **Bromhexinhydrochlorid** [M_r=412,6; pK_s=9,56]
- **Bupivacainhydrochlorid** [M_r=342,9; pK_s=8,1]
- **Chininhydrochlorid** [M_r=360,9]
- **Chlorcyclizinhydrochlorid** [M_r=337,3]
- **Chlorpromazinhydrochlorid** [M_r=355,3]
- **Chlorprothixenhydrochlorid** [M_r=352,3]
- **Cimetidinhydrochlorid** [M_r=288,8]
- **Cinchocainhydrochlorid** [M_r=379,9]
- **Clenbuterolhydrochlorid** [M_r=313,7]
- **Clomipraminhydrochlorid** [M_r=351,3]
- **Codeinhydrochlorid** [M_r=335,9]
- **Cyclopentolathydrochlorid** [M_r=327,9]
- **Cyproheptadinhydrochlorid** [M_r=323,9]
- **Desimipraminhydrochlorid** [M_r=302,8; pK_s=9,4]
- **Detomidinhydrochlorid** [M_r=222,7]
- **Dextromethorphanhydrobromid** [M_r=352,3; pK_s=9,6]
- **Dicycloverinhydrochlorid** [M_r=346,0]
- **Dihydrocodeinhydrogentartrat** [M_r=451,5; pK_s=8,8] (2 Äquivalente)
- **Diphenhydraminhydrochlorid** [M_r=291,8]
- **Diphenoxylathydrochlorid** [M_r=489,1]
- **Doxapramhydrochlorid** [M_r=433,0]
- **Emetindihydrochlorid** [M_r=553,6] (2 Äquivalente)
- **Ephedrinhydrochlorid** [M_r=201,7; pK_s=9,68]
- **Flurazepamhydrochlorid** [M_r=424,3]
- **Histamindihydrochlorid** [M_r=184,1] (2 Äquivalente)
- **Homatropinhydrobromid** [M_r=356,3]
- **Hydrocodonhydrogentartrat** [M_r=494,5]
- **Imipraminhydrochlorid** [M_r=316,9]
- **Isoxsuprinhydrochlorid** [M_r=337,8]
- **Ketaminhydrochlorid** [M_r=274,2] (Methanol)
- **Levamisolhydrochlorid** [M_r=240,8; pK_s=8,0]
- **Levocabastinhydrochlorid** [M_r=457,0] (2 Äquivalente)
- **Levomepromazinhydrochlorid** [M_r=364,9], (Isopropanol)
- **Lidocainhydrochlorid** [M_r=270,8]
- **Loperamidhydrochlorid** [M_r=513,8]

- **Maprotilinhydrochlorid** [M_r=313,9]
- **Meclozindihydrochlorid** [M_r=463,9; pK_{s1}=3,1; pK_{s2}=6,2] (2 Äquivalente)
- **Mepivacainhydrochlorid** [M_r=282,8]
- **Metixenhydrochlorid** [M_r=345,9]
- **Metoclopramidhydrochlorid** [M_r=336,3]
- **Mianserinhydrochlorid** [M_r=300,8; pK_s=7,05]
- **Naloxonhydrochlorid** [M_r=363,8]
- **Naphazolinhydrochlorid** [M_r=246,7; pK_s=10,9]
- **Nortriptylinhydrochlorid** [M_r=299,8]
- **Noscapinhydrochlorid** [M_r=449,9]
- **Oxyprenololhydrochlorid** [M_r=301,8]
- **Oxybutyninhydrochlorid** [M_r=394,0]
- **Papaverinhydrochlorid** [M_r=375,9]
- **Pentazocinhydrochlorid** [M_r=321,9]
- **Phenylephrinhydrochlorid** [M_r=203,7; pK_{s1}=8,9; pK_{s2} (ArOH)=10,1]
- **Phenylpropanolaminhydrochlorid** [M_r=187,7]
- **Pilocarpinhydrochlorid** [M_r=244,7] (Wasser)
- **Prilocainhydrochlorid** [M_r=256,8]
- **Promazinhydrochlorid** [M_r=320,9]
- **Promethazinhydrochlorid** [M_r=320,9; pK_s=9,2–9,3]
- **Propranololhydrochlorid** [M_r=295,8; pK_s=9,03]
- **Pseudoephedrinhydrochlorid** [M_r=201,7]
- **Pyridoxinhydrochlorid** [M_r=205,6]
- **Ranitidinhydrochlorid** [M_r=350,9] (Wasser)
- **Scopolaminhydrobromid** [M_r=384,3]
- **Tetracainhydrochlorid** [M_r=300,8]
- **Thiaminchloridhydrochlorid** [M_r=337,2] (2 Äquivalente)
- **Trifluorperazindihydrochlorid** [M_r=480,4] (2 Äquivalente)
- **Verapamilhydrochlorid** [M_r=491,1]
- **Xylazinhydrochlorid** [M_r=256,8]

Andere Arzneibücher lassen diese und ähnliche Salze in wasserfreiem Milieu mit Perchlorsäure ggf. unter Zusatz von Quecksilber(II)-acetat titrieren (vgl. Kap. 6.3.4.11). Bei den beiden in obiger Auflistung genannten **Hydrogentartraten** werden zur Neutralisation der Carboxylgruppe des Anions sowie der protonierten Aminogruppe jeweils 2 Äquivalente NaOH-Lösung verbraucht. Bei **Levocabastinhydrochlorid** wird ein zweites Äquivalent Lauge zur Neutralisation einer Carboxylgruppe benötigt. Gleichfalls erfordert die Bestimmung von Dihydrochloriden 2 Äquivalente an Lauge.

6.2.1.5 Titration in Mehrphasensystemen

Die **Zweiphasentitration** ist eine maßanalytische Bestimmungsmethode in einem binären System, bestehend aus Wasser und einem nicht mit Wasser mischbaren organischen Lösungsmittel(gemisch).

Bei Aciditätskonstanten von pK_s=8–9 genügt in Form einer Verdrängungstitration ein Zusatz von Ethanol oder eines Ethanol/Chloroform-Gemischs, um eine Direkttitration durchzuführen. Bei Protolyten mit noch geringerer Acidität erhöht man den Anteil an **Chloroform** soweit, dass schließlich zwei nicht miteinander mischbare Phasen entstehen. Anstelle von Chloroform kann auch das weniger toxische **Dichlormethan** als Lösungsmittel verwendet werden. Die Indizierung des Endpunktes kann visuell oder potentiometrisch erfolgen.

Bei der Zweiphasentitration schwacher Kationsäuren, wie z. B. **Alkaloidsalzen** ($R_3NH^+X^-$), mit NaOH-Lösung bleibt in dem Ethanol/Chloroform-Gemisch zunächst eine homogene Phase erhalten und erst allmählich bilden sich zwei Phasen; die obere besteht vorwiegend aus EtOH/H_2O, die untere aus $CHCl_3$/EtOH. In Letzterer reichert sich die lipophile freie Alkaloidbase (R_3N) im Verlaufe der Titration an. Das Gleichgewicht der Neutralisationsreaktion

$$R_3NH^+X^- + HO^- \longrightarrow R_3N + H_2O + X^-$$

wird durch Entfernen der freien Base aus der wässrigen Phase in einem für die Titration ausreichenden Maße zur Produktseite hin verschoben; dadurch wird die scheinbare Säurestärke der Kationsäure (R_3NH^+) erhöht [vgl. **MC-Frage Nr. 298**].

Abb. 1.21 zeigt einige Wirkstoffe, deren Gehaltsbestimmung in Form einer Zweiphasentitration durchgeführt wird.

– **Butoxycainhydrochlorid** [M_r=329,9; pK_s=8,8]
– **Hydromorphonhydrochlorid** [M_r=321,8; pK_{s1}=8,15; pK_{s2}=10,2]

Es wird unter Verbrauch von 1 Äquivalent NaOH-Lösung nur die Kationsäure erfasst; das phenolische Hydroxyl wird unter diesen Bedingungen nicht deprotoniert.

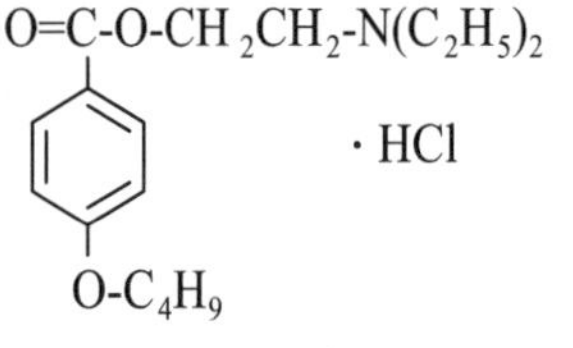

Abb. 1.21:   **Zweiphasentitration von Arzneistoffen**

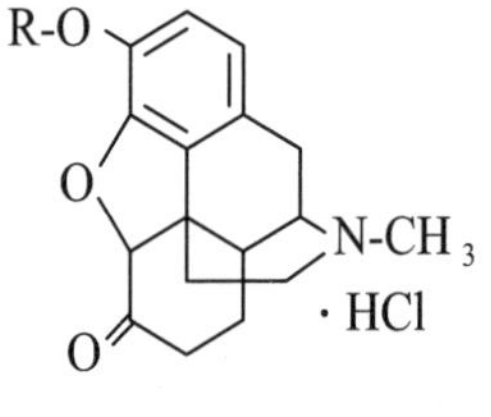

R=H : **Hydromorphon**
R=CH_3: **Oxycodon**

– **Oxycodonhydrochlorid** [M_r=405,9; pK_s=9,8]

Zusammenfassend lässt sich ausführen, dass für **Alkaloidhydrochloride** und andere **quartäre Ammoniumsalze** der allgemeinen Formel **$R_3NH^+X^-$** folgende volumetrische Bestimmungsmethoden geeignet sind [vgl. **MC-Fragen Nr. 297, 1184, 1185, 1350**]:

– acidimetrische Titration der Kationsäure in Ethanol (Verdrängungstitration) oder in einem Ethanol/Chloroform-Gemisch (Zweiphasentitration),
– Bestimmung der Kationsäure in wasserfreiem Milieu mit 0,1 N-TBAH-Lösung (vgl. Kap. 6.3.3.1),
– Titration des Anions in wasserfreier Essigsäure mit Perchlorsäure, ggf. unter Zusatz von Quecksilber(II)-acetat (vgl. Kap. 6.3.4.11),
– Titration mit 0,1 N-HCl nach Passage der ethanolischen Lösung des Hydrochlorids über eine basische Al_2O_3-Säule,
– acidimetrische oder alkalimetrische Bestimmung nach Ionenaustausch an einem stark basischen Anionenaustauscher oder einem stark sauren Kationenaustauscher (vgl. Kap. 6.2.4.6),
– argentometrische Titration des Anions (vgl. Kap. 8.2).

6.2.2 Titration von Basen

6.2.2.1 Titration starker Basen

Zur alkalimetrischen Gehaltsbestimmung von **Alkalihydroxiden** wird auf Kap. 6.1.4.7 verwiesen. Auch **Erdalkalihydroxide** wie $Ca(OH)_2$ können unter Verbrauch von 2 Äquivalenten HCl-Lösung direkt gegen Phenolphthalein titriert werden. Weitere starke Basen, die alkalimetrisch titriert werden können, sind **quartäre Ammoniumhydroxide** $[R_4N^+HO^-]$ und **Amidine** $[R-C(=NH)-NH_2]$, wie z. B. **Guanethidin**, dessen Protonierung am Iminostickstoff zu einem mesomeriestabilisierten Kation führt [vgl. **MC-Frage Nr. 308**].

$$\text{N-CH}_2\text{-CH}_2\text{-N-}\overset{H}{\underset{\underset{NH}{\|}}{C}}\text{-NH}_2$$

Guanethidin

$$R\text{-NH-}\overset{\|}{\underset{NH}{C}}\text{-NH}_2 + H^+ \longrightarrow \left[R\text{-NH-}\overset{\|}{\underset{+NH_2}{C}}\text{-NH}_2 \longleftrightarrow R\text{-NH-}\overset{+}{\underset{NH_2}{C}}\text{=NH}_2 \longleftrightarrow R\text{-NH=}\overset{+}{\underset{NH_2}{C}}\text{-NH}_2 \right]$$

Als Arzneibuchbeispiele für quartäre Ammoniumhydroxide seien genannt:
– **Tetrabutylammoniumhydroxid** [M_r = 259,5]
– **Tetramethylammoniumhydroxid** [M_r = 91,2]

6.2.2.2 Titration schwacher Basen

Als schwache Basen lässt das Arzneibuch u. a. folgende Substanzen titrieren:
– **Ammoniak** [M_r=17,03; pK_b=4,6]
Die alkalimetrische Direkttitration der 10%igen Lösung erfolgt mit 1 M-HCl-Lösung gegen einen Methylrot-Mischindikator ($pH_{ÄP}$=5–6).

– **Arginin** [$(H_2N)_2C = N\text{-}(CH_2)_3\text{-}CH(NH_2)\text{-}COOH$] [$M_r$ = 174,2; pK_s = 2,97; pK_b = 9,04; pK_x = 12,48]

Bei dem in wässriger Lösung vorliegenden Zwitterion dürfte aufgrund ihrer höheren Basizität die Guanidin-Gruppe protoniert vorliegen, sodass bei der Titration mit 0,1 N-HCl gegen einen Methylrot-Mischindikator die α-ständige NH_2-Gruppe erfasst wird. Andere Aminosäuren lässt das Arzneibuch als schwache Basen mit Perchlorsäure bestimmen (vgl. Kap. 6.3.4.4).

– **Ephedrin** [M_r=165,2; pK_b=4,32]

$$C_6H_5\text{-}\underset{\underset{OH}{|}}{C}H\text{-}\underset{\underset{CH_3}{|}}{C}H\text{-}NH\text{-}CH_3 + HCl \longrightarrow R\text{-}\overset{+}{\underset{\underset{CH_3}{|}}{N}}H_2 + Cl^-$$

Die Substanz wird in Ethanol gelöst. Nach Zugabe von überschüssiger 0,1 M-HCl-Lösung wird die nicht verbrauchte Säure mit 0,1 M-NaOH gegen Methylrot zurücktitriert.

– **Ethylendiamin** [$H_2NCH_2CH_2NH_2$] [M_r=60,1; pK_{b1}=3,97; pK_{b2}=6,77]
Die zweisäurige Base wird in überschüssiger 0,1 M-HCl gelöst und der Säureüberschuss mit NaOH gegen eine Methylrot-Mischindikator-Lösung zurücktitriert.

In ähnlicher Weise lässt das Arzneibuch auch andere **Amine** titrieren wie:
– **Dimethyltetradecylamin** ($CH_3\text{-}(CH_2)_{13}\text{-}N(CH_3)_2$) [$M_r$ = 241,5]
– **Trolamin** ($N(CH_2CH_2OH)_3$) [M_r = 149,2]
– **Trometamol** (($HOCH_2)_3C\text{-}NH_2$) [M_r = 121,1; pK_b = 6,7]

– **Histidin** [M_r = 155,2; pK_s = 1,82; pK_b = 9,17]
Die Direkttitration mit 0,1 M-Salzsäure, bei der das Stickstoffatom N-3 des Imidazolringes protoniert wird, erfordert eine potentiometrische Indizierung des Äquivalenzpunktes.

Histidin

– **Phenobarbital-Natrium** [M_r=254,2]
Die Substanz wird in 0,05 M-H_2SO_4 gelöst und zum Sieden erhitzt (Vertreiben von Hydrogencarbonat als CO_2). Das dabei ausfallende freie Phenobarbital wird durch Zugabe von Methanol gelöst. Bei der Titration mit 0,1 M-NaOH wird bis zum 1. Wendepunkt überschüssige H_2SO_4 neutralisiert. Nach Zusatz von Pyridin als Lösungsvermittler wird die Titration fortgesetzt und dabei das NH-acide Phenobarbital in das Monoanion umgewandelt.

Phenobarbital-Natrium   **Phenobarbital**

– **Pindolol** [M_r=248,3; pK_b=4,3]
Die Substanz wird in methanolischer Lösung als einsäurige Base mit 0,1 M-HCl unter potentiometrischer Indizierung des Endpunktes direkt titriert.

Pindolol

– **Carbonate**, wie z. B. Li_2CO_3, Na_2CO_3, K_2CO_3 oder $(NH_4)_2CO_3$, werden gemäß Arzneibuch als zweisäurige *Anionbase* [pK_b=3,6] gegen Methylorange titriert.

$$CO_3^{2-} + 2\ H_3O^+ \longrightarrow CO_2\uparrow + 3\ H_2O$$

Die Genauigkeit der Titration (schärferer Indikatorumschlag) wird erhöht, wenn man nach Erreichen des Endpunktes 2 min zum Sieden erhitzt (Vertreibung des gebildeten CO_2) und dann die Bestimmung zu Ende führt.

– **Carboxylate**: Einige Carbonsäuresalze sind hinreichend basisch, um in wässrig-alkoholischer Lösung direkt mit einer HCl- oder H_2SO_4-Maßlösung titriert werden zu können.

$$R\text{-}COO^- + H_3O^+ \longrightarrow R\text{-}COOH + H_2O$$

Beispiele hierfür sind:
– **Forscarnet-Natrium-Hexahydrat** ($Na_2O_3P\text{-}COONa$) [M_r = 300]
– **Natriumfusidat** [M_r = 538,7]
– **Olsalazin-Natrium** [M_r = 346,2]

– **Omeprazol-Natrium** [M_r = 385,4]: Das Salz eines NH-aciden Benzimidazols wird in 0,1 M-HCl-Lösung titriert; der Endpunkt wird potentiometrisch bestimmt.

$$R_2N^-Na^+ + H_3O^+ \longrightarrow R_2NH + H_2O + Na^+$$

– **Lithiumcarbonat** (Li_2CO_3) lässt das Arzneibuch durch Lösen in 1 M-HCl zunächst in LiCl überführen. Anschließend wird der Säureüberschuss mit Lauge zurücktitriert.

– **Hydrogencarbonate** (NH_4HCO_3, $KHCO_3$, $NaHCO_3$) sind sowohl Anionsäuren als auch Anionbasen. Das Arzneibuch titriert sie als *Anionbase* mit HCl (oder H_2SO_4) gegen Methylorange [vgl. **MC-Fragen Nr. 290, 305, 1765**].

$$HCO_3^- + H_3O^+ \longrightarrow CO_2\uparrow + 2\ H_2O$$

Auch hier wird zur Entfernung des gebildeten CO_2 nach Erreichen des Endpunktes zum Sieden erhitzt und dann die Titration fortgesetzt. Die Bestimmung des **Ammoniumhydrogencarbonats** (NH_4HCO_3) erfolgt dagegen durch Rücktitration überschüssiger Schwefelsäure mit NaOH-Lösung gegen Methylrot als Indikator.

Bei weiteren im Arzneibuch enthaltenen **Carbonaten** oder **Hydrogencarbonaten** wird eine quantitative Bestimmung des jeweiligen Kations durchgeführt (vgl. Kap. 9.2.1).

6.2.3 Titration von Carbonsäure-Derivaten

6.2.3.1 Verseifungstitration

Carbonsäure-Derivate wie z. B. **Ester**, **Lactone**, **Anhydride** oder **Halogenide** lassen sich acidimetrisch titrieren, wenn man sie – ggf. unter Rückfluss – mit überschüssiger Lauge behandelt und nach der Hydrolyse den Überschuss an Alkalihydroxid gegen einen Farbindikator mit Säure zurücktitriert.

$$\underset{O}{R\text{-}\overset{\|}{C}\text{-}X} + HO^- \longrightarrow \underset{O}{R\text{-}\overset{\|}{C}\text{-}O^-} + HX \qquad [X = \text{-}OR', \text{-}OOC\text{-}R', \text{-}Hal]$$

In analoger Weise sind auch **Amide**, **Lactame** oder **Sulfonsäureester** und **Sultone** durch eine Verseifungstitration bestimmbar. Darüber hinaus lassen sich einige im Alkalischen unter C–C–Bindungsspaltung reagierende Verbindungen, wie z. B. **Chloralhydrat**, auf diese Weise titrimetrisch erfassen. Häufig wird parallel zur Verseifungstitration ein *Blindversuch* durchgeführt [vgl. **MC-Fragen Nr. 309–312, 1226, 1360, 1448**].

6.2.3.2 Pharmazeutische Anwendungen

Abb. 1.22 zeigt die Strukturen von Substanzen, deren Gehaltsbestimmung auf der Auswertung einer Hydrolysereaktion beruht.

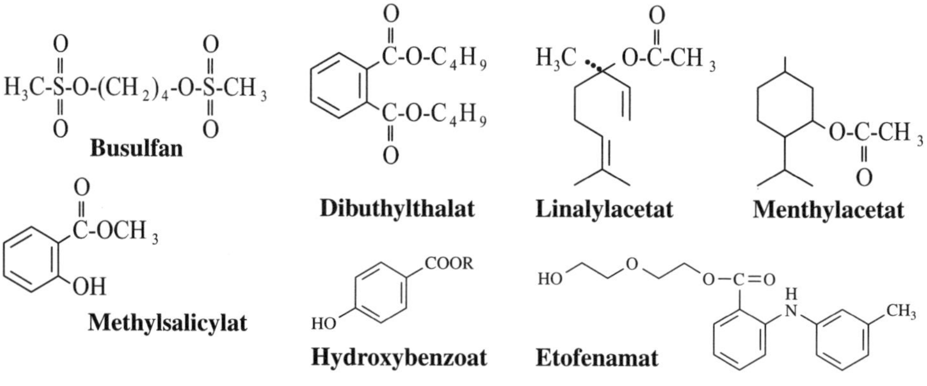

Abb. 1.22: Hydrolysierbare Wirkstoffe

Die Gehaltsbestimmungen einiger Wirkstoffe und Wirkstoffgruppen sollen nachfolgend detaillierter vorgestellt werden.

– **Acetanhydrid** (CH_3-CO-O-CO-CH_3) [M_r=102,1]
In der Regel wird bei der Bestimmung von **Carbonsäureanhydriden** zunächst in der Kälte die eventuell vorhandene freie Säure neutralisiert. Anschließend wird durch Kochen mit überschüssiger NaOH-Maßlösung unter Verbrauch von 2 Äquivalenten Lauge das Anhydrid hydrolytisch gespalten.

$$R\text{-CO-O-CO-}R \quad + 2\ HO^- \longrightarrow 2\ R\text{-COO}^- + H_2O$$

Die Gehaltsbestimmung von Acetanhydrid wird vom Arzneibuch in etwas abgewandelter Form durchgeführt.

In der 1.Titration wird Acetanhydrid mit überschüssiger NaOH-Lösung 1 h unter Rückfluss zum Sieden erhitzt und anschließend der Laugenüberschuss mit HCl gegen Phenolphthalein zurücktitriert. Dabei wird die vorhandene *freie Essigsäure* miterfasst (Verbrauch: n_1).

In einer 2.Titration löst man die gleiche Menge an Acetanhydrid in Cyclohexan, versetzt in der Kälte mit **Anilin** und erhitzt dann 1 h unter Rückfluss. Durch Reaktion des prim. Amins mit dem Anhydrid bildet sich Acetanilid und 1 Äquivalent Essigsäure; letztere wird anschließend mit überschüssiger NaOH-Lösung neutralisiert. Der Laugenüberschuss wird danach mit HCl zurücktitriert (Verbrauch: n_2).

$$CH_3\text{-}CO\text{-}O\text{-}CO\text{-}CH_3 + C_6H_5\text{-}NH_2 \longrightarrow C_6H_5\text{-}NH\text{-}CO\text{-}CH_3 + CH_3COOH$$

Acetanhydrid   **Anilin**   **Acetanilid**

Aus der Differenz beider Titrationen lässt sich der Prozentgehalt an Acetanhydrid berechnen: **10,2 (n_1-n_2)**.

Als weiteres Beispiel sei **Phthalsäureanhydrid** genannt, das in siedendem Wasser zu Phthalsäure hydrolysiert wird.

– **Acetylcholinchlorid** ($CH_3COO\text{-}CH_2CH_2\text{-}N(CH_3)_3^+Cl^-$) [$M_r$ = 181,7].
   Die Hydrolyse dieses Essigesters erfolgt durch einstündiges Stehenlassen in 0,5 M-NaOH bei Raumtemperatur.

– **Acetylsalicylsäure** [M_r=180,2; pK_s=3,7]

Die Substanz wird in Ethanol gelöst und bei Raumtemperatur mit 0,1 M-NaOH-Lösung gegen Phenolphthalein titriert. Anschließend wird die neutralisierte Lösung mit einem Überschuss an NaOH-Maßlösung versetzt und zum Rückfluss erhitzt. Nach dem Abkühlen wird der Laugenüberschuss mit 0,1 M-HCl zurücktitriert. Die Differenz beider Titrationen darf höchstens 0,4 ml betragen.

Acetylsalicylsäure   **Natriumsalicylat**

Durch die o.a. Bestimmung werden beide funktionellen Gruppen der Acetylsalicylsäure *getrennt* erfasst. Zunächst wird die Carboxylgruppe acidimetrisch direkt titriert und anschließend wird in der austitrierten Lösung die Estergruppierung durch eine Verseifungstitration bestimmt.

Aus der Differenz beider Titrationen kann der Gehalt an freier Essigsäure *und* Salicylsäure ermittelt werden, die den Verbrauch der 1.Titration erhöhen, während Carbonsäureanhydride zu einem Mehrverbrauch bei der 2.Titration führen [vgl. **MC-Fragen Nr. 314, 316, 1318**].

Demgegenüber lässt das Arzneibuch die Substanz 1 h bei RT mit überschüssiger NaOH behandeln; dabei entstehen Salicylsäure und Essigsäure, zu deren Neutralisation 2 Äquivalente Maßlösung verbraucht werden. Anschließend wird der Laugenüberschuss mit HCl zurücktitriert.

In analoger Weise wird auch der Wirkstoff im **Carbasalat-Calcium** [M_r = 458,4], einer äquimolaren Mischung aus Harnstoff ($H_2N\text{-}CO\text{-}NH_2$) und dem Calciumsalz der Acetylsalicylsäure, unter Verbrauch von 2 Äquivalenten Lauge durch Verseifungstitration bestimmt.

– **Benzoylchlorid** ($C_6H_5\text{-}CO\text{-}Cl$) [$M_r$=140,6]

Die Gehaltsbestimmung von **Carbonsäurechloriden**, wobei 2 Äquivalente Alkalihydroxid verbraucht werden, entspricht im Prinzip der Titration von Carbonsäureanhydriden.

$$R\text{-}COCl + 2\ HO^- \longrightarrow R\text{-}COO^- + Cl^- + H_2O$$

Zusätzlich kann in der austitrierten Lösung das Chlorid argentometrisch bestimmt werden.

- **Benzylbenzoat** (C_6H_5-CO-O-CH_2-C_6H_5) [M_r=212,2]
- **Benzylmandelat** (C_6H_5-CHOH-CO-O-CH_2-C_6H_5) [M_r=242,3]

Die genannten Benzylester lassen sich problemlos durch einstündiges Erhitzen unter Rückfluss mit überschüssiger 0,1 M-NaOH-Lösung verseifen.

- **Busulfan** [M_r=246,3]

Tetramethylenbis(methansulfonat) spaltet bei der Hydrolyse pro Mol Substanz 2 Äquivalente **Methansulfonsäure** [CH_3SO_3H] ab, die sich acidimetrisch gegen Phenolphthalein bestimmen lässt.

- **Butyl-4-hydroxybenzoat** [$M_r = 194,2$]
- **Ethyl-4-hydroxybenzoat** [$M_r = 166,2$]
- **Methyl-4-hydroxybenzoat** [$M_r = 152,1$]
- **Propyl-4-hydroxybenzoat** [$M_r = 180,2$]

Die Ester der 4-Hydroxybenzoesäure lassen sich durch ein 30-minütiges Erhitzen in 1 M-NaOH hydrolytisch spalten. Eine weitere quantitative Methode ist die bromometrische Bestimmung dieser Ester (vgl. Kap. 7.2.5.4).

- **Chloralhydrat** (Trichloracetaldehyd-Hydrat, Cl_3C-CH(OH)$_2$) [M_r=165,4]

Die Substanz wird von überschüssiger 1 M-NaOH-Lösung rasch und quantitativ in Chloroform ($CHCl_3$) und Formiat (HCOO$^-$) gespalten.

$$Cl_3C\text{-}CH(OH)_2 + HO^- \longrightarrow HCCl_3 + HCOO^- + H_2O$$

Erforderlich ist, den Überschuss an NaOH innerhalb von 2 min mit 0,5 M-H_2SO_4 gegen Phenolphthalein zurückzutitrieren, da bei längerem Stehenlassen im Alkalischen das gebildete Chloroform langsam hydrolysiert und unter Verbrauch von 4 Äquivalenten Lauge Chlorid und Formiat entstehen [vgl. **MC-Fragen Nr. 313, 1252, 1318**].

$$HCCl_3 + 4\ HO^- \longrightarrow HCOO^- + 3\ Cl^- + 2\ H_2O$$

Deshalb lässt das Arzneibuch das freigesetzte **Chlorid** in einer 2. Titration *argentometrisch nach Mohr* erfassen (siehe Kap. 8.1.2.2). Der stöchiometrischen Auswertung wird die Hydrolyse zu Formiat und Chlorid zu Grunde gelegt, d. h., die Anzahl ml an 1 M-NaOH wird berechnet, indem man zu den ml an 0,5 M-H_2SO_4 2/15 des Volumens an verbrauchter 0,1 M-$AgNO_3$-Lösung der 2.Titration hinzuaddiert und diesen Wert von den ml vorgelegter 1 M-NaOH-Lösung abzieht. Dies beruht darauf, dass gemäß obiger Gleichung 1 ml 0,1 M-$AgNO_3$ gleich 4/30 ml 1 M-NaOH-Lösung entsprechen.

- **Cumarin** [M_r=146,1]

Das Lacton wird in ethanolischer Lösung mit überschüssiger NaOH-Lösung in das Natriumsalz der **Cumarinsäure** umgewandelt. Danach wird der Laugenüberschuss mit 0,1 M-HCl gegen Phenolphthalein zurücktitriert.

Cumarin   **Cumarinsäure**

- **Dibutylphthalat** [M_r=278,3]
  Diethylphthalat [M_r=222,3]
Die Diester der Phthalsäure werden in ethanolischer 0,5 M-KOH 1 h unter Rückfluss zum Sieden erhitzt. Nach erfolgter Verseifung wird der Laugenüberschuss mit 0,5 M-HCl-Lösung gegen Phenolphthalein zurücktitriert.

- **Etofenamat** [Mr=369,4]
(ein ethoxyliertes Anthranilsäure-Derivat) wird in Isopropanol mit 1M-NaOH 2 h unter Rückfluss erhitzt. Anschließend wird der Laugenüberschuss gegen Bromthymolblau zurücktitriert.

- **Lavendelöl**
Wichtigste Komponente des ätherischen Öls ist **Linalylacetat** mit einem Anteil von 30–55%. Der Gehalt an diesem Terpenester kann durch Verseifungstitration mit ethanolischer KOH bestimmt werden.

- **Methylsalicylat** [M_r=152,1]
Die quantitative Verseifung erfolgt durch 30 minütiges Erhitzen zum Rückfluss in überschüssiger 0,1 M-NaOH-Lösung.

- **Milchsäure** [M_r=90,1; pK_s=3,88]
Die einbasige Säure bildet als α-Hydroxycarbonsäure Ester mit sich selbst, sog. *Estolide*. Diese bestehen durch Kondensation zweier Moleküle Milchsäure überwiegend aus **Lactoylmilchsäure**, jedoch treten in abnehmender Konzentration auch oligomere Estolide auf.

In wässriger Lösung ist die Gleichgewichtslage abhängig von der Konzentration, der Temperatur und der Lagerzeit. Hochkonzentrierte Milchsäure-Lösungen enthalten noch geringe Mengen an *Lactid*, das aus 2 Milchsäuremolekülen durch doppelte intermolekulare Kondensation gebildet wird.

Zur Gehaltsbestimmung nach Arzneibuch werden durch Zugabe überschüssiger 0,1 M-NaOH die Carboxylgruppen neutralisiert und während des Stehenlassens (30 min) bei RT auch vorhandene Estergruppen hydrolysiert. Anschließend wird der Laugenüberschuss mit HCl-Maßlösung gegen Phenolphthalein zurücktitriert.

– Pfefferminzöl
Hauptbestandteile des Pfefferminzöls sind **Menthol** (vgl. Kap. 6.2.4.4) und seine Stereoisomeren. Darüber hinaus enthält das ätherische Öl veresterte Terpenalkohole wie **Menthylacetat** und Oxidationsprodukte wie **Menthon**. Das Arzneibuch lässt den Gehalt an
- *Estern* durch Verseifungstitration,
- *freien Alkoholen* durch Bestimmung der Hydroxylzahl (vgl. Kap. 6.2.4.4) bzw. gaschromatographisch,
- *Ketonen* durch Oximtitration ermitteln (vgl. Kap. 6.2.4.1).

– Triethylcitrat [$M_r = 276,3$]
Der Triester der Citronensäure wird in wässrigem Isopropanol mit 1 M-NaOH 1 h unter Rückfluss verseift. Der Laugenüberschuss wird gegen Phenolphthalein zurücktitriert.

– Triglyceride wie wie z. B. Glyceroltriacetat (R'-R''' = CH_3) [$M_r = 218,2$]

Triglyceride

H_2C-O-CO-R'	H_2C-O-CO-R'	H_2C-O-CO-R'
HC-O-CO-R''	HC-O-CO-R''	HC-OH
H_2C-O-CO-R'''	H_2C-OH	H_2C-OH
Triglycerid	**Diglycerid**	**Monoglycerid**

Fette und **fette Öle** sind Triester des **Glycerols** mit höhermolekularen Fettsäuren. **Wachse** sind Monoester von langkettigen Carbonsäuren mit höheren, einwertigen Alkoholen. Zur Charakterisierung dieser Substanzen werden u. a. folgende Kennzahlen ermittelt.

Verseifungszahl (VZ)
* *Die Verseifungszahl gibt an, wieviel Milligramm KOH zur Neutralisation der freien Säuren und zur Verseifung der Ester von 1 g Substanz notwendig sind.*

Hierzu wird die vorgeschriebene Substanzmenge mit überschüssiger 0,5 M-ethanolischer KOH 30 min zum Sieden erhitzt. Danach wird die zur Esterverseifung und zur Neutralisation der freien Säuren nicht verbrauchte Lauge mit 0,5 M-HCl-Lösung gegen Phenolphthalein zurücktitriert (Verbrauch: n_1 ml HCl). Unter den gleichen Bedingungen wird ein Blindversuch durchgeführt (Verbrauch: n_2 ml HCl). Die Berechnung der VZ erfolgt nach:

$$VZ = \frac{28,05\ (n_2 - n_1)}{m} \qquad (m = \text{Substanzeinwaage in g})$$

Bei der Verseifung von Fetten entstehen Glycerol [M_r=92,1] und die Kaliumsalze längerkettiger Fettsäuren (Kaliumseifen). Die VZ ist daher ein wichtiges Kriterium für die Identität und Reinheit von Fetten, fetten Ölen, Wachsen und fettähnlichen, synthetischen Estern. Bei Proben, die keine Mineralsäuren und keine freien Fettsäuren (SZ=0) enthalten und in denen Fettbegleitstoffe nur in geringer Menge vorliegen, erlaubt die VZ auch Rückschlüsse auf die Art des Fettes und somit auf dessen *mittlere Molekülmasse*. Zum Beispiel deuten hohe Verseifungszahlen auf niedrige Kettenlängen der veresterten Fettsäuren hin [vgl. **MC-Frage Nr. 317**].

Esterzahl (EZ)

* *Die Esterzahl gibt an, wieviel Milligramm KOH zur Verseifung der in 1 g Substanz vorhandenen Ester notwendig sind; sie errechnet sich aus der Differenz von Verseifungszahl und Säurezahl:* **EZ = VZ - SZ**

Die EZ dient der Berechnung des Gehaltes an Estern in einer Substanzprobe. Ihre Ermittlung ist vor allem für die Beurteilung von **Wachsen** von Bedeutung. Die Berechnung der EZ als Differenz von VZ und SZ setzt voraus, dass die Probe keine Anhydride oder Lactone enthält.

Verhältniszahl (VHZ)

* *Die Verhältniszahl ist der Quotient aus der Esterzahl und der Säurezahl:* **VHZ = EZ/SZ**

Die VHZ ist ein wichtiges *Reinheitskriterium für Wachse*, weil das Verhältnis von veresterten zu freien Wachssäuren bei reinen Wachsen nahezu konstant ist. Verfälschungen zeigen sich daher oft in einer unnatürlich hohen oder tiefen Verhältniszahl [vgl. **MC-Frage Nr. 322**].

6.2.4 Spezielle Verfahren

6.2.4.1 Oximtitration

Aldehyde (RCH=O) und **Ketone** (R^1R^2C=O) reagieren mit Hydroxylamin unter Bildung von **Oximen**.

$$R^1R^2C=O + H_2N-OH \longrightarrow R^1R^2C=N-OH + H_2O$$

Die Reaktionsgeschwindigkeit ist allgemein säurekatalysiert und hängt stark vom pH-Wert der Lösung und der Reaktivität der jeweiligen Carbonylverbindung ab. Die Reaktion wird am wirksamsten von einer Säure mit der Acidität des $HONH_3^+$-Ions katalysiert, sodass man zur Oximierung *Hydroxylaminhydrochlorid* einsetzt.

$$R^1R^2C=O + {}^+H_3N-OH \longrightarrow R^1R^2C=N-OH + H_3O^+.$$

Aldehyde reagieren bereits bei Raumtemperatur rasch und quantitativ, Ketone hingegen wesentlich langsamer; bei sterisch gehinderten Ketonen muss die Reaktionslösung oft mehrere Stunden unter Rückfluss erhitzt werden.

Das Arzneibuch lässt z. B. bei der Reinheitsprüfung von **Paraldehyd** den Anteil an **freiem Acetaldehyd** (CH_3-CH=O) mithilfe der Hydroxylaminhydrochlorid-Methode quantitativ erfassen. Weitere Arzneibuchbeispiele für die Ermittlung des wertbestimmenden Anteils durch Oximtitration sind:

- **Campher**,
- **Carvon** (im Kümmelöl),
- **Citral** (im Citronenöl),
- **Glyoxal-Lösung** (O=CH-CH=O),
- **Menthon** (im Pfefferminzöl),
- **Zimtaldehyd** (im Zimtöl).

Die Strukturen dieser Carbonylverbindungen sind in Abb. 1.23 zusammengestellt.

Für die praktische Durchführung der Oximtitration hat sich die „*direkte Methode*" bewährt, bei der die Carbonylverbindung mit einem Überschuss an Hydroxylaminhydrochlorid-Lösung behandelt wird. Da das gebildete Oxim nur schwach basisch reagiert, wird bei der Umsetzung die äquivalente Stoffmenge an Protonen freigesetzt, die mit 0,5 M-ethanolischer KOH titriert werden kann. Der pH-Wert am Äquivalenzpunkt ist durch das überschüssige Hydroxylaminhydrochlorid vorgegeben und liegt bei etwa **pH=3,5**. Als Indikator kommt daher vor allem *Bromphenolblau* infrage.

Bei der Bestimmung von **Campher** ist die Reaktionsgeschwindigkeit der Oximierung infolge sterischer Hinderung besonders gering. Bei der direkten Methode wird sie zudem durch die Abnahme des pH-Wertes während der Reaktion fortlaufend kleiner; um Campher quantitativ bestimmen zu können, muss man mehrere Stunden unter Rückfluss zum Sieden erhitzen und die entstehende Säure von Zeit zu Zeit durch Zugabe von $NaHCO_3$ neutralisieren. Dadurch kann das Gleichgewicht der Reaktion in Richtung des Oxims verschoben werden; nach ca. 4,5 h erreicht man einen quantitativen Stoffumsatz. Anschließend wird nicht-verbrauchtes Hydroxylaminhydrochlorid mit einer Alkalihydroxid-Lösung zurücktitriert. Zur Wertbestimmung der Hydroxylaminhydrochlorid-Lösung wird parallel dazu ein Blindversuch durchgeführt [vgl. **MC-Fragen Nr. 329, 330**].

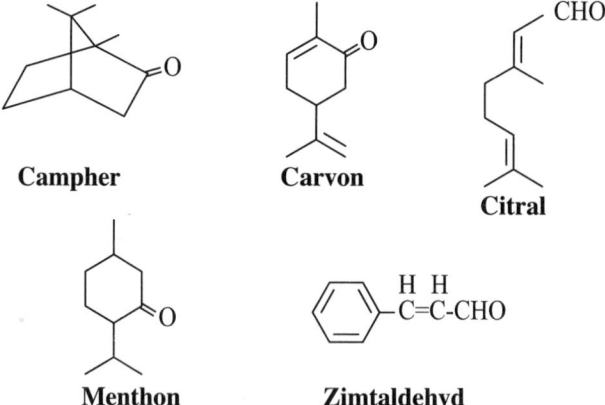

Campher   **Carvon**   **Citral**

Menthon   **Zimtaldehyd**

Abb. 1.23:   Durch Oximtitration bestimmbare Substanzen

Die Gehaltsbestimmung des Camphers kann auch photometrisch in isopropanolischer Lösung durch Messung der Absorption bei 290 nm erfolgen [n $\longrightarrow \pi^*$-Übergang der C=O-Gruppe; vgl. Kap. 11.6.5.3 und **MC-Frage Nr. 1030**].

6.2.4.2 Formoltitration

Diese von **Sörensen** ursprünglich zur Titration von α-**Aminosäure**n eingeführte Methode beruht darauf, dass primäre Aminogruppen in wässriger Lösung mit **Formaldehyd** unter Bildung einer deutlich schwächer basischen **N-Hydroxymethyl-Verbindung** reagieren. Durch nachfolgende Dehydratisierung kann daraus ein **Azomethin** entstehen, das praktisch ebenfalls neutral reagiert. Anschließend wird die verbleibende Carboxylgruppe acidimetrisch gegen geeignete Indikatoren titriert.

$$\begin{array}{cccc}
\alpha & & & \\
\text{R-CH-COOH} \xrightarrow{+ \ CH_2=O} & \text{R-CH-COOH} \xrightarrow{- \ H_2O} & \text{R-CH-COOH} \xrightarrow[- \ H_2O]{+ \ NaOH} & \text{R-CH-COONa} \\
| & | & | & | \\
NH_2 & NH\text{-}CH_2OH & N=CH_2 & N=CH_2 \\
\textbf{Aminosäure} & \textbf{Methylol-Verbindung} & \textbf{Azomethin} &
\end{array}$$

Die Formoltitration ist auch zur maßanalytischen Bestimmung von Kationsäuren wie z. B. *Ammoniumsalzen* oder Salzen von prim. und sek. aliphatischen Aminen mit Alkalihydroxid-Lösungen geeignet. Auch hier beruht das Prinzip der Methode darauf, dass die Basizität der während der Titration gebildeten prim. und sek. Amine durch die Umsetzung mit Formaldehyd erheblich abgeschwächt wird.

Zur Bestimmung von **Ammoniumchlorid** (NH$_4$Cl) [M$_r$=53,49] nach Arzneibuch titriert man die Kationsäure mit NaOH-Maßlösung gegen Phenolphthalein. Die Acidität des NH$_4^+$-Ions [pK$_s$=9,38] ist allerdings so gering, dass eine direkte Titration nicht mit genügend hoher Genauigkeit durchzuführen ist. Deshalb wird nach Zugabe von überschüssigem Formaldehyd die korr. Base (NH$_3$) unter Bildung von **Hexamethylentetramin** (Urotropin, Methenamin) abgefangen, wobei pro Mol NH$_4^+$ ein Mol H$_3$O$^+$-Ionen freigesetzt werden, die sich anschließend acidimetrisch erfassen lassen [vgl. **MC-Fragen Nr. 333–335, 1570, 1764**].

$$4 \ NH_4^+ + 6 \ H_2C=O \longrightarrow [(CH_2)_6N_4] + 4 \ H_3O^+ + 2 \ H_2O$$

Das entstandene Urotropin (pK$_b$=9,4) stört als schwache Base nicht; da die Formaldehyd-Lösung meistens etwas Säure enthält, muss sie zuvor gegen Phenolphthalein neutralisiert werden. In ähnlicher Weise lässt das Arzneibuch auch den Gesamtammoniak in **Ammoniumbituminosulfonat** bestimmen.

An weiteren *Bestimmungsmethoden von Ammoniumhalogeniden* sind zu nennen [vgl. **MC-Fragen Nr. 331, 332, 1184, 1350**]:

− argentometrische Erfassung des Halogenid-Ions (vgl. Kap. 8.1.1),
− wasserfreie Titration des Halogenid-Ions in Eisessig mit Perchlorsäure ggf. nach Zugabe von Quecksilber(II)-acetat (vgl. Kap. 6.3.4.11),
− acidimetrische Bestimmung des Ammonium-Ions in 90%igem Ethanol in Form einer Verdrängungstitration (vgl. Kap. 6.2.1.4),

– acidimetrische Bestimmung des Ammonium-Ions mit TBAH- oder Alkalialka-
  nolat-Maßlösung (vgl. Kap. 6.3.3.1),
– photometrische Bestimmung des Ammonium-Ions mit Neßlers Reagenz (siehe
  Analytik I, Kap. 2.3.4),
– Kjeldahl-Bestimmung durch Aufschluss der Substanz mit H_2SO_4 (vgl.
  Kap. 6.2.4.7).

6.2.4.3 Argentoacidimetrische Titration

Die Säurestärke vieler OH-, SH-, NH- und CH-acider Verbindungen reicht nicht
aus, um sie auf direkte Weise acidimetrisch gegen Farbindikatoren titrieren zu
können.

Sie lassen sich aber maßanalytisch bestimmen, wenn man dafür sorgt, dass das
während der Titration gebildete Anion (korr. Base) durch Fällung, z. B. als
schwerlösliches Silbersalz, laufend aus dem Gleichgewicht entfernt wird. Darüber
hinaus werden durch den Zusatz von Pyridin die bei der Bildung des Silbersalzes
freigesetzten Protonen als Pyridinium-Ionen abgefangen; dadurch wird die Lage
des Gleichgewichts nach rechts verschoben.

$$X\text{-}H + Ag^+ + C_5H_5N \longrightarrow X\text{-}Ag\downarrow + C_5H_5NH^+$$

Das zugesetzte Pyridin verhindert durch Komplexbildung mit Ag^+-Ionen auch ein
Ausfallen von Silberoxid (Ag_2O). Die gebildeten Pyridinium-Ionen ($C_5H_5NH^+$)
lassen sich anschließend als Kationsäure mit NaOH-Lösung gegen Farbindikatoren oder mittels potentiometrischer Endpunktsanzeige titrieren. Folgende
Substanzklassen sind mithilfe der Argentoacidimetrie volumetrisch zu bestimmen:

Barbiturate:

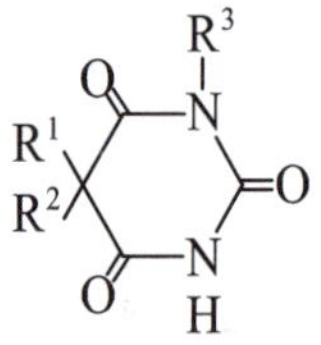

Als wichtige Barbiturate seien genannt:

– **Amobarbital** [R^1=C_2H_5; R^2=$(CH_2)_2CH(CH_3)_2$; R^3=H] [M_r=226,3]
– **Amobarbital-Natrium** [R^3=Na] [M_r=248,3]
– **Barbital** [R^1=R^2=C_2H_5; R^3=H] [M_r=184,2]
– **Butobarbital** [R^1=C_2H_5; R^2= n-C_4H_9; R^3=H] [M_r=212,2]
– **Cyclobarbital-Calcium** [R^1=C_2H_5; R^2=Cyclohexenyl; R^3=Ca/2] [M_r=510,6]
– **Hexobarbital** [R^1=CH_3; R^2=Cyclohexenyl; R^3=CH_3] [M_r=236,3]
– **Methylphenobarbital** [R^1=C_2H_5; R^2=Phenyl; R^3=CH_3] [M_r=246,3]
– **Pentobarbital** [R^1=C_2H_5; R^2=$CH(CH_3)C_3H_7$; R^3=H] [M_r=226,3]
– **Pentobarbital-Natrium** [R^3=Na] [M_r=248,3]
– **Phenobarbital** [R^1=C_2H_5; R^2=Phenyl; R^3=H] [M_r=232,2]
– **Secobarbital-Natrium** [R^1=CH_2CH=CH_2; R^2=$CH(CH_3)C_3H_7$;
  R^3=Na] [M_r=260,3]

Mit Ausnahme von Thiopental und Phenobarbital-Natrium werden alle Barbiturate, die in das Arzneibuch aufgenommen wurden, argentoacidimetrisch titriert (**Dutrieux-Methode**). Als Lösungsmittel für die freien Barbitursäuren sowie für Cyclobarbital-Calcium dient *Pyridin*, für die Natriumsalze *Ethanol*.

Nach Zusatz von überschüssigem, in Pyridin gelöstem $AgNO_3$ bildet sich ein Disilberbarbiturat-Komplex und die dabei freigesetzten Protonen werden als Pyridiniumsalze abgefangen. Anschließend wird die gebildete Kationsäure mit 0,5 M-ethanolischer NaOH-Lösung gegen *Thymolphthalein* titriert.

$$H_2Barb + 2\ Ag^+ + 4\ Pyr \longrightarrow [Ag_2Barb(Pyr)_2] + 2\ Pyr\text{-}H^+$$

$$2\ Pyr\text{-}H^+ + 2\ HO^- \longrightarrow 2\ Pyr + 2\ H_2O \ (Pyr = Pyridin)$$

Freie Barbitursäuren [H_2Barb] (Barbital, Butobarbital, Pentobarbital, Phenobarbital) enthalten pro Molekül **zwei** acide H-Atome, sodass sie bei der Titration zwei Äquivalente NaOH verbrauchen. **N-Methylbarbiturate** [$HBarb\text{-}CH_3$] (Hexobarbital, Methylphenobarbital) und die **Natriumsalze freier Barbitursäuren** [$NaH\text{-}Barb$] (Amobarbital-, Pentobarbital-, Secobarbital-Natrium) können demgegenüber nur **ein** H-Atom pro Molekül in Freiheit setzen. **Cyclobarbital-Calcium** [$Ca(HBarb)_2$] verbraucht hingegen pro Mol Substanz **zwei** Äquivalente NaOH, pro Barbitursäure-Molekül allerdings nur **ein** Äquivalent an Lauge [vgl. **MC-Fragen Nr. 338–343**].

Weitere allgemeine *Bestimmungsmethoden für Barbiturate* sind [vgl. **MC-Fragen Nr. 1190, 1191, 1469**]:

– argentometrisch nach Budde durch Titration in Alkalicarbonat-haltiger Lösung mit 0,1 M-$AgNO_3$-Lösung bis zur beginnenden Trübung (vgl. Kap. 8.2.5),
– acidimetrisch durch Titration in Dimethylformamid mit 0,1 M-Alkalimethanolat- oder TBAH-Lösung gegen einen geeigneten Indikator,
– komplexometrische Bestimmung des Metallionen-Gehaltes im Niederschlag nach Fällung eines geeigneten Schwermetallbarbiturats.

Hydantoine:
Argentoacidimetrisch wird nach Arzneibuch **Phenytoin-Natrium** [$M_r=274,3$] titriert.

Diphenylhydantoin

Das Natriumsalz wird durch Suspendieren in 0,05 M-H_2SO_4 in das NH-acide **Phenytoin** (Diphenylhydantoin) umgewandelt; nach Verdünnen mit Methanol wird der Säureüberschuss mit 0,1 M-NaOH bei potentiometrischer Indizierung neutralisiert (1.Wendepunkt der Titrationskurve). Nach Zugabe von $AgNO_3$/Pyridin, wobei pro Mol Substanz **ein** Mol Protonen freiwerden, wird die Titration zur Bestimmung des Phenytoin-Anteils fortgesetzt (2. Wendepunkt der Titrationskurve).

In ähnlicher Weise erfolgt auch die Reinheitsprüfung auf „freies Phenytoin", das im Natriumsalz enthalten sein kann. Demgegenüber lässt das Arzneibuch den Gehalt von **Phenytoin** durch wasserfreie Titration mit 0,1 N-NaOCH$_3$-Lösung erfassen [vgl. **MC-Fragen Nr. 336, 344**].

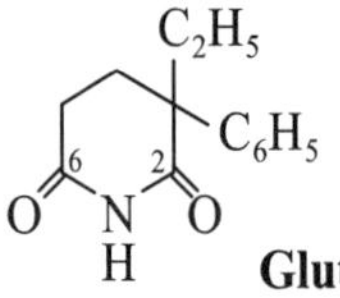

– **Glutethimid** [M$_r$ =217,3]
Das NH-acide 2.6-Piperidindion-Derivat wird als schwache, einwertige Säure nach Zugabe von AgNO$_3$/Pyridin mit 0,1 M-NaOH-Lösung titriert. Der Äquivalenzpunkt wird potentiometrisch indiziert.Thiouracile

Thiouracile:

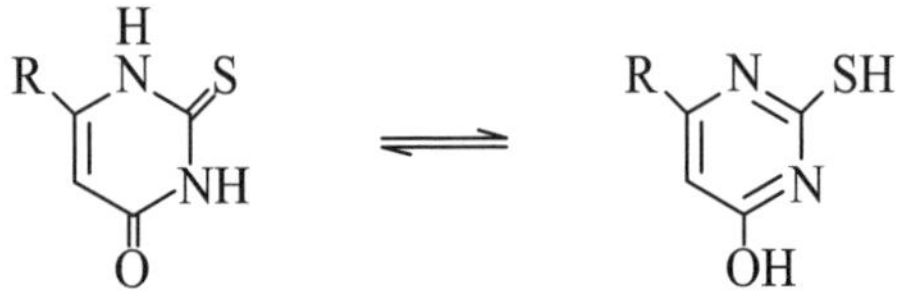

An Substanzen sind zu nennen:

– **Methylthiouracil** (R=CH$_3$) [M$_r$=142,2]
– **Propylthiouracil** (R=n-C$_3$H$_7$) [M$_r$=170,2]

Thiouracile bilden schwerlösliche, praktisch undissoziierte Disilbersalze. Dabei werden pro Mol Substanz **zwei** Äquivalente Protonen freigesetzt. Nach Arzneibuch wird der Wirkstoff zur partiellen Neutralisation der aciden Gruppen zunächst in etwas *weniger als zwei* Äquivalenten 0,1 M-NaOH gelöst. Danach fällt man das Disilbersalz durch Zugabe überschüssiger 0,1 M-AgNO$_3$ Lösung. Die bei der Fällung noch freiwerdenden restlichen Protonen werden erneut mit 0,1 M-NaOH-Lösung titriert. Die Indizierung des Äquivalenzpunktes erfolgt potentiometrisch, jedoch kann der Endpunkt auch visuell gegen Bromthymolblau ermittelt werden [vgl. **MC-Fragen Nr. 338, 348**].

Purine:

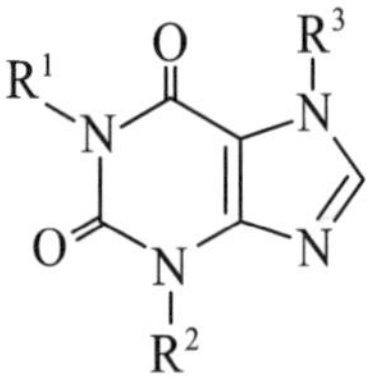

Nach Arzneibuch lassen sich durch Argentoacidimetrie bestimmen:

– **Theobromin** (R^1=H; R^2=R^3=CH$_3$) [M$_r$=180,2]
– **Theophyllin** (R^1=R^2=CH$_3$; R^3=H) [M$_r$=180,2]

Aufgrund der geringen Acidität bzw. Basizität beider Purine ist ihre direkte Titration in wässriger Lösung nicht durchführbar. Nach Zugabe von $AgNO_3$-Lösung fallen jedoch die schwerlöslichen *Monosilbersalze* aus. Die dabei freigesetzten Protonen können anschließend mit 0,1 M-NaOH-Lösung gegen Phenolphthalein oder Bromthymolblau titriert werden [vgl. **MC-Fragen Nr. 336–338, 345, 349**].

$$C_7H_8N_4O_2 + Ag^+ \longrightarrow Ag[C_7H_7N_4O_2] + H^+$$

Alkine:
Arzneistoffe mit einer Ethinyl-Gruppe, die acidimetrisch nach Silbersalz-Zusatz titriert werden und deren Strukturen Abb. 1.24 zeigt, sind:

- **Ethinylestradiol** [M_r=296,4]
- **Ethisteron** [M_r=312,5]
- **Levonorgestrel** [M_r=312,5]
- **Lynestrenol** [M_r=284,4]
- **Mestranol** [M_r=310,4]
- **Norethisteron** [M_r=298,4]
- **Norethisteronacetat** [M_r=340,5]
- **Norgestrel** [M_r=312,5]

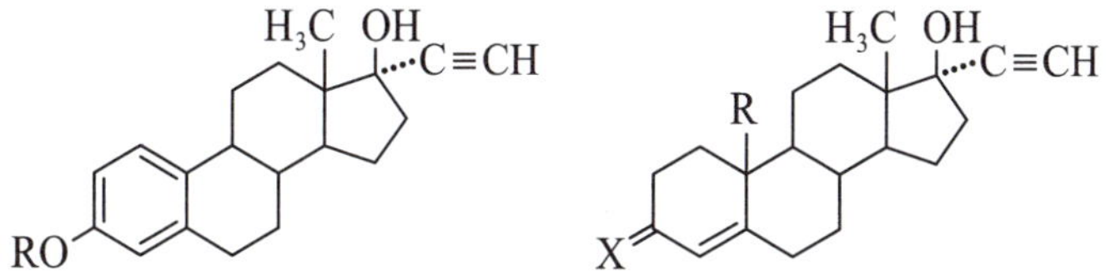

R:H	**Ethinylestradiol**	X:O	R:H	**Norethisteron**
CH₃	**Mestranol**	O	CH₃	**Ethisteron**
		H₂	H	**Lynestrenol**

Abb. 1.24: Ethinyl-substituierte Steroide

Die Gehaltsbestimmung dieser Substanzen erfolgt durch Lösen in Tetrahydrofuran und Zugabe von $AgNO_3$-Lösung. Dabei reagiert die Ethinyl-Gruppe als *einwertige* CH-acide Verbindung mit Silbernitrat unter Bildung eines stabilen, löslichen Silbersalz-Komplexes und Freisetzung einer äquivalenten Stoffmenge an Protonen. Letztere werden anschließend potentiometrisch oder gegen Bromcresolgrün durch Titration mit 0,1 M-NaOH-Lösung erfasst [vgl. **MC-Fragen Nr. 337, 346, 347**].

$$R-C{\equiv}CH + 7\ AgNO_3 \longrightarrow [R-C{\equiv}C-Ag \cdot 6\ AgNO_3] + HNO_3$$

6.2.4.4 Bestimmung von Alkoholen, Hydroxylzahl (OHZ)

* *Die Hydroxylzahl gibt an, wieviel Milligramm KOH der von 1 g Substanz bei der Acetylierung gebundenen Essigsäure äquivalent sind.*

Mittels OHZ lässt das Arzneibuch *acylierbare Hydroxylgruppen* erfassen. **Fette und fette Öle** enthalten solche funktionellen Gruppen häufig in Form höhermolekularer prim. und sek. Alkohole, Hydroxyfettsäuren, Mono- und Diglyceriden sowie von freiem Glycerol. Acylierbar sind ferner Phenole, Enole, prim. und sek. Amine sowie Aminoalkohole. Gleichfalls verfälscht ein *Wassergehalt* von Probe und Reagenzien das Titrationsergebnis [vgl. **MC-Fragen Nr. 350–352, 357, 1291**].

Das Arzneibuch gibt zur Bestimmung der Hydroxylzahl in Fetten zwei unterschiedliche Methoden an:

- Veresterungsreaktion mit **Acetanhydrid** in Gegenwart von **Pyridin** mit anschließender Zersetzung des überschüssigen Anhydrids durch **Wasser** (Methode A).
- Veresterungsreaktion in *nichtwässrigem* Milieu mit **Propionsäureanhydrid** in Gegenwart von **p-Toluolsulfonsäure** und anschließende Zersetzung des Reagenzüberschusses mit **Anilin** (Methode B).

Methode A:

- Die entsprechend der erwarteten OHZ eingewogene Substanz wird mit der erforderlichen Menge des Acetylierungsgemischs (**Acetanhydrid/Pyridin**) versetzt und 1 h auf dem Wasserbad erhitzt. Anschließend gibt man Wasser hinzu und erhitzt nochmals 10 min. Nach dem Abkühlen wird mit 0,5 M-ethanolischer KOH-Lösung gegen Phenolphthalein titriert (Verbrauch: n_1 ml). Unter den gleichen Bedingungen wird ein *Blindversuch* durchgeführt (Verbrauch: n_2 ml). Die Berechnung der Hydroxylzahl erfolgt nach:

$$OHZ = \frac{28,05\ (n_2-n_1)}{m} + SZ \qquad (m = \text{Einwaage Substanz in g})$$

Die Methode beruht auf der Reaktion von Hydroxylgruppen mit Acetanhydrid in *trockenem* Pyridin, dem nach neueren Untersuchungen lediglich die Funktion einer Hilfsbase zukommt. Dabei entsteht durch die Reaktion von 1 Äquivalent acylierbarer HO-Gruppen 1 Mol Pyridiniumacetat (1), das als Kationsäure mit ethanolischer KOH titriert wird (3). Demgegenüber liefert die Hydrolyse des Acetylierungsgemischs im Blindversuch gemäß (2) 2 Äquivalente Säure.

(1) **ROH** + $(CH_3CO)_2O$ + Pyr $\longrightarrow$ CH_3COOR + CH_3COO^- + Pyr-H$^+$
(2) H_2O + $(CH_3CO)_2O$ + 2 Pyr $\longrightarrow$ 2 CH_3COO^- + 2 Pyr-H$^+$
(3) Pyr-H$^+$ + HO$^-$ $\longrightarrow$ Pyr + H_2O [Pyr = Pyridin]

Dieses unterschiedliche Verhalten des Acetylierungsgemischs gegenüber Alkoholen und Wasser bildet die Grundlage der stöchiometrischen *Auswertung* der Reaktion. Voraussetzung für ein korrektes Ergebnis ist deshalb die Wasserfreiheit des verwendeten Pyridins.

Darüber hinaus müssen für einen quantitativen, reproduzierbaren Reaktionsablauf die Mengen an Substanz und Acetylierungsgemisch so gewählt werden, dass auf 1 Äquivalent Hydroxylgruppen 4 Mol Acetanhydrid kommen.

Falls die Probe freie Säuren enthält, wird bei der Titration zusätzlich Lauge verbraucht und man erhält zu tiefe OHZ-Werte. Man berücksichtigt dies, indem die zuvor bestimmte **Säurezahl** (SZ) hinzuaddiert wird [vgl. **MC-Frage Nr. 358** und Kap. 6.2.1.2].

Methode B:
- Die zu prüfende Substanz wird mit **Propionsäureanhydrid-Reagenz** versetzt und 2 h stehen gelassen. Anschließend gibt man eine 0,9%ige **Anilin-Lösung** in Cyclohexan sowie Eisessig hinzu und titriert mit 0,1 M-$HClO_4$-Lösung gegen Kristallviolett (Verbrauch: n_1 ml). Unter den gleichen Bedingungen wird ein Blindversuch durchgeführt (Verbrauch: n_2 ml). Aus beiden Titrationsergebnissen errechnet sich die Hydroxylzahl von Fetten zu:

$$OHZ = \frac{5,61 \ (n_1 - n_2)}{m} \qquad (m = \text{Einwaage Substanz in g})$$

Ein möglicher **Wassergehalt (x%)**, der die ermittelte Hydroxylzahl *erhöht*, ist zu berücksichtigen. Der Wassergehalt wird mithilfe der Karl-Fischer-Methode bestimmt. Die Hydroxylzahl ergibt sich dann zu [vgl. **MC-Fragen Nr. 361 - 363**]:

$$\textbf{OHZ = gefundene OHZ - 31,1} \cdot \textbf{x}$$

Bei der **Methode von Pesez** ist Propionsäureanhydrid in Gegenwart von p-Toluolsulfonsäure ein wirksames Acylierungsmittel, mit dem gelegentlich sogar tert. Hydroxylgruppen verestert werden können (1). Das bei der Reaktion nicht umgesetzte Anhydrid wird mit überschüssigem **Anilin** unter Bildung von **Propionsäurereanilid** zersetzt (2). Danach wird die dem nicht verbrauchten, aber protoniert vorliegenden Anilin äquivalente Stoffmenge an **Carboxylat-Ionen** (3) mit 0,1 M-$HClO_4$-Lösung titriert (4).

(1) $(CH_3CH_2CO)_2O + \textbf{ROH} \longrightarrow CH_3CH_2COOH$
(2) $(CH_3CH_2CO)_2O + C_6H_5\text{-}NH_2 \longrightarrow C_6H_5\text{-}NH\text{-}CO\text{-}CH_2CH_3 + CH_3CH_2COOH$
(3) $CH_3CH_2COOH + C_6H_5\text{-}NH_2 \longrightarrow C_6H_5\text{-}NH_3^+ + CH_3CH_2COO^-$
(4) $CH_3CH_2COO^- + [CH_3COOH_2^+ \cdot ClO_4^-] \longrightarrow CH_3CH_2COOH + CH_3COOH$
$\qquad\qquad\qquad\qquad\qquad\qquad\qquad\qquad\qquad\qquad + ClO_4^-$

Zur stöchiometrischen *Auswertung* der Reaktion ist anzumerken: Im Versuch und im Blindversuch sind die eingesetzten Mengen an Anilin, Propionsäureanhydrid und p-Toluolsulfonsäure gleich. Der verbleibende Anilin-Überschuss im Blindversuch ist geringer als in der Probe. Somit ist gemäß Gl.(1) die Differenz im Verbrauch an 0,1 M-$HClO_4$ der zur Veresterung benötigten Menge an Propionsäureanhydrid äquivalent.

In den Arzneibüchern wird die Bestimmung der Hydroxylzahl als maßanalytisches Verfahren u. a. bei folgenden Substanzen genutzt:

- **Benzylalkohol** [$C_6H_5\text{-}CH_2OH$] [$M_r = 108,1$]
Der Gehalt wird durch quantitative Acetylierung der alkoholischen HO-Gruppe nach Methode A ermittelt. Der Prozentgehalt errechnet sich nach:
% $C_7H_8O = 10,81 \ (n_2 - n_1)/m$.

- **Menthol** [$M_r = 156,3$]

Der Gehalt kann im Prinzip nach Methode A ermittelt werden. Das Arzneibuch verzichtet aber auf eine titrimetrische Gehaltsbestimmung und lässt sie gaschromatographisch im Rahmen der „Prüfung auf verwandte Substanzen" durchführen.

– Pfefferminzöl
Zur Gehaltsbestimmung der freien Terpenalkohole wie **Menthol** wird die OHZ nach Methode A bestimmt.

– Phenoxyethanol [C_6H_5-O-CH_2-CH_2OH] [M_r=138,2]
Die Gehaltsbestimmung erfolgt nach Methode A.

– Polyethylenglycole – (Macrogole) [$HOCH_2$-$(OCH_2CH_2)_n$-OH]

Die Bestimmung der Hydroxylzahl geschieht nach Methode A, wobei Phthalsäureanhydrid als Acylierungsmittel verwendet wird. Die OHZ erlaubt Rückschlüsse auf die *mittlere relative Molekülmasse* dieser Polykondensationsprodukte [vgl. **MC-Fragen Nr. 364, 365**].

– Rizinusöl
Die Fettsäurefraktion des Rizinusöls besteht zu 85–90% aus **Rizinolsäure** (12-Hydroxyölsäure). Darüber hinaus ist das die HO-Gruppe tragende Atom C-12 der Rizinolsäure *chiral*. Reine Rizinolsäure hat bei 20°C eine spezifische Drehung von [α]=+6,7°.

Die Bestimmung der Hydroxylzahl gestattet eine Unterscheidung von Rizinusöl von anderen fetten Ölen, wie z. B. **Olivenöl**, die weitgehend gesättigte und ungesättigte Fettsäuren als Acylkomponenten enthalten [vgl. **MC-Frage Nr. 367**].

6.2.4.5 Bestimmung von Borsäure und ihren Derivaten

Borsäure (H_3BO_3) [M_r=61,8] wirkt in wässriger Lösung als schwache einbasige *Lewis-Säure*, deren acidimetrische Direkttitration *nicht* möglich ist.

$$B(OH)_3 + 2\ H_2O \rightleftharpoons H_3O^+ + [B(OH)_4]^-$$

Gibt man jedoch *mehrwertige, vicinale Alkohole* [Glycerol, Mannitol, Sorbitol, Erythrit (1.2.3.4-Tetrahydroxybutan), Fructose, Brenzcatechin u. a.] hinzu, so bildet sich in mehreren Reaktionsschritten ein komplexer **Borsäurechelatester**, der sich wie eine mittelstarke einbasige Säure verhält und mit NaOH-Lösung gegen Phenolphthalein (pH$_{ÄP}$=8–9) titriert werden kann. Die komplexe Säure besitzt eine der Essigsäure vergleichbare Acidität. Wichtig ist ein großer Überschuss des Komplexbildners, wobei neuere Pharmakopöe-Vorschriften fast ausschließlich **Mannitol** bevorzugen [vgl. **MC-Fragen Nr. 368–370, 1687**].

R = -CHOH-CH_2OH

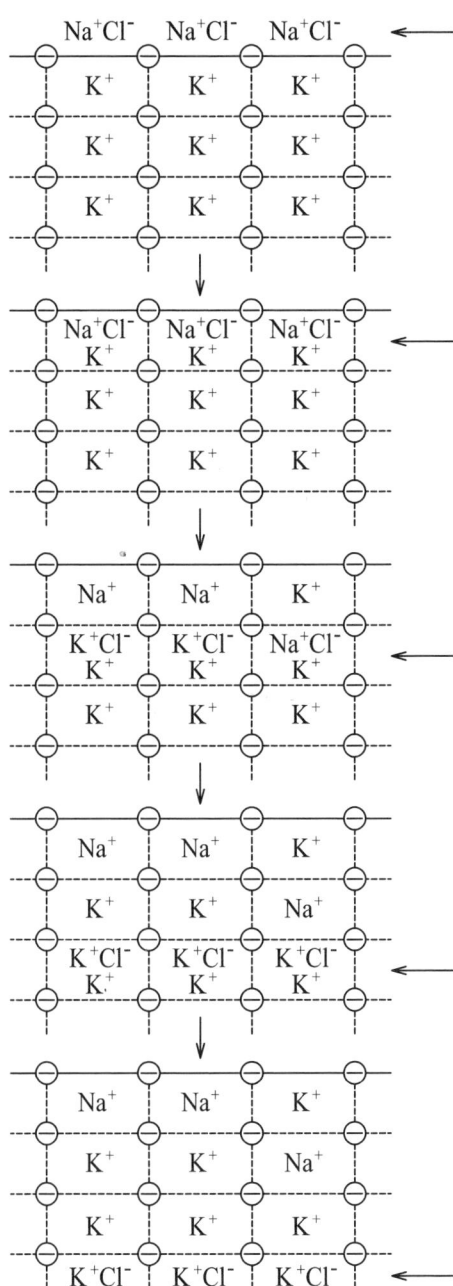

Abb. 1.25: Wirkungsweise eines Ionenaustauschers

Zur Neutralisation von 1 Mol **Natriumtetraborat** (**Borax**) ($Na_2B_4O_7 \cdot 10\ H_2O$) [$M_r=381,4$] sind nach Zusatz von Mannitol lediglich **zwei** Äquivalente HO^--Ionen notwendig, da für 4 Borsäurechelatester bereits 2 Na^+-Ionen in der Lösung vorliegen. Deshalb reagiert auch eine wässrige Lösung des Salzes alkalisch [vgl. **MC-Fragen Nr. 371, 372**]. In ähnlicher Weise unter Sorbitol-Zusatz führt das Arzneibuch auch die Borat-Bestimmung in **Phenylmercuriborat** aus.

6.2.4.6 Bestimmungen nach Ionenaustausch

Allgemeine Grundlagen: Die Ionenaustauscherchromatographie ist ein säulenchromatographisches Verfahren zur Trennung von Ionen aufgrund ihrer unterschiedlichen elektrostatischen Bindung an eine geladene, wasserunlösliche Polymermatrix (vgl. auch Kap. 12.5).

Ionenaustauscher sind anorganische oder organische *Polyelektrolyte* mit fixierten ionisierbaren Gruppen und austauschbaren (beweglichen) Anionen (**Anionenaustauscher**) oder Kationen (**Kationenaustauscher**). Sie können aus einer sie umgebenden Lösung Anionen oder Kationen aufnehmen und dafür eine äquivalente Stoffmenge anderer Ionen gleicher Ladung an die Lösung abgeben.

Das Prinzip des Ionenaustauschs zeigt Abb. 1.25. Es beruht darauf, dass aus einer Zelle des Polymers, in die ein Fremdionenaggregat eingedrungen ist, ein Ionenpaar austreten kann, welches das ursprünglich in der Zelle gebundene, bewegliche Ion enthält. Wenn z. B. in einer Zelle, in der ein K^+-Ion an einer anionischen Matrix haftet, ein Na^+Cl^--Ionenpaar eindringt, kann ein Austausch von

K^+ gegen Na^+ erfolgen und ein K^+Cl^--Ionenpaar aus der Zelle ausgeschleust werden.

Sofern K^+- und Na^+-Ionen gleich stark an die negativ geladene Polymermatrix gebunden werden, beträgt die Wahrscheinlichkeit eines Austauschs 50%. Bei entsprechender Säulenlänge ist es unwahrscheinlich, dass Na^+-Ionen am unteren Säulenende wieder austreten, wenn sie oben auf die Säule gegeben wurden.

Der vorgestellte Austauschprozess kann durch folgende Stoffgleichung schematisch dargestellt werden, wobei n >> m sein muss, wenn der Ionenaustausch quantitativ erfolgen soll.

$$m\ Na^+Cl^- + [(K^+)_n A^{n-}]_s \longrightarrow m\ K^+Cl^- + [(Na^+)_m (K^+)_{n-m} A^{n-}]_s$$

Aus dieser Gleichung ist ersichtlich, dass Ionenaustausch ein *chemischer* und kein physikalischer Vorgang ist. Ursprünglich in der Lösung enthaltene Ionen werden im *stöchiometrischen Verhältnis* durch bewegliche Ionen des Austauschers substituiert. Abb. 1.26 veranschaulicht nochmals die prinzipiellen Vorgänge beim Ionenaustausch.

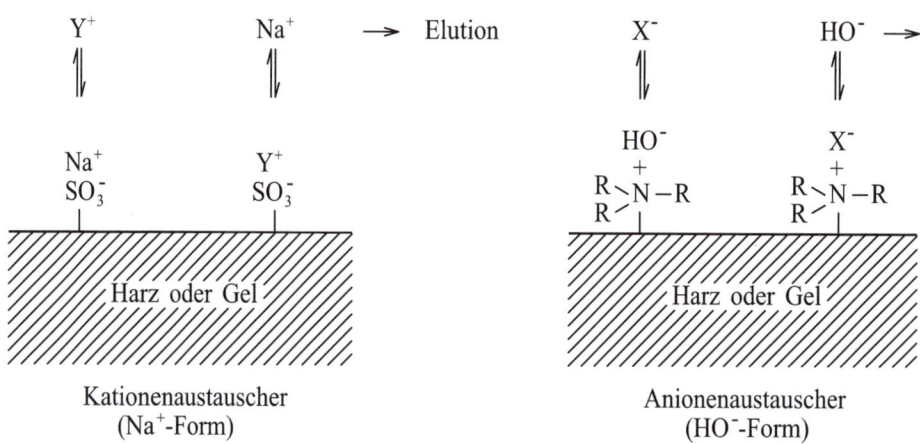

Abb. 1.26: **Vorgänge beim Ionenaustausch**

Struktur der Ionenaustauscher: In der Gebrauchsform sind Ionenaustauscher als *Salze* mit *hochpolymerem Anion* oder *hochpolymerem Kation* anzusehen. Diese Polymerionen bestehen aus der wasserunlöslichen, quellbaren **Matrix** mit einer Raumnetzstruktur und den austauschaktiven **Ankergruppen**. Das Netzwerk des Polymers ist so stark aufgeweitet, dass in den Hohlräumen nicht nur die monomeren Gegenionen, sondern auch Wasser und andere Ionen Platz finden. An den Ankergruppen, die auch **Festionen** genannt werden, sitzen heteropolar gebundene, austauschbare Gegenionen. Je nach dem Charakter der Ankergruppen unterscheidet man zwischen Anionen- und Kationenaustauschern. Ein **Kationenaustauscher** enthält hochpolymere Anionen mit frei beweglichen Kationen und entsprechend ein

Anionenaustauscher hochpolymere Kationen, dessen Ladungen durch frei beweg-liche Anionen in den Hohlräumen der Matrix kompensiert werden [vgl. **MC-Fragen Nr. 373, 1323, 1380, 1588, 1667, 1804**].

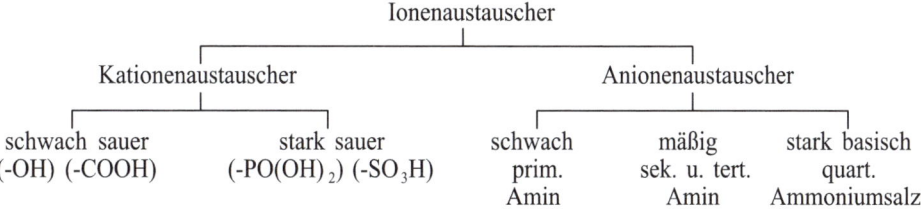

Bei der Bezeichnung eines Austauschers gibt man im Allgemeinen auch an, wel-ches bewegliche Gegenion er enthält [z. B. H^+-Form, Na^+-Form, HO^--Form, Cl^--Form, Acetat-Form usw.]. Ionenaustauschvorgänge mit einem Kationenaustau-scher in der **H^+-Form** oder einem Anionenaustauscher in der **HO^--Form** lassen sich schematisch wie folgt beschreiben [vgl. **MC-Frage Nr. 378**]:

Kationenaustausch: $n\,[KT^-]H^+ + n\,Y^+ \longrightarrow n\,[KT^-]Y^+ + n\,H^+$
(KT = Ankergruppe)
z. B.: NaOAc + (H^+-Form) $\longrightarrow$ (Na^+-Form) + HOAc

Anionenaustausch: $n\,[KT^+]HO^- + n\,X^- \longrightarrow n\,[KT^+]X^- + n\,HO^-$
z. B.: NaOAc + (HO^--Form) $\longrightarrow$ (AcO^--Form) + NaOH

An Ionenaustauschern wurden in das Arzneibuch aufgenommen:

– **Anionenaustauscher, stark basischer**

$-CH-CH-$ $\longrightarrow$ $-CH-CH-$ $\longrightarrow$ $-CH-CH-$ $\longrightarrow$ $-CH-CH-$

$[]_n$ $[]_n$ $[]_n$ $[]_n$

CH_2Cl $CH_2-N(CH_3)_3Cl^-$ $CH_2-N(CH_3)_3HO^-$
$[Cl^-$-Form] $[HO^-$-Form]

Abb. 1.27:   Herstellung und Struktur eines stark basischen Anionenaustauschers (HO^--Form)

Der Austauscher enthält ein mit Divinylbenzol quervernetztes *Polystyrolgerüst*, in das *quartäre Ammoniumgruppen* eingeführt wurden. Dies geschieht durch Chlor-methylierung der Polymermatrix, anschließende Umsetzung mit Trimethylamin und nachfolgendem Austausch der Cl^--Ionen gegen HO^--Ionen durch Behandeln mit einer Alkalihydroxid-Lösung.

Kationenaustauscher, stark sauer

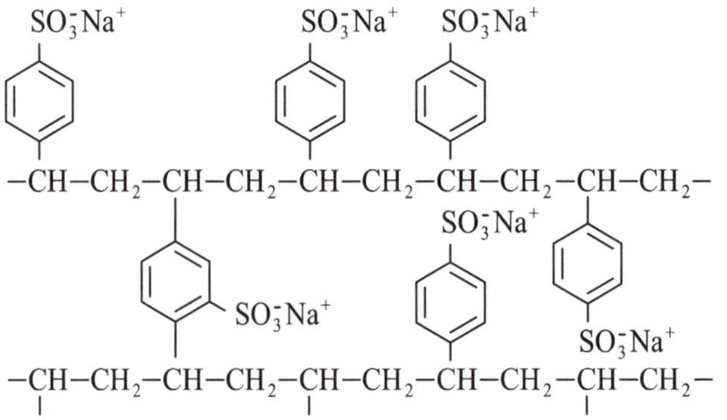

Abb. 1.28: **Struktur eines stark sauren Kationenaustauschers (Na⁺-Form)**

Der Austauscher enthält *Sulfonsäuregruppen*, die an ein Polystyrol-Divinylben-zol-Copolymerisat fixiert sind. Die SO_3H-Gruppen werden durch Umsetzung des Polymers mit H_2SO_4, Chlorsulfonsäure oder Schwefeltrioxid eingeführt.

– Kationenaustauscher, schwach saurer
Die Herstellung derartiger Austauscherharze erfolgt durch Copolymerisation von Methacrylsäureestern oder anderen Acrylsäure-Derivaten mit Divinylbenzol und anschließender Umwandlung in die Säureform.

Charakterisierung von Ionenaustauschern: Für das Arbeiten mit Ionenaustau-schern sind u. a. folgende Kenngrößen des verwendeten Austauschermaterials von Bedeutung:

– mechanische Stabilität,
– Korngröße (Teilchengröße), Vernetzungsgrad und Quellvermögen,
– Austauschkapazität und Austauschaktivität,
– Selektivität,
– pH-Bereich der Anwendung, maximale Arbeitstemperatur,
– Verhalten in nichtwässrigen Lösungsmitteln.

Hiervon sollen die Begriffe Selektivität und Austauschkapazität näher vorgestellt werden:
Selektivität: Unter Selektivität versteht man die Eigenschaft eines Austauschers, unter sonst gleichen Bedingungen die verschiedenen Ionen in unterschiedlichem Maße auszutauschen. Ein Ionenaustauscher besitzt die Fähigkeit, zwischen ver-schiedenen Ionen zu differenzieren und bei der Adsorption eine Ionenart der an-deren vorzuziehen. Hierfür gelten folgende Regeln:

– Bei niedriger Konzentration und Raumtemperatur wächst die Affinität eines Austauschers für ein Ion mit dessen *Ladung* [$Na^+ < Ca^{2+} < Al^{3+} < Th^{4+}$]. Die be-vorzugte Aufnahme mehrwertiger Ionen ist aber konzentrationsabhängig und nimmt mit steigender Ionenkonzentration ab.

– Innerhalb einer Reihe von Ionen gleicher Wertigkeit steigt die Affinität zum Austauscher mit zunehmender *Atommasse* bzw. zunehmendem Volumen (Radius) des unhydratisierten oder abnehmendem *Radius* des hydratisierten Ions [$Li^+ < Na^+ < K^+ < Rb^+ < Cs^+ < Be^{2+} < Mg^{2+} < Ca^{2+} < Sr^{2+} < Ba^{2+} < Al^{3+}$].
– Mit steigendem Vernetzungsgrad nimmt die Selektivität zu; sie erreicht bei 15% Vernetzung ein Maximum.
– Für Anionen kann folgende Selektivitätsreihe aufgestellt werden: $AcO^- < F^- < HO^- < HCOO^- < Cl^- < SCN^- < Br^- < ClO^{4-} < NO^{3-} < {}^-OOC\text{-}COO^- < SO_4^{2-}$

Austauschkapazität: Sie ist ein Maß für die Gesamtzahl der am Austauschprozess beteiligten Gruppen pro Gramm des Austauschers. Sie gibt die für den Austauschvorgang benötigte Menge eines Ionenaustauschers an und wird in **mmol** Äquivalenten ausgedrückt, die **1 g** Austauschermaterial zu binden vermag.

Berechnung (in Klammer Nr. der MC-Frage)
[379] Gegeben: 10 g eines stark basischen Anionenaustauschers mit der Austauschkapazität 5 mmol/g für einwertige Ionen
Gesucht: Kapazität für Chlorid-Ionen [$M_r = 35,5$]?
Berechnung: $K = 5 \cdot 35,5 \cdot 10 = $ **1775 mg**

Die **Austauschaktivität** ist ein Maß für die *nutzbare Austauschkapazität*. Sie gibt an, welcher Anteil an austauschaktiven Gruppen in der austauschfähigen Form vorliegen. Das Arzneibuch fordert, dass mindestens 75% der Austauschkapazität erhalten sein müssen.

Einfluss des pH-Wertes: Die Belegungskapazität kann allerdings für verschiedene Ionen unterschiedlich sein und ist vielfach eine Funktion der *Ionenstärke* und des *pH-Wertes* der Lösung. Dies gilt besonders für Austauscher, deren aktive Gruppen schwache Anionbasen [$-COO^-$] oder Neutralbasen [$-NR_2$] sind. Polycarbonsäure-Austauscher sind nur in neutralen oder alkalischen Lösungen brauchbar, da in stärker saurem Medium ungeladene COOH-Gruppen vorliegen. Ein Anionenaustauscher mit NR_2H^+-Gruppen ist dagegen nur in neutralen oder sauren Lösungen zu verwenden, da im Alkalischen die NR_2H^+-Gruppe durch HO^--Ionen zur NR_2-Gruppe entladen wird.

Die Belegungskapazität von Austauschern, die nur SO_3H-Gruppen enthalten, ist pH-unabhängig, da Sulfonsäuren als sehr starke Säuren im gesamten pH-Bereich protolysieren. Phenolische Hydroxylgruppen protolysieren dagegen erst bei pH = 8–10 zu Phenolaten und werden dadurch austauschaktiv.

Anwendungsbeispiele: Ionenaustausch wird vorrangig in Form von Austauschersäulen zur Überführung schwer bestimmbarer Ionen in leicht erfassbare Ionen durchgeführt. Große praktische Bedeutung besitzen Ionenaustauscher bei der **Wasserenthärtung**. An pharmazeutischen Beispielen zur Gehaltsbestimmung von Wirkstoffen sind zu nennen:

– **Neostigminbromid** [$M_r = 303,2$]
  (3-Dimethylcarbamoyl-oxyphenyl-N.N.N-trimethylammoniumbromid)
– **Neostigminmesilat** (Neostigminmetilsulfat) [$M_r = 334,4$]

$$\overset{+}{N}(CH_3)_3 \ CH_3OSO_3^-$$

$$O-C-N \overset{CH_3}{\underset{CH_3}{\big\backslash}}$$
$$\underset{O}{\parallel}$$

Neostigminmesilat

$$\overset{+}{R_4N} \ X^-$$

Austauschersäule

$$\overset{+}{R_4N} \ OH^-$$

Bei diesen quartären Ammoniumsalzen wird beim Durchlaufen der mit einem stark basischen Anionenaustauscher (HO$^-$-Form) beschickten Säule das jeweilige Anion quantitativ gegen Hydroxid-Ionen ausgetauscht, die man anschließend alkalimetrisch titrieren kann. Die Gehaltsbestimmung des Bromids nach Arzneibuch erfolgt jedoch durch wasserfreie Titration des Anions (vgl. Kap. 6.3.4.12). Beim Mesilat wird mit der in 8,5%iger NaOH gelösten Substanz eine Wasserdampfdestillation durchgeführt. Das bei der alkalischen Hydrolyse der Carbaminsäureester-Gruppe abgespaltene **Dimethylamin** [$(CH_3)_2NH$] wird in einer Vorlage, die eine 4%ige Borsäure-Lösung enthält, aufgefangen und anschließend mit 0,1 N-HCl gegen einen Methylrot-Mischindikator titriert [vgl. auch **MC-Fragen Nr. 375, 1186**].

- **Kaliumnitrat** [$M_r = 101,1$]
- **Natriumsulfat** [$M_r = 142,0$]

Eine wässrige Lösung der Substanz wird über eine Säule mit einem stark sauren Kationenaustauscher (H$^+$-Form) chromatographiert; anschließend wird die eluierte H_2SO_4 oder HNO_3 mit 0,1 M-NaOH-Lösung gegen Methylorange titriert.

$$[Matrix]\text{-}(SO_3H)_2 + Na_2SO_4 \longrightarrow [Matrix]\text{-}(SO_3Na)_2 + \mathbf{H_2SO_4}$$
$$[Matrix]\text{-}SO_3H + KNO_3 \longrightarrow [Matrix]\text{-}SO_3K + \mathbf{HNO_3}$$

Alternativ hierzu könnte auch ein stark basischer Anionenaustauscher verwendet und die eluierte NaOH-Lösung bestimmt werden [vgl. **MC-Fragen Nr. 376, 377, 1444, 1746**]. Darüber hinaus nutzt das Arzneibuch die Ionenaustauscherchromatographie bei *Reinheitsprüfungen* zur Quantifizierung störender Verunreinigungen.

6.2.4.7 Kjeldahl-Bestimmung

* *Unter Kjeldahl-Bestimmung versteht man die Zerstörung Stickstoff-haltiger organischer Verbindungen mit konz. Schwefelsäure (ggf. unter Zusatz von Reduktionsmitteln und Katalysatoren) und anschließende Stickstoff-Bestimmung [als NH$_3$ oder (NH$_4$)$_2$SO$_4$].*

$$C_wH_xN_yO_z + n\ H_2SO_4 \xrightarrow[\text{Kat.}]{\Delta} a\ (NH_4)_2SO_4 + b\ H_2O + c\ CO_2$$

Die Kjeldahl-Bestimmung gelingt meistens problemlos, wenn der Stickstoff als Amin vorliegt. Schwierigkeiten treten auf, wenn NO_2-, NO-, $NHOH$-Substituenten oder NH-NH- bzw. $N=N$-Gruppen im Molekül vorhanden sind, da dann elementarer Stickstoff oder Stickstoff-haltige Spaltprodukte während des Aufschlusses entweichen können. Manche Heterocyclen werden vom Aufschlussgemisch nicht angegriffen.

– Zur Durchführung des Aufschlusses wird die zu analysierende Probe genau eingewogen, mit einem Gemisch aus K_2SO_4 (oder Na_2SO_4), $CuSO_4$, Se (Verhältnis: 40:2:1) versetzt und in konz. H_2SO_4 solange erhitzt, bis eine klare Lösung entstanden ist. Das Gemisch wird mit Wasser verdünnt und nach Zugabe von konz. NaOH-Lösung mit Wasserdampf destilliert. Das Destillat wird in einem genau abgemessenen Volumen an 0,01 M-HCl-Lösung aufgefangen. Der Überschuss an HCl wird nach Zusatz einer Methylrot-Mischindikator-Lösung mit 0,01 M-NaOH zurücktitriert (Verbrauch: n_1 ml). Unter den gleichen Bedingungen wird ein Blindversuch mit **Glucose** durchgeführt (Verbrauch: n_2 ml). Der Prozentgehalt an Stickstoff ergibt sich zu, wobei m der Einwaage der Substanz in Gramm entspricht:

$$\%\ N = 0{,}01401\ (n_2 - n_1)/m$$

Wie o. a. werden der Schwefelsäure **Alkalisulfate** zur Erhöhung der Siedetemperatur (um 10–15 °C) sowie **Kupfer(II)-sulfat** und **Selen** zur Verkürzung der Aufschlusszeit zugesetzt.

Bei der Kjeldahl-Bestimmung wird eine Stickstoff-haltige organische Substanz mit konz. H_2SO_4 *oxidativ* unter Bildung von **Ammoniumsulfat** zerstört. Daraus wird mit konz. HCl **Ammoniak** freigesetzt, der anschließend mit Wasserdampf in eine Vorlage mit überschüssiger HCl-Maßlösung eingeleitet und als NH_4Cl gebunden wird [vgl. **MC-Fragen Nr. 380–384, 1382**].

Die bei der Bestimmung ablaufenden Reaktionen können durch folgende Gleichungen beschrieben werden:

$$2\ N + H_2SO_4 \xrightarrow{\text{Aufschluß}} (NH_4)_2SO_4$$

$$(NH_4)_2SO_4 + 2\ NaOH \xrightarrow[\text{destillation}]{\text{Wasserdampf-}} 2\ NH_3\uparrow + 2\ H_2O + Na_2SO_4$$

$$2\ NH_3\downarrow + 2\ HCl \xrightarrow{\text{Destillat}} 2\ NH_4Cl$$

$$HCl(\text{Überschuß}) + NaOH \xrightarrow{\text{Titration}} H_2O + NaCl$$

Bezüglich der Auswertung der Bestimmung ist festzuhalten, dass pro **1 N-Atom 1 Äquivalent HCl** verbraucht werden.

Das Arzneibuch nutzt die Methode zur Stickstoff-Bestimmung in **Copovidon, Crospovidon** und **Povidon**, wobei dem Aufschlussgemisch zur Zerstörung des Copovidon, wiederholt eine H_2O_2-Lösung zugesetzt wird. Darüber hinaus verwendet man das Verfahren zur Gehaltsbestimmung von:

- **Harnstoff** (H_2N-CO-NH_2) [M_r=60,1]
- **Meprobamat** ($CH_3CH_2CH_2C(CH_2O$-$CONH_2)_2CH_3$) [M_r=218,3]

Berechnungen (in Klammer Nr. der MC-Frage)

[385]   20 mg einer Stickstoff-haltigen Substanz [M_r=400] werden nach Kjeldahl aufgeschlossen. Bei der Titration werden 10 ml 0,01 M-HCl-Lösung verbraucht. Wieviel N-Atome enthält das Molekül?
20 mg Substanz [M_r=400] entsprechen einer Konzentration c=$0,5 \cdot 10^{-4}$ mol. 10 ml einer 0,01 M-Salzsäure, deren Molarität gleich ihrer Normalität ist, entsprechen c=$1 \cdot 10^{-4}$ mol. Somit enthält die Stickstoff-haltige Substanz **zwei N-Atome** pro Molekül.

[1247]   Bei Verbrauch von 5 ml 0,01 M-HCl-Lösung enthält der Arzneistoff nur **ein N-Atom.**

[386]   20 mg eines Stickstoff-haltigen Arzneistoffes [M_r=401] entsprechen ca. $0,5 \cdot 10^{-4}$ mol. 1 ml einer 0,01 M-HCl-Lösung entspricht $0,1 \cdot 10^{-4}$ mol. Bei Verbrauch von 15 ml 0,01 M-HCl ergibt dies $1,5 \cdot 10^{-4}$ mol, sodass ein Molekül dieser Substanz **drei N-Atome** enthalten muss.

[387]   80,2 mg eines heterocyclischen Arzneistoffes [M_r=401] mit **einem** N-Atom pro Molekül entsprechen einer Konzentration c = $2 \cdot 10^{-4}$ mol. Theoretisch müssten bei der Titration 20 ml einer 0,01 N-HCl-Lösung (c=$2 \cdot 10^{-4}$ mol) verbraucht werden. Bei Verbrauch von nur 16 ml 0,01 M-HCl war der *Aufschluss unvollständig.*

[388]   40,1 mg eines Arzneistoffes [M_r=401] mit **einem** N-Atom pro Molekül entsprechen $1 \cdot 10^{-4}$ mol. Bei der Titration müssten daher 10 ml einer 0,01 N-Salzsäure-Lösung (c=$1 \cdot 10^{-4}$ mol) verbraucht werden.
Bei einem Verbrauch von 12 ml an 0,01 M-HCl muss der Arzneistoff mit einer Stickstoff-haltigen Substanz *verunreinigt* sein, deren *Stickstoffgehalt höher* ist.

6.3 Titrationen von Säuren und Basen in nichtwässrigen Lösungen, pharmazeutische Anwendungen

6.3.1 Physikalisch-chemische Grundlagen

Zahlreiche Säuren und Basen können in wässriger Lösung *nicht* direkt durch eine Neutralisationsanalyse bestimmt werden, weil sie in Wasser nicht hinreichend löslich, zu schwach sauer oder zu schwach basisch sind. In den meisten Fällen gelingt aber die volumetrische Bestimmung solcher Substanzen, wenn man in *wasser-*

freiem Medium arbeitet. Dies ist verständlich, weil die Säure-Base-Theorie nach Brönsted auch für *nichtwässrige* Lösungsmittel gilt (vgl. Kap. 6.1.1.1).

Bei Titrationen schwacher Protolyte im wasserfreien Milieu ist jedoch der Einfluss des nichtwässrigen Lösungsmittels auf die Ionisations-, Dissoziations-, Aciditäts- bzw. Basizitätskonstanten der zu bestimmenden Substanzen zu beachten.

So wird die Acidität schwacher Säuren beim Übergang von Wasser zu basischeren (*protophilen*) Lösungsmitteln [DMF, DMSO, n-Butylamin, Pyridin] signifikant erhöht. Dasselbe gilt für die Basizität schwacher Basen, wenn man sie in sauren (*protogenen*) Solventien [Ameisensäure, Essigsäure, Acetanhydrid] löst. In diesen Lösungsmitteln werden Basen in größerem Umfange protoniert als in Wasser und sind somit stärker basisch [vgl. auch **MC-Fragen Nr. 393–396, 1465**].

Ähnlich wie in Wasser beobachtet man auch in **wasserfreier Essigsäure (Eisessig)** eine *Autoprotolyse* des Lösungsmittels, wobei sich **Acetacidium-Ionen** und **Acetat-Ionen** bilden.

$$2 \; CH_3\text{-}COOH \rightleftharpoons CH_3\text{-}C\overset{OH}{\underset{OH}{\oplus}} \quad + \quad CH_3\text{-}C\overset{O}{\underset{O}{\ominus}}$$

Acetacidium-Ion   **Acetat-Ion**

Die *Autoprotolysekonstante* des Eisessigs beträgt bei 25 °C pK=14,45. Von besonderer Bedeutung für die in Eisessig ablaufenden Protolysereaktionen ist jedoch die im Vergleich zu Wasser sehr viel kleinere *Dielektrizitätszahl* (ε_{HOAc}=6,2; ε_{H2O}=81). Sie hat zur Folge, dass in wasserfreier Essigsäure selbst die stärksten Elektrolyte kaum dissoziiert sind und überwiegend als **Ionenpaare** vorliegen [vgl. **MC-Fragen Nr. 389–391**].

Deshalb hat man in diesem Lösungsmittel – anders als in Wasser, wo Ionenpaare nur eine untergeordnete Rolle spielen – bei der Ermittlung der Säurekonstanten (K_s) einer Säure (HA) bzw. der Basenkonstanten (K_b) einer Base (B) zwei Gleichgewichtsreaktionen zu berücksichtigen:

$$HA + HOAc \underset{K_I}{\overset{\text{Ionisierung}}{\rightleftharpoons}} [H_2OAc^+ \cdot A^-] \underset{K_D}{\overset{\text{Dissoziation}}{\rightleftharpoons}} (H_2OAc^+) + (A^-)$$

$$B + HOAc \underset{K_I}{\rightleftharpoons} [BH^+ \cdot OAc^-] \underset{K_D}{\rightleftharpoons} (BH^+) + (OAc^-)$$

| **Protolyte** | **Ionenpaar** | **solvensgetrennte Ionen** |

Die **Gesamtaciditätskonstante** (K_s) bzw. **Gesamtbasizitätskonstante** (K_b) setzt sich daher aus der **Ionisationskonstanten** (K_I) des Protolyten und seiner **Dissoziationskonstanten**(K_D) wie folgt zusammen [vgl. **MC-Frage Nr. 1410**].

$$K_{s(b)} = \frac{K_D \cdot K_I}{1 + K_I}$$

Für *starke Säuren* [z. B. HClO$_4$] und *starke Basen* [z. B. Tribenzylamin, ($C_6H_5CH_2$)$_3$N] ist $K_I \gg 1$ und somit wird:

$$K_{s(b)} \sim K_D$$

Selbst für starke Protolyte erreicht aber, wie Tab. 1.13 ausweist, die Dissoziations-konstante im günstigsten Fall nur Werte von $K_D \sim 10^{-5}$.
Für *schwache Elektrolyte* ist $K_I \ll 1$ und somit wird:

$$K_{s(b)} \sim K_I \cdot K_D$$

Tab. 1.13: **Acidität- und Basizitätskonstanten ausgewählter Protolyte in Wasser und Eisessig**

Säure	pK_s (H_2O)	pK_s (HOAc)	Base	pK_b (H_2O)	pK_b (HOAc)
Perchlorsäure	-9	4,87	Pyridin	8,81	6,10
Chlorwasserstoff	-3	8,55	Harnstoff	13,80	10,24
p-Toluolsulfonsäure	0,7	8,44	Kaliumacetat	9,25	6,15

6.3.2 Lösungsmittel

Im Wesentlichen unterscheidet man zwei Arten von Solventien:
aprotische und *protische Lösungsmittel.*

Aprotische Lösungsmittel [Kohlenwasserstoffe, Benzol, Ether] geben definitions-gemäß keine Protonen ab; sie dissoziieren nicht und beeinflussen Säure-Base-Re-aktionen kaum. Solche Lösungsmittel besitzen im Allgemeinen eine geringe Polari-tät und niedrige Dielektrizitätszahlen, sodass Elektrolyte in ihnen weitgehend als undissoziierte Ionenpaare vorliegen. Die stärker polaren, *protophilen* Solventien [Diethylether, Dioxan, THF, Acetonitril] bilden jedoch mit Säuren Ionenpaare.

$$Et_2O + HA \rightleftharpoons [Et_2OH^+ \cdot A^-]$$

Protische Lösungsmittel sind demgegenüber Solventien, die eine Eigendissozia-tion in Protonen und Lösungsmittelanionen zeigen. Aus analytischer Sicht sind vor allem protische Lösungsmittel bedeutsam, die sowohl Protonen aufnehmen als auch abgeben können. Man bezeichnet sie als **amphiprotische Lösungsmittel** (vgl. Kap. 6.1.1.1). Ihre **Autoprotolyse** liefert **Lyonium-** und **Lyat-Ionen**.

$$2\,L\text{-}H \rightleftharpoons LH_2^+ + L^-$$

Ampholyt   Lyonium-Ion   Lyat-Ion

Analytisch wichtige Beispiele sind Wasser, Eisessig und Ethanol. Da diese Solven-tien als Säure und Base wirken können, beeinflussen sie Neutralisationsvorgänge stark.

In einem amphiprotischen Lösungsmittel stellen nun Lyonium- und Lyat-Ionen die in dem betreffenden System *stärksten* stabilen Säuren und Basen dar. Solche Lösungsmittel besitzen daher einen **nivellierenden Effekt** auf die Stärke einer

Säure bzw. einer Base, da sie alle Säuren (Basen) ab einer gewissen Stärke *gleich stark erscheinen* lassen.

$$HClO_4 + H_2O \rightleftharpoons H_3O^+ + ClO_4^-$$

$$HCl + H_2O \rightleftharpoons H_3O^+ + Cl^-$$

Aus der starken Säure HCl (pK_s=-3) und der noch stärkeren $HClO_4$ (pK_s=-9) ist in **Wasser** die schwächere Säure H_3O^+ (pK_s=-1,74) geworden. Chlorwasserstoff und Perchlorsäure sind in Wasser vollständig dissoziiert und daher gleich stark sauer.

Löst man HCl und $HClO_4$ in **Eisessig**, so können analoge Protolysereaktionen formuliert werden.

$$HClO_4 + CH_3COOH \rightleftharpoons CH_3COOH_2^+ + ClO_4^-$$

$$HCl + CH_3COOH \rightleftharpoons CH_3COOH_2^+ + Cl^-$$

Quantitativ bestehen jedoch Unterschiede; bei der Perchlorsäure liegt das Gleichgewicht stärker auf der rechten Seite als im Falle des Chlorwasserstoffs. $HClO_4$ ist in Eisessig eine stärkere Säure als HCl (s. Tab. 1.13). Eisessig besitzt neben einer **nivellierenden** Wirkung auch einen **differenzierenden Effekt** auf die Stärke eines Protolyten. (Der nivellierende Effekt der wasserfreien Essigsäure ist allerdings geringer als der von Wasser.)

Einfluss der Dielektrizitätszahl: Tab. 1.14 enthält die **Dielektrizitätszahlen** einiger Solventien. Diese Zahlen sind – wie bereits ausgeführt – ein grobes Maß für die Fähigkeit des Lösungsmittels, die *Trennung von Anionen und Kationen* zu erleichtern [vgl. **MC-Frage Nr. 397**].

Tab. 1.14: Dielektrizitätszahlen (DZ) ausgewählter Lösungsmittel (bei 25 °C)

Lösungsmittel	DZ	Lösungsmittel	DZ
Cyanwasserstoff	123[a]	Ethanol	24,2
Formamid	110	Aceton	22
Schwefelsäure	110[b]	Essigsäure	6,2
Wasser	81	Ether	4,5
Ameisensäure	50	Benzol	2,3
Methanol	31,5	Pentan	1,8

a) bei 15,6 °C;   b) bei 20 °C

Wie Tab. 1.14 ausweist, ist beispielsweise die Dielektrizitätszahl von Wasser um etwa 50% größer als die der Ameisensäure und um ein mehrfaches größer als die der niederen Alkohole. Dies hat zur Folge, dass **Ionenassoziationen**, die sich in Wasser erst in konzentrierteren Lösungen bemerkbar machen, beim Lösen von Elektrolyten in Alkoholen, Ketonen, Ethern und Carbonsäuren schon in *sehr verdünnten Lösungen* auftreten.

Eine starke Säure (HA) kann in einem Solvens (S) mit kleiner Dielektrizitätszahl zwar vollständig ionisieren, wobei sich die konjugierte Säure (SH^+) des Lösungsmittels bildet, diese ist jedoch mit dem Säurerest (A^-) zum Ionenpaar $[SH^+ \cdot A^-]$ aggregiert.

6.3.3 Titration von Säuren

6.3.3.1 Volumetrische Methodik

Zur Titration schwacher Säuren [Carbonsäuren, Phenole, NH-acide Verbindungen wie Imide, Ureide (Acylharnstoffe), Barbiturate, Hydantoine, Sulfonamide ($ArSO_2NH_2$, $ArSO_2NHR$) oder Sulfonylharnstoffe] verwendet man neben wasserfreien neutralen Solventien vor allem basische Lösungsmittel wie n-Butylamin, Dimethylformamid (DMF), Dimethylsulfoxid (DMSO) und Pyridin (Pyr).

Als Titratoren eignen sich Lösungen von:

– **Alkalialkoholaten**, besonders Methanolaten wie $LiOCH_3$ oder $NaOCH_3$,
– **Alkalihydroxiden** in Alkoholen (meistens Ethanol) oder Benzol,
– **quartären Ammoniumhydroxiden** ($R_4N^+HO^-$) wie Tetramethylammoniumhydroxid [$(CH_3)_4N^+HO^-$] oder Tetrabutylammoniumhydroxid (TBAH) [$(n-C_4H_9)_4N^+OH^-$],

wobei mit den letztgenannten Lösungen beispielsweise folgende Neutralisationsvorgänge ablaufen können:

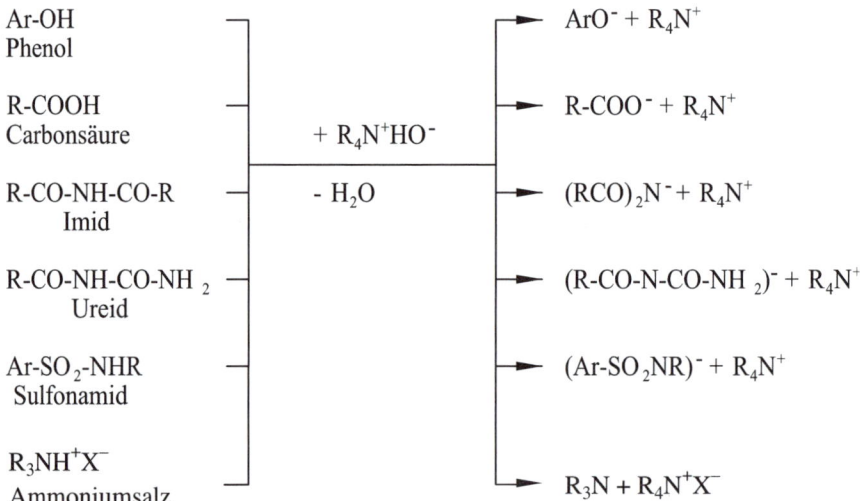

Als *Urtitersubstanz* dient in der Regel **Benzoesäure**. Der Endpunkt lässt sich mit Farbindikatoren (Thymolblau, Thymolphthalein) oder potentiometrisch indizieren.

Zur Titration von schwachen Säuren in wasserfreiem Medium sind im Arzneibuch folgende Maßlösungen enthalten:

- **0,1 M-ethanolische Kaliumhydroxid-Lösung**,
- **0,1 M-Lithiummethanolat-Lösung** in Methanol/Toluol,
- **0,1 M-ethanolische Natriumhydroxid-Lösung**,
- **0,1 M-Natriummethanolat-Lösung** in Methanol/Toluol,
- **0,1 M-Tetrabutylammoniumhydroxid-Lösung** in Methanol, Isopropanol oder
  Methanol/Toluol.

Vorteile der **Tetrabutylammoniumhydroxid-Lösung** sind ihre hohe Basizität sowie
die gute Löslichkeit der bei der Titration gebildeten Salze. Von *Nachteil* ist die begrenzte Haltbarkeit, das Arbeiten unter einer Inertgasatmosphäre zum Ausschluss
von Kohlendioxid und die umständliche Herstellung.
    Hierzu wird **Tetrabutylammoniumiodid** in Methanol mit Silberoxid geschüttelt,
wobei AgI unter Bildung von Hydroxid- und Methanolat-Ionen ausfällt.

$$2 \ I^- + Ag_2O + CH_3OH \longrightarrow 2 \ AgI\!\downarrow + HO^- + CH_3O^-$$

Nach dem Abfiltrieren des Niederschlags wird das Filtrat ad 1 l mit Toluol aufgefüllt. Zur Einstellung titriert man Benzoesäure gegen Thymolblau.
    Ältere TBAH-Lösungen können quartäre Ammoniumhydrogencarbonate, **Tri-
butylamin, Buten-1** sowie **n-Butanol** als Verunreinigungen enthalten. Das Hydrogencarbonat resultiert durch die CO_2-Aufnahme aus der Luft, Tributylamin und
Buten-1 entstehen durch eine Hofmann-Eliminierung der quartären Ammonium-
base, während sich n-Butanol in einer S_N-Reaktion aus dem quartären Ammoni-
umhydroxid bildet [vgl. **MC-Fragen Nr. 398, 1362**].

$$[R_4N^+]HO^- + CO_2 \longrightarrow [R_4N^+]HCO_3^- \quad (\text{Hydrogencarbonat})$$

$$[(CH_3CH_2CH_2CH_2)_4N^+]HO^- \xrightarrow{\ E\ } (CH_3CH_2CH_2CH_2)_3N + CH_3CH_2CH=CH_2 + H_2O$$
$$\textbf{TBAH} \qquad\qquad\qquad\qquad \textbf{Tributylamin} \qquad\qquad \textbf{Buten-1}$$

$$[(CH_3CH_2CH_2CH_2)_4N^+]HO^- \xrightarrow{\ S_N\ } (CH_3CH_2CH_2CH_2)_3N + CH_3CH_2CH_2CH_2OH$$
$$\textbf{Tributylamin} \qquad\qquad \textbf{n-Butanol}$$

6.3.3.2 Pharmazeutische Anwendungen

Abb. 1.29 zeigt die Strukturen einiger Wirkstoffe, die das Arzneibuch acidimetrisch im wasserfreien Milieu bestimmen lässt. Die Wasserstoffatome, die bei der
Bestimmung abgespalten werden, sind durch einen Pfeil markiert.

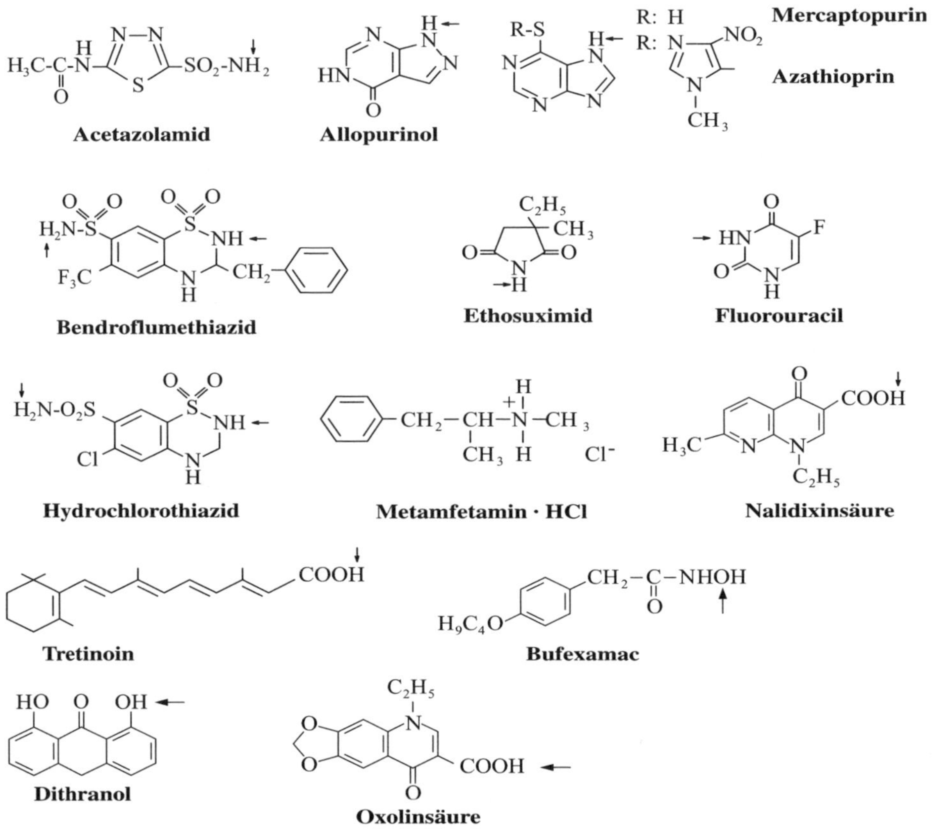

Abb. 1.29:   In nichtwässrigen Lösungen bestimmbare schwache Säuren

Nachfolgend sollen die Titrationen dieser Arzneistoffe etwas detaillierter vorgestellt werden, wobei in Klammer die jeweiligen Titrationsbedingungen angegeben sind.

Das Arzneibuch verwendet eine **ethanolische NaOH-Lösung** zur Gehaltsbestimmung von:

- **Acetazolamid** [M_r=222,2; pK_s = 7,2] (DMF)
- **Clonidinhydrochlorid** [M_r=266,6; pK_s=8,2] (Ethanol)
- **Nalidixinsäure** [M_r=232,2; pK_s = 0,94] (Methylenchlorid/Isopropanol/N_2-Atmosphäre)

Der Endpunkt wird – nach Verbrauch von jeweils 1 Äquivalent Lauge – mithilfe der Potentiometrie bestimmt.

Eine **ethanolische KOH-Maßlösung** wird eingesetzt zur Titration von:

- **Antazolinhydrochlorid** [M_r=301,8; pK_s=2,5] (Ethanol/Phenolphthalin)
- **Biperidinhydrochlorid** [M_r=347,8; pK_s=8,8] (Ethanol/Potentiometrie)

Mit **Lithiummethanolat-Lösung** lässt das Arzneibuch unter Verbrauch von jeweils 1 Äquivalent titrieren:

- **Bufexamac** [M_r=223,3] (DMF/Potentiometrie)
- **Glipizid** [M_r=445,5; pK_s=5,9] (DMF/Chinaldinrot)
- **Thiopental-Natrium** [M_r=264,3]

Hierzu löst man das Salz in Wasser, versetzt mit H_2SO_4 und extrahiert die freie Thiobarbitursäure mit $CHCl_3$. Nach dem Entfernen des Chloroforms wird in DMF acidimetrisch gegen Thymolblau unter Verbrauch von 1 Äquivalent Maßlösung titriert.
- **Phenytoin** (Diphenylhydantoin) [M_r=252,3]
  lässt das Arzneibuch in DMF mit **0,1 M-Natriummethanolat-Lösung** bei Verbrauch von 1 Äquivalent Lauge unter potentiometrischer Endpunktsanzeige bestimmen.

Breitere Anwendung nach Arzneibuch finden Bestimmungen mit **TBAH-Lösung**. Als Beispiele sind zu nennen, wobei in Klammer die jeweiligen Titrationsbedingungen und der Äquivalentverbrauch angegeben sind. (Die bisherige volumetrische Bestimmung des Allopurinol mit TBAH-Lösung ist im aktuellen Arzneibuch durch ein HPLC-Verfahren ersetzt worden.)
- **Allopurinol** [M_r=136,1; pK_s=10,2]
  (DMF/Potentiometrie/1 Äquivalent)
- **Azathioprin** [M_r=277,3; pK_s=7,87]
  (DMF/Potentiometrie/1 Äquivalent)
- **Bendroflumethiazid** [M_r=421,4; pK_{s1}=8,53; pK_{s2}=9,0]
  (Pyridin/Potentiometrie/2 Äquivalente/Blindversuch)
- **Biotin** [M_r=244,3]
  (DMF/Ethanol/Potentiometrie/1 Äquivalent)
- **Chlorothiazid** [M_r=295,7; pK_s=9,57]
  (DMF/Potentiometrie/1 Äquivalent/Blindversuch)
- **Chlortalidon** [M_r=338,8; pK_{s1}=9,35; pK_{s2}=11,6]
  (Aceton/N_2-Atmosphäre/Potentiometrie/1 Äquivalent)
- **Dihydroergocristinmesilat** [M_r=708]
  (Pyridin/N_2-Atmosphäre/Potentiometrie/2 Äquivalente)
- **Dithranol** [M_r=226,2; pK_s=9,5], eine phenyloge Carbonsäure
  (Pyridin/N_2-Atmosphäre/Potentiometrie/1 Äquivalent)
- **Enoxolon** [M_r=470,7]
  (DMF/Potentiometrie/1 Äquivalent)
- **Ethosuximid** [M_r=141,2; pK_s=9,32]
  (DMF/Thymolphthalein/1 Äquivalent)
- **Etodolac** [M_r=287,4]
  (Methanol/Potentiometrie/1 Äquivalent)
- **Flumequin** [M_r=261,3]
  (DMF/Potentiometrie/1 Äquivalent)
- **Fluorouracil** [M_r=130,1; pK_{s1}=8,0; pK_{s2}=13,0]
  (DMF/Thymolblau/1 Äquivalent)
- **GlucuronD-Glucuronsäure** (Methanol/Potentiometrie/1 Äquivalent)
- **Glyceroltrinitrat-Lösung** [M_r=227,1]
  (Pyridin/Potentiometrie/3 Äquivalente)

- **Hexamidindiisetionat** [M_r=607]
  (DMF/Potentiometrie/2 Äquivalente)
- **Hydrochlorothiazid** [M_r=297,7; pK_{s1}=8,8–9,7; pK_{s2}=9,9–11,3]
  (Pyridin/Potentiometrie/2 Äquivalente)
- **Idoxuridin** [M_r=354,1; pK_s=8,25]
  (DMF/Potentiometrie/1 Äquivalent)
- **Isotretinoin** [M_r=300,4]
  (Aceton/Potentiometrie/1 Äquivalent)
- **Lorazepam** [M_r=321,2]
  (DMF/Potentiometrie/1 Äquivalent)
- **Mercaptopurin** [M_r=170,2; pK_{s1}=7,77; pK_{s2}=11,17]
  (DMF/Potentiometrie/1 Äquivalent)
- **Metamfetaminhydrochlorid** [M_r=185,7]
  (DMF/Thymolphthalein/1 Äquivalent)
- **Niclosamid** [M_r=327,1]
  (DMF/Potentiometrie/1 Äquivalent)
- **Oxolinsäure** [M_r=261,2; pK_s=6,3]
  (DMF/Potentiometrie/1 Äquivalent)
- **Pentamidindiisetionat** [M_r=592,7]
  (DMF/Thymolblau/2 Äquivalente)
- **Phentolaminmesilat** [M_r=377,5; pK_s=7,7]
  (Isopropanol/Potentiometrie/1 Äquivalent)
- **Rutosid** [M_r=665]
  (DMF/Thymolphthalein/2 Äquivalente)
- **Tretinoin** (Retinsäure, Retinolsäure) [M_r=300,4]
  (Aceton/Potentiometrie/1 Äquivalent)

Carbonsäureamide der Struktur [R-CO-NH-R'] können in DMF gelöst normalerweise nicht als NH-acide Verbindungen mit TBAH-Lösung titrimetrisch bestimmt werden [vgl. **MC-Fragen Nr. 400, 402, 404**]. Erst acidifizierende Gruppen, wie z. B. im **ortho-** und **para-Nitroacetanilid** [$O_2N-C_6H_4-NH-COCH_3$] oder im **Niclosamid** erlauben eine Bestimmung mit TBAH-Lösung. **Niclosamid**, ein phenyloges Nitramid, dessen NH-Gruppe stärker sauer reagiert als das phenolische Hydroxyl, wird leichter deprotoniert als Acetanilid unter Bildung eines stark mesomerie- und durch H-Brücken stabilisierten Anions als konjugierte Base.

Niclosamid

6.3.4 Titration von Basen

6.3.4.1 Volumetrische Methodik

Zur Neutralisation schwacher Basen verwendet man in der Regel eine starke Säure wie **Perchlorsäure** als Titrator und ein schwach basisches (protogenes) Lösungsmittel. Auch eine Direkttitration in einem aprotischen Solvens ist möglich. Als Basen können titrimetrisch erfasst werden:

– schwach basische Amine und Stickstoff-haltige Heterocyclen,
– Salze organischer Säuren (Carbonsäuren, NH-acide Verbindungen),
– Salze anorganischer Säuren (Halogenide, Sulfate, Nitrate, Phosphate).

Die Bestimmung des Endpunktes kann entweder potentiometrisch (Glaselektrode) oder gegen einen Farbindikator erfolgen. Als Farbindikatoren verwendet man in Eisessig als Lösungsmittel vor allem Kristallviolett, Malachitgrün, Naphtholbenzein, Chinaldinrot u. a., in neutralen Solventien neben Naphtholbenzein auch Methylrot und Methylorange.

Der Farbumschlag des Indikators erfolgt analog wie bei der Titration in wässrigem Milieu durch eine Protonenübertragung vom protonierten Lösungsmittel (Acetacidiumperchlorat) auf die Indikatorbase (B).

$$B + [H_2OAc^+ \cdot ClO_4^-] \longrightarrow [BH^+ \cdot ClO_4^-] + HOAc$$

Voraussetzung für die visuelle Endpunktsbestimmung ist, dass zunächst die Hauptreaktion, d. h. die Protonierung der zu bestimmenden Base abläuft und danach erst die Protonierung des Indikators stattfindet. Ähnlich wie im wässrigem Milieu ist deshalb ein hinreichender Basizitätsunterschied zwischen Titrand und Indikatorbase erforderlich.

Als *Lösungsmittel* wird häufig wasserfreie Essigsäure (Eisessig) verwendet, in Einzelfällen auch Acetanhydrid. Gebräuchlich sind darüber hinaus auch Lösungsmittelgemische von Eisessig mit wasserfreier Ameisensäure, Acetanhydrid, Dichlorethan, Dioxan, Ethylmethylketon oder Isobutylmethylketon. Das Titrieren in Acetanhydrid oder der Zusatz von Acetanhydrid macht in der Regel ein vorheriges Trocknen der zu bestimmenden Substanz überflüssig. Seltener kommen reine aprotische Solventien wie Aceton, Chloroform oder Benzol zur Anwendung.

6.3.4.2 Maßlösung

Als *Maßlösung* setzt das Arzneibuch eine

– **0,1 M-Perchlorsäure-Lösung**

in Eisessig ein, wobei das gebildete **Acetacidiumperchlorat** als wirksames Agens fungiert.

$$CH_3COOH + HClO_4 \rightleftharpoons [CH_3COOH_2^+ \cdot ClO_4^-]$$

Zur Herstellung der Maßlösung wird 70%ige wässrige $HClO_4$ in Eisessig gelöst, mit Acetanhydrid versetzt und 24 h stehen gelassen. Während dieser Zeit reagiert das vorhandene Wasser quantitativ mit dem zugesetzten Anhydrid (Ac_2O) zu Essigsäure.

$$H_2O + (CH_3CO)_2O \longrightarrow 2\ CH_3COOH$$

Anschließend prüft man mittels **Karl-Fischer-Titration** (vgl. Kap. 7.2.3.8), ob die Maßlösung den geforderten *Wassergehalt* von **0,1–0,2%** besitzt. Andernfalls wird dieser Wert durch Zugabe von weiterem Acetanhydrid oder von Wasser eingestellt. Enthält die Titratorlösung mehr als 0,5% Wasser, so resultiert daraus ein unscharfer Indikatorumschlag am Titrationsendpunkt [vgl. **MC-Frage Nr. 1766**].

Ist überschüssiges *Acetanhydrid* vorhanden, so wird die Bestimmung **primärer** und **sekundärer Amine** infolge partieller Acetylierung fehlerhaft (siehe Kap. 6.3.4.4). Bei allen anderen Titrationen stört ein geringer Überschuss an Acetanhydrid nicht [vgl. **MC-Fragen Nr. 408, 1580, 1768**].

Zur *Einstellung* der Maßlösung ist **Kaliumhydrogenphthalat** [M_r=204,2] als Urtitersubstanz geeignet.

$$o\text{-HOOC-}C_6H_4\text{-COOK} + CH_3COOH \rightleftharpoons o\text{-HOOC-}C_6H_4\text{-COOH} + CH_3COOK$$

$$CH_3COO^- + [CH_3COOH_2^+ \cdot ClO_4^-] \longrightarrow ClO_4^- + 2\ CH_3COOH$$

Zur Berechnung des Korrekturfaktors siehe Kap. 4.1.4. Das Volumen der Perchlorsäure-Lösung ist infolge des relativ großen Ausdehnungskoeffizienten der Essigsäure merklich temperaturabhängig. Daher sollte man bei derselben *Temperatur* titrieren, bei der die Maßlösung eingestellt wurde, oder eine Volumenkorrektur entsprechend folgender Gleichung vornehmen.

$$V_c = V\ [1 + (t_1 - t_2) \cdot 0,0011]$$

V = Volumen der Titrationslösung
t_1 = Temperatur bei Einstellung
t_2 = Temperatur bei Bestimmung

Wasserfreie Titrationen mit Perchlorsäure lassen sich auch als *Rücktitrationen* ausführen. Der Überschuss an Perchlorsäure könnte z. B. in wasserfreier Essigsäure mit einer Natriumacetat-Maßlösung erfolgen, jedoch verwendet das Arzneibuch alternativ dazu eine 0,1 M-Kaliumhydrogenphthalat-Lösung als Titrator [vgl. **MC-Frage Nr. 1290**].

6.3.4.3 Bestimmung Stickstoff-haltiger Basen in aprotischen Lösungsmitteln

Es handelt sich hierbei um eine direkte Neutralisation des basischen Substrats durch das Acetacidium-Ion.

$$R_3N + CH_3COOH_2^+ \longrightarrow R_3NH^+ + CH_3COOH$$

Beispiele hierfür sind die Bestimmungen von

- **Dipyridamol** [M_r=504,6; pK_b=7,6] (Kristallviolett)
- **Methenamin** (Hexamethylentetramin, Urotropin) [M_r=140,2] (Potentiometrie),

die beide in Methanol gelöst mit Perchlorsäure titriert werden [vgl. **MC-Fragen Nr. 412, 414, 415**].

6.3.4.4 Titration Stickstoff-haltiger Basen in wasserfreier Essigsäure als Lösungsmittel

Bei dieser gebräuchlichsten Variante des Arzneibuches können schwache, in wässriger Lösung nicht titrierbare Basen häufig deshalb in *Eisessig* mit Perchlorsäure volumetrisch bestimmt werden, weil [vgl. auch **MC-Fragen Nr. 389, 392**]:

– die Acidität der Perchlorsäure weniger nivelliert wird als in wässriger Lösung,
– die Löslichkeit der Reaktionspartner oft besser ist als in Wasser,
– eine schwache Base in wasserfreier Essigsäure stärker basisch wirkt als in Wasser,
– in wasserfreier Essigsäure die Protolyse der gebildeten korr. Säure zurückgedrängt wird,
– wasserfreie Essigsäure weniger basisch ist als Wasser.

Der Ablauf solcher Gehaltsbestimmungen lässt sich wie folgt beschreiben: In der Titratorlösung bilden sich aus Perchlorsäure und Essigsäure Acetacidium-Ionen (1). Diese reagieren während der Titration (3) mit Acetat-Ionen, die aus der Umsetzung der zu bestimmenden Base mit dem Lösungsmittel Eisessig in äquimolarer Menge entstehen (2).

$$(1) \quad HClO_4 + CH_3COOH \rightleftharpoons CH_3COOH_2^+ + ClO_4^-$$

$$(2) \quad R_3N + CH_3COOH \rightleftharpoons R_3NH^+ + CH_3COO^-$$

$$(3) \ CH_3COO^- + CH_3COOH_2^+ \longrightarrow 2\ CH_3COOH$$

Zur *Bestimmung von tertiären Aminen* neben primären und sekundären Aminen setzt man der zu titrierenden Lösung *Acetanhydrid* (Ac_2O) hinzu, wodurch prim. und sek. Amine in „neutrale" Acetamid-Derivate übergeführt und von der Erfassung mit 0,1 M-$HClO_4$-Lösung ausgeschlossen werden. Hierbei können sich die unterschiedlichen Aminfunktionen auch im gleichen Molekül befinden [vgl. **MC-Fragen Nr. 408, 1580, 1768**].

$$\text{prim. Amin:} \ RNH_2 + Ac_2O \longrightarrow RNH\text{-}CO\text{-}CH_3 + CH_3COOH$$

$$\text{sek. Amin:} \ R_2NH + Ac_2O \longrightarrow R_2N\text{-}CO\text{-}CH_3 + CH_3COOH$$

$$\text{tert. Amin:} \ R_3N + Ac_2O \longrightarrow \text{keine Acetylierung}$$

Das Arzneibuch lässt eine Gehaltsbestimmung nach dieser Variante bei folgenden Wirkstoffen durchführen:

– **Aciclovir** [M_r=225,2; pK_b=11,48; pK_s=9,35]
– **Adenin** [M_r=135,1; pK_b=9,8]
– **Adenosin** [M_r=267,2]
– **Alanin** [M_r=89,1; pK_b=9,69; pK_s=2,34]
– **Albendazol** [M_r=265,3]
– **Alprazolam** [M_r=308,8; pK_b=11,6] (2 Äquivalente)

- **Amincapronsäure** (H_2N-$(CH_2)_5$-COOH) [M_r=131,2; pK_b=3,25; pK_s=4,43]
- **Aminoglutethimid** [M_r=232,2]
- **Amisulprid** [M_r=369,5]
- **Asparagin-Monohydrat** [M_r=150,1; pK_b=8,80; pK_s=2,02]
- **Aspartam** [M_r=294,3]
- **Astemizol** [M_r=458,6; pK_{b1}=5,6; pK_{b2}=8,4] (2 Äquivalente)
- **Atenolol** [M_r=266,3; pK_b=4,40–4,68]
- **Baclofen** [M_r=213,7; pK_b=4,4; pK_s=3,9]
- **Benperidol** [M_r=381,4; pK_b=6,1]
- **Benzylnicotinat** [M_r=213,7]
- **Bifonazol** [M_r=310,4]
- **Bisacodyl** [M_r=361,4]
- **Bromazepam** [M_r=316,2; pK_{b1}=8,8; pK_{b2}=11,5]
- **Bromperidol** [M_r=420,3; pK_b=5,13]
- **Bromperidoldecanoat** [M_r=574,6]
- **Buprenorphin** [M_r=467,6; pK_b=4,38]
- **Carbidopa-Monohydrat** [M_r=244,2; pK_b = 6,7; pK_s = 2,3]
- **Carbocistein** [M_r=179,2; pK_b=4,72; pK_{s1}=2,54; pK_{s2}=3,03]
- **Chlordiazepoxid** [M_r=299,8]
- **Cimetidin** [M_r=252,3; pK_b=7,2]
- **Cinnarizin** [M_r=288,5; pK_b=6,40–6,53] (2 Äquivalente)
- **Ciprofloxacin** [M_r=331,4]
- **Cisaprid-Monohydrat** [M_r=484,0]
- **Clonazepam** [M_r=315,7; pK_b = 12,43]
- **Clotrimazol** [M_r=344,8]
- **Clozapin** [M_r=326,8; pK_{b1}=6,4; pK_{b2}=11,1] (2 Äquivalente)
- **Codein** [M_r=317,4] (Dioxan/Kristallviolett)
- **Coffein** [M_r=194,2; pK_b=14,15]
- **Colchicin** [M_r=399,4; pK_b=12,3] (Acetanhydrid/Toluen)
- **Creatinin** [M_r=113,1]
- **Cytarabin** [M_r=243,2; pK_b=9,9]
- **Dexpanthenol** [M_r=205,3] (Rücktitration mit Kaliumhydrogenphthalat)
- **Diazepam** [M_r=284,7] (Acetanhydrid/Nilblau)
- **Diphenhydramin** [M_r=255,4]
- **Diprophyllin** [M_r=254,2]
- **Disopyramid** [M_r=339,5; pK_b=3,55–3,80] (2 Äquivalente/Naphtholbenzein)
- **Domperidol** [M_r=425,9] (Naphtholbenzein)
- **Droperidol** [M_r=379,4; pK_b=6,36] (Naphtholbenzein)
- **Ethionamid** [M_r=166,2]
- **Etofyllin** [M_r=224,2]
- **Etomidat** [M_r=244,3] (Butanon)
- **Famotidin** [M_r=337,5; pK_b=7,1] (2 Äquivalente)
- **Fenbendazol** [M_r=299,4]
- **Fentanyl** [M_r=336,5]
- **Flucytosin** [M_r=129,1; pK_b=11,1]
- **Flumazenil** [M_r=303,3; pK_b=12,3]

- **Flunitrazepam** [M_r=313,3; pK_b=12,12]
- **Fluphenazindecanoat** [M_r=591,8] (2 Äquivalente)
- **Fluphenazinenantat** [M_r=549,7] (2 Äquivalente)
- **Flutrimazol** [M_r=346,4]
- **Gliclazid** [M_r=323,4]
- **Glutamin** [M_r=146,1; pK_b=9,13; pK_s=2,17]
- **Glycin** [M_r=75,1; pK_b=9,17; pK_s=1,82]
- **Haloperidol** [M_r=375,9; pK_b=5,7]
- **Haloperidoldecanoat** [M_r=530,1]
- **Hexetidin** [M_r=339,2; pK_b=5,7] (2 Äquivalente)
- **Isoconazol** [M_r=416,1] (Naphtholbenzein)
- **Isoleucin** [M_r=131,2; pK_b=9,60; pK_s=2,36]
- **Itraconazol** [M_r=706; pK_b=9,3] (2 Äquivalente)
- **Ketoconazol** [M_r=531,4] (2 Äquivalente)
- **Leucin** [M_r=131,2; pK_b=9,60; pK_s=2,36]
- **Levodopa** [M_r=197,2; pK_b=11,69]
- **Levodropropizin** [M_r=236,3] (2 Äquivalente)
- **Lidocain** [M_r=234,3; pK_b=6,1]
- **Lysin-Monohydrat** [M_r=164,2; pK_b=8,15; pK_s=2,18]
- **Mebendazol** [M_r=295,3]
- **Methaqualon** [M_r=250,3; pK_b=11,46]
- **Methionin** [M_r=149,2; pK_b=9,21; pK_s=2,28]
- **Methyldopa** [M_r=238,3] (Dioxan/Kristallviolett)
- **Metoclopramid** [M_r=299,8; pK_b=4,6]
- **Metronidazol** [M_r=171,2; pK_b=11,5]
- **Metronidazolbenzoat** [M_r=275,3]
- **Miconazol** [M_r=416,1; pK_b=7,09]
- **Midazolam** [M_r=325,8; pK_{b1}=7,85; pK_{b2}=12,3] (2 Äquivalente)
- **Minoxidil** [M_r=209,3; pK_b=9,39]
- **Natriumpicosulfat** [M_r=499,4]
- **Nicethamid** [M_r=178,2; pK_b=10,5] (Kristallviolett)
- **Nicotin** [M_r=162,2] (2 Äquivalente)
- **Nicotinamid** [M_r=122,1; pK_b=10,65]
- **Nitrazepam** [M_r=281,3; pK_b=10,8]
- **Norfloxacin** [M_r=319,3; pK_b=5,25]
- **Noscapin** [M_r=413,4; pK_b=7,8]
- **Ofloxacin** [M_r=361,4; pK_b=6,1]
- **Oxazepam** [M_r=286,7; pK_b=12,38]
- **Oxfendazol** [M_r=315,4]
- **Penicillamin** (HS-C(CH$_3$)$_2$-CHNH$_2$-COOH) [M_r=149,2]
- **Pentazocin** [M_r=285,4; pK_b=5,5]
- **Pentoxifyllin** [M_r=278,3; pK_b=4,8]
- **Perphenazin** [M_r=404,0; pK_{b1}=6,2; pK_{b2}=10,3] (2 Äquivalente)
- **Phenylalanin** [M_r=165,2; pK_b=9,13; pK_s=1,83]
- **Phenylephrin** [M_r=167,2; pK_b=3,9; pK_s=8,9]
- **Pholcodin** [M_r=416,5; pK_b=6,04] (2 Äquivalente)

- **Picotamid-Monohydrat** [M_r=394,4] (2 Äquivalente)
- **Pimozid** [M_r=461,6; pK_b=6,68]
- **Piperazin-Hexahydrat** [M_r=194,2; pK_{b1}=4,2; pK_{b2}=8,4] (2 Äquivalente)
- **Piretanid** [M_r=362,4]
- **Piroxicom** [M_r=331,4]
- **Prazepam** [M_r=324,8; pK_b=11,01]
- **Prilocain** [M_r=220,3]
- **Prolin** [M_r=115,1; pK_b=10,6; pK_s=1,99]
- **Propyphenazon** [M_r=230,3; pK_b=11,6]
- **Proxyphyllin** [M_r=238,2]
- **Pyrazinamid** [M_r=123,1; pK_b=13,5]
- **Pyrimethamin** [M_r=248,7; pK_b=7]
- **Risperidon** [M_r=410,5] (2 Äquivalente)
- **Salbutamol** [M_r=239,1; pK_b=4,93; pK_s=10,37]
- **Serin** [M_r=105,1; pK_b=9,15; pK_s=2,21]
- **Stanozolol** [M_r=328,5]
- **Sufentanil** [M_r=386,6] (Naphtholbenzein)
- **Sulpirid** [M_r=341,4; pK_{b1}=3,81; pK_{b2}=4,00]
- **Temazepam** [M_r=300,7; pK_b=12,4] (Nitroethan)
- **Tenoxicam** [M_r=337,4; pK_b=8,66]
- **Terconazol** [M_r=532,5] (3 Äquivalente)
- **Terfenadin** [M_r=471,7; pK_b=4]
- **Threonin** [M_r=119,2; pK_b=9,10; pK_s=2,09]
- **Tiabendazol** [M_r=201,2]
- **Tinidazol** [M_r=247,3; pK_b=12,18]
- **Tranexamsäure** (4-Aminomethyl-cyclohexancarbonsäure) [M_r=157,2]
- **Trapidil** [M_r=205,3]
- **Triamteren** [M_r=253,3]
- **Trimethoprim** [M_r=290,3; pK_b=6,9–7,4]
- **Tropicamid** [M_r=284,4] (Naphtholbenzein)
- **Tryptophan** [M_r=204,2; pK_b=9,39; pK_s=2,83]
- **Tyrosin** [M_r=181,2; pK_b=9,11; pK_s=2,20]
- **Valin** [M_r=171,1; pK_b=9,62; pK_b=2,32]
- **Zoplicon** [M_r=388,8; pK_b=7,2]

Die Strukturen einiger ausgewählter, Stickstoff-haltiger Wirkstoffe sind in Abb. 1.30 aufgelistet. Die Ringposition, an der Protonierung erfolgt, ist durch einen Pfeil markiert.

Soweit nichts anderes angegeben ist, werden bei der Titration der aufgelisteten Substanzen jeweils **ein** Äquivalent Perchlorsäure benötigt. Beim **Hexetidin**, das **2** Äquivalente 0,1 N-HClO$_4$ verbraucht, werden vermutlich die beiden Ringstickstoffatome protoniert [vgl. **MC-Frage Nr. 413**].

Bei **Adenin** und **Adenosin** wird aufgrund der Amidinstruktur das Stickstoffatom N-1, beim **Aciclovir** das N-3 des Pyrimidin-Ringes protoniert. Dies trifft auch auf Amino-substituierte *Pyrimidin-Derivate* wie **Cytarabin, Flucytosin** oder **Minoxidil** zu. Hingegen ist bei Diaminopyrimidin-Derivaten wie **Pyrethamin, Triamte-**

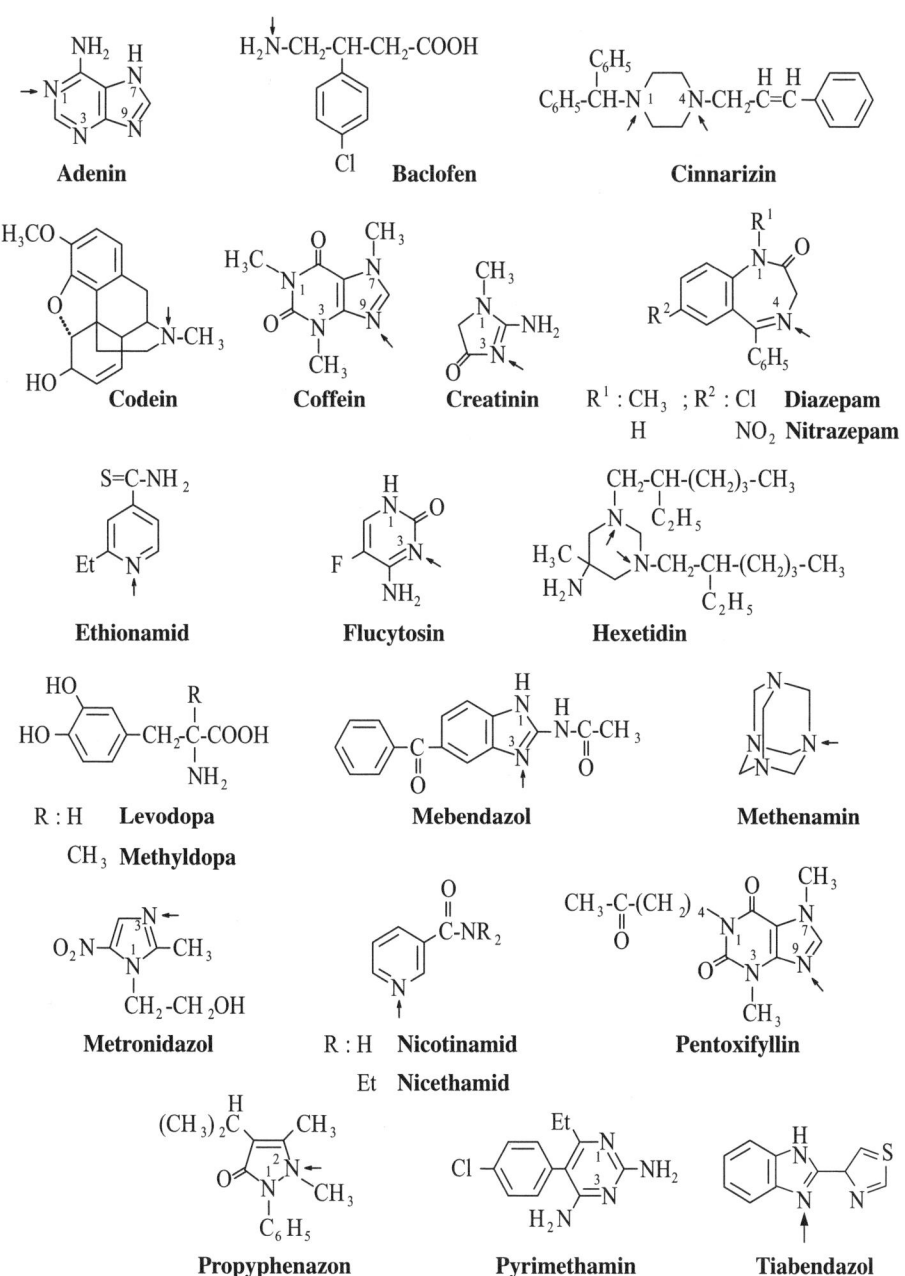

Abb. 1.30:   Schwach basisch reagierende Arzneistoffe

ren oder **Trimethoprim** der Ort der Monoprotonierung nicht exakt bekannt [vgl. **MC-Frage Nr. 411**].

Bei **Coffein** und verwandten Substanzen wie **Diprophyllin, Etofyllin, Pentoxifyllin** und **Proxyphyllin** wird das N-9 im Imidazolteil des Purin-Gerüstes protoniert. Ähnlich reagiert auch das N-3 in *Imidazol-Derivaten* wie **Bifonazol, Cimetidin, Clotrimazol, Etomidat, Flumazenil, Flutrimazol, Isoconazol, Metronidazol, Miconazol, Stanozolol** und **Tinidazol**, sowie *Benzimidazol-Derivate* wie **Albendazol, Astemizol, Fenbendazol, Mebendazol, Oxfendazol** und **Tiabendazol**. Beim Astemizol erfordert die Piperidin-Struktur ein weiteres Äquivalent an Perchlorsäure.

In *1.4-Benzodiazepinen* wie **Clonazepam, Diazepam, Flunitrazepam, Nitrazepam, Oxazepam, Prazepam** oder **Temazepam** ist das Stickstoffatom der *Azomethin-Gruppe* (N-4) die basische Stelle des Moleküle. Dagegen reagiert im **Chlordiazepoxid** der sp^2-hybridisierte Amidinstickstoff (N-1).

Bei Wirkstoffen wie **Benzylnicotinat, Bisacodyl, Ethionamid, Nicethamid, Nicotinamid** und **Tropicamid** erfolgt die Monoprotonierung am *Pyridin*-Stickstoff, während im **Picotamid** zwei Pyridin-N-Atome reagieren. Zu den stark basischen 2-Aminopyridin-Derivaten zählen Stoffe wie **Piroxicam** und **Tenoxicam** [vgl. **MC-Fragen Nr. 410, 1544**].

Ein *Piperidin*-Ringgerüst ist verantwortlich für die Basizität von Wirkstoffen wie **Benperidol, Bromperidol, Buprenorphin, Cisaprid, Codein, Domperidon, Droperidol, Fentanyl, Haloperidol, Noscapin, Pimozid, Risperidon, Sufentanil** oder **Terfenadin**.

Zu den *Piperazin-Derivaten* zählen u. a. **Cinnarizin, Ciprofloxacin,Fluphenazin, Norfloxacin** und **Perphenazin**. *Pyrrolidin-Derivate* sind **Amisulprid, Gliclazid, Nicotin, Piretanid** und **Sulpirid**. Der Pyridin-Stickstoff im Nicotin erfordert ein weiteres Äquivalent Säure.

Aminosäuren wie **Alanin** (CH_3-$CHNH_2$-COOH; pK_s(COOH) = 2,34; pK_b(NH_2) = 4,31) haben Ampholytcharakter. Zu ihrer Bestimmung können u. a. folgende Methoden herangezogen werden [vgl. **MC-Fragen Nr. 294, 307, 1188, 1189, 1249, 1349, 1388, 1685**]:
- acidimetrische Titration mit einer Base in wasserfreiem Milieu, z. B. in Pyridin mit TBAH-Lösung,
- alkalimetrische Titration mit einer Säure in wasserfreiem Milieu, z. B. in Eisessig mit Perchlorsäure,
- acidimetrische Titration mit einer Base in wässrigem Milieu, insbesondere von *N-Acetylaminosäuren* oder *Aminodicarbonsäuren* wie **Glutaminsäure** (vgl. Kap. 6.2.1.2),
- alkalimetrische Titration mit einer Säure in wässrigem Milieu, insbesondere von *basischen Aminosäuren* wie **Arginin** oder **Histidin** (vgl. Kap. 6.2.2.2),
- acidimetrische Titration nach Formaldehyd-Zusatz *(Formoltitration nach Sörensen,* vgl. Kap. 6.2.4.2),
- gasvolumetrische Bestimmung von Stickstoff nach *van Slyke* nach erfolgter Diazotierung.

Für *neutrale Aminosäuren* wie **Alanin** ist im Arzneibuch die Titration in Eisessig/ Ameisensäure (10:1) mit Perchlorsäure gegen Naphtholbenzeinls Indikator vorgeschrieben, wobei der Zusatz der Ameisensäure die Löslichkeit der Aminosäure merklich erhöht. Der Endpunkt kann auch potentiometrisch oder visuell mit Kristallviolett indiziert werden. Neutrale Aminosäuren verbrauchen bei der Neutralisation 1 Äquivalent Titrator.

In ähnlicher Weise lässt das Arzneibuch auch Aminosäure-verwandte Wirkstoffe wie **Aminocapronsäure, Aspartam, Baclofen, Carbidopa, Carbocistein, Levodopa, Methyldopa, Penicillamin** oder **Tranexamsäure** mit 0,1 M-HClO$_4$-Lösung titrieren.

Die Bestimmung der *Hydrochloride basischer Aminosäuren* (**Arginin, Lysin, Ornithin**) wird im nachfolgenden Kap. 6.3.4.11 vorgestellt. Die Bestimmung des Chlorid-Ions mit Perchlorsäure-Lösung ist möglich, sofern man diese Salze in 1–2 ml Ameisensäure löst und Acetanhydrid hinzufügt. **Methionin** kann auch iodometrisch bestimmt werden (vgl. Kap. 7.2.3.4).

6.3.4.5 Titration von Carbonsäuresalzen

Anionen von Carbonsäuren verhalten sich in wasserfreier Essigsäure wie starke Basen und können mit Perchlorsäure titriert werden:

$$R\text{-}COO^- + CH_3COOH_2^+ \longrightarrow R\text{-}COOH + CH_3COOH$$

Bei mehrbasischen Säuren (Adipinsäure, Citronensäure, Maleinsäure, Weinsäure u. a.) ist entscheidend, in welcher Protolysestufe sie im Salz vorliegen. So sind z. B. zur Neutralisation von *Hydrogentartraten, Hydrogenmaleaten* oder *Dihydrogencitraten* **ein** Äquivalent, für *Adipate, Tartrate, Maleate* und *Hydrogencitrate* **zwei** und für *Citrate* **drei** Äquivalente Acetacidium-Ionen erforderlich [vgl. **MC-Frage Nr. 421**]

COO$^-$ COO$^-$ COOH
| +H$^+$ | +H$^+$ |
CHOH   CHOH   CHOH
| | |
CHOH   CHOH   CHOH
| | |
COO$^-$ COOH   COOH

Tartrat   **Hydrogentartrat**   **Weinsäure**

Auch **Cromoglycinsäure** ist eine zweibasische Säure, sodass zur Bestimmung von **Natriumcromoglicat** 2 Äquivalente Perchlorsäure verbraucht werden. Zur Neutralisation von **Ornithinaspartat** sind 3 Äquivalente Maßlösung erforderlich.

Das Arzneibuch lässt nach der oben beschriebenen Methode den Gehalt folgender Wirkstoffe titrimetrisch erfassen:

- **Brompheniraminhydrogenmaleat** [M$_r$=435,3] (2 Äquivalente)
- **Butetamatdihydrogencitrat** [M$_r$=455,5]
- **Calciumpantothenat** [M$_r$=476,5] (2 Äquivalente)
- **Chlorhexidindiacetat** [M$_r$=625,6] (4 Äquivalente)
- **Chlorhexidindigluconat-Lösung** [M$_r$=898] (4 Äquivalente)

- **Chlorphenaminhydrogenmaleat** [M_r=390,9]
- **Cisapridtartrat** [M_r=616,0]
- **Clebopridmalat** [M_r=508,0]
- **Clemastinfumarat** [M_r=460,0]
- **Clomifencitrat** [M_r=598,1]
- **Deptropincitrat** [M_r=525,6]
- **Dexchlorpheniraminhydrogenmaleat** [M_r=390,9] (2 Äquivalente)
- **Dextromoramidhydrogentartrat** [M_r=542,6]
- **Diclofenac-Kalium** [M_r=334,1]
- **Diclofenac-Natrium** [M_r=318,1]
- **Diethylcarbamazindihydrogencitrat** [M_r=391,4]
- **Dikaliumchlorazepat** [M_r=408,9] (2 Äquivalente/Dichlormethan/Essigsäure)
- **Dimetidinmaleat** [M_r=408,5] (2 Äquivalente)
- **Domperidonmaleat** [M_r=542,0]
- **Epinephrinhydrogentartrat** (Adrenalinhydrogentartrat) [M_r=333,3]
- **Ergometrinhydrogenmaleat** [M_r=441,5]
- **Ergotamintartrat** [M_r=1313] (4 Äquivalente)
- **Ethacridinlactat** [M_r=361,4]
- **Fentanylcitrat** [M_r=528,6]
- **Flecainidacetat** [M_r=474,4]
- **Kaliumacetat** [M_r=98,1]
- **Kaliumcitrat** [M_r=324,4] (3 Äquivalente)
- **Kaliumhydrogenaspartat-Hemihydrat** [M_r=180,2]
- **Kaliumlactat-Lösung** [M_r=128,2]
- **Kaliumsorbat** [M_r=150,2]
- **Levocarnitin** ((CH_3)N^+-(CH_3)$_3N^+$-CH_2-CHOH-CH_2-COO^-) [M_r=161,2]
- **Levomepromazinmaleat** [M_r=444,6]
- **Lithiumcitrat** [M_r=282,0] (3 Äquivalente)
- **Mepyraminhydrogenmaleat** [M_r=401,5] (2 Äquivalente)
- **Metoprololsuccinat** [M_r=653] (2 Äquivalente)
- **Metoprololtartrat** [M_r=685] (2 Äquivalente)
- **Morantelhydrogentartrat** [M_r=370,4]
- **Natriumacetat** [M_r=136,1]
- **Natriumbenzoat** [M_r=144,1]
- **Natriumcaprylat** (CH_3(CH_2)$_6$COONa) [M_r=166,2]
- **Natriumcitrat** [M_r=294,1] (3 Äquivalente)
- **Natriumcromoglicat** [M_r=512,3] (2 Äquivalente)
- **Natriumlactat** [M_r=112,1]
- **Natriummethyl-4-hydroxybenzoat** (NaO-C_6H_4-$COOCH_3$) [M_r=171,1]
- **Natriumpantothenat** [M_r=241,2]
- **Natriumpropyl-4-hydroxybenzoat** (NaO-C_6H_4-$COOC_3H_7$) [M_r=202,2]
- **Natriumsalicylat** [M_r=160,1]
- **Natriumvalproat** (($CH_3CH_2CH_2$)$_2$CHCOONa) [M_r=166,2]
- **Norepinephrinhydrogentartrat** (Noradrenalinhydrogentartrat) [M_r=337,3]
- **Ornithinaspartat** [M_r=265,3] (3 Äquivalente)
- **Pheniraminhydrogenmaleat** [M_r=356,4] (2 Äquivalente)

- **Physostigminsalicylat** [M_r=413,5]
- **Piperazinadipat** [M_r=232,5] (2 Äquivalente)
- **Piperazincitrat** [M_r=643,0] (6 Äquivalente)
- **Prochlorperazinhydrogenmaleat** [M_r=606] (2 Äquivalente)
- **Sufentanilcitrat** [M_r=578,7]
- **Tamoxifencitrat** [M_r=563,6]
- **Timololhydrogenmaleat** [M_r=432,5]
- **Trimipraminhydrogenmaleat** [M_r=290,3]
- **Zolpidemtartrat** [M_r=765] (2 Äquivalente)

In der Regel resultiert der Äquivalentverbrauch aus der Neutralisation des jeweiligen Anions. Ausnahmen sind **Brompheniraminhydrogenmaleat, Chlorphenaminhydrogenmaleat, Dexchlorpheniraminhydrogenmaleat, Dimetidinmaleat, Mepyraminhydrogenmaleat** und **Pheniraminhydrogenmaleat**, bei denen zur Protonierung des Pyridin-Stickstoffs im kationischen Molekülteil ein weiteres Äquivalent an Acetacidium-Ionen benötigt wird. *Nachteil* dieser und der im Folgenden genannten Bestimmungsvarianten dürfte sein, dass die volumetrische Erfassung des Anions *nicht spezifisch* für den Arzneistoff ist. Ausnahmen hiervon sind die Alkalisalze des **Diclofenac** und **Dikaliumchlorazepat** mit anionaktivem Molekülteil. Beim **Natriummethyl-4-hydroxybenzoat** bzw. beim **Natriumpropyl-4-hydroxybenzoat** wird schließlich das *Phenolat-Anion* dieser 4-Hydroxybenzoesäureester durch die Maßlösung protoniert. (Als *Malate* bezeichnet man die Salze der 2-Hydroxybernsteinsäure.)

Abb. 1.31 zeigt die Strukturen einiger ausgewählter Salze, die durch wasserfreie Titration erfasst werden.

6.3.4.6 Titration von Salzen NH-acider Verbindungen

Das Arzneibuch nutzt die Methode zur Gehaltsbestimmung von

- **Acesulfam-Kalium** [M_r=201,2],
- **Saccharin-Natrium** [M_r=241,2],

die beide in wasserfreier Essigsäure unter Verbrauch von 1 Äquivalent Perchlorsäure titriert werden. Der Endpunkt wird potentiometrisch bestimmt.

6.3.4.7 Titration von Nitraten

Zahlreiche Nitrate von Aminen oder quartären Ammoniumsalzen lassen sich als Basen in wasserfreiem Medium mit Perchlorsäure titrieren. Basischer Bestandteil ist das *Anion*, das unter Verbrauch von 1 Äquivalent Acetacidium-Ionen in Salpetersäure übergeführt wird.

$$NO_3^- + CH_3COOH_2^+ \longrightarrow HNO_3 + CH_3COOH$$

Arzneibuchbeispiele sind:

- **Econazolnitrat** [M_r=444,7]
- **Fenticonazolnitrat** [M_r=518,4]
- **Isoconazolnitrat** [M_r=479,1]
- **Methylatropiniumnitrat** [M_r=366,4]
- **Miconazolnitrat** [M_r=479,1]
- **Naphazolinnitrat** [M_r=273,3]
- **Pilocarpinnitrat** [M_r=271,3]
- **Sertaconazolnitrat** [M_r=500,8]
- **Thiaminnitrat** [M_r=327,4] (2 Äquivalente)

Bei der Titration von **Thiaminnitrat** werden 2 Äquivalente 0,1 N-HClO$_4$-Lösung benötigt, da neben dem Nitrat-Ion auch der Pyrimidinring des Thiamins protoniert wird.

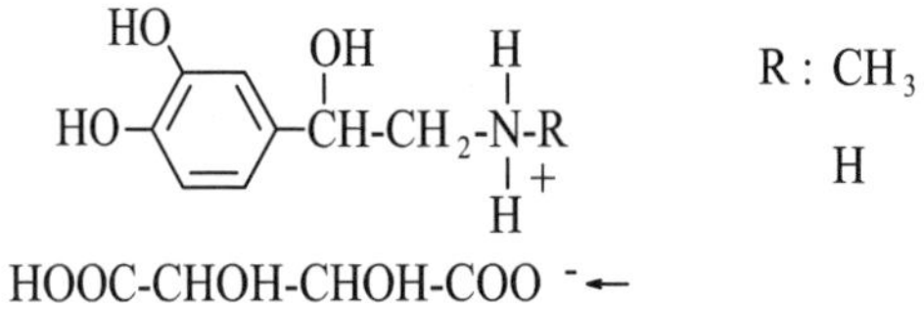

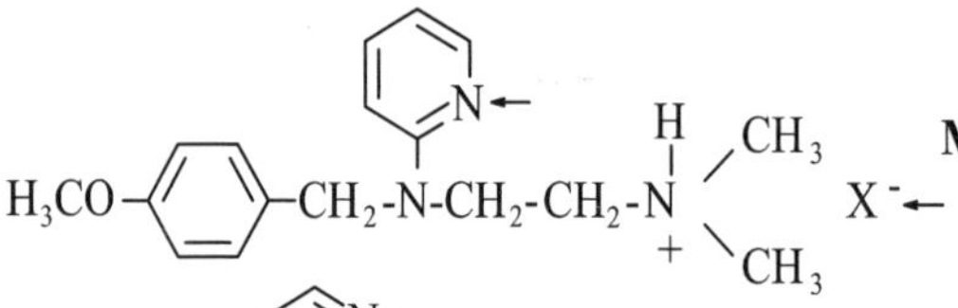

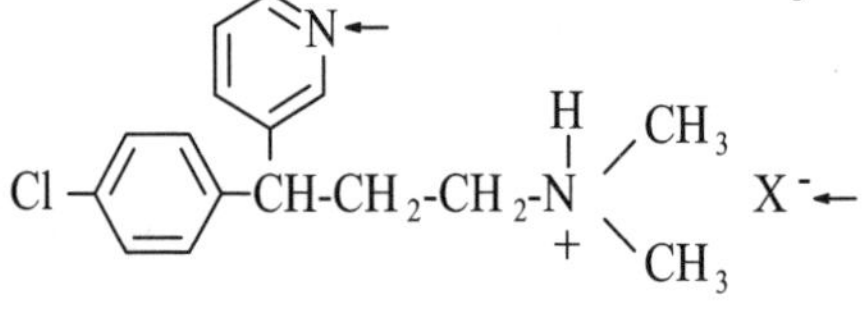

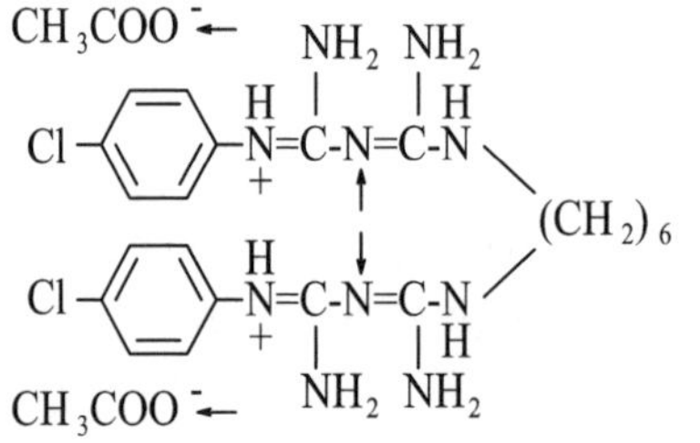

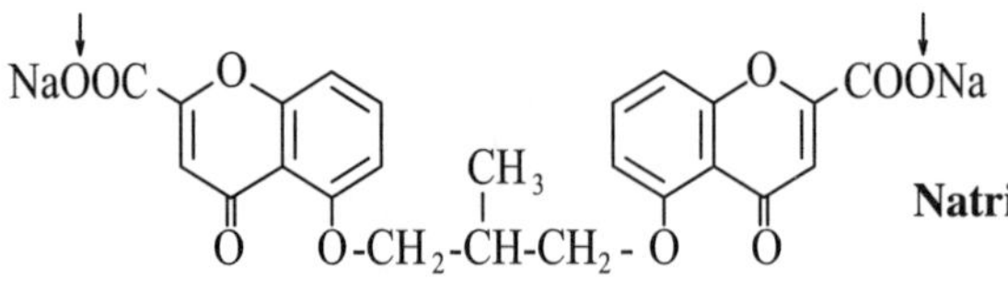

Abb. 1.31:   Salze von Carbonsäuren

6.3.4.8 Titration von Phosphaten

Die Neutralisationsanalyse besteht in der Protonierung des Dihydrogenphosphat-Anions durch Acetacidium-Ionen zu Phosphorsäure [vgl. **MC-Frage Nr. 431**].

$$H_2PO_4^- + CH_3COOH_2^+ \longrightarrow H_3PO_4 + CH_3COOH$$

In das Arzneibuch wurden u. a. als Monographien aufgenommen:

- **Chloroquinphosphat** [M_r=515,9] (2 Äquivalente)
- **Codeinphosphat-Hemihydrat** [M_r=406,4]
- **Codeinphosphat-Sesquihydrat** [M_r=424,4]
- **Disopyramidphosphat** [M_r=437,5] (2 Äquivalente)
- **Histaminphosphat** [M_r=325,2] (2 Äquivalente)
- **Primaquinbisdihydrogenphosphat** [M_r=445,3] (2 Äquivalente)

Beim **Chloroquin**, **Histamin** und **Primaquin** liegen die Wirkstoffe als Dikation vor, sodass zur Neutralisation von zwei $H_2PO_4^-$-Ionen *zwei* Äquivalente 0,1 N-$HClO_4^-$ Lösung benötigt werden. Beim **Disopyramidphosphat** wird zusätzlich noch das Pyridin-N-Atom protoniert.

6.3.4.9 Titration von Sulfaten und Sulfonaten

Auch die Gehaltsbestimmung von Ammoniumsulfaten, [$(R_3NH^+)_2SO_4^{2-}$], ist durch Titration mit Perchlorsäure-Maßlösung in wasserfreier Essigsäure möglich, wobei unter Verbrauch von *einem* Äquivalent Acetacidiumperchlorat Sulfat-Ionen zu HSO_4^--Ionen protoniert werden. Eine weitere Protonierung des Hydrogensulfats zu Schwefelsäure erfolgt *nicht* [vgl. **MC-Fragen Nr. 426 430**].

$$SO_4^{2-} + CH_3COOH_2^+ \longrightarrow HSO_4^- + CH_3COOH$$

Darüber hinaus können auch *Salze von Sulfonsäuren* (RSO_3^-) wie **Betahistidindimesilat, Bromocriptinmesilat, Natriumcyclamat, Natriumheptansulfonat** und **Pefloxacinmesilat** titrimetrisch mit Perchlorsäure erfasst werden. Dabei wird das Anion durch Acetacidium-Ionen in die Sulfonsäure umgewandelt. Infolge des wenig ausgeprägten Potentialsprungs am Äquivalenzpunkt ist eine potentiometrische Indizierung angezeigt. *Mesilate* als Salze der Methansulfonsäure werden auch als *Metilsulfate* bezeichnet.

$$R\text{-}SO_3^- + CH_3COOH_2^+ \longrightarrow R\text{-}SO_3H + CH_3COOH$$

Als Arzneibuchbeispiele seien genannt:

- **Amfetaminsulfat** [M_r=368,5]
- **Atropinsulfat** [M_r=695]

- **Betanidinsulfat** [M_r=452,6]
- **Betahistidindimesilat** [M_r=328,4] (2 Äquivalente)
- **Bromocriptinmesilat** [M_r=751]
- **Chinidinsulfat-Dihydrat** [M_r=783] (3 Äquivalente)
- **Chininsulfat** [M_r=783] (3 Äquivalente)
- **Chloroquinsulfat** [M_r=436,0]
- **Guanethidinmonosulfat** [M_r=296,4]
- **Hyoscyaminsulfat** [M_r=713]
- **Isoprenalinsulfat** [M_r=556,6]
- **Morphinsulfat** [M_r=668,8]
- **Natriumheptansulfonat** [M_r=220,3]
- **Orciprenalinsulfat** [M_r=520,6]
- **Pefloxacinmesilat-Dihydrat** [M_r=465,2] (2 Äquivalente)
- **Penbutololsulfat** [M_r=681]
- **Physostigminsulfat** [M_r=649]
- **Salbutamolsulfat** [M_r=576,7]
- **Terbutalinsulfat** [M_r=548,6]

Bei der Titration von **Chinidinsulfat** oder **Chininsulfat** werden insgesamt *drei* Äquivalente Perchlorsäure zur Neutralisation benötigt, da unter wasserfreien Bedingungen auch das N-Atom des Chinolin-Ringes hinreichend basisch ist, um bei der Titration erfasst zu werden [vgl. **MC-Frage Nr. 1206**].

6.3.4.10 Titration von Fluoriden

Fluorid-Ionen können in einem Ac_2O/HOAc-Gemisch (1:4) als Base mit 0,1 N-$HClO_4$ gegen Kristallviolett titriert werden. Das Arzneibuch nutzt diese Methode zur Gehaltsbestimmung von **Natriumfluorid** [M_r=41,99].

Atropinsulfat
Hyoscyaminsulfat

Chinidinsulfat
Chininsulfat

6.3.4.11 Titration von Hydrochloriden

Mit Perchlorsäure in Eisessig lassen sich auch Chlorid-Ionen quantitativ erfassen. Bei Verwendung von Farbindikatoren beobachtet man jedoch nur dann einen scharfen Umschlagspunkt, wenn man einen Überschuss an **Quecksilber(II)-acetat** hinzufügt. Cl^--Ionen bilden in HOAc mit Hg(II) undissoziiertes $HgCl_2$, während eine äquimolare Stoffmenge Acetat freigesetzt wird, die bei der anschließenden Titration *ein* Äquivalent Acetacidium-Ionen verbraucht [vgl. **MC-Frage Nr. 432**].

$$2 \text{ Cl}^- + \text{Hg}(\text{OOCCH}_3)_2 \longrightarrow \text{HgCl}_2 + 2 \text{ CH}_3\text{COO}^-$$

$$2 \text{ CH}_3\text{COO}^- + 2 \text{ CH}_3\text{COOH}_2^+ \longrightarrow 4 \text{ CH}_3\text{COOH}$$

Auch das überschüssige Hg(II)-acetat ist in wasserfreier Essigsäure praktisch undissoziiert und reagiert *nicht* mit der Titratorlösung.

Das Arzneibuch lässt nach Zusatz von Hg(II)-acetat u. a. den Gehalt folgender Chloride mit Perchlorsäure in Eisessig bestimmen:

- **Apomorphinhydrochlorid** [M_r=312,8]
- **Chlordiazepoxidhydrochlorid** [M_r=336,2]
- **Cocainhydrochlorid** [M_r=339,8]
- **Ethylmorphinhydrochlorid** [M_r=385,9]
- **Methadonhydrochlorid** [M_r=345,9]
- **Morphinhydrochlorid** [M_r=375,8]
- **Pethidinhydrochlorid** [M_r=283,8]

Bei den Chlorid-Bestimmungen in wasserfreiem Medium kann jedoch auf den Zusatz von Quecksilber(II)-acetat verzichtet werden, wenn man bei potentiometrischer Endpunktsanzeige in Gemischen von wasserfreier Ameisensäure oder Essigsäure in Acetanhydrid arbeitet. Das Arzneibuch nutzt diese Methode zur Titration von:

- **Alcuroniumchlorid** [M_r=738] (2 Äquivalente)
- **Alfuzosinhydrochlorid** [M_r=425,9]
- **Argininhydrochlorid** [M_r=210,7]
- **Benserazidhydrochlorid** [M_r=293,7]
- **Buflomedilhydrochlorid** [M_r=343,9]
- **Buprenorphinhydrochlorid** [M_r=504,1]
- **Chlorhexidindihydrochlorid** [M_r=578,4] (4 Äquivalente)
- **Cyclizinhydrochlorid** [M_r=302,8]
- **Dequaliniumchlorid** [M_r=527,6] (2 Äquivalente)
- **Dextropropoxyphenhydrochlorid** [M_r=375,9]
- **Diltiazemhydrochlorid** [M_r=451,0]
- **Dobutaminhydrochlorid** [M_r=189,6]
- **Dopaminhydrochlorid** [M_r=189,6]
- **Dosulepinhydrochlorid** [M_r=331,9]
- **Doxepinhydrochlorid** [M_r=315,8]
- **Etilefrinhydrochlorid** [M_r=217,7]
- **Fluphenazindihydrochlorid** [M_r=510,5] (2 Äquivalente)
- **Hydroxyzindihydrochlorid** [M_r=447,8] (2 Äquivalente)
- **Isoprenalinhydrochlorid** [M_r=247,7]
- **Labetalolhydrochlorid** [M_r=364,9]
- **Lysinhydrochlorid** [M_r=182,7] (2 Äquivalente)
- **Mefloquinhydrochlorid** [M_r=414,8]
- **Metforminhydrochlorid** [M_r=165,6] (2 Äquivalente)
- **Methylmethoniumchlorid** [M_r=199,7]
- **Mexiletinhydrochlorid** [M_r=215,7]

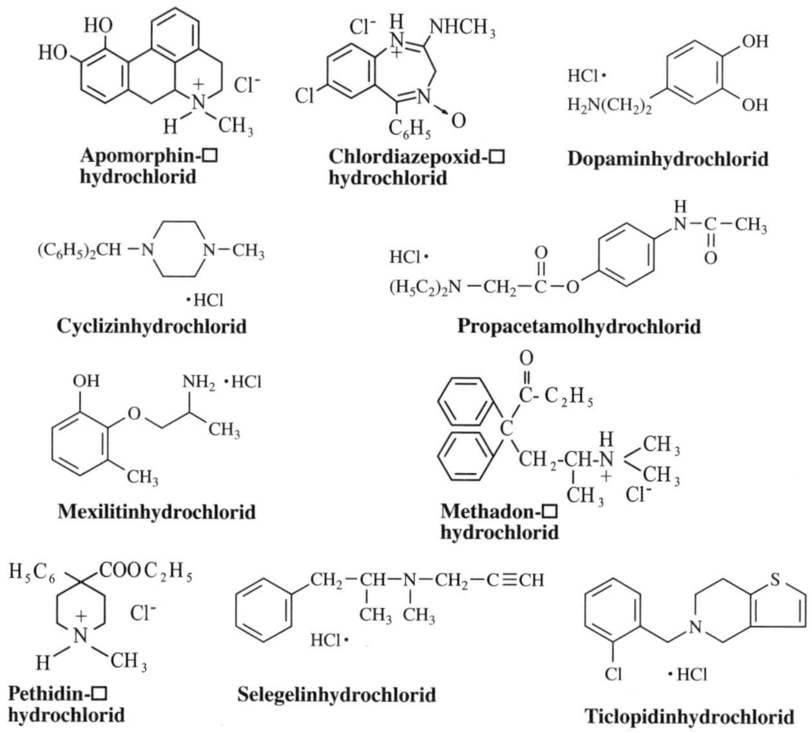

Abb. 1.32:   Hydrochloride ausgewählter Arzneistoffe

- **Norepinephrinhydrochlorid** (Noradrenalinhydrochlorid) [M_r=205,6]
- **Ornithinhydrochlorid** [M_r=168,6]
- **Oxybuprocainhydrochlorid** [M_r=344,9]
- **Oxymetazolinhydrochlorid** [M_r=296,8]
- **Prazosinhydrochlorid** [M_r=419,9]
- **Propacetamolhydrochlorid** [M_r=300,8]
- **Selegelinhydrochlorid** [M_r=223,7]
- **Suxamethoniumchlorid** [M_r=397,3] (2 Äquivalente)
- **Thioridazinhydrochlorid** [M_r=407]
- **Tiapridhydrochlorid** [M_r=364,9]
- **Ticlopidinhydrochlorid** [M_r=300,2]
- **Xylometazolinhydrochlorid** [M_r=280,8]

In Abb. 1.32 sind die Strukturen einiger ausgewählter Hydrochloride zusammengestellt.

6.3.4.12 Titration von Bromiden

Hydrobromide können ebenso wie die entsprechenden Chloride nach Zugabe von Quecksilber(II)-acetat in wasserfreier Essigsäure mit Perchlorsäure besimmt werden, weil auch das daraus gebildete $HgBr_2$ in Eisessig praktisch undissoziiert vorliegt und Acetat eine stärkere Base als Bromid ist [vgl. **MC-Frage Nr. 437**].

$$2\ Br^- + Hg(OOCCH_3)_2 \longrightarrow HgBr_2 + 2\ CH_3COO^-$$

Das Arzneibuch verzichtet jedoch, wie im vorstehenden Abschnitt bereits ausgeführt, auf den Zusatz von Quecksilber(II)-acetat. An Monographien sind zu nennen:

- **Methylatropiniumbromid** [M_r=384,3]
- **Neostigminbromid** [M_r=303,2]
- **Pancuroniumbromid** [M_r=733]
- **Propanthelinbromid** [M_r=448,4]
- **Pyridostigminbromid** [M_r=261,1]

6.3.4.13 Titration von Iodiden

Iodid-Ionen bilden mit Hg(II)-acetat undissoziiertes HgI_2. Das dabei gebildete Äquivalent Acetat wird in nichtwässrigem Medium mit 0,1 N-$HClO_4$ potentiometrisch erfasst.

$$2\ I^- + Hg(OOCCH_3)_2 \longrightarrow HgI_2 + 2\ CH_3COO^-$$

Ein Beispiel hierfür ist die titrimetrische Bestimmung von

- **Gallamintriethoiodid** [M_r=892],

die *drei* Äquivalente 0,1 M-Perchlorsäure-Lösung erfordert. Die Substanz wird ohne Zusatz von $Hg(OAc)_2$ in Ameisensäure/Acetanhydrid mit Perchlorsäure titriert. Der Endpunkt wird potentiometrisch bestimmt.

7. Redoxtitrationen

7.1 Grundlagen

siehe auch Ehlers, **Chemie I**, Kap. 1.12

Redoxvorgänge stellen neben den Säure-Base-Reaktionen die zweite wichtige Gruppe von Prozessen dar, die zu volumetrischen Bestimmungen herangezogen werden.

Unter einer **Oxidation** versteht man eine
– *Elektronenabgabe,*
– Erhöhung der Oxidationszahl,
– Sauerstoffaufnahme,
– Wasserstoffabgabe (Dehydrierung),

und entsprechend gilt für eine **Reduktion**
– *Elektronenaufnahme,*
– Erniedrigung der Oxidationszahl,
– Sauerstoffabgabe,
– Wasserstoffaufnahme (Hydrierung, Hydrogenolyse).

Freie Elektronen sind infolge ihres hohen Reaktionspotentials (geringer Teilchenradius) in kondensierter Materie nur kurze Zeit existent. Ein Teilchen kann deshalb nur dann Elektronen abgeben, wenn diese *gleichzeitig* von einem anderen Reaktionspartner übernommen werden. Oxidations- und Reduktionsvorgänge laufen *stets miteinander gekoppelt* ab; man spricht von sog. **Redoxreaktionen**.

Oxidation	=	**Elektronenabgabe**
Reduktion	=	**Elektronenaufnahme**
Redoxprozeß	=	**Elektronenverschiebung**

Ein System (Teilchen), welches Elektronen aufnehmen kann, heißt **Oxidationsmittel** (Oxidans), weil es einen Reaktionspartner zur Elektronenabgabe veranlasst. In entsprechender Weise nennt man ein System, welches Elektronen abgeben kann, ein **Reduktionsmittel** (Reduktor).
Reduzierte und oxidierte Form einer Substanz bilden zusammen ein sog. **korrespondierendes Redoxpaar**. An jedem Redoxvorgang, bei dem Elektronen vom Re-

Reduzierte Form (Red)	Oxidation$\xrightleftharpoons{\text{Reduktion}}$	Oxidierte Form (Ox) + n · e$^-$
Reduktionsmittel		Oxidationsmittel

duktionsmittel auf das Oxidans übertragen werden, sind *zwei* korr. Redoxpaare beteiligt.

$$Red^1 + Ox^2 \rightleftharpoons Ox^1 + Red^2$$

Beispiele für analytisch wichtige Oxidationsvorgänge sind [vgl. **MC-Fragen Nr. 438, 449, 450, 1522**]:

$$H_2C=O + 3\ H_2O \rightleftharpoons HCOOH + 2\ H_3O^+ + 2\ e^-$$

$$H_2O_2 + 2\ H_2O \rightleftharpoons O_2 + 2\ H_3O^+ + 2\ e^-$$

$$3\ I^- \rightleftharpoons I_3^- + 2\ e^-$$

$$Mn^{2+} + 6\ H_2O \rightleftharpoons MnO_2 + 4\ H_3O^+ + 2\ e^-$$

$$MnO_2 + 4\ HO^- \rightleftharpoons MnO_4^- + 2\ H_2O + 3\ e^-$$

$$Mn^{2+} + 12\ H_2O \rightleftharpoons MnO_4^- + 8\ H_3O^+ + 5\ e^-$$

$$2\ S_2O_3^{2-} \rightleftharpoons S_4O_6^{2-} + 2\ e^-$$

$$NO + 6\ H_2O \rightleftharpoons NO_3^- + 4\ H_3O^+ + 3\ e^-$$

$$Bi + 3\ H_2O + Cl^- \rightleftharpoons BiOCl + 2\ H_3O^+ + 3\ e^-$$

$$Cr^{3+} + 12\ H_2O \rightleftharpoons CrO_4^{2-} + 8\ H_3O^+ + 3\ e^-$$

7.1.1 Redoxpotential, Redoxreaktionen

7.1.1.1 Redoxpotential, Normalpotential, Spannungsreihe

Unter einem **Potential** versteht man ganz allgemein die Fähigkeit eines Systems, Arbeit zu leisten. Potentialwerte, die man den beiden an einem Redoxvorgang beteiligten korr. Redoxpaaren zuordnen kann, werden als **Redoxpotentiale** bezeichnet.

Das *Redoxpotential* eines *korrespondierenden Redoxpaares* charakterisiert dessen reduzierende bzw. oxidierende Wirkung: Je negativer der Potentialwert ist, desto stärker reduzierend wirkt die reduzierte Form; je positiver das Potential ist, desto stärker oxidierend wirkt die oxidierte Form eines korr. Redoxpaares.

$$Red^1 + Ox^2 \rightleftharpoons Ox^1 + Red^2$$

Ein oxidierbares Teilchen (Reduktionsmittel) (Red^1) kann von einem Oxidationsmittel (Ox^2) nur dann oxidiert werden, wenn dessen Potential positiver ist als das Redoxpotential des korrespondierenden Redoxpaares (Red^1/Ox^1).

Tab. 1.15:   Normalpotentiale analytisch wichtiger Redoxsysteme

Redoxpaar	E°(V)	Redoxpaar	E°(V)	Redoxpaar	E°(V)
Zn/Zn^{2+}	-0,76	Bi/Bi^{3+}	+0,23	I^-/IO^-	+0,99
H_3PO_2/H_3PO_3	-0,59	Cu/Cu^{2+}	+0,34	Br^-/Br_2	+1,07
$H_2C_2O_4/CO_2$	-0,47	I^-/I_2	+0,54	I^-/IO_3^-	+1,09
Fe/Fe^{2+}	-0,44	H_3AsO_3/H_3AsO_4	+0,56	Mn^{2+}/MnO_2	+1,28
$HCOOH/CO_2$	-0,20	Hg_2^{2+}/Hg^{2+}	+0,63	Cr^{3+}/CrO_4^{2-}	+1,36
Ti^{3+}/TiO^{2+}	-0,04	H_2O_2/O_2	+0,68	Cl^-/Cl_2	+1,39
H_2/H_3O^+	0	Fe^{2+}/Fe^{3+}	+0,77	Br^-/BrO_3^-	+1,44
NO_2^-/NO_3^-	+0,02	Ag/Ag^+	+0,80	Mn^{2+}/MnO_4^-	+1,52
Sn^{2+}/Sn^{4+}	+0,15	NO/NO_3^-	+0,95	MnO_2/MnO_4^- (n)	+1,68
Cu^+/Cu^{2+}	+0,16	NO/NO_2^-	+0,97	F^-/F_2	+2,85

(n = neutrale Lsg.)

Damit lässt sich in Kenntnis der Redoxpotentiale voraussagen, ob ein bestimmter Redoxvorgang ablaufen kann. In der Praxis ist es jedoch nicht möglich, absolute Einzelpotentiale von korr. Redoxpaaren zu messen. Messbar sind lediglich Relativwerte, wenn man das betreffende korr. Redoxpaar als eine Elektrode (1. Halbzelle) mit einer Bezugselektrode konstanten Potentials (2. Halbzelle) zu einem **galvanischen Element** kombiniert (vgl. Kap. 7.1.1.3). Als Bezugselektrode wählte man die **Normalwasserstoffelektrode** (NWE) und setzte deren Potential gleich *Null* (vgl. Kap. 10.1.3.6).

Die Potentialwerte von Redoxpaaren, bei welchen Elektronen frei werden, wenn sie mit der NWE kombiniert sind, erhalten ein *negatives* Vorzeichen; sie wirken gegenüber dem System $[H_2/H_3O^+]$ reduzierend. Redoxpaare, deren oxidierte Form stärker oxidierend wirkt als das H_3O^+ Ion, besitzen ein *positives* Potential. Die Potentialwerte chemischer Redoxsysteme erstrecken sich über einen Bereich von etwa **+3 Volt** $[F_2/F^-]$ bis **–3 Volt** $[Li^+/Li]$.

Um einen direkten Vergleich verschiedener Redoxsysteme zu ermöglichen, misst man ihre Potentiale gegenüber der NWE im sog. *Standardzustand* (25 °C; 101,3 kPa) und bezeichnet die erhaltenen Werte als **Standardpotentiale**. Liegen alle Reaktanden in der Konzentration **1 mol · l⁻¹** vor, so bezeichnet man den gemessenen Potentialwert als das **Normalpotential** (E°) des betreffenden Redoxpaares. Eine tabellarische Auflistung der Normalpotentiale nach zunehmend positiveren Werten wird **Spannungsreihe** genannt.

Die Normalpotentiale charakterisieren nun die Oxidationskraft bzw. das Reduktionsvermögen eines korr. Redoxpaares. Es gilt:

Je positiver das Normalpotential eines korr. Redoxpaares ist, desto stärker oxidierend wirkt seine oxidierte Form.
Je negativer der E°-Wert ist, desto stärker reduzierend wirkt die reduzierte Form eines korr. Redoxpaares.

Die Normalpotentiale (bei 25°C) einiger analytisch wichtiger korr. Redoxpaare sind in Tab. 1.15 zusammengestellt [vgl. **MC-Fragen Nr. 439, 1336, 1507**].

7.1.1.2 Konzentrationsabhängigkeit des Redoxpotentials (Nernstsche Gleichung)

Das Redoxpotential eines korr. Redoxpaares kann mithilfe der **Nernstschen Formel** berechnet werden, sofern sein Normalpotential, die Aktivitäten (bzw. Konzentrationen) seiner Bestandteile und die Temperatur bekannt sind:

$$E = E° + \frac{R \cdot T}{n \cdot F} \ln \frac{[Ox]}{[Red]}$$

E	= Redoxpotential (in Volt)
E°	= Normalpotential (in Volt)
R	= allg. Gaskonstante (8,315 Joule/Grad)
T	= abs. Temperatur in K
F	= Faraday-Konstante (96487 Coulomb = 1 Faraday)
n	= Anzahl der beim Redoxprozess übertragenen Elektronen
[Ox]	= Aktivität (Konzentration) der oxidierten Form
[Red]	= Aktivität (Konzentration) der reduzierten Form

Die Nernstsche Gleichung gibt die Konzentrationsabhängigkeit des Redoxpotentials eines chemischen Redoxsystems an. Berücksichtigt man den Umwandlungsfaktor für „ln" in „log", so ergibt sich für T=298 K (25°C) die Nernstsche Gleichung zu:

$$E = E° + \frac{0{,}059}{n} \log \frac{[Ox]}{[Red]}$$

Bei 20°C hat der Term $(2,3 \cdot R \cdot T/F)$ den Wert **0,058**. Für den Quotienten [Ox]/[Red] gelten dieselben Regeln wie für die Aufstellung der Massenwirkungsgesetz-Gleichung.

Beispielsweise lautet die Grundgleichung der *Permanganometrie* in saurer Lösung:

$$MnO_4^- + 8\,H_3O^+ + 5\,e^- \rightleftharpoons Mn^{2+} + 12\,H_2O$$

In Abhängigkeit von den Konzentrationen des Redoxpaares ergibt sich daraus das Oxidationspotential des Permanganats zu:

$$E = E°(MnO_4^-/Mn^{2+}) + \frac{0{,}059}{5} \log \frac{[MnO_4^-] \cdot [H_3O^+]^8}{[Mn^{2+}]}$$

Alle Veränderungen, die das Konzentrationsglied *vergrößern*, wie z. B. die
- Erhöhung der Permanganat-Konzentration,
- Erhöhung der Säurekonzentration (Erniedrigung des pH-Wertes)

erhöhen das Redoxpotential und somit die Oxidationskraft; hingegen erniedrigen
alle Veränderungen, die das Konzentrationsglied *verkleinern*, wie z. B. die
- Erhöhung der Mn(II)-Konzentration,
- Erniedrigung der Säurekonzentration (Erhöhung des pH-Wertes)
das Oxidationspotential einer $KMnO_4$-Lösung [vgl. **MC-Frage Nr. 453**].

Für die Oxidation von Fe(II) zu Fe(III) ($Fe^{2+} \longrightarrow Fe^{3+} + 1\ e^-$) lautet die Nernstsche Gleichung:

$$E = E^0 + (0{,}059/1)\ \log a(Fe^{3+})\ /a(Fe^{2+})$$

Setzt man einer Fe(III)/Fe(II)-Salzlösung Fluorid- oder Phosphat-Ionen hinzu, so
wird das Redoxpotential der Lösung negativer, weil Fe(III) mit diesen Anionen
stabilere Komplexe bildet als Fe(II) und somit Fe(III) dem Redoxgleichgewicht
entzogen wird [vgl. **MC-Fragen Nr. 1363, 1712**]

Berechnungen (in Klammer Nr. der MC-Frage)

[441] Gegeben: $C_{Ox}(Fe^{3+}) = 1\%$; $C_{Red}(Fe^{2+}) = 99\% \sim 100\%$
$E^\circ(Fe^{3+}/Fe^{2+}) = 0{,}75$ V; $n = 1$

Gesucht: Redoxpotential der Lösung?

Berechnung: $E = 0{,}75 + (0{,}06/1)\ \log (1/100)$
$= 0{,}75 + 0{,}06\ \log 10^{-2} = 0{,}75 - 0{,}12$
$= \mathbf{+0{,}63\ V}$

[442] Gegeben: $C_{Ox}(Fe^{3+}) = 99\% \sim 100\%$; $C_{Red}(Fe^{2+}) = 1\%$
[1713] $E^\circ(Fe^{3+}/Fe^{2+}) = 0{,}75$ V; $n = 1$

Gesucht: Redoxpotential der Lösung?

Berechnung: $E = 0{,}75 + (0{,}06/1)\ \log (100/1)$
$= 0{,}75 + 0{,}06\ \log 10^2 = 0{,}75 + 0{,}12$
$= \mathbf{+0{,}87\ V}$

[1218] Gegeben: $C_{Ox}(Fe^{3+}) = 9\%$; $C_{Red}(Fe^{2+}) = 91\%$; $E^0 (Fe^{3+}/Fe^{2+}) = 0{,}75$ V

Gesucht: Redoxpotential der Lösung?

Berechnung: $E = 0{,}75 + (0{,}06/1)\ \log (9/91)$
$= 0{,}75 + 0{,}06\ \log 10^{-1} = 0{,}75 - 0{,}06$
$= \mathbf{0{,}69\ V}$

[1605] Gegeben: $C_{Ox}(I_2) = 0{,}01$ M; $C_{Red}(I^-) = 0{,}01$ M; $E^0(I_2/I^-) = 0{,}54$ V

Gesucht: Redoxpotential der Lösung?

Berechnung: $E = 0{,}54 + (0{,}06/2)\ \log 0{,}01/(0{,}01)^2$
$= 0{,}54 + 0{,}03\ \log 10^2 = 0{,}54 + 0{,}06 = \mathbf{0{,}60\ V}$

7.1.1.3 Galvanische Zellen, Konzentrationsketten

Wie bereits ausgeführt lassen sich die Einzelpotentiale isolierter Elektroden
(Halbzellen, korr. Redoxpaare) nicht direkt messen. Eine messbare chemische
Reaktion läuft erst dann ab, wenn zwei unterschiedliche Elektroden zu einem
galvanischen Element miteinander kombiniert werden, wie dies Abb. 1.33 illustriert.

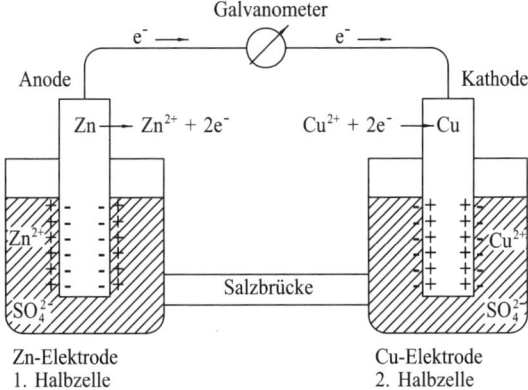

Abb. 1.33:   Galvanische Zelle (Daniell-Element)

Zwischen den beiden Elektroden besteht eine messbare elektrische Spannung, die einen Stromfluss verursacht, sobald der äußere Stromkreis durch einen Leiter geschlossen wird. Das metallische Zink löst sich auf und gibt Zn(II)-Ionen an die Lösung ab. Die dabei freiwerdenden Elektronen wandern über den äußeren Leiter zur Kupferelektrode, wo sie zur Abscheidung von Cu(II)-Ionen am Cu-Stab verbraucht werden; für den Ladungsausgleich in der Lösung sorgt eine *Salzbrücke* zwischen beiden Elektrodenräumen. Im Allgemeinen befindet sich in der Salzbrücke (Stromschlüssel) eine *Kaliumchlorid-Lösung* als Leitelektrolyt [vgl. **MC-Frage Nr. 1451**].

$$Zn \longrightarrow Zn^{2+} + 2e^- \qquad (E_1)$$
$$Cu^{2+} + 2\ e^- \longrightarrow Cu \qquad (E_2)$$
$$\overline{Zn + Cu^{2+} \longrightarrow Zn^{2+} + Cu \qquad (\Delta E = E_2 - E_1)}$$

Da an der Zn-Elektrode eine **Oxidation** erfolgt, wird sie als **Anode** bezeichnet, während die Cu-Elektrode, an der eine **Reduktion** abläuft, als **Kathode** fungiert. Die Richtung des Stromes zeigt, dass hier die Anode (Zn) – im Gegensatz zu den Verhältnissen bei der Elektrolyse – ein negativeres Potential hat als die Kathode (Cu).

In analoger Weise lassen sich auch andere korr. Redoxpaare als Halbzellen zu einem galvanischen Element miteinander verbinden. Die zwischen beiden Elektroden gemessene Potentialdifferenz (Spannung) (ΔE) wird auch als **elektromotorische Kraft** (EMK) bezeichnet; sie ergibt sich als Differenz aus dem höheren und tieferen Potential.

Zur Kennzeichnung galvanischer Elemente benutzt man häufig eine *Kurzschreibweise*, wobei die Elektrode mit dem höheren Potential rechts angeordnet ist. Die Phasengrenzen werden durch Querstriche symbolisiert (| fest-flüssig, || flüssig-flüssig).

$$\textbf{Zn | Zn}^{2+} \textbf{ || Cu}^{2+} \textbf{ | Cu}$$

Eine Potentialdifferenz zwischen zwei Halbzellen wird aber auch dann erzeugt, wenn z. B. das gleiche Metall in – durch einen Stromschlüssel miteinander verbundene – Lösungen des gleichen Kations in *unterschiedlichen* Konzentrationen eintaucht (**Konzentrationskette**). Die Reaktion besteht dann in einem Konzentrationsausgleich und die elektromotorische Kraft dieser Kette wird durch das Verhältnis der beiden Konzentrationen des Kations bestimmt.

Berechnungen (in Klammer Nr. der MC-Frage)

[443] Der in dieser Aufgabe skizzierten Konzentrationskette liegt folgender Redoxvorgang zugrunde:

$$Ag^+ + 1\ e^- \rightleftharpoons Ag$$

Berücksichtigt man, dass die Aktivität einer reinen festen Phase (Ag) gleich 1 gesetzt werden kann, so ergibt sich bei 20 °C die Nernstsche Gleichung zu:

$E = E°(Ag^+/Ag) + (0{,}058/1) \log [Ag^+]$

Daraus folgt für die Einzelpotentiale der beiden Halbzellen

$E_1 = E° + 0{,}058 \log 10^{-3}$
$E_2 = E° + 0{,}058 \log 10^{-5}$

und die Potentialdifferenz zwischen beiden Elektroden errechnet sich zu, wobei man das niedrigere vom höheren Einzelpotential abzieht:

$\Delta E = E_1 - E_2 = 0{,}058 \log 10^2 = \textbf{0,116 V}$

[444] Bei einer Konzentrationskette mit $[Ag^+] = 10^{-3}\ mol \cdot l^{-1}$ und $[Ag^+] = 10^{-4}\ mol \cdot l^{-1}$ ergibt sich für die Potentialdifferenz (ΔE) ein Wert von:

$\Delta E = E_1 - E_2 = 0{,}058 \log 10^1 = \textbf{0,058 V}$

[445] In Analogie zur voranstehenden Aufgabe und aufgrund des Reduktionsvorganges

$$Cu^{2+} + 2\ e^- \rightleftharpoons Cu$$

resultiert für die Nernstsche Formel folgender Ausdruck:

$E = E°(Cu^{2+}/Cu) + (0{,}058/2) \log [Cu^{2+}]$

Mit den Einzelpotentialen

$E_1 = E° + (0{,}058/2) \log 10^{-3}$
$E_2 = E° + (0{,}058/2) \log 10^{-5}$

ergibt sich für die Zellspannung:

$\Delta E = E_1 - E_2 = (0{,}058/2) \log 10^2 = \textbf{0,058 V}$

[446] In der skizzierten Konzentrationskette läuft folgender Redoxprozess ab:

$$Fe^{3+} + 1\ e^- \rightleftharpoons Fe^{2+}$$

Daraus ergibt sich die Nernstsche Gleichung zu

$E = E°(Fe^{3+}/Fe^{2+}) + (0,058/1) \log [Fe^{3+}]/[Fe^{2+}]$

und für die Einzelpotentiale beider Halbzellen folgt aufgrund der gemachten Konzentrationsangaben:

$E_1 = E° + 0,058 \log 10^{-1}$
$E_2 = E° + 0,058 \log 10^{-1}$

Somit besitzen beide Elektroden das gleiche Einzelpotential und die Zellspannung der Konzentrationskette beträgt **0 Volt**.

[447] Entsprechend den Konzentrationsangaben des Aufgabentextes betragen die Einzelpotentiale der beiden Halbzellen:

$E_1 = E° + 0,058 \log 10^1$
$E_2 = E° + 0,058 \log 1$

Daraus folgt für die Potentialdifferenz:

$\Delta E = E_1 - E_2 = 0,058 \log 10^1 = \textbf{0,058 V}$

[448] Gemäß den Konzentrationsangaben des Aufgabentextes ergeben sich für die beiden Elektrodenpotentiale folgende Werte:

$E_1 = E° + 0,058 \log 10^{-2}$
$E_2 = E° + 0,058 \log 10^2$

Daraus errechnet sich die Zellspannung als Differenz zwischen dem höheren und niedrigeren Einzelpotential zu:

$\Delta E = E_2 - E_1 = 0,058 \log 10^4 = \textbf{0,232 V}$

In analoger Weise lassen sich auch die Potentialwerte von Konzentrationsketten in den **MC-Fragen Nr. 1219, 1373, 1421, 1606, 1645** und **1725** berechnen.

7.1.1.4 Redoxpotential und Protonenaktivität

Redoxvorgänge, die in wässriger Lösung ablaufen, sind häufig mit Protonenübertragungen gekoppelt und lassen sich in allgemeiner Form durch folgende Gleichung beschreiben:

$$Red \rightleftharpoons Ox + m\ H^+ + n\ e^-$$

Die Nernstsche Gleichung für diese Reaktion lautet:

$$E = E° + \frac{0,059}{n} \log \frac{[Ox] \cdot [H^+]^m}{[Red]}$$

$$= E° + 0,059\ \frac{m}{n}\ \log\ [H^+] + \frac{0,059}{n} \log \frac{[Ox]}{[Red]}$$

$$E = E° - 0,059\ \frac{m}{n}\ pH + \frac{0,059}{n} \log \frac{[Ox]}{[Red]}$$

Das Redoxpotential ist in solchen Fällen von der Protonenaktivität bzw. dem pH-Wert abhängig. Abb. 1.34 zeigt die Abhängigkeit des Redoxpotentials vom pH-Wert für einige ausgewählte korr. Redoxpaare.

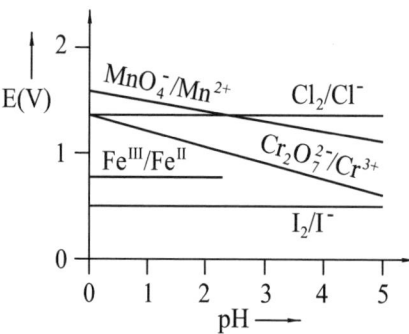

Abb. 1.34:   pH-Abhängigkeit des Redoxpotentials

Berechnungen [in Klammer Nr. der MC-Frage]

[452] Für die Redoxgleichung

$$H_2O + Red \rightleftharpoons Ox + 2\,H^+ + 2\,e^-$$

mit m=2 und n=2 sowie $[Ox]=10^{-1}$ und $[Red]=10^{-2}$ mol · l^{-1} bei einem Normalpotential $E°=0,16$ V errechnet sich das Potential der Lösung bei pH = 5 zu:

$$E = E° - 0,059\,(m/n)\,pH + (0,059/n)\,\log[Ox]/[Red]$$
$$\sim 0,16 - (0,06 \cdot 1) \cdot 5 + (0,06/2)\,\log\,10^{-1}/10^{-2}$$
$$\sim 0,16 - 0,30 + 0,03\,\log\,10^{-3} = 0,16 - 0,30 - 0,09$$
$$\sim \mathbf{-\,0,23\ V}$$

[454] Permanganat wird in saurer Lösung unter Aufnahme von 5 Elektronen zu
[1263] Mn(II) reduziert.

$$MnO_4^- + 8\,H_3O^+ + 5\,e^- \rightleftharpoons Mn^{2+} + 12\,H_2O$$

Daraus folgt für das Redoxpotential einer Permanganat-Lösung:

$$E = E° - 0,059\,(8/5)\,pH + (0,059/5)\,\log\,[MnO_4^-]/[Mn^{2+}]$$

Man erkennt, dass sich das Redoxpotential einer KMnO₄-Lösung um ca. **-0,1 Volt** erniedrigt, wenn der pH-Wert von pH=3 auf pH=4 erhöht wird:

$$-0,059\,\frac{8}{5}\,pH \begin{cases} pH=3 : -0,2832 \\ pH=4 : -0,3776 \end{cases} \Delta E = \mathbf{-0,0944}$$

Umgekehrt ändert sich aufgrund der Redoxbeziehung

$$I_3^- + 2\,e^- \rightleftharpoons 3\,I^-$$

das Potential einer 0,1 molaren Iod-Lösung kaum, wenn man den pH-Wert in entsprechender Weise erhöht [vgl. auch **MC-Fragen Nr. 450, 451**].

[455] Gegeben: $a(H^+) = 1$ mol . $l^{-1} \equiv$ pH=0

$[MnO^{4-}] = 99\% \sim 100\%$; $[Mn^{2+}] = 1\%$

$E°(MnO^{4-}/Mn^{2+}) = +1{,}515$ V

Gesucht: Redoxpotential der Lösung?

Berechnung: $E = 1{,}515 - 0{,}059 \ (8/5) \cdot 0 + (0{,}059/5) \log 10^2/1$

$\sim 1{,}515 + 0{,}012 \cdot 2 = 1{,}515 + 0{,}024 \sim \mathbf{1{,}539}$ **V**

[1693] Gegeben: $a(H^+) = 1$ M $\equiv$ pH $= 0$, $a(Cr^{3+}) = 1$ M, $a(Cr_2O_7^{2-}) = 1$ M, $E^0 = 1{,}38$ V

Gesucht: Redoxpotential?

Berechnung: Aufgrund der Reduktion

$$C_rO_7^{2-} + 6 \ e^- + 14 \ H_3O^+ \longrightarrow 2 \ Cr^{3+} + 21 \ H_2O$$

ergibt aus der Anwendung der Nernstschen Gleichung:

$E = E^0 + (0{,}06 \cdot 14/6) \cdot$ pH $+ (0{,}06/6) \log[Cr_2O_7^{2-}]/[Cr^{3+}]^2$

$= E^+ + 0 + 0{,}01 \log 1/1^2 = E^0 + 0 + 0 = E^0 = \mathbf{1{,}38}$ **V**

7.1.1.5 Redoxgleichgewicht

Für eine Redoxreaktion der allgemeinen Form

$$n \ Ox^1 + n^* \ Red^2 \rightleftharpoons n \ Red^1 + n^* \ Ox^2$$

ergibt sich die **Gleichgewichtskonstante** (K) zu:

$$- \log K = pK = \frac{n \cdot n^*}{0{,}059} \ (E°_{Red} - E°_{Ox})$$

$E°_{Red}$ = Normalpotential des Reduktors (Red ^{2}/Ox^2)

$E°_{Ox}$ = Normalpotential des Oxidans (Ox ^{1}/Red^1)

Aus dieser Gleichung ist ableitbar, dass die Gleichgewichtskonstante einer Redoxreaktion umso größer ist und das Gleichgewicht umso stärker zur Produktseite hin verschoben wird, je größer die Differenz der Normalpotentiale der beiden am Redoxvorgang beteiligten korr. Redoxpaare ist.

Berechnungen (in Klammer Nr. der MC-Frage)

[456] Gegeben   : $E°_{Red} = +0{,}8$ V; $E°_{Ox} = +1{,}4$ V

$n = 3$; $n^* = 2$

Gesucht   : Gleichgewichtskonstante K?

Berechnung   :

$$- \log K = \frac{2 \cdot 3}{0{,}06} \ (0{,}8 - 1{,}4) = \frac{6}{0{,}06} \ (-0{,}6) = -60$$

$$\mathbf{K = 10^{60}}$$

[457] Gegeben   : $E°_{Red} = -0{,}8$ V; $E°_{Ox} = +1{,}4$ V

$n = 3$; $n^* = 2$

Gesucht   : Gleichgewichtskonstante K?

Berechnung   :

$$- \log K = \frac{2 \cdot 3}{0{,}06} \ (-0{,}8 - 1{,}4) = 100 \ (-2{,}2)$$

$$\mathbf{K = 10^{224}}$$

7.1.1.6 Redoxreaktionen in wässriger Lösung

Entsprechend der Reaktionsgleichung

$$H_3O^+ + e^- \rightleftharpoons 0,5\ (H_2)_g + H_2O \qquad [E°= 0\ V]$$

und unter Einbeziehung des *Henry-Dalton-Gesetzes*, nach dem die Konzentration eines gelösten Gases seinem Partialdruck (p) proportional ist, erhält man für das Potential der **Wasserstoff-Elektrode** folgenden allgemeinen Ausdruck:

$$E = 0,059\ \log\ [H^+]/ \sqrt{p(H_2)}$$

Daraus folgt für das Potential (E) beim Standarddruck (p=1):

$$\textbf{E = -0,059\ pH}$$

[1525] Aus obiger Gleichung ist abzuleiten, dass sich der Betrag des Potentials der Wasserstoff-Elektrode um etwa **30 mV** ändert, wenn man den Wasserstoffdruck (p_{H2}) von 1 auf 10 bar erhöht
$$[0,059 \cdot \log \sqrt{p_{H2}} = 0,059 \cdot \log \sqrt{10} = 0,059 \cdot 0,5 = \textbf{0,295}]$$

In analoger Weise ergibt sich das Potential der **Sauerstoff-Elektrode** zu:

$$0,5\ (O_2)_g + 2\ H_3O^+ + 2\ e^- \rightleftharpoons 3\ H_2O \qquad [E° = 1,23\ V]$$

$$E = 1,23 + (0,059/2)\ \log\ (\sqrt{p(O_2)} \cdot [H^+]^2)$$

Für das Potential beim Standarddruck (p=1) gilt dann:

$$\textbf{E = 1,23 - 0,059\ pH}$$

Wasserstoff- und Sauerstoff-Elektrode bestimmen die thermodynamische Stabilität von chemischen Redoxsystemen in wässriger Lösung. Durch Einsetzen der Grenzwerte (pH=0) und (pH=14) in obige Gleichungen erhält man:

$$pH=0:\ E_H = 0\ V\ \text{und}\ \textbf{E° = 1,23\ V}$$
$$pH=14:\ \textbf{E}_H = \textbf{-0,82\ V}\ \text{und}\ E° = 0,41\ V$$

Daraus lässt sich ableiten, dass nur solche korr. Redoxpaare in wässriger Lösung *stabil* sind, deren Potentiale folgende Bedingung erfüllen:

$$\textbf{-0,82\ V} \le \textbf{E} \le \textbf{+1,23\ V}$$

Andernfalls tritt Zersetzung ein, falls keine Reaktionshemmung vorliegt. Letzteres ist jedoch sehr häufig der Fall. **Redoxhemmungen** können durch Zugabe von Katalysatoren überwunden werden.

7.1.2 Titrationskurven von Redoxtitrationen

7.1.2.1 Verlauf der Potentialkurve

Grundlage für die Berechnung der Titrationskurve ist die Nernstsche Gleichung. Die Titrationskurve lässt sich konstruieren, wenn man für jeden Punkt der Titration das Potential (E) aus den vorliegenden Konzentrationen berechnet und gegen

die Menge an zugesetzter Maßlösung (bzw. %-Umsetzung oder den Titrationsgrad τ) aufträgt. Da das Potential eine *logarithmische* Funktion der Konzentration
darstellt, erhält man einen Kurvenverlauf, der dem von Neutralisationstitrationen
entspricht. Abb. 1.35 zeigt typische Kurven der oxidimetrischen Bestimmung von
Reduktionsmitteln. Bei der Titration von Oxidantien verlaufen die Kurven von
höheren zu niedrigeren Potentialwerten. Der Anfangspunkt (A) der Kurve lässt
sich aus der Nernstschen Formel *nicht* berechnen.

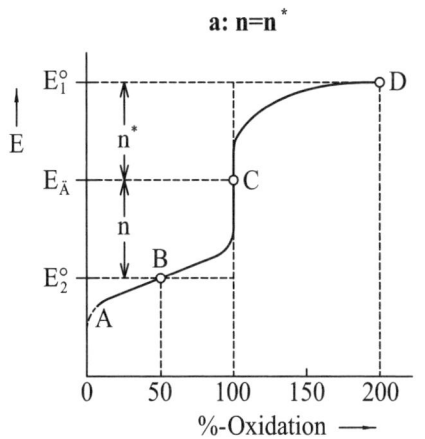 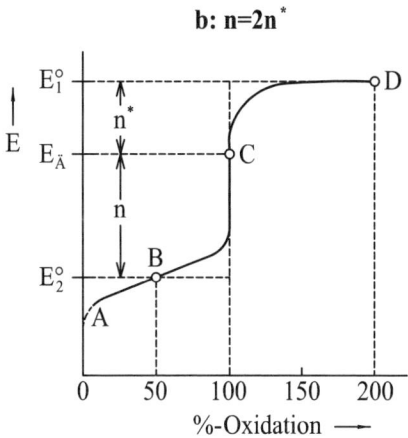

Abb. 1.35: Titrationskurven von Redoxtitrationen

a : Anzahl der übertragenen Elektronen im Titrator- und Titrandensystem
     ist gleich (n = n*)
b : Anzahl der ausgetauschten Elektronen ist verschieden (n ≠ n*)
A : Anfangspunkt (0%-Umsetzung)
B : Halbtitrationspunkt (50%-Umsetzung)
C : Äquivalenzpunkt (100%-Umsetzung)
D : 200%-Umsetzung
E_1°: Normalpotential des Titrators
E_2°: Normalpotential des Titranden
$E_{\ddot{A}}$: Äquivalenzpotential

Für eine Redoxtitration der allgemeinen Form

$$n\ Ox^1 + n^*\ Red^2 \rightleftharpoons n\ Red^1 + n^*\ Ox^2$$

wird zu Beginn der Titration das Potential der Lösung durch das Redoxpotential
des Titranden bestimmt, weil man annehmen kann, dass der zugesetzte Titrator
vollständig verbraucht wird. Bei 50%-Umsetzung *(Halbtitrationspunkt)* entspricht
das Potential der Lösung in etwa dem Normalpotential des Titranden [Punkt (B)].
   Ab einem gewissen Konzentrationsverhältnis ([Ox]:[Red] >10^3) wird das Potential durch die Maßlösung mitbestimmt. Nach dem Äquivalenzpunkt ist das Potential des Titrators bestimmend und entspricht bei 200%-Umsetzung in etwa seinem
Normalpotential [Punkt (D)].

Um einen möglichst großen Sprung in der Potentialkurve zu erreichen, muss mit möglichst starken Oxidations- oder Reduktionsmitteln titriert werden. D.h., die Potentialänderung in der Nähe des Äquivalenzpunktes ist umso größer, je mehr sich die Normalpotentiale der am Redoxvorgang beteiligten Reaktanden voneinander unterscheiden. Der Wendepunkt der Titrationskurve beim Titrationsgrad ($\tau=1$) entspricht in etwa dem Äquivalenzpunkt [Punkt (C) in Abb. 1.35]. Das Äquivalenzpotential liegt umso näher am Normalpotential desjenigen Systems, dessen einzelne Teilchen *mehr* Elektronen austauschen ($n>n*$) [vgl. auch **MC-Fragen Nr. 458, 459, 1411, 1446, 1486, 1487, 1585, 1781**].

Berechnungen (in Klammer Nr. der MC-Frage)
[460] Bei der Titration von Fe(II) mit Ce(IV) beträgt der Verbrauch bis zum Endpunkt 25 ml Maßlösung. Bei Verbrauch von nur 12,5 ml Maßlösung – entsprechend 50%-Oxidation – wird ein Potential von E = +0,78 V gemessen. Aufgrund des Redoxprozesses [Fe^{3+} + e^- $\rightleftharpoons$ Fe^{2+}] und unter Berücksichtigung, dass bei 50%-Oxidation [Fe^{3+}]=[Fe^{2+}] ist (log 1=0), berechnet sich das Normalpotential des Redoxpaares Fe(III)/Fe(II) zu:

$E° = E - 0{,}059 \log [Fe^{3+}]/[Fe^{2+}] = $ **+0,78 V**

[461] Bei obiger Titration liegt nach Zugabe von 25 ml Maßlösung bis zum Äquivalenzpunkt alles Ce(IV) als Ce(III) vor. Nach weiterer Zugabe der *gleichen* Menge (25 ml) an Ce(IV) – entsprechend 200%-Oxidation – beträgt das Potential der Titrationslösung E = +1,44 V.
Unter Berücksichtigung, dass an diesem Punkt der Titration [Ce^{4+}]=[Ce^{3+}] ist (log 1=0), berechnet sich das Normalpotential des Ce(IV)/Ce(III)-Redoxsystems wie folgt:

$E° = E - 0{,}059 \log [Ce^{4+}]/[Ce^{3+}] = $ **+1,44 V**

7.1.2.2 Äquivalenzpotential

Zunächst soll der allgemeine Fall einer Redoxreaktion

$$a\ Ox^1 + b\ Red^2 \rightleftharpoons a\ Red^1 + b\ Ox^2$$

mit $a \neq b$ betrachtet werden. Für eine solche pH-unabhängige Redoxtitration errechnet sich das Potential ($E_\text{Ä}$) am Äquivalenzpunkt zu:

$$E_\text{Ä} = \frac{a \cdot E°_2 + b \cdot E°_1}{a + b}$$

Für eine pH-abhängige Redoxreaktion des häufig vorkommenden Typs

$$a\ Ox^1 + (a)\ m\ H^+ + b\ Red^2 \rightleftharpoons a\ Red^1 + b\ Ox^2$$

ergibt sich das Äquivalenzpotential zu:

$$E_\text{Ä} = \frac{a \cdot E°_2 + b \cdot E°_1 - 0{,}059 \cdot m \cdot pH}{a + b}$$

Sind die stöchiometrischen Umsatzzahlen a und b *gleich* (a=b), so ergibt sich das Potential ($E_{\ddot{A}}$) am Äquivalenzpunkt aus dem *arithmetischen Mittel* der Normalpotentiale der beiden am Redoxvorgang beteiligten korr. Redoxpaare [vgl. **MC-Fragen Nr. 466, 467, 1213, 1264, 1520, 1604, 1691, 1715**].

$$E_{\ddot{A}} = 1/2 \ (E^{\circ}_1 + E^{\circ}_2)$$

Berechnungen (in Klammer Nr. der MC-Frage)

[462] Für die oxidimetrische Titration $2 \ Ox^1 + 1 \ Red^2 \Longleftrightarrow 2 \ Red^1 + 1 \ Ox^2$

mit den Normalpotentialen: $E^{\circ}_{Ox} = +1,4 \ V$ und $E^{\circ}_{Red} = +0,8 \ V$ errechnet sich das Äquivalenzpotential zu:

$E_{\ddot{A}} = (1 \cdot 1,4 + 2 \cdot 0,8)/1+2 = 3,0/3 =$ **+1,0 V**

Im Idealfall sollte also der verwendete Redoxindikator ein Umschlagspotential von etwa 1,0 Volt besitzen.

[463]
[459] Für die Titration von Fe(II) mit Permanganat lautet die Reaktionsgleichung:

$1 \ MnO_4^- + 8 \ H_3O^+ + 5 \ Fe^{2+} \Longleftrightarrow 5 \ Fe^{3+} + 1 \ Mn^{2+} + 12 \ H_2O$

Mit $E^{\circ}(MnO_4^-/Mn^{2+}) = +1,52 \ V$ und $E^{\circ}(Fe^{3+}/Fe^{2+}) = +0,77 \ V$ ergibt sich das Äquivalenzpotential zu:

$E_{\ddot{A}} = (5 \cdot 1,52 + 1 \cdot 0,77)/1+5 = 8,37/6 \sim$ **+1,4 V**

Dieses Ergebnis ist aber nicht ganz zutreffend, da man in der Aufgabenstellung die pH-Abhängigkeit der Reaktion *nicht* berücksichtigt hat.

[464] Entsprechend der Reaktionsgleichung

$2 \ Ce^{4+} + 1 \ AsO_3^{3-} + H_2O \longrightarrow 2 \ Ce^{3+} + 1 \ AsO_4^{3-} + 2 \ H^+$

und den Normalpotentialen $E^{\circ}(Ce^{4+}/Ce^{3+}) = +1,5 \ V$

$E^{\circ}(AsO_4^{3-}/AsO_3^{3-}) = +0,6 \ V$

errechnet sich das Äquivalenzpotential dieser Redoxreaktion zu, wobei im Aufgabentext die pH-Abhängigkeit des Potentials *nicht* berücksichtigt wurde:

$E_{\ddot{A}} = (1 \cdot 1,5 + 2 \cdot 0,6)/1+2 = 2,7/3 =$ **+0,9 V**

[465] Für den Redoxvorgang $Fe^{2+} + Ce^{4+} \longrightarrow Fe^{3+} + Ce^{3+}$

mit den Normalpotentialen $E^{\circ}(Fe^{3+}/Fe^{2+}) = +0,77 \ V$

$E^{\circ}(Ce^{4+}/Ce^{3+}) = +1,37 \ V$

errechnet sich das Äquivalenzpotential zu:

$E_{\ddot{A}} = (0,77 + 1,37)/2 =$ **+1,07 V**

Dies führt am Äquivalenzpunkt zu einem Konzentrationsverhältnis an Fe^{3+}/Fe^{2+} von:

$E_{\ddot{A}} = E^{\circ}(Fe^{3+}/Fe^{2+}) + 0,06 \log [Fe^{3+}]/[Fe^{2+}]$

$\log [Fe^{3+}]/[Fe^{2+}] = (E_{\ddot{A}} - E^{\circ})/0,06 = (1,07 - 0,77)/0,06 = 0,30/0,06 = 5$

$[Fe^{3+}]/[Fe^{2+}] =$ **10^5**

7.1.3 Redoxindikatoren

7.1.3.1 Wirkungsweise ausgewählter Redoxindikatoren

Redoxindikatoren sind organische Farbstoffe, die am Endpunkt einer Titration durch die überschüssige Maßlösung oxidiert oder reduziert werden und dabei eine strukturelle Änderung erfahren, die sich in einem Farbwechsel zu erkennen gibt.

$$\text{Ind}_{Ox} + n\ e^- \rightleftharpoons \text{Ind}_{Red} \qquad \text{(ohne Protonenübertragung)}$$
$$\text{Ind}_{Ox} + n\ e^- + m\ H^+ \rightleftharpoons \text{Ind}_{Red} \quad \text{(mit Protonenübertragung)}$$

Redoxindikatoren stellen somit reversible Redoxsysteme dar, deren reduzierte und oxidierte Form verschiedenfarbig sind. Auch bei Redoxindikatoren unterscheidet man zwischen **einfarbigen** und **zweifarbigen** Indikatoren.

An pharmazeutisch relevanten Redoxindikatoren sind zu nennen:

– Diphenylamin-Lösung
Das **farblose Diphenylamin** wird zunächst zu **Tetraphenylhydrazin** oxidiert und anschließend in schwefelsaurer Lösung irreversibel zum ebenfalls *farblosen* **Diphenylbenzidin** umgelagert. Danach erfolgt in einem reversiblen Oxidationsschritt die Bildung von *tiefblauem* **Diphenylbenzidinviolett** (Diphenylaminblau).

Diphenylamin

Tetraphenylhydrazin

Diphenylbenzidin

Diphenylbenzidinviolett
(Diphenylaminblau)

Während der Reaktion können schwerlösliche *grüne* Zwischenprodukte auftreten. Das Normalpotential des Indikators beträgt bei pH=7: **E°= +0,76 V.**

– Ferroin-Lösung
Ferroine sind intensiv *rot* gefärbte Fe(II)-hexamin-Komplexe mit tertiären heterocyclischen Aminen als chelatbildende Liganden. Solche Komplexe können reversibel und ohne Änderung ihrer Struktur zu *blassblauen* Fe(III)-hexamin-Komplexen, den sog. **Ferriinen**, oxidiert werden.

Im engeren Sinne bezeichnet man mit Ferroin das Tri-1.10-phenanthrolineisen(II)-Ion, das durch Umsetzung von Fe(II)-sulfat mit **Phenanthrolinhydrochlorid** in wässriger Lösung erhalten wird.

Ferroin; rot   **Ferriin; blau**

Ferroin ist im pH-Bereich von 2,5–9,0 beständig; bei pH-Werten > 10 zersetzt es sich unter Bildung von Fe(II)-hydroxid. Das Normalpotential dieses zweifarbigen Redoxindikators beträgt **E° = +1,06 V** (in 1 M-H$_2$SO$_4$). Bei einer Oxidationstitration liegt das Umschlagspotential allerdings um etwa 0,06 V höher, weil infolge der schwachen Eigenfarbe des Fe(III)-Komplexes ca. 90% in der oxidierten Form vorliegen müssen, damit der Farbumschlag deutlich zu erkennen ist (vgl. Kap. 7.1.3.2).

– Ferrocyphen-Lösung

Ferrocyphen ist ein zweifarbiger, reversibler Redoxindikator, der anstelle der Dead-stop-Methode zur Indizierung des Endpunktes der Nitritometrie verwendet werden kann (vgl. Kap. 7.2.7).

Der Indikator ähnelt in seiner Struktur dem Ferroin, jedoch sind lediglich 4 der 6 oktaedrischen Koordinationsstellen des Fe(II)-Ions mit zwei Phenanthrolin-Molekülen (= phen) besetzt, während die beiden restlichen Koordinationsstellen mit Cyanid-Ionen als Liganden abgesättigt sind, sodass ein neutraler Chelatkomplex resultiert.

Überschüssiges Nitrit oxidiert **Ferrocyphen** zu **Ferricyphen**; dabei schlägt die Farbe von *orangegelb* nach *violett* um.

$$[\text{Fe}^{II}(\text{phen})_2(\text{CN})_2]^0 \; \underset{+\,e^-}{\overset{-\,e^-\,(\text{NO}_2^-)}{\rightleftharpoons}} \; [\text{Fe}^{III}(\text{phen})_2(\text{CN})_2]^+$$

Ferrocyphen (orangegelb)   **Ferricyphen (violett)**

Weitere organische Farbstoffe, die als Redoxindikatoren verwendet und zu farblosen Produkten oxidiert bzw. reduziert werden, sind:

– **Methylenblau**, ein Phenothiazin-Derivat, das zur farblosen Leukoform reduziert werden kann [E° = +0,53 V bei pH=0],

– **Methylrot**, ein acidobasischer Indikator, der bei der bromometrischen Bestimmung von Isoniazid Verwendung findet (vgl. Kap. 7.2.5.2).

Bei den bisher beschriebenen Redoxindikatoren beruhte das Prinzip ihres Farbumschlags auf einer zwischen Titrator und Indikator ablaufenden reversiblen Elektronenübertragung. Bei einer Reihe anderer Indikatoren reagieren diese mit der Maßlösung zu andersfarbigen Reaktionsprodukten. Arzneibuchbeispiele hierfür sind:

– Tropäolin 00

Das acidobasische Tropäolin 00 erfährt mit überschüssiger Nitrit-Lösung eine irreversible Nitrosierung zum entsprechenden, in saurer Lösung schwach *gelb* gefärbten N-Nitrosamin; der Azofarbstoff wird daher als Indikator bei der Diazotitration eingesetzt (vgl. Kap. 7.2.7).

– Ethoxychrysoidin

Eine ethanolische Lösung von Ethoxychrysoidinhydrochlorid kann als Indikator für bromometrische Bestimmungen verwendet werden. Die in saurer Lösung *braunrote* Azoverbindung wird zunächst durch elektrophile Bromierung in das violettrote 3.5-Dibrom-p-ethoxychrysoidin umgewandelt, das anschließend von überschüssiger Brom-Lösung zur *farblosen* Azoxyverbindung oxidiert wird.

liert wird.

7.1.3.2 Umschlagspotential, Umschlagsintervall

Auch der Farbumschlag eines Redoxindikators vollzieht sich innerhalb eines bestimmten Potentialbereichs. Am Umschlagspunkt müssen oxidierte und reduzierte Form eines *zweifarbigen* Redoxindikators in gleicher Konzentration vorliegen, während die Grenzen des Umschlagsintervalls durch eine Mischung beider Formen im Verhältnis [1:10] bzw. [10:1] festgelegt sind.

Näherungsweise kann man das Umschlagsintervall eines **zweifarbigen Redoxindikators** berechnen nach [vgl. **MC-Fragen Nr. 473, 1716**]:

$$\Delta E = E_I^\circ \pm \frac{0{,}059}{n}$$

E_I° = Normalpotential des Redoxindikators
n = Anzahl der übertragenen Elektronen

Bei Austausch *eines* Elektrons erstreckt sich der Farbwechsel von der reinen Farbe des Oxidans zur reinen Farbe des Reduktors über einen Bereich von etwa **120 mV**, bei *zwei* Elektronen über einen Bereich von ca. **60mV** [vgl. **MC-Frage Nr. 474**].

Bei vielen Redoxindikatoren wird das Umschlagsintervall von der Wasserstoff-Ionenkonzentration beeinflusst. Mit m = Anzahl der übertragenen Protonen ergibt sich ihr Umschlagspotentialbereich zu:

$$\Delta E = [E_1^\circ - 0,059 \ \frac{m}{n} \ pH] \pm \frac{0,059}{n}$$

Bei einem *einfarbigen* Redoxindikator sind die Verhältnisse komplizierter, weil das Umschlagsintervall auch von der Totalkonzentration des Indikators und der Grenzkonzentration seiner oxidierten Form abhängt.

Für die *Auswahl eines Redoxindikators* ist entscheidend, dass sein Umschlagspotential in etwa mit dem Äquivalenzpotential der Titration zusammenfällt. Darüber hinaus muss der Indikator ein schwächeres Reduktions- oder Oxidationsmittel darstellen als die zu bestimmende Substanz, damit seine Oxidation bzw. Reduktion erst nach Erreichen des Äquivalenzpunktes einsetzt. Ferner muss der Potentialsprung am Äquivalenzpunkt größer sein als das Umschlagsintervall des Redoxindikators.

7.1.4 Maßlösungen

Als oxidimetrische Maßlösungen wurden in das Arzneibuch aufgenommen:

- **Ammoniumcer(IV)-nitrat** [0,1 M; 0,01 M]
- **Ammoniumcer(IV)-sulfat** [0,1 M; 0,01 M]

Die orangefarbenen Doppelsalze $[(NH_4)_2Ce(NO_3)_6]$ $(M_r=548,2)$ und $[(NH_4)_2Ce(SO_4)_4 \cdot 2 \ H_2O]$ $(M_r=633)$ sind wasserlöslich und liefern beständige Lösungen.

Der *Faktor* der Maßlösungen wird gegen **Arsen(III)-oxid** als Urtitersubstanz ermittelt. Da As(III)-Ionen gegenüber Ce(IV)-Ionen – wie auch gegenüber Permanganat – eine Oxidationsresistenz zeigen, wird zur Überwindung dieser Redoxhemmung eine Spur **Osmiumtetroxid** (OsO_4) als Katalysator zugesetzt. Als Indikator dient Ferroin [vgl. **MC-Fragen Nr. 475, 1483**].

$$As_2O_3 + 6 \ HO^- \longrightarrow 2 \ AsO_3^{3-} + 3 \ H_2O$$
$$AsO_3^{3-} + 2 \ Ce^{4+} + 3 \ H_2O \longrightarrow AsO_4^{3-} + 2 \ Ce^{3+} + 2 \ H_3O^+$$

Die iodometrische Einstellung der Maßlösung ist wenig gebräuchlich.

- **Ammoniumeisen(III)-sulfat-Lösung** [0,1 M]
Die Einstellung der Maßlösung erfolgt nach Zugabe von KI durch Rücktitration des ausgeschiedenen Iods mit Thiosulfat-Lösung gegen Stärke als Indikator.

- **Bromid-Bromat-Lösung** [0,0167 M]
2,7835 g $KBrO_3$ und 13 g KBr werden ad 1000 ml Wasser gelöst. Der Faktor wird aus der $KBrO_3$-Einwaage berechnet.

- **Cer(IV)-sulfat-Lösung** [0,1 M]

Die Einstellung der $Ce(SO_4)_2$-Lösung erfolgt iodometrisch. Das nach Zugabe von KI gebildete Iod wird mit Thiosulfat gegen Stärke zurücktitriert.

$$2 \ I^- + 2 \ Ce^{4+} \longrightarrow I_2 + 2 \ Ce^{3+}$$
$$I_2 + 2 \ S_2O_3^{2-} \longrightarrow 2 \ I^- + S_4O_6^{2-}$$

- **Eisen(II)-sulfat-Lösung** [0,1 M]

Zur Einstellung wird eine schwefelsaure $FeSO_4$-Heptahydrat-Lösung (M_r=278,0) nach Zusatz von H_3PO_4 mit 0,02 M-$KMnO_4$-Lösung titriert (vgl. Kap. 7.2.1.2). Infolge der leichten Oxidierbarkeit von Fe(II) durch Luftsauerstoff zu Fe(III) muss der Faktor unmittelbar vor Gebrauch bestimmt werden.

- **Iod-Lösung** [0,05 M; 0,01 M]

Die *geringe Wasserlöslichkeit* des Iods (M_r=253,8) wird durch Zugabe von Kaliumiodid (KI) unter Bildung des komplexen I_3^--Ions erhöht. Parallel dazu verringert sich auch die Flüchtigkeit des gelösten Iods.

$$I_2 + I^- \; \rightleftharpoons \; I_3^- + 2 \ e^- \; \rightleftharpoons \; 3 \ I^- \quad [E^\circ = +0,54 \ V]$$

Die Einstellung dieser Lösung mit Natriumthiosulfat ist wenig vorteilhaft, da $Na_2S_2O_3$ keine Urtitersubstanz ist. Das Arzneibuch verwendet **Arsen(III)-oxid** als primären Standard. Hierzu wird As_2O_3 in wässriger NaOH-Lösung gelöst. Nach dem Neutralisieren mit HCl wird durch Zugabe von $NaHCO_3$ ein für die Titration optimaler pH-Wert eingestellt [vgl. **MC-Fragen Nr. 476, 1688**].

$$AsO_3^{3-} + I_2 + 3 \ H_2O \; \rightleftharpoons \; AsO_4^{3-} + 2 \ I^- + 2 \ H_3O^+$$
$$AsO_3^{3-} + I_2 + 2 \ HCO_3^- \; \rightleftharpoons \; AsO_4^{3-} + 2 \ I^- + 2 \ CO_2 + H_2O$$

Wie Abb. 1.36 zeigt, ist das Potential des As(V)/As(III)-Redoxsystems stark von der Acidität der Lösung abhängig, weil der Redoxvorgang mit einer Protonenübertragung verbunden ist. Demgegenüber ist das Potential des Redoxpaares (I_2/I^-) im Bereich pH=0–7 nahezu pH-unabhängig. (Die Abnahme des Potentials in stark sauren Iod-Lösungen ist dadurch zu erklären, dass der Aktivitätskoeffizient des Iodid-Ions bei hohen Aciditäten infolge der dehydratisierenden Wirkung der Protonen stark zunimmt.)

Gemäß Abb. 1.36 ist für die vollständige Oxidation von Arsenit mit Iod zu Arsenat ein pH-Bereich von 6 bis 7 besonders vorteilhaft. Je stärker man die Lösungen ansäuert, desto mehr nähern sich die Potentiale der beiden Redoxpaare und desto unvollständiger wird die Oxidation. In stark sauren Lösungen kann schließlich **Arsensäure** (H_3AsO_4) Iodid zu elementarem Iod oxidieren, wenn das freigesetzte Iod laufend aus dem Gleichgewicht entfernt wird [vgl. Kap. 7.2.3.3 und **MC-Fragen Nr. 477, 507, 508, 1389**].

Andererseits ist die Einstellung auch *nicht* in stark alkalischen Lösungen möglich, weil oberhalb pH=8 Iod zu Iodid und Hypoiodit und weiter zu Iodat disproportioniert. Die Titration kann dann nicht mehr mit Stärke indiziert werden.

Die Einstellung eines optimalen pH-Wertes von 6–7 gelingt, wenn man die zunächst schwach saure As(III)-Lösung mit Hydrogencarbonat versetzt. Es ent-

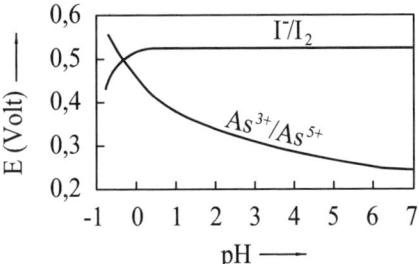

Abb. 1.36: pH-Abhängigkeit der Redoxsysteme I₂/I⁻ und As(V)/As(III)

steht auf diese Weise ein CO_2/HCO_3^--Puffersystem, dessen pH-Wert bei etwa 6,5 liegt.

– Kaliumbromat-Lösung [0,0083 M; 0,0167 M; 0,02 M; 0,0333 M]
$KBrO_3$ (M_r=167,0) ist selbst Urtitersubstanz; daher kann der Faktor der Maßlösung aus der Einwaage berechnet werden.

– Kaliumdichromat-Lösung [0,0167 M]
Der Faktor einer $K_2Cr_2O_7$-Lösung (M_r = 294,2) kann aus der Einwaage (an zuvor bei 130 °C getrocknetem, reinen $K_2Cr_2O_7$) berechnet werden, weil Kaliumdichromat durch Umkristallisation rein gewonnen und ohne Zersetzung gelagert werden kann.

Das DAB 10 sieht eine *iodometrische* Gehaltsbestimmung der Lösung vor (vgl. Kap. 7.2.6).

– Kaliumiodat-Lösung [0,05 M]
Die Maßlösung kann aus KIO_3-Urtiter (M_r=214,0) hergestellt und der Faktor aus der Einwaage berechnet werden. Das Arzneibuch verwendet jedoch KIO_3 mit Reagenzqualität und lässt deshalb die Maßlösung im Salzsauren *iodometrisch* einstellen. Das ausgeschiedene Iod wird mit Thiosulfat-Lösung, die ihrerseits gegen $KBrO_3$ standardisiert wurde, titriert.

$$IO_3^- + 5\ I^- + 6\ H_3O^+ \longrightarrow 3\ I_2 + 9\ H_2O$$

– Kaliumpermanganat-Lösung [0,02 M]
Zur Erhöhung der Titerbeständigkeit wird die wässrige Permanganat-Lösung auf dem Wasserbad erwärmt und anschließend das ausgefallene Mn(IV)-oxid (MnO_2) abfiltriert.

Die *Einstellung* der $KMnO_4$-Lösung (M_r=158,0) erfolgt nach Arzneibuch *iodometrisch*, indem das aus MnO_4^--Ionen und Iodid freigesetzte Iod in saurer Lösung mit Thiosulfat erfasst wird.

$$2\ MnO_4^- + 10\ I^- + 16\ H_3O^+ \longrightarrow 5\ I_2 + 2\ Mn^{2+} + 24\ H_2O$$

Andere Pharmakopöen standardisieren gegen einen **Oxalsäure-** oder **Natriumoxalat-Urtiter** [vgl. auch **MC-Frage Nr. 486**].

$$2\ MnO_4^- + 5\ C_2O_4^{2-} + 16\ H_3O^+ \longrightarrow 2\ Mn^{2+} + 10\ CO_2 + 24\ H_2O$$

Gebräuchlich ist auch die Einstellung mit **Arsen(III)-oxid** als Urtiter, wobei pro 0,1 Mol Arsenit 0,04 Mol oder 0,2 Äquivalente Permanganat erforderlich sind [vgl. **MC-Frage Nr. 491**]. Zur Überwindung der Reaktionshemmung wird KIO_3 als Katalysator hinzugefügt.

$$2\ MnO_4^- + 5\ AsO_3^{3-} + 6\ H_3O^+ \longrightarrow 2\ Mn^{2+} + 5\ AsO_4^{3-} + 9\ H_2O$$

– **Natriumarsenit-Lösung** [0,1 M]

Hierzu werden 4,946 g As(III)-oxid in 40 ml 20%iger NaOH gelöst; mit Wasser wird ad 400 ml aufgefüllt. Anschließend stellt man mit 7%iger Salzsäure gegen Lackmus neutral und verdünnt auf 500 ml mit Wasser.

Da Arsen(III)-oxid eine Urtitersubstanz darstellt, wird der Faktor der Maßlösung aus der Einwaage berechnet.

– **Natriumnitrit-Lösung** [0,1 M]

Die Einstellung der $NaNO_2$-Lösung (M_r=69,0) erfolgt nach Arzneibuch bei elektrometrischer Endpunktsanzeige gegen **Sulfanilamid** [R =-NH_2] oder **Sulfanilsäure** [R = -OH], wobei das Arzneibuch die letzt genannte Substanz als Urtiter verwendet. Beide Urtiter werden in saurer Lösung von Salpetriger Säure in die entsprechenden Diazoniumsalze umgewandelt [vgl. **MC-Fragen Nr. 483, 484**].

$$H_2N-\langle\text{aryl}\rangle-\overset{O}{\underset{O}{\overset{\|}{\underset{\|}{S}}}}-R + HNO_2 + H_3O^+ \longrightarrow N\equiv\overset{+}{N}-\langle\text{aryl}\rangle-\overset{O}{\underset{O}{\overset{\|}{\underset{\|}{S}}}}-R + 3\ H_2O$$

– **Natriumthiosulfat-Lösung** [0,1 M]

Zur Herstellung der Lösung wird $Na_2S_2O_3$-Pentahydrat (M_r=248,2) unter Zusatz von Natriumcarbonat in kohlendioxidfreiem Wasser gelöst.

Der Zusatz von Na_2CO_3 erhöht die Beständigkeit der Maßlösung, weil gelöstes CO_2 durch Bildung von HCO_3^--Ionen gebunden und Spuren an Cu-Ionen ausgefällt werden. Beide Substanzen katalysieren ebenso wie Säuren Zersetzungsreaktionen [vgl. **MC-Fragen Nr. 479, 480, 1624, 1718**].

$$CO_3^{2-} + H_2O \longrightarrow HCO_3^- + HO^- \xrightarrow{+\ CO_2} 2\ HCO_3^-$$

Andere Arzneibücher schreiben darüber hinaus zur Erhöhung der Haltbarkeit der Thiosulfat-Lösung auch einen Schutz vor Lichteinwirkung vor [vgl. **MC-Fragen Nr. 478 - 480**]. Der Faktor der Lösung wird nach Arzneibuch unter Zusatz von KI gegen **Kaliumbromat-Lösung** bestimmt [vgl. **MC-Frage Nr. 482**].

$$BrO_3^- + 6\ I^- + 6\ H_3O^+ \longrightarrow Br^- + 3\ I_2 + 9\ H_2O$$

Andere Pharmakopöen lassen die Thiosulfat-Lösung gegen **Kaliumiodat** (KIO_3) einstellen. Das nach Zugabe von Kaliumiodid durch Komproportionierung aus IO_3^- und I^- gebildete Iod wird mit Thiosulfat gegen Stärke zurücktitriert [vgl. **MC-Fragen Nr. 481, 1215**].

$$IO_3^- + 5\ I^- + 6\ H_3O^+ \longrightarrow 3\ I_2 + 9\ H_2O$$
$$I_2 + 2\ S_2O_3^{2-} \longrightarrow 2\ I^- + S_4O_6^{2-}$$

7.1.5 Urtitersubstanzen

Als Urtitersubstanzen für oxidimetrische Maßlösungen werden nach Arzneibuch genutzt:

– **Arsen(III)-oxid** (M_r=197,8)
Zur Reinigung wird As_2O_3 in einer geeigneten Apparatur sublimiert und über Blaugel gelagert.

– **Kaliumbromat** (M_r=167,0)
$KBrO_3$ wird aus siedendem Wasser umkristallisiert. Die Kristalle werden gesammelt und bei 180°C bis zur Massekonstanz getrocknet.

– **Sulfanilsäure** [p-H_2N-C_6H_4-SO_3H] (M_r=173,2)
Die Substanz wird aus siedendem Wasser umkristallisiert. Nach dem Abfiltrieren wird bei 100–105°C bis zur Massekonstanz getrocknet.

7.2 Methoden, pharmazeutische Anwendungen

7.2.1 Permanganometrie

7.2.1.1 Grundlagen, Durchführung

Kaliumpermanganat ($KMnO_4$) ist ein starkes Oxidationsmittel, dessen Normalpotential in 0,5 M-H_2SO_4 bei etwa **E° = +1,52 V** liegt. Im *sauren* Milieu (überwiegende Anwendung) wird Permanganat unter Aufnahme von 5 Elektronen zu farblosem Mn(II) reduziert [vgl. **MC-Fragen Nr. 485, 486, 1519, 1692**].

$$MnO_4^- + 8\ H_3O^+ + 5\ e^- \longrightarrow Mn^{2+} + 12\ H_2O$$

In *neutraler* bis schwach *alkalischer* Lösung erfolgt die Reduktion mit 3 Elektronen lediglich bis zur vierwertigen Stufe unter Abscheidung von hydratisiertem Mangandioxid (MnO_2).

$$MnO_4^- + 2\ H_2O + 3\ e^- \longrightarrow MnO_2\downarrow + 4\ HO^-$$

Der Endpunkt kann in der Regel an der Rosafärbung der Titrationslösung durch überschüssiges Permanganat erkannt werden.

Nachteile der Permanganometrie sind, dass $KMnO_4$ nicht völlig rein gewonnen werden kann und geringe Mengen an MnO_2 enthält, die *autokatalytisch* die Zersetzung einer $KMnO_4$-Lösung beeinflussen. Darüber hinaus werden beim Einsatz von Permanganat nach einem komplizierten Mechanismus verschiedene Oxidationsstufen unterschiedlicher Stabilität durchlaufen. Es kann vorkommen, dass solche Zwischenstufen nur verzögert reduziert werden und dadurch den stöchiometrischen Ablauf mancher Oxidationsreaktionen verfälschen. Nachteilig ist auch, dass die Permanganometrie in salzsaurer Lösung nur bedingt anwendbar ist (vgl. Kap. 7.2.1.2).

7.2.1.2 Pharmazeutische Anwendungen

– Wasserstoffperoxid-Lösung (30%; 0,3%) [M_r=34,01]
In saurer Lösung reduziert H_2O_2 [$E°$= +0,68 V] Permanganat zu Mn(II) und wird dabei selbst zu O_2 oxidiert. In analoger Weise erfolgt auch die Bestimmung anderer Peroxoverbindungen [vgl. **MC-Fragen Nr. 490, 1433**].

$$5 \ H_2O_2 + 2 \ MnO_4^- + 6 \ H_3O^+ \longrightarrow 5 \ O_2 \uparrow + 2 \ Mn^{2+} + 14 \ H_2O$$

Darüber hinaus kann Wasserstoffperoxid auch iodometrisch oder cerimetrisch bestimmt werden.

Berechnungen (in Klammer Nr. der MC-Frage)
[488] Aufgrund obiger Reaktionsgleichung gelten folgende stöchiometrische
[489] Beziehungen:
[1772] 1 Mol H_2O_2 entsprechen 0,4 Mol $KMnO_4$
        1 mMol H_2O_2 entsprechen $4 \cdot 10^{-4}$ Mol $KMnO_4$
        1 ml 0,1 N-$KMnO_4$-Lösung enthält $0,2 \cdot 10^{-4}$ Mol $KMnO_4$
        20 ml 0,1 N-$KMnO_4$-Lösung enthalten somit $4 \cdot 10^{-4}$ Mol $KMnO_4$
[1298] Aufgrund der o.a. stöchiometrischen Gleichung reagieren 31,6 g $KMnO_4$
        [M_r = 158] und 17 g H_2O_2 [M_r=34] miteinander.

– Kaliumbromid [M_r=119,0]
– Natriumbromid [M_r=102,9]

Die schwefelsaure Bromid-Lösung wird in der Siedehitze mit 0,02 M-$KMnO_4$-Lösung titriert. Dabei wird Bromid zu elementarem Brom oxidiert; vorhandenes *Chlorid* wird *nicht* erfasst und kann anschließend in der austitrierten Lösung argentometrisch nach Volhard bestimmt werden [vgl. **MC-Frage Nr. 492**].

$$10 \ Br^- + 2 \ MnO_4^- + 16 \ H_3O^+ \longrightarrow 5 \ Br_2 + 2 \ Mn^{2+} + 24 \ H_2O$$

Die Titration sollte zügig erfolgen, weil bei längerem Einwirken von $KMnO_4$ – wie die Normalpotentiale (vgl. Kap. 7.1.1.1, Tab. 1.15) vermuten lassen – doch eine, wenn auch langsame Oxidation von Chlorid zu Chlor stattfinden kann. Spuren an Fe(III) katalysieren den Vorgang.

$$10 \ Cl^- + 2 \ MnO_4^- + 16 \ H_3O^+ \longrightarrow 5 \ Cl_2 + 2 \ Mn^{2+} + 24 \ H_2O$$

Im Allgemeinen gestattet die Permanganometrie jedoch eine Simultanbestimmung von Bromiden und Chloriden. Das Arzneibuch lässt beide Salze argentometrisch titrieren (vgl. Kap. 8.2.1.3 u. 8.2.1.4).

– Natriumnitrit [M_r=69,0]
Permanganat oxidiert in schwefelsaurer Lösung Nitrit zu Nitrat.

$$5 \ NO_2^- + 2 \ MnO_4^- + 6 \ H_3O^+ \longrightarrow 5 \ NO_3^- + 2 \ Mn^{2+} + 9 \ H_2O$$

Hierzu lässt man bei 40°C eine $NaNO_2$-Lösung zu einer $KMnO_4$-Maßlösung tropfen. Dieses umgekehrte Verfahren (*inverse Titration*) ist vorteilhaft, weil die im sauren Milieu freigesetzte Salpetrige Säure flüchtig ist und sich in der Wärme leicht zersetzt.

$$2\ HNO_2\ \longrightarrow\ H_2O\ +\ NO_2\uparrow +\ NO\uparrow$$
$$NO\ +\ 1/2\ O_2(Luft)\ \longrightarrow\ NO_2\uparrow$$

Die cerimetrische Gehaltsbestimmung von $NaNO_2$ liefert wesentlich genauere Ergebnisse [siehe Kap. 7.2.2.2 und **MC-Frage Nr. 493**].

– **Natriumformiat** (HCOONa) [M_r=68,0]
Formiat wird in alkalischer Lösung durch Permanganat zu Carbonat oxidiert [vgl. **MC-Frage Nr. 494**].

$$3\ HCOO^-\ +\ 2\ MnO_4^-\ +\ HO^-\ \longrightarrow\ 2\ MnO_2\downarrow\ +\ 3\ CO_3^{2-}\ +\ 2\ H_2O$$

– **Bestimmung von Fe(II)-Verbindungen**
Zweiwertiges Eisen lässt sich in schwefelsaurer Lösung glatt mit Permanganat zu Fe(III) oxidieren, wobei pro Mol Fe(II) 0,2 Mol $KMnO_4$ und 1,6 Mol H_3O^+-Ionen verbraucht werden [vgl. **MC-Frage Nr. 487**].

$$5\ Fe^{2+}\ +\ MnO_4^-\ +\ 8\ H_3O^+\ \longrightarrow\ 5\ Fe^{3+}\ +\ Mn^{2+}\ +\ 12\ H_2O$$

In *salzsaurer Lösung* findet man einen etwas zu hohen $KMnO_4$-Verbrauch, da Chlorid partiell zu Chlor oxidiert wird.
In Anwesenheit von Fe(II)-Salzen tritt in der Kälte zwar keine Oxidation ein, jedoch induzieren die während der Titration gebildeten Fe(III)-Ionen die Reaktion. Fügt man ein **Mn(II)-Salz** hinzu, so unterbleibt die HCl-Oxidation, da hierdurch das Redoxpotential des Permanganats im Titrationsgemisch herabgesetzt wird (vgl. Kap. 7.1.1.2).

$$E = E° + \frac{0,059}{5}\ \log\ \frac{[MnO_4^-]\ [H_3O^+]^8}{[Mn^{2+}]}$$

Die in Anwesenheit von Chlorid-Ionen gebildete *gelbbraune* Färbung der Lösung durch $FeCl_3$ erschwert das Erkennen des Endpunktes. Durch Zusatz von **Phosphorsäure** kann aber das Fe(III)-Ion in einen stabilen, farblosen Fe(III)-phosphat-Komplex übergeführt werden. Darüber hinaus bewirkt die Komplexbildung, dass das Redoxpotential (Fe^{3+}/Fe^{2+}) erniedrigt und somit die Oxidation von Fe(II) erleichtert wird [vgl. **MC-Fragen Nr. 495, 1712**].

$$E = E° + 0,059\ \log\ \frac{[Fe^{3+}]}{[Fe^{2+}]}$$

Der Zusatz von Mangan(II)-Salzen und Phosphorsäure erfolgt ganz allgemein in Form der **Reinhardt-Zimmermann-Lösung.**

– **Oxidimetrische Bestimmung von Fe(III)-Salzen**
Die Reduktion des dreiwertigen Eisens wird in stark *salzsaurer* Lösung mit Zinn(II)-chlorid durchgeführt.

$$2\ Fe^{3+}\ +\ Sn^{2+}\ \longrightarrow\ 2\ Fe^{2+}\ +\ Sn^{4+}$$

Der Überschuss an Sn(II) wird durch Hg(II)-Ionen beseitigt.

$$Sn^{2+} + 2\,Hg^{2+} \longrightarrow Sn^{4+} + Hg_2^{2+}$$

Das dabei ausfallende Hg_2Cl_2 wird von $KMnO_4$ praktisch nicht angegriffen. Anschließend setzt man Reinhardt-Zimmermann-Lösung hinzu und titriert das gebildete Fe(II) mit Permanganat.

7.2.2 Cerimetrie

7.2.2.1 Grundlagen, Durchführung

Cer(IV)-Ionen sind starke Oxidationsmittel, die unter Aufnahme eines Elektrons in Cer(III)-Ionen übergehen.

$$(\text{gelb}) \quad Ce^{4+} + 1\,e^- \longrightarrow Ce^{3+} \quad (\text{farblos})$$

Das Oxidationspotential wird in geringem Maße vom Anion und dem Säuregehalt der Lösung beeinflusst. Parallel zum steigenden Normalpotential sinkt die Stabilität der betreffenden Cer(IV)-Salzlösung.

Anion	Sulfat	Nitrat	Perchlorat
E° (V) (25 °C)	+ 1,44	+ 1,61	+ 1,70

In das Arzneibuch sind das Sulfat und das Nitrat als Maßlösungen aufgenommen worden (vgl. Kap. 7.1.4).

Gegenüber Permanganat besitzen Cer(IV)-Salzlösungen einige wesentliche Vorteile [vgl. **MC-Frage Nr. 496**]:

- hohe Titerbeständigkeit, selbst bei längerem Erhitzen,
- auch in salzsauren Lösungen kann titriert werden,
- stets eindeutiger Reaktionsverlauf infolge des nur eine Stufe betragenden Wertigkeitswechsels; die Reaktion kann nicht auf einer Zwischenstufe stehen bleiben.

Um ein Ausfallen schwerlöslicher, basischer Cer(IV)-Salze zu verhindern, wird in *saurer* Lösung titriert. Cer(IV)-Salze sind nur *schwach gelb* gefärbt und werden zu *farblosem* Ce(III) reduziert. Dieser Farbwechsel ist zur Indizierung des Titrationsendpunktes nicht geeignet, sodass man auf den Einsatz von Redoxindikatoren, meistens Ferroin, seltener Diphenylamin angewiesen ist.

7.2.2.2 Pharmazeutische Anwendungen

- **Eisen(II)-fumarat** [M_r=169,9]
- **Eisen(II)-gluconat** [M_r=446,1]
- **Eisen(II)-sulfat** [M_r=278,0]

Zweiwertiges Eisen wird durch Ce(IV) glatt zu Fe(III) oxidiert. Die Titration kann in schwefel- oder salzsaurer Lösung erfolgen.

$$Ce^{4+} + Fe^{2+} \longrightarrow Ce^{3+} + Fe^{3+}$$

Fe(II)-Salze können partiell durch Luftsauerstoff zu Fe(III)-Salzen oxidiert werden. Um eine Verfälschung des Titrationsergebnisses zu vermeiden, ist es erforderlich, den Luftsauerstoff vor Zugabe des Fe(II)-Salzes aus der Probenlösung zu entfernen. Im Arzneibuch geschieht dies, indem zu einer wässrigen H_3PO_4/H_2SO_4-Lösung **Natriumhydrogencarbonat** ($NaHCO_3$) hinzugegeben wird. Das hierbei freigesetzte CO_2 verdrängt weitgehend den Luftsauerstoff aus der Lösung.

– **Natriumnitrit** [$M_r = 69{,}0$]
Nitrit wird in saurer Lösung durch Cer(IV) quantitativ zu Nitrat oxidiert.

$$NO_2^- + 2\ Ce^{4+} + 3\ H_2O \longrightarrow NO_3^- + 2\ Ce^{3+} + 2\ H_3O^+$$

Aus den bei der Permanganometrie genannten Gründen wird die angesäuerte Cer(IV)-Salzlösung vorgelegt und mit einer $NaNO_2$-Lösung titriert *(inverse Titration)* [vgl. **MC-Frage Nr. 500**].

– **Titanoxid** (TiO_2) [$M_r = 79{,}9$]
Ti(IV)-Verbindungen werden in schwefelsaurer Lösung von unedlen Metallen (Cd, Zn) und deren Amalgamen zu *violetten* Ti(III)-Verbindungen reduziert, die sich anschließend cerimetrisch gegen Ferroin bestimmen lassen. Das Arzneibuch verwendet zur Reduktion von TiO_2 amalgamiertes Zink. Zur Erhöhung der Genauigkeit der Bestimmung wird ein Blindversuch durchgeführt.

$$[TiO]^{2+} + e^- + 3\ H_2O + 2\ H_3O^+ \longrightarrow [Ti(H_2O)_6]^{3+}$$

– **Wasserstoffperoxid** [$M_r = 34{,}1$]
H_2O_2 kann cerimetrisch bestimmt werden, wobei zur Oxidation von einem Mol H_2O_2 zwei Mol Ce(IV) erforderlich sind [vgl. **MC-Frage Nr. 499**].

$$H_2O_2 + 2\ Ce^{4+} + 2\ H_2O \longrightarrow 2\ Ce^{3+} + O_2\uparrow + 2\ H_3O^+$$

– **Calciumdobesilat-Monohydrat** (Calcium-di-2.5-dihydroxybenzolsulfonat) [$M_r = 436{,}4$]
– **Etamsylat** (Diethylammonium-2.5-dihydroxybenzolsulfonat) [$M_r = 263{,}3$]
Die phenolische para-Dihydroxystruktur beider Benzolsulfonsäuresalze lässt sich mit Cer(IV)-sulfat-Lösung zu einem p-Benzochinon-Derivat oxidieren. Der Endpunkt wird mithilfe der Potentiometrie bestimmt.
– **Hydrochinon** (p-HO-C_6H_4-OH) [$M_r = 79{,}9$]
Hydrochinon lässt sich unter Verbrauch von 2 Äquivalenten Ce(IV) leicht zu p-Benzochinon oxidieren.

– **Menadion** (2-Methyl-1.4-naphthochinon) [$M_r = 110{,}1$]
Zur Bestimmung wird zunächst das in Eisessig gelöste Menadion in verd. Salzsäure mit Zinkpulver zu 2-Methyl-1.4-naphthohydrochinon reduziert. Nach Abfiltrieren des nicht umgesetzten Zinks oxidert man das Hydrochinon-Derivat mit Ce(IV) wiederum zu Menadion. Die Titration wird mit Ferroin indiziert.

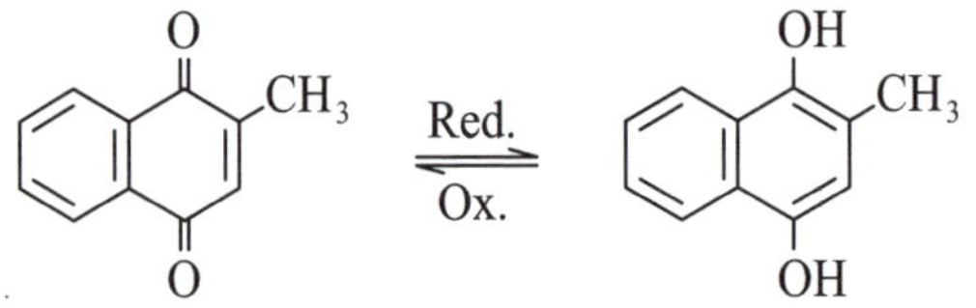

Menadion   **2-Methylnaphthohydrochinon**

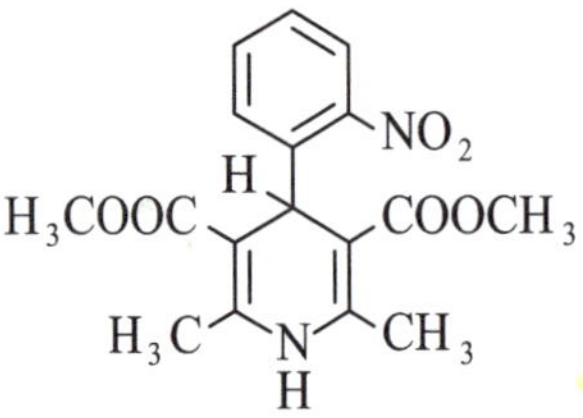

– **Nifedipin** [M_r=346,3]
Als 1.4-Dihydropyridin wird Nifedipin in saurer Lösung von 2 Äquivalenten Ammoniumcer(IV)-sulfat zum entsprechenden Pyridin-Derivat oxidiert. Als Indikator dient Ferroin.

In analoger Weise lässt das Arzneibuch auch andere 1,4-Dihydropyridin-Derivate cerimetrisch gegen Ferroin titrieren:

– **Felodipin** [$M_r = 384,3$]
– **Nimodipin** [$M_r = 418,4$]
– **Nitrendipin** [$M_r = 360,4$]
– **Paracetamol** (4-Hydroxyacetanilid) [$M_r = 151,2$]

Paracetamol kann *nicht* unmittelbar mit Ce(IV)-Ionen titriert werden. Spaltet man aber zuvor die Acetylgruppe durch saure Hydrolyse ab, so lässt sich das erhaltene **p-Aminophenol** cerimetrisch zu **p-Chinonimin** oxidieren.

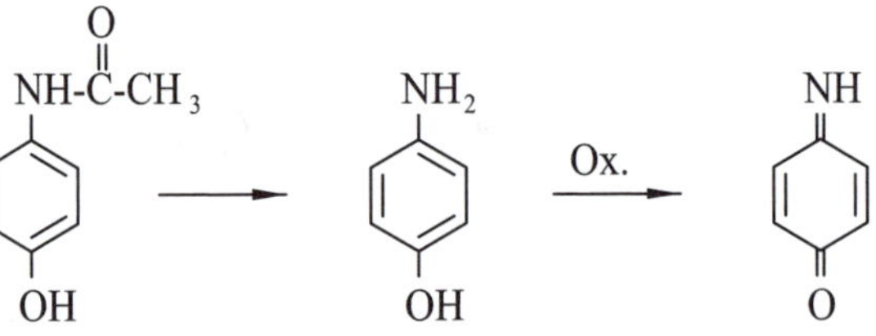

Paracetamol   **p-Aminophenol**   **p-Chinonimin**

Auch **o-** oder **p-Phenylendiamin-Derivate** (o,p-H$_2$N-C$_6$H$_4$-NH$_2$) lassen sich mit Cer(IV)-sulfat-Lösung oxidieren [vgl. **MC-Fragen Nr. 497, 498, 1631**]

– **α-Tocopherolacetat** [M_r=472,7]
Durch längeres Kochen unter Rückfluss mit ethanolischer H$_2$SO$_4$ wird die Estergruppe des Tocopherolacetats verseift. Es entsteht **Tocopherol**, das mit Ammoniumcer(IV)-Salzlösung unter Ringöffnung und Oxidation zu **Tocopherylchinon** reagiert. Der Endpunkt der Titration wird mit Diphenylamin indiziert.

Das Arzneibuch lässt auf diese Weise lediglich *freies* Tocopherol, dessen Gehalt auf höchstens 1% begrenzt ist, bestimmen und sieht für α-Tocopherolacetat eine gaschromatographische Gehaltsbestimmung vor.

Tocopherolacetat

Tocopherol

Tocopherylchinon

7.2.3 Iodometrie

7.2.3.1 Grundlagen, Durchführung

Die Iodometrie ist ein vielseitig anwendbares volumetrisches Verfahren, das zur Bestimmung von Oxidations- *und* Reduktionsmitteln eingesetzt werden kann.

Elementares Iod ist ein mildes Oxidationsmittel und wird leicht zu Iodid reduziert. Umgekehrt wirken Iodid-Ionen – besonders in saurer Lösung – reduzierend und können wieder zu freiem Iod oxidiert werden. Die *Reversibilität* der Reaktion wird vor allem mit dem niedrigen Normalpotential ($E° = +0,536$ V) des Redoxsystems (I_2/I^-) begründet.

$$I_2 + 2\,e^- \;\rightleftharpoons\; 2\,I^-$$

In welcher Richtung der Vorgang letztlich abläuft, hängt vom Redoxpotential der neben Iod und Iodid in der Lösung vorhandenen Stoffe und vom pH-Wert der Titrationslösung ab.

Reduzierende Stoffe werden im Allgemeinen direkt mit Iod-Lösung titriert. Da die Maßlösung jedoch unbeständig ist, verwendet man in der Praxis häufig ein KI/KIO$_3$-Gemisch im Molverhältnis 5:1, das in situ beim Ansäuern elementares Iod liefert.

$$IO_3^- + 5\,I^- + 6\,H_3O^+ \longrightarrow 3\,I_2 + 9\,H_2O$$

Bei Oxidationsreaktionen mit Iod im alkalischen Milieu (pH > 8) ist **Hypoiodit** (IO^-), das aus Iod durch Disproportionierung entsteht, das wirksame Agens.

$$I_2 + 2\,HO^- \;\rightleftharpoons\; IO^- + I^- + H_2O$$

Lösungen *oxidierender Stoffe* werden mit überschüssigem Kaliumiodid versetzt. Anschließend wird das gebildete Iod mit **Thiosulfat** ($S_2O_3^{2-}$) zurücktitriert, das im *schwach sauren, neutralen* bis *schwach alkalischen* Milieu zu Tetrathionat ($S_4O_6^{2-}$) oxidiert wird.

$$I_2 + 2\,S_2O_3^{2-} \longrightarrow 2\,I^- + S_4O_6^{2-}$$

In *stärker alkalischer* Lösung (pH > 8) läuft die Oxidation des Thiosulfats nicht mehr stöchiometrisch ab. Iod liegt infolge Disproportionierung als Hypoiodit (bzw. Iodat) vor, das aufgrund seines höheren Oxidationspotentials das primär gebildete Tetrathionat partiell zu Sulfat weiteroxidiert [vgl. **MC-Fragen Nr. 501–505**].

$$4\ I_2 + 8\ HO^- \;\rightleftharpoons\; 4\ IO^- + 4\ I^- + 4\ H_2O$$
$$S_2O_3^{2-} + 4\ IO^- + 2\ HO^- \;\longrightarrow\; 2\ SO_4^{2-} + 4\ I^- + H_2O$$

$$S_2O_3^{2-} + 4\ I_2 + 10\ HO^- \;\longrightarrow\; 2\ SO_4^{2-} + 8\ I^- + 5\ H_2O$$

Daher wird in alkalischer Lösung mit **Arseniger Säure** bzw. **Natriumarsenit** (Na$_3$AsO$_3$) zurücktitriert.

$$I_2 + AsO_3^{3-} + 2\ HO^- \;\rightleftharpoons\; 2\ I^- + AsO_4^{3-} + H_2O$$

Andererseits ist bei der Rücktitration mit Thiosulfat auch eine zu hohe Säurekonzentration zu vermeiden, weil die in stark Saurem gebildete Thioschwefelsäure (H$_2$S$_2$O$_3$) in Umkehrung ihrer Bildung in Schwefeldioxid und elementaren Schwefel zerfällt.

$$S_2O_3^{2-} + 2\ H^+ \;\longrightarrow\; (H_2S_2O_3) \;\longrightarrow\; H_2O + SO_2\uparrow + S\downarrow$$

7.2.3.2 Indizierung des Endpunktes (Iod-Stärke-Reaktion)

Der Endpunkt iodometrischer Titrationen muss indiziert werden, da die *gelbbraune* Eigenfarbe des I$_3^-$-Ions für ein genaues Erkennen nicht ausreicht. Als empfindlicher Indikator für freies Iod dient **Stärke**. Bei Direkttitrationen mit Iod wird die Stärke von Anfang an zugesetzt, bei Titrationen mit Iod (I$_2$-Überschuss) wird Stärke-Lösung erst gegen Ende der Reaktion zugegeben.

Die *tiefblaue* Farbe der Iod-Stärke-Reaktion, die an die *Anwesenheit von Iodid-Ionen* gebunden ist, beruht auf der Bildung einer **Einschlussverbindung (Chlathrat)** von Iodatomen in Form von I$_5^-$-Einheiten in die **Amylose**, einem Bestandteil der Stärke. Wie Abb. 1.37 veranschaulicht, besitzt Amylose aufgrund der α-1.4-glykosidischen Bindungen eine *spiralige* Sekundärstruktur, wobei jeweils 6 Glucose-Einheiten eine Windung der Helix ergeben. In den inneren Hohlraum (Durchmesser ca. 500 pm) lagern sich lineare Ketten von etwa 15 Iodatomen mit einem I-I-Abstand von 310 pm ein. Im Vergleich dazu beträgt der I-I-Abstand in elementarem Iod 267 pm und im I$_3^-$-Ion 290 pm. (Die Summe der van der Waals-Radien zweier Iodatome liegt bei 490 pm). Das Chlathrat verfügt über ein relativ

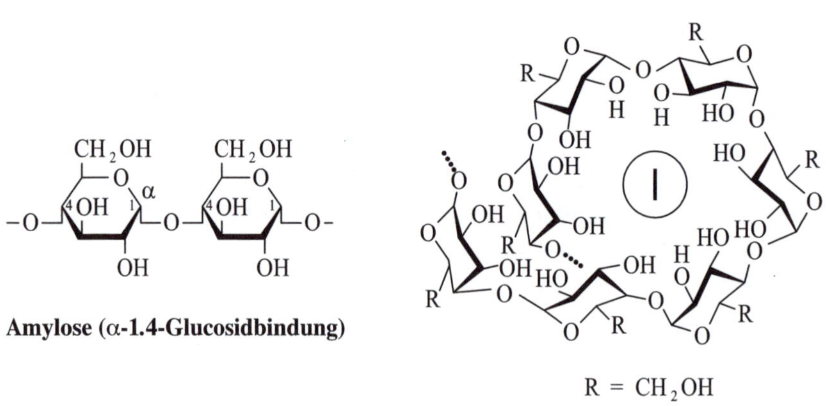

Amylose (α-1.4-Glucosidbindung)

R = CH$_2$OH

Abb. 1.37:   Amylosehelix (Ausschnitt) und Iod-Stärke-Chlathrat

niedriges Leitungsband, das leicht eine Elektronendelokalisierung und charge-transfer-Übergänge mit einem Absorptionsmaximum bei 610 nm ermöglicht.

Iodid-Ionen wirken durch Bildung von Polyiodiden, wie z. B. I_5^- -Einheiten, aktivierend auf die Einlagerung von Iod in die Amylosehelix. Mit Iodid-freier Stärke erfolgt keine Blaufärbung. Der zweite Bestandteil der Stärke, das **Amylopektin**, ergibt mit Iod lediglich eine rötliche Färbung.

7.2.3.3 Bestimmung von Oxidationsmitteln

Im Allgemeinen wird der wässrigen Lösung der zu bestimmenden Substanz ein Überschuss an KI zugesetzt und anschließend das ausgeschiedene Iod mit Thiosulfat-Maßlösung gegen Stärke zurücktitriert. Man titriert bis zum Verschwinden der Blaufärbung [vgl. **MC-Frage Nr. 1689**].

– **Wasserstoffperoxid** [H_2O_2] [M_r=34,01]
H_2O_2 oxidiert in saurer Lösung aufgrund seines positiveren Redoxpotentials Iodid zu Iod [vgl. **MC-Fragen Nr. 511, 1174**].

$$H_2O_2 + 2\ I^- + 2\ H_3O^+ \rightleftharpoons I_2 + 4\ H_2O$$

Der Ablauf der Reaktion ist gehemmt, so dass man *Ammoniummolybdat* als Oxidationskatalysator hinzufügt; vermutlich bildet sich intermediär ein Peroxomolybdat.

– **Ammoniumpersulfat** [$(NH_4)_2S_2O_8$] [M_r=228,2]
– **Kaliumpersulfat** [$K_2S_2O_8$] [M_r=270,3]

Da in schwefelsaurer Lösung die Oxidation von Iodid durch Peroxodischwefelsäure nur langsam verläuft, wird ein Fe(II)-Salz als Katalysator hinzugefügt. Mit einem parallel durchgeführten Blindversuch soll im $FeSO_4$ enthaltenes Fe(III) erfasst werden.

$$S_2O_8^{2-} + 2\ I^- \xrightarrow{(Fe^{2+})} I_2 + 2\ SO_4^{2-}$$

– **Magnesiumperoxid** [MgO_2] [M_r=56,3]
Aus dem im Gemisch mit Magnesiumoxid (MgO) vorliegenden Peroxid kann das in saurer Lösung gebildete H_2O_2 wie oben angeführt iodometrisch bestimmt werden.

– **Benzoylperoxid**
Die in der Monographie „Benzoylperoxid" beschriebene Substanz besteht zu etwa 70% aus **Dibenzoylperoxid** [M_r=242,2], das von Iodid zu Benzoesäure reduziert wird (siehe auch Kap. 7.2.3.7).

$$C_6H_5\text{-}CO\text{-}O\text{-}O\text{-}CO\text{-}C_6H_5 + 2\ HI \longrightarrow I_2 + 2\ C_6H_5\text{-}COOH$$
$$\textbf{Dibenzoylperoxid} \qquad\qquad\qquad \textbf{Benzoesäure}$$

– **Natriumhypochlorit-Lösung** [NaOCl]

– **Tosylchloramid-Natrium**
(Chloramin T; N-Chlor-4-methylbenzolsulfon-
amid-Natrium)

$$\left[H_3C - \hspace{-0.2em}\bigcirc\hspace{-0.2em} - \overset{\overset{O}{\|}}{\underset{\underset{O}{\|}}{S}} - \overset{\_}{N} - Cl \right]^- Na^+$$

Chloramin T

Chloramin T liefert bei der Hydrolyse in schwefelsaurer Lösung **p-Toluolsulfon-amid** und Hypochlorige Säure (HOCl) [E° = +1,49 V]. Letztere oxidiert Iodid zu Iod. HOCl entsteht auch beim Ansäuern von Hypochlorit-Lösungen.

$$[CH_3\text{-}C_6H_4\text{-}SO_2\text{-}N\text{-}Cl]^-Na^+ + H_2O \longrightarrow CH_3\text{-}C_6H_4\text{-}SO_2\text{-}NH_2 + NaOCl$$
p-Toluolsulfonamid

$$HOCl + 2\ I^- + H_3O^+ \longrightarrow I_2 + Cl^- + 2\ H_2O$$

In Salzsäure wird durch Synproportionierung Chlor als oxidierendes Agens gebildet.
$$HOCl + HCl \longrightarrow Cl_2 + H_2O$$

– **Iod(V)-oxid** $[I_2O_5]$ $[M_r=333{,}8]$
Die in salzsaurer Lösung aus dem Iodsäureanhydrid entstehenden Iodat-Ionen komproportionieren mit KI zu Iod.

$$IO_3^- + 5\ I^- + 6\ H_3O^+ \longrightarrow 3\ I_2 + 9\ H_2O$$

Diiodpentoxid wird zum qualitativen und quantitativen Nachweis von **Kohlenmonoxid** (CO) verwendet. Das freigesetzte Iod wird mit Thiosulfat zurücktitriert.

$$I_2O_5 + 5\ CO \longrightarrow I_2 + 5\ CO_2$$

– **Halogenate**
Chlorate $[ClO_3^-]$ und **Bromate** $[BrO_3^-]$ werden mit KBr umgesetzt. Das gebildete Brom wird mit KI reduziert und das entstehende Iod mit Thiosulfat-Maßlösung titriert.

$$ClO_3^- + 6\ Br^- + 6\ H_3O^+ \longrightarrow 3\ Br_2 + Cl^- + 9\ H_2O$$
$$BrO_3^- + 5\ Br^- + 6\ H_3O^+ \longrightarrow 3\ Br_2 + 9\ H_2O$$
$$Br_2 + 2\ I^- \longrightarrow I_2 + 2\ Br^-$$

– **Kaliumpermanganat** $[KMnO_4]$ $[M_r=158{,}0]$
KI reduziert in schwach salzsaurem Milieu $KMnO_4$ zu Mn(II).

$$2\ MnO_4^- + 10\ I^- + 16\ H_3O^+ \longrightarrow 2\ Mn^{2+} + 5\ I_2 + 24\ H_2O$$

– **Dichromate** $[Cr_2O_7^{2-}]$, **Chromate** $[CrO_4^{2-}]$
$K_2Cr_2O_7$ $[M_r=294{,}2]$ oxidiert Iodid zu Iod. Die Reaktion verläuft nur im sauren Medium mit hinreichender Geschwindigkeit.

$$Cr_2O_7^{2-} + 6\ I^- + 14\ H_3O^+ \longrightarrow 2\ Cr^{3+} + 3\ I_2 + 21\ H_2O$$

– Arsenate [AsO_4^{3-}]
Die Reduktion der Arsensäure (H_3AsO_4) mit Iodid zu Arseniger Säure (H_3AsO_3)
erfolgt in *stark saurer* Lösung (vgl. Kap. 7.1.4).

– Eisen(III)-Salze, z. B. **Eisen(III)-chlorid-Hexahydrat** [$M_r = 270,3$]
Aufgrund der Normalpotentiale $E°(I_2/I^-) = +0,54$ V und $E°(Fe^{3+}/Fe^{2+}) = +0,77$ V
kann dreiwertiges Eisen durch Iodid *reversibel* zu Fe(II) reduziert werden.

$$2\ Fe^{3+} + 2\ I^- \rightleftharpoons 2\ Fe^{2+} + I_2$$

Damit das Gleichgewicht nach rechts verschoben wird, ist ein großer Überschuss
an KI erforderlich; die Titration besitzt nur eine geringe praktische Bedeutung.

– Kupfer(II)-Salze
Bedingt durch die *Schwerlöslichkeit* des Cu(I)-iodids verläuft die Redoxreaktion

$$2\ Cu^{2+} + 4\ I^- \longrightarrow 2\ CuI \downarrow + I_2$$

bei ausreichendem Iodid-Überschuss *entgegen* den Normalpotentialen:

$$E_I = E° + 0,059\ \log \sqrt{[I_2]}\ /[I^-] \qquad (E° = +0,54\ V)$$
$$E_{Cu} = E° + 0,059\ \log [Cu^{2+}]/[Cu^+] \qquad (E° = +0,15\ V)$$

Wegen der sehr geringen Cu$^+$-Konzentration wird $E_{Cu} > E_I$. Zudem wird durch die
Umsetzung des ausgeschiedenen Iods mit Natriumthiosulfat-Maßlösung dieses
aus dem Gleichgewicht entfernt. Die Methode versagt bei manchen Cu(II)-Kom-
plexen [vgl. **MC-Fragen Nr. 513, 1515, 1587**].

Da bei der iodometrischen Kupferbestimmung Fehler durch Adsorption von
freiem Iod an den Cu(I)-Niederschlag auftreten, lassen einige Pharmakopöen Ka-
liumthiocyanat zusetzen. Das gebildete **CuSCN** ist schwerer löslich als CuI, seine
Adsorptionsneigung ist geringer und damit ist der Titrationsendpunkt besser zu
erkennen.

Das Arzneibuch lässt den Gehalt von **Kupfer(II)-sulfat** [$CuSO_4$] [$M_r=159,6$]
ohne weitere Zusätze iodometrisch bestimmen.

– Natriumbismutat [$NaBiO_3$] [$M_r=280,0$]
Fünfwertiges Bismut wird von Iod zu Bi(III) reduziert, das als Tetraiodobismutat-
Komplex vorliegt.

$$BiO_3^- + 6\ I^- + 6\ H_3O^+ \longrightarrow [BiI_4]^- + I_2 + 9\ H_2O$$

7.2.3.4 Bestimmung von Reduktionsmitteln

Bei diesem Verfahren wird nach Zusatz von Stärke-Lösung *direkt* mit Iod-Lösung
titriert. Die Zugabe der Maßlösung erfolgt solange, bis eine sichtbare Blaufärbung
auftritt [vgl. **MC-Fragen Nr. 514–517, 1325**].

Als Reduktionsmittel sind alle Stoffe anzusehen, deren Redoxpotential kleiner
+0,54 Volt beträgt.

Eine weitere Methode zur Bestimmung von Reduktionsmitteln ist die *indirekte Titration*. Hier gibt man einen Überschuss an Iod-Lösung zur Probenlösung und titriert anschließend den Überschuss mit Thiosulfat zurück. Alternativ zu den genannten Varianten kann Iod auch *in situ* aus Iodat und Iodid hergestellt werden (vgl. Kap. 7.2.3.1).

– **Ascorbinsäure** [M_r=176,1]
Die Endiol-Gruppierung (aci-Redukton-Struktur) bedingt den sauren Charakter und das Reduktionsvermögen der Ascorbinsäure; das Redoxpotential ist stark pH-abhängig. Im Einklang mit der pH-Abhängigkeit des Potentials sind saure Ascorbinsäure-Lösungen stabiler als alkalische Lösungen.

pH-Wert	1,2	3,1	7,0	9,2
E(40°C)	+0,105	+0,017	-0,232	-0,305

In schwefelsaurer Lösung wird 1 Mol Ascorbinsäure von **2 Äquivalenten** (1 Mol) Iod zu **Dehydroascorbinsäure** oxidiert (1 ml 0,05 M-Iod-Lösung entspricht somit 8,81 mg Ascorbinsäure) [vgl. **MC-Fragen Nr. 524- 532, 1192 - 1194**]. Die gebildete Dehydroascorbinsäure liegt zunächst *dimer* vor und hydrolysiert langsam zur hydratisierten monomeren Form. Die wasserfreie Form ist in wässriger Lösung nicht beständig.

Ascorbinsäure   **Dehydroascorbinsäure (Monomer)**

Ascorbinsäure lässt sich aufgrund ihrer sauren Eigenschaften auch acidimetrisch als einbasige Säure bestimmen (vgl. Kap. 6.1.3.2).
In entsprechender Weise erfolgt in wässriger Lösung auch die Gehaltsbestimmung von **Calciumascorbat** [M_r = 426,3], wobei 4 Äquivalente Iod-Lösung verbraucht werden.

[1773] 176 mg Ascorbinsäure entsprechen 10^{-3} Mol. Da 1 Mol Ascorbinsäure 1 Mol Iod bei der Titration benötigt, werden bei der Bestimmung **20 ml** einer 0,05 M-Iod-Lösung ($\equiv 10^{-3}$ Mol) verbraucht.

– **Palmitoylascorbinsäure** [M_r=414,5]
Bei dieser Substanz ist die Hydroxylgruppe an C-6 mit Palmitinsäure verestert. Die Direkttitration in Methanol mit Iod gegen eine Stärke-Lösung als Indikator führt zu Palmitoyldehydroascorbinsäure.

– **Mercaptane** (Thioalkohole) [R-SH]

Auf der reduzierenden Wirkung von *Sulfhydrylgruppen* gegenüber elementarem Iod beruht die Gehaltsbestimmung einer Reihe von **Thiolen** (Mercaptanen), die dabei zu **Disulfiden** oxidiert werden [vgl. **MC-Fragen Nr. 520, 1302, 1719**].

$$2 \text{ R-SH} + I_2 \longrightarrow \text{R-S-S-R} + 2 \text{ HI}$$

Arzneibuchbeispiele hierfür sind:

- **Acetylcystein** [$CH_3CO\text{-}NH\text{-}CH(CH_2SH)\text{-}COOH$] [$M_r=163,2$]
- **Captopril** [$M_r=217,3$]
- **Cystein** [$H_2N\text{-}CH(CH_2SH)\text{-}COOH$] [$M_r=121,2$],
  das durch Iod zu **Cystin** oxidiert wird (Blindversuch)
- **Cysteinhydrochlorid-Monohydrat** [$M_r=175,6$]
- **Dimercaprol** (2.3-Dimercaptopropanol) [$M_r=124,6$]
- **Natriumthioglycolat** [$HSCH_2\text{-}COONa$] [$M_r=141,1$]
- **Penicillamin** [$HS\text{-}C(CH_3)_2\text{-}CHNH_2\text{-}COOH$] [$M_r=149,2$]
- **Thioglycolsäure** [$HSCH_2\text{-}COOH$] [$M_r=92,1$]

Dimercaprol ist eine Bis-Sulfhydrylverbindung. Bei der iodometrischen Titration werden pro 1 Mol Dimercaprol 2 Äquivalente Iod verbraucht. Ob dabei das u. a. Bis-Disulfid, ein anderes Bis-Disulfid oder Polydisulfide als Reaktionsprodukte entstehen, ist für den quantitativen Iodverbrauch ohne Belang [vgl. **MC-Frage Nr. 520**].

$$2 \begin{array}{c} HOH_2C\text{-}CH\text{-}CH_2 \\ | \quad | \\ SH \ SH \end{array} + 2 I_2 \longrightarrow \begin{array}{c} HOH_2C\text{-}CH\text{-}CH_2 \\ | \quad | \\ S \quad S \\ | \quad | \\ S \quad S \\ | \quad | \\ H_2C - CH\text{-}CH_2OH \end{array} + 4 HI$$

Die Gehaltsbestimmung von **Penicillamin** nach Arzneibuch erfolgt in wasserfreiem Milieu durch Titration mit Perchlorsäure-Maßlösung (siehe Kap. 6.3.4.4).

– **Citiolon** [$M_r=159,2$]

Das *Thiolacton* kann bei 40°C in 8,5%iger NaOH-Lösung hydrolytisch zu **N-Acetylhomocystein** gespalten werden, das nach Ansäuern der Lösung unter Bildung des entsprechenden Disulfids iodometrisch bestimmt wird.

| Citiolon | N-Acetylhomocystein | Disulfid |

– Methionin [M_r=149,2]

Methionin, eine Aminosäure mit einer Thioether-Gruppierung, kann iodometrisch titriert werden, wobei die Substanz unter Verbrauch von 1 Mol Iod zu einem cyclischen Zwitterion oxidiert wird. Dieses Isothiazolidin-Derivat wird auch als **Dehydromethionin** bezeichnet [vgl. **MC-Fragen Nr. 521 - 523**].

$$H_3C\text{-}S\text{-}CH_2\text{-}CH_2\text{-}\underset{\underset{NH_2}{|}}{CH}\text{-}COOH \quad + I_2 \quad \rightleftharpoons \quad \begin{array}{c} H_2C \text{———} CH_2 \\ | \qquad\qquad | \\ H_3C\text{-}S^+ \qquad CH\text{-}COO^- + 2\ HI \\ \diagdown_N\diagup \\ | \\ H \end{array}$$

Methionin   **Dehydromethionin**

Die Gleichgewichtslage des bei der Titration ablaufenden Redoxvorganges ist stark pH-abhängig; man titriert am besten in acetatgepufferter Lösung (pH=7–9). Das Arzneibuch lässt zur Gehaltsbestimmung von Methionin eine wasserfreie Titration mit Perchlorsäure durchführen (vgl. Kap. 6.3.4.4).

$$NaO_3S-CH_2-\underset{\underset{\underset{\underset{C_6H_5}{|}}{N}}{\underset{\underset{O=}{\diagdown}}{...}}}{\overset{\overset{CH_3}{|}}{N}}\text{...}CH_3$$

Metamizol-Natrium C_6H_5

– **Metamizol-Natrium** [M_r=351,4]
  [N-(2.3-Dihydro-1.5-dimethyl-3-oxo-2-phenyl-4-pyrazolyl)-N-methylamino)-methansulfonsäure-Natriumsalz]

Nach neueren Befunden wird die Substanz in schwach salzsaurem Milieu durch Iod *direkt* zum *Halbaminal* und Hydrogensulfat oxidiert. Das Halbaminal zerfällt anschließend in Formaldehyd und das entsprechende sek. N-Methylamin-Derivat.

$$\underset{CH_3}{\overset{CH_3}{R\text{-}N\text{-}CH_2\text{-}SO_3Na}} + I_2 + 2\ H_2O \longrightarrow \underset{CH_3}{\overset{CH_3}{R\text{-}N\text{-}CH_2OH}} + 2\ HI + NaHSO_4$$

Halbaminal

$$\underset{\underset{CH_3}{|}}{R\text{-}N\text{-}CH_2OH} \longrightarrow \underset{\underset{CH_3}{|}}{R\text{-}NH} + H_2C\text{=}O$$

– Phenazon (1.5-Dimethyl-2-phenyl-3(3H)-pyrazolon) [M_r=188,2]

$$\begin{array}{c} H \diagdown \qquad \diagup CH_3 \\ \overset{4}{\diagdown}\qquad\qquad \\ O= \diagdown_N\diagup^{N}\diagdown CH_3 \\ | \\ C_6H_5 \end{array} \quad \overset{I_2}{\underset{-HI}{\longrightarrow}} \quad \begin{array}{c} I \diagdown \qquad \diagup CH_3 \\ \qquad\qquad \\ O= \diagdown_N\diagup^{N}\diagdown CH_3 \\ | \\ C_6H_5 \end{array}$$

Phenazon C_6H_5

In einer acetatgepufferten Lösung wird Phenazon durch überschüssiges Iod in **4-Iodphenazon** umgewandelt. Das farblose Reaktionsprodukt ist durch Adsorption von Iod an seiner Oberfläche schwarz gefärbt. Um bei der Rücktitration mit Thiosulfat-Lösung sämtliches Iod zu erfassen, wird der Niederschlag zuvor in Ethanol gelöst.

- **Iod** [M_r=253,8]
- **Ethanol-haltige Iod-Lösung**

Zur Herstellung der Lösung werden 2,4–2,7% (m/V) **Iod** zusammen mit 2,4–2,7% **Kaliumiodid** in Ethanol gelöst. Das Arzneibuch lässt eine Gehaltsbestimmung auf beide Bestandteile durchführen.

Iod wird in der üblichen Weise mit Thiosulfat gegen Stärke-Lösung titriert.

Kaliumiodid: Die austitrierte Lösung der Gehaltsbestimmung „Iod" enthält sämtliches Iod als Iodid, das mit *Bromwasser* zu Iodat (1) oxidiert wird.

$$(1) \quad I^- + 3\,Br_2 + 9\,H_2O \longrightarrow IO_3^- + 6\,Br^- + 6\,H_3O^+$$

Überschüssiges Brom wird anschließend mit Ameisensäure zu Bromid reduziert (2); die Restspuren an Brom werden an *Natriumsalicylat* gebunden (3) (vgl. Kap. 7.2.5.4). Danach wird die farblose Lösung mit KI versetzt und das durch Komproportionierung mit Iodat gebildete Iod (4) mit Thiosulfat gegen Stärke zurücktitriert.

$$(2) \quad HCOOH + Br_2 \longrightarrow 2\,HBr + CO_2$$

$$(3) \quad o\text{-}HO\text{-}C_6H_4\text{-}COOH + 3\,Br_2 \longrightarrow C_6H_3Br_3O + 3\,HBr + CO_2$$

$$(4) \quad IO_3^- + 5\,I^- + 6\,H_3O^+ \longrightarrow 3\,I_2 + 9\,H_2O$$

Die Methode eignet sich auch zur Bestimmung von **Alkaliiodiden** (vgl. Kap. 7.2.3.6).

- **Antimon(III)-Salze**

Sb(III)-Verbindungen werden von Iod zu fünfwertigen Verbindungen oxidiert [vgl. **MC-Frage Nr. 509**].

$$SbO_3^{3-} + 3\,H_2O + I_2 \longrightarrow SbO_4^{3-} + 2\,I^- + 2\,H_3O^+$$

- **Arsen(III)-Salze**

As(III)-Salze können in NaHCO$_3$-alkalischer Lösung mit Iod vollständig zu Arsenaten oxidiert werden. Auch Cer(IV)-Salze oder KBrO$_3$ können als Maßlösungen eingesetzt werden [siehe Kap. 7.1.4 und **MC-Fragen Nr. 1178, 1629**].

$$H_2AsO_3^- + I_2 + H_2O \rightleftharpoons H_2AsO_4^- + 2\,I^- + (2\,H^+)$$

- **Quecksilber(I)-chlorid** [Hg$_2$Cl$_2$] [M_r=236,1]

Bei der iodometrischen Bestimmung von Hg$_2$Cl$_2$ versetzt man die Substanzlösung mit KI und überschüssiger Iod-Maßlösung. Hg$_2$Cl$_2$ wird dabei – wie andere Hg(I)-Salze auch – in Gegenwart des Komplexbildners Iodid zu Hg(II)-tetraiodomercurat oxidiert. Die nicht verbrauchte Iodmenge wird anschließend mit Thiosulfat zurücktitriert [vgl. **MC-Frage Nr. 512**].

$$Hg_2^{2+} + I_2 + 6\,I^- \longrightarrow 2\,[HgI_4]^{2-}$$

– **Natriummetabisulfit** (Natriumdisulfit) [$Na_2S_2O_5$] [$M_r=190,1$]
Disulfite (Pyrosulfite) werden in 0,05 M-Iod-Lösung gelöst; anschließend wird der Iod-Überschuss mit Thiosulfat gegen Stärke titriert. Iod oxidiert hierbei Disulfite zu Sulfaten.

$$S_2O_5^{2-} + 2\ I_2 + 9\ H_2O \longrightarrow 2\ SO_4^{2-} + 4\ I^- + 6\ H_3O^+$$

– **Natriumsulfit** [Na_2SO_3] [$M_r=126,0$]
Die iodometrische Bestimmung von **Sulfiten** führt unter Verbrauch von 2 Äquivalenten Iod zu Sulfaten.

$$SO_3^{2-} + I_2 + 3\ H_2O \longrightarrow SO_4^{2-} + 2\ I^- + 2\ H_3O^+$$

In analoger Weise lässt sich auch der Gehalt an **Schwefeldioxid** im *Schiffs Reagenz* quantitativ ermitteln.

– **Natriumthiosulfat** [$Na_2S_2O_3 \cdot 5\ H_2O$] [$M_r=248,2$]
Iod oxidiert Thiosulfat in neutraler Lösung zu Tetrathionat (vgl. Kap. 7.1.4).

– **Selendisulfid** (SeS$_2$) [$M_r=143,1$]
Die Oxidation des Disulfids mit HNO_3 liefert Selenige Säure (H_2SeO_3), die anschließend hinzugefügtes KI zu Iod oxidiert. Letzteres wird mit Thiosulfat gegen Stärke-Lösung zurücktitriert.

– **Zinn(II)-chlorid** [$SnCl_2$] [$M_r=225,6$]
Sn(II)-Ionen werden nach Zusatz von Kaliumnatriumtartrat als Komplexbildner in Gegenwart von $NaHCO_3$ durch Iod zu Sn(IV) oxidiert [vgl. **MC-Frage Nr. 510**].

$$Sn^{2+} + I_2 \longrightarrow Sn^{4+} + 2\ I^-$$

7.2.3.5 Bestimmungen mit Hypoiodit

– **Formaldehyd-Lösung** [$H_2C=O$] [$M_r=30,03$]
Eine alkalische Iod-Lösung oxidiert Formaldehyd quantitativ zu Formiat [HCOO⁻]. Als Oxidationsmittel fungiert das in alkalischer Lösung entstehende **Hypoiodit** [vgl. auch **MC-Fragen Nr. 518, 519**].

$$I_2 + 2\ HO^- \longrightarrow IO^- + I^- + H_2O$$
$$H_2C=O + IO^- + HO^- \longrightarrow HCOO^- + I^- + H_2O$$

Das nicht verbrauchte Hypoiodit bildet beim Ansäuern unter Synproportionierung Iod zurück, das mit Thiosulfat erfasst wird.

$$IO^- + I^- + 2\ H_3O^+ \longrightarrow I_2 + 3\ H_2O$$
$$I_2 + 2\ S_2O_3^{2-} \longrightarrow 2\ I^- + 2\ S_4O_6^{2-}$$

Für den quantitativen Ablauf ist entscheidend, dass die Iod-Lösung erst nach Zugabe des Formaldehyds alkalisch gestellt wird.

In analoger Weise lässt das Arzneibuch auch **Acetaldehyd** [$CH_3CH=O$] [$M_r=44,05$] bestimmen. Hierbei wird der Aldehyd von dem in alkalischem Medium durch Disproportionierung aus Iod gebildeten Hypoiodit zu Essigsäure (Acetat) oxidiert.

$$CH_3\text{-}CH\text{=}O + IO^- + HO^- \longrightarrow CH_3\text{-}COO^- + I^- + H_2O$$

7.2.3.6 Iodatometrie, Iodmonochlorid-Verfahren

Als Arzneibuchbeispiele für Bestimmungen mit einer **Kaliumiodat-Maßlösung** (KIO$_3$) sind zu nennen:

– **Cetrimid** ($[CH_3\text{-}(CH_2)_n\text{-}N(CH_3)_3]^+Br^-$) (n = 11, **13**, 15)
  [M_r=336,4; berechnet als $C_{11}H_{38}BrN$]

Cetrimid wird nach Zusatz von KI quantitativ aus einer wässrig-alkalischen Lösung durch mehrmalige CHCl$_3$-Extraktion als quartäres Ammoniumiodid ($R_4N^+I^-$) ausgeschüttelt. Darüber hinaus überführt die NaOH-Lösung Verunreinigungen an nicht quartären Ammoniumverbindungen in die freien Aminbasen, die gleichfalls in die Chloroform-Phase übertreten.

Anschließend wird der KI-Überschuss in der wässrigen Phase nach dem **Iodmonochlorid-Verfahren** ermittelt. Aus dem vorliegenden Iodid entsteht durch Zutropfen von Iodat-Maßlösung zunächst Iod, welches in der *stark salzsauren* Lösung (3,5–4 M-HCl) zu **Iodmonochlorid** (ICl) oxidiert wird.

$$ICl + I^- \rightleftharpoons I_2 + Cl^-$$

Am Endpunkt der Titration ist das intermediär gebildete Iod aus der Lösung verschwunden, wie der Farbwechsel der Chloroform-Phase von *violett* nach *farblos* anzeigt. Die Reaktion wird durch die Gesamtgleichung

$$2\ I^- + IO_3^- + 6\ H_3O^+ + 3\ Cl^- \longrightarrow 3\ ICl + 9\ H_2O$$

beschrieben, sodass 1 Äquivalent Iodat 2 Äquivalenten Iodid entspricht [vgl. **MC-Fragen Nr. 533, 534**]. In einem parallelen Blindversuch wird der Gehalt der KI-Lösung ermittelt.

In entsprechender Weise lässt das Arzneibuch auch den Gehalt folgender *quartärer Ammoniumchloride* bestimmen, wobei man anstelle von Chloroform auch Dichlormethan zur Extraktion verwenden kann:

– **Benzalkoniumchlorid** [M_r=354,0; berechnet als $C_{22}H_{40}ClN$]
  ($[C_6H_5CH_2\text{-}N(CH_3)_2\text{-}R]^+Br^-$; R = C_8H_{17} bis $C_{18}H_{37}$)
– **Benzethoniumchlorid** [M_r=448,1] (CH_2Cl_2)
– **Cetylpyridiniumchlorid** [M_r=358,0]

Das für **Iodide** spezifische Iodmonochlorid-Verfahren wird nach Arzneibuch auch angewandt zur Gehaltsbestimmung von:

– **Kaliumiodid** [M_r=166,0]
– **Natriumiodid** [M_r=149,9]

KIO$_3$-Maßlösung wandelt Iodid quantitativ in Iod um, das aber am Titrationsendpunkt in dem stark salzsauren Milieu in Iodomonochlorid überführt wird und wahrscheinlich als $[ICl_2]^-$ Komplex vorliegt. Bei der Bestimmung können somit folgende Teilprozesse ablaufen [vgl. **MC-Fragen Nr. 535, 536**]:

$$IO_3^- + 5\ I^- + 6\ H_3O^+ \longrightarrow 3\ I_2 + 9\ H_2O$$

$$2\ I_2 + IO_3^- + 6\ H_3O^+ + 5\ Cl^- \longrightarrow 5\ ICl + 9\ H_2O$$

$$ICl + I^- \longrightarrow I_2 + Cl^-$$

$$\overline{2\ I^- + IO_3^- + 6\ H_3O^+ + 6\ Cl^- \longrightarrow 3\ [ICl_2]^- + 9\ H_2O}$$

An weiteren Substanzen, die das Arzneibuch mit Kaliumiodat-Lösung titrieren lässt, sind zu nennen:

- **Dihydralazinsulfat** [M_r=288,3] (siehe auch Kap. 7.2.5.2)
- **Hydralazinhydrochlorid** [M_r=196,6]
- **Phenylhydrazinhydrochlorid** [M_r=144,6]

NH-NH$_2$ · HCl   NH-NH$_2$ · HCl

Hydralazin · HCl   **Phenylhydrazin · · HCl**

In salzsaurer Lösung oxidiert Iodat z. B. **Phenylhydrazin** zum Diazoniumsalz und wird dabei selbst in Iodmonochlorid umgewandelt.

$$C_6H_5\text{-}NH\text{-}NH_3^+Cl^- + IO_3^- + 2\ H_3O^+ \longrightarrow C_6H_5\text{-}N_2^+ + ICl + 5\ H_2O$$

7.2.3.7 Oxidimetrische Kennzahlen

Iodzahl (IZ)

* *Die Iodzahl gibt an, wieviel Gramm Halogen, berechnet als Iod, von 100 g Substanz unter den beschriebenen Bedingungen gebunden werden.*

Die Iodzahl ist ein Maß für den Gehalt an ungesättigten Verbindungen in Fetten, Fettsäuren oder fettähnlichen Substanzen. Die Bestimmung der IZ beruht auf der quantitativen Auswertung von Additionsreaktionen an Mehrfachbindungen.

$$-C{=}C- + X\text{-}Y \longrightarrow X\text{-}C\text{-}C\text{-}Y \qquad [XY = Br_2,\ IBr,\ ICl]$$

Man verwendet als Reagenzien *Halogene* (z. B. eine methanolische Br$_2$/NaBr-Lösung) oder *Interhalogenverbindungen* (z. B. Iodmonobromid, Iodmonochlorid). Iod selbst reagiert unter den Analysenbedingungen *nicht* mit Doppelbindungen.

Die Halogenaddition verläuft selten quantitativ. Je nach Konstitution des Substrates kann sie unvollständig oder von Substitutionsreaktionen begleitet sein. Besonders *konj. Diene* addieren Halogene nicht quantitativ, da sich das primär gebildete 1.4-Addukt nur langsam weiter umsetzt [vgl. **MC-Fragen Nr. 537–539**].

$$-C{=}C\text{-}C{=}C- + Br_2 \longrightarrow Br\text{-}C\text{-}C{=}C\text{-}C\text{-}Br$$

Methode nach Arzneibuch: Hierzu wird die Substanz in Chloroform gelöst und nach Zugabe überschüssiger Iodmonobromid-Lösung 30 min im Dunkeln stehen gelassen. Danach setzt man KI hinzu und titriert das ausgeschiedene Iod mit Thiosulfat-Maßlösung (Verbrauch: n_1 ml). Parallel dazu wird unter den gleichen Bedingungen ein Blindversuch durchgeführt (Verbrauch: n_2 ml).

$$\underset{\displaystyle |\quad|}{-C=C-} + I\text{-}Br \longrightarrow \underset{\displaystyle |\quad|}{\overset{\displaystyle |\quad|}{I\text{-}C\text{-}C\text{-}Br}}$$

$$IBr + I^- \longrightarrow Br^- + I_2$$

Aufgrund des Thiosulfat-Verbrauchs im Haupt- und Blindversuch berechnet man die Iodzahl nach:

$$IZ = \frac{1,269\ (n_2 - n_1)}{m} \qquad (m = \text{Substanzeinwaage in g})$$

Peroxidzahl (POZ)

* *Die Peroxidzahl gibt die Peroxidmenge in Milliäquivalenten aktivem Sauerstoff an, die in 1000 g Substanz enthalten sind.*

Hierzu wird die Probe in Eisessig/Chloroform (3:2) gelöst und mit KI-Lösung versetzt. Das ausgeschiedene Iod wird nach 30 min mit Thiosulfat gegen Stärke zurücktitriert (Verbrauch: n_1 ml). Unter den gleichen Bedingungen wird ein Blindversuch durchgeführt (Verbrauch: n_2 ml). Die Peroxidzahl berechnet sich nach:

$$POZ = \frac{10\ (n_1 - n_2)}{m} \qquad (m = \text{Substanzeinwaage in g})$$

Die POZ ist ein Maß zur Beurteilung des Verdorbenheitsgrades von **Fetten**. Die durch radikalische Substitution von Sauerstoff in Allylstellung zu einer Doppelbindung (*α-Methylenmechanismus*) anfänglich gebildeten **Hydroperoxide** [R_3COOH] oxidieren unter der katalytischen Wirkung von Essigsäure Iodwasserstoff zu elementarem Iod, das anschließend mit Thiosulfat-Lösung quantitativ erfasst wird [vgl. **MC-Fragen Nr. 540, 541**].

$$\underset{\displaystyle \underset{OOH}{|}}{R\text{-}CH\text{-}CH=CH\text{-}R'} + 2\ I^- + 2\ H_3O^+ \longrightarrow \underset{\displaystyle \underset{OH}{|}}{R\text{-}CH\text{-}CH=CH\text{-}R'} + I_2 + 3\ H_2O$$

$$I_2 + 2\ S_2O_3^{2-} \longrightarrow S_4O_6^{2-} + 2\ I^-$$

Die *Verdorbenheit eines Fettes* kann sich ganz allgemein zeigen an:

– ranzigem Geruch,
– verändertem Aussehen,
– erhöhter Peroxidzahl,
– positiver Kreis-Reaktion.

Bei der Kreis-Reaktion entsteht beim Schütteln des verdorbenen Fettes mit HCl **Malondialdehyd**, der durch seine Farbreaktion mit Resorcin nachgewiesen werden kann (vgl. **Analytik I**, Kap. 3.2.5).

7.2.3.8 Bestimmung von Wasser (Karl-Fischer-Titration)

Die wichtigste chemische Methode zur Wasserbestimmung ist die Titration nach Karl-Fischer. Sie beruht auf der Oxidation von **Schwefeldioxid** (SO_2) mit **Iod**, die *nur* in Anwesenheit von **Wasser** ablaufen kann (*Bunsen-Reaktion*).

$$SO_2 + I_2 + 2\ H_2O \longrightarrow SO_4^{2-} + 2\ I^- + (4\ H^+)$$

Für den quantitativen Verlauf ist Voraussetzung, dass die bei der Umsetzung freiwerdenden Protonen mit einer geeigneten Base (Pyridin, Imidazol, aliph. Amine, Acetat, Dichloracetat, Salicylat u. a.) gebunden werden. Darüber hinaus ist ein Lösungsmittel notwendig, das SO_2 in ausreichender Konzentration aufnehmen kann und zu einer Lösung mit niedrigem SO_2-Dampfdruck führt. Beide Voraussetzungen werden von **Pyridin** [C_5H_5N] erfüllt, das mit SO_2 eine schwerflüchtige Additionsverbindung und mit Protonen ein Pyridiniumsalz bildet [vgl. **MC-Fragen Nr. 544–547, 1523**].

Um polare Substanzen besser lösen zu können, wird noch **Methanol** zugesetzt, sodass man unter diesen Bedingungen den Reaktionsablauf wie folgt beschreiben kann:

$$2\ C_5H_5N + I_2 + C_5H_5N \cdot SO_2 + H_2O \longrightarrow 2\ C_5H_5NH^+ + 2\ I^- + C_5H_5\overset{+}{N}\text{-}SO_3^-$$

$$C_5H_5\overset{+}{N}\text{-}SO_3^- + CH_3OH \longrightarrow C_5H_5NH^+ + CH_3O\text{-}SO_3^-$$

Danach entspricht – in Anwesenheit von Methanol und Bildung von **Monomethylsulfat** [$CH_3OSO_3^-$] – *1 Mol (2 Äquivalente) Iod 1 Mol Wasser.*

Nach neueren Befunden spielt jedoch Pyridin nicht die Rolle eines echten Reaktionspartners und kann deshalb durch andere Basen (Imidazol, Diethylamin, Diethanolamin, Salicylat, Acetat) ersetzt werden. Entscheidend für den Reaktionsablauf ist aber das in der Lösung enthaltene **Methanol**. In einem vorgelagerten Gleichgewicht bildet es wahrscheinlich mit dem SO_2 ein **Monomethylsulfit-Ion** [$CH_3OSO_2^-$]; die Lage des Gleichgewichts wird durch die zugesetzte Base (B) nach rechts verschoben.

$$SO_2 + 2\ CH_3OH \rightleftharpoons CH_3\text{-}O\text{-}SO_2^- + CH_3OH_2^+$$

$$B + SO_2 + CH_3OH \rightleftharpoons CH_3\text{-}O\text{-}SO_2^- + BH^+$$

$$H_2O + I_2 + BH^+ + CH_3\text{-}O\text{-}SO_2^- + 2\ B \longrightarrow 3\ BH^+ + 2\ I^- + CH_3\text{-}O\text{-}SO_3^-$$

Der Wirkungswert der Reagenzlösung – aus Stabilitätsgründen werden auch getrennte Lösungen (Pyridin/SO_2/Methanol und Iod/Methanol) verwendet – ist laufend zu überprüfen, da der Gehalt durch Nebenreaktionen und Feuchtigkeitsaufnahme laufend abnimmt (1 ml Karl-Fischer-Lösung muss 3,5 mg Wasser entsprechen!). In der Praxis verwendet man daher modifizierte Pyridin-freie Karl-Fischer-Reagenzien mit höherer Titerbeständigkeit aufgrund deutlich geringerer Hygroskopizität.

Das Erkennen des Titrationsendpunktes kann visuell erfolgen, objektiver sind jedoch elektrometrische Verfahren. Besonders bewährt hat sich die *Biamperometrie* (vgl. Kap. 10.6.3).

In der Regel erfolgt die Wasserbestimmung durch Direkttitration. Auch eine Rücktitration überschüssiger Reagenzlösung mit definiert wasserhaltigem Methanol ist im Einzelfall möglich. Zur Arzneibuchbestimmung von Wasser durch *azeotrope Destillation* siehe **Analytik I**, Kap. 3.2.1.

7.2.4 Periodatometrie (Malaprade-Reaktion)

7.4.2.1 Grundlagen, Durchführung

Mehrwertige Alkohole mit benachbarten **(vicinalen) Hydroxylgruppen** lassen sich mit Oxidationsmitteln wie Natriummetaperiodat [$NaIO_4$] oder Bleitetraacetat [$Pb(OAc)_4$] unter **C-C-Bindungsspaltung** abbauen. Eine analytisch nutzbare Reaktion ist die oxidative *Glycolspaltung* mit $NaIO_4$ (**Malaprade Reaktion**).

$$HO\text{-}I{=}O + H_2O \rightleftharpoons HO\text{-}I\big\langle\substack{OH\\OH}$$

Metaperiodsäure   **Orthoperiodsäure**

$$\substack{R^1\\|\\R^2\text{-C-OH}\\|\\R^3\text{-C-OH}\\|\\R^4} + IO_4^- \underset{\text{(schnell)}}{\overset{+\,H_2O}{\rightleftharpoons}} \text{Cyclischer Ester}$$

Glycol   **Cyclischer Ester**

$$\xrightarrow[\text{(langsam)}]{-\,H_2O}\quad R^2\text{-}\underset{R^1}{C}{=}O + R^3\text{-}\underset{R^4}{C}{=}O + IO_3^-$$

Pro Glycolgruppierung, d. h. pro C-C-Bindung, die zwei Hydroxylgruppen miteinander verknüpft, wird *1 Mol Periodat* verbraucht, das zu Iodat (IO_3^-) reduziert wird. Bei Polyalkoholen werden *sämtliche* C-C-Bindungen zwischen vicinalen HO-Gruppen oxidativ gespalten, sofern die HO-Funktionen weder *verestert* noch *verethert* sind. Außer **1.2-Dihydroxyverbindungen** reagieren auch [vgl. **MC-Frage Nr. 548**]:

– **primäre α-Aminoalkohole**

$$
\begin{array}{c}
R^1 \\
|\\
R^2\text{-C-OH} \\
|\\
R^3\text{-C-NH}_2 \\
|\\
R^4
\end{array}
\quad + IO_4^- + H_2O \longrightarrow
\left[
\begin{array}{c}
R^1 \\
|\\
R^2\text{-C} \text{——} O \text{——} I \overset{O}{\underset{O^-}{\overset{\|}{\diagdown}}}\begin{array}{c}OH\\OH\end{array} \\
|\\
R^3\text{-C-NH}_2 \\
|\\
R^4
\end{array}
\right]
$$

$$
\xrightarrow[- IO_3^-]{- H_2O}
\quad
\begin{array}{c}R^1\\|\\R^2\text{-C=O}\end{array}
+
\begin{array}{c}R^4\\|\\R^3\text{-C=NH}_2\end{array}
+
\quad
\xrightarrow[- NH_4^+]{+ H_2O}
\quad
\begin{array}{c}R^1\\|\\R^2\text{-C=O}\end{array}
+
\begin{array}{c}R^4\\|\\R^3\text{-C=O}\end{array}
$$

– **α-Hydroxycarbonylverbindungen** (z. B. α-Hydroxyaldehyde, α-Hydroxyketone oder α-Hydroxycarbonsäuren)

$$
\begin{array}{c}
R^1\text{-C=O}\\|\\R^2\text{-C-OH}\\|\\R^3
\end{array}
\; + H_2O \;\rightleftharpoons\;
\begin{array}{c}
OH\\|\\R^1\text{-C-OH}\\|\\R^2\text{-C-OH}\\|\\R^3
\end{array}
\;\underset{+ H_2O}{\overset{+ IO_4^-}{\rightleftharpoons}}\;
\left[
\begin{array}{c}
OH\\|\\R^1\text{-C}\\|\\R^2\text{-C}\\|\\R^3
\end{array}
\;
\begin{array}{c}O\\ \diagup\; \overset{O}{\overset{\|}{I}} \;\diagup\, OH\\ \diagdown \; \diagdown \\ O \quad O^- \quad OH\end{array}
\right]
$$

$$
\xrightarrow[- IO_3^-]{- H_2O}
\quad
\begin{array}{c}O\\\|\\R^1\text{-C-OH}\end{array}
+
\begin{array}{c}R^3\\|\\R^2\text{-C=O}\end{array}
$$

Zur quantitativen Auswertung der Reaktion bieten sich folgende Verfahren an:

– **Bestimmung des gebildeten Formaldehyds:** Bewährt hat sich die photometrische Bestimmung des Formaldehyds mit **Chromotropsäure** (vgl. **Analytik I**, Kap. 3.2.4).
– **Bestimmung der gebildeten Ameisensäure:** Wenn bei der Malaprade-Reaktion Ameisensäure als eines der Produkte entsteht, kann diese acidimetrisch mit NaOH-Maßlösung gegen Phenolphthalein oder Bromcresolgrün als Indikator titriert werden. Zuvor ist überschüssiges Periodat mit Ethylenglycol zu reduzieren, das dabei in Formaldehyd umgewandelt wird (s. unten) [vgl. **MC-Frage Nr. 1390**].
– **Bestimmung des Periodat-Verbrauchs:** Bei dieser universellsten Methode der stöchiometrischen Auswertung der Reaktion wird parallel zum Hauptversuch ein Blindversuch durchgeführt. Aus der Differenz beider Titrationen lässt sich die verbrauchte Periodatmenge berechnen. Die Ermittlung des Periodat-Verbrauchs kann auf zwei Wegen erfolgen [vgl. **MC-Frage Nr. 1364**].

a) *in saurer Lösung*: Man gibt KI zur Reaktionslösung hinzu. Periodat *und* Iodat komproportionieren mit dem zugesetzten Iodid zu elementarem Iod, das mit $Na_2S_2O_3$-Lösung gegen Stärke zurücktitriert wird. *blau → farblos*

Blindprobe: IO_4^- $\cdot 1^-$ → I_2 entsprechender SO_3^{2-}-Verbrauch

$$IO_4^- + 7\ I^- + 8\ H_3O^+ \longrightarrow 4\ I_2 + 12\ H_2O$$

Versuch IO_4^- (IO_3^-) $+ I^-$ → I_2

$$IO_3^- + 5\ I^- + 6\ H_3O^+ \longrightarrow 3\ I_2 + 9\ H_2O$$

$$I_2 + 2\ S_2O_3^{2-} \longrightarrow 2\ I^- + S_4O_6^{2-}$$

Die Methode ist nicht vorteilhaft, da sich der Verbrauch an Periodat als Differenz relativ großer Zahlen ergibt. Deshalb bevorzugt das Arzneibuch folgendes Verfahren:

b) *in Hydrogencarbonat-gepufferter* Lösung: Hier besitzt nur das Periodat ein hinreichend hohes Oxidationspotential, um Iodid zu Iod zu oxidieren, während bei diesem pH-Wert das Redoxpotential von Iodat zur Oxidation von Iodid nicht ausreicht.

$$IO_4^- + 2\ I^- + H_2O \longrightarrow IO_3^- + I_2 + 2\ HO^-$$

Eine Rücktitration des ausgeschiedenen Iods mit Thiosulfat ist nicht möglich, da dieses auch Iodat reduziert. Das entstandene Iod wird daher mit **Arsenit** zu Iodid reduziert und das überschüssige Arsenit anschließend mit Iod-Lösung gegen Stärke zurücktitriert.

b) farblos → blau

$$I_2 + AsO_3^{3-} + 2\ HO^- \longrightarrow 2\ I^- + AsO_4^{3-} + H_2O$$

Berechnungen (in Klammer Nr. der MC-Frage)

[553] Für die Malaprade-Reaktion von 1 Mol Ethylenglycol wird 1 Mol IO_4^- benötigt, das zu 1 Mol IO_3^- reduziert wird.

$$1\ (CH_2OH)_2 + 1\ IO_4^- \longrightarrow 2\ H_2C{=}O + 1\ IO_3^- + H_2O$$

Bei Zugabe von 3 Mol Periodat befinden sich somit noch 2 Mol überschüssiges Periodat in Lösung. Nach Zusatz von KI zur sauren Titrationslösung komproportionieren 1 Mol Iodat zu 3 Mol Iod und 2 Mol nicht verbrauchtes Periodat ergeben 8 Mol elementares Iod, sodass insgesamt **11 Mol Iod** vorliegen.

$$1\ IO_3^- + 5\ I^- + 6\ H_3O^+ \longrightarrow 3\ I_2 + 9\ H_2O$$

$$2\ IO_4^- + 14\ I^- + 16\ H_3O^+ \longrightarrow 8\ I_2 + 24\ H_2O$$

7.2.4.2 Pharmazeutische Anwendungen

– Ethylenglycol [$M_r = 62,1$]

Ethan-1.2-diol wird durch überschüssiges Periodat zu zwei Molekülen Formaldehyd gespalten.

$$
\begin{array}{ccc}
H_2C\text{-}OH & & H_2C{=}O \\
| & \xrightarrow{\ IO_4^-\ } & + \quad (1\ Mol\ NaIO_4) \\
H_2C\text{-}OH & & H_2C{=}O
\end{array}
$$

- **Fosfomycin-Calcium** [M_r=194,1]
- **Fosfomycin-Natrium** [M_r=182,0]

Beide Oxiran-Derivate werden nach Zugabe von $NaIO_4$ und $HClO_4$ 105 min auf 37° C erhitzt. Dabei erfolgt die *Ringöffnung des Epoxids* zum Diol und dessen nachfolgende Oxidation mit einem Äquivalent Periodat. Anschließend wird der Periodat-Überschuss nach Variante (b) zurücktitriert.

- **Glycerol** (Glycerin) [M_r=92,1]

1.2.3-Propantriol wird von überschüssigem $NaIO_4$ in 2 Mol Formaldehyd und 1 Mol Ameisensäure gespalten. Nach Zusatz von Ethylenglycol wird die gebildete Ameisensäure acidimetrisch bestimmt [vgl. **MC-Fragen Nr. 550, 551, 1242, 1434, 1470, 1695**].

$$
\begin{array}{ccc}
H_2C\text{-}OH & & H_2C\text{=}O \\
| & \underline{\qquad} IO_4^- \longrightarrow & + \\
HC\text{-}OH & & HCOOH \quad (2\ \text{Mol}\ NaIO_4) \\
| & \underline{\qquad} IO_4^- \longrightarrow & + \\
H_2C\text{-}OH & & H_2C\text{=}O
\end{array}
$$

- **Glycerolmonostearat** (2.3-Dihydroxypropyloctadecanoat) [M_r=179]

Nach der Abtrennung von freiem Glycerol werden die Monoglyceride nach Malaprade bestimmt. Dabei lassen sich nur 1-Monoglyceride erfassen, während 2-Monoglyceride sowie Di- und Triglyceride nicht mit Periodat reagieren.

$$
\begin{array}{ccc}
H_2C\text{-}O\text{-}CO\text{-}R & & H_2C\text{-}O\text{-}CO\text{-}R \\
| & & | \\
HC\text{-}OH & \underline{\qquad} IO_4^- \longrightarrow & HC\text{=}O \\
| & & + \quad (1\ \text{Mol}\ NaIO_4) \\
H_2C\text{-}OH & & H_2C\text{=}O
\end{array}
$$

- **Guaifenesin** (o-CH_3O-C_6H_4-O-CH_2-CHOH-CH_2OH) [M_r=198,2]

Beim Guaifenesin ist die primäre Hydroxylgruppe an C-1 des Glycerols mit Guajacol *verethert*, sodass bei der Malaprade-Reaktion unter Verbrauch von 1 Mol $NaIO_4$ nur die Diolstruktur C(2)-C(3) gespalten wird.

$$
\begin{array}{ccc}
o\text{-}CH_3O\text{-}C_6H_4\text{-}O\text{-}CH_2 & & H_2C\text{-}O\text{-}C_6H_4\text{-}OCH_3 \\
| & & | \\
HC\text{-}OH & \underline{\qquad} IO_4^- \longrightarrow & HC\text{=}O \\
| & & + \quad (1\ \text{Mol}\ NaIO_4) \\
H_2C\text{-}OH & & H_2C\text{=}O
\end{array}
$$

- **D-Mannitol** (Mannit) [M_r=182,2]
- **Sorbitol** (Sorbit; D-Glucitol) [M_r=182,2]

Bei der Malaprade-Reaktion der beiden Hexite werden unter Bildung von 4 Mol Ameisensäure und 2 Mol Formaldehyd 5 Mol Natriummetaperiodat verbraucht. Da 5 Mol IO_4^- nach Methode (b) 10 Äquivalenten Iod gleichzusetzen sind, entspricht 1 ml 0,05 M-Iod-Lösung **1,822 mg** des jeweiligen Hexits [vgl. **MC-Fragen Nr. 549, 552, 554, 555**].

$$\begin{array}{ccc}
H_2C\text{-}OH & & H_2C\text{=}O \\
| & \xrightarrow{\quad IO_4^-\quad} & + \\
HC\text{-}OH & & HCOOH \\
| & \xrightarrow{\quad IO_4^-\quad} & + \\
HC\text{-}OH & & HCOOH \\
| & \xrightarrow{\quad IO_4^-\quad} & + \quad\quad (5\ Mol\ NaIO_4) \\
HC\text{-}OH & & HCOOH \\
| & \xrightarrow{\quad IO_4^-\quad} & + \\
HC\text{-}OH & & HCOOH \\
| & \xrightarrow{\quad IO_4^-\quad} & + \\
H_2C\text{-}OH & & H_2C\text{=}O
\end{array}$$

Beide Hexite werden heute nach Arzneibuch mithilfe der Flüssigchromatographie bestimmt.

Darüber hinaus kann man auch den Gehalt von

– **Ribose** [M_r=150,1]
– **Adenosinmonophosphat-Dinatrium** [M_r=391,2]
– **Adenosintriphosphat-Dinatrium** [M_r=551,1]

periodatometrisch bestimmen. Bei den beiden Nucleosiden wird die Glycolstruktur der Ribose [C(2)-C(3)] oxidativ von 1 Mol IO_4^- zum 2.3-Dialdehyd gespalten. Die Auswertung erfolgt durch Bestimmung des Periodat-Verbrauchs nach Methode (b) (vgl. Kap. 7.2.4.1).

AMP/ATP

7.2.5 Bromometrie (Bromatometrie)

7.2.5.1 Grundlagen, Durchführung

Elementares Brom besitzt ein Normalpotential von **E° = +1,07 V** und ist somit ein stärkeres Oxidationsmittel als Iod. Darüber hinaus ist Brom ein hochreaktives elektrophiles Agens. Daher bieten sich für bromometrische Bestimmungen im Prinzip folgende Methoden an:

– *Oxidationsreaktionen mit Brom,*
– *Additionsreaktionen mit Brom,*
– *Substitutionsreaktionen mit Brom (Kernbromierung). (Koppeschaar-Titration).*

Brom-Lösungen sind allerdings nur begrenzt haltbar, sodass man das für die Umsetzung benötigte Brom erst während der Titration durch Komproportionierung von Bromat und Bromid in *saurer* Lösung erzeugt. Hierzu versetzt man die Probenlösung mit überschüssigem **Kaliumbromid** (KBr) und lässt eine **Kaliumbromat-Maßlösung** (KBrO$_3$) hinzutropfen.

$$BrO_3^- + 5\ Br^- + 6\ H_3O^+ \longrightarrow 3\ Br_2 + 9\ H_2O$$

Da KBrO$_3$ selbst Urtitersubstanz ist, wird der Faktor der Maßlösung aus der Einwaage berechnet. Eine *Einstellung* der Maßlösung kann mit Arsen(III)-oxid erfolgen.

$$3\ AsO_3^{3-} + BrO_3^- \longrightarrow 3\ AsO_4^{3-} + Br^-$$

Für die *Indizierung des Titrationsendpunktes* existieren zwei Möglichkeiten:

a) Man arbeitet mit einem Überschuss an Bromat (Brom), setzt nach beendeter Reaktion Kaliumiodid hinzu, das vom nicht verbrauchten Brom zu elementarem Iod oxidiert wird. Danach titriert man das ausgeschiedene Iod mit einer Na$_2$S$_2$O$_3$-Lösung gegen Stärke zurück.

b) Man setzt einen Indikator hinzu, der bereits durch geringe Mengen an Brom oxidativ zerstört wird (z. B. Methylrot, Methylorange) oder irreversibel mit Brom reagiert (z. B. Ethoxychrysoidin) und dadurch eine Farbänderung erfährt (vgl. Kap. 7.1.3.1).

7.2.5.2 Oxidationsreaktionen mit Brom

– **Cystin** (HOOC-CHNH$_2$-CH$_2$-S-S-CH$_2$-CHNH$_2$-COOH) [M$_r$=240,3]
Das Disulfid wird unter Verbrauch von 10 Äquivalenten Brom bis zur Sulfonsäure-Stufe oxidiert.

$$R\text{-}S\text{-}S\text{-}R + 5\ Br_2 + 6\ H_2O \longrightarrow 2R\text{-}SO_3H + 10\ HBr$$

Isoniazid (Isonicotinsäurehydrazid) [M$_r$=137,1]
– **Isoniazid** (Isonicotinsäurehydrazid) [M$_r$=137,1]
Bei der direkten bromometrischen Bestimmung von Isoniazid gegen Methylrot oder Ethoxychrysoidin als Indikator entstehen unter Verbrauch von **4 Äquivalenten** Brom Isonicotinsäure und elementarer Stickstoff.

Isoniazid   **Isonicotinsäure**

Da aus 1 Mol KBrO$_3$ 3 Mol (6 Äquivalente) Brom entstehen, entspricht 1 ml einer 0,0167 M-KBrO$_3$-Lösung **3,429 mg** Isoniazid [vgl. **MC-Frage Nr. 557**].

– **Dihydralazinsulfat** [M$_r$=288,3]
Das durch salzsaure Hydrolyse gebildete **Hydrazin** wird durch überschüssiges Brom zu Stickstoff oxidiert.

$$H_2N\text{-}NH_2 + 2\ Br_2 \longrightarrow N_2 + 4\ HBr$$

Der Brom-Überschuss wird anschließend mit KI umgesetzt und das ausgeschiedene Iod mit Thiosulfat titriert. Da bei der Hydrolyse des Dihydralazin zwei Moleküle Hydrazin entstehen, werden bei der Bestimmung insgesamt **8** Äquivalente Brom bzw. 4/3 Mol $KBrO_3$ verbraucht. Somit entspricht 1 ml 0,02 M-$KBrO_3$-Lösung **3,604 mg** Dihydralazinsulfat [vgl. **MC-Fragen Nr. 556, 558**].

Im Gegensatz zur Gehaltsbestimmung von Isoniazid, die als Direkttitration durchgeführt wird, ist beim Dihydralazin eine *Rücktitration* erforderlich, da aufgrund der Amidrazon-Struktur die Abspaltung des Hydrazins wesentlich langsamer verläuft als beim Isonicotinsäurehydrazid. Das Arzneibuch lässt Dihydralazinsulfat nach der ICl-Methode bestimmen (vgl. Kap. 7.2.3.6).

Neben N_2H_4 lassen sich auch NH_4^+-Ionen und ähnliche Stickstoffverbindungen mit Brom zu elementarem Stickstoff oxidieren.

7.2.5.3 Additionsreaktionen mit Brom

Die Addition von Brom an C=C-Doppelbindungen kann zur quantitativen Bestimmung folgender Verbindungen herangezogen werden:

– **Hexobarbital** [M_r=236,3]
(N-Methyl-cyclohexenyl-methyl-barbitursäure)
Die Doppelbindung des Cyclohexenyl-Restes wird in Eisessig unter Verbrauch von **2** Äquivalenten Brom quantitativ bromiert. Nach neueren Befunden entsteht jedoch nicht das vicinale Dibromid, sondern ein Bromhydrin-Derivat [vgl. **MC-Frage Nr. 560**].

Hexobarbital

Nach erfolgter Umsetzung wird der Brom-Überschuss iodometrisch zurücktitriert. Das Arzneibuch lässt Hexobarbital argentoacidimetrisch bestimmen (vgl. Kap. 6.2.4.3).

– **Etacrynsäure** [M_r = 303,1]

Bei der Bestimmung addiert sich in der salzsauren Lösung **Brommonochlorid** (BrCl) an die C=C-Doppelbindung der α.β-ungesättigten Carbonylstruktur. Der Gehaltsbestimmung liegt die Differenz des Verbrauchs im Haupt- und Blindversuch zugrunde [vgl. **MC-Fragen Nr. 1203, 1204**]. Das Arzneibuch lässt Etacrynsäure acidimetrisch titrieren (vgl. Kap. 6.2.1.2).

– Dihydrochinaalkaloide

Chinidin und **Chinin** (vgl. Kap. 6.3.4.9) enthalten am Chinuclidin-Ring eine *Vinyl-Seitenkette*, an die Brom addiert werden kann. Bei den analogen, Ethyl-substituierten Dihydroderivaten kann diese Addition nicht stattfinden.

$$R\text{-}CH\text{=}CH_2 + Br_2 \longrightarrow R\text{-}CHBr\text{-}CH_2Br$$
$$R\text{-}CH_2\text{-}CH_3 + Br_2 \xrightarrow{\quad//\quad} \text{keine Addition}$$

Das Arzneibuch schreibt deshalb neben der Bestimmung der Gesamtalkaloide durch Titration im wasserfreien Medium, bei der die Dihydroverbindungen miterfasst werden, zusätzlich die bromometrische Bestimmung der Vinylgruppen-haltigen Alkaloide vor. Aus der Differenz beider Titrationen kann indirekt der Gehalt an Dihydroalkaloiden als Verunreinigungen ermittelt werden [vgl. **MC-Frage Nr. 559**].

7.2.5.4 Substitutionsreaktionen mit Brom (Koppeschaar-Titration)

Aktivierte Aromaten, besonders Derivate des **Anilins** und **Phenols**, werden durch Brom in *ortho-* und *para-Position* zur HO- bzw. NH_2-Gruppe elektrophil substituiert [vgl. **MC-Fragen Nr. 560–576**].

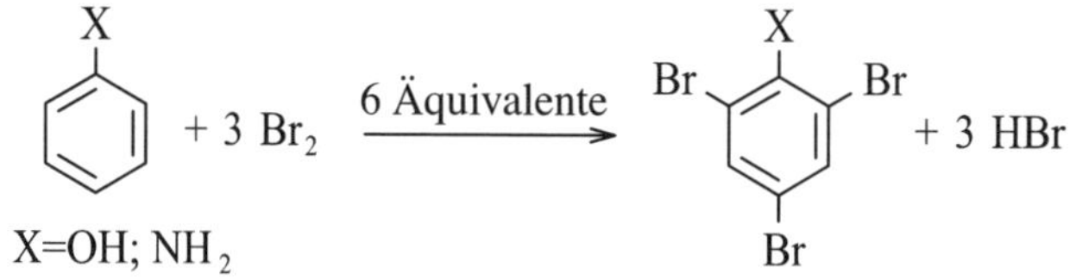

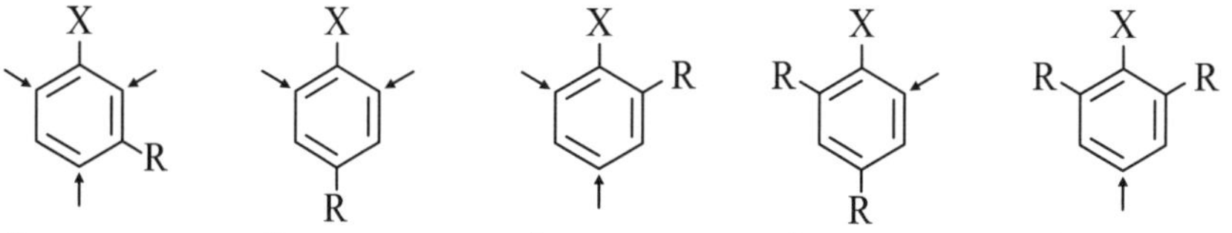

X=OH; NH_2

6 Äquivalente   4 Äquivalente   4 Äquivalente   2 Äquivalente   2 Äquivalente

Je nach Anzahl und Stellung bereits vorhandener Substituenten entstehen dabei unter Verbrauch von 2, 4 oder 6 Äquivalenten Brom Mono-, Di- oder Tribrom-Substitutionsprodukte. Nach erfolgter Bromierung wird der Brom-Überschuss iodometrisch erfasst. An pharmazeutischen Anwendungsbeispielen sind zu nennen:

– Bestimmung von Anilin-Derivaten

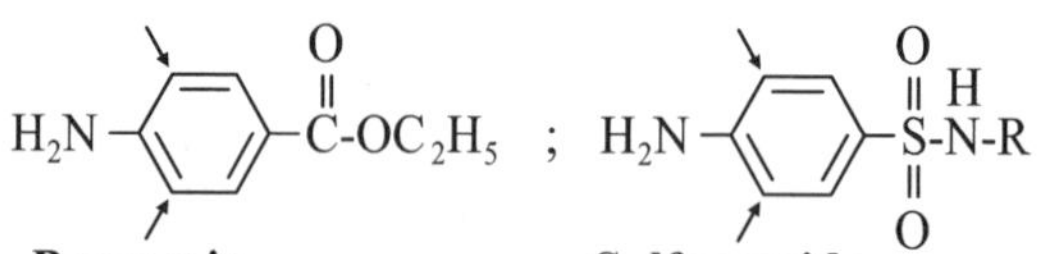

Benzocain   ;   **Sulfonamide**

Amino-substituierte Aromaten wie **p-Aminobenzoesäureester** oder **Sulfonamide** können unter Verbrauch von **4** Äquivalenten Brom titriert werden [vgl. **MC-Frage Nr. 564**]. Die Bromierung verläuft bereits bei Raumtemperatur innerhalb kurzer Zeit quantitativ ab und liefert die entsprechenden 3.5-Dibrom-Derivate. Ein Zusatz von Essigsäure soll ein vorzeitiges Ausfallen unvollständig bromierter Produkte verhindern.

Eine Ausnahme stellt **Sulfathiazol** (Sulfamidothiazol) dar, das bei der Titration **6** Äquivalente verbraucht. Außer der üblichen zweifachen Arylsubstitution wird unter den gegebenen Bedingungen auch der Thiazol-Ring unter Bildung eines 4-Hydroxy-5-brom-thiazolin-Derivates angegriffen.

Sulfathiazol

Das Arzneibuch lässt die genannten Verbindungen im Rahmen der Bestimmung *„Stickstoff in primären aromatischen Aminen"* **nitritometrisch** erfassen (vgl. Kap. 7.2.7).

– **Bestimmung von Phenol-Derivaten**

| p-Kresol | Chlorocresol | Thymol | Oxedrin |

– **para-Kresol** [M$_r$=108,1]
para-Kresol lässt sich unter Verbrauch von **4** Äquivalenten Brom nach Koppeschaar bestimmen. Somit entspricht 1 ml einer 0,0167 M-KBrO$_3$-Lösung **2,7 mg** Substanz [vgl. **MC-Frage Nr. 568**].

– **Chlorocresol** (4-Chlor-3-methylphenol) [M$_r$=142,6]
Unter Verbrauch von **4** Äquivalenten entsteht 2.6-Dibrom-4-chlor-3-methylphenol.

– **Oxedrintartrat** (1-(4'-Hydroxyphenyl)-2-methylamino-ethan-1-ol-tartrat) [M$_r$=484,5]
Durch das phenolische Hydroxyl ist der Phenylring für S$_E$-Reaktionen hinreichend aktiviert; die unter Verbrauch von **4** Äquivalenten Brom stattfindende Bis-ortho-Bromierung läuft bei Raumtemperatur schnell ab. Andere Arzneibücher sehen eine wasserfreie Titration des Anions mit Perchlorsäure bei potentiometrischer Endpunktsanzeige vor.

- **Thymol** (2-Isopropyl-5-methylphenol) [M_r=150,2]
Bei der Titration bildet sich unter Verbrauch von **4** Äquivalenten Brom 4.6-Di-brom-2-isopropyl-5-methylphenol. 1 ml einer 0,0167 M-KBrO$_3$-Lösung entspricht somit **3,75 mg** Thymol [vgl. **MC-Fragen Nr. 561, 564, 569**]. Das Arzneibuch sieht für Thymol keine direkte Gehaltsbestimmung mehr vor.

- **Phenolsulfonphthalein** (Phenolrot) [M_r=138,2]
Bei der Bestimmung bildet sich aus Phenolrot unter Verbrauch von **8** Äquivalen-ten Brom **Bromphenolblau** [siehe Kap. 6.1.5.3 und **MC-Fragen Nr. 565, 576**].

- **Phenol** (Hydroxybenzen) [M_r=94,1]
Aus Phenol und überschüssiger Brom-Lösung bildet sich primär unter elektrophi-ler Substitution des arom. Ringes **2.4.6-Tribromphenol**. Dieses wird anschließend durch den Brom-Überschuss oxidativ in **2.4.4.6-Tetrabrom-2.5-cyclohexadien-1-on**, das *Endprodukt der Bromierung*, umgewandelt.
Das Cyclohexadienon-Derivat wird durch das vor der Rücktitration zugesetzte Iodid zu **2.4.6-Tribromphenol**, dem *Endprodukt der Titration*, reduziert. Dabei entsteht intermediär Iodmonobromid, das mit Iodid zu Iod und Bromid reagiert. Das ausgeschiedene Iod wird anschließend mit Thiosulfat gegen Stärke zurücktit-riert, wobei ein Zusatz von Chloroform durch Lösen des Tribromphenols das Er-kennen des Endpunktes fördert.

Der Berechnung des Gehaltes werden **6** Äquivalente zugrunde gelegt, sodass 1 ml 0,0167 M-KBrO$_3$ Lösung **1,57 mg** Phenol entspricht [vgl. **MC-Fragen Nr. 563, 566, 567**]. Darüber hinaus ist auch eine photometrische Bestimmung des Phenols bei 280 nm oder die titrimetrische Erfassung in DMF mit TBAH-Lösung möglich [vgl. **MC-Frage Nr. 1195**].

- **Resorcin** (1.3-Dihydroxybenzen) [M_r=110,1]

Von den zwei- und dreiwertigen Phenolen lässt sich nur Resorcin nach der Koppe-schaar-Methode bestimmen. Auch hier dürfte das primär entstehende **2.4.6-Tri-bromresorcin** durch überschüssiges Brom in **2.4.4.6.6-Pentabrom-1-cyclohexen-3.5-dion** umgewandelt werden. Letzteres wird anschließend durch Iodid wieder re-duziert, sodass für die Titration ein Gesamtverbrauch von **6 Äquivalenten Brom** ermittelt wird [vgl. **MC-Frage Nr. 563**].

In analoger Weise kann auch
– **Hexylresorcin** (4-Hexylbenzol-1.3-diol) [$M_r = 194,3$]
bromometrisch bestimmt werden.

– **Natriumsalicylat** [$M_r=160,1$]
Bromometrische Titrationen sind für Salicylsäure, ihre Salze sowie für Salicylsäu-reester (Acetylsalicylsäure, Methylsalicylat) spezifischer als die acidimetrischen Bestimmungen. Die Ester-Derivate müssen ggf. zuvor verseift werden.

Die elektrophile Bromierung der Salicylsäure erfolgt langsamer als beim Phe-nol; vor allem die Säurekonzentration darf nicht zu hoch sein. Primär wird der arom. Ring in 3- und 5-Stellung angegriffen; es bildet sich **3.5-Dibromsalicylsäure**, die bei unsachgemäßer Durchführung der Titration ausfallen kann und dann nicht weiter bromiert wird. Das Dibrom-Derivat reagiert mit einem weiteren Molekül Brom und geht dabei unter *Decarboxylierung* in **2.4.6-Tribromphenol** über (End-produkt der Titration). Dieses wird von Brom erneut angegriffen und es entsteht **2.4.4.6-Tetrabrom-2.5-cyclohexadien-1-on** (Endprodukt der Bromierung).

Das nach beendeter Bromierung zugesetzte KI reduziert das Cyclohexadienon-Derivat zu 2.4.6-Tribromphenol, sodass sich für die Gesamtreaktion ein Verbrauch von **6 Äquivalenten Brom** ergibt [vgl. **MC-Fragen Nr. 562, 571, 1634**].

2.4.6-Tribromphenol

Das Arzneibuch lässt den Gehalt von Natriumsalicylat durch wasserfreie Titration des Anions mit Perchlorsäure in Eisessig bestimmen (vgl. Kap. 6.3.4.5).

Berechnungen (in Klammer Nr. der MC-Frage)

[572] 1 Mol Natriumsalicylat [$M_r=160,1$] sind bei der bromometrischen Bestim-mung 3 Mol (6 Äquivalente) Brom äquivalent. 160 mg Na-salicylat entspre-chen $1 \cdot 10^{-3}$ Mol und 1 ml einer 0,0333 M (0,2 M)-KBrO$_3$-Lösung enthält 1/$30 \cdot 10^{-3}$ Mol KBrO$_3$. Somit werden zur Titration von 160 mg Na-salicylat **30 ml** einer 0,0333 M (0,2 M)-KBrO$_3$-Lösung benötigt.

– **Hydroxyethylsalicylat** [$M_r=182,2$]
Der intakte Ester wird unter Verbrauch von **4** Äquivalenten Brom zu 3.5-Dibrom-(2-hydroxyethyl)-2-hydroxybenzoat elektrophil substituiert.

Hydroxyethylsalicylat

– **Bestimmung von para-Hydroxybenzoesäureestern**
In das Arzneibuch wurden als Monographien aufgenommen:

– **Butyl-4-hydroxybenzoat** (R=C_4H_9) [$M_r=194,2$]
– **Ethyl-4-hydroxybenzoat** (R=C_2H_5) [$M_r=166,2$]
– **Methyl-4-hydroxybenzoat** (R=CH_3) [$M_r=152,1$]
– **Propyl-4-hydroxybenzoat** (R=C_3H_7) [$M_r=180,2$]

Ester der 4-Hydroxybenzoesäure lassen sich infolge ihres phenolischen Hydroxyls in methanolischer Lösung direkt bromieren, wobei unter Erhalt der Esterfunktion 4 Äquivalente Brom benötigt werden [vgl. **MC-Fragen Nr. 573- 575**].

Es resultieren jedoch genauere Ergebnisse, wenn man die Ester zunächst zu p-Hydroxybenzoesäure verseift (30 min Rückfluss in alkalischer Lösung) und anschließend die Säure bromometrisch bestimmt. Hierbei tritt Decarboxylierung ein und es werden insgesamt **6** Äquivalente Brom verbraucht. Die Reaktion verläuft analog der bromometrischen Bestimmung des Natriumsalicylats, d. h., als Endprodukt der Bromierung entsteht 2.4.4.6-Tetrabrom-2.5-cyclohexadien-1-on und als Endprodukt der Titration liegt 2.4.6-Tribromphenol vor. Ein Zusatz von Essigsäure verhindert ein Ausfallen der Bromierungsprodukte. Das Arzneibuch lässt den Gehalt dieser Ester durch Verseifungstitration bestimmen (vgl. Kap. 6.2.3.1).

4-Hydroxybenzoesäure

7.2.6 Chromatometrie

7.2.6.1 Grundlagen, Durchführung

Kaliumdichromat ($K_2Cr_2O_7$) besitzt ein Normalpotential von **E° = +1,36 V** und ist somit in saurer Lösung ein starkes Oxidationsmittel, das zu Cr(III) reduziert wird. Daher entspricht 1 Mol $K_2Cr_2O_7$ 6 Redoxäquivalenten (vgl. Kap. 4.1.2).

$$Cr_2O_7^{2-} + 14\ H_3O^+ + 6\ e^- \longrightarrow 2\ Cr^{3+} + 21\ H_2O$$

Vorteil der Chromatometrie ist, dass Chlorid *nicht* zu elementarem Chlor oxidiert wird, sodass man, wenn die Säurekonzentration nicht allzu hoch ist, auch in salzsaurer Lösung titrieren kann.

Der Farbwechsel von *gelbem* Dichromat zu *grünen* Chrom(III)-Salzlösungen ist nicht gut zu erkennen. In der Praxis arbeitet man daher mit Redoxindikatoren (Diphenylamin/Schwefelsäure) oder versetzt mit überschüssigem Oxidationsmittel. Der Überschuss an Dichromat wird anschließend iodometrisch zurücktitriert, indem man die Lösung mit KI versetzt und das ausgeschiedene Iod mit Thiosulfat erfasst.

$$Cr_2O_7^{2-} + 6\ I^- + 14\ H_3O^+ \longrightarrow 3\ I_2 + 2\ Cr^{3+} + 21\ H_2O$$

7.2.6.2 Pharmazeutische Anwendungen

– Bestimmung von Eisenpulver/Eisen(II)-sulfat

Hierzu wird metallisches Eisen unter Bildung von Eisen(II)-sulfat in H_2SO_4 gelöst und anschließend mit $K_2Cr_2O_7$ zu Fe(III) oxidiert [vgl. **MC-Fragen Nr. 578, 1176, 1177**].

$$Fe + H_2SO_4 \longrightarrow FeSO_4 + H_2\uparrow$$
$$6\ Fe^{2+} + Cr_2O_7^{2-} + 14\ H_3O^+ \longrightarrow 6\ Fe^{3+} + 2\ Cr^{3+} + 21\ H_2O$$

Das Auflösen von **Natriumhydrogencarbonat** in der sauren Titrationslösung soll eine CO_2-Atmosphäre erzeugen und die Oxidation von Fe(II) zu Fe(III) durch Luftsauerstoff verhindern. Darüber hinaus wird der Lösung H_3PO_4 zugesetzt, die Fe(III) komplexiert und dadurch das Redoxpotential des Systems (Fe^{3+}/Fe^{2+}) herabsetzt (vgl. Kap. 7.2.1.2). Dies ist in der Nähe des Äquivalenzpunktes von Bedeutung, da andernfalls der Indikatorumschlag zu früh erfolgen würde.

– Bestimmung von Ethanol

Ethanol [M_r=46,07] wird in saurer Lösung durch Dichromat bis zur Stufe der Essigsäure oxidiert [vgl. **MC-Frage Nr. 577**].

$$2\ Cr_2O_7^{2-} + 3\ CH_3CH_2OH + 16\ H_3O^+ \longrightarrow 4\ Cr^{3+} + 3\ CH_3COOH + 27\ H_2O$$

Das Arzneibuch nutzt die Methode zur Bestimmung von *Ethanol in Chloroform*. Das überschüssige Dichromat wird anschließend mit Iodid reduziert und das ausgeschiedene Iod mit Thiosulfat gegen Stärke zurücktitriert; ein Blindversuch wird durchgeführt. Bei der Oxidation des Ethanols zu Essigsäure werden 4 Elektronen abgegeben, sodass 1 ml 0,1 M-$Na_2S_2O_3$-Lösung **1,15 mg** Ethanol entspricht.

7.2.7 Nitritometrie (Diazotitration)

7.2.7.1 Grundlagen, Durchführung

Titrationen mit einer **Natriumnitrit-Maßlösung** werden in den Arzneibüchern zur direkten volumetrischen *Bestimmung primärer aromatischer Amine* wie **Sulfonamiden** (mit Ausnahme N-4-acylierter Derivate) oder Lokalanästhetika vom Typ der **4-Aminobenzoesäureester** durchgeführt. Darüber hinaus lassen sich auch die N-Alkylderivate der letztgenannten Substanzklasse, wie z. B. **Tetracain**, unter Bildung von N-Nitrosaminen nitritometrisch erfassen [vgl. **MC-Frage Nr. 579**].

Die Reaktion primärer arom. Amine mit $NaNO_2$ in saurer Lösung verläuft rasch und quantitativ unter Bildung mesomeriestabilisierter **Diazoniumsalze** ($Ar-N_2^+$). Halogenid-Ionen, insbesondere Bromid, katalysieren die Umsetzung, wobei intermediär Nitrosylbromid (NOBr) auftritt. Der Ablauf der Diazotierung kann am Beispiel des **Anilins** ($C_6H_5-NH_2$) durch folgendes Formelschema (1)-(4) wiedergegeben werden:Benzoldiazoniumion

(1) $C_6H_5-NH_2 + H_3O^+ \rightleftharpoons C_6H_5-NH_3^+ + H_2O$ *prot.*
   Anilin

(2) $NO_2^- + H_3O^+ \rightleftharpoons HNO_2 + H_2O$ → Salpedrige Säure

(3) $HNO_2 + H_3O^+ + X^- \rightleftharpoons NOX + 2\ H_2O\ [X^- = Br^-, Cl^-]$ Reaktion mid/Kat

(4) $C_6H_5-NH_2 + NOX \longrightarrow [C_6H_5-NH_2-NO]^+X^- \longrightarrow C_6H_5-N_2^+ + X^- + H_2O$

   Benzoldiazoniumion

Der *Endpunkt* kann visuell mit *Indikatoren* (Tropäolin 00, Ferrocyphen) erkannt werden (vgl. Kap. 7.1.3.1). Zur elektrometrischen Indizierung der Diazotitration, die in der Regel angewandt wird, bevorzugt das Arzneibuch eine *biamperometrische Methode* (vgl. Kap. 10.6.4.2). Hierbei wird die Stromstärke (als Funktion des Titrationsgrades τ) gemessen, die zwischen zwei gleichen in die Lösung eintauchenden polarisierbaren Pt-Elektroden fließt. Auch eine *potentiometrische* Indizierung durch Messung der Spannung (als Funktion von τ) zwischen einer Pt-Elektrode und einer Ag/AgCl-Elektrode als Messkette ist möglich. Schließlich ist auch das externe Tüpfeln auf Kaliumiodid-Stärke-Papier zur Endpunktsbestimmung geeignet [vgl. **MC-Fragen Nr. 580, 581**].

7.2.7.2 Pharmazeutische Anwendungen

Abb. 1.38 zeigt die Strukturen einiger Wirkstoffe und Wirkstoffklassen, die sich nitritometrisch bestimmen lassen.

Wichtige Arzneibuchbeispiele sind:

- **Benzocain** (p-Aminobenzoesäureethylester) [M_r=165,2]
- **Calcium-p-aminosalicylat** [M_r=398,4]
- **Dapson** (4.4'-Sulfonyldianilin) [M_r=248,3]
  Aufgrund der Diaminstruktur werden zwei Äquivalente Maßlösung verbraucht.

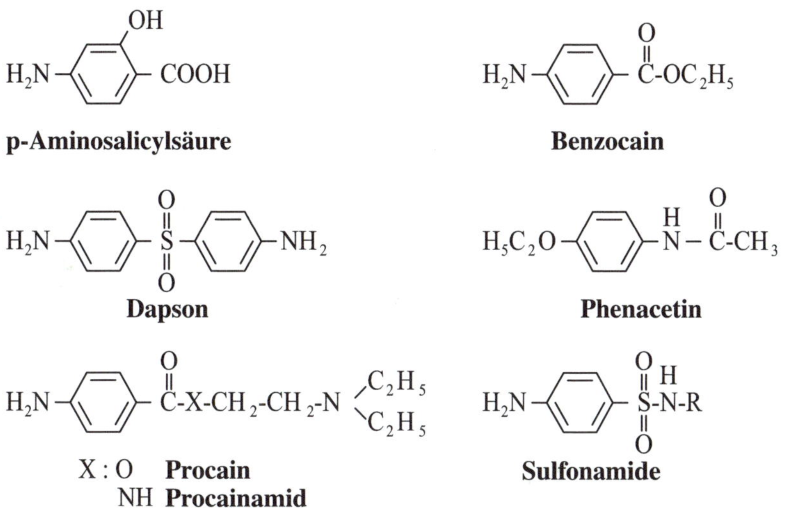

Abb. 1.38:   Nitritometrisch bestimmbare Arzneistoffe

– **Natrium-p-aminmosalicylar** [M_r=211,2]
– **Phenacetin** (4-Ethoxyacetanilid) [M_r=179,2]
  Bestimmt wird das nach salzsaurer Hydrolyse erhaltene **p-Phenetidin**; Indikator ist eine Ferrocyphen-Lösung.

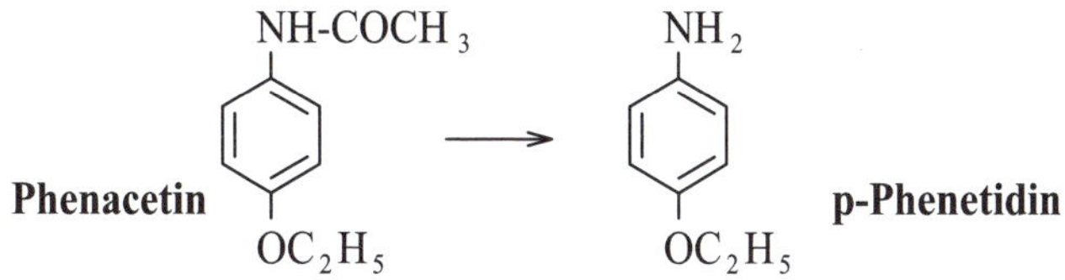

– **Procainamidhydrochlorid** [M_r=271,8]
– **Procainhydrochlorid** [M_r=272,8]
– **Succinylsulfathiazol** [M_r=373,4]
  Bestimmt wird das nach salzsaurer Hydrolyse (Kochen unter Rückfluss) erhaltene **Sulfathiazol**.
– **Sulfacetamid-Natrium** [M_r=254,2]
– **Sulfadiazin** [M_r=250,3]
– **Sulfadimidin** [M_r=278,3]
– **Sulfadoxin** [M_r=310,3]
– **Sulfafurazol** [M_r=267,3]
– **Sulfaguanidin** [M_r=232,2]
– **Sulfamerazin** [M_r=264,3]
– **Sulfamethizol** [M_r=270,3]
– **Sulfamethoxazol** [M_r=253,3]
  Die bisherige wasserfreie Titration mit TBAH-Lösung ist durch ein nitritometrisches Verfahren ersetzt worden.

Sulfamethoxypyridazin [M_r=280,3]
- **Sulfametoxydiazin** [M_r=280,3]
- **Sulfanilamid** [M_r=172,2]
- **Sulfathiazol** [M_r=255,3]
- **Sulfisomidin** [M_r=278,3]

Sulfonamide sind nicht nur bromometrisch oder nitritometrisch sondern aufgrund ihrer NH-Acidität auch mit TBAH-Lösung in wasserfreiem Milieu titrierbar. An weiteren Bestimmungsmethoden für Sulfonamide sind die UV-Absorption im Bereich von 250–350 nm sowie die Oxidation des Schwefels zu Sulfat und dessen gravimetrische Erfassung als $BaSO_4$ zu nennen. Darüber hinaus bietet die Nitritometrie die Möglichkeit Amino-substituierte Aromaten *spezifisch* neben Hydroxylgruppen-haltigen Aromaten zu bestimmen, was bromometrisch oder durch die Ermittlung der Hydroxylzahl nicht gelingt. Die in obiger Auflistung genannten Salze der **p-Aminosalicylsäure** und die Hydrochloride des **Procain** oder **Procainamid** lassen sich auch in nichtwässrigem Medium mit Perchlorsäure ggf. nach Zusatz von Hg(II)-acetat titrieren. Daneben bietet sich für die Hydrochloride an, ihren Gehalt argentometrisch oder in Form einer Verdrängungs- bzw. Zweiphasentitration zu ermitteln [vgl. **MC-Fragen Nr. 1196–1202, 1426, 1530, 1549**].

7.2.8 Titanometrie (Reduktionen mit Titan(III)-chlorid)

Titan(III)-Salzlösungen sind starke Reduktionsmittel (**E° = -0,04 V**), wobei sie zu Ti(IV)-Verbindungen oxidiert werden. Aufgrund des Oxidationsvorganges

$$Ti^{3+} + 3\ H_2O \rightleftharpoons TiO^{2+} + 2\ H_3O^+ + 1\ e^-$$

hängt das Redoxpotential stark vom pH-Wert der Lösung ab. Es wird mit steigender Protonenkonzentration (sinkendem pH-Wert) positiver. In alkalischer Lösung werden selbst H_3O^+-Ionen zu elementarem Wasserstoff reduziert.

Ti(III)-Lösungen sind wenig titerbeständig; sie reagieren mit Sauerstoff und müssen deshalb vor Luft und möglichst auch vor Licht geschützt aufbewahrt werden.

Bei der Titanometrie wird in der Regel mit einem Überschuss an **TiCl₃-Maßlösung** [M_r=154,3] gearbeitet und anschließend der Überschuss an Ti(III) mit einer eingestellten Fe(III)-Salzlösung gegen Ammoniumthiocyanat (NH_4SCN) als Indikator zurücktitriert [vgl. **MC-Frage Nr. 582**].

$$Ti^{3+} + Fe^{3+} + 3\ H_2O \longrightarrow TiO^{2+} + Fe^{2+} + 2\ H_3O^+$$
$$Fe^{3+} + 3\ SCN^- \longrightarrow Fe(SCN)_3 \quad (rot)$$

Mit Titan(III)-Ionen lassen sich reduzieren:

- Chinone zu Hydrochinonen,
- Nitro-, Nitroso-, Azo- oder Azoxyverbindungen zu Aminen,
- Sulfoxide zu Sulfiden,
- Chlorate zu Chloriden.

Als weiteres Beispiel ist zu nennen:

- **Nitranilsäure** [M_r=266,1]

$TiCl_3$ reduziert die Chinonstruktur und die beiden Nitrogruppen unter Bildung von 3.6-Diamino-1.2.4.5-tetrahydroxybenzol.

Nitranilsäure

Der Endpunkt der Direkttitration wird durch Umwandlung des Triphenylmethanfarbstoffes Lichtgrün in die farblose Leukoform angezeigt. Die sonst übliche Methode, überschüssiges Ti(III) mit Fe(III)-Lösungen zurückzutitrieren, wird in diesem Falle durch die phenolischen Hydroxylgruppen gestört.

7.2.9 Ferrometrie (Reduktionen mit Eisen(II)-sulfat)

Eisen(II)-Ionen sind schwache Reduktionsmittel (**E° = +0,77 V**), wobei sie unter Abgabe eines Elektrons zu Fe(III) oxidiert werden. Aufgrund der leichten Oxidierbarkeit von Fe(II) wird der Faktor der schwefelsauren $FeSO_4$-Maßlösung nach Zugabe von H_3PO_4 erst unmittelbar vor Gebrauch mit $KMnO_4$-Lösung bestimmt.

Das Arzneibuch verwendet eine 0,1 M-$FeSO_4$-Lösung zur Gehaltsbestimmung von **Vanadin(V)-oxid** (V_2O_5) [M_r=181,9].

$$VO^{3+} + Fe^{2+} \longrightarrow VO^{2+} + Fe^{3+}$$

Da V_2O_5 partiell durch vierwertiges Vanadat verunreinigt sein kann, behandelt man es *zuvor* mit $KMnO_4$. Der Überschuss an Permanganat wird mit $NaNO_2$ zerstört und überschüssiges Nitrit mit Harnstoff zersetzt. Zur Indizierung des Titrationsendpunktes verwendet man Ferroin.

8. Fällungstitrationen

8.1 Grundlagen

8.1.1 Physikalisch-chemische Grundlagen

Fällungsanalysen, bei denen während der Titration ein schwerlöslicher Niederschlag ausfällt, beruhen auf denselben Gesetzmäßigkeiten, wie sie auch für die **Gravimetrie** maßgebend sind (vgl. Kap. 5.1.2). Allerdings unterliegen Fällungstitrationen schärferen Restriktionen als die Gravimetrie, da bereits die *Fällungsform* eindeutig stöchiometrisch zusammengesetzt sein muss. Darüber hinaus muss die der Fällungstitration zu grunde liegende chemische Reaktion hinreichend schnell ablaufen.

Die größte praktische Bedeutung als Fällungsanalysen haben die Titration von **Sulfat** mit Ba^{2+} - oder Pb^{2+}-Ionen und die **Argentometrie**. Die Argentometrie nutzt die Schwerlöslichkeit zahlreicher Silberverbindungen, besonders die der **Halogenide** (Cl^-, Br^-, I^-) und **Pseudohalogenide** (CN^-, SCN^-).

Bei den Fällungsanalysen titriert man die zu bestimmende Substanz mit einer Maßlösung, mit der praktisch eine quantitative Fällung eines schwerlöslichen Nie-

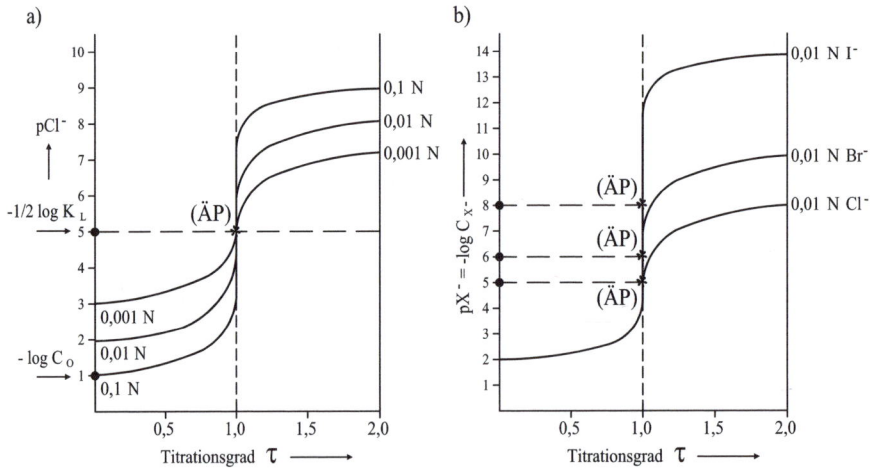

Abb. 1.39: **Titrationskurven argentometrischer Halogenid-Bestimmungen (C_0 = Anfangskonzentration)**
a) unterschiedlich konzentrierte Chlorid-Lösungen
b) gleichkonzentrierte Lösungen von Halogenid-Ionen

derschlags erfolgt. Trägt man, wie dies Abb. 1.39 illustriert, den neg. dekadischen Logarithmus der Konzentration des Titranden gegen den *Fällungsgrad* (Reagenzmenge, Titrationsgrad) auf, so erhält man die gleiche Kurve wie für die Titration einer starken Base mit einer starken Säure.

Aus Abb. 1.39 ist ersichtlich, dass der Sprung in der Titrationskurve und damit die Genauigkeit der Bestimmung umso größer wird, je höher die Ausgangskonzentration des Titranden (a) und je kleiner das Löslichkeitsprodukt (K_L) des gebildeten Salzes (b) ist [vgl. **MC-Frage Nr. 588**].

Die argentometrische Fällung der Halogenide und Pseudohalogenide kann durch folgende Gleichung beschrieben werden:

$$Ag^+ + X^- \longrightarrow AgX \downarrow$$

Daraus ergibt sich das Löslichkeitsprodukt (K_L) zu:

$$K_L = [Ag^+] \cdot [X^-] \quad (mol^2 \cdot l^{-2})$$

Die Zahlenwerte der Löslichkeitsprodukte wichtiger Silbersalze sind in Tab. 1.1, Kap. 5.1.2.2 aufgelistet.

Am *Äquivalenzpunkt* (ÄP) gilt aus Elektroneutralitätsgründen $[Ag^+]=[X^-]$, sodass sich die Konzentration (Aktivität) des Anions am Titrationsendpunkt berechnet zu [vgl. **MC-Fragen Nr. 585–587, 591**]:

$$C_X\text{-}(\ddot{A}P) \sim a_X\text{-}(\ddot{A}P) = \sqrt{K_L} \; (mol \cdot l^{-1})$$

$$-\log C_X\text{-}(\ddot{A}P) = -1/2 \log K_L$$

Beispiele (siehe **MC-Fragen Nr. 589, 590, 593**)

$$K_L(AgCl) = 10^{-10} \longrightarrow C_{Cl}\text{-}(\ddot{A}P) = 10^{-5} \longrightarrow -\log C_{Cl}\text{-}(\ddot{A}P) = \mathbf{5}$$

$$K_L(AgBr) = 10^{-12} \longrightarrow C_{Br}\text{-}(\ddot{A}P) = 10^{-6} \longrightarrow -\log C_{Br}\text{-}(\ddot{A}P) = \mathbf{6}$$

$$K_I(AgI) = 10^{-16} \longrightarrow C_I\text{-}(\ddot{A}P) = 10^{-8} \longrightarrow -\log C_I\text{-}(\ddot{A}P) = \mathbf{8}$$

Berechnungen (in Klammer Nr. der MC-Frage)

[592] Eine 0,1 M-NaCl-Lösung wird mit einer AgNO$_3$-Lösung titriert. Die Chlorid-Konzentration am Äquivalenzpunkt beträgt 10^{-5} mol $\cdot$ l^{-1}.
Werden nur 99,9% der Ausgangskonzentration als AgCl gefällt, so beträgt die verbleibende Cl$^-$-Konzentration in der Lösung 0,1% = 0,0001 M = **10^{-4} mol $\cdot$ l^{-1}**.

Die *Indizierung des Äquivalenzpunktes* einer Fällungstitration kann visuell, potentiometrisch, amperometrisch, konduktometrisch oder nephelometrisch erfolgen. Bei der visuellen Endpunktsanzeige müssen die eingesetzten Indikatoren mit dem Fällungsreagenz einen farbigen Niederschlag oder eine lösliche, gefärbte Verbindung bilden.

8.1.2 Indizierungsmöglichkeiten

Je nach pH-Wert, Indikator und zu bestimmendem Ion unterscheidet man bei der Argentometrie Titrationen nach Budde, Gay-Lussac, Fajans, Liebig, Mohr und Volhard.

8.1.2.1 Titrationen ohne Indikator
(Bestimmungen nach Budde, Gay-Lussac und Liebig)

Am Äquivalenzpunkt beobachtet man bei Fällungen häufig das spontane *Ausflocken* der vorher kolloidalen Suspension. Beispielsweise kann der Endpunkt der Titration von Silber-Ionen mit Chlorid am Zusammenballen („*Klarpunkt*") des ausgefallenen AgCl erkannt werden (**Methode nach Gay-Lussac**). Diese Indizierung beruht auf einer Entladung der durch Adsorption von Ag^+-Ionen zunächst positiv geladenen AgCl-Partikel [vgl. Kap. 8.1.2.4 und **MC-Frage Nr. 599**].

Nach den heutigen Anforderungen ist die Methode zur Erkennung des Endpunktes argentometrischer Titrationen zu ungenau.

Besser zu verfolgen ist die Fällung aus einem löslichen Komplex, z. B. bei der **Argentometrie nach Budde** (vgl. Kap. 8.2.5) oder bei der **Cyanid-Bestimmung nach Liebig**.

Gibt man zu einer **Cyanid-Lösung** tropfenweise eine $AgNO_3$-Maßlösung hinzu, so entsteht an der Eintropfstelle eine weiße Fällung von AgCN, die aber beim Umschütteln unter Bildung des löslichen Silber-dicyano-Komplexes wieder verschwindet. Sind alle CN^--Ionen komplex gebunden, dann erzeugt der nächste Tropfen $AgNO_3$-Lösung eine bleibende Fällung (Trübung) von AgCN. 1 Mol $[Ag^+]$ entspricht somit 2 Mol $[CN^-]$ [vgl. **MC-Frage Nr. 598**].

$$Ag^+ + 2\ CN^- \longrightarrow [Ag(CN)_2]^-$$
$$Ag^+ + [Ag(CN)_2]^- \longrightarrow 2\ AgCN \downarrow$$

Der Vorteil des Verfahrens besteht darin, dass die Cyanid-Bestimmung auch in Anwesenheit von Halogeniden und Thiocyanaten ausgeführt werden kann. Die den Endpunkt anzeigende Fällungsreaktion resultiert dann aus dem Silberhalogenid, wenn dessen Löslichkeitsprodukt eher überschritten wird als das Löslichkeitsprodukt des Silbercyanids ($K_L = 4 \cdot 10^{-12}$).

8.1.2.2 Indizierung des Endpunktes durch Bildung eines farbigen Niederschlags mit einem Fällungsindikator
(Titration nach Mohr)

Titriert man Halogenid-Ionen direkt mit einer $AgNO_3$-Maßlösung in Gegenwart von **Chromat-Ionen**, so fällt zunächst das betreffende Silberhalogenid aus, obwohl z. B. das Löslichkeitsprodukt von Silberchromat kleiner ist als das von Silberchlorid [vgl. **MC-Frage Nr. 584**]. Am Äquivalenzpunkt reagieren überschüssige Ag^+-Ionen mit dem *gelben* Chromat zu *rotbraunem* Silberchromat. Der Endpunkt ist erreicht, wenn der suspendierte Niederschlag eine rotbraune Farbe annimmt.

$$\text{(gelb)} \quad 2\ Ag^+ + CrO_4^{2-} \longrightarrow Ag_2CrO_4 \downarrow \quad \text{(rotbraun)}$$

Ein wesentlicher *Nachteil* der sonst recht genauen Titration nach Mohr ist ihre hohe *pH-Empfindlichkeit.* Sie kann *nur im neutralen* Medium durchgeführt werden; im *sauren* pH-Bereich bildet sich **Dichromat**, das mit Ag^+-Ionen am Äquivalenzpunkt keinen schwerlöslichen Niederschlag bildet [vgl. **MC-Fragen Nr. 601, 602, 615, 616, 1485**].

$$2\ CrO_4^{2-} + 2\ H_3O^+ \rightleftharpoons Cr_2O_7^{2-} + 3\ H_2O$$

In *alkalischer* Lösung fallen Ag^+-Ionen als Oxid, Hydroxid oder Carbonat vor Silberchromat aus.

$$2\ Ag^+ + 2\ HO^- \longrightarrow 2\ AgOH \longrightarrow Ag_2O\downarrow + H_2O$$

Die zulässigen Abweichungen sind nach der alkalischen Seite etwas größer als nach der sauren Seite [pH-Bereich: 6,5–10,5]. In Anwesenheit von NH_4^+-Ionen darf der pH-Wert jedoch nicht höher als pH=7,2 sein, da sonst freier Ammoniak entsteht und z. B. AgCl als Diammin-Komplex wieder in Lösung geht.

Chlorid-Bestimmung nach Mohr: Prinzipiell gilt für alle Fällungsvorgänge, dass die Abscheidung eines schwerlöslichen Niederschlags erst dann einsetzt, wenn das Löslichkeitsprodukt der beteiligten Ionenart überschritten wird. Sofern sich die Löslichkeitsprodukte deutlich voneinander unterscheiden, ist eine *fraktionierte Fällung* möglich; es fällt zuerst die Verbindung mit dem kleinsten K_L-Wert aus.

Nach den Regeln der fraktionierten Fällung würde man erwarten, dass **Ag₂CrO₄** ($K_L \sim 10^{-12}$) wegen seines kleineren Löslichkeitsproduktes vor **AgCl** ($K_L \sim 10^{-10}$) ausfällt. Wie die nachfolgenden Berechnungen [in Klammer Nr. der MC-Frage] zeigen, wird jedoch zuerst $K_L(AgCl)$ überschritten, sofern die Chromat-Konzentration nicht allzu hoch ist.

[594] Die Löslichkeitsprodukte beider Salze ergeben sich zu:

a) $K_L(AgCl) = [Ag^+] \cdot [Cl^-] \longrightarrow [Cl^-] = \dfrac{K_L(AgCl)}{[Ag^+]}$

b) $K_L(Ag_2CrO_4) = [Ag^+]^2 \cdot [CrO_4^{2-}] \longrightarrow [Ag^+] = \sqrt{\dfrac{K_L(Ag_2CrO_4)}{[CrO_4^{2-}]}}$

Setzt man (b) in (a) ein, so erhält man:

$$[Cl^-] = \frac{K_L(AgCl)\ \sqrt{[CrO_4^{2-}]}}{\sqrt{K_L(Ag_2CrO_4)}} = \frac{10^{-10}\ \sqrt{10^{-2}}}{\sqrt{10^{-12}}} = \mathbf{10^{-5}\ mol \cdot l^{-1}}$$

Nimmt man eine Chromat-Konzentration von $10^{-2}\ mol \cdot l^{-1}$ an und setzt die Werte der Löslichkeitsprodukte ein,

$$K_L(AgCl) = 10^{-10}\ mol^2 \cdot l^{-2} - K_L(Ag_2CrO_4) = 10^{-12}\ mol^3 \cdot l^{-3}$$

so beginnt die Mitfällung von Silberchromat erst, wenn die Chlorid-Konzentration den Wert $10^{-5}\ mol \cdot l^{-1}$ erreicht hat.

Die Konzentration der Cl^--Ionen am Äquivalenzpunkt beträgt,

$$[Cl^-] = \sqrt{K_L(AgCl)} = \mathbf{10^{-5}\ mol \cdot l^{-1}}$$

sodass die Fällung von Ag_2CrO_4 tatsächlich erst nach Erreichen des Äquivalenzpunktes einsetzt.

Man kann nun umgekehrt die Chromat-Konzentration berechnen, die eingestellt werden muss, um ein genaues Ergebnis zu erhalten.

$$[CrO_4^{2-}] = \frac{K_L(Ag_2CrO_4)}{K_L(AgCl)} = \frac{10^{-12}}{10^{-10}} = \mathbf{10^{-2} \ mol \cdot l^{-1}}$$

[596] Setzt man gemäß Aufgabentext den exakten Wert $K_L(Ag_2CrO_4) = 2 \cdot 10^{-12}$ $mol^3 \cdot l^{-3}$ ein, so ist:

$$[CrO_4^{2-}] = \frac{K_L(Ag_2CrO_4)}{K_L(AgCl)} = \frac{2 \cdot 10^{-12}}{10^{-10}} = \mathbf{0{,}02 \ mol \cdot l^{-1}}$$

[595] Unter Einbeziehung des Löslichkeitsproduktes von Silberchromat folgt bei einer Chromat-Konzentration von 10^{-4} mol $\cdot$ l^{-1} für die Konzentration an Silber-Ionen:

$$[Ag^+] = \sqrt{\frac{K_L(Ag_2CrO_4)}{[CrO_4^{2-}]}} = \sqrt{\frac{10^{-12}}{10^{-4}}} = \sqrt{10^{-8}} = \mathbf{10^{-4} \ mol \cdot l^{-1}}$$

8.1.2.3 Indizierung des Endpunktes durch Bildung einer farbigen Lösung
(Titration nach Volhard)

Versetzt man eine Lösung von Ag^+-Ionen in Gegenwart eines Fe(III)-Salzes mit einer Thiocyanat-Lösung, so kommt es infolge der Schwerlöslichkeit von **Silberthiocyanat** (AgSCN) zunächst *nicht* zur Bildung von Eisen(III)-thiocyanat. Erst nach beendeter Ausfällung von AgSCN färbt sich die Lösung *rot* durch Bildung von Fe(SCN)$_3$ oder komplexer Isothiocyanatoferrate(III) [vgl. **MC-Frage Nr. 600**].

$$Ag^+ + SCN^- \longrightarrow AgSCN \downarrow$$
$$Fe^{3+} + 3 \ SCN^- \longrightarrow Fe(SCN)_3 + 3 \ SCN^- \longrightarrow [Fe(SCN)_6]^{3-}$$

Die Bildung des tiefroten Eisen(III)-thiocyanat-Komplexes beginnt bei der üblichen Indikatorkonzentration erst, wenn $[SCN^-] \geq 10^{-5}$ mol $\cdot$ l^{-1} geworden ist. Da das Löslichkeitsprodukt einer gesättigten AgSCN-Lösung ca. 10^{-12} mol^2 $\cdot$ l^{-2} beträgt, gilt für den Äquivalenzpunkt der Titration $[Ag^+] = [SCN^-] = 10^{-6}$ mol $\cdot$ l^{-1}. Unmittelbar nach Durchlaufen des Äquivalenzpunktes entsteht Eisen(III)-thiocyanat, sodass in der Regel eine Indikatorkorrektur nicht notwendig ist.

Da die Löslichkeit des AgSCN durch Säuren kaum beeinflusst wird und auch Eisen(III)-thiocyanat in saurem Medium hinreichend stabil ist, kann die Titration nach Volhard in *sauren Lösungen* durchgeführt werden.

Berechnungen (in Klammer Nr. der MC-Frage)

[597] Das Löslichkeitsprodukt von AgSCN beträgt:

$$K_L(AgSCN) = [Ag^+] \cdot [SCN^-] = 10^{-12} \ mol^2 \cdot l^{-2}$$

Bei einer vorgegebenen Thiocyanat-Konzentration von 10^{-5} mol $\cdot$ l^{-1} setzt die Rotfärbung durch Fe(SCN)$_3$ ein bei einer Silber-Ionenkonzentration von:

$$[Ag^+] = \frac{K_L(AgSCN)}{[SCN^-]} = \frac{10^{-12}}{10^{-5}} = 10^{-7} \text{ mol} \cdot l^{-1}$$

8.1.2.4 Indizierung des Endpunktes durch Anfärben des Fällungsproduktes
(Titration nach Fajans)

Methode

Bei **Adsorptionsindikatoren** findet ein Farbwechsel an der Grenzfläche kolloid-disperser Systeme statt. Solche Indikatoren sind anionische oder kationische Farbstoffe, die von dem während der Titration entstehenden Niederschlag reversibel unter Farbänderung gebunden werden können.

Amorphe Niederschläge wie z. B. frisch gefällte Silberhalogenide besitzen die Fähigkeit, überschüssige Ionen aus der Lösung zu adsorbieren. Vor dem Äquivalenzpunkt sind es die Ionen des Titranden, danach die des Titrators. Dadurch kommt es zu einer Aufladung der Oberfläche des Niederschlags, die zur elektrostatischen Anziehung entgegengesetzt geladener Ionen führt, z. B. positiv oder negativ geladener **Phthaleinfarbstoffe**.

Titriert man beispielsweise ein Halogenid-Ion mit AgNO₃-Lösung, so werden zunächst Halogenid-Ionen adsorbiert, d. h., der Niederschlag lädt sich negativ auf. Ein Farbstoffanion wie **Fluorescein-** oder **Eosin-Natrium** kann nicht adsorbiert werden. Erst bei Zugabe der stöchiometrischen Menge an Ag⁺-Ionen werden die Oberflächenladungen neutralisiert und der Niederschlag flockt aus. Nach Überschreiten des Äquivalenzpunktes werden überschüssige Ag⁺-Ionen adsorbiert, der Niederschlag lädt sich positiv auf und kann geeignete Farbstoffanionen unter Deformation ihrer Elektronenhüllen anlagern, was mit einer Farbänderung des Niederschlags einhergeht [vgl. **MC-Frage Nr. 605**]. Umgekehrt ändert sich bei der Silberionen-Bestimmung mit einer NaCl-Lösung die Ladung des Niederschlags von positiv (vor dem ÄP) über neutral (am ÄP) zu negativ (nach dem ÄP).

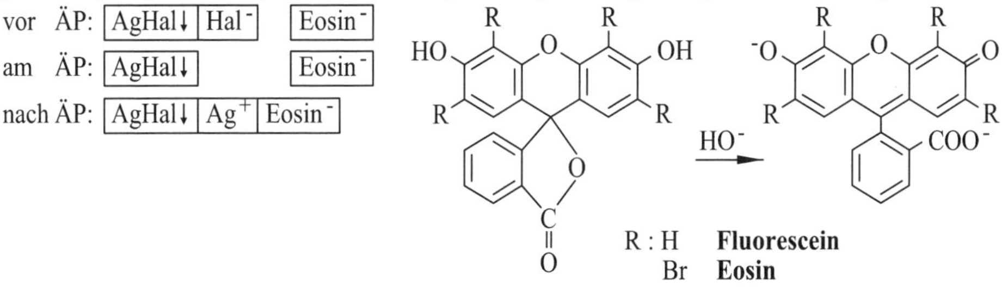

vor ÄP: | AgHal↓ | Hal⁻ | | Eosin⁻ |

am ÄP: | AgHal↓ | | Eosin⁻ |

nach ÄP: | AgHal↓ | Ag⁺ | Eosin⁻ |

R : H **Fluorescein**
Br **Eosin**

Abb. 1.40: Wirkungsweise von Adsorptionsindikatoren (schematisch)

In Tab. 1.16 sind einige Adsorptionsindikatoren zusammen mit ihren Einsatzmöglichkeiten aufgelistet.

Tab. 1.16:   Adsorptionsindikatoren

Indikator	Bestimmung von	Farbwechsel
Alizarin S	SO_4^{2-}	gelb - orangerot
Eosin	Br^-, I^-	rosa - dunkelrosa
Fluorescein	Cl^-, Br^-, I^-, SCN^-	grün-gelb - rosa
Kongorot	Cl^-, Br^-, I^-, SCN^-	blau - violett
Tartrazin	Ag^+	farblos - gelb

Für die *Brauchbarkeit* eines Indikators spielt nun die Stärke seiner Adsorbierbarkeit im Vergleich zur Adsorptionsfähigkeit der Ionen des Titranden eine entscheidende Rolle. Die Farbstoffe dürfen nicht stärker als das zu bestimmende Ion gebunden werden, andernfalls erfolgt ein vorzeitiger Farbumschlag.

Zum Beispiel ist **Eosin** als Adsorptionsindikator zur argentometrischen Bestimmung von Bromid, Iodid und Thiocyanat geeignet, kann jedoch *nicht* zur Bestimmung von Chlorid-Ionen eingesetzt werden, da AgCl schon zu Beginn der Titration Eosin stark bindet [vgl. **MC-Fragen Nr. 259, 603, 604, 606**]. In diesem Falle verwendet man **Fluorescein-Natrium**, das auch zur Bestimmung der übrigen Halogenide geeignet ist.

──────── **steigende Adsorptionsfähigkeit** ────────▸

I^-, CN^- > SCN^- > Br^- > **Eosin** > Cl^- > OAc^- > **Fluorescein**

In der o.a. Verschiebungsreihe verdrängt das weiter links stehende Ion die rechts davon stehenden, d. h. der Indikator muss *rechts* vom zu titrierenden Ion angeordnet sein.

8.1.2.5 Potentiometrische Indizierung des Endpunktes

Der Endpunkt einer argentometrischen Titration kann auch potentiometrisch indiziert werden. Hierbei dient ein in die Titrationslösung eintauchender Silberdraht als Indikatorelektrode. Der potentialbildende Vorgang lautet:

$$Ag \rightleftharpoons Ag^+ + 1\ e^-$$

Durch Anwendung der Nernstschen Gleichung auf diesen Redoxvorgang erhält man für das Potential der Lösung:

$$E = E° + 0{,}059 \log [A^+]$$

Berücksichtigt man, dass sich bei schwerlöslichen Silbersalzen (AgX) die Ag^+-Konzentration aus dem Löslichkeitsprodukt des betreffenden Silbersalzes berechnen lässt,

$$[Ag^+] = K_L / [X^-]$$

so folgt daraus für das Potential der Lösung:

$$
\begin{aligned}
E &= E° + 0{,}059 \log K_L - 0{,}059 \log [X^-] \\
&= E° - 0{,}059\ pK_L - 0{,}059 \log [X^-] \\
&= const. - 0{,}059 \log [X^-]
\end{aligned}
$$

Man erkennt, dass das Potential der Lösung bei gegebener Temperatur von der *Konzentration des Anions* abhängt, die sich im Äquivalenzbereich sprunghaft ändert.

8.1.3 Maßlösungen

An Maßlösungen für Fällungstitrationen wurden in das Arzneibuch aufgenommen:

– **0,1 M-Ammoniumthiocyanat-Lösung** [M_r=76,1]
NH$_4$SCN kann durch Umkristallisation aus Wasser analysenrein hergestellt und der Faktor der Maßlösung aus der Einwaage berechnet werden.

In der Regel stellt man jedoch mit einer AgNO$_3$-Maßlösung ein, um mit dem so ermittelten Faktor den durch die Titrationsmethode bedingten Fehler zu korrigieren.

– **0,1 M-Bariumchlorid-Lösung** [M_r=244,3]
– **0,05 (0,025) M-Bariumperchlorat-Lösung**

Beide Maßlösungen verwendet das Arzneibuch zur Fällungstitration von *Sulfaten*. Die BaCl$_2$ Lösung wird komplexometrisch gegen Phthaleinpurpur eingestellt. Zur Faktorbestimmung der Perchlorat-Lösung legt man 0,05 M-Schwefelsäure vor und titriert gegen Alizarin S.

– **0,02 M-Quecksilbernitrat-Lösung** [M_r=342,6]
Die Einstellung der Hg(NO$_3$)$_2$-Maßlösung erfolgt bei potentiometrischer Indizierung gegen *Natriumchlorid* als Urtitersubstanz. Hierbei reagieren Cl$^-$-Ionen mit Hg(II) zu weitgehend undissoziiertem Hg(II)-chlorid.

$$Hg^{2+} + 2\ Cl^- \longrightarrow HgCl_2$$

Zur Einstellung können auch Indikatoren (Nitroprussidnatrium, Diphenylcarbazon, Diphenylcarbazid) verwendet werden.

– **0,1 (0,001) M-Silbernitrat-Lösung** [M_r=169,9]
AgNO$_3$ ist in sehr reiner Form im Handel und kann unter Zusatz von HNO$_3$ aus Wasser umkristallisiert werden.

Trotzdem hat es sich als zweckmäßig erwiesen, die Maßlösung bei potentiometrischer Endpunktsanzeige gegen *Natriumchlorid* einzustellen. Hierdurch ermittelt man einen Faktor, der bereits den durch die Methode verursachten Titrationsfehler korrigiert.

8.1.4 Urtitersubstanzen

Urtitersubstanz für die AgNO$_3$-bzw. Hg(NO$_3$)$_2$-Maßlösung ist **Natriumchlorid**, das für diesen Verwendungszweck wie folgt behandelt wird:

– 1 Volumenteil einer gesätt. NaCl-Lösung wird mit 2 Volumenteilen einer 36%igen HCl-Lösung versetzt. Die ausgefallenen Kristalle werden abgetrennt, mit 25%iger HCl-Lösung gewaschen und zum Entfernen anhaftender Salzsäure auf dem Wasserbad erwärmt. Danach werden die NaCl-Kristalle bei 300 °C bis zur Massekonstanz getrocknet.

Die Reindarstellung von NaCl durch Umkristallisation aus siedendem Wasser ist *nicht* möglich, da NaCl nur eine geringe Temperaturabhängigkeit in seiner Wasserlöslichkeit zeigt (in 100 ml kaltem Wasser sind es 35,7 g, in 100 ml heißem Wasser 39,12 g NaCl) [vgl. **MC-Fragen Nr. 282 - 286, 1261**].

[1480] Gemäß der Reaktionsgleichung (NaCl + AgNO$_3$ $\longrightarrow$ AgCl + NaNO$_3$) entsprechen 107,9 g Silber 58,4 g NaCl. Somit muss eine Maßlösung **im Liter 5,41 g** NaCl enthalten, damit 1 ml Lösung 10 mg Silber entspricht (x = 58,4 · 10/107,9 = 5,41).

8.2 Methoden, pharmazeutische Anwendungen

8.2.1 Argentometrie nach Volhard

Fällungstitrationen nach dieser Methode werden meistens in salpetersaurem Milieu durchgeführt. Eine direkte Erfassung von Ag$^+$- oder Hg$_{2+}$-Ionen durch Titration mit Ammoniumthiocyanat ist ebenso möglich wie die Rücktitration zur Erfassung von Halogenid-Ionen.

Hierzu werden Halogenid-Lösungen mit überschüssiger AgNO$_3$-Lösung versetzt und anschließend der Ag$^+$-Überschuss mit einer NH$_4$SCN-Maßlösung zurücktitriert. Halogen-haltige organische Verbindungen werden je nach der Bindungsart des Halogenatoms zunächst hydrolysiert oder oxidativ bzw. reduktiv gespalten. Danach wird das in Lösung gegangene Halogenid argentometrisch bestimmt. Als Indikator dienen Fe(III)-Salze (vgl. Kap. 8.2.4).

8.2.1.1 Direkttitrationen mit Ammoniumthiocyanat

An Arzneibuchbeispielen sind zu nennen:

– **Silbernitrat** (AgNO$_3$) [M$_r$=169,9]
Zur fällungsanalytischen Silberionen-Bestimmung wird direkt mit einer 0,1 M-NH$_4$SCN-Lösung titriert; Ammoniumeisen(III)-sulfat dient als Indikator [vgl. **MC-Frage Nr. 607**].

– **Phenylmercuriborat**
– **Phenylmercurinitrat**

Der Quecksilbergehalt wird durch eine Titration der Phenylquecksilber-Ionen [C$_6$H$_5$-Hg$^+$] mit Thiocyanat-Lösung bestimmt; dabei fällt schwerlösliches Phenylquecksilberthiocyanat [C$_6$H$_5$-Hg$^+$SCN$^-$] aus.

8.2.1.2 Bestimmungen mit Silbernitrat

Pharmazeutische Anwendungen sind:

– **Disulfiram** [(C$_2$H$_5$)$_2$N-CS-S-S-CS-N(C$_2$H$_5$)$_2$] [M$_r$=296,5]
Bei der Reaktion von Disulfiram mit AgNO$_3$-Lösung bildet sich in Anwesenheit von KNO$_3$ Silberdiethyldithiocarbamat [(C$_2$H$_5$)$_2$N-CSS$^-$ Ag$^+$]. Es werden bei potentiometrischer Indizierung des Endpunktes pro Mol Substanz **2 Mol** Silbernitrat verbraucht.

– **Nitroprussidnatrium** ($Na_2[Fe(CN)_5NO] \cdot 2 H_2O$) [$M_r$=298,0]
Natriumpentacyanonitrosylferrat(II) reagiert mit $AgNO_3$ unter Bildung von schwerlöslichem $Ag_2[Fe(CN)_5NO]$; der Endpunkt wird mithilfe der Potentiometrie ermittelt.

8.2.1.3 Bestimmung von Chloriden

Bestimmt man Chloride nach Volhard und führt die Rücktitration überschüssiger Ag^+-Ionen mit NH_4SCN-Lösung in Gegenwart des AgCl-Niederschlags aus, so reagiert SCN^- in geringem Maße auch mit dem AgCl-Bodenkörper, weil AgSCN (K_L=10^{-12}) schwerer löslich ist als AgCl (K_L=10^{-10}).

$$AgCl + SCN^- \longrightarrow AgSCN + Cl^-$$

Der Indikatorumschlag ist unscharf und der Verbrauch an NH_4SCN wird zu hoch gefunden. Vermeidet man dies durch *Abfiltrieren* der AgCl-Fällung *vor* der Rücktitration, so findet man eine etwas zu hohe Chlorid-Menge, weil AgCl an seiner Oberfläche Ag^+-Ionen adsorbiert, die sich nur schwer auswaschen lassen.

Die Arzneibücher vermeiden die Abtrennung des Niederschlags durch Zusatz von **Toluol** (Toluen) oder **Nitrobenzol**, die als nicht mit Wasser mischbare Lösungsmittel den Bodenkörper umhüllen und so der Einwirkung der SCN^--Ionen entziehen; auch eine Adsorption von Ag^+ Ionen wird dadurch weitgehend verhindert. Das Arzneibuch verwendet anstelle der o.a. Solventien das toxikologisch weniger bedenkliche **Dibutylphthalat** [vgl. **MC-Fragen Nr. 608–610, 623, 1326, 1513**].

Arzneibuchbeispiele für die Bestimmung von Chloriden sind:

– **Kaliumchlorid** [M_r=74,6]
– **Natriumchlorid** [M_r=58,44]
– **Triphenyltetrazoliumchlorid** [M_r=334,8]
– **Zirconiumchlorid** [M_r=322,2] (2 Äquivalente)
– **Chlorsulfonsäure** ($ClSO_3H$) [M_r=116,5]

Die Substanz wird mit Wasser zersetzt und die gebildete Schwefelsäure mit 1 M-NaOH-Lösung gegen Bromthymolblau neutralisiert. In der austitrierten Lösung wird nach Ansäuern mit HNO_3 Chlorid argentometrisch nach Volhard titriert.

8.2.1.4 Bestimmung von Bromiden

Bei der argentometrischen Bestimmung von Bromiden nach der Volhard-Methode kann die Rücktitration ohne vorherige Abtrennung der AgBr-Fällung vorgenommen werden, jedoch lässt das Arzneibuch auch bei der Fällungstitration von **Alkalibromiden** Dibutylphthalat zusetzen. **Quartäre Ammoniumbromide** werden in wässriger Lösung direkt mit $AgNO_3$-Lösung bei potentiometrischer Endpunktsanzeige titriert [vgl. **MC-Fragen Nr. 611, 1207, 1243, 1774**].
An Substanzen sind zu nennen:

– **Ammoniumbromid** [M_r=97,9]
– **Butylscopolaminiumbromid** [M_r=440,4]
– **Fenoterolbromid** [M_r=384,3]
– **Homatropinmethylbromid** [M_r=370,3]

- **Ipratropiumbromid** [M_r=430,4]
- **Kaliumbromid** [M_r=119,0]
- **Natriumbromid** [M_r=102,9]

Zur Simultanbestimmung von Bromiden neben Chloriden siehe Kap. 8.2.6.

8.2.1.5 Bestimmung von Iodiden

Bei der Bestimmung von Iodiden durch argentometrische Rücktitration nach Volhard darf die Zugabe des Indikators erst nach Zugabe eines Überschusses an $AgNO_3$-Lösung erfolgen, weil Fe(III)-Ionen in salpetersaurer Lösung Iodid zu elementarem Iod oxidieren können [vgl. **MC-Fragen Nr. 612, 613, 1435**].

Ein Beispiel für die Argentometrie von Iodiden ist die Bestimmung von

- **Tetrabutylammoniumiodid** [$(C_4H_9)_4N^+I^-$] [M_r=369,4].

Zur iodatometrischen Titration von **Alkali-Iodiden** siehe Kap. 7.2.3.6. Die Bestimmung von Iodiden mit Iodid-freier Stärke wird in Kap. 8.2.3 vorgestellt. Zur gravimetrischen Iodid-Bestimmung als AgI siehe Kap. 5.2.2.1 [vgl. **MC-Frage Nr. 614**].

8.2.2 Argentometrie nach Mohr

Bei der direkten argentometrischen Bestimmung von **Chlorid** und **Bromid** nach Mohr nutzt man zur Erkennung des Endpunktes aus, dass Ag^+-Ionen im neutralen Medium mit Chromat-Ionen *rotbraunes* Silberchromat bilden.

$$X^- + Ag^+ \longrightarrow AgX \downarrow \quad [X^- = Cl^-, Br^-]$$
$$2\ Ag^+ + CrO_4^{2-} \longrightarrow Ag_2CrO_4 \downarrow$$

An Beispielen für Bestimmungen nach Mohr sind zu nennen:

- **Cholinchlorid** [$HOCH_2CH_2\text{-}N^+(CH_3)_3Cl^-$] [$M_r$=139,6]
- **Natriumchlorid** (im Natriumdodecylsulfat).

Iodide können *nicht* nach Mohr titriert werden. Hier tritt eine sichtbare Fällung von AgI erst bei einer Ag^+-Konzentration ein, die etwa 200mal größer als am Äquivalenzpunkt ist. Darüber hinaus wirken Chromat-Ionen *peptisierend* auf AgI, sodass es am Äquivalenzpunkt noch nicht ausflockt. Wenn schließlich nach weiterer $AgNO_3$-Zugabe die Ausflockung beginnt, sind im Niederschlag rotbraune Punkte von Ag_2CrO_4 zu erkennen, während der Überstand noch rein gelb erscheint [vgl. **MC-Frage Nr. 617**].

8.2.3 Argentometrie nach Fajans

In den Arzneibüchern ist eine **Sulfat-Bestimmung** gegen Alizarin S oder Naphtharson (Thorin) als Indikator beschrieben (siehe auch **Analytik I**, Kap. 1.2.3). In wässrig-alkoholischer Lösung erhält man mit einer Ba(II)-Maßlösung einen lockeren, adsorptionsfähigen Niederschlag von $BaSO_4$. Nachteil der Methode ist, dass Bariumsulfat stark zur Mitfällung neigt [vgl. **MC-Frage Nr. 618**].

Eine Variante der Fajans-Methode ist die argentometrische **Iodid-Bestimmung** mit einem *Iodidfreien Iod-Stärke-Indikator*. Da die tiefblaue Farbe der Einlage-

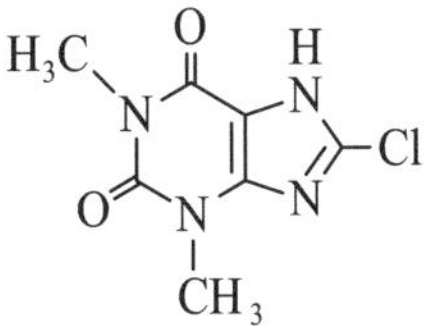

8-Chlortheophyllin 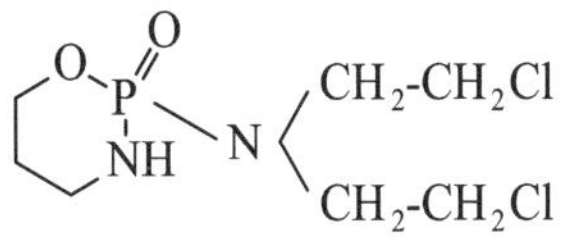 **Cyclophosphamid** 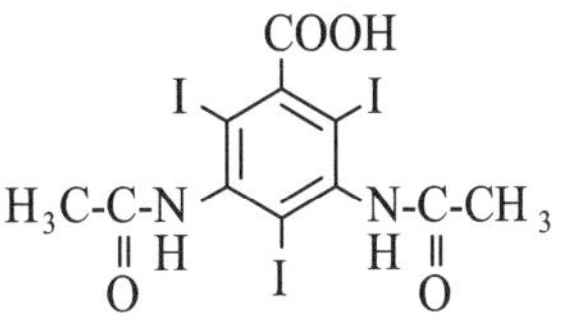 **Iotalaminsäure**

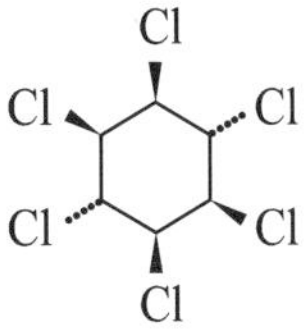

Lindan 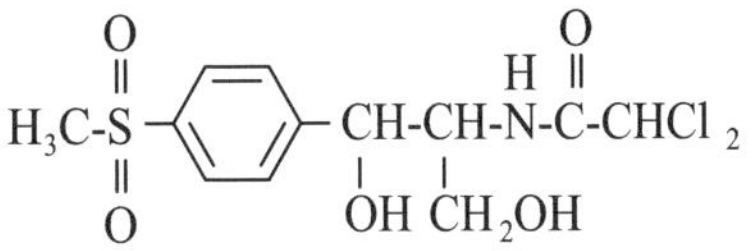 **Thiamphenicol**

Abb. 1.41: Halogenhaltige Arzneistoffe

rungsverbindung nur in Anwesenheit von Iodid-Ionen auftritt, ist der Endpunkt der Titration an einem deutlichen Farbumschlag zu erkennen (schwach gelbliche Farbe der resultierenden Iod-Lösung) (vgl. auch Kap. 7.2.3.1).

8.2.4 Bestimmung organisch gebundenen Halogens

Abb. 1.41 zeigt einige Halogen-haltige Wirkstoffe. Das in diesen Substanzen kovalent gebundene Halogen lässt sich nach der hydrolytischen, oxidativen oder reduktiven Spaltung der Kohlenstoff-Halogen-Bindung als Halogenid argentometrisch titrieren. Zur oxidativen Enthalogenierung nach der Schöniger-Methode siehe **Analytik I**, Kap. 1.2.3. In Einzelfällen kann die Halogen-haltige Verbindung auch direkt mit AgNO$_3$-Lösung titriert werden [vgl. **MC-Frage Nr. 619**].

An Arzneibuchbeispielen sind zu nennen:

– **Bromallylbarbiturate**

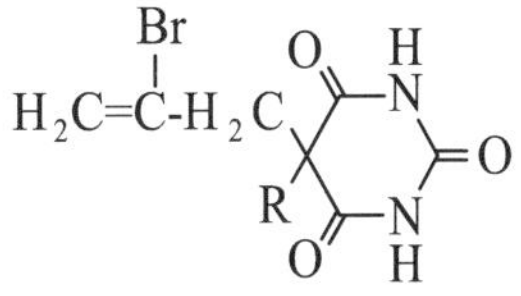

Bromallyl-substituierte Barbiturate lassen sich in alkalischer Lösung oxidativ mit KMnO$_4$ zerstören. Dabei entstehen MnO$_2$, Hypobromit (BrO$^-$) und Bromat (BrO$_3^-$). Durch Zusatz von Natriumsulfit (Na$_2$SO$_3$) werden überschüssiges MnO$_4^-$ zu Braunstein sowie BrO$^-$ und BrO$_3^-$ zu **Bromid** reduziert. Letzteres kann anschließend argentometrisch nach Volhard bestimmt werden.

– **Bromisoval** [(2-Brom-3-methylbutyryl)-harnstoff] [M$_r$=223,1]

Durch Erhitzen von Bromisovalerianylcarbamid mit 3 M-NaOH-Lösung bildet sich in einer nucleophilen Substitutionsreaktion **2-Hydroxyisovaleriansäure** und Bromid. Nach Ansäuern der Lösung mit HNO$_3$ wird Br$^-$ nach Volhard oder einem anderen argentometrischen Verfahren titriert [vgl. **MC-Fragen Nr. 620, 621**].

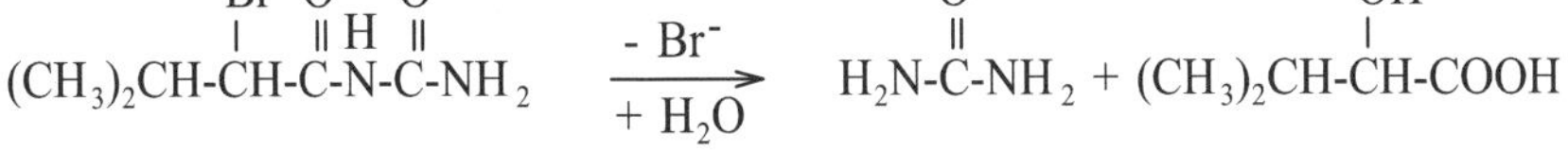

$$(CH_3)_2CH\text{-}CH\text{-}C\text{-}N\text{-}C\text{-}NH_2 \xrightarrow[+H_2O]{-Br^-} H_2N\text{-}C\text{-}NH_2 + (CH_3)_2CH\text{-}CH\text{-}COOH$$

- **Carbromal** [(2-Brom-2-ethylbutyryl)-harnstoff] [M_r=237,1]

Die Substanz wird 15 min in 8,5%iger NaOH-Lösung zum schwachen Sieden erhitzt. Bei der Hydrolyse entsteht in einer Eliminierungsreaktion hauptsächlich **2-Ethylcrotonsäure** [vgl. **MC-Frage Nr. 622**].

$$\begin{array}{ccc}
\overset{\displaystyle CH_3CH_2}{\underset{\displaystyle |}{}} & & \overset{\displaystyle CH_3CH_2}{\underset{\displaystyle |}{}} \\
CH_3\text{-}CH_2\text{-}\overset{\displaystyle |}{\underset{\displaystyle Br}{C}}\text{-}\overset{\displaystyle H}{\underset{\displaystyle O}{\overset{\displaystyle |}{C}}}\text{-}N\text{-}\overset{\displaystyle |}{\underset{\displaystyle O}{C}}\text{-}NH_2 & \longrightarrow & CH_3\text{-}CH\text{=}C\text{-}COOH
\end{array}$$

Während der Hydrolyse soll in geringer Menge auch *Cyanid* gebildet werden, das die Genauigkeit der Bestimmung beeinträchtigt. Deshalb schreiben einige Arzneibücher vor, CN^- nach dem Ansäuern durch kurzes Aufkochen als HCN zu vertreiben.

- **Chloralhydrat** [$Cl_3C\text{-}CH(OH)_2$] [M_r=165,4]

Die Substanz wird in 1 M-NaOH-Lösung verseift und mit Schwefelsäure gegen Phenolphthalein neutralisiert. Das durch Hydrolyse des gebildeten Chloroforms entstehende Chlorid kann argentometrisch nach Mohr bestimmt werden (vgl. Kap. 6.2.3.2).

- **Chlorobutanol**, wasserfrei [M_r=177,5]
- **Chlorobutanol-Hemihydrat** [$(CH_3)_2C(OH)\text{-}CCl_3$] [$M_r$=186,5]

Durch Erhitzen in wässrig-ethanolischer NaOH wird das kovalent gebundene Chlor quantitativ in Chlorid umgewandelt. Daneben entsteht ein komplexes Gemisch unterschiedlicher Hydrolyseprodukte. Anschließend titriert man das gebildete Cl^--Ion nach Volhard unter Zusatz von **Dibutylphthalat**. In analoger Weise lassen sich auch andere **geminale Trihalogenide** (RCX_3) hydrolytisch spalten und unter Verbrauch von 3 Äquivalenten $AgNO_3$ argentometrisch erfassen.

- **Cyclophosphamid** [M_r=279,1]

Durch Erhitzen in NaOH/Ethylenglycol wird das organisch gebundene Chlor in Chlorid übergeführt und kann unter Verbrauch von 2 Äquivalenten $AgNO_3$-Lösung volumetrisch bestimmt werden.

- **8-Chlortheophyllin** [M_r=214,6]

Das Purin ist der anionische Bestandteil von **Dimenhydrinat**. Im Gegensatz zu den bisher vorgestellten Arzneistoffen, bei denen das Halogen als Halogenid abgespalten wurde, lässt das Arzneibuch die Substanz nach vorgeschalteter Silbersalz-Bildung (vgl. Kap. 6.2.4.3) durch Titration überschüssiger Ag^+-Ionen nach Volhard bestimmen.

- **Amidotrizoesäure-Dihydrat** [M_r=650]
- **Iohexol** [M_r=821]
- **Iopamidol** [M_r=777]
- **Iopansäure** [M_r=571]
- **Iotalaminsäure** [M_r=614]
- **Natriumamidotrizoat** [M_r=636]

Die o. a. 2.4.6-Triiodbenzol-Derivate werden im alkalischen Milieu reduktiv mit Zink behandelt. Der Ansatz wird filtriert, mit H_2SO_4 angesäuert und das abgespaltene Iodid mit $AgNO_3$-Maßlösung bei potentiometrischer Indizierung titriert.

- **Lindan**[M_r=290,8]

Die Hydrolyse des 1.2.3.4.5.6-Hexachlorcyclohexans gelingt durch Lösen in heißer, ethanolischer KOH und 10 minütiges stehen lassen bei Raumtemperatur. Dabei werden aus 1 Mol Lindan insgesamt **3** Mol HCl abgespalten unter Bildung eines Gemischs stellungsisomerer Trichlorbenzole.

- **Lomustin** [M_r=233,7]

Die Hydrolyse des Chlorethan-Derivates in KOH durch Erhitzen zum Rückfluss liefert Chlorid-Ionen, die anschließend mit $AgNO_3$-Lösung unter potentiometrischer Endpunktsanzeige titriert werden.

- **Metrifonat** [M_r=257,4]

Behandelt man eine Lösung des Wirkstoffes mit Ethanolamin, so erfolgt unter Eliminierung von **1** Mol HCl eine Umlagerung zu O.O-Dimethyl-O-2.2-dichlorvinyl-phosphat.

- **p-Nitrobenzoylchlorid** [p-O_2N-C_6H_4-COCl] [M_r=185,6]

Die Substanz wird in wässrigem Pyridin zersetzt und mit NaOH-Lösung gegen Phenolphthalein titriert. Die austitrierte Lösung wird mit HNO_3 angesäuert und das Chlorid argentometrisch nach Volhard bestimmt. In analoger Weise können auch andere **Carbonsäurehalogenide** titrimetrisch erfasst werden (vgl. Kap. 6.2.3.2).

- **Thiamphenicol** [M_r=356,2]

Das nach alkalischer Hydrolyse abgespaltene Chlorid wird bei potentiometrischer Indizierung unter Verbrauch von **2** Äquivalenten $AgNO_3$-Lösung volumetrisch bestimmt.

8.2.5 Argentometrie nach Budde

Nach Budde lassen sich 5.5-disubstituierte Barbitursäure-Derivate argentometrisch bestimmen, auch solche, die am Stickstoff (R^3=CH_3) methyliert sind.

- **N-unsubstituierte Barbiturate** (R_3=H)

Wird zu einer Soda-alkalischen Barbiturat-Lösung eine $AgNO_3$-Maßlösung hinzugegeben, so entsteht zunächst ein *löslicher Barbiturat-Silber-Komplex* im Verhältnis **1:1**. Am Äquivalenzpunkt ruft dann ein geringer Überschuss an Ag^+-Ionen die Bildung eines *schwerlöslichen Barbiturat-Silber-Komplexes* im Verhältnis **1:2** hervor, der eine gut sichtbare Trübung der Lösung verursacht [vgl. **MC-Fragen Nr. 624–626**]. Die bleibende Trübung dient dem Erkennen des Endpunktes.

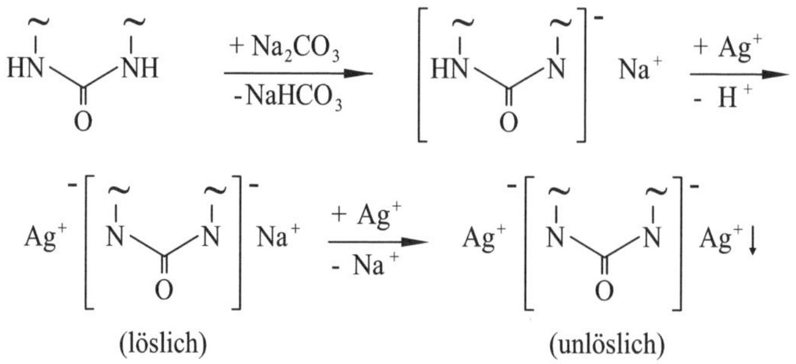

– N-Methylbarbiturate (R_3=CH$_3$)

Bei N-methylierten Barbitursäure-Derivaten, die sich unter Einhaltung bestimmter Analysenbedingungen ebenfalls nach Budde titrieren lassen, läuft folgende Umsetzung ab:

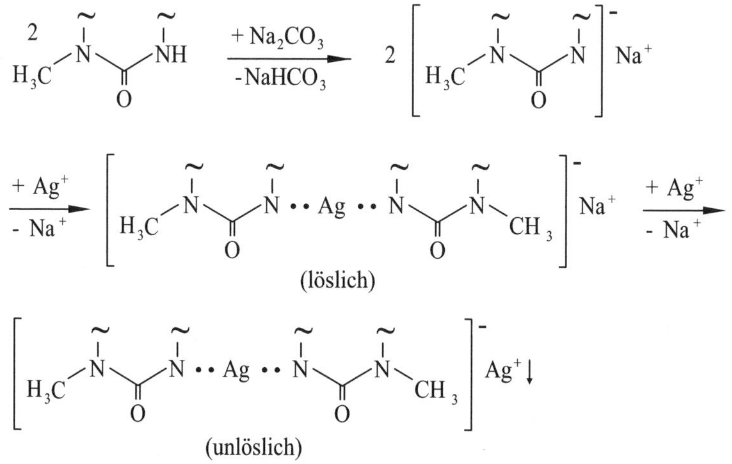

Es bildet sich zunächst ein löslicher *Barbiturat-Ag-Komplex* im Verhältnis **2:1**; am Äquivalenzpunkt wird eine bleibende Trübung durch den schwerlöslichen *Barbiturat-Ag-Komplex* im Verhältnis **1:1** hervorgerufen.

8.2.6 Simultantitration von Halogeniden

– Chlorid neben Bromid

Bei der argentometrischen Gehaltsbestimmung von **KBr** und **NaBr** nach Arzneibuch werden Verunreinigungen durch KCl bzw. NaCl miterfasst. Deshalb lässt man eine separate quantitative Reinheitsprüfung auf Chlorid durchführen.

Hierzu wird Bromid in salpetersaurer Lösung mit 30%igem H$_2$O$_2$ zu Brom oxidiert und dieses durch Erwärmen vollständig aus der Lösung verdampft. Für eine Oxidation der vorhandenen Chlorid-Ionen reicht das Oxidationspotential der Lösung nicht aus. Chlorid wird anschließend argentometrisch nach Volhard titriert.

– **Chlorid neben Iodid**

Eine spezifische Iodid-Bestimmung neben Chlorid ist möglich durch Titration mit:

– 0,1 M-AgNO₃-Lösung und Iod-Stärke als Indikator (vgl. Kap. 8.2.3),
– KIO₃-Lösung nach dem Iodmonochlorid-Verfahren (vgl. Kap. 7.2.3.1),
– Thiosulfat-Lösung im sauren Milieu nach vorheriger Oxidation mit Brom im Alkalischen und Zusatz von KI [vgl. auch **MC-Frage Nr. 628**].

8.2.7 Mercurimetrie

In den Monographien *früherer* Arzneibücher wurden **Penicilline** bei potentiometrischer Endpunktsanzeige mercurimetrisch bestimmt.

Bei dieser Methode wird der β-Lactamring durch alkalische Hydrolyse bei Raumtemperatur zu **Penicillosäure** gespalten, die im Gleichgewicht mit der offenkettigen **Penamaldsäure** vorliegt.

Penicillin   Penicillosäure   Penamaldsäure

Die offenkettige Sulfhydrylverbindung wird anschließend in acetatgepufferter Lösung während einer Zeitspanne von 15 min bei 35–40 °C mit einer **0,02 M-Quecksilber(II)-nitrat-Lösung** unter Bildung eines Hg-Mercaptids titriert. Die Titration verläuft wahrscheinlich in zwei Stufen:

$$Hg^{2+} + 2 \ R\text{-}SH \longrightarrow Hg(SR)_2 + (2H^+)$$
$$Hg^{2+} + Hg(SR)_2 \longrightarrow 2 \ [Hg(SR)]^+$$

Die 1. Titrationsstufe ist häufig nur angedeutet und wird bei der Auswertung nicht berücksichtigt, sodass am Endpunkt pro Mol Penicillin **1** Mol Hg(II)-Ionen verbraucht wurden.

Bei Penicillinen mit freier Aminogruppe in der Seitenkette (**Ampicillin, Amoxicillin**) wird ein erhöhter Hg(II)-Verbrauch beobachtet. In diesen Fällen werden deshalb die prim. Aminogruppen zuvor mit Acetanhydrid acetyliert. Darüber hinaus wird bei allen Bestimmungen in einer vorgeschalteten Titration mit Hg(NO₃)₂-Lösung der Anteil an Abbauprodukten erfasst, bei denen bereits ein geöffneter β-Lactamring vorliegt.

Im aktuellen Arzneibuch wird der Gehalt von β-Lactamantibiotika wie **Penicilline** oder **Cephalosporine** mittels einer HPLC-Methode ermittelt.

9. Komplexometrische Titrationen

9.1 Grundlagen

vgl. auch Ehlers, **Chemie I**, Kap. 1.5.4

9.1.1 Chelatbildung

Komplexe sind Verbindungen höherer Ordnung; sie bestehen aus einem **Zentralatom** und den daran koordinativ gebundenen **Liganden**. Die Anzahl der Bindungen zwischen dem Zentralatom und den Atomen der Liganden wird *Koordinationszahl* genannt. Komplexe mit mehrzähnigen Liganden heissen **Chelate**. Solche Chelate sind dann besonders stabil, wenn bei der Koordinierung der Liganden an das Zentralatom fünf- oder sechsgliedrige Ringsysteme gebildet werden.

Die **Komplexometrie** oder **Chelatometrie** verwendet mehrzähnige Liganden als Titratoren und ermöglicht die maßanalytische Bestimmung einer Vielzahl mehrwertiger Kationen. Sie beruht auf der Bildung stöchiometrisch einheitlicher, praktisch undissoziierter und wasserlöslicher Chelatkomplexe. Die Menge an zugesetzten Liganden wird volumetrisch bestimmt.

Chelatbildner sind meistens Anionen von *Aminopolycarbonsäuren*. Die weitaus größte Bedeutung als Titrator für komplexometrische Titrationen besitzt die *vierbasische* **Ethylendiamintetraessigsäure** (EDTA=H_4Y).

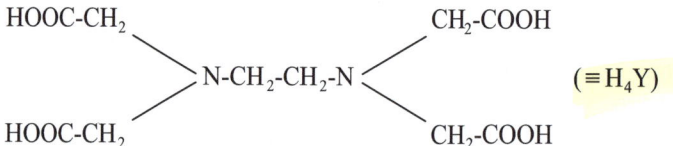

$$\begin{array}{ccc} \text{HOOC-CH}_2 & & \text{CH}_2\text{-COOH} \\ & \diagdown \quad \diagup & \\ & \text{N-CH}_2\text{-CH}_2\text{-N} & \qquad (\equiv H_4Y) \\ & \diagup \quad \diagdown & \\ \text{HOOC-CH}_2 & & \text{CH}_2\text{-COOH} \end{array}$$

Aufgrund der geringen Wasserlöslichkeit der freien Säure wird gewöhnlich für Titrationen das **Dinatriumedetat**, Na_2H_2Y, oder das **Trinatriumedetat**, Na_3HY, als Maßlösung verwendet. Beide Substanzen dissoziieren in wässriger Lösung überwiegend nach:

$$Na_2H_2Y \rightleftharpoons 2\,Na^+ + H_2Y^{2-}$$

$$Na_3HY \rightleftharpoons 3\,Na^+ + HY^{3-} \overset{+\,H_2O}{\rightleftharpoons} H_2Y^{2-} + HO^-$$

Zudem findet eine intramolekulare Prototropie statt. Im Dinatriumsalz wandern die H-Atome der nicht neutralisierten Carboxylgruppen an die beiden N-Atome der Ethylendiamin-Struktur unter Bildung eines *Betains*.

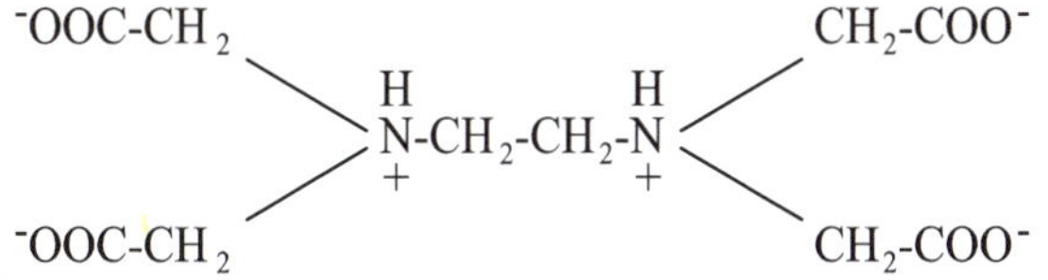

$$^-OOC\text{-}CH_2 \diagdown \quad \diagup CH_2\text{-}COO^-$$
$$\quad\quad \underset{+}{\overset{H}{N}}\text{-}CH_2\text{-}CH_2\text{-}\underset{+}{\overset{H}{N}} \quad\quad (\equiv H_2Y^{2-})$$
$$^-OOC\text{-}CH_2 \diagup \quad \diagdown CH_2\text{-}COO^-$$

EDTA bildet als *sechszähniger* Ligand mit Metallionen *unabhängig* von der Ladung des Zentralatoms immer **1:1-Komplexe** mit fünfgliedrigen Chelatringen [vgl. **MC-Fragen Nr. 629–631, 640, 1450, 1721, 1776**]. Bei der in einem Schritt erfolgenden Komplexbildung, die mit einem hohen *Entropieeffekt* verbunden ist, fungieren die beiden Stickstoffatome der Aminogruppen und 4 Sauerstoffatome der Carboxylgruppen als Koordinationspartner. Die Reaktionen mehrwertiger Metallionen mit Dinatriumedetat können in neutraler Lösung in Kurzform beschrieben werden durch:

$$Me^{2+} + H_2Y^{2-} \rightleftharpoons [Me\text{-}Y]^{2-} + (2\ H^+)$$
$$Me^{3+} + H_2Y^{2-} \rightleftharpoons [Me\text{-}Y]^- + (2\ H^+)$$
$$Me^{4+} + H_2Y^{2-} \rightleftharpoons [Me\text{-}Y]\ + (2\ H^+)$$

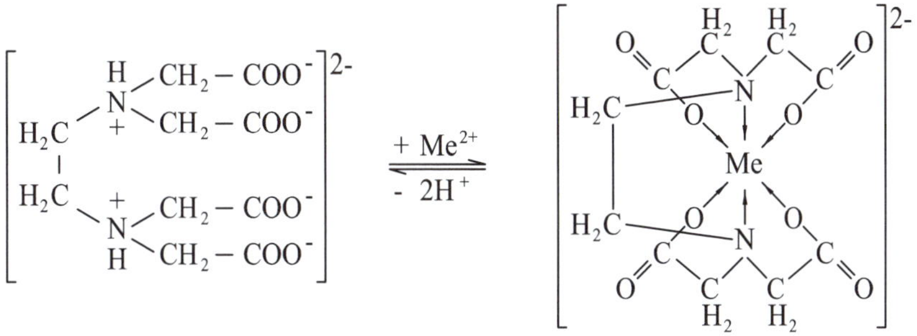

Abb. 1.42:   **Struktur der Metalledetat-Komplexe (schematisch)**

Wie Abb. 1.42 veranschaulicht, ist in den Metall-EDTA-Komplexen das Metallion pseudooktaedrisch von 2 N- und 4 O-Atomen umgeben, wobei die beiden Stickstoffatome eine *cis-Position* einnehmen; eine trans-Anordnung der N-Atome ist aus sterischen Gründen nicht möglich.

Bis zu zwei Koordinationsstellen in den Metalledetat-Komplexen können durch Wasser oder andere einzähnige Liganden (z. B. NH_3) besetzt sein. Dadurch verringert sich die Zahl der Chelatringe; sie beträgt **maximal 5**. Die Komplexbeständigkeit wird nun entscheidend durch die Anzahl der Chelatringe mitbestimmt. So steigert jeder Chelatring die Stabilität von EDTA-Komplexen um den Faktor 100 (2 pK-Einheiten).

Metalledetat-Komplexe tragen meistens eine negative Ladung und die hydrophilen Sauerstoffatome sind nach aussen gerichtet. Hierauf beruht die gute Löslichkeit der Komplexe in Wasser sowie ihre Schwerlöslichkeit in inerten org. Solventien. Im Allgemeinen sind die Edetat-Komplexe nicht oder nur wenig gefärbt.

9.1.2 Anwendungsmöglichkeiten von Natriumedetat

9.1.2.1 Komplexbeständigkeit

Aus der Anwendung des Massenwirkungsgesetzes auf die Komplexbildungsreaktion

$$Me^{x+} + Y^{4-} \quad \overset{\text{Assoziation}}{\underset{\text{Dissoziation}}{\rightleftharpoons}} \quad [Me\text{-}Y]^{x-4}$$

ergibt sich die **Stabilitätskonstante** eines EDTA-Komplexes zu:

$$K_{Stab} = \frac{[(Me\text{-}Y)^{x-4}]}{[Me^{x+}] \cdot [Y^{4-}]}$$

Stabilitätskonstanten und *Dissoziationskonstanten* von Komplexen sind über folgende Beziehung miteinander verknüpft [vgl. **MC-Fragen Nr. 633, 1775**]:

$$K_{Stab} = 1/K_{Diss}$$

Je größer der Wert für K_{Stab} bzw. pK_{Stab} ist, desto kleiner ist K_{Diss} und desto stabiler ist der Komplex. In Tab. 1.17 sind die pK-Werte einiger EDTA-Komplexe pharmazeutisch wichtiger Kationen aufgelistet.

Tab. 1.17:   pK-Werte von Metalledetat-Komplexen

Ion	pK-Wert	Ion	pK-Wert	Ion	pK-Wert	Ion	pK-Wert
Li^+	2,79	Sr^{2+}	8,63	Fe^{2+}	14,33	Zn^{2+}	16,5
Na^+	1,66	Ba^{2+}	7,76	Fe^{3+}	25,1	Cd^{2+}	16,46
K^+	1,1	Ca^{2+}	10,7	Co^{2+}	16,31	Pb^{2+}	18,04
Cs^+	0,9	Al^{3+}	16,13	Ni^{2+}	18,62	Hg^{2+}	21,8
Mg^{2+}	8,69	Mn^{2+}	13,79	Cu^{2+}	18,8	Bi^{3+}	27,94

Man erkennt, dass die pK-Werte innerhalb einer Gruppe des PSE von oben nach unten abnehmen und mit steigender Ladung des Kations zunehmen. Beispielsweise bildet Fe(III) mit EDTA einen stabileren Komplex als das Fe(II)-Ion [vgl. **MC-Fragen Nr. 637, 638, 640, 1265, 1602, 1721**].

9.1.2.2 pH-Abhängigkeit der Komplexstabilität

Die durch den pK-Wert definierte Komplexstabilität zeigt eine starke pH-Abhängigkeit. Ursache hierfür ist, dass die vierbasige EDTA zwei Protonen sehr fest bindet, wie den pK_s-Werten ihrer Dissoziationsgleichgewichte zu entnehmen ist (vgl. Kap. 6.1.2.8):

$$H_4Y + H_2O \rightleftharpoons H_3O^+ + H_3Y^- \qquad pK_{s1} = 2,0$$

$$H_3Y^- + H_2O \rightleftharpoons H_3O^+ + H_2Y^{2-} \qquad pK_{s2} = 2,67$$

$$H_2Y^{2-} + H_2O \rightleftharpoons H_3O^+ + HY^{3-} \qquad pK_{s3} = 6,16$$

$$HY^{3-} + H_2O \rightleftharpoons H_3O^+ + Y^{4-} \qquad pK_{s4} = 10,26$$

Aus diesen Gleichungen ist ableitbar, dass sich die Konzentration an freien Y^{4-}-Ionen bei abnehmendem pH-Wert durch Protonierung stetig verringert.

$$Me^{x+} + Y^{4-} \rightleftharpoons [Me\text{-}Y]^{x-4}$$

$$+ n\,H^+ \Downarrow$$

$$HY^{3-}, H_2Y^{2-}, H_3Y^-$$

Da EDTA praktisch erst bei pH > 11 vollständig als *Tetraanion* vorliegt, ist nur in diesem pH-Bereich die Konzentration an Tetraanionen $[Y^{4-}]$ gleich der Gesamtkonzentration (C_Y) an EDTA. Mit fallendem pH-Wert nimmt $[Y^{4-}]$ gegenüber C_Y ständig ab. Es gilt:

$$C_y = \alpha \cdot [Y^{4-}]$$

Unterhalb von pH=9 verursacht die konkurrierende Bildung der Protonenkomplexe (HY^{3-}, H_2Y^{2-}, H_3Y^-) eine zunehmende Schwächung der Komplexstabilität. Man berücksichtigt dies durch Einführung eines pH-abhängigen **Wasserstoffkoeffizienten** (α). Tab. 1.18 bringt eine Zusammenstellung der Werte „log α" für einige ausgewählte pH-Werte. Die **scheinbare** oder **effektive Stabilität** eines EDTA-Komplexes ergibt sich damit zu:

$$pK_{eff} = pK_{Stab} - \log \alpha$$

Tab. 1.18:   log α-Werte als Funktion des pH-Wertes

pH-Wert	log α	pH-Wert	log α	pH-Wert	log α	pH-Wert	log α
12,0	0,03	9,0	1,28	6,0	4,65	3,0	10,60
11,0	0,07	8,5	1,77	5,0	6,45	2,0	13,44
10,5	0,20	8,0	2,27	4,0	8,44	1,0	17,13
10,0	0,45	7,0	3,32	3,5	9,38	0,5	19,10

9.1.2.3 Abschätzung der Titrationsmöglichkeiten

Im Allgemeinen setzen komplexometrische Direkttitrationen effektive Stabilitätskonstanten $K_{eff} > 10^7$ ($pK_{eff} > 7$) voraus. Anwesende Fremdionen sind in der Regel ohne Einfluss, wenn ihr pK-Wert < 3 beträgt.

Die in den Tab. 1.17 und 1.18 aufgelisteten Daten (pK$_{Stab}$, log α) erlauben eine Abschätzung der Durchführbarkeit, der Grenzen und der Störmöglichkeiten komplexometrischer Titrationen.

Metallionen mit relativ kleinen Stabilitätskonstanten lassen sich nur im alkalischen Medium (NH$_4$Cl/NH$_3$) titrieren. Zum Beispiel darf bei der komplexometrischen **Magnesium-Bestimmung** (pK = 8,69) der Wert „log α" nicht größer als 1,69 sein, d. h., der pH-Wert des Titrationsmilieus muss oberhalb von pH=8,5 liegen. Darüber hinaus ist evident, dass **Alkaliionen** aufgrund ihrer kleinen Stabilitätskonstanten bei komplexometrischen Titrationen *nicht* stören.

Bei einer zweiten Gruppe mit einer mittleren Stabilitätskonstanten [z. B. **Al^{3+}** (pK=16,13), **Zn^{2+}** (pK=16,50)] kann man bereits auf einen schwach sauren pH-Wert (Hexamethylentetramin-Puffer) ausweichen.

Mehrwertige Kationen mit einer sehr großen Stabilitätskonstanten [z. B. **Bi^{3+}** (pK=27,94)] lassen sich selbst in stark saurem Medium noch titrieren [vgl. **MC-Fragen Nr. 634 - 636**].

9.1.2.4 Pufferung

Bei der Bildung von Metalledetat-Komplexen mit Dinatriumedetat kommt es in ungepufferter Lösung zu einem Abfall des pH-Wertes, weil bei der Chelatbildung Protonen freigesetzt werden [vgl. **MC-Frage Nr. 632**].

$$Me^{x+} + H_2Y^{2-} \rightleftharpoons [Me-Y]^{x-4} + 2\ H^+$$

Da mit steigender Protonenkonzentration die Beständigkeit der gebildeten Komplexe abnimmt, muss bei der Chelatometrie zur Verschiebung des Gleichgewichts zur Produktseite hin stets in gepufferter Lösung titriert werden.

Dies ist auch notwendig, weil die meisten *Metallindikatoren* gleichzeitig acidobasisches Verhalten zeigen und somit eine reine pH-Änderung zu einem den Titrationsendpunkt vortäuschenden Farbwechsel führen könnte (vgl. Kap. 9.1.5.1).

9.1.2.5 Einfluss von Hilfskomplexbildnern

Um bei den für viele komplexometrische Titrationen notwendigen hohen pH-Werten ein Ausfallen von Metallhydroxiden oder die Bildung von Oxokomplexen zu verhindern, werden dem Titrationsmedium häufig *Hilfskomplexbildner* wie *Ammoniak, Citrat, Tartrat* usw. hinzugefügt.

Darüber hinaus bilden Metallionen in wässriger Lösung Aquo- oder Hydroxokomplexe, sodass im Prinzip jede komplexometrische Titration darauf beruht, dass starke Komplexbildner schwächere Liganden aus ihrer Bindung an ein Zentralatom verdrängen.

$$MeL_x + Y^{4-} \rightleftharpoons [Me-Y]^{x-4} + x\ L^-$$

Bezeichnet man die Gesamtkonzentration an Metallionen mit C$_{Me}$, so ergibt sich für die zur Komplexbildung zur Verfügung stehende Konzentration an Metallionen [Me^{x+}]:

$$C_{Me} = \beta \cdot [Me^{x+}]$$

Der Koeffizient β ist nur dann gleich 1 und damit die Konzentration der komplex-bildenden Metallionen $[Me^{x+}]$ gleich der Gesamtkonzentration (C_{Me}) an Metallio-nen, wenn das Kation weder Aquo- noch Hydroxokomplexe bildet und kein Hilfs-komplexbildner in der Lösung anwesend ist. *Im Allgemeinen ist $\beta > 1$.*

Neben der Erniedrigung des pH-Wertes führt auch der Zusatz von Hilfskom-plexbildnern zu einer weiteren Verringerung der Stabilitätskonstanten. Die **scheinbare** oder **effektive Stabilitätskonstante** (K_{eff}) bringt diese Abhängigkeit der Komplexbeständigkeit vom pH-Wert und vom Einfluss der übrigen Komplexbild-ner zum Ausdruck. Es gilt:

$$K_{eff} = \frac{K_{Stab}}{\alpha \cdot \beta} \quad \text{bzw.} \quad pK_{eff} = pK_{Stab} - \log \alpha - \log \beta$$

K_{eff} bestimmt bei den jeweiligen Titrationsbedingungen den Verlauf der Titrati-onskurve (vgl. Kap. 9.1.4). In der Regel gelingt eine komplexometrische Titration umso besser, je größer K_{eff} ist. Man kann dies begünstigen, indem die Titrationsbe-dingungen so gewählt werden, dass α und β möglichst klein sind. Hierbei ist aber zu beachten, dass die beiden Koeffizienten nicht unabhängig voneinander verän-dert werden können. Eine Titration bei höheren pH-Werten (kleiner α-Wert) kann zur Bildung von Hydroxiden oder Hydroxokomplexen führen, was u.U. den Zusatz eines Hilfskomplexbildners erfordert (großer β-Wert).

9.1.3 Komplexometrische Methodik

9.1.3.1 Direkte Titration

Das in Lösung vorliegende Metallion wird unter Verwendung eines geeigneten Metallindikators direkt mit Natriumedetat-Maßlösung titriert. Hierbei laufen fol-gende Teilreaktionen ab [vgl. **MC-Fragen Nr. 660, 1499**]:

Indikatorreaktion
$Ind^{n-} + Me^{x+} \rightleftharpoons [Me\text{-}Ind]^{x-n} + (Me^{x+})$
Hauptreaktion
$(Me^{x+}) + HY^{3-} \rightleftharpoons [Me\text{-}Y]^{x-4} + (H^+)$
Endpunkterkennung
$[Me\text{-}Ind]^{x-n} + HY^{3-} \rightleftharpoons [Me\text{-}Y]^{x-4} + Ind^{n-} + (H^+)$
$\begin{aligned} Me^{x+} &= \text{mehrwertiges Metallion} \\ Ind^{n-} &= \text{Indikator-Anion} \\ HY^{3-} &= \text{Edetat-Trianion} \\ [Me\text{-}Y]^{x-4} &= \text{Metall-EDTA-Komplex} \\ [Me\text{-}Ind]^{x-n} &= \text{Metall-Indikator-Komplex} \end{aligned}$

Die direkte Titration ist nur möglich, wenn die Komplexbildung rasch und quantitativ erfolgt. Von besonderer Bedeutung ist die Wahl des geeigneten pH-Bereiches und des passenden Indikators.

9.1.3.2 Rücktitration

Hierbei versetzt man die Probenlösung mit einem Überschuss an Edetat-Maßlösung und titriert anschließend das nicht verbrauchte EDTA mit der Maßlösung eines anderen Metallsalzes [**MgCl₂, ZnSO₄, Pb(NO₃)₂**] gleicher Molarität zurück [vgl. **MC-Frage Nr. 643**]. Die komplexometrische Rücktitration kann durch folgendes Schema beschrieben werden:

$$Komplexbildungsreaktion$$

$$Me^{x+} + HY^{3-} \rightleftharpoons [Me\text{-}Y]^{x-4} + (HY^{3-}) + (H^+)$$

$$Rücktitration$$

$$(HY^{3-}) + Zn^{2+} \rightleftharpoons [Zn\text{-}Y]^{2-} + (H^+)$$

$$Indikatorreaktion$$

$$Ind^{n-} + Zn^{2+} \rightleftharpoons [Zn\text{-}Ind]^{2-n}$$

Komplexometrische Rücktitrationen werden immer dann angewendet, wenn

- das zu bestimmende Metallion einen zwar stabilen Komplex mit EDTA bildet, aber kein auf dieses Ion ansprechender Indikator existiert,
- die Bindung zwischen dem zu bestimmenden Kation und einem metallochromen Indikator zu fest ist,
- das zu bestimmende Metallion nur langsam mit dem Komplexbildner der Maßlösung reagiert,
- sich das zu bestimmende Metallion bei dem Titrations-pH-Wert nicht in Lösung halten lässt [vgl. **MC-Frage Nr. 641**].

Komplexometrische Rücktitrationen von Metallionen (Me) mit einem anderen Kation (Me') und einem Komplexbildner (L) sind dann *nicht* möglich, wenn die Stabilität des Komplexes [Me'-L] größer ist als die von [Me-L] und der Komplex [Me-L] schnell gebildet wird bzw. rasch dissoziiert [vgl. **MC-Frage Nr. 642**].

9.1.3.3 Substitutionstitration

Substitutionstitrationen werden vor allem zur Verbesserung der *Spezifität* der jeweiligen Methode eingesetzt. Bei einer Form der Substitutionstitration wird in einem *gebildeten* EDTA-Komplex das Zentralatom durch ein anderes ersetzt und anschließend das freigesetzte Metallion erneut mit Natriumedetat bestimmt.

Beispielsweise kann man den relativ instabilen Mg-edetat-Komplex mit einem anderen Metall, das einen stabileren EDTA-Komplex bildet, umsetzen und danach das freigesetzte Mg^{2+} mit eingestellter EDTA-Lösung titrieren [vgl. **MC-Frage Nr. 644**].

Substitutionsreaktion

$$Me^{x+} + [Mg\text{-}Y]^{2-} \rightleftharpoons [Me\text{-}Y]^{x-4} + Mg^{2+}$$

Indikatorreaktion

$$Ind^{n-} + Mg^{2+} \rightleftharpoons [Mg\text{-}Ind]^{2-n} + (Mg^{2+})$$

Rücktitration

$$(Mg^{2+}) + HY^{3-} \rightleftharpoons [Mg\text{-}Y]^{2-} + (H^{+})$$

Endpunktserkennung

$$[Mg\text{-}Ind]^{2-n} + HY^{3-} \rightleftharpoons [Mg\text{-}Y]^{2-} + Ind^{n-} + (H^{+})$$

Bei einer zweiten Variante dieser Methode kann man in einem Metalledetat-Komplex auch den Liganden EDTA durch einen anderen Liganden substituieren und anschließend das freigesetzte Edetat titrieren. Dieser Fall wird bei der komplexometrischen Bestimmung von Quecksilber(II)Verbindungen noch explizit beschrieben (vgl. Kap. 9.2.1).

9.1.3.4 Indirekte Titration

Wenn Kationen oder Anionen mit EDTA keine Komplexe bilden, kann die Reaktion mit einem Überschuss eines Metallions eine indirekte Bestimmung ermöglichen. Hierfür existieren verschiedene Verfahren, die im Kap. 9.2.3 vorgestellt werden.

9.1.4 Titrationskurven, Endpunkte

Aus dem Massenwirkungsgesetz der Komplexbildungsreaktion eines Metallions mit EDTA lässt sich die **Titrationskurve** (Abb. 1.43) ableiten und die Metall-Ionenkonzentration am Anfang ($C_{Me}=C_o$) und am Ende der Titration ($C_{Me}=C_{y4-}$) berechnen. Ganz allgemein gilt: *Je größer der Wert der Stabilitätskonstanten (K) des EDTA-Komplexes ist, desto besser gelingt die Titration.*

Für die einzelnen Bereiche der Titrationskurve gelten folgende Beziehungen, wobei C_o der Anfangskonzentration des Metallions und pMe dem Logarithmus der Metall-Ionenkonzentration entspricht.

Anfangsbereich (A): $pMe = -\log C_o - \log(1-\tau)$ ($\tau < 1$)
Äquivalenzbereich (B): $pMe = -0,5(\log C_o - \log K)$ ($\tau = 1$)
Überschussbereich (C): $pMe = \log K + \log(\tau-1)$ ($\tau > 1$)

Aus diesen Gleichungen ist ableitbar, dass die Konzentration der Metallionen am Äquivalenzpunkt einer komplexometrischen Titration mit Natriumedetat abhängt von:

– der Ausgangskonzentration (C_o) des Metallions,
– der Stabilitätskonstanten (K) des Metall-EDTA-Komplexes
– sowie vom pH-Wert der Lösung [vgl. **MC-Frage Nr. 647**].

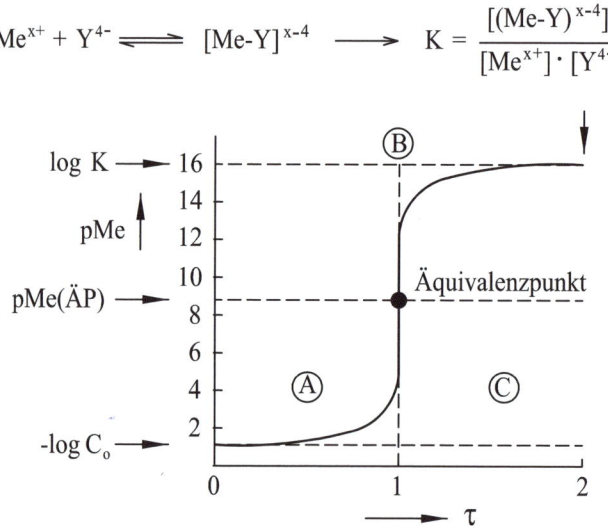

Abb. 1.43: **Komplexometrische Titrationskurve einer 0,1 M-Lösung eines zweiwertigen Metall-ions (K=10^{16})**

Beim Titrationsgrad **τ=2** entspricht der pMe-Wert dem Logarithmus der **Stabilitätskonstanten** (K) des EDTA-Komplexes [vgl. **MC-Fragen Nr. 1696, 1700**].

Berechnungen [in Klammer Nr. der MC-Frage]
[645] Bei welchem Punkt der Titrationskurve von Cu(II) mit EDTA ist der
[646] Logarithmus der effektiven Stabilitätskonstanten gleich dem Wert p[Cu$_{2+}$]?
Es gilt: pMe = log K + log (τ-1)
Für **τ=2** wird log (2–1)=0 und somit ist: **pMe = log K**.
[648] **Gegeben:**   Ausgangskonzentration $C_o = 10^{-2}$ mol · l^{-1}
Stabilitätskonstante $K = 10^{12}$ mol^{-1} · l^{-1}
Gesucht: Konzentration des Metallions am ÄP?
Berechnung: pMe(ÄP)   = -0,5 (log C_o – log K)
= -0,5 log 10^{-2} + 0,5 log 10^{12}
= 1 + 6 = 7
[Me^{2+}] (ÄP) = **10^{-7} mol · l^{-1}**

9.1.5 Indizierungsmöglichkeiten

9.1.5.1 Wirkungsweise von Metallindikatoren

Metallindikatoren oder **metallochrome Indikatoren** sind organische Farbstoffe, die mit Metallionen Komplexe bilden, die anders gefärbt sind als der freie Indikator. Als Beispiel sei die Reaktion von zweiwertigen Metallionen mit **Eriochromschwarz T** (Erio T) angeführt.

Eriochromschwarz T

Im Allgemeinen sind nur solche Farbstoffe als Indikatoren geeignet, die mit dem zu bestimmenden Metallion *labilere* Komplexe bilden als EDTA. D.h., die Stabilitätskonstante des Metall-Indikator-Komplexes muss kleiner sein als die des Metalledetat-Komplexes [vgl. **MC-Frage Nr. 1365**].

Die meisten Metallindikatoren sind zugleich auch mehrwertige Säuren, sodass ihr Umschlagsbereich und ihre Farbe *pH-abhängig* sind. Beispielsweise ist Eriochromschwarz T eine dreibasische Säure, die in der Regel als Natriumsalz, NaH_2Ind, eingesetzt wird.

$$H_2Ind^- \underset{pH=6,3}{\overset{-H^+}{\rightleftharpoons}} HInd^{2-} \underset{pH=11,5}{\overset{-H^+}{\rightleftharpoons}} Ind^{3-}$$

Monoanion	Dianion	Trianion
weinrot	blau	orange
pH < 6	pH = 7-11	pH > 12

Aufgrund des acidobasischen Verhaltens metallochromer Indikatoren müssen deshalb die bei einer komplexometrischen Titration freigesetzten Protonen durch einen *Puffer* abgefangen werden.

$$HInd^{2-} + Me^{2+} \overset{pH\sim10,6}{\rightleftharpoons} [Me\text{-}Ind]^- + (H^+)$$

Indikator   Indikatorkomplex
blau   rot

Darüber hinaus sind viele Metallindikatoren als Folge ihrer hohen *Oxidationsempfindlichkeit* in Lösung – besonders im alkalischen pH-Bereich – instabil. Daher kommen sie oft als *Verreibung* mit NaCl, Na_2SO_4 oder einem Alkalinitrat zur Anwendung.

Die **Wirkungsweise** eines Metallindikators soll am Beispiel einer komplexometrischen *Direkttitration* kurz erläutert werden.

Zu Beginn der Titration setzt sich der Indikator mit der äquivalenten Stoffmenge an Metallionen zum Metall-Indikator-Komplex um, der die Farbe der Lösung bestimmt. Das hinzudosierte Edetat reagiert zunächst mit den „freien" (hydratisierten) Metallionen und entzieht erst am Ende der Titration auch dem schwächeren Indikatorkomplex das Metallion unter Bildung des stabileren EDTA-Komplexes. Bei gleicher Farbintensität ist der **Umschlagspunkt** erreicht, wenn 50% des Indikators freigesetzt worden sind; man beobachtet das Auftreten einer *Mischfarbe*. Ein Zusatz von org. Lösungsmitteln, z. B. *Isopropanol*, wirkt sich günstig aus, weil durch die Verringerung der Dielektrizitätszahl der Lösung die Komplexdissoziation zurückgedrängt wird (schärferer Farbumschlag des Indikators).

9.1.5.2 Ausgewählte Metallindikatoren

Abb. 1.44 zeigt die Strukturen einiger gebräuchlicher metallochromer Indikatoren [vgl. **MC-Fragen Nr. 256, 262, 649–651, 1233, 1548**].

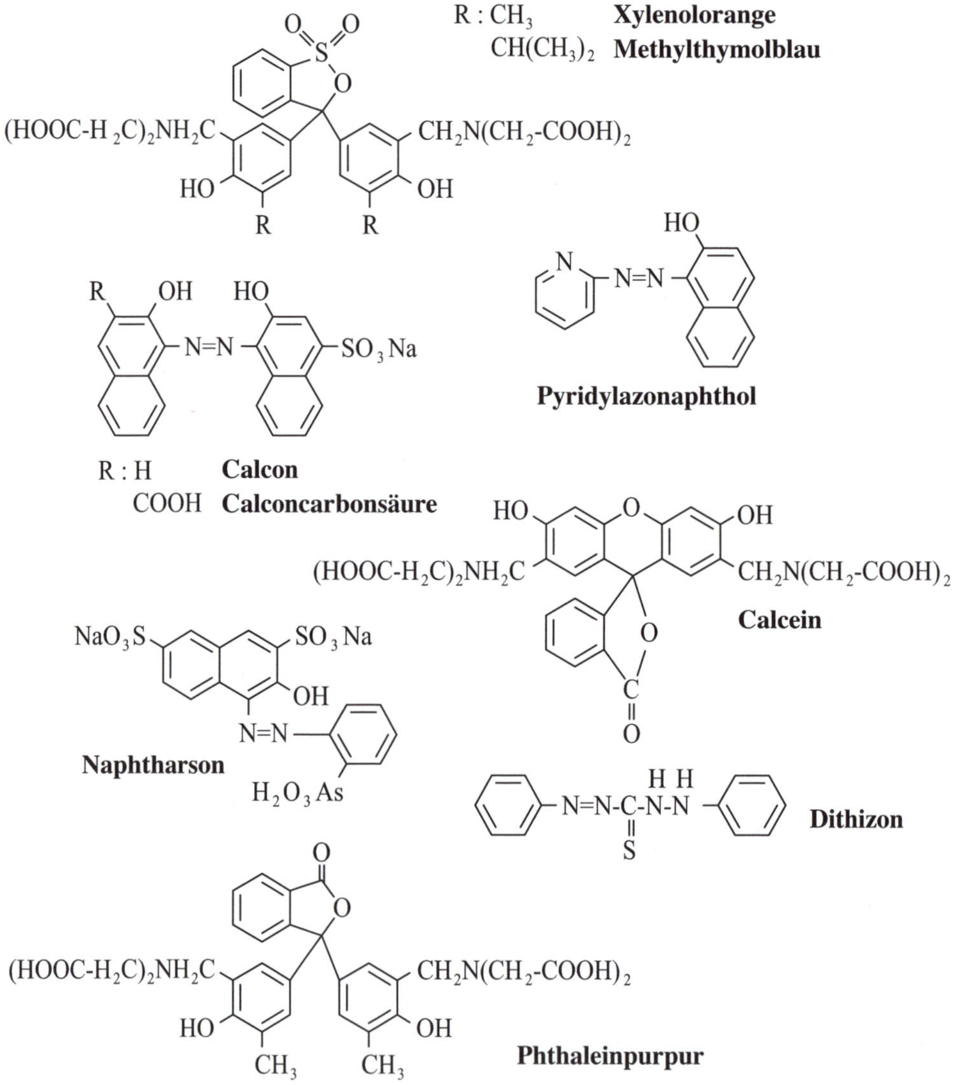

Abb. 1.44: Metallindikatoren

Zu den einzelnen Indikatoren lässt sich Folgendes ausführen:
- **Calcein**: Empfindlicher Indikator zur komplexometrischen Bestimmung von Calcium (neben Magnesium).
- **Calcein-Mischindikator** : Verreibung von 0,2 g Calcein mit 0,12 g *Thymolphthalein* und 20 g KNO_3.
- **Calcon**: Indikator zur Bestimmung von Calcium neben Magnesium.
- **Calconcarbonsäure** (Verreibung mit NaCl): Indikator zur Bestimmung von Calcium.
- **Dithizon**: Indikator zur Al-Bestimmung.
- **Eriochromschwarz T** (Verreibung mit NaCl): Häufig genutzter Indikator für komplexometrische Titrationen von Cd, Hg, Mg, Mn, Pb und Zn im pH-Bereich von 7–11.
- **Eriochromschwarz T-Mischindikator**: Verreibung von 1 g Erio T mit 0,4 g *Methylorange* und 100 g NaCl.

$$\text{Erio T + Methylorange + Me}^{2+} \longrightarrow \text{[Me-Erio T]}^- + \text{Methylorange}$$
$$\text{grün} \qquad\qquad\qquad\qquad\qquad\qquad \text{rot}$$

Der normale Farbwechsel des Indikators von Blau nach Weinrot wird durch Zugabe des im Alkalischen gelben Methylorange besser sichtbar. Es erfolgt ein Farbwechsel von Grün über einen grauen Zwischenton nach Rot.
- **Methylthymolblau**: Indikator zur Bestimmung von Bi, Ca, Mg, Pb, Sn und Zn.
- **Murexid**: Indikator zur komplexometrischen Bestimmung von Co, Cu und Ni.
- **Naphtharson**: Metallochromer Indikator, der z. B. mit Ba und Bi rote Komplexe bildet.
- **Phthaleinpurpur**: Indikator, der bei pH > 11 vor allem mit Erdalkaliionen (Ba, Ca, Sr) violette Komplexe bildet. Mit Ausnahme von Cd und Mn sprechen die meisten Schwermetallionen nicht auf Phthaleinpurpur an.
- **Pyridylazonaphthol**: Metallindikator, der zur komplexometrischen Bestimmung von Cu(II) und Al(III) eingesetzt wird.
- **5-Sulfosalicylsäure**: Indikator zur komplexometrischen Eisen-Bestimmung.
- **Xylenolorange** (Verreibung mit KNO_3): Xylenolorange, eine sechswertige Säure, ist ein empfindlicher Indikator für zahlreiche komplexometrische Titrationen in *saurer* Lösung (pH=1 bis etwa 5,6). Direkte Titrationen von Bi, Cd, Co, Cu, Hg, Pb und Zn mit Xylenolorange sind beschrieben. Einige Ionen (Al, Fe) binden jedoch den Indikator zu fest, sodass sie am besten durch Rücktitration eines Edetat-Überschusses mit einer standardisierten Zn(II)- oder Pb(II)-Lösung bestimmt werden.

9.1.6 Maßlösungen

Für komplexometrische Titrationen wurden folgende Maßlösungen in das Arzneibuch aufgenommen:

* **0,1 M-Natriumedetat-Lösung** [0,1 M; 0,02 M]
Das Arzneibuch lässt die 0,1 M-NaEDTA-Lösung aus dem Dinatriumsalz [Na_2H_2Y] unter Zusatz von 1 Äquivalent NaOH herstellen, so dass in der Maßlö-

sung das neutral bis schwach alkalisch reagierende **Trinatriumedetat** [Na$_3$HY] als Komplexbildner vorliegt. Die Lösung des Trinatriumedetats soll beständiger sein als die Lösung des Dinatriumsalzes, die einen pH-Wert von 4–5 besitzt.

Das zur *Herstellung* der Lösung verwendete Wasser darf keine Spuren von Schwermetall- oder Erdalkaliionen enthalten. Außerdem ist darauf zu achten, dass angesetzte Lösungen *nicht* in Glasflaschen aufbewahrt werden (Herauslösen von Mg- oder Ca-Ionen aus dem Glas). Zur Lagerung eignen sich Polyethylenge-fäße.

Zur *Einstellung* der Maßlösung schreibt das Arzneibuch **metallisches Zink** vor, das in Salzsäure unter Zusatz von etwas Bromwasser gelöst wird. Die resultie-rende ZnCl$_2$-Lösung wird zur Entfernung des Br$_2$-Überschusses zum Sieden er-hitzt. Nach Zugabe von verd. NaOH-Lösung bis zur schwach sauren oder neutra-len Reaktion wird das vorliegende Zn(II) mit Natriumedetat im Methenamin-Puf-fer gegen Xylenolorange titriert.

Der auf diese Weise ermittelte Faktor der Lösung gilt zunächst nur für Titratio-nen, die ebenfalls in einem Urotropin-Puffer durchgeführt werden.

Enthält die Maßlösung z. B. Spuren an Ca^{2+}-Ionen, so binden diese zwar bei pH 10–11 eine äquivalente Menge EDTA, jedoch nicht im sauren Milieu. Es ist des-halb erforderlich, bei komplexometrischen Bestimmungen in einem NH$_3$/NH$_4$Cl-Puffer einen neuen Faktor zu bestimmen, z. B. durch Titration gegen Eriochrom-schwarz T.

Andere Pharmakopöen verwenden **Calciumcarbonat** als Urtiter.

*   0,1 M-Blei(II)-nitrat-Lösung

Pb(NO$_3$)$_2$ kann sehr rein gewonnen und daher unmittelbar als Urtitersubstanz verwendet und der Faktor aus der Einwaage berechnet werden. Das Arzneibuch lässt jedoch die Lösung durch Titration mit NaEDTA im Methenamin-Puffer ge-gen Xylenolorange einstellen.

Die Pb(NO$_3$)$_2$-Maßlösung wird u. a. eingesetzt zur Gehaltsbestimmung von

– **Natriumedetat,**
– **Natriumcalciumedetat**: Im Urotropin-Puffer zerfällt der Calciumedetat-Kom-plex, sodass die Substanz wie NaEDTA titriert werden kann.

*   0,02 M-Kupfer(II)-sulfat-Lösung

Die Lösung wird mit NaEDTA-Lösung gegen Pyridylazonaphthol eingestellt und dient zur Bestimmung von Aluminium in Adsorbat-Impfstoffen.

*   0,1 M-Magnesiumchlorid-Lösung

Die Bestimmung des Faktors der MgCl$_2$-Lösung erfolgt mit Natriumedetat-Lö-sung im NH$_3$/NH$_4$Cl-Puffer gegen Eriochromschwarz T.

*   0,1 M-Zinksulfat-Lösung

Die Einstellung wird im Methenamin-Puffer mit einer standardisierten NaEDTA-Lösung gegen Xylenolorange vorgenommen. Die Maßlösung findet Verwendung bei komplexometrischen Titrationen von Aluminium-, Calcium-, Quecksilber(II)-Salzen sowie von Magnesiumstearat.

9.1.7 Urtitersubstanzen

Das zur Einstellung der Natriumedetat-Lösung verwendete **Zink** [A_r=65,4] muss mindestens 99,9% Zn enthalten.

9.2 Pharmazeutische Anwendungen

9.2.1 Bestimmung einzelner Kationen

* **Aluminium**

Al(III)-Ionen bilden einen mittelstarken EDTA-Komplex (pK=16,1). Bei der praktischen Durchführung ist zu beachten, dass Al(III) in neutraler bis schwach alkalischer Lösung zur Bildung mehrkerniger *Hydroxokomplexe* neigt, die sich nur langsam mit Edetat umsetzen. Deshalb titriert man vorzugsweise in schwach *saurer* Lösung [Acetat-Puffer (pH=4,5) oder Hexamethylentetramin-Puffer (pH=5,0–5,5)] [vgl. **MC-Fragen Nr. 654, 655, 1625**]. In diesem pH-Bereich ist die Konzentration an Hydroxyverbindungen gering und die effektive Stabilitätskonstante des Aluminiumedetats ist für einen scharfen Indikatorumschlag noch hinreichend groß genug.

Eine quant. Umsetzung gebildeter Hydroxokomplexe lässt sich durch kurzes Aufkochen mit überschüssiger EDTA-Lösung erreichen. Die Rücktitration der nicht verbrauchten Maßlösung erfolgt mit einer ZnSO$_4$-Lösung gegen *Dithizon*. Wegen der Unlöslichkeit des Dithizons in Wasser wird *Ethanol* zugesetzt, was gleichzeitig die Stabilität des Al-EDTA-Komplexes gegenüber Zinkedetat erhöht. Eine Rücktitration ist auch mit Bleinitrat-Lösung gegen Xylenolorange möglich.

Zur Bestimmung geringster Mengen an Aluminium, z. B. in **Adsorbat-Impfstoffen**, ist das übliche komplexometrische Titrationsverfahren ungeeignet. Das Arzneibuch bevorzugt in diesem Fall folgende Vorgehensweise: Die org. Materie wird durch Erhitzen in konz. H$_2$SO$_4$/HNO$_3$ zerstört. Danach wird ein schwach saurer pH-Wert eingestellt und mit überschüssigem Edetat in der Siedehitze der Al-EDTA-Komplex gebildet. Nach dem Erkalten wird das nicht umgesetzte Edetat mit einer CuSO$_4$-Maßlösung gegen *Pyridylazonaphthol* zurücktitriert [vgl. **MC-Frage Nr. 1179**].

* **Barium**

Barium-Ionen bilden mit EDTA einen relativ schwachen Komplex (pK=7,76) und können nur im alkalischen Milieu gegen *Phthaleinpurpur* titriert werden. Da unter den Titrationsbedingungen BaCO$_3$ ausfallen kann, muss mit der Titration unmittelbar begonnen werden.

* **Bismut**

Bi^{3+}-Ionen bilden einen sehr stabilen EDTA-Komplex (pK=27,94). Deshalb kann die komplexometrische Bestimmung von Bismut in relativ stark (salpeter)saurer Lösung (pH=1–3) erfolgen. Die meisten zweiwertigen Kationen stören aufgrund ihrer deutlich geringeren Komplexstabilität nicht.

Andererseits ist die Titration nur in saurem Milieu möglich, da Bi(III)-Salze bei höheren pH-Werten (pH>3) Polykationen und schwerlösliche Bismutylverbindungen bilden, die nur langsam mit Edetat reagieren [vgl. **MC-Fragen Nr. 656, 657, 1391**]. Der Endpunkt der Titration wird visuell gegen Xylenolorange bestimmt.

* Blei

Pb(II)-Ionen ergeben mit Edetat einen recht stabilen Komplex (pK=18,04), sodass eine direkte komplexometrische Titration gegen *Xylenolorange* im schwach sauren Medium (Methenamin-Puffer) möglich ist. Bei der Titration im Alkalischen müssen Weinsäure oder Tartrate als Hilfskomplexbildner zugesetzt werden, um ein Ausfallen von Bleihydroxid zu verhindern [vgl. **MC-Frage Nr. 660**].

Eine standardisierte Blei(II)-nitrat-Lösung wird für viele Rücktitrationsverfahren zur Ermittlung des überschüssigen Edetats empfohlen.

* Calcium

Ca^{2+}-Ionen bilden mit EDTA einen relativ schwachen Komplex (pK=10,7), sodass komplexometrische Direkttitrationen gegen *Calcon* oder *Calconcarbonsäure* als Indikator nur in alkalischer Lösung durchgeführt werden können.

Die direkte Bestimmung von Calcium-Ionen ist in Anwesenheit von **Phosphat** nicht möglich, da bei dem hierzu erforderlichen hohen pH-Wert **Calciumphosphat** ausfällt. Man löst deshalb zur Gehaltsbestimmung von **Calciumhydrogenphosphat** in wenig HCl mit überschüssiger NaEDTA-Lösung, stellt mit Ammoniak-Puffer einen pH-Wert von 10 ein und titriert den Überschuss an Edetat mit einer $ZnSO_4$-Lösung gegen *Eriochromschwarz T* zurück. Der Endpunkt der Titration wird durch die Bildung des Zn-Erio T-Komplexes angezeigt [vgl. **MC-Fragen Nr. 652, 653**].

Auch bei der Gehaltsbestimmung von **Calciumbehenat** wird das Rücktitrationsverfahren durchgeführt. Als Lösungsmittel dient ein (1:1)-Butanol/Ethanol-Gemisch. Die in Wasser schwer löslichen Salze **Calciumfluorid** (CaF_2) und **Calciumcarbonat** ($CaCO_3$) werden mit konz. HCl aufgeschlossen; anschließend stellt man mit 40%iger NaOH-Lösung den für die Titration notwendigen pH-Wert von 14 ein.

* Magnesium

Mg(II)-Ionen bilden einen relativ schwachen EDTA-Komplex (pK=8,7), jedoch ist eine Direkttitration im Ammoniak-Puffer bei pH=10 gegen *Eriochromschwarz T* möglich. Zu beachten ist die genaue pH-Einstellung, da sonst Magnesiumhydroxid ausfällt.

Bei der Gehaltsbestimmung von **Magnesiumhydrogenphosphat** lässt das Arzneibuch eine Rücktitration überschüssiger Edetat-Lösung mit $ZnSO_4$ durchführen, da bei dem für die Mg-Bestimmung notwendigen pH-Wert **Magnesiumammoniumphosphat** [$MgNH_4PO_4$] ausfallen kann.

Auch für **Magnesiumstearat** sieht das Arzneibuch ein Rücktitrationsverfahren vor; als Lösungsmittel dient ein (1:1)-Butanol/Ethanol-Gemisch.

* Quecksilber

Obwohl Hg(II)-Ionen einen sehr stabilen Komplex mit Edetat (pK=21,8) bilden, besitzen komplexometrische Direkttitrationen in saurer Lösung keine praktische Bedeutung, da hierfür ein geeigneter Metallindikator nicht zur Verfügung steht und darüber hinaus größere Mengen an Cl^--Ionen die Titration stören.

Das Arzneibuch schreibt deshalb für **Quecksilber(II)-chlorid** ($HgCl_2$) ein Rücktitrationsverfahren in Verbindung mit einer *Maskierung* von Hg(II) vor. Zunächst wird nach der Bildung des Hg-EDTA-Komplexes der Überschuss an Edetat-Maßlösung mit einer 0,1 M-$ZnSO_4$-Lösung gegen *Eriochromschwarz T* zurücktitriert.

1. Titration (Rücktitration)

$$Hg^{2+} + HY^{3-} \longrightarrow [Hg\text{-}Y]^{2-} + (HY^{3-}) + (H^+)$$
$$(HY^{3-}) + Zn^{2+} \longrightarrow [Zn\text{-}Y]^{2-} + (H^+)$$
$$Ind^{n-} + Zn^{2+} \longrightarrow [Zn\text{-}Ind]^{2-n}$$

Durch Zugabe von **Kaliumiodid** wird Hg(II) unter Bildung des stabilen **Tetraiodomercurat(II)-Komplexes** aus dem EDTA-Komplex verdrängt. Anschließend wird die dem Quecksilber äquivalente Stoffmenge an EDTA erneut mit $ZnSO_4$-Lösung gegen Eriochromschwarz T titriert [vgl. **MC-Frage Nr. 658**].

2. Titration (Substitutionstitration)

$$[Hg\text{-}Y]^{2-} + 4\,I^- \longrightarrow [HgI_4]^{2-} + Y^{4-}$$
$$Y^{4-} + Zn^{2+} \longrightarrow [Zn\text{-}Y]^{2-}$$
$$Ind^{n-} + Zn^{2+} \longrightarrow [Zn\text{-}Ind]^{2-n}$$

Ein weiteres Arzneibuchbeispiel ist die Bestimmung von Hg(II) in **gelber Quecksilberoxidsalbe**. Durch Lösen in HCl wird HgO in $HgCl_2$ umgewandelt. Nach Extrahieren der Salbengrundlage mit Dichlormethan kann die Substanz wie o.a. bestimmt werden, wobei man bei der Substitutionstitration des Hg-EDTA-Komplexes Edetat mit einem Überschuss an **Thiosulfat** verdrängt [vgl. **MC-Frage Nr. 659**].

$$[Hg\text{-}Y]^{2-} + 2\,S_2O_3^{2-} \longrightarrow [Hg(S_2O_3)_2]^{2-} + Y^{4-}$$

* Zink

Zn(II)-Ionen bilden mit EDTA einen mittelstarken Chelatkomplex (pK=16,3), sodass eine Direkttitration im Methenamin-Puffer gegen *Xylenolorange* keine Schwierigkeiten bereitet. Unter diesen Bedingungen stören Erdalkaliionen nicht.

Bei der Bestimmung von Zinkverbindungen in Salben wird die Salbengrundlage zuvor mit Chloroform extrahiert. Da anschließend im Ammoniak-Puffer (pH=10) gegen *Eriochromschwarz T* titriert wird, werden Mg(II)-Ionen miterfasst.

9.2.2 Simultantitration von Kationen

Durch geeignete Wahl der Titrationsbedingungen lassen sich auch mehrere Metalle neben- bzw. nacheinander bestimmen.

Beispielsweise kann bei pH=2 Bismut(III) neben Blei(II) gegen Xylenolorange titriert werden, da aufgrund der stark differierenden Stabilitätskonstanten Letzteres bei so niedrigen pH-Werten noch nicht erfasst wird. Liegen Bismut, Zink und

Magnesium nebeneinander vor, so bestimmt man durch Titration bei pH=2 nur Bismut, bei pH=6 die Summe von Bismut und Zink, während bei pH=10 alle drei Metalle gemeinsam erfasst werden.

Auf dem gleichen Sachverhalt beruht auch die Prüfung auf **Dinatriumedetat**, Na_2H_2Y, in **Natriumcalciumedetat**, Na_2CaY. Bei pH=10 bildet Na_2H_2Y mit Mg(II)-Ionen einen EDTA-Komplex (pK=8,7), der etwas weniger stabil ist als der des Calciums. Deshalb ist es möglich, das freie Natriumedetat in Gegenwart von Calciumedetat durch eine Grenztitration zu bestimmen.

Bestimmung der Wasserhärte: Als Beispiel einer Simultantitration von *Calcium neben Magnesium* sei die Bestimmung der Wasserhärte angeführt.

Mg^{2+} wird in alkalischer Lösung (pH=12) als $Mg(OH)_2$ gefällt und Calcium allein gegen Calconcarbonsäure titriert. Nach dem Zerstören des Indikators mit H_2O_2 löst man das Hydroxid in wenig Salzsäure und titriert anschließend Magnesium unter den üblichen Bedingungen mit NaEDTA. Darüber hinaus ist es möglich, beide Metallionen gemeinsam bei pH=10 gegen Eriochromschwarz T zu titrieren und in einer zweiten Probe Calcium bei pH=12 zu bestimmen.

Anzumerken ist, dass bei dieser Titration aus dem Verbrauch der EDTA-Lösung nur die *Gesamthärte* des Wassers ermittelt wird [vgl. **MC-Frage Nr. 661**].

Maskierung: Nebeneinander lassen sich Metallionen auch bestimmen, wenn z. B. eine Sorte durch Maskieren selektiv vor der Reaktion mit Edetat geschützt werden kann, indem man sie zuvor mit einem noch stärkeren Komplexbildner reagieren lässt.

Geeignete Maskierungsmittel sind Fluorid- und Cyanid-Ionen, Triethanolamin, Thioglycolsäure oder Thioharnstoff. Ein Beispiel hierfür ist:

Bestimmung von Raney-Nickel: Zur Gehaltsbestimmung von Al und Ni in Raney-Nickel wird die Probe in HCl gelöst und zur Trockne eingedampft. Der Rückstand wird in Wasser aufgenommen und wie folgt analysiert [vgl. **MC-Frage Nr. 662**]:

Aluminium: Ein Aliquot dieser Lösung wird mit überschüssiger EDTA-Lösung versetzt und zum Sieden erhitzt. Nach dem Abkühlen gibt man zur Maskierung des Nickels KCN hinzu und titriert anschließend im Ammoniakpuffer (pH=10) mit $MgCl_2$-Lösung gegen Eriochromschwarz T das nicht verbrauchte sowie das bei der Maskierung des Nickels freigesetzte Edetat zurück. Bei dieser Bestimmung laufen folgende Teilreaktionen ab:

$$Al^{3+} + Ni^{2+} + HY^{3-} \longrightarrow [Al\text{-}Y]^- + [Ni\text{-}Y]^{2-} + H^+ + HY^{3-}$$

$$[Ni\text{-}Y]^{2-} + 4\ CN^- + H^+ \longrightarrow [Ni(CN)_4]^{2-} + HY^{3-}$$

$$HY^{3-} + Mg^{2+} \longrightarrow [Mg\text{-}Y]^{2-} + H^+$$

$$Erio\ T\ (frei) + Mg^{2+} \longrightarrow [Mg\text{-}Erio\ T]\ (gebunden)$$

Nickel: In einer zweiten Probe der Substanzlösung wird Al^{3+} mit Triethanolamin maskiert und die Lösung ammoniakalisch gestellt. Anschließend wird Ni(II) bei pH=10 mit NaEDTA-Lösung gegen Murexid titriert.

9.2.3 Indirekte Bestimmung von Anionen und Kationen

Für *indirekte komplexometrische Titrationen* existieren verschiedene Varianten:

[1] *Es wird der Überschuss eines Fällungskations titriert*, wie z. B. bei der Bestimmung von **Sulfat**. Nach der Fällung des Sulfats als $BaSO_4$ mit überschüssiger $BaCl_2$-Lösung wird der Ba^{2+} Überschuss mit Edetat im Alkalischen zurücktitriert [vgl. **MC-Fragen Nr. 663, 665**].

Das Arzneibuch nutzt diese Variante zur Gehaltsbestimmung von **Natriummolybdat**. Dabei werden zunächst aus essigsaurem Medium die Molybdat-Ionen (MoO_4^{2-}) mit einem Überschuss einer eingestellten Bleinitrat-Lösung als schwerlösliches $PbMoO_4$ gefällt. Anschließend titriert man das nicht verbrauchte Pb(II) mit NaEDTA-Lösung gegen Xylenolorange zurück.

[2] *Es wird der Überschuss eines komplexbildenden Kations titriert*, wie beispielsweise bei der Bestimmung von **Cyanid**. Hierzu werden die CN^--Ionen zunächst mit einem Überschuss einer standardisierten Ni(II)-Salzlösung in den $[Ni(CN)_4]^{2-}$-Komplex übergeführt; danach wird das nicht umgesetzte Ni(II) komplexometrisch bestimmt [vgl. **MC-Frage Nr. 664**].

[3] *Es wird ein Ersatzkation aus einem stöchiometrisch zusammengesetzten Fällungsprodukt des zu bestimmenden Ions titriert*. Ein Beispiel hierfür ist die Bestimmung von **Natrium**. Dieses wird als Natriumzinkuranylacetat $[Na_2Zn(UO_2)_3(CH_3COO)_9]$ gefällt. Nach Abtrennen des Niederschlags und erneutem Auflösen wird stellvertretend für Natrium Zn(II) komplexometrisch erfasst.

In analoger Weise lässt sich **Phosphat** bestimmen, indem man das Anion als Magnesiumammoniumphosphat $[MgNH_4PO_4]$ fällt und nach Abtrennen und Auflösen des Fällungsproduktes Magnesium mit Edetat-Lösung titriert.

[4] *Es wird ein Ersatzkation nach vorheriger Komplexsubstitution titriert*. Dies geschieht beispielsweise bei der Bestimmung von **Silber**. Sie beruht auf der Umsetzung von Ag^+-Ionen mit Tetracyanoniccolat, $[Ni(CN)_4]^{2-}$, wobei die äquivalente Stoffmenge an Ni(II) aus dem Komplex freigesetzt und anschließend mit EDTA-Lösung titriert wird.

$$2\ Ag^+ + [Ni(CN)_4]^{2-} \longrightarrow 2\ [Ag(CN)_2]^- + Ni^{2+}$$
$$Ni^{2+} + HY^{3-} \longrightarrow [Ni\text{-}Y]^{2-} + (H^+)$$

Abweichend von der üblichen Auswertung komplexometrischer Titrationen entsprechen bei der indirekten Silber-Bestimmung 1 Mol Natriumedetat **2** Mol Ag^+-Ionen.

Instrumentelle Analyse

10. Elektrochemische Analysenverfahren

10.1 Grundlagen der Elektrochemie

10.1.1 Ladungstransport in Elektrolytlösungen

10.1.1.1 Elektrolyte

Elektrolyt ist eine Sammelbezeichnung für alle flüssigen und festen, mehr oder weniger dissoziierbaren Substanzen (*Säuren, Basen, Salze*), deren wässrige Lösungen oder Schmelzen den elektrischen Strom leiten. Im Gegensatz zu den elektronenleitenden Metallen wird der Stromfluss in Elektrolyten durch die *Bewegung von Ionen* hervorgerufen *(Leiter 2.Klasse)* [vgl. **MC-Fragen Nr. 669, 1459**].

Den durch ein Lösungsmittel bewirkten Zerfall der Elektrolyte in freie bewegliche Ionen bezeichnet man als **elektrolytische Dissoziation**. Je nach dem Ausmaß der Dissoziation unterscheidet man zwischen *starken* und *schwachen Elektrolyten*; letztere sind nur teilweise dissoziiert. Ein quantitatives Maß für die Dissoziation ist der **Dissoziationsgrad**. Hierunter versteht man das Verhältnis der Stoffmenge der dissoziierten Teilchen zur Stoffmenge der ursprünglich undissoziierten Substanz (vgl. Ehlers, **Chemie I**, Kap. 1.8.9). Starke Elektrolyte (HCl, NaCl KCl u. a.) sind vollständig dissoziiert und besitzen den Dissoziationsgrad $\alpha = 1$.

10.1.1.2 Transportvorgänge und Ionenwanderung

Sich bewegende elektrische Ladungsträger (Elektronen, Ionen) stellen einen elektrischen Strom dar. Wird die Bewegung von Ionen durch ein elektrisches Feld verursacht, spricht man von **Migration** [vgl. **MC-Fragen Nr. 666, 668**].

Daneben spielen auch Diffusionsvorgänge eine Rolle. Als **Diffusion** bezeichnet man ganz allgemein einen Ausgleichsvorgang, in dessen Verlauf Teilchen infolge ihrer Brownschen Molekularbewegung von Orten höherer Konzentration zu solchen niedrigerer Konzentration gelangen und so einen *Konzentrationsausgleich* herbeiführen [siehe auch Kap. 10.4.2 und **MC-Frage Nr. 667**].

Eine Ionenbewegung kann aber auch durch einen Temperaturgradienten verursacht werden. Man spricht dann von **Konvektion**.

Ionenleitung kann durch drei Mechanismen erfolgen:
Konvektion: Thermische Ionenwanderung (Temperaturgradient)
Migration: Wanderung oder Überführung im elektrischen Feld (Feldgradient)
Diffusion: Wanderung durch chemische Potentialunterschiede (Konzentrationsgradient)

10.1.1.3 Elektrolytische Leitfähigkeit

Taucht man in eine Elektrolytlösung zwei Elektroden ein, die mit einer Gleich-spannungsquelle verbunden sind, so fließt in der Lösung ein elektrischer Strom, der die gleiche Stromstärke wie im äußeren Stromkreis besitzt. Dieser Strom ist mit einem Massentransport verbunden und beruht auf der Bewegung positiver und negativer Ionen (Migration), wobei die positiven **Kationen** zur **Kathode** (Mi-nuspol) und die negativen **Anionen** entgegengesetzt zur **Anode** (Pluspol) wandern [vgl. **MC-Fragen Nr. 670, 671, 1554**].

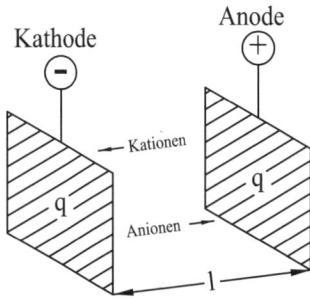

Abb. 2.1: Prinzip einer elektrolytischen Leitfähigkeits-zelle [q = Querschnitt (Fläche) des Leiters (Elektroden) l = Länge des Leiters (Abstand der Elektroden)]

Der in einer Elektrolytlösung fließende Strom (I) hängt von der angelegten Span-nung (U) und dem elektrischen Widerstand (R) jenes Teils der Lösung ab, der sich zwischen den Elektroden befindet.

$$I = U/R \qquad \textbf{(Ohmsches Gesetz)}$$

Dabei ist der **spezifische Widerstand** (ρ) eine Materialkonstante für alle Leiter, die dem Ohmschen Gesetz gehorchen, gegeben durch:

$$\rho = q \cdot (R/l) \qquad [cm \cdot Ohm = cm \cdot \Omega]$$

Definiert man die **Leitfähigkeit** (Leitwert) (L) eines Leiters als den reziproken Wert seines elektrischen Widerstandes,

$$L = 1/R \qquad [\Omega^{-1} = Siemens\ (S)]$$

so ergibt sich die **spezifische Leitfähigkeit** (χ) als Kehrwert des spezifischen Wider-standes zu [vgl. **MC-Frage Nr. 675**]:

$$\chi = 1/\rho = 1/(q \cdot R) \qquad [cm^{-1} \cdot \Omega^{-1} = S \cdot cm^{-1}]$$

Daraus folgt, dass die spezifische Leitfähigkeit einer Elektrolytlösung *unabhängig* vom Abstand und der Fläche der Elektroden ist und der Leitfähigkeit eines „Flüs-sigkeitswürfels" der Kantenlänge 1 cm entspricht.

Dagegen hängt die **Gesamtleitfähigkeit einer Elektrolytlösung** ab von

– der Art der leitenden Ionen,
– der Anzahl der Ionen, d. h. der *Konzentration* der Ionen in der Lösung,
– dem *Dissoziationsgrad* der gelösten Stoffe (bei schwachen Elektrolyten),

– der *Ionenladung*, d. h. der elektrochemischen Wertigkeit,
– der *Wanderungsgeschwindigkeit* der Ionen bzw. ihrer *Ionenbeweglichkeit* in einem bestimmten Potentialgefälle [vgl. **MC-Fragen Nr. 676 - 678, 680, 1724**].

Im Allgemeinen ist die Leitfähigkeit umso größer, je mehr Ionen frei beweglich sind. Aufgrund von Sekundäreffekten (Dissoziation, Assoziation, Solvatation u. a.) besteht aber nur bis zu einer Konzentration von etwa 1 mol · l⁻¹ ein annähernd linearer Zusammenhang; in höher konzentrierten Lösungen beeinflussen die angesprochenen interionischen Wechselwirkungen die Beweglichkeit der Ionen. Diese Bewegungshemmung kann so stark werden, dass mit steigender Konzentration die Leitfähigkeit wieder abnimmt [siehe Kap. 10.1.1.5 und **MC-Fragen Nr. 681, 1506, 1554**].

Darüber hinaus ist die Leitfähigkeit auch abhängig von den Eigenschaften des *Lösungsmittels* und der *Viskosität* der Lösung, die *temperaturabhängig* ist. Der Wert der elektrischen Leitfähigkeit einer Elektrolytlösung *wächst* um etwa 25% pro Grad Temperaturerhöhung, weil dabei die auf die Teilchen einwirkende Reibungskraft zurückgeht, die Beweglichkeit der Ionen zunimmt und im Allgemeinen infolge zunehmender Dissoziation die Ladungsträgerdichte ansteigt [vgl. **MC-Fragen Nr. 671, 674, 1227**].

10.1.1.4 Ionenwanderung und Ionenleitfähigkeit

Auf die Ionen einer Elektrolytlösung, die sich in einem gleichbleibenden elektrischen Feld befindet, wirkt fortwährend eine der bestehenden Feldstärke (E) proportionale Kraft, die eine *Ionenwanderung* konstanter Geschwindigkeit verursacht [vgl. **MC-Frage Nr. 673**].

Der Betrag der **Ionenwanderungsgeschwindigkeit** hängt u.a ab von:
– der Feldstärke in der Lösung,
– dem angelegten Potential (bei unverändertem Elektrodenabstand),
– dem Elektrodenabstand (bei unveränderter Spannung),
– der Größe der Ionenladung [vgl. **MC-Fragen Nr. 672, 674**].

Die Wanderungsgeschwindigkeit ist aber unabhängig vom Vorzeichen der Ionenladung (bei sonst gleichen Bedingungen).

Bezeichnet man die Beweglichkeit der Ionen mit μ_+ (bzw. μ_-), so ergibt sich die zur elektrischen Feldstärke (E) proportionale Geschwindigkeit (v) der Ionen zu:

$$v_+ = \mu_+ \cdot E \text{ (Kationen)}$$
$$v_- = \mu_- \cdot E \text{ (Anionen)}$$

Die Ionenbeweglichkeit (μ) ist somit bei einer Feldstärke von 1 V · cm⁻¹ gleich der Ionenwanderungsgeschwindigkeit (v). Beide Ionenarten tragen entsprechend ihren Beweglichkeiten zum Gesamtstrom bei. Die Gesamtstromdichte (j) entspricht der Summe der Stromdichten der Anionen (j_-) und Kationen (j_+), wobei n die Anzahl der Anionen (-) bzw. Kationen (+) pro Volumeneinheit, z ihre Ladung und e die Elementarladung bedeutet:

$$j = j_+ + j_- = (z_+ \cdot n_+ + z_- \cdot n_-) \cdot e$$

Daraus folgt für die **spezifische Leitfähigkeit** (χ) einer Elektrolytlösung:

$$\chi = j/E = (z_+ \cdot n_+ \cdot \mu_+ + z_- \cdot n_- \cdot \mu_-) \cdot e$$

Der **spezifische Widerstand** ($\rho = 1/\chi$) ist für die meisten Elektrolyte eine ebenso charakteristische Konstante wie für Metalle. Im Gegensatz zu den Metallen hängt jedoch der spezifische Widerstand von Elektrolyten auch von deren Konzentration in der Lösung ab.

Für den Fall, dass sich mehrere Ionenarten (Elektrolyte) in der Lösung befinden, ist die *Gesamtleitfähigkeit der Lösung gleich der Summe der Teilleitfähigkeiten aller in der Lösung vorhandenen Anionen und Kationen.*

In Tab. 2.1 sind die Beweglichkeiten einiger Ionen in wässriger Lösung bei unendlicher Verdünnung angegeben.

Tab. 2.1:   Ionenbeweglichkeiten bei 25 °C und unendlicher Verdünnung
[Dimension: 10^{-8} m²/V · s]

Ion	μ_+	Ion	μ_+	Ion	μ_-	Ion	μ_-
H^+	34,96	K^+	7,35	HO^-	19,8	I^-	7,68
Li^+	3,87	Ag^+	6,19	Cl^-	7,64	NO_3^-	7,15
Na^+	5,01	NH_4^+	7,35	Br^-	7,81	SO_4^{2-}	7,99

Besonders auffallend sind die hohen Beweglichkeiten des H^+- und HO^--Ions. Für diese Teilchen wird ein besonderer Wanderungsmechanismus angenommen. Man stellt sich vor, dass die Wassermoleküle in Lösung Ketten bilden. Lagert sich an das eine Ende der Kette ein H^+-Ion an, dann können die Bindungen der H_2O-Moleküle umklappen und am anderen Ende der Kette wieder ein H^+-Ion ausschleusen. Dadurch wird praktisch nur die Ladung transportiert, nicht aber das H^+-Ion selbst; es bleibt ihm also ein Großteil des mit Reibung verbundenen Weges erspart. Ähnliches gilt auch für HO^--Ionen [vgl. **MC-Fragen Nr. 685, 1372**].

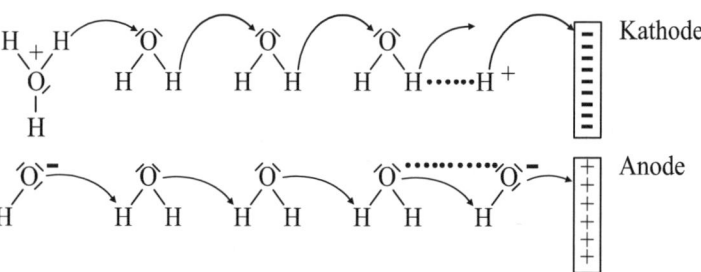

Abb. 2.2:   Ladungsübertragung an Wassermolekülen über Wasserstoffbrückenketten

10.1.1.5 Konzentrationsabhängigkeit der Leitfähigkeit

Untersucht man die Abhängigkeit der spezifischen Leitfähigkeit (χ) von der Konzentration des jeweiligen Elektrolyten, so zeigt sich, dass die *spezifische Leitfähigkeit im Allgemeinen mit steigender Konzentration (abnehmender Verdünnung) zunimmt.* Dies beruht darauf, dass in konzentrierteren Lösungen die Anzahl (z) der Ladungsträger, die den elektrischen Strom befördern, erhöht ist. Es besteht jedoch *keine* Proportionalität zwischen beiden Größen; die spezifische Leitfähigkeit vergrößert sich vielmehr langsamer als die Konzentration [vgl. **MC-Frage Nr. 681**].

Zum Vergleich verschiedener Elektrolyte unterschiedlicher Konzentration definiert man als **molare Leitfähigkeit** (Λ) das Verhältnis der spezifischen Leitfähigkeit zur Elektrolytkonzentration bezogen auf **1** *Liter* Lösung. Berücksichtigt man die Ladungen der Kationen bzw. Anionen und bezieht die Leitfähigkeit auf die Äquivalentkonzentration, so bezeichnet man den erhaltenen Wert als **Äquivalentleitfähigkeit** (Λ^*).

$$\Lambda = \frac{1000 \cdot \chi}{c} \qquad \Lambda^* = \frac{1000 \cdot \chi}{c \cdot z \cdot n}$$

Λ = molare Leitfähigkeit [$S \cdot cm^2 \cdot mol^{-1}$]
Λ^* = Äquivalentleitfähigkeit [$S \cdot cm^2 \cdot mol^{-1}$]
χ = spezifische Leitfähigkeit [$S \cdot cm^{-1}$]
c = Elektrolytkonzentration (mol $\cdot l^{-1}$)
z = Ladung der Anionen bzw. Kationen des Elektrolyten
n = Zahl der Anionen bzw. Kationen im Elektrolyten (stöchiometrischer Koeffizient)
   [Beispiel $Ca(OH)_2$: $n_+ = 1$; $n_- = 2$]

In Tab. 2.2 sind die Äquivalentleitfähigkeiten von **Kaliumchlorid** und **Essigsäure** aufgelistet. Man erkennt, dass das Äquivalentleitvermögen keine konstante Größe darstellt und von der Konzentration des Elektrolyten abhängt.

Bei einem *starken Elektrolyten* wie **Kaliumchlorid** verringert sich das Äquivalentleitvermögen mit steigender Konzentration und vergrößert sich mit zunehmender Verdünnung. Verfolgt man die Konzentrationsabhängigkeit der Äquivalentleitfä-

Tab. 2.2:   **Äquivalentleitvermögen von Kaliumchlorid und Essigsäure bei 25 °C**

	Kaliumchlorid	Essigsäure
c[mol $\cdot l^{-1}$]	Λ^* [$S \cdot cm^2 \cdot mol^{-1}$]	Λ^* [$S \cdot cm^2 \cdot mol^{-1}$]
1,0	111,87	1,65
0,1	129,00	5,20
0,01	141,11	16,23
0,001	147,11	48,97
0,0001	149,14	134,3
0	Λ_∞ 149,83	Λ_∞ 393,4

Tab. 2.3: **Grenzäquivalentleitfähigkeit ausgewählter Ionen (bei 25 °C)[$S \cdot cm^2 \cdot mol^{-1}$]**

Ion	Λ_∞	Ion	Λ_∞	Ion	Λ_∞	Ion	Λ_∞
H_3O^+	350	Ag^+	63,5	HO^-	192	NO_3^-	71,5
Na^+	50,9	Ca^{2+}	60	Cl^-	75,5	SO_4^{2-}	79
K^+	74,5	Ba^{2+}	65	Br^-	78,4	CH_3COO^-	40,9
NH_4^+	73,7	La^{3+}	72	I^-	76,5	$C_2O_4^{2-}$	73

higkeit für **c** $\longrightarrow$ **0**, so zeigt sich, dass Λ einem Grenzwert zustrebt; dieser stellt die *Äquivalentleitfähigkeit bei unendlicher Verdünnung* (Grenzleitfähigkeit) dar und wird mit Λ_∞ bezeichnet. Für den Grenzfall (c=0) wird die *molare Leitfähigkeit* (Λ) gleich Null. Ein analoges Verhalten wie KCl zeigen *alle starken Elektrolyte* [vgl. **MC-Fragen Nr. 679, 681–684**].

Bei *schwachen Elektrolyten*, wie z. B. **Essigsäure**, die eine verhältnismäßig geringe spezifische Leitfähigkeit besitzen, ändert sich das Äquivalentleitvermögen in weitaus stärkerem Maße. Der steile Anstieg der Äquivalentleitfähigkeit mit zunehmender Verdünnung ist eine Folge des zunehmenden Dissoziationsgrades der Essigsäure. Die Konzentrationen, bei denen sich die Äquivalentleitfähigkeit schwacher Elektrolyte einem Grenzwert (Grenzäquivalentleitfähigkeit) nähert, sind jedoch sehr viel kleiner als bei starken Elektrolyten, sodass exakte Messungen in diesem Bereich nicht mehr möglich sind.

Auch die **Grenzleitfähigkeit einer Elektrolytlösung** setzt sich additiv aus den Grenzleitfähigkeiten der Anionen und Kationen zusammen, die sich in der Lösung befinden (**Gesetz der unabhängigen Ionenwanderung**). Die Grenzleitfähigkeiten einiger Ionen in wässriger Lösung sind in Tab. 2.3 zusammengestellt.

Aus dieser Tabelle ist z. B. ableitbar, dass das elektrische Leitvermögen einer Chlorwasserstoff-Lösung größer ist als die Leitfähigkeit einer NaOH-, KCl- oder NaCl-Lösung gleicher Molarität [vgl. **MC-Fragen Nr. 679, 1335, 1429, 1642, 1778**].

Die Leitfähigkeit von Elektrolytlösungen und damit zusammenhängend die Äquivalentleitfähigkeit definierter Elektrolyte bildet die physikalische Grundlage der *Konduktometrie*, die im Kap. 10.7, noch explicit vorgestellt wird.

10.1.2 Vorgänge an Elektroden

Alle elektroanalytischen Verfahren basieren auf Vorgängen an oder zwischen Elektroden (vgl. Kap. 10.1.3). Man kann diese Verfahren einteilen in:

– Methoden, bei denen an den Elektroden eine elektrochemische Reaktion abläuft (Potentiometrie, Voltametrie, Polarographie, Amperometrie, Elektrolyse, Coulometrie),
– Methoden ohne elektrochemische Elektrodenreaktionen (Konduktometrie),
– Methoden, bei denen nur Doppelschichtphänomene auftreten.

10.1.2.1 Reaktionen an Elektroden

Im Allgemeinen versteht man unter einer *elektrochemischen Reaktion* einen meistens heterogenen Prozess zwischen Bestandteilen zweier sich berührender, elektrisch leitender Phasen, in dessen Verlauf ein Durchtritt von Elektronen oder Ionen und damit ein Stromfluss durch die Phasengrenzfläche stattfindet. Die elektrochemische Reaktion erfolgt in der Phasengrenzschicht. Elektrochemische Reaktionen können selbstständig ablaufen oder durch von außen angelegte Spannungen bzw. Ströme erzwungen werden.

Eine Elektrodenreaktion kann z. B. schematisch beschrieben werden durch,

$$\text{Me (Phase 1)} \rightleftharpoons \text{Me}^{n+} \text{ (Phase 2)} + n \cdot e^- \text{ (Phase 1)}$$
$$[\text{Me} = \text{Metallatom}; \ \text{Me}^{n+} = \text{Metallion}]$$

wobei der dargestellte Bruttovorgang sich aus mindestens drei Teilschritten zusammensetzt:

1) Übergang der Ladungsträger durch die Phasengrenzschicht der Elektrode (**Durchtrittsreaktion**),
2) Nachlieferung der reagierenden Komponente zur Elektrode,
3) Entfernung des Reaktionsproduktes, sofern löslich, von der Elektrode.

10.1.2.2 Kathodischer und anodischer Strom

Eine Elektrode heisst **Anode** und der Strom wird als *anodischer Strom* bezeichnet, wenn von einem Metall Kationen an die Lösung abgegeben werden oder Elektronen von der Lösung in das Metall übergehen. An der Anode finden somit **Oxidationsprozesse** statt.

An einer **Kathode** verlaufen diese Vorgänge in umgekehrter Richtung, d. h., bei einem *kathodischen Strom* fließen die Elektronen im äußeren Stromkreis zur Arbeitselektrode (vgl. Kap. 10.1.3.1); an einer Kathode spielen sich **Reduktionsvorgänge** ab [vgl. **MC-Frage Nr. 686**].

Diese mit einem elektrochemischen Stoffumsatz verbundenen Ströme werden auch **Faradaysche Ströme** genannt.

> Die Kathode ist die Elektrode, die negative Ladung abgibt und positive Ladung aufnimmt (Elektronendonator). Die Anode ist die Elektrode, die positive Ladung abgibt und negative Ladung aufnimmt (Elektronenakzeptor).

10.1.2.3 Elektrochemisches Gleichgewicht

Das *elektrochemische Gleichgewicht* ist wie andere chemische Gleichgewichte auch ein *dynamischer* Zustand; im elektrochemischen Gleichgewicht verläuft die Elektrodenreaktion in beide Richtungen mit gleicher Geschwindigkeit und der mit der Reaktion verknüpfte Ladungsaustausch ist dem Betrag nach in beiden Richtungen pro Zeiteinheit gleich. Es fließt kein äußerer Strom durch die Phasengrenze, denn in einer galvanischen Zelle ist ein Stromfluss nur möglich, wenn in der Zelle ein spontan ablaufender chemischer Prozess stattfindet. Bei einer Elektrode, an der elektrochemisches Gleichgewicht besteht, ist der Betrag der kathodischen Stromstärke gleich dem Betrag der anodischen Stromstärke [vgl. **MC-Frage Nr. 688**].

Das *Elektrodenpotential* im elektrochemischen Gleichgewicht wird als ihr Gleichgewichtseinzelpotential bezeichnet. Das Elektrodenpotential ist ein Maß für die Triebkraft der zu grunde liegenden elektrochemischen Reaktion. Die Abhängigkeit dieses Potentials von der Aktivität bzw. Konzentration der an der Reaktion beteiligten Komponenten kann mithilfe der **Nernstschen Gleichung** beschrieben werden (vgl. Kap. 7.1.1.2).

10.1.2.4 Faradaysches Gesetz

Es bestehen exakte und allgemein gültige Beziehungen zwischen der durch eine Lösung fließenden Elektrizitätsmenge und den Mengen an umgewandelten Stoffen.

Nach dem **Faradayschen Gesetz** ist bei elektrolytischen Vorgängen die Masse (m) des an den Elektroden umgewandelten Stoffes proportional zur transportierten elektrischen Ladung (Q). Dabei verhalten sich die durch die gleiche elektrische Ladung umgesetzten Stoffmengen wie ihre Äquivalentgewichte.

$$m = \frac{M \cdot Q}{n \cdot F}$$

m = Masse des Stoffes
M = molare Masse
Q = transportierte elektrische Ladung
n = Elektronenzahl pro Teilchenumsatz
F = Faraday-Konstante

Der Wert der **Faraday-Konstanten** beträgt **96 478,6 ± 1,4** $A \cdot s \cdot mol^{-1}$ (Coulomb/Mol). *Die Ladung 1 Faraday (96 478 C) setzt somit 1 Äquivalent eines Stoffes frei.*

Elektroanalytische Verfahren, die auf der Anwendung der Faradayschen Gesetze beruhen, sind die *Elektrogravimetrie* (vgl. Kap. 10.3) und die *Coulometrie* (vgl. Kap. 10.4).

10.1.2.5 Elektrochemische Doppelschicht

Berühren sich zwei elektrisch leitende Phasen, so tritt zwischen beiden eine Potentialdifferenz auf. Ursache hierfür ist die Ausbildung einer *elektrochemischen Doppelschicht*, die die Eigenschaften eines Kondensators aufweist [vgl. **MC-Frage Nr. 687**].

Jedes Metall besitzt das Bestreben, seine Kationen in Lösung zu schicken. Dieser sog. *„Lösungsdruck"* ist ein Maß dafür, wie leicht ein Kation aus einem Metallgitter abgetrennt werden und in die Lösung übergehen kann. Der Lösungsdruck wird umso größer sein, je lockerer die Valenzelektronen der Metallatome im Gitter gebunden sind. Darüber hinaus hängt der Lösungsdruck auch von der Gitterenergie und der Hydratationsenergie ab.

Demgegenüber zeigen die Kationen in der Lösung die Tendenz, in die metallische Phase überzugehen und sich an das Kristallgitter anzulagern. Dieses Bestreben ist umso größer, je höher die Konzentration der Kationen und damit ihr *osmotischer Druck* ist.

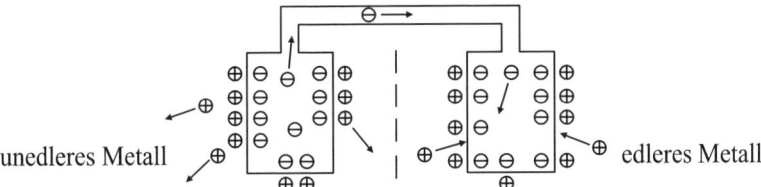

unedleres Metall   edleres Metall

Abb. 2.3: **Zustandekommen der Potentialdifferenz zwischen zwei Metallen mit unterschiedlichem Lösungsdruck**

Zwischen dem Lösungsdruck und dem osmotischen Druck wird sich ein Gleichgewicht einstellen, wodurch sich an der Grenzfläche Metall/Lösung infolge der Verschiebung von Ladungen eine elektrochemische Doppelschicht ausbildet, wie dies Abb. 2.3 schematisch veranschaulicht. Die Ladungsdoppelschicht erzeugt an der Phasengrenze eine Potentialdifferenz (Spannung), die ein Maß für die Triebkraft der zu Grunde liegenden Elektrodenreaktion darstellt.

Bei *unedlen Metallen* überwiegt der Lösungsdruck. Eine bestimmte Menge an Kationen wird aus dem Metall in die Lösung übertreten; die in der Oberfläche der metallischen Phase zurückbleibenden Elektronen laden das Metall negativ auf. Die in Lösung gegangenen Kationen verbleiben aufgrund elektrostatischer Anziehungskräfte in unmittelbarer Nähe des Metalls. Überwiegt, wie bei *edleren Metallen*, die Tendenz der Kationen in das Metall überzutreten, so lädt sich dieses positiv auf und bindet in der Lösung die entsprechende negative Ladungsmenge, die von den dort befindlichen Anionen geliefert wird.

Die Ausbildung einer Ladungsdoppelschicht ist mit der Überführung einer so geringen Ionenmenge aus der Elektrode in die Lösung oder umgekehrt verbunden, dass man chemisch keine Veränderung nachweisen kann. Erst wenn der negativen Elektrode Elektronen entnommen und zur positiven Elektrode abgeleitet werden, wie es in einer geschlossenen galvanischen Kette der Fall ist, können weitere Kationen aus der negativen Elektrode in die Lösung übergehen und an der positiven Elektrode schreitet die Metallabscheidung weiter fort.

10.1.3 Arten von Elektroden

10.1.3.1 Arbeitselektroden

Elektrode ist eine Sammelbezeichnung für elektrisch leitende (meistens metallische) Teile einer apparativen Anordnung, die den Übertritt von Ladungsträgern (Elektronen, Ionen) zwischen zwei Phasen ermöglicht. Der Teil der Elektrode, der den Anschluss zu einem äußeren Stromkreis herstellt, heißt *Pol* (oder Klemme) der Elektrode.

Häufig versteht man unter einer Elektrode jedoch nur den in eine Lösung eintauchenden Elektronenleiter (Metall, Graphit). Eine Elektrode dieser Art sollte man besser als **Arbeitselektrode** bezeichnen. An einer Arbeitselektrode bedingt eine extern angelegte Spannung, dass an der Phasengrenze Elektrode/Lösung eine elektrochemische Reaktion ablaufen kann. Der hierdurch verursachte Stromfluss wird gemessen.

Nimmt eine Elektrode an einer Redoxreaktion aktiv teil, so spricht man von einer *differenten, reversiblen Elektrode*. Dient sie lediglich zum Elektronentransport, so nennt man sie eine *indifferente, irreversible Elektrode*.

Die mit dem Pluspol einer Spannungsquelle verbundene Elektrode heißt **Anode**, die mit dem Minuspol verbundene nennt man **Kathode**.

10.1.3.2 Messelektroden

An einer Messelektrode führt eine elektrochemische Reaktion zu einer Potentialdifferenz gegenüber der Lösung, die gegen eine Bezugselektrode gemessen werden kann. Die Potentialmessung muss im praktisch stromlosen Zustand erfolgen, damit kein elektrolytischer Stoffumsatz eintritt.

Beispiele für Messelektroden sind u. a.:

- **Metall(ionen)elektrode**, bei der ein Metall in die Lösung seiner Ionen eintaucht. *Kationenelektroden* dieses Typs „Metall im Gleichgewicht mit seinen Ionen" werden allgemein als **Elektroden erster Art** bezeichnet. Auch bei zahlreichen *Anionenelektroden* – Nichtmetall im Gleichgewicht mit seinen Ionen, wobei der Elektronenübergang durch Platin vermittelt wird – handelt es sich um Elektroden 1. Art [vgl. **MC-Frage Nr. 689**].
- **Redoxelektrode**, bei der ein inertes Edelmetall wie Platin in eine Lösung eintaucht und von einem gelösten Stoff Elektronen aufnehmen oder an diesen abgeben und dadurch ein Potential gegenüber der Lösung annehmen kann. Darüber hinaus ermöglicht das Metall auch den Übertritt von Elektronen zwischen der oxidierten und reduzierten Form eines gelösten korr. Redoxpaares.
- **Gaselektrode** (z. B. Wasserstoff-, Sauerstoffelektrode), bei der ein inertes Metallblech von einem Gas umspült wird (vgl. auch Kap. 7.1.1.6).
- **Membranelektrode** wie z. B. die Glaselektrode (zur pH-Messung) (vgl. Kap. 10.2.2.2).

Bei Titrationen bezeichnet man die Messelektrode auch als **Indikatorelektrode**.

10.1.3.3 Bezugselektroden (Vergleichs-, Referenzelektroden)

Das Potential einer Messelektrode gegenüber der Lösung, in die sie eintaucht, ist messtechnisch *nicht* zugänglich. Man kann lediglich die Potentialdifferenz zwischen der Messelektrode und einer Bezugselektrode messen, wobei darauf zu achten ist, dass deren Potential gegenüber der Lösung *konstant* bleibt.

Typische Bezugselektroden sind z. B. [vgl. **MC-Frage Nr. 1516**]:

- **Normalwasserstoffelektrode** (zur Erstellung der Spannungsreihe),
- **Silber/Silberchlorid-Elektrode**,
- **Kalomelelektrode**.

Bei den beiden letztgenannten Elektroden enthält die Lösung zusätzlich einen Bodenkörper eines *schwerlöslichen Salzes* des betreffenden Metalls. Sie werden als **Elektroden zweiter Art** bezeichnet [vgl. **MC-Frage Nr. 690**]. Ihr Potential wird primär zwar von der Aktivität der Metallionen bestimmt, diese hängt jedoch über das Löslichkeitsprodukt des betreffenden schwerlöslichen Salzes von der Aktivität der Anionen ab. Solange die Anionenkonzentration konstant gehalten wird, besitzen solche Elektroden ein konstantes reproduzierbares Potential.

10.1.3.4 Einstabmessketten

Als Einstabmesskette bezeichnet man die Unterbringung einer Mess- *und* einer Bezugselektrode in einem gemeinsamen Schaft. Die Bezugselektrode steht über ein seitlich angebrachtes Diaphragma mit der Messlösung in Kontakt.

Die Einstabmesskette findet als Einstab-Glaselektrode speziell bei der pH-Messung (vgl. Kap. 10.2.2.2) und als kombinierte Pt-Elektrode bei der Messung von Redoxpotentialen Verwendung. Einstabmessketten werden auch als *kombinierte Elektroden* bezeichnet.

10.1.3.5 Polarisierte und nicht-polarisierte Elektroden

Eine Elektrode wird als polarisiert bezeichnet, wenn ihr Potential von dem Wert abweicht, der sich aus der Nernstschen Formel berechnen lässt. Abweichungen können beispielsweise dann auftreten, wenn an eine Zelle eine willkürliche äußere Spannung angelegt wird oder wenn ein Strom durch die Zelle fließt.

> Unter einer polarisierbaren Elektrode versteht man ganz allgemein eine Elektrode, die einen Plus- oder Minuspol darstellt. Erst bei charakteristischen Spannungen treten an diesen Elektroden Umsetzungen der zu analysierenden Substanzen auf.

Da ein Stromfluss das Potential polarisierbarer Elektroden verändert, müssen z. B. Bezugselektroden unter den jeweiligen Messbedingungen unpolarisierbar sein. D.h., eine Bezugselektrode behält ihr Potential gegenüber der Lösung bei, unabhängig von der Stromstärke des hindurchfließenden Stromes [vgl. **MC-Fragen Nr. 696, 699**].

Eine Potentialänderung, die auf einer Änderung der Konzentration der Ionen infolge elektrochemischer Umsetzungen in der Umgebung einer Elektrode zurückzuführen ist, wird als **Konzentrationspolarisation** bezeichnet.

10.1.3.6 Ausgewählte Elektroden

Normalwasserstoffelektrode (NWE): Sie besteht aus einem Platinblech, das zur Vergrößerung seiner Oberfläche mit einer Schicht von feinverteiltem Pt (platiniertes Pt) überzogen ist. Die Elektrode wird von Wasserstoffgas von 1 atm (10^5 Pa) Druck umspült und taucht in eine Säurelösung mit der H_3O^+-Aktivität 1 mol $\cdot$ l^{-1} ein [vgl. **MC-Fragen Nr. 700, 701, 1337, 1393, 1779**].

Ihr Potential, das auf folgendem Redoxvorgang beruht,

$$H_2 + 2\,H_2O \;\rightleftharpoons\; 2\,H_3O^+ + 2\,e^-$$

wird bei allen Temperaturen definitionsgemäß gleich *Null* gesetzt. Die Standardpotentiale aller anderen Redoxsysteme sind auf diesen Wert bei 25 °C (298 K) bezogen (vgl. Kap. 7.1.1.1).

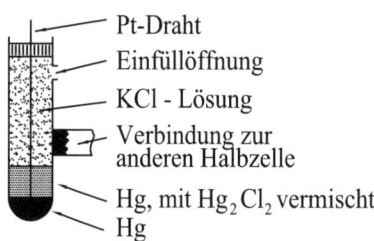

Pt-Draht
Einfüllöffnung
KCl - Lösung
Verbindung zur
anderen Halbzelle
Hg, mit Hg_2Cl_2 vermischt
Hg

Abb. 2.4:   Aufbau einer Kalomelelektrode

Kalomelelektrode: Kalomelelektrode ist eine Kurzbezeichnung für die Bezugs-elektrode mit metallischem Quecksilber als Elektrodenmetall, das mit Quecksil-ber(I)-chlorid [Hg_2Cl_2] bedeckt ist. Als Elektrolyt fungiert eine KCl-Lösung defi-nierter Konzentration [vgl. **MC-Fragen Nr. 691–693, 1635, 1777**]. Der Potentialbil-dung liegt folgender Redoxvorgang zugrunde,

$$Hg_2Cl_2 + 2\ e^- \rightleftharpoons 2\ Hg + 2\ Cl^-$$

sodass sich das Potential dieser Elektrode ergibt zu:

$$E = E° + 0,059/2 \log [Hg_2^{2+}]$$

Aufgrund des Zusammenhangs zwischen der Konzentration an Hg(I)-Ionen und dem Löslichkeitsprodukt (K_L) von Hg_2Cl_2

$$K_L = [Hg_2^{2+}] \cdot [Cl^-]^2$$

folgt daraus:

$$E = E° + 0,059/2 \log K_L/[Cl^-]^2$$
$$= E° + 0,059/2 \log K_L - 0,059 \log [Cl^-]$$
$$= const. - 0,059 \log [Cl^-]$$

Das *temperaturabhängige* Potential der Kalomelelektrode ist somit auch von der Chlorid-Konzentration abhängig. Durch Variation der im Elektrolyten enthalte-nen KCl-Menge lassen sich Elektroden mit unterschiedlichen, jedoch konstanten Bezugspotentialen herstellen. Die Einzelpotentiale betragen bei 25 °C:

Gesättigte Kalomelelektrode (GKE):   +241 mV (gesätt. KCl-Lösung)
Normal-Kalomelelektrode (NKE):   +280 mV (1 M-KCl-Lösung)

Aufgrund der höheren Chlorid-Konzentration besitzt die GKE ein geringeres Po-tential als die NKE [vgl. **MC-Fragen Nr. 694, 695, 1644, 1723**].

Silber/Silberchlorid-Elektrode: Sie ist eine Vergleichselektrode, die als Bezugssys-tem Ag/AgCl und eine Chlorid-Lösung enthält. Nach den Regeln für Elektroden 2. Art bestimmt auch hier die Chlorid-Konzentration das Einzelpotential des Be-zugssystems.

Aufgrund des potentialbildenden Vorgangs

$$AgCl + e^- \rightleftharpoons Ag + Cl^-$$

und unter Einbeziehung des Löslichkeitsproduktes von AgCl

$$K_L = [Ag^+] \cdot [Cl^-]$$

ergibt sich das Potential der Elektrode zu:

$$E = E° + 0,059 \log [Ag^+]$$
$$= E° + 0,059 \log K_L - 0,059 \log [Cl^-]$$
$$= const. - 0,059 \log [Cl^-]$$

Aus dieser Gleichung ist ableitbar, dass das Potential der Ag/AgCl-Elektrode bei Verdünnung um den Faktor 10 (C: 1 M ⟶ 0,1 M) etwa um 60 mV zunimmt. Umgekehrt wird die Potentialdifferenz geringer, wenn man die Chlorid-Konzentration erhöht, weil in einer Silberchlorid-Lösung mit einem AgCl-Bodenkörper die Silber-Ionenaktivität mit steigender Chlorid-Ionenkonzentration abnimmt [vgl. **MC-Fragen Nr. 1418, 1540**].

In der folgenden Zusammenstellung sind die zu verschiedenen KCl-Konzentrationen gehörenden Potentialwerte aufgelistet.

c(KCl)	gesätt.	1 molar	0,1 molar
E(25 °C)	+197 mV	+236 mV	+290 mV

Im Gegensatz zur Kalomelelektrode kann die Ag/AgCl-Elektrode bis max. 130 °C eingesetzt werden.

Kalomelelektrode und Ag/AgCl-Elektrode sind bei kleinen Stromdichten praktisch nicht-polarisiert und besitzen ein konstantes Potential, da in diesen Elektroden die Konzentration der potentialbestimmenden Ionen weitgehend konstant gehalten werden kann. Sie können deshalb als Referenzelektroden-verwendet werden [vgl. **MC-Fragen Nr. 696 - 699**].

Weitere ausgewählte Elektroden, insbesondere solche zur potentiometrischen pH-Messung (*Glaselektrode, Chinhydron-Elektrode*) werden im Kap. 10.2.2 vorgestellt. Die *Quecksilbertropfelektrode* ist Gegenstand des Kap. 10.5.2.1.

10.1.4 Galvanische und elektrolytische Zellen

Die direkte Messung von Elektrodeneinzelpotentialen ist nicht möglich. Eine Messung gelingt nur, wenn die eine Elektrode (1. Halbzelle) mit einer zweiten Elektrode (2. Halbzelle, Bezugselektrode) zu einer **galvanischen Zelle (Kette)** zusammengeschaltet wird. Besteht die Zelle aus zwei gleichen Elektroden, die sich nur in der Elektrolytkonzentration der jeweiligen Halbzelle unterscheiden, nennt man sie auch **Konzentrationskette**. Die zwischen den Polen einer galvanischen Zelle im stromlosen Zustand bestehende Leerlaufspannung wird als **elektromotorische Kraft** (EMK) bezeichnet [vgl. **MC-Frage Nr. 1501**]. Der prinzipielle Aufbau von galvanischen Zellen wurde im Kap. 7.1.1.3 explicit beschrieben, sodass im folgenden Abschnitt lediglich einige Kenngrößen eingehender diskutiert werden.

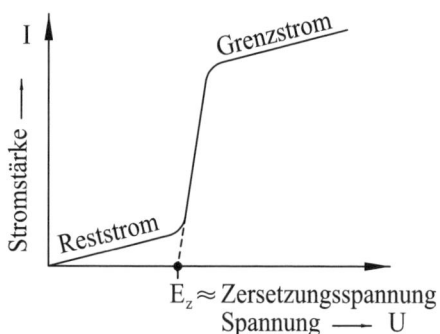

Abb. 2.5:   **Strom-Spannungs-Kurve bei der Elektrolyse an polarisierbaren Elektroden**

10.1.4.1 Zersetzungsspannung

Damit eine elektrolytische Abscheidung von Substanzen an einer Elektrode eintreten kann, müssen bestimmte Mindestbeträge an elektrischer Energie aufgewendet werden.

Zeichnet man z. B. bei elektrogravimetrischen Bestimmungen, die vorzugsweise mit irreversiblen Edelmetallelektroden durchgeführt werden, die Stromstärke (I) in Abhängigkeit von der jeweils angelegten äußeren Spannung (U) auf, so erhält man die in Abb. 2.5 skizzierte Strom-Spannungs-Kurve [vgl. **MC-Frage Nr. 702**].

Der Spannungswert, den man durch *Extrapolation* des annähernd linearen Kurvenastes auf die Spannungsgerade erhält, wird als **Zersetzungsspannung** (E_z) bezeichnet. Sie entspricht der äußeren Gegenspannung, die man *mindestens* an zwei irreversible Elektroden anlegen muss, damit in der Lösung eine elektrolytische Zersetzung einsetzt. Die Zersetzungsspannung hängt u. a. ab von [vgl. **MC-Fragen Nr. 703–705, 1305, 1346, 1780**]:

- der Art und Konzentration der anodisch und kathodisch umgesetzten Substanzen (die Konzentrationsabhängigkeit der E_z wird durch die Nernstsche Gleichung wiedergegeben),
- den Normalpotentialen der an Anode und Kathode ablaufenden Elektrodenreaktionen (Redoxvorgängen),
- der Temperatur der Lösung,
- dem Elektrodenmaterial und der Größe der Elektrodenoberfläche (bzw. der Stromdichte).

Der *theoretische Wert* von E_z ergibt sich unter Anwendung der Nernstschen Formel aus den Elektrodeneinzelpotentialen des durch die Elektrolyse entstandenen Redoxsystems.

$$E_z = E_A - E_K$$

E_z = Zersetzungsspannung
E_A = Potential des Redoxpaares an der Anode
E_K = Potential des Redoxpaares an der Kathode

Vergleicht man die theoretischen Werte von E_z mit den experimentell ermittelten, so stellt man fest, dass letztere häufig größer sind. Den Differenzbetrag zwischen experimenteller und theoretischer Zersetzungsspannung nennt man *Überspannung*.

Zur Diskussion *polarographischer Strom-Spannungs-Kurven* siehe Kap. 10.5.1.1.

10.1.4.2 Überspannung und Polarisation

Durch Stromentnahme aus einer galvanischen Kette oder durch Anlegen einer entsprechenden äußeren Spannung an zwei in eine Elektrolytlösung eintauchende Arbeitselektroden werden die Elektroden von Strom durchflossen.

Dabei können *Abweichungen* des jeweiligen Elektrodenpotentials vom Gleichgewichtspotential auftreten. Die Größe dieser Abweichungen nennt man **Überspannung** (η). Die Überspannung ist *nicht* berechenbar; sie muss experimentell bestimmt werden [vgl. **MC-Fragen Nr. 1268, 1500**].

$$\eta = E_i - E_g \qquad \begin{array}{l} \eta = \text{Überspannung} \\ E_i = \text{Elektrodenpotential bei der Stromdichte i} \\ E_g = \text{Gleichgewichtselektrodenpotential} \end{array}$$

Es ist üblich, das Auftreten von Überspannungsphänomenen als **Polarisation** zu bezeichnen. Die Überspannung ist bei kathodischen Reaktionen negativ, bei anodischen positiv.

> Die Überspannung kann man sich vorstellen als ein Potential, das zusätzlich nötig ist, damit Hemmerscheinungen überwunden werden und die elektrochemische Reaktion mit merklicher Geschwindigkeit abläuft. Elektroden, an denen Überspannungen auftreten können, werden als polarisierbar bezeichnet.

Für das Auftreten einer Überspannung können verschiedene Ursachen genannt werden.

Eine **Diffusionsüberspannung** macht sich bemerkbar, wenn der Transport der an der Elektrodenreaktion beteiligten Stoffe durch einen geschwindigkeitsbestimmenden Diffusionsvorgang gehemmt ist. Hiermit ist fast immer zu rechnen, wenn an den Elektroden Substanzen abgeschieden werden, die nicht mit den Stoffen identisch sind, aus denen die Elektroden bestehen.

Von einer **Durchtrittsüberspannung** spricht man, wenn der Durchtritt von Ladungsträgern (Kationen bei Metallelektroden, Anionen bei Anionenelektroden, Elektronen bei Redoxelektroden) durch die elektrochemische Doppelschicht gehemmt ist (vgl. Kap. 10.1.2.5).

Darüber hinaus kennt man auch eine **Reaktionsüberspannung**, bei der eine der eigentlichen Durchtrittsreaktion vor- oder nachgelagerte langsame chemische Reaktion gehemmt ist [vgl. **MC-Frage Nr. 706**].

Die Überspannung ist u. a. abhängig von:

- der *Ionenart*: Ionen, die als Feststoffe abgeschieden werden, haben im Allgemeinen kleine Überspannungswerte; Ionen, die *gasförmig* abgeschieden werden, zeigen hohe Überspannungen.
- dem *Elektrodenmaterial*: Die Werte von Überspannungen an Elektroden unterschiedlichen Elektrodenmaterials sind für eine bestimmte Ionenart verschieden. Als Beispiele sind in Tab. 2.4 die Überspannungswerte (η) von **Wasserstoff** für einige Metalle aufgelistet [vgl. **MC-Fragen Nr. 707, 708**].

Tab. 2.4: **Wasserstoffüberspannungen an verschiedenen Metallen (bei 25 °C in 1 M-H$_2$SO$_4$ bei einer Stromdichte von 1 mA/cm^2)**

Elektrode	$\eta(V)$	Elektrode	$\eta(V)$
Platin (platiniert)	0,015	Blei	0,52
Platin (glatt)	0,024	Graphit	0,60
Silber	0,48	Zink	0,72
Kupfer	0,48	Quecksilber	0,88

Die H$_2$-Abscheidung erfordert bei gegebener Stromdichte an Pt- oder Pd-Kathoden die kleinste Überspannung und im Allgemeinen tritt an einer **Hg-Kathode** der größte Überspannungswert auf. An einer Quecksilberkathode kann selbst ein so unedles Metall wie Natrium aus einer wässrigen Lösung abgeschieden und als Amalgam gebunden werden. Auch die hohen Überspannungen von Wasserstoff an manchen unedlen Metallen (mit negativem Potential) ermöglichen erst deren Abscheidung aus wässriger Lösung; wären sie nicht vorhanden, würde bei der Metallabscheidung nur eine Zersetzung des Wassers erfolgen [siehe auch Kap. 10.3.2 und **MC-Fragen Nr. 1244, 1393**].

Überspannungen werden auch an einer *Anode* beobachtet. Jedoch ist hier ein Wechsel des Anodenmaterials nur bedingt möglich, weil viele Metalle anodisch leicht oxidiert werden und als Ionen in Lösung gehen. Deshalb werden hauptsächlich Pt-Elektroden als Anoden verwendet.

– der *Größe* und *Beschaffenheit* der *Elektrodenoberfläche*: Vergrößert man beispielsweise die Oberfläche von Pt-Elektroden durch aufelektrolysierten Platinschwamm (platiniertes Pt), so verringert sich deren Überspannung.

10.2 Potentiometrie

10.2.1 Grundlagen der Direktpotentiometrie

10.2.1.1 Prinzip der Direktpotentiometrie

Unter Potentiometrie versteht man die praktisch stromlose Messung von **Potentialdifferenzen** zwischen zwei *Halbzellen (Indikator-* und *Bezugselektrode)*. Die Indikatorelektrode taucht direkt in die zu untersuchende Lösung ein, die Referenzelektrode ist von dieser Lösung durch ein mechanisches Diaphragma abgetrennt. Beide Elektroden können auch in einer Einstabmesskette vereinigt sein (vgl. Kap. 10.1.3.4). Als Indikatorelektroden dienen die im Kap. 10.1.3 erwähnten Elektrodenarten; Messelektroden zur Bestimmung des pH-Wertes werden im nachfolgenden Abschnitt vorgestellt [vgl. **MC-Frage Nr. 711**].

Bei der **Direktpotentiometrie** wird die Konzentration einer Substanz mithilfe der Nernstschen Formel aus der Potentialmessung einer elektrochemischen Zelle errechnet bzw. über eine *Eichkurve* bestimmt; auch die *Standardzumischmethode* kann hierzu angewendet werden (vgl. Kap. 4.6.1). Bei **potentiometrischen Titrationen**, bei denen die Veränderung der Potentialdifferenz zwischen den in die Lösung eintauchenden Elektroden gegen die zugesetzte Reagenzmenge (Maßlösung) aufgezeichnet wird, kann auf eine Eichung des Messsystems verzichtet werden [vgl. **MC-Frage Nr. 1339**].

Grundlage der Potentiometrieist die direkte Anwendung der **Nernstschen Gleichung** (vgl. Kap. 7.1.1.1). Unter Berücksichtigung des Diffusionspotentials errechnet sich die **Leerlaufspannung** (E) einer elektrochemischen Zelle nach:

$$E = E_{Ind} - E_{Bez} - E_{Diff}$$

E_{Ind} = Spannung der Indikatorelektrode
E_{Bez} = konstante Spannung der Bezugselektrode
E_{Diff} = Diffusionspotential an der Grenze beider Halbzellen

Grund für das Auftreten des *Diffusionspotentials* sind unterschiedliche Diffusionsgeschwindigkeiten der Ionenarten in der Elektrolytlösung der Bezugselektrode am Diaphragma [vgl. **MC-Frage Nr. 1221**]. Das Potential ist experimentell nur näherungsweise bestimmbar und muss abgeschätzt werden; es kann einen beträchtlichen Messfehler verursachen.

Die Konzentrationsabhängigkeit des Potentials der Indikatorelektrode ist gegeben durch die Nernstsche Formel. Bei 25 °C gilt in vereinfachter Form:

$$E_{Ind} = E^{\circ} + \frac{0{,}059}{n} \log c$$

E_{Ind} = Potential der Indikatorelektrode
E° = Normalpotential der zu bestimmenden Substanz
n = Anzahl der beim Redoxprozeß ausgetauschten Elektronen
c = Konzentration der zu bestimmenden Substanz

10.2.1.2 Potentiometrische Messungen

Eine galvanische Zelle, bestehend aus einer Messelektrode und einer Referenzelektrode, wird zusammengestellt und an ein Potentiometer angeschlossen. Sind Mess- und Bezugssystem voneinander getrennt, werden sie über einen Stromschlüssel (Salzbrücke) miteinander verbunden (vgl. Kap. 7.1.1.3). Letzteres entfällt, wenn man mit Einstabmessketten mit integrierter Bezugselektrode arbeitet.

Potentiometrische Bestimmungen erfordern eine *praktisch leistungslose Spannungsmessung*, da ein Stromfluss durch die elektrochemische Zelle einen merklichen Stoffumsatz an den Elektroden und somit Veränderungen der Konzentrationen der elektroaktiven Teilchen in der Elektrodenumgebung hervorrufen würde. Zur praktisch leistungslosen Messung einer Zellspannung eignet sich ein Voltmeter (hochohmiges Spannungsmessgerät) mit einem Eingangswiderstand, der erheblich größer ist als der Widerstand der Messkette [vgl. **MC-Fragen Nr. 711, 717–719, 729**].

Abb. 2.6 zeigt das vereinfachte Schaltbild einer galvanischen Zelle. Damit während der Messung keine Elektrolyse eintritt und die Stromstärke so gering wie möglich gehalten wird, schaltet man aus den genannten Gründen einen großen Außenwiderstand (R_a) in den Stromkreis.

Die EMK der Zelle beträgt entsprechend dem Ohmschen Gesetz:

$$E = I \cdot (R_a + R_g + R_i)$$

Da R_a, $R_g \gg R_i$ sind, kann der Innenwiderstand der Zelle (R_i) vernachlässigt werden.

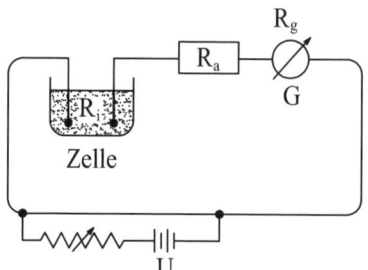

Abb. 2.6: **Vereinfachtes Schaltbild einer galvanischen Zelle**

Bei der veralteten *Poggendorfschen Kompensationsmethode* schaltet man der zu messenden EMK eine äußere Spannung (U) entgegen, die über einen Schiebewiderstand solange variiert wird, bis ein in den Stromkreis eingeführtes Galvanometer (G) stromlos wird. Bei der elektronischen Messung mit einem *Röhrenvoltmeter* steuert man mit dem Element die Gitterspannung der Elektrodenröhre.

10.2.2 Direktpotentiometrische Messungen

10.2.2.1 Potentiometrische pH-Messung

Die Bestimmung des pH-Wertes einer Prüflösung kann nach *Arzneibuch*

- potentiometrisch mithilfe einer Glaselektrode (bzw. einer anderen geeigneten Messelektrode) oder
- kolorimetrisch mithilfe acidobasischer Indikatoren erfolgen [vgl. Kap. 6.1.5.1].

Darüber hinaus kann man den pH-Wert einer Lösung *indirekt* aus der betreffenden Titrationskurve ermitteln (vgl. Kap. 6.1.4). Bei starken Protolyten genügt es, deren Konzentrationen aus dem Äquivalentverbrauch an Maßlösung zu bestimmen. Bei schwachen Säuren oder Basen ist neben deren Konzentration noch die Kenntnis des pK_a-Wertes des betreffenden Protolyten notwendig, der über den Halbneutralisationspunkt der Titrationskurve zugänglich ist [vgl. **MC-Fragen Nr. 720, 721**].

Der **pH-Wert** beschreibt in einer *konventionell* festgelegten logarithmischen Skala die Konzentration (Aktivität) der Hydroxonium-Ionen in *wässriger* Lösung. Für praktische Zwecke wird nach Arzneibuch eine **empirische pH-Skala** verwendet, wobei der zu bestimmende pH-Wert auf den pH-Wert (pH_s) von Referenzlösungen nach folgender Gleichung bezogen wird [vgl. **MC-Fragen Nr. 716, 722, 723**]:

$$pH = pH_s - \frac{E - E_s}{k}$$

E = Potentialdifferenz der Zelle mit der Prüflösung (in Volt)
E_s = Potentialdifferenz der Zelle mit der Referenzlösung bekannten pH-Wertes
pH_s= pH-Wert der Referenzlösung

Der Parameter k ist temperaturabhängig und beschreibt die Spannungsänderung pro pH-Einheit. Das Arzneibuch gibt k-Werte für den Bereich von 15–35 °C in einer Tabelle an. Dieser Formel liegt die Annahme zugrunde, dass sich die gemessene Spannungsdifferenz der Messkette bei Änderung der H_3O^+-Aktivität um eine pH-Stufe jeweils um den gleichen Betrag ändert. Bei 20 °C sind dies 58,2 mV pro pH-Änderung um eine Einheit. Mit anderen Worten der Betrag des Potentials ändert sich um **0,03 V**, wenn man z. B. den pH-Wert einer Lösung von pH = 7,0 auf 7,5 stellt [vgl. **MC-Fragen Nr. 1524, 1562**]. Die obige Formel gestattet daher, aus der gemessenen Potentialdifferenz zwischen Mess- und Bezugselektrode in der Vergleichslösung und in der Prüflösung den pH-Wert zu berechnen.

Apparatur: Die Messapparatur nach Arzneibuch enthält ein hochohmiges *Voltmeter* mit einem Messbereich von 0 bis 2 V, der üblicherweise in pH-Einheiten unterteilt ist. Zur praktisch leistungslosen Messung der Zellspannung muss der Eingangswiderstand des Messgerätes erheblich größer (100 mal) sein als der Widerstand der verwendeten Elektroden (Messkette) [z. B. besitzt die Glaselektrode einen hohen Eingangswiderstand von 100–500 Mega-Ohm]. Die Empfindlichkeit des Voltmeters muss mindestens **0,05 pH-Einheiten** (oder **3 mV**) betragen.

Soweit in den jeweiligen Monographien nichts anderes angegeben wird, sieht das Arzneibuch eine Glaselektrode als Messelektrode und eine Kalomelektrode oder eine Silber-Silberchlorid-Elektrode als Bezugselektrode vor.

Ausführung: Die Apparatur wird mit einer *Kaliumhydrogenphthalat-Pufferlösung* (primärer Referenzpuffer) und einer weiteren Pufferlösung mit anderem pH-Wert *geeicht*. Der abgelesene pH-Wert einer dritten Pufferlösung, deren pH-Wert zwischen den beiden Eichpunkten liegt, darf höchstens 0,05 pH-Einheiten vom angegebenen Wert abweichen. Die Elektroden werden danach in die zu untersuchende Lösung eingetaucht; die Messung wird in gleicher Weise wie bei den Referenzlösungen durchgeführt. Alle Messungen sollen bei einer Temperatur von 20–25 °C erfolgen.

Standardpufferlösungen: Für die Eichung einer Glaselektrode zur pH-Messung schreibt das Arzneibuch folgende Referenzlösungen vor, wobei in Klammer die jeweiligen pH-Werte bei 25 °C aufgelistet sind:

- 0,05 M-Kaliumtetraoxalat-Lösung (pH=3,78)
- gesättigte (bei 25 °C)Kaliumhydrogentartrat-Lösung (pH=3,56)
- 0,05 M-Kaliumhydrogencitrat-Lösung (pH=3,78)
- 0,05 M-Kaliumhydrogenphthalat-Lösung (pH=4,01)
- 0,025 M-Kaliumdihydrogenphosphat-Lösung + 0,025 M-Kaliummonohydrogenphosphat-Lösung (pH=6,87)
- 0,0087 M-Kaliumdihydrogenphosphat-Lösung + 0,0303 M-Natriummonohydrogenphosphat-Lösung (pH=7,41)
- 0,01 M-Natriumtetraborat-Lösung (pH=9,18)
- 0,025 M-Natriumcarbonat-Lösung + 0,025 M-Natriumhydrogencitrat-Lösung (pH=10,01).

Zusätzlich enthalten einige Arzneibücher noch eine
- gesättigte (bei 25 °C) Calciumhydroxid-Lösung (pH=12,45)
als Referenzpuffer [vgl. **MC-Fragen Nr. 725–727**].

Alle Referenzlösungen sind mit Kohlendioxid-freiem Wasser herzustellen.

10.2.2.2 Messelektroden

Die Potentiometrie hat durch die Verwendung sog. *ionenselektiver Elektroden*, die nur auf eine bestimmte Ionenart [z. B. Na^+, Ag^+, Ca^{2+}, Pb^{2+}, F^-, Cl^-, S^{2-}] ansprechen, zunehmend an Bedeutung gewonnen.

Im nachfolgenden Abschnitt sollen bevorzugt Elektroden vorgestellt werden, deren Potential von der Protonenkonzentration abhängt, und die man deshalb zur Messung des pH-Wertes und zur Indizierung des Endpunktes von Säure-Base-Titrationen einsetzt. Es sind dies [vgl. **MC-Fragen Nr. 716, 724, 1228, 1253, 1294, 1535**]:

* *Wasserstoffelektrode* (von H_2 umspülte Pt-Elektrode),
* *Glaselektrode,*
* *Chinhydron-Elektrode,*
* *Oxidelektroden* (z. B. Antimon/Antimonoxid-Elektrode).

Glaselektrode: Die Glaselektrode ist die gebräuchlichste Messelektrode zur Bestimmung des pH-Wertes einer Lösung oder zur Durchführung von Neutralisationsanalysen. Meistens werden sog. *kombinierte Elektroden* verwendet, bei denen die Glaselektrode mit der Bezugselektrode (z. B. GKE) eine Baueinheit bildet, wie dies Abb. 2.7 zeigt.

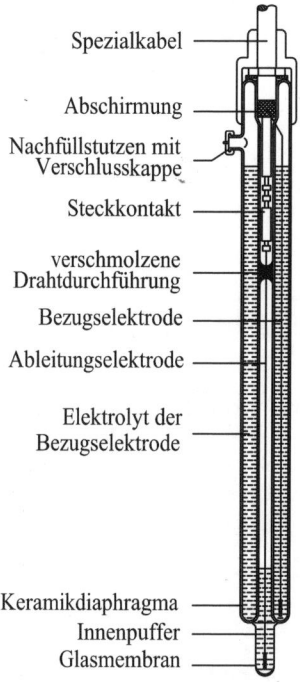

Spezialkabel

Abschirmung

Nachfüllstutzen mit Verschlusskappe

Steckkontakt

verschmolzene Drahtdurchführung

Bezugselektrode

Ableitungselektrode

Elektrolyt der Bezugselektrode

Keramikdiaphragma
Innenpuffer
Glasmembran

Abb. 2.7: Prinzipieller Aufbau einer Glaselektroden-Einstabmesskette

Die Glaselektrode gehört zum Typ der **Membranelektroden**; sie zeichnet sich durch eine geringe Empfindlichkeit gegenüber Oxidations- und Reduktionsmitteln, eine rasche Potentialeinstellung und eine niedrige Polarisation aus.

Die eigentliche Glaselektrode besteht aus einer dünnwandigen Kugel (Dicke 0,05–0,5 mm) eines Lithium-Barium-Silicat-Glases, die mit einer Pufferlösung (*Innenlösung*) bekannten und konstanten pH-Wertes gefüllt ist und in eine Lösung (*Außenlösung*) eintaucht, deren pH-Wert gemessen werden soll.

Die Glaselektrode stellt eine **Konzentrationskette** für H_3O^+ Ionen dar (vgl. Kap. 7.1.1.3). Ihre Wirkungsweise beruht auf Austauschvorgängen zwischen Alkaliionen der Glasmembran und den Hydroxonium-Ionen der Innen- und der Außenlösung. Der Ionenaustausch erfolgt sowohl an der Innen- als auch an der Außenseite der Glasmembran, die zuvor durch Aufbewahrung in Wasser oder einer Elektrolytlösung *gequollen* (konditioniert) werden muss [vgl. **MC-Fragen Nr. 728, 1643**]. In die Innenlösung (i) und die Außenlösung (a) tauchen zwei Ableitungselektroden (z. B. je eine GKE) ein.

$$Hg,(Hg_2Cl_2)_f | Cl^-_{ges.} | | H^+(C_a) | | H^+(C_i) | | Cl^-_{ges.} | (Hg_2Cl_2)_f, Hg$$

GKE   Membran   GKE

Da die Potentiale der beiden Ableitungselektroden gleich sind und die auftretenden Diffusionspotentiale vernachlässigt werden können, ist das Potential der inneren Ableitung gegenüber der äußeren ausschließlich durch die an der Phasengrenzfläche Glasmembran/Messlösung auftretende Potentialdifferenz gegeben, deren Größe von den Konzentrationen (Aktivitäten) der H_3O^+-Ionen abhängt [vgl. **MC-Fragen Nr. 1266, 1420**].

$$E = E^\circ_* + E_a + E_i = (RT/nF) \ln [a_{H^+}]_a/[a_{H^+}]_i$$

pH-Werte, die mit einer Glaselektrode gemessen werden, sind *keine* Absolutwerte. Die Abweichungen vom realen pH-Wert werden hervorgerufen von der Glasart, der Temperatur und dem sog. **Asymmetriepotential**. Unter dem Asymmetriepotential versteht man den Potentialwert, der sich einstellt, wenn Innen- und Außenlösung *gleich* sind. Rein rechnerisch sollte dabei eine Potentialdifferenz von „Null" auftreten. Das Asymmetriepotential wird verursacht von Inhomogenitäten der Glasmembran; es kann sich durch Alterung der Membran (Austrocknen) verändern. Zur Messung absoluter pH-Werte muss die Glaselektrode mit Standardpufferlösungen *geeicht* werden.

Die lineare Abhängigkeit des Potentials vom pH-Wert besteht praktisch nur im pH-Bereich von pH=0–9 und mit kleinen Abweichungen bis pH=12 sowie im Temperaturbereich von 0–70 °C. Letzteres ist vor allem bedingt durch die mangelnde Potentialkonstanz der Kalomelbezugselektrode oberhalb 80 °C.

Bei großen Ionenstärken treten **Salzfehler** auf. Darüber hinaus ist zu beachten, dass unterhalb von pH=1 der **Säurefehler** (durch Änderung der Aktivität und Hydrolyseerscheinungen) und oberhalb von pH=12 der **Alkalifehler** (Ansprechen der Glasmembran auf Alkaliionen) die gemessenen Werte verfälscht, wobei dem Alkalifehler die größere Bedeutung zukommt.

Durch Verwendung von Spezialgläsern sind jedoch Bestimmungen im gesamten konventionellen pH-Bereich (pH=0–14) möglich. Die Glaselektrode kann auch in **nichtwässrigem Milieu** eingesetzt werden, die pH-Skala ist dann jedoch ungültig und die jeweiligen Messungen liefern nur „scheinbare" pH-Werte. Bei wasserfreien Titrationen mit Perchlorsäure in Eisessig und der Verwendung einer Kalomelbezugselektrode mit *Diaphragma* ist es ratsam, den KCl-Elektrolyten durch **Lithiumchlorid** zu ersetzen, um ein Verstopfen des Diaphragmas durch auskristallisierendes Kaliumperchlorat zu verhindern [vgl. **MC-Frage Nr. 734**]. Alternativ dazu kann man Messketten mit einer Salzbrücke oder Zellen ohne Überführung verwenden. Einstabmessketten sind infolge zu hoher Diffusionspotentialdifferenzen für nichtwässrige Lösungen ungeeignet.

Chinhydron-Elektrode: Die Chinhydron-Elektrode besteht aus einer inerten Pt-Elektrode, die in eine mit **Chinhydron** [1:1-charge transfer-Komplex von **1.4-Benzochinon** und **Hydrochinon**] gesättigte Analysenlösung eintaucht [vgl. **MC-Frage Nr. 730**].

Chinhydron

Gemäß der Gleichung

$$\text{Hydrochinon (HCH)} \rightleftharpoons \text{Benzochinon (CH)} + 2\,H^+ + 2\,e^-$$

sind Chinon und Hydrochinon ineinander überführbar. Wie die Anwendung der Nernstschen Formel auf diesen Redoxprozess zeigt, ist das Potential einer Chinhydron-Elektrode *nur* vom pH-Wert der sie umgebenden Lösung abhängig.

$$E = E° + \frac{0{,}059}{2} \cdot \log \frac{[CH] \cdot [H_3O^+]^2}{[HCH]}$$

Mit [CH]=[HCH] ergibt sich das Potential bei 25 °C zu:

$$E = E° + 0{,}059 \log [H_3O^+] = E° - 0{,}059\ pH$$

Die Chinhydron-Elektrode kann jedoch in Lösungen, deren pH-Wert über 9 liegt, nicht zur pH-Bestimmung eingesetzt werden, weil Hydrochinon als schwache Säure dann neutralisiert wird. Auch in stark oxidierenden oder reduzierenden Lösungen ist die Elektrode unbrauchbar [vgl. **MC-Fragen Nr. 731, 732**].

10.2.3 Potentiometrische Titrationen

Neben der Ermittlung von Konzentrationen elektrochemisch aktiver Ionen mit Hilfe der Nernstschen Gleichung und der Bestimmung des pH-Wertes sind als weitere Hauptanwendungsgebiete der Potentiometrie die Indizierung des Endpunktes von

* *Säure-Base-Titrationen,*
* *Fällungstitrationen,*
* *Redoxtitrationen und*
* *komplexometrischen Titrationen*

zu nennen [vgl. **MC-Frage Nr. 733**].

Gemäß der Nernstschen Formel besteht zwischen dem Potential und der Konzentration ein logarithmischer Zusammenhang. Daher erhält man auch bei potentiometrischen Titrationen die typischen S-förmigen *Titrationskurven*, deren Wendepunkte nach verschiedenen Methoden als Endpunkte auswertbar sind [siehe Kap. 4.7 und **MC-Fragen Nr. 1400, 1464, 1538**]. Die potentiometrische Indizierung besitzt gegenüber Farbindikatoren eine höhere Genauigkeit. Darüber hinaus gestattet die Potentiometrie auch die Indizierung des Endpunktes von Titrationen trüber oder gefärbter Lösungen. Eine *Eichung* der Elektroden wie bei der Direktpotentiometrie ist *nicht* erforderlich, da relative Potentialänderungen betrachtet werden [vgl. **MC-Frage Nr. 735**].

Bei **Säure-Base-Titrationen** wird die Änderung der Wasserstoffionen-Aktivität als Potentialänderung an einer Glaselektrode gegen eine Silber/Silberchlorid-Elektrode oder eine Kalomelelektrode gemessen. Dies ist sowohl in Wasser als auch in organischen Lösungsmitteln möglich. In absolut wasserfreien Solventien muss u.U. eine Metallelektrode eingesetzt werden, da die Gelschicht der Glasmembran bei Abwesenheit von Wasser rasch abgebaut wird. Neutralisationsanalysen lassen sich noch von Protolyten bis zu einer *Dissoziationskonstanten* von etwa $K_a = 10^{-8}$ mit hinreichender Genauigkeit potentiometrisch indizieren. Gemische von Säuren und Basen können potentiometrisch simultan titriert werden, wenn ihre pK_a-Werte hinreichend stark differieren.

Die potentiometrische Indizierung des Endpunktes von **Fällungstitrationen** basiert darauf, dass die Aktivität eines an der Fällung beteiligten Ions während der Titration mit einer geeigneten Elektrode registriert werden kann. Beispielsweise kann zur potentiometrischen Indizierung der Bestimmung von Chlorid mit $AgNO_3$-Lösung eine Silberelektrode als Messelektrode verwendet werden, weil das Potential einer Silberelektrode von der Aktivität der Ag^+-Ionen abhängt, die wiederum über das Löslichkeitsprodukt von AgCl mit der Chlorid-Konzentration verknüpft ist [vgl. Kap. 8.1.2.5 und **MC-Fragen Nr. 710, 736–738, 1419**].

Die Potentiometrie erlaubt auch *argentometrische Simultanbestimmungen* von *Halogeniden*, wobei zunächst das schwerstlösliche Silberhalogenid ausfällt. Das Verfahren ist leicht durchzuführen, wenn sich die Silberhalogenide in ihren Löslichkeitsprodukten um den Faktor 10^3 unterscheiden. Dann erhält man getrennte Titrationsstufen. Die Genauigkeit der argentometrischen Bestimmung von Chlorid neben Bromid kann erhöht werden, wenn man der Titrationslösung überschüssiges $Ba(NO_3)_2$ zusetzt.

Eine weitere Gruppe mit potentiometrischer Indizierung stellen **Redoxtitrationen** dar, bei denen meistens eine Platinelektrode als Indikatorelektrode eingesetzt wird. Metallionenelektroden oder ionenselektive Elektroden gestatten auch die Endpunkterkennung **komplexometrischer Titrationen**.

10.3 Elektrogravimetrie

Die **Elektrogravimetrie** ist ein analytisches Verfahren, bei dem Stoffe an einer Elektrode elektrolytisch abgeschieden und anschließend durch **Wägung** bestimmt werden. Das Verfahren wird sowohl für Einzelbestimmungen als auch zu Trennungen oder Simultanbestimmungen genutzt. Neben der Vollständigkeit der Abscheidung und einer ausreichenden Haftfestigkeit des betreffenden Stoffes auf der Elektrode müssen die gebildeten Niederschläge den allgemeinen Anforderungen der Gravimetrie genügen (vgl. Kap. 5). Die Vollständigkeit der Abscheidung wird extern indiziert. Die Elektrogravimetrie kann bei konstanter Gleichspannung (*po-

tentiostatisch) oder bei konstantem Gleichstrom (*galvanostatisch* durchgeführt werden [vgl. **MC-Frage Nr. 1269**].

10.3.1 Grundlagen der Elektrolyse

Als **Elektrolyse** bezeichnet man im Allgemeinen Vorgänge, bei denen im Zusammenhang mit dem Transport von elektrischer Ladung in einer galvanischen Zelle chemische Prozesse ablaufen.

Die *Kathodenreaktion* besteht immer in der Aufnahme von Elektronen, die *Anodenreaktion* in der Abgabe von Elektronen. Somit sind bei der Elektrolyse alle Kathodenvorgänge Reduktionsprozesse (*kathodische Reduktion*) und alle Anodenvorgänge Oxidationsprozesse (*anodische Oxidation*).

Beispielsweise entstehen bei der Elektrolyse einer *wässrigen Kaliumhydroxid-Lösung* durch Reduktion von Wasser an der Kathode elementarer Wasserstoff und an der Anode bildet sich durch Oxidation von Hydroxid-Ionen elementarer Sauerstoff, während bei der elektrolytischen Zersetzung einer wässrigen $AgNO_3$-Lösung an der Kathode metallisches Silber abgeschieden wird [vgl. **MC-Fragen Nr. 739, 741**].

Ändert ein Stoff im Verlaufe der Elektrolyse seine Zustandsform und geht z. B. aus einer löslichen in eine unlösliche Form über, so lässt sich nachfolgend durch *Wägung* des entstehenden Stoffes die Stoffmenge an zu bestimmender Substanz ermitteln. Bei der Bildung gasförmiger Produkte ist ihre Quantifizierung im Prinzip über das *Molvolumen* des entstehenden Gases möglich [1 Mol = 22,4 l Gas]. Solche elektrolytischen Gasanalysen besitzen aber nur eine geringe praktische Bedeutung.

Zur vollständigen Abscheidung von Stoffen verwendet man meistens großflächige *Platinelektroden*, die zylindrisch ineinander verschachtelt sind. Bei potentiostatischer Arbeitsweise wird zusätzlich eine Bezugselektrode benötigt.

Für die Quantifizierung der elektrolytischen Abscheidung von Stoffen gilt das **Faradaysche Gesetz** (vgl. auch Kap. 10.1.2.4).

$$m = \frac{M \cdot Q}{n \cdot F}$$

m = Masse des abgeschiedenen Stoffes
M = rel. Molekülmasse (Atommasse)
Q = Ladungsmenge (Strommenge)
n = elektrochemische Wertigkeit
F = Faraday-Konstante (96 487 C · mol^{-1})

Berechnungen (in Klammer Nr. der MC-Frage)

[740] Bei den in der Aufgabe genannten Stoffen laufen folgende Elektrodenprozesse ab:

(a) $2 H_2O \longrightarrow O_2 + 4 H^+ + 4 e^-$ (n=4)

(b) $2 H_3O^+ + 2 e^- \longrightarrow H_2 + 2 H_2O$ (n=2)

(c) $Ag^+ + e^- \longrightarrow Ag$ (n=1)

(d) $Cu^{2+} + 2 e^- \longrightarrow Cu$ (n=2)

Berücksichtigt man, dass bei der Abscheidung *molarer* Mengen (m=M) nach dem Faradayschen Gesetz $Q = n \cdot F$ wird, so sind bei den genannten Stoffen nur zur Abscheidung von **22,4 l Sauerstoff** ca. **386 kC** erforderlich.

[746] Bei der Elektrolyse eines dreiwertigen Metallchlorids laufen folgende Elektrodenprozesse ab:

Anode : $2\ Cl^- \longrightarrow Cl_2\uparrow + 2\ e^-$

Kathode: $Me^{3+} + 3\ e^- \longrightarrow Me\downarrow$

$$2\ MeCl_3 \longrightarrow 3\ Cl_2 + 2\ Me$$

Bilden sich z. B. bei der anodischen Oxidation 11,2 ml Chlorgas, so entspricht dies – unter Einbeziehung des Molvolumens eines Gases von 22 400 ml – 0,0005 Mol Chlor.

Aufgrund der vorgegebenen Stöchiometrie, nach der 3 Mol Chlor 2 Mol des betreffenden Metalls entsprechen, folgt, dass im gleichen Zeitraum $1/3 \cdot 10^{-3}$ Mol = 40 mg = 0,04 g Metall an der Kathode abgeschieden werden. Daraus ergibt sich die relative Atommasse des Metalls zu:

$$A_r = 4 \cdot 10^{-2}\ g/(1/3 \cdot 10^{-3})\ Mol = 4 \cdot 3 \cdot 10^1 = \textbf{120 g/Mol}$$

10.3.2 Metallabscheidung

Viele Metallionen [Ag, Cd, Cu, Ni, Pb, Zn] lassen sich durch Reduktion an einer Kathode in elementarer Form auf der Elektrode abscheiden. Unter bestimmten Bedingungen können auch Metalloxide wie PbO_2 oder MnO_2 an einer Anode gefällt werden. Bei der Elektrogravimetrie erfolgt die Ermittlung der Stoffmenge unabhängig von elektrochemischen Daten durch Wägung.

Die Metallabscheidung wird am besten in *schwefelsaurer* Lösung vorgenommen. Chloride sind wegen ihrer leichten Oxidierbarkeit weniger geeignet. Darüber hinaus kann das anodisch gebildete Chlor die Pt-Elektroden angreifen. Die Bildung von Chlor lässt sich durch Zugabe von Natriumhydrogensulfit oder Hydrazin unterbinden [vgl. **MC-Frage Nr. 745**].

Die Prozesse, die bei solchen Bestimmungen ablaufen, sollen am Beispiel der Elektrolyse einer wässrigen **Kupfersulfat-Lösung** an Pt-Elektroden näher betrachtet werden. In dieser Lösung sind als Ionen vorhanden:

$$Cu^{2+},\ SO_4^{2-},\ H_3O^+,\ HO^-$$

Das niedrigste Kathodenpotential besitzt das System Cu^{2+}/Cu (nicht H_3O^+/H_2), sodass an der Kathode Cu(II)-Ionen zu metallischem Kupfer reduziert werden.

$$Cu^{2+} + 2\ e^- \longrightarrow Cu\downarrow$$

Das niedrigste Anodenpotential hat das Redoxsystem HO^-/O_2. Daher werden an der Anode Hydroxid-Ionen zu Sauerstoff oxidiert.

$$4\ HO^- \longrightarrow O_2\uparrow + 2\ H_2O + 4\ e^-$$

Der Gesamtprozess kann durch folgende Bruttogleichung beschrieben werden [vgl. **MC-Frage Nr. 742**]:

$$Cu^{2+} + 3\ H_2O \longrightarrow Cu \rightarrow + 1/2\ O_2 \uparrow + 2\ H_3O^+$$

Daher ist die *Zersetzungsspannung* (EMK) einer solchen elektrolytischen Zelle abhängig von den Normalpotentialen der beiden korrespondierenden Redoxpaare (Cu^{2+}/Cu und O_2/H_2O), der Konzentration an Kupfer-Ionen in der Lösung und der Sauerstoffüberspannung [vgl. **MC-Fragen Nr. 1305, 1346**]. Die EMK ergibt sich zu:

$$(1)\quad EMK = E_o - E_{Cu}$$

Unter Standardbedingungen und unter Vernachlässigung der Überspannung gilt für eine 1-M $CuSO_4$-Lösung:

$$(2)\quad EMK = E^0(O_2/H_2O) - E^0(Cu^{2+}/Cu) = 1{,}23 - 0{,}34 = 0{,}89\ V$$

Bei der Elektrolyse der $CuSO_4$-Lösung überzieht sich die Pt-Kathode nach Erreichen der Zersetzungsspannung allmählich mit einer Kupferschicht und wird dadurch zur Kupferelektrode (Metall im Gleichgewicht mit seinen Ionen), deren Potential sich unter Einbeziehung der Überspannung (η) mithilfe der Nernstschen Formel berechnet nach:

$$(3)\quad E_{Cu} = E^0(Cu^{2+}/Cu) + 0{,}059/2\ \log\ [Cu^{2+}] + \eta_{Cu}$$

Im Verlauf der Elektrolyse nimmt die Cu(II)-Konzentration stetig ab und das Kathodenpotential (Halbzellenpotential) steigt in Richtung negativer Wert an. Bei einer Restkonzentration von 10^{-6} mol $\cdot$ 1^{-1} an Cu(II)-Ionen ergibt sich aus (3) das Halbzellenpotential der Kupferelektrode zu:

$$(4)\quad E_{Cu} = 0{,}34 + 0{,}059/2\ \log\ [10^{-6}] = 0{,}34 - 0{,}18 = \mathbf{0{,}16}$$

Für den Betrag der Zersetzungsspannung bedeutet dies unter Standardbedingungen [vgl. **MC-Frage Nr. 1220**]:

$$(5)\quad EMK = E_O - E_{Cu} = 1{,}23 + 0{,}16 = 1{,}39\ V$$

Enthält die Lösung mehr als ein Kation, so ist die saubere Abscheidung des einen Ions durch das steigende Kathodenpotential und die damit verbundene vorzeitig einsetzende Abscheidung eines zweiten Ions möglicherweise beeinträchtigt. (Die Verschiebung der Elektrolysespannung lässt sich durch eine potentiostatische Arbeitsweise vermeiden, bei der das Potential der Arbeitselektrode durch ein Regelsystem konstant gehalten wird).

Häufig beobachtet man solche Vorgänge bei dem System Me^{n+}/H_3O^+. Die vorzeitig oder parallel ablaufende Entwicklung von Wasserstoff führt zu schwammigen, schlecht wägbaren Niederschlägen. Aufgrund der Reihenfolge ihrer Zersetzungsspannungen

$$Ag < Cu < \mathbf{H_2} < Ni < Co < Cd < Cr < Zn$$

ist z. B. die Abscheidung von Ni^{2+}, Co^{2+} oder Cd^{2+} an Pt-Elektroden in *saurer* Lösung nicht möglich. Man scheidet solche Metalle deshalb oft aus ammoniakalischer Lösung ab. Einer zu starken Verschiebung des pH-Wertes in den alkalischen Bereich sind allerdings Grenzen gesetzt, da die Amminkomplexe vieler Ionen sehr stabil und ihre Zersetzungsspannungen gleichfalls zu negativeren Potentialwerten hin verschoben sind.

Eine andere Alternative ist die Verwendung von *verkupferten* Pt-Elektroden. Infolge der hohen Überspannung des Wasserstoffs an Kupfer kann hier die Metallabscheidung auch in schwach saurer Lösung erfolgen (vgl. Kap. 10.1.4.2). Beispielsweise lässt sich auf diese Weise Zn(II) in schwach saurem Milieu an Kupferelektroden niederschlagen.

Darüber hinaus kann man der Elektrolyselösung **Depolarisatoren** zusetzen, d. h. Stoffe, deren Zersetzungsspannungen zwischen den beiden Ionen Me^{n+} und H_3O^+ liegen. Zum Beispiel verhindert *Salpetersäure* (bzw. Nitrat) hinreichend hoher Konzentration die Bildung von H_2 bei der elektrogravimetrischen **Cu-Bestimmung**. Mit steigendem Elektrodenpotential erfolgt eine Reduktion von Nitrat zu Nitrit unter Vermeidung der Wasserstoffentwicklung. Allerdings muss man gleichzeitig das entstehende *Nitrit* durch Zugabe von *Harnstoff* zerstören, da seine Zersetzungsspannung kleiner ist als die des Kupfers und es bevorzugt an der Kathode weiter reduziert würde [vgl. **MC-Frage Nr. 743**].

In analoger Weise verhindert auch ein Zusatz von HNO_3 die kathodische Abscheidung von **Blei** bei der anodischen Bleibestimmung als Bleidioxid (PbO_2) [vgl. **MC-Fragen Nr. 744, 1561**].

10.3.3 Elektrolytische Trennungen

Es ist leicht möglich zwei Metalle zu trennen, deren Abscheidungspotentiale genügend weit auseinanderliegen (um mindestens 200 mV), wie z. B.:

$$E°(Cu^{2+}/Cu) = +0{,}377 \text{ V und } E°(Zn^{2+}/Zn) = -0{,}763 \text{ V}$$

Zunächst wird das Metall mit dem positivsten Abscheidungspotential niedergeschlagen, danach durch Erhöhen der angelegten Spannung – jenes mit dem nächst negativeren usw. In der Praxis müssen jedoch die nacheinander abzuscheidenden Metalle in der Spannungsreihe ziemlich weit voneinander angeordnet sein, damit nicht schon das zweite Metall sich abzuscheiden beginnt, ehe das erste vollständig niedergeschlagen wurde.

10.4 Coulometrie

10.4.1 Grundlagen der Coulometrie

Die Coulometrie ist ein zur Elektrogravimetrie alternatives Analysenverfahren, bei dem die elektrische *Ladung* (Strommenge) (Q) gemessen wird, die notwendig ist, um einen in Lösung befindlichen Stoff vollständig umzusetzen [vgl. **MC-Frage Nr. 713**]. Grundlage der Methode ist das **Faradaysche Gesetz** (vgl. Kap. 10.1.2.4).

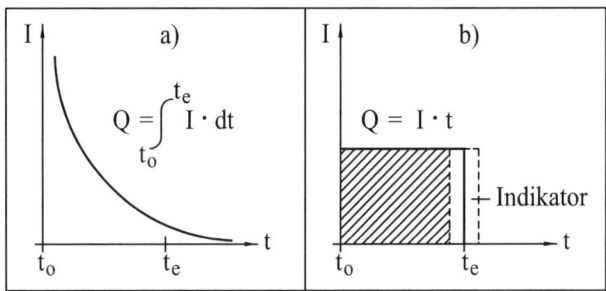

Abb. 2.8:   Coulometrische Stromstärke-Zeit-Kurven
a) Potentiostatische Coulometrie
b) Galvanostatische Coulometrie

Im Gegensatz zur Elektrogravimetrie wird bei der Coulometrie die Stoffmenge aber nicht gewogen, sondern über die zum quantitativen Umsatz erforderliche Ladungsmenge bestimmt. Der elektrische Strom wirkt als maßanalytisches Reagenz und muss in stöchiometrischen Mengen eingesetzt werden. Die *Ladung* wird aus Stromstärke und Elektrolysezeit berechnet.
Voraussetzungen für die Anwendung der Coulometrie sind:

* Die Reduktion oder Oxidation einer Substanz muss zu einer definierten Oxidationsstufe führen.
* Die Reaktion muss mit 100% *Stromausbeute* verlaufen, d. h., es dürfen keine Nebenreaktionen eintreten, die einen Teil der gemessenen Stromstärke verbrauchen würden. Unter Stromausbeute versteht man das in Abhängigkeit von der gemessenen elektrischen Ladung ermittelte Verhältnis von tatsächlich umgesetzter Stoffmenge zur theoretisch umgesetzten Stoffmenge.

Man kann die Coulometrie sowohl bei konstantem Potential (*potentiostatisch*) als auch bei konstanter Stromstärke (*galvanostatisch*) betreiben. Die resultierenden Stromstärke-Zeit-Kurven sind in Abb. 2.8 graphisch dargestellt.

Potentiostatische Coulometrie: Bei der potentiostatischen Arbeitsweise wird eine hohe Empfindlichkeit und Selektivität erreicht, weil die konstante Elektrolysespannung so eingestellt wird, dass nur die gewünschte Reaktion abläuft. Da die Stromstärke *exponentiell* abfällt, ist eine lange Versuchsdauer nötig [vgl. **MC-Fragen Nr. 749, 750, 1648, 1727**]. Die Ermittlung der verbrauchten Ladungsmenge erfolgt graphisch oder elektronisch. Die durch einen Stromkreis transportierte Ladung (Q) ist bei veränderlicher Stromstärke durch das Zeitintegral der Stromstärke gegeben (Abb. 2.8a).

Galvanostatische Coulometrie: Diese Methode, bei der das Produkt aus Stromstärke und Elektrolysezeit als Messgröße dient, zeichnet sich durch eine kürzere Elektrolysedauer aus. Sie erfordert jedoch die Indizierung des Endpunktes (t_e) mit chemischen (*Indikatoren*) oder elektrochemischen Verfahren [vgl. Abb. 2.8b und **MC-Frage Nr. 748**]. Durch die zur Konstanthaltung des Stromes laufende Erhöhung der Spannung können Nebenreaktionen auftreten, die das Analysenergebnis verfälschen. Diese Schwierigkeiten lassen sich durch eine *indirekte* Arbeitsweise (**coulometrische Titration**) vermeiden.

Berechnungen (in Klammer Nr. der MC-Frage)

[752] Um 1 Mol eines einwertigen oder 0,5 Mol eines zweiwertigen Metalls in elementarer Form kathodisch abzuscheiden

$$Me^+ + 1\ e^- \longrightarrow Me\downarrow$$
$$1/2\ Me^{2+} + 1\ e^- \longrightarrow 1/2\ Me\downarrow$$

benötigt man entsprechend dem Faradayschen Gesetz jeweils eine Ladungsmenge (Q) von ca. 96 500 C (A · s). Dies entspricht pro Stunde (3600 s) einer Stromstärke von ca.:

I = Q/t = 96500/3600 = **26,8 A**

[753] Aufgrund des Reduktionsprozesses

$$Cu^{2+} + 2\ e^- \longrightarrow Cu\downarrow\ (n=2)$$

sind zur elektrolytischen Abscheidung von 1 Mol Cu eine Ladung (Q) von ca. 193 000 C erforderlich. Bei einer Stromstärke (I) von 32 A führt dies zu einer Elektrolysezeit von:

t = Q/I = 193000/32 = 6031 s ~ **100 Minuten**

[754] Bei der Elektrogravimetrie von Ni(II) [A_r=58] entsteht an der Kathode
[1646] gleichzeitig auch Wasserstoff. Nach einer Elektrolysezeit von 965 s werden bei einem Strom von 1 A insgesamt 0,058 g Nickel ausgewogen. Gesucht wird der prozentuale Anteil der Elektrizitätsmenge, die für die Metallabscheidung erforderlich ist.

Aufgrund des Faradayschen Gesetzes benötigt man zur Abscheidung von 0,058 g Ni eine Ladung von:

Q = (m · n · F)/M = (0,058 · 2 · 96 500)/58 = **193 C**

Bei der beschriebenen Elektrolyse belief sich die insgesamt verbrauchte Ladungsmenge auf:

Q = I · t = 1 A · 965 s = **965 C**

Somit wurden **20%** der Ladung für die Ni-Abscheidung aufgewendet.

[755] Gemäß Aufgabe [753] sind zur Abscheidung von 1 Mol Cu aus einer Cu(II)-Lösung (n=2) insgesamt 193 000 C erforderlich.

Fließt ein Strom von 2 A über einen Zeitraum von 24 000 Sekunden durch eine wässrige $CuSO_4$-Lösung, so entspricht dies einer Ladung von,

Q = I · t = 2 A · 24 000 s = **48 000 C**

sodass hierdurch an der Kathode etwa **1/4 Mol Cu** abgeschieden werden können.

[756] Eine Stromstärke von 1 A entspricht einer Ladung (Q) von 1 C pro Sekunde.

Berücksichtigt man, dass zur Abscheidung von **1 Mol** eines einwertigen Metalls (entsprechend $6 \cdot 10^{23}$ Metallionen) 96 500 C (ca. 10^5) benötigt werden, können mit der o.a. Ladungsmenge etwa $6 \cdot 10^{18}$ einwertige Ionen pro Sekunde an der Kathode abgeschieden werden.

[757] Bei der coulometrischen Titration von 49,05 mg (0,04905 g) Schwefelsäure
[1728] $[M_r = 98,1]$

wird aufgrund der Reaktion

$$H_2SO_4 + 2\ e^- \longrightarrow H_2\uparrow + SO_4^{2-}\ (n=2)$$

eine Strommenge (Q) verbraucht von:

$$Q = (m \cdot n \cdot F)/M = (0{,}04905 \cdot 2 \cdot 96\,500)/98{,}1 = \mathbf{96{,}5\ C}$$

[758] 1,0 ml einer 0,1 M-Salzsäure enthält 10^{-4} HCl-Moleküle. Zur Erzeugung
[1782] dieser Menge an Protonen bei der coulometrischen Titration einer Base wird daher eine Ladung von etwa **Q = 10 C** benötigt.

10.4.2 Coulometrische Titrationen

Hierbei wird ein Hilfsreagenz, das als Titrator fungiert, elektrolytisch erzeugt und coulometrisch statt volumetrisch gemessen. Da das „Hilfsreagenz" (im Überschuss) das Elektrodenpotential stabilisiert, werden Nebenreaktionen weitgehend verhindert.

Beispielsweise kann **Arsenit** mit anodisch aus Iodid-Lösung (Hilfsreagenz) erzeugtem *Iod* zu Arsenat oxidiert werden. Der Endpunkt der Titration wird durch das Auftreten einer Blaufärbung nach Stärkezusatz angezeigt oder aus der Stromstärke und der Elektrolysedauer bis zum Titrationsendpunkt berechnet [vgl. **MC-Fragen Nr. 747, 1319**].

$$2\ I^- \xrightarrow{\text{anodische Oxidation}} I_2 + 2\ e^-$$

$$AsO_3^{3-} + H_2O + I_2 \xrightarrow[\text{Stärke}]{} AsO_4^{3-} + 2\ HI$$

Auch *Brom, Chlor* oder *Ce(IV)-Ionen*, die durch anodische Oxidation aus den entsprechenden Halogeniden bzw. Ce(III)-Verbindungen erhalten wurden, können zur Bestimmung von Reduktionsmitteln verwendet werden. Oxidationsmittel lassen sich am besten mit *Fe(II)-Ionen* titrieren, die elektrolytisch aus Fe(III)-Salzen hergestellt wurden.

Außer **Redoxtitrationen** sind auch **Neutralisationsanalysen** durch kathodisch erzeugte Hydroxid-Ionen oder anodisch erzeugte Protonen durchführbar.

$$\text{Kathode:}\quad 2\ H_2O + 2\ e^- \longrightarrow 2\ HO^- + H_2\uparrow$$
$$\text{Anode:}\quad 2\ H_2O \longrightarrow 4\ H^+ + O_2\uparrow + 4\ e^-$$

Als Elektrolyt verwendet man Neutralsalze wie KCl oder Na_2SO_4. Da in den wässrigen Lösungen dieser Elektrolyte an Pt-Elektroden sowohl H^+- als auch HO^--Ionen entstehen können, müssen Kathoden- und Anodenraum der coulometrischen

Zelle durch ein Diaphragma voneinander getrennt werden. Diese Trennung von Anoden- und Kathodenraum ist generell bei der Durchführung coulometrischer Titrationen von Bedeutung, um eine elektrochemische Reaktion des Titrators mit der anderen Elektrode zu vermeiden [vgl. **MC-Frage Nr. 751**].

Die Coulometrie ist auch einsetzbar bei **Fällungsanalysen** (Erzeugung von Hg(I)- oder Ag(I)Ionen durch anodische Oxidation des betreffenden Metalls) und bei **komplexometrischen Titrationen** (Freisetzung von EDTA aus Hg-edetat durch kathodische Abscheidung von Hg).

10.5 Voltammetrie (Polarographie)

Voltammetrie, eine Abkürzung für **Voltam**pero**metrie**, ist ein elektroanalytisches Verfahren, bei dem der durch eine elektrochemische Reaktion (anodische Oxidation oder kathodische Reduktion) verursachte Strom (I) in Abhängigkeit von der angelegten Spannung (U) aufgezeichnet wird. Der aus der Verwendung von *Mikroelektroden* resultierende geringe Stoffumsatz ermöglicht eine oftmalige Wiederholung der Analyse.

Abb. 2.9 zeigt typische voltammetrische Strom-Spannungs-Kurven für kathodische Reduktionsprozesse. Die Kenngrößen dieser I/U-Kurven erlauben sowohl *qualitative* als auch *quantitative Aussagen* über die zu analysierenden Substanzen.

Bei der **Voltammetrie an stationären Mikroelektroden** werden spitzenförmige Strom-Spannungs-Kurven registriert. Das *Spitzenpotential* (U_{Sp}) kann zum qualitativen Nachweis von Substanzen herangezogen werden, die *Spitzenstromstärke* (I_{Sp}) dient zur quantitativen Auswertung des Voltammogramms.

Die **Voltammetrie an einer Quecksilbertropfelektrode** in nicht-gerührter Lösung liefert stufenförmige I/U-Kurven. Das *Halbstufenpotential* ($U_{1/2}$) ermöglicht eine qualitative, der *Diffusionsgrenzstrom* (I_D) eine quantitative Bestimmung von Substanzen.

Die Voltammetrie an einer Tropfelektrode, die in den nachfolgenden Abschnitten detaillierter vorgestellt werden soll, wird auch als **Polarographie** bezeichnet.

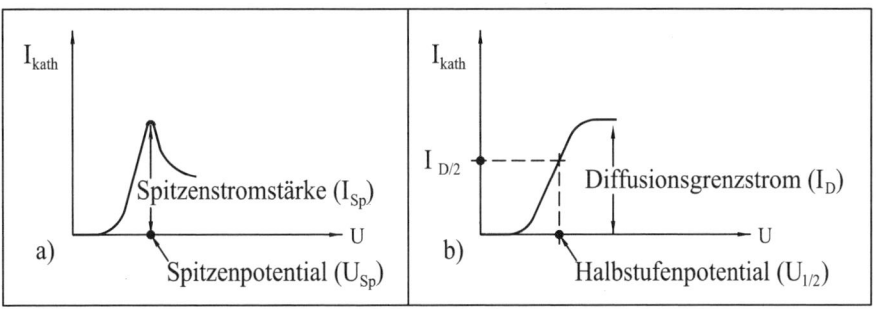

Abb. 2.9: Idealisierte voltammetrische Strom-Spannungs-Kurven
a) an stationären Elektroden
b) an der Quecksilbertropfelektrode

10.5.1 Grundlagen der Polarographie

Grundlage des polarographischen Verfahrens ist die Messung des Stromflusses (I) zwischen einer **Quecksilbertropfelektrode** (QTE) als Arbeitselektrode und einer Bezugselektrode in Abhängigkeit von der angelegten Spannung (U), verbunden mit einer automatischen Registrierung der Strom-Spannungs-Kurve (**Polarogramm**). Der elektrochemische Prozess, bei dem nur ein Teil der elektroaktiven Substanz umgesetzt wird, findet an der QTE statt; Messgröße ist der sog. **Diffusionsgrenzstrom** (I_D). Voraussetzung für die Durchführung polarographischer Analysen ist die *Diffusionskontrolle* der Stromstärke [vgl. **MC-Fragen Nr. 709, 712, 715, 759, 1353, 1422, 1607**].

Je nach Art des verwendeten Stromes unterscheidet man zwischen *Gleichstrompolarographie* und *Wechselstrompolarographie*.

10.5.1.1 Theorie der polarographischen Strom-Spannungs-Kurven

Die polarographische Zelle, die mit einer Quecksilbertropfelektrode als Kathode und einer GKE als Referenzelektrode ausgestattet ist, wird mit der *Sauerstofffreien* Analysenlösung eines *reduzierbaren* Stoffes (**Depolarisator**) gefüllt. Der Lösung wird zur Erhöhung der elektrischen Leitfähigkeit ein großer Überschuss eines inerten Elektrolyten (**Grundelektrolyt, Leitsalz**) wie z. B. KCl zugesetzt. Legt man an die polarographische Zelle von außen eine zunehmend negative *Gleichspannung* an, dann erhält man das in Abb. 2.10 dargestellte **Polarogramm** (**I/U-Kurve**). Hierbei ist es üblich, negative Spannungen nach rechts (x-Achse) und kathodische Ströme nach oben (y-Achse) aufzutragen [vgl. **MC-Fragen Nr. 765–767, 1539**].

Die Strom-Spannungs-Kurve gliedert sich in drei Abschnitte:

1. *Solange die polarisierende Spannung nicht zur Reduktion des Depolarisators bzw. des Leitsalzes ausreicht, ist der Strom im Messbereich praktisch gleich Null.*

Der geringe Strom, der dennoch fließt, wird **Grundstrom** oder **Reststrom** genannt. Für sein Zustandekommen sind mehrere Ursachen maßgebend, von denen zwei näher diskutiert werden sollen.

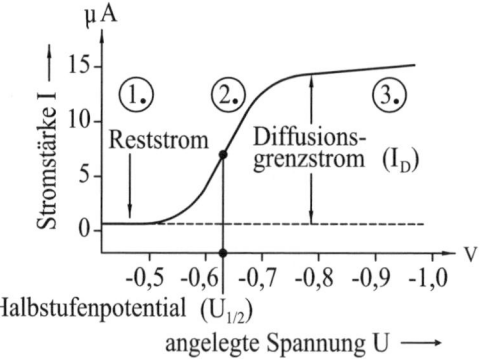

Abb. 2.10:   Idealisiertes Polarogramm

* Zum einen werden Verunreinigungen wie z. B. **Luftsauerstoff** reduziert. Der gelöste Sauerstoff kann zwar durch Einleiten eines Inertgases wie *Stickstoff* (Entlüftung) weitgehend aus der Analysenlösung verdrängt werden, geringe Spuren, die zu einem Faradayschen Strom führen, sind aber in den meisten Fällen noch vorhanden. In neutralen und alkalischen Lösungen kann der Sauerstoff auch durch Zugabe von Natriumsulfit (Na_2SO_3) beseitigt werden. Sauerstoff wird an der QTE in zwei Stufen reduziert [vgl. **MC-Fragen Nr. 770–772**]:

$$bei\ ca.\ \text{-0,1 V: } O_2 + 2\ H^+ + 2\ e^- \longrightarrow H_2O_2$$
$$bei\ ca.\ \text{-0,9 V: } H_2O_2 + 2\ H^+ + 2\ e^- \longrightarrow 2\ H_2O$$

* Die zweite Ursache, der sog. **kapazitive Ladestrom**, ein nicht-faradayscher Strom, ist prinzipieller Natur.

Die Hg-Oberfläche wirkt zusammen mit der sie umgebenden Lösung wie ein Kondensator mit kontinuierlich zunehmender Kapazität. Der Oberflächenzuwachs des Hg-Tropfens muss wie ein Kondensator auf die anliegende Zellspannung aufgeladen werden; es erfolgt praktisch keine Entladung der Ionen, sondern lediglich ihre Überführung zur Elektrode unter Ausbildung einer elektrochemischen Doppelschicht (vgl. Kap. 10.1.2.5).

Da sich die Hg-Oberfläche während des Tropfenwachstums stetig vergrößert, wächst der Kapazitäts- oder Ladestrom solange, bis der Hg-Tropfen seine maximale Größe erreicht hat. Durch Abfallen des Tropfens und Anwachsen eines neuen Tropfens *oszilliert* der Ladestrom.

Der kapazitive Ladestrom überlagert das Messsignal und begrenzt die **Empfindlichkeit** der Polarographie; der Diffusionsgrenzstrom muss stets größer sein als der Ladestrom [vgl. **MC-Frage Nr. 760**].

Die Nachweisgrenze der klassischen Gleichspannungspolarographie von etwa 10^{-5} mol/l wird bestimmt durch das Verhältnis der Größe des Faradayschen Stromes (Diffusionsgrenzstrom) zur Größe des kapazitiven Ladestromes.

2. *Bei weiter anwachsendem (negativen) Potential nimmt die Stromstärke zu und die I/U-Kurve steigt in einem schmalen Spannungsbereich steil an.*

Dieser S-förmige Teil der Kurve wird auch als *polarographische Stufe* bezeichnet; der Anstieg der Stromstärke ist bedingt durch die einsetzende Reduktion des Depolarisators.

Die Lage der polarographischen Stufe wird durch das sog. **Halbstufenpotential** ($U_{1/2}$) gekennzeichnet. Darunter versteht man den Spannungswert, bei der die Zellstromstärke der Hälfte des Diffusionsgrenzstromes entspricht. Da jedes reduzierbare System eine ganz bestimmte Zersetzungsspannung besitzt, kann das Halbstufenpotential zur *Identifizierung* der elektroaktiven Teilchen herangezogen werden [vgl. **MC-Frage Nr. 769**].

Der Wert des Halbstufenpotentials einer elektroaktiven Substanz ist unabhängig von der Konzentration und einigen apparativen Parametern (Ausflussgeschwindigkeit, Tropfzeit des Quecksilbers), wird aber von der Natur des verwendeten Leitsalzes beeinflusst [vgl. **MC-Fragen Nr. 1338, 1392**]. In Tab. 2.5 sind die Halbstufenpotentiale einiger Metallionen bezogen auf die GKE als Bezugselektrode und KCl als Grundelektrolyt aufgelistet.

Die Lage einer polarographischen Stufe wird durch das Halbstufenpotential($U_{1/2}$) bei halber Höhe des Grenzstromes gekennzeichnet. Die Ermittlung des Halbstufenpotentials dient zur qualitativen Bestimmung einer Substanz.

Tab. 2.5: **Halbstufenpotentiale ausgewählter Kationen (Grundelektrolyt: 1 M-KCl-Lösung)**

Ion	$U_{1/2}$ (V)	Ion	$U_{1/2}$ (V)	Ion	$U_{1/2}$ (V)
K^+	- 2,17	Co^{2+}	- 1,20	Cd^{2+}	- 0,64
Mn^{2+}	- 1,58	Ni^{2+}	- 1,10	Pb^{2+}	- 0,44
Fe^{2+}	- 1,33	Zn^{2+}	- 1,06	Cu^{2+} *	- 0,21

* Reduktion zu Cu(I)

3. *Bei Erhöhung der Elektrodenspannung im Bereich des S-förmigen Kurvenabschnitts nimmt die Zahl der pro Zeiteinheit reduzierten Depolarisatorteilchen und damit die Stromstärke zu. Es bildet sich an der Oberfläche des Hg-Tropfens eine dünne Diffusionsgrenzschicht aus, bis schließlich alle durch* **Diffusion** *an die Hg-Oberfläche gelangenden Teilchen unmittelbar reduziert werden. Die Strom-Spannungs-Kurve läuft nun als Parallele zum Reststrom weiter.*

Die Stromstärke bleibt danach bei weiterer Erhöhung der Elektrodenspannung konstant, da bei unveränderter Temperatur der Konzentrationsausgleich und damit der Stofftransport zur Kathode durch die *Diffusionsgeschwindigkeit* der Depolarisatormoleküle begrenzt ist.

Im Potentialbereich des Diffusionsstromes ist die Konzentration der elektroaktiven Substanz an der Elektrodenoberfläche niedriger als in größerer Entfernung von der Elektrode. Der Zustrom an Depolarisator zur Elektrode hängt ab von der Differenz der Konzentrationen innerhalb der Lösung und an der Elektrode. Diese Differenz erreicht ihren Höchstwert, wenn die Konzentration des Depolarisators an der Elektrodenoberfläche durch vollständige Umsetzung praktisch Null ist [vgl. **MC-Frage Nr. 777**].

Aus diesem Grund strebt die Stromstärke *stets* einem bestimmten Grenzwert **(Diffusionsgrenzstrom)** (I_D) zu, der durch weitere Spannungsvergrößerung nicht mehr verändert werden kann. Der Diffusionsgrenzstrom, ein Faradayscher Strom, wird im Polarogramm als sog. *Stufenhöhe* sichtbar.

Der – hinsichtlich des Reststromes korrigierte – Diffusionsgrenzstrom, der durch Diffusion und spontane Reduktion des zu bestimmenden Stoffes an der Kathodenoberfläche zustande kommt und zu einer Polarisierung der Elektrode führt, ist der Depolarisatorkonzentration proportional. Diese direkte Proportionalität ist Grundlage für die quantitative Auswertung des Polarogramms mit Hilfe der Ilkovič-Gleichung (vgl. Kap. 10.5.1.7).

Anzumerken ist, dass der Wert des Diffusionsgrenzstromes auch von anderen Vorgängen als dem der Diffusion bestimmt werden kann. An dieser Stelle sind vor allem kinetische und adsorptive Vorgänge zu nennen, wenn diese *langsamer* verlaufen als die Diffusion; man spricht dann von **kinetischen** oder **adsorptiven Strömen** (vgl. Kap. 10.5.1.6).

Da bei der Voltammetrie der Transport der Substanzen zur Elektrode auf einer *Diffusionserscheinung* beruht und nicht wie bei der Elektrolyse durch Coulomb-Kräfte (Überführung, Migration) verursacht wird, stellt die Ladung der Teilchen kein Hindernis für die voltammetrische Bestimmung dar. Neben Kationen sind auch Anionen und ungeladene Moleküle an der *negativen* Elektrode elektrochemisch aktiv [vgl. **MC-Fragen Nr. 1353, 1607**].

Als Beispiele für Anionen seien CrO_4^{2-}, BrO_3^-, IO_3^-, NO_3^-, $HPbO_2^-$, ZnO_2^{2-} genannt. Der Elektrodenvorgang für Chromat lautet:

$$CrO_4^{2-} + 5\ (H^+) + 3\ e^- \longrightarrow Cr(OH)_3 + H_2O$$

Es ist einleuchtend, dass keine Chromat-Ionen die Kathode erreichen können, wenn die elektrostatische Anziehung die allein treibende Kraft wäre [vgl. **MC-Fragen Nr. 781–784**].

Da der *Stoffumsatz* an der QTE minimal ist, bleibt die Konzentration des zu bestimmenden Stoffes in der Lösung praktisch konstant. Es wird auch bei *wiederholter* Aufnahme eines Polarogramms immer der gleiche Wert für I_D ermittelt. Die an der Quecksilbertropfelektrode erhaltenen Strom-Spannungs-Kurven zeichnen sich somit durch eine hohe *Reproduzierbarkeit* aus.

10.5.1.2 Depolarisatoren

Als *Depolarisatoren* bezeichnet man ganz allgemein an Elektroden oxidierbare oder reduzierbare Substanzen.

Depolarisatoren können **Kationen** sein, die entweder zum Metall oder zu einer niederen Wertigkeitsstufe reduziert werden [vgl. **MC-Frage Nr. 792**].

$$Pb^{2+} + 2\ e^- \longrightarrow Pb \longrightarrow Pb\text{-Amalgam}$$
$$Cd^{2+} + 2\ e^- \longrightarrow Cd \longrightarrow Cd\text{-Amalgam}$$
$$Zn^{2+} + 2\ e^- \longrightarrow Zn \longrightarrow Zn\text{-Amalgam}$$
$$Cu^{2+} +\ e^- \longrightarrow Cu^+ \qquad (U_{1/2} = -0,21\ V)$$
$$Cu^+ +\ e^- \longrightarrow Cu \qquad (U_{1/2} = -0,23\ V)$$

Darüber hinaus lassen sich **Anionen**

$$IO_3^- + 9\ H^+ + 6\ e^- \longrightarrow I^- + 3\ H_3O^+$$
$$SO_3^{2-} + 2\ H^+ + 2\ e^- \longrightarrow SO_2^{2-} + H_2O$$

sowie **Neutralmoleküle**, die oxidierbare oder reduzierbare Gruppen enthalten, polarographisch bestimmen. Die Elektrodenvorgänge, die hierbei ablaufen, werden im Kap. 10.5.3 noch detailliert beschrieben.

10.5.1.3 Rolle des Leitsalzes (Grundelektrolyt)

Als Leitsalze bezeichnet man **Elektrolyte**, die im großen (50–100fachen) Überschuss bei elektrochemischen Prozessen eingesetzt werden. Leitelektrolyte sollen nicht in die elektrochemische Reaktion eingreifen und fast ausschließlich den gesamten Ladungstransport in der Zelle übernehmen. Sie *verhindern* den durch Überführung des Depolarisators zur Elektrode bedingten *Wanderungs-* oder *Migrationsstrom* [vgl. **MC-Fragen Nr. 761–764**].

Verwendet man z. B. **Kaliumchlorid** als Grundelektrolyt, so wandern nach Anlegen der Spannung K^+- und Cl^--Ionen zur Kathode bzw. Anode. Das Chlorid-Ion reagiert mit dem Hg unter Bildung von Kalomel (Hg_2Cl_2).

$$2\ Cl^- + 2\ Hg \longrightarrow Hg_2Cl_2 + 2\ e^-$$

Die Kalium-Ionen können an der Kathode nicht entladen werden und umgeben sie als Ionenwolke. Die positive Ladung dieser Wolke neutralisiert zum Großteil das von der Kathode ausgehende negative Feld, sodass an dieser Stelle praktisch kein Feldgradient mehr vorliegt.

Darüber hinaus erfüllt das Leitsalz noch weitere Aufgaben:

* Es setzt den Widerstand der Lösung herab und sorgt dafür, dass der Spannungsabfall in der Zelle klein gehalten werden kann.
* Durch die gute Leitfähigkeit der Lösung erhält man Kurven von hoher Steilheit.
* Der Aktivitätskoeffizient des Depolarisators nimmt durch die hohe Konzentration einen konstanten, von der Depolarisatorkonzentration unabhängigen Wert an; erst dadurch wird das Halbstufenpotential unabhängig von der Konzentration des Depolarisators.

Der zugesetzte Elektrolyt kann auch als Puffer oder Komplexbildner fungieren. In diesem Zusammenhang ist anzumerken, dass sich die Lage des Halbstufenpotentials durch *Komplexbildung* der elektroaktiven Teilchen mit Bestandteilen der Grundlösung verändern kann. Zum Beispiel bewirkt ein EDTA-Zusatz zu einer Pb(II)-Salzlösung unter Bildung von Bleiedat eine Verschiebung des Halbstufenpotentials zu negativeren Werten [vgl. **MC-Frage Nr. 1392**].

Häufig gebrauchte Grundlösungen sind Universalpuffer nach Britton-Robinson, aber auch einfache Puffer wie Acetat-, Ammoniak-, Borat-, Citrat- oder Phosphat-Pufferlösungen mit einer durchschnittlichen Konzentration von 0,1 mol/l.

Zur besseren Löslichkeit organischer Substanzen kann die Grundlösung mit einem organischen Lösungsmittel (DMF, Acetonitril u. a.) versetzt werden, ohne dass die Elektrodenreaktion prinzipiell beeinflusst wird. Erst wenn wasserfreie org. Solventien verwendet werden, kommt es häufig zu einer Änderung des Reaktionsmechanismus. Als Elektrolyte in nichtwässrigem Milieu finden vor allem **Tetra-**

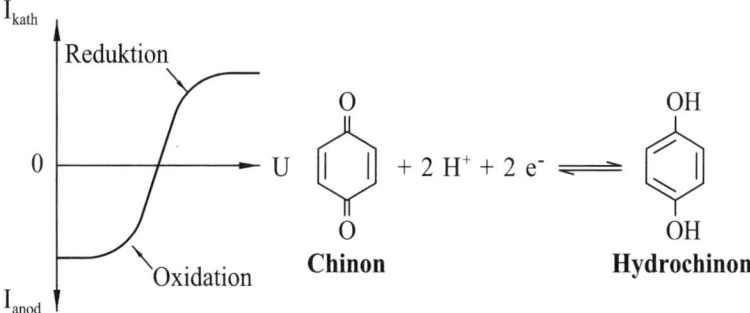

Abb. 2.11:   Polarogramm von Chinhydron (idealisiert)

alkylammoniumsalze $(R_4N^+X^-)$ wie z. B. Tetrabutylammoniumbromid Anwendung.

Zur Abhängigkeit des Anwendungsbereiches polarographischer Analysen von der Zusammensetzung der Grundlösung siehe Kap. 10.5.3.3.

10.5.1.4 Anodische Stufen

Manche Substanzen liefern wohldefinierte polarographische Stufen eher mit der anodisch als mit der kathodisch geschalteten Quecksilbertropfelektrode. Die Elektrodenreaktion ist dann keine Reduktion sondern eine anodische Oxidation. Beispiele hierfür sind die polarographische Bestimmung der **Ascorbinsäure** unter Oxidation zu Dehydroascorbinsäure oder die Auflösung des Elektrodenquecksilbers [vgl. **MC-Frage Nr. 1229**].

Ein anodischer Strom ist dadurch charakterisiert, dass Elektronen von den umgesetzten Teilchen auf die Quecksilberelektrode übertragen werden. Auch ein anodischer Grenzstrom kann diffusionskontrolliert sein. Bei solchen Analysen darf das Leitsalz nicht mit Quecksilber-Ionen reagieren.

Enthält eine Lösung anodisch oxidierbare und kathodisch reduzierbare Teilchen zugleich, so finden sich in der I/U-Kurve sowohl anodische als auch kathodische Stufen. In Abb. 2.11 ist die Strom-Spannungs-Kurve für **Chinhydron**, einer 1:1-Verbindung aus Hydrochinon und 1.4-Benzochinon, schematisiert wiedergegeben [vgl. **MC-Frage Nr. 768**].

Hydrochinon wird in wässriger Lösung bei pH=6 zunächst zum Chinon oxidiert und anschließend wird das gelöste Chinon zu Hydrochinon reduziert.

10.5.1.5 Polarographische Maxima

Häufig beobachtet man, dass nach Erhöhung der angelegten Spannung die Stromstärke nach vorübergehendem Anstieg, z. B. durch Entladung eines Ions, wieder abfällt, wodurch in der I/U-Kurve ein *Maximum* entsteht, wie dies Kurve „a" in Abb. 2.12 zeigt.

Diese Erscheinung lässt sich durch turbulente (konvektive) Strömungen in der unmittelbaren Tropfenumgebung deuten, wodurch mehr elektroaktive Teilchen zur Elektrode gelangen, als dies durch reine Diffusion der Fall wäre.

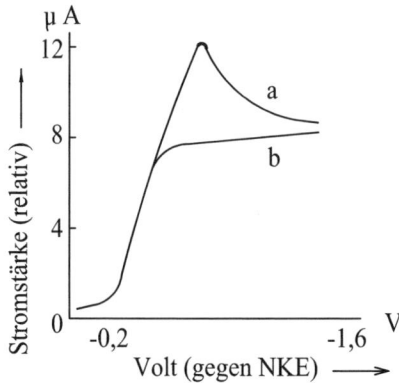

Abb. 2.12: Polarographisches Maximum (idealisiert)

Je nachdem, ob die Wirbelbildung in der Lösung durch Potentialunterschiede am Hg-Tropfen oder durch ein schnelles Einströmen des Hg in den Tropfen hervorgerufen wird, spricht man von Maxima erster und zweiter Art. Maxima entstehen sowohl bei kathodischen als auch bei anodischen Diffusionsströmen.

Eine *Auswertung* des Polarogramms ist in Gegenwart von Maxima *nicht* möglich. Die Bildung eines Maximums lässt sich fast immer durch Zugabe geringer Mengen einer hochmolekularen, oberflächenaktiven Substanz zur Grundlösung unterbinden. Besonders *Gelatine* ist hierfür geeignet. (Kurve „b" in Abb. 2.12 wurde nach Zusatz von 0,02% Gelatine aufgenommen.)

10.5.1.6 Kinetische Ströme

Bei kinetischen Strömen wird der Diffusionsgrenzstrom durch die *Geschwindigkeit* einer in der Elektrodenumgebung ablaufenden chemischen Reaktion bestimmt. Dabei unterscheidet man in Bezug auf die Durchtrittsreaktion zwischen vorgelagerten, parallel ablaufenden und nachfolgenden Reaktionen.

Bisher wurden vor allem vorgelagerte Reaktionen studiert, bei denen die polarographisch aktive Form aus einer inaktiven Form gebildet wird, mit der sie sich in einem dynamischen Gleichgewicht befindet.

Ein typisches Beispiel hierfür ist die kathodische Reduktion von **Formaldehyd** in wässriger Lösung zu Methanol. Es stellt sich ein Gleichgewicht ein zwischen hydratisierten und freien Formaldehydmolekülen, von denen nur die freien Moleküle reduzierbar sind.

$$\begin{array}{c}H \\ {} \\ H\end{array}\!\!\!>\!\!C\!\!<\!\!\!\begin{array}{c}OH \\ {} \\ OH\end{array} \rightleftharpoons \begin{array}{c}H \\ {} \\ H\end{array}\!\!\!>\!\!C=O + H_2O$$

In wässriger Lösung beträgt das Verhältnis von freien zu hydratisierten Molekülen etwa $1:10^4$. Werden die freien Moleküle durch den Elektrodenprozess verbraucht, so wird das Gleichgewicht im elektrodennahen Raum gestört und es bilden sich neue freie Moleküle aus den hydratisierten. Der Diffusionsgrenzstrom hängt daher von der Dehydratisierungsgeschwindigkeit ab.

Kinetische Ströme beobachtet man auch bei der Reduktion von **Aldosen**, bei denen in wässriger Lösung ein Gleichgewicht zwischen der überwiegenden cyclischen Halbacetalform und der offenkettigen Aldehydform besteht.

10.5.1.7 Ilkovič-Gleichung

Die Ilkovič-Gleichung stellt eine lineare Beziehung her zwischen dem Diffusionsgrenzstrom (I_D) und der Konzentration (c) der zu bestimmenden Substanz und bildet die Grundlage für die quantitative Auswertung eines Polarogramms [vgl. **MC-Fragen Nr. 773–776, 1495, 1571, 1784**].

$$I_D = 607 \cdot n \cdot c \cdot D^{1/2} \cdot m^{2/3} \cdot t^{1/6}$$

I_D = mittlere Diffusionsgrenzstromstärke (µA)

n = Zahl der am Elektrodenprozess pro Teilchen beteiligten Elektronen (Wertigkeitswechsel)

c = Konzentration des Depolarisators (mmol $\cdot$ l^{-1})

D = Diffusionskoeffizient des Depolarisators (cm$^2 \cdot$ s^{-1})

m = Masse des pro Sekunde durch die Kapillare fließenden Quecksilbers $\equiv$ Ausflussgeschwindigkeit des Quecksilbers (mg $\cdot$ s^{-1})

t = Tropfzeit (s) $\equiv$ Zeit zwischen zwei aufeinanderfolgenden Tropfen.

Voraussetzung für die Gültigkeit der Ilkovič-Gleichung ist der diffusionskontrollierte Transport des Depolarisators zur Elektrode. Darüber hinaus ist anzumerken, dass nur der mittlere Diffusionsgrenzstrom angegeben wird, weil I_D während des Tropfenwachstums ansteigt, mit dem Abfallen des Tropfens zurückgeht und bei einem neuen Tropfen wieder zunimmt. Es kommt also während des Tropfenvorgangs zu periodischen Stromstärkeschwankungen um den Mittelwert von I_D. (Durch geeignete Vorrichtungen können diese Schwankungen gedämpft werden, sodass man eine Wellenlinie erhält).

Die Werte von **m** und **t** ändern sich nicht nur mit der Kapillare und dem Druck des Quecksilbers (Behälterhöhe), sondern auch mit dem angelegten Potential.

Obwohl die **Temperatur** nicht explicit in der Ilkovič-Gleichung auftritt, ist sie von großer Bedeutung, da außer n alle übrigen Faktoren der Gleichung in einem gewissen Umfange temperaturabhängig sind. Den größten Einfluss übt die Temperatur über die Temperaturabhängigkeit des *Diffusionskoeffizienten* aus [vgl. **MC-Frage Nr. 778**].

Da sich der Diffusionskoeffizient mit der *Viskosität* des Mediums ändert, wird eine solche Abhängigkeit auch für den Diffusionsstrom gefunden.

10.5.1.8 Auswertung eines Polarogramms

Qualitative Analyse

Für jede Substanz, die an der Mikroelektrode oxidiert oder reduziert wird, ist das *Halbstufenpotential* ($U_{1/2}$) eine charakteristische Kenngröße, die zu ihrer Identifizierung herangezogen werden kann.

Quantitative Analyse

Absolutmethode: Der Zusammenhang zwischen der *Größe des Diffusionsgrenzstromes* und der Konzentration des Depolarisators ist durch die Ilkovič-Gleichung gegeben. Falls die weiteren Faktoren der Gleichung bekannt sind oder gemessen werden können, lässt sich die Stoffmengenkonzentration unmittelbar berechnen. Der einzige Parameter, der sich auf unabhängige Weise nur schwer bestimmen lässt, ist der Diffusionskoeffizient (D), sodass die Absolutmethode keine allzu große praktische Bedeutung besitzt.

Relativmethode: Hierfür bereitet man eine oder mehrere Standardlösungen des Depolarisators bekannter Konzentration und bestimmt in ihnen unter identischen Messbedingungen wie in der zu analysierenden Probenlösung die Strom-Spannungs-Kurve. Die Ilkovič-Gleichung kann jetzt in einer vereinfachten Form angewendet werden:

$$I_D = K \cdot c$$

Der Proportionalitätsfaktor (K) lässt sich graphisch, wie in Abb. 2.13 gezeigt, oder rechnerisch eliminieren.

Die Grundlagen des *Eichkurvenverfahrens* wurden im Kap. 4.6.1 vorgestellt. Darüber hinaus kann auch die *Standardzumischmethode* zur Quantifizierung von Prüflösungen herangezogen werden (vgl. Kap. 4.8).

$$c_x = c_{St} \cdot \frac{I_D(Probe)}{I_D(Standard)}$$

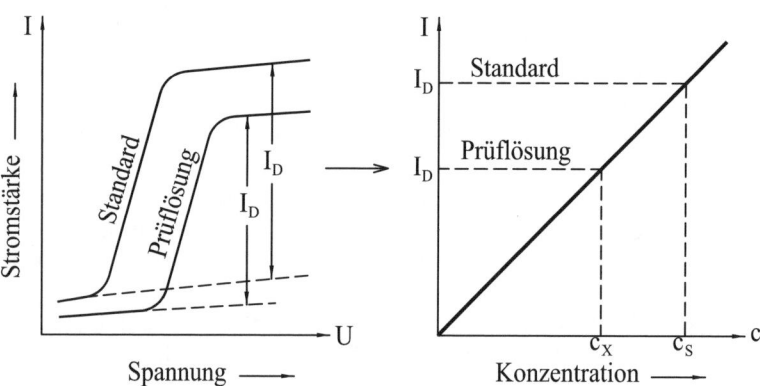

Abb. 2.13:   Eichkurvenverfahren zur Auswertung von Polarogrammen

10.5.1.9 Weitere polarographische Verfahren

Wie bereits ausgeführt begrenzt der *kapazitive Ladestrom* die *Nachweisgrenze* polarographischer Analysen, weil ab einer Depolarisator-Konzentration von etwa 10^{-5} **mol/l** die polarographischen Stufen so klein sind, dass sie vom Ladestrom stark deformiert werden und nicht mehr auswertbar sind (vgl. Kap. 10.5.1.1).

An Methoden, die das Verhältnis von Faradayschem Diffusionsstrom zu kapazitivem Ladestrom begünstigen, sind zu nennen:

Tastpolarographie: Hier wird der Strom nur in einem kurzen Zeitintervall gegen Ende des Tropfenwachstums registriert. Zu diesem Zeitpunkt ist der Ladestrom relativ am kleinsten.

Pulspolarographie: Legt man einen Spannungsimpuls an die polarographische Zelle an, so klingt der Ladestrom rascher ab als der Faradaysche Strom. Wie beim Tastverfahren ist es zweckmäßig, den Spannungsimpuls erst gegen Ende des Tropfenwachstums anzulegen. Die Nachweisgrenze lässt sich hiermit auf etwa 10^{-8} **mol/l** herabsetzen.

Inverse Voltammetrie: Der eigentlichen Bestimmung ist eine elektrolytische Abscheidung des Depolarisators bei definierter Spannung an einer stationären Elektrode vorgelagert. Danach wird durch umgekehrten (inversen) Spannungsvorschub der Auflösungsstrom des zuvor durch Elektrolyse angereicherten Stoffes gemessen. Mithilfe dieses Verfahrens können noch Depolarisatorkonzentrationen bis zu 10^{-10} **mol/l** nachgewiesen werden.

10.5.2 Instrumentelle Anordnung

10.5.2.1 Elektroden in der Polarographie

In der Polarographie arbeitet man mit Zellen, in denen eine Elektrode polarisierbar, die andere nicht-polarisierbar ist.

Die nicht-polarisierbare, als *Anode* geschaltete Elektrode dient als *Bezugselektrode* und ist gewöhnlich eine gesättigte Kalomelelektrode oder eine Silber/Silberchlorid-Elektrode. Häufig ersetzt einfach Quecksilber, das sich am Boden des Analysengefäßes befindet, die GKE; es kann als nicht-polarisierbar betrachtet werden, wenn die Lösung in merklicher Konzentration Cl^--Ionen oder andere Ionen enthält, die mit Hg(I) ein schwerlösliches Salz bilden. Nur unter diesen Bedingungen ist das *Bodenquecksilber* eine verlässliche Bezugselektrode.

Als polarisierbare *Arbeitselektrode* verwendet man meistens eine **Quecksilbertropfelektrode** (QTE); sie ist wesentlich kleiner (Mikroelektrode) als die Bezugselektrode und besteht im Allgemeinen aus einer Glaskapillare mit einer Länge von 10–15 cm und einem Innendurchmesser von etwa 0,05 mm, die über einen Schlauch mit einem Hg-Vorratsgefäß verbunden ist. Sie ist als *Kathode* geschaltet und taucht in die Analysenlösung ein. Aus der Kapillare treten in gleichmäßiger Folge Hg-Tröpfchen aus, die nach ca. 3 Sekunden abfallen und durch einen neuen Tropfen ersetzt werden. Die Tropfzeit ist durch die Dimension der Kapillare vorgegeben und lässt sich über die Niveauhöhe des Vorratsgefäßes regulieren.

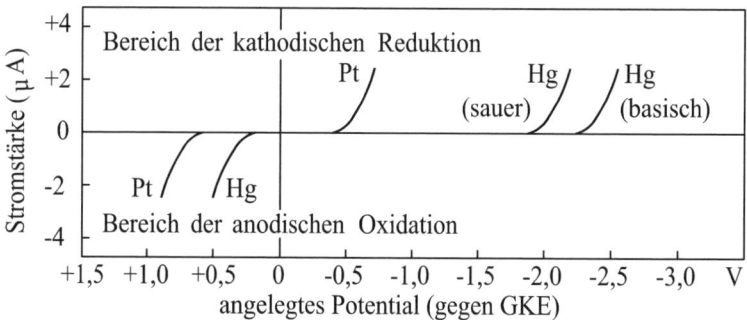

Abb. 2.14:   Polarisierbarkeitsbereiche von Hg- und Pt-Elektroden

Vorteile der QTE sind die hohe *Überspannung* von Wasserstoff an Hg sowie die sich ständig erneuernde Metalloberfläche, wodurch eine Verunreinigung oder Vergiftung der Elektrode weitgehend ausgeschlossen wird [vgl. **MC-Frage Nr. 780**].

Statt einer Quecksilbertropfelektrode kann man auch eine *rotierende Platinelektrode* als Kathode verwenden. Hierbei handelt es sich um einen dünnen Pt-Draht, der aus einem schnell rotierenden Glasrohr herausragt.

Die Wahl der Mikroelektrode ist abhängig vom Spannungsbereich, in dem die Elektrode eingesetzt werden soll. Abb. 2.14 zeigt die Polarisierbarkeitsbereiche einiger polarographischer Arbeitselektroden.

Die **Grenzen des Polarisierbarkeitsbereiches** hängen vom Elektrodenmaterial und der Zusammensetzung der Grundlösung ab und sind gegeben durch die:

– Wasserstoffentwicklung oder Reduktion des Leitsalzkations für das *negative* Ende des Spannungsbereiches,
– Sauerstoffentwicklung oder Auflösung des Elektrodenmaterials für das *positive* Ende des Polarisierbarkeitsbereiches.

Quecksilber ist wegen der Möglichkeit anodischer Auflösung, was zu einem anodischen Strom führt, oberhalb von etwa **+0,4 V** gegen die GKE unbrauchbar; man wählt dann Pt, dessen positives Ende des Spannungsbereiches durch die Oxidation von Wasser (bei ca. **+0,65 V**) begrenzt ist.

Bei Verwendung von Hg wird das negative Ende des Polarisierbarkeitsbereiches dank der hohen Überspannung von Wasserstoff an Hg erst durch die Reduktion des Leitsalzkations bestimmt [vgl. **MC-Frage Nr. 1466**]. Bei Verwendung von **Alkalisalzen** als Grundelektrolyt liegt die negative Grenze der Polarisierbarkeit in saurer Lösung bei etwa **-1 V**, in alkalischer Lösung bei **-1,7** bis **-2 V**. Grundlösungen mit **Tetraalkylammoniumsalzen** können bis etwa **-3 V** eingesetzt werden. Daraus ist ableitbar, dass die QTE sich vor allem für Reduktionsprozesse und einige leicht erfolgende Oxidationen als Arbeitselektrode eignet.

Anzumerken ist auch, dass bei Anwesenheit von Stoffen, die die Wasserstoffüberspannung an Hg herabsetzen, der zur Verfügung stehende Spannungsbereich naturgemäß geringer ist und durch die Wasserstoffabscheidung begrenzt wird.

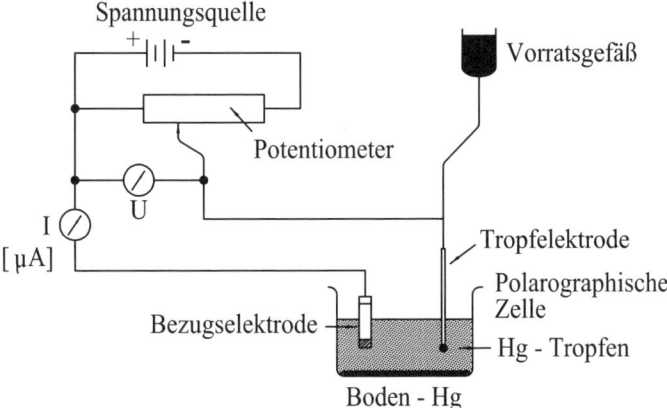

Abb. 2.15: Aufbau eines Gleichspannungspolarographen

10.5.2.2 Prinzipieller Aufbau eines Gleichspannungspolarographen

Abb. 2.15 zeigt im Prinzip den Aufbau eines Gleichspannungspolarographen. Die beiden Elektroden werden in Serie mit einem Mikroamperemeter an eine Gleichspannungsquelle angeschlossen, deren Spannung in messbarer Weise kontinuierlich von 0 V bis -3 V erhöht werden kann. Moderne Geräte verändern die Spannung automatisch. Die Registrierung der Stromstärke erfolgt nach entsprechender Verstärkung mithilfe eines Schreibers [vgl. **MC-Fragen Nr. 779, 1726**].

10.5.3 Anwendungen der Polarographie

Die Polarographie liefert qualitative und quantitative Daten, sodass mithilfe polarographischer Analysen sowohl Identitäts- und Reinheitsprüfungen als auch Gehaltsbestimmungen möglich sind. Gehaltsbestimmungen können auch in Gegenwart galenischer Hilfsstoffe durchgeführt werden.

10.5.3.1 Polarographie anorganischer Substanzen

Der polarographischen Analyse sind fast alle anorganischen **Kationen** sowie eine Reihe von **Anionen** zugänglich, sofern ihre Zersetzungsspannungen im Bereich von etwa 0 bis -2 Volt liegen. Aufgrund der hohen Wasserstoffüberspannung an Quecksilber können manche unedlen Metalle wie z. B. Zink auch in sauren Grundlösungen reduziert werden [vgl. **MC-Fragen Nr. 785, 1244, 1393**].

$$\text{Kation} \xrightarrow{\text{Reduktion}} \text{Metall} \longrightarrow \text{Metallamalgam}$$

Einige Metallionen werden stufenweise reduziert. So erhält man beispielsweise bei der polarographischen Cu(II)-Bestimmung zwei getrennte Stufen [vgl. Abb. 2.16 und **MC-Frage Nr. 792**].

$$Cu^{2+} + 1\ e^- \xrightarrow[U_{1/2} = -0{,}21\ V]{1.\text{Stufe}} Cu^+ + 1\ e^- \xrightarrow[U_{1/2} = -0{,}23\ V]{2.\text{Stufe}} Cu$$

Von pharmazeutischem Interesse ist neben der *Zinkbestimmung in Insulin* vor allem der quantitative Nachweis geringer Mengen toxischer Schwermetallionen in Arzneistoffen und ihren Zubereitungen. Als Beispiele seien angeführt:

– Pb(II) in Zinkoxid, Calciumgluconat oder Phenol,
– Cu(II) in Fetten und Ascorbinsäure-Lösungen,
– Sn(II) oder Zn(II) in Phenol.

Darüber hinaus sind als anorganische Depolarisatoren auch eine Reihe von **Neutralmolekülen** (O_2, O_3, H_2O_2, Cl_2, NO, NO_2, SO_2) zu nennen, die aufgrund ihres Redoxverhaltens polarographisch aktiv sind.

10.5.3.2 Simultanbestimmungen, Derivativpolarographie

Häufig ist es möglich, gleichzeitig auf mehrere Depolarisatoren hin zu analysieren, sofern ihre *Halbstufenpotentiale* genügend weit auseinanderliegen. Enthält die Prüflösung mehrere polarographisch aktive Substanzen, so addieren sich ihre Strom-Spannungs-Kurven, wie dies Abb. 2.16 veranschaulicht.

Aus den Halbstufenpotentialen lassen sich die vorliegenden Ionen und aus den Stufenhöhen ihre jeweiligen Konzentrationen ermitteln. Der Grenzstrom der unteren Stufe stellt jeweils den Grundstrom der nächsthöheren Stufe dar. Die einzelnen Kationen werden dabei in der Reihenfolge zunehmend negativerer Halbstufenpotentiale reduziert, z. B. Cu > Pb > Cd > Zn [vgl. Tab. 2.5, Kap. 10.5.1.1 und **MC-Fragen Nr. 766, 767, 786–791, 1303, 1647**].

Derivativpolarographie: Liegen die Halbstufenpotentiale zweier benachbarter polarographischer Stufen weniger als 150 mV auseinander, so verschmelzen sie im normalen Gleichstrompolarogramm oft zu *einer* Stufe. Eine Auflösung kann die sog. Derivativpolarographie bringen, bei welcher durch eine geeignete Schaltung **dI/dU** registriert wird (*erste Ableitung des Polarogramms*, vgl. Kap. 4.7).

Die Halbstufenpotentiale müssen hier nur um etwa 50 mV auseinanderliegen, um die Anwesenheit beider Depolarisatoren zu erkennen. Man erhält peakförmige Kurven, deren Maximum beim jeweiligen Halbstufenpotential liegt, da dort die Änderung des Stromes (dI) mit dem Potential am größten ist.

10.5.3.3 Polarographie organischer Substanzen

Elektrochemische Umsetzungen organischer Substanzen verlaufen in vielen Fällen *irreversibel*. *Voraussetzung* für die polarographische Bestimmung organischer Substanzen ist, dass

* diese Stoffe eine reduzierbare oder oxidierbare funktionelle Gruppe (*polarographisch aktive Gruppe*) enthalten oder
* durch eine vorgelagerte chemische Reaktion solche Gruppen quantitativ in das Molekül eingeführt werden können.

Beispiele für letzteres sind die Nitrierung aromatischer Substrate sowie die Oxidation von Aminen oder Sulfiden zu Aminoxiden bzw. Sulfoxiden.

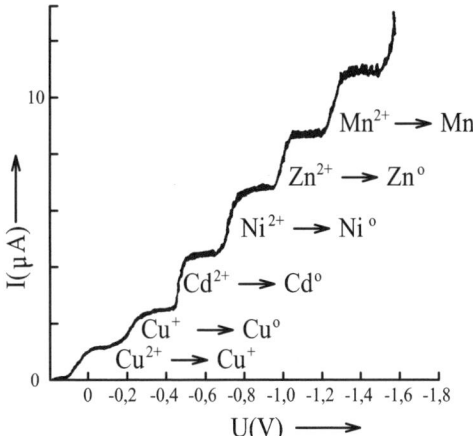

Abb. 2.16:   Polarogramm von Substanzgemischen

Wichtige polarographisch aktive Gruppen sind [vgl. **MC-Frage Nr. 1563**]:

* **C-C-, C-H-Bindungen**: Im Allgemeinen werden gesättigte Kohlenwasserstoffe oder rein aromatische Systeme wie Benzol *nicht* reduziert.

* **C-O-, C-N-, C-Hal-Bindungen**: C-N- und C-O-Bindungen lassen sich in der Regel *nicht* oder nur schwer spalten [vgl. **MC-Frage Nr. 793**]. Leichter dagegen sind Halogenide reduzierbar, wobei die Leichtigkeit der Hydrogenolyse in der Reihe Cl < Br < I ansteigt. Mehrere Halogenatome im Molekül erleichtern die Reduktion.

$$R\text{-}CH_2\text{-}Br + H^+ + 2\ e^- \longrightarrow R\text{-}CH_3 + Br^-$$

* **C,C-Mehrfachbindungen:** Isolierte C=C-Doppelbindungen werden im zugänglichen Potentialbereich an der QTE nicht reduziert; ist die Doppelbindung jedoch konjugiert, so erfolgt die Reduktion unter Ausbildung einer definierten Stufe. Beispielsweise lassen sich Stilben-Derivate polarographisch zu 1.2-Diphenylethanen reduzieren.

$$Ar\text{-}CH{=}CH\text{-}Ar + 2\ H^+ + 2\ e^- \longrightarrow Ar\text{-}CH_2\text{-}CH_2\text{-}Ar$$

Analoges gilt auch für C≡C-Dreifachbindungen.

* **C=O-, C=N-Doppelbindungen**: Die Carbonylgruppe zeigt polarographisch ein recht komplexes Verhalten.

Aldehyde ergeben schon bei relativ niedrigen Potentialen (ca. -1 V) eine gut ausgebildete Stufe, während **Ketone** erst bei deutlich negativeren Potentialwerten reduziert werden; es sei denn, man überführt sie zuvor in **Imine** oder **Azomethine**, die sich wie alle Verbindungen mit einer C=N-Doppelbindung leicht reduzieren lassen. Bei der Reduktion von C=O-Doppelbindungen, die in der Regel zu den entsprechenden Alkoholen führt, erfolgen z.T. Nebenreaktionen auf der Stufe der intermediär gebildeten Radikale.

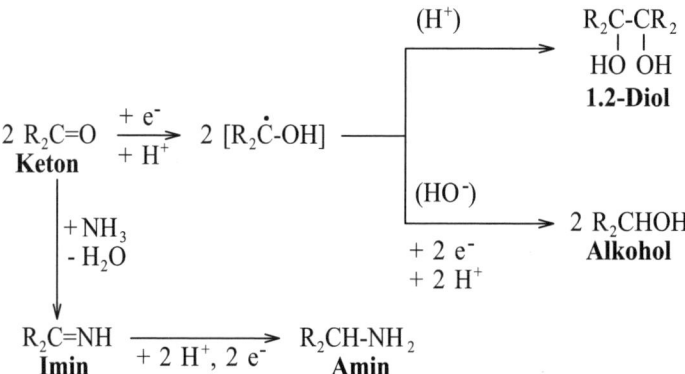

Wesentlich leichter lassen sich C=O-Doppelbindungen in **Chinonen** zu Hydrochi-non-Derivaten reduzieren. Die Reduktion von Chinonen erfolgt im Bereich von 0 bis -1 V und verläuft über Semichinone als Zwischenstufe [vgl. Kap. 10.5.1.4 und **MC-Fragen Nr. 793, 795**]. Als Beispiel für die polarographische Gehaltsbestim-mung eines Arzneistoffes, der eine C=N-Doppelbindung enthält, zeigt Abb. 2.17 das Polarogramm von **Diazepam**.

* **N-O-, S-O-Bindungen**: Aminoxide, darstellbar aus tert. Aminen und H_2O_2, wer-den in saurer Lösung an der QTE zu tert. Aminen reduziert; Sulfoxide ergeben Sulfide.

$$R_3N + H_2O_2 \xrightarrow{-\ H_2O} R_3N \longrightarrow O + 2\ H^+ + 2\ e^- \longrightarrow R_3N + H_2O$$
$$R_2S + H_2O_2 \xrightarrow{-\ H_2O} R_2S \longrightarrow O + 2\ H^+ + 2\ e^- \longrightarrow R_2S + H_2O$$

* **N=O-, NO$_2$-Gruppen**: Die Nitrogruppe wird, wie Abb. 2.18 illustriert, in saurer Lösung *zweistufig* unter Aufnahme von 6 Elektronen zum primären Amin redu-ziert. In der ersten, vierelektronigen Stufe erfolgt die Reduktion über die Nitroso-verbindung zum Hydroxylamin-Derivat, das anschließend unter Aufnahme von zwei weiteren Elektronen in das prim. Amin umgewandelt wird. In neutraler bis schwach alkalischer Lösung bleibt die Reduktion auf der Stufe des Hydroxylamins stehen [vgl. **MC-Fragen Nr. 794, 1608**].

$$R\text{-}NO_2 \xrightarrow[-\ H_2O]{\substack{+\ 2\ e^- \\ +\ 2\ H^+}} (R\text{-}N{=}O) \xrightarrow{\substack{+\ 2\ e^- \\ +\ 2\ H^+}} R\text{-}NHOH \xrightarrow[-\ H_2O]{\substack{+\ 2\ e^- \\ +\ 2\ H^+}} R\text{-}NH_2$$

Nitroverbindung   Nitrosoverbindung   Hydroxylamin   Amin

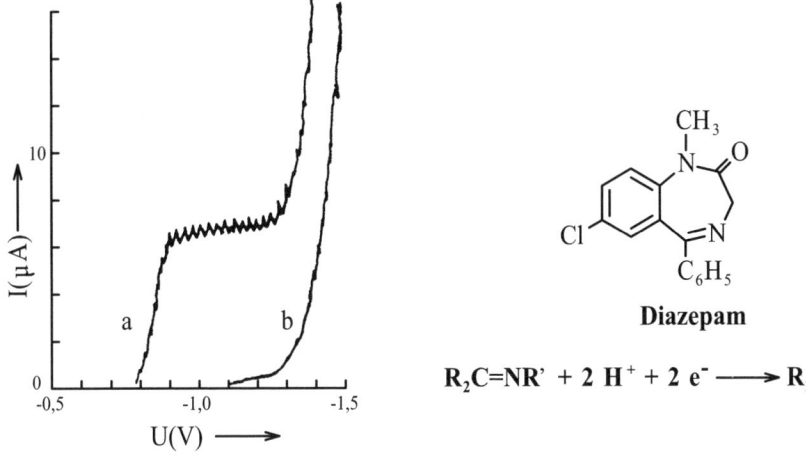

Diazepam

$$R_2C=NR' + 2\ H^+ + 2\ e^- \longrightarrow R_2CH\text{-}NHR'$$

Abb. 2.17:   Polarogramm
a) einer 10^{-3} M-Diazepam-Lösung
b) der entsprechenden Grundlösung

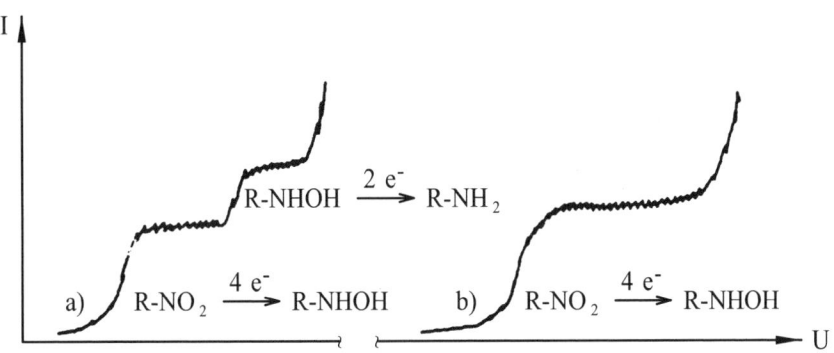

Abb. 2.18:   Polarogramm einer Nitroverbindung (schematisiert)
a) in saurer Lösung
b) in neutraler bis schwach alkalischer Lösung

* **Anodische Stufen**: Verfahren, die auf einer anodischen Oxidation des Depolarisators an der QTE beruhen, sind verhältnismäßig selten, da die Quecksilbertropfelektrode je nach Grundelektrolyt nur bis etwa +0,4 V gegen die GKE polarisierbar ist.

Als Beispiele von pharmazeutischem Interesse seien die Bestimmung von **Ascorbinsäure** oder **Tocopherol** genannt (vgl. Kap. 10.5.1.4).

10.6 Amperometrie und Voltametrie

10.6.1 Amperometrische Titrationen mit einer Indikatorelektrode

Die **Amperometrie** ist ein elektrochemisches Verfahren, das auf der Messung von Stromstärkeänderungen zwischen zwei Elektroden im Verlaufe einer Titration beruht. *Messgröße* bei der Amperometrie ist der bei konstant gehaltener Spannung (U) zwischen zwei Elektroden insgesamt fließende Strom (I). Im Allgemeinen ist **eine** Elektrode die *polarisierbare Messelektrode* und die andere eine *nicht-polarisierbare Bezugselektrode*. Verwendet man **zwei** polarisierbare Elektroden, so spricht man von **Biamperometrie** (vgl. Kap. 10.6.2). Als Indikatorelektroden werden die in der Polarographie genannten Elektrodentypen eingesetzt (vgl. Kap. 10.5.2.1).

Beide Elektroden tauchen in die Untersuchungslösung ein, die Teil der voltammetrischen Apparatur ist (vgl. Kap. 10.6.3). An die Elektroden legt man eine **konstante Spannungsdifferenz** an, die im Grenzstromgebiet der elektroaktiven Substanz liegt, sodass der gemessene Strom (I) dem durch die jeweilige Elektrodenreaktion (anodische Oxidation oder kathodische Reduktion) verursachten **Diffusionsgrenzstrom** entspricht. Dieser Strom ist der Konzentration der elektroaktiven Substanz proportional. (Die beschriebene Arbeitsweise hat den Vorteil, dass man nicht wie in der Polarographie die gesamte Strom-Spannungs-Kurve aufzeichnen muss.)

Amperometrische Analysen setzen voraus, dass die *Diffusion* der elektrochemisch aktiven Substanz an die Messelektrode der allein bestimmende Schritt für den in der Zelle fließenden Strom darstellt. Auch hier übernimmt ein Leitsalz den Stromtransport in der Lösung.

Darüber hinaus müssen bei einer **amperometrischen Titration**, auch *Grenzstromtitration* oder *polarographische Titration* genannt, die Prüflösung, die verwendete Maßlösung oder beide Lösungen Komponenten enthalten, die an einer Elektrodenreaktion teilnehmen und an der Oberfläche der Messelektrode oxidiert oder reduziert werden.

Die jeweils gemessene Stromstärke wird in Abhängigkeit vom Volumen der hinzugefügten Maßlösung aufgezeichnet. Der Titrationsendpunkt ergibt sich in einem idealisierten I/V-Diagramm als Schnittpunkt zweier Geraden. Je nachdem, ob Titrand, Titrator oder beide elektrochemisch aktiv sind, ergeben sich unterschiedliche Titrationsverläufe. Abb. 2.19 zeigt in vereinfachter Form typische Beispiele amperometrisch indizierter **Titrationskurven**.

In der Praxis sind die Titrationskurven in der Nähe des Äquivalenzpunktes (ÄP) mehr oder weniger gekrümmt, da die Konzentration des Titranden entsprechend dem Massenwirkungsgesetz nach Zugabe eines Überschusses an Maßlösung weiter absinkt. Nur wenn die Gleichgewichtskonstanten der ablaufenden elektrochemischen Reaktionen sehr groß sind, stimmen die experimentellen und die idealisierten Titrationskurven weitgehend überein. Darüber hinaus führt die *Verdünnung* während der Titration zu einem nichtlinearen Verlauf der Kurven. Der auftretende Verdünnungsfehler muss korrigiert werden. Den Äquivalenz-

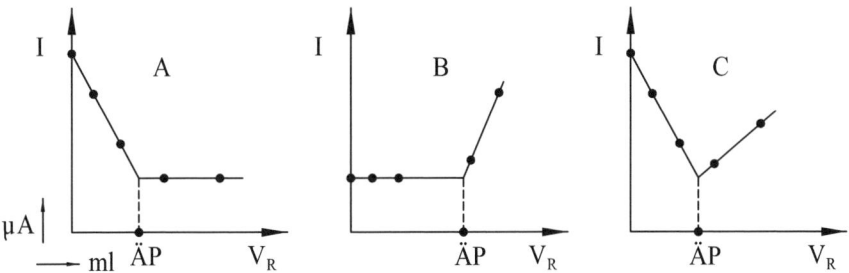

Abb. 2.19: **Idealisierte amperometrische Titrationskurven**
(I = Stromstärke, V_R = Volumen Maßlösung, ÄP = Äquivalenzpunkt)

punkt ermittelt man als Schnittpunkt der Verlängerungen der beiden *geradlinigen* Äste der Titrationskurve. Günstigenfalls genügen daher zwei Messwerte vor und zwei Messwerte nach dem Äquivalenzpunkt zur Festlegung der Titrationskurve.

Wie bereits ausgeführt hängt der Kurvenverlauf davon ab, ob bei der gewählten konstanten Spannung der Titrand, der Titrator oder das Reaktionsprodukt elektrochemisch aktiv sind. Des Weiteren spielt eine Rolle, ob eine anodische Oxidation oder kathodische Reduktion als Elektrodenreaktion abläuft.

Kurve „A": Titrationskurven dieses Typs erhält man im Allgemeinen dann, wenn die zu bestimmende Substanz unter den festgelegten Bedingungen elektrochemisch aktiv ist, die zugefügte Reagenzlösung und das resultierende Reaktionsprodukt jedoch keine Elektrodenreaktion eingehen.

Ein Beispiel hierfür ist die Titration von *Blei(II) mit Oxalsäure* an einer QTE als Messelektrode und einer GKE als Bezugselektrode bei einem angelegten Potential von **-1 V**. Vor dem Äquivalenzpunkt erfolgt die kathodische Reduktion von Pb(II), nach dem ÄP findet keine Elektrodenreaktion statt. Ein analoger Kurvenverlauf ergibt sich auch für die Titration von *Blei(II) mit Sulfat* [vgl. **MC-Fragen Nr. 801, 1463**].

$$Pb^{2+} + H_2C_2O_4 \longrightarrow PbC_2O_4\downarrow + 2\ H^+$$

$$Pb^{2+} + SO_4^{2-} \longrightarrow PbSO_4\downarrow$$

Kurve „B": Solche Kurven sind charakteristisch für Titrationen von elektrochemisch inaktiven Titranden, die mit einer elektroaktiven Maßlösung titriert werden. Ein Beispiel hierfür ist die Fällungstitration von *Pb(II) mit K_2Cr_2O_7* bei einem Potential von **0 V**.

$$2\ Pb^{2+} + Cr_2O_7^{2-} + H_2O \longrightarrow 2\ PbCrO_4\downarrow + 2\ H^+$$

Vor dem Äquivalenzpunkt wird das zugefügte, elektroaktive Chromat vollständig in elektrochemisch inaktives Bleichromat übergeführt. Die Spannung von 0 V liegt unter der Zersetzungsspannung von Pb(II), sodass Pb(II)-Ionen kathodisch nicht reduziert werden. Nach dem ÄP erfolgt die Reduktion von überschüssigem Chromat zu Cr(III). (Das gewählte Beispiel zeigt, dass die Formulierung, eine

Substanz sei elektrochemisch aktiv bzw. inaktiv, relativ ist und die Aussage von der angelegten Spannung abhängt.)

Kurve „C": Bei diesen Titrationen sind sowohl Titrand als auch Titrator unter den gewählten Bedingungen elektrochemisch aktiv.

Als Beispiel sei die Titration von *Blei(II) mit K_2CrO_4* bei einem Potential von **-1 V** genannt. Vor dem ÄP wird Pb(II) an der QTE reduziert, nach Überschreiten des Äquivalenzpunktes erfolgt die Reduktion von überschüssiger Chromat-Maßlösung [vgl. **MC-Fragen Nr. 802, 1340, 1423**].

Neben **Fällungsanalysen** lassen sich auch **Redoxtitrationen** sowie **komplexometrische Titrationen** amperometrisch indizieren. Für Neutralisationsanalysen ist das Verfahren nur bedingt geeignet. Die *Empfindlichkeit* der Methode wird wie die Polarographie durch den *Reststrom* bestimmt. Das Verfahren gestattet noch Bestimmungen bis zu Konzentrationen von 10^{-6} mol $\cdot$ 1^{-1} an elektrochemisch aktiver Substanz auszuführen.

10.6.2 Amperometrische Titrationen mit zwei Indikatorelektroden, Dead-stop-Titrationen (Biamperometrie)

Das Dead-stop-Verfahren ist eine Titrationsmethode mit elektrochemischer Endpunktsanzeige unter Verwendung von **zwei** gleichartigen *polarisierbaren* Edelmetallelektroden (**biamperometrische Titration**). Eine geringe **Spannungsdifferenz** (ca. 10–100 mV) wird an die Zelle angelegt und die *Stromänderung* während der Titration gemessen [vgl. **MC-Fragen Nr. 796, 1729**]. Am Äquivalenzpunkt wird der Stromfluss in Abhängigkeit vom gewählten Titrationsverfahren schlagartig angehoben oder unterbrochen.

Die Größe des fließenden Stroms hängt vom Widerstand des ganzen Systems ab. Dieser ist im äußeren Stromkreis praktisch konstant und ändert sich in der zu untersuchenden Lösung während der Titration nur minimal. Entscheidende Widerstandsänderungen, die aufgrund der *konstanten* Spannung eine messbare Stromänderung zur Folge haben, werden erst durch elektrochemische Reaktionen an *beiden* Elektroden ausgelöst.

> Ein Strom fließt nur dann, wenn bei dem angelegten Potential sowohl eine an der Kathode reduzierbare als auch eine an der Anode oxidierbare Substanz in der Lösung vorhanden sind. Mit anderen Worten, ein biamperometrischer Strom ist nur möglich, wenn jede der beiden Elektroden ein solches Potential annimmt, dass an ihr eine elektrochemische Umsetzung abläuft. Es müssen also im Titrationsgemisch zwei elektroaktive Stoffe vorhanden sein.

Bei den festgelegten, relativ geringen Spannungsbeträgen können weder einfache Anionen oxidiert noch einfache Kationen reduziert werden. Hingegen ermöglicht jedes *reversible Redoxpaar* den Eintritt der „Elektrolyse" an beiden Pt-Elektroden. Nur in Ausnahmefällen können Partner unterschiedlicher Redoxsysteme einen biamperometrischen Strom bewirken. Beispiele für reversible Redoxsysteme sind:

$$\text{System: } I_2 + 2\ e^- \rightleftharpoons 2\ I^- \quad \text{Spannung: } 15\ \text{mV}$$
$$Fe^{3+} + e^- \rightleftharpoons Fe^{2+} \qquad\qquad 50\ \text{mV}$$
$$Ce^{4+} + e^- \rightleftharpoons Ce^{3+} \qquad\qquad 100\ \text{mV}$$

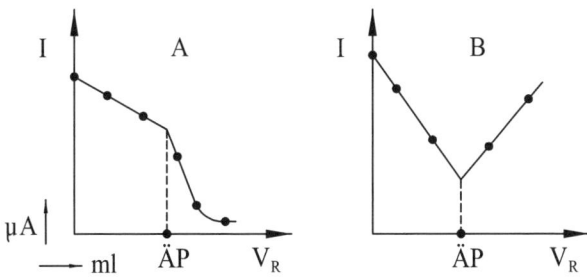

Abb. 2.20:   Dead-stop-Titrationskurven
(I = Stromstärke, V_R = Reagenzvolumen, ÄP = Äquivalenzpunkt)

Das Zustandekommen von Titrationskurven, wie sie in Abb. 2.20 graphisch dargestellt sind, kann wie folgt erklärt werden.

Kurve „A“: Als Beispiel sei die volumetrische Titration von *Iod-Lösung mit Thiosulfat* angeführt.

$$I_2 + 2\ S_2O_3^{2-} \longrightarrow 2\ I^- + S_4O_6^{2-}$$

Vor dem ÄP kann Iod kathodisch zu Iodid reduziert und andererseits Iodid anodisch zu Iod oxidiert werden. Bei einem festgelegten Potential von ca. **15 mV** fließt deshalb bis zum Äquivalenzpunkt ein Strom.

Nach dem Äquivalenzpunkt findet, da alles Iod titriert ist, keine kathodische Reduktion mehr statt. Es fließt kein Strom, zumal das Redoxpaar Thiosulfat/Tetrathionat unter den gewählten Titrationsbedingungen kein reversibles System darstellt.

Wegen des schlagartig zusammenbrechenden Stromflusses wird diese Art der Indizierung einer Redoxtitration als Dead-stop-Titration bezeichnet. In der Literatur werden aber die Begriffe biamperometrische Titration und Dead-stop-Titration synonym verwendet.

Kurve „B“: Bei der Titration von *Eisen(II) mit Cer(IV)*

$$Fe^{2+} + Ce^{4+} \longrightarrow Fe^{3+} + Ce^{3+}$$

fließt auf beiden Seiten des Äquivalenzpunktes ein Strom, weil sowohl das Fe(III)/Fe(II)- als auch das Ce(IV)/Ce(III)-System bei einem angelegten Potential von etwa **100 mV** reversible Redoxpaare bilden [vgl. **MC-Frage Nr. 803**]. Der Punkt, an dem praktisch „Stromlosigkeit" herrscht, entspricht dem vollständigen Verschwinden der Fe(II)-Ionen noch ehe überschüssiges Cer(IV) hinzugefügt wurde.

Neben **Redoxtitrationen** sind auch **Fällungsanalysen** und **komplexometrische Titrationen** biamperometrisch indizierbar. Die Biamperometrie kann auch in *nichtwässrigen* Medien eingesetzt werden [vgl. **MC-Frage Nr. 808**]. Bezüglich pharmazeutischer Anwendungen der Deadstop-Titration siehe Kap. 10.6.4.

10.6.3 Instrumentelle Anordnung

Falls nichts anderes vorgeschrieben ist, benutzt das Arzneibuch für *amperometrische Titrationen* eine Apparatur mit einem Schaltbild, wie es Abb. 2.21 zeigt [vgl. **MC-Fragen Nr. 797 – 800, 1785, 1786**].

Als *Messelektroden* werden die Quecksilbertropfelektrode (QTE) oder Edelmetallelektroden (Pt, Au) verwendet; die Edelmetallelektroden können als stationäre oder rotierende Elektroden eingesetzt werden. Als Bezugselektrode dient eine Kalomelelektrode oder eine Ag/AgCl-Elektrode. Die Messung an der Quecksilbertropfelektrode erfolgt in *ungerührter* Lösung, während an stationären Elektroden unter Rühren gemessen wird. Die Elektroden werden über ein Mikroamperemeter, einen regulierbaren Widerstand (Potentiometer) und ein Voltmeter an eine Stromquelle mit konstanter Spannung angeschlossen.

Entsprechend den Angaben der jeweiligen Arzneibuchmonographie wird eine konstante Spannungsdifferenz angelegt und die anfängliche Stromstärke registriert. Danach wird soviel an Maßlösung in mindestens drei aufeinanderfolgenden Anteilen hinzugefügt, dass die insgesamt zudosierte Menge kleiner ist als die, die zum Erreichen des Endpunktes benötigt wird. Nach jeder Reagenzzugabe wird die Stromstärke gemessen. Die in ein Stromstärke-Volumen-Diagramm eingetragenen 3 Messpunkte müssen auf einer Geraden liegen.

Nach Erreichen des Endpunktes werden erneut bekannte Volumina an Maßlösung hinzugegeben und die Werte für die Stromstärke registriert. Die letzten drei genügend voneinander und vom Endpunkt entfernten Messwerte müssen wiederum auf einer Geraden liegen. Die beiden Geraden werden gegeneinander verlängert. Ihr Schnittpunkt entspricht dem Endpunkt der Titration.

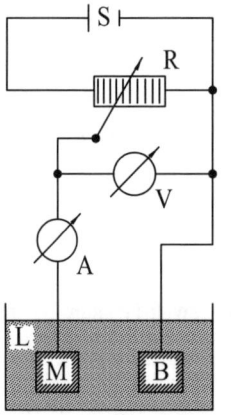

S = Spannungsquelle
R = veränderbarer Widerstand zum Einstellen einer
    konstanten Spannung (Potentiometer)
V = Spannungsmessgerät (Voltmeter)
A = Strommessgerät (Mikroamperemeter)
M = Messelektrode, die als Anode oder Kathode
    geschaltet sein kann
B = Bezugselektrode bzw. bei der Biamperometrie
    eine zweite Messelektrode
L = Untersuchungslösung

Abb. 2.21: Messanordnung zur amperometrischen Indizierung von Titrationen

10.6.4 Pharmazeutische Anwendungen

10.6.4.1 Halbmikro-Bestimmung von Wasser (Karl-Fischer-Methode)

Die Karl-Fischer-Titration ist die wichtigste chemische Methode zur Bestimmung von Wasser (vgl. Kap. 7.2.3.8). Ihr liegt der Befund zugrunde, dass **Iod** und **Schwefeldioxid** *nur* in Anwesenheit von Wasser nach folgender Gleichung miteinander reagieren.

$$I_2 + SO_2 + 2\,H_2O \longrightarrow H_2SO_4 + 2\,HI$$

Der Äquivalenzpunkt der Titration kann visuell oder elektrochemisch indiziert werden. Meistens wendet das Arzneibuch die biamperometrische Indizierung des Endpunktes mithilfe zweier polarisierbarer Pt-Elektroden an [vgl. **MC-Fragen Nr. 806, 807**].

Abb. 2.22 zeigt die Messanordnung für die Karl-Fischer-Titration nach Arzneibuch. Die beiden Elektroden sind mit einer 1,5-Volt-Batterie als Spannungsquelle verbunden. Durch ein zugeschaltetes Potentiometer (ca. 2 kΩ) wird eine einstellbare, während der Titration praktisch konstant bleibende Spannung zwischen den Elektroden erzeugt. Als Messinstrument eignet sich ein Mikroamperemeter [vgl. **MC-Frage Nr. 1304**].

Die zwischen den Elektroden angelegte Spannungsdifferenz ist kleiner als die zu Beginn der Titration für die Lösung erforderliche Zersetzungsspannung (vgl. Kap. 10.1.4.1). Kurz vor Erreichen des Endpunktes wird – bei manueller Titration – nach jedem Reagenzzusatz ein vorübergehender Anstieg der Stromstärke beobachtet [vgl. **MC-Frage Nr. 804**].

Voraussetzung für diesen merklichen Stromfluss ist, dass an der Anode eine Oxidation und gleichzeitig an der Kathode eine Reduktion von in der Lösung vorhandenen Teilchen stattfindet. Für die Karl-Fischer-Titration ist dafür das reversible Redoxsystem Iod/Iodid verantwortlich.

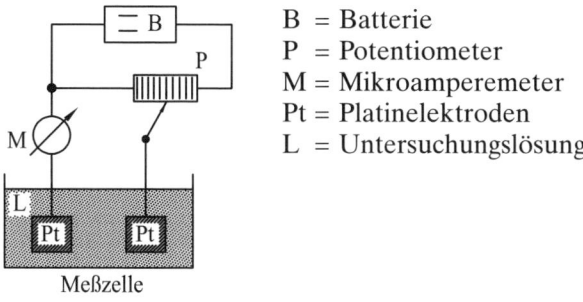

B = Batterie
P = Potentiometer
M = Mikroamperemeter
Pt = Platinelektroden
L = Untersuchungslösung

Meßzelle

Abb. 2.22:   Messanordnung für die Karl-Fischer-Titration nach Arzneibuch

	kathodisch reduzierbar	anodisch oxidierbar
vor dem Äquivalenzpunkt	–	Iodid
nach dem Äquivalenzpunkt	Iod	Iodid

Da unter den gewählten Bedingungen vor dem ÄP kein kathodisch reduzierbares Teilchen anwesend ist, kann vor dem Titrationsendpunkt praktisch kein Strom fließen, mit Ausnahme eines kurzzeitigen „Stromstoßes" während der Zudosierung der Iod-Lösung. Erst am ÄP, wenn freies Iod und Iodid nebeneinander vorliegen, beobachtet man einen merklichen Anstieg der Stromstärke. Daraus ergibt sich für die Karl-Fischer-Titration die in Abb. 2.23 graphisch dargestellte Stromstärke-Volumen-Kurve [vgl. **MC-Frage Nr. 805**].

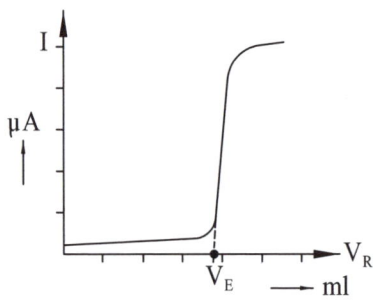

Abb. 2.23: Amperometrische Titrationskurve der Karl-Fischer-Titration bei kontinuierlicher, automatischer Reagenzzugabe (I = Stromstärke, V_R = Reagenzvolumen, V_E = Äquivalentvolumen)

10.6.4.2 Bestimmung des Stickstoffs in primären aromatischen Aminen (Diazotitration)

Nitritometrie

Die Bestimmung primärer aromatischer Amine mit Salpetriger Säure unter Bildung von *Diazoniumsalzen* wurde bereits im Kap. 7.2.7 vorgestellt. Die Indizierung des Endpunktes der Diazotitration kann nach Arzneibuch mithilfe der Dead-stop-Methode erfolgen.

Die bei der geringen angelegten Spannung ablaufenden Elektrodenreaktionen bestehen in einer kathodischen Reduktion von Salpetriger Säure oder Nitrosylhalogenid. Als Kathodenreaktion wird auch die Reduktion des aus HNO_2 und Bromid gebildeten Broms diskutiert. Die Anodenreaktion besteht in einer Oxidation von Bromid oder Salpetriger Säure. Fasst man den Reaktionsablauf der Diazotierung in folgender Bruttogleichung zusammen,

$$Ar\text{-}NH_2 + HNO_2 + Br^- + H_3O^+ \longrightarrow Ar\text{-}\overset{+}{N}\equiv N + Br^- + 3\ H_2O$$

so erkennt man, dass erst nach Überschreiten des Äquivalenzpunktes sowohl oxidierbare aus auch reduzierbare Teilchen in der Lösung vorhanden sind. Daraus folgt, dass ein Stromfluss vor dem Titrationsendpunkt vernachlässigbar gering ist und erst nach Erreichen des Äquivalenzpunktes ein merklicher Stromfluss auftritt. Die resultierende Titrationskurve entspricht daher der in Abb. 2.23 gezeigten Kurve.

	in merklicher Konzen- tration liegen vor	Kathoden- reaktion möglich durch	Anoden- reaktion möglich durch
vor Erreichen des Endpunktes	$+$ $Ar\text{-}NH_2$ $Ar\text{-}N\equiv N$ Br^- Cl^- H_3O^+	$-$	Br^-
nach Erreichen des Endpunktes	$+$ $Ar\text{-}N\equiv N$ Br^- Cl^- H_3O^+ HNO_2 NO_2^-	HNO_2 (Br_2)	Br^- HNO_2

10.6.5 Grundlagen der Voltametrie

Die Voltametrie ist ein elektrochemisches Verfahren zur Indizierung volumetrischer Titrationen, das die Konzentrationsabhängigkeit von Elektrodenpotentialen bei **konstanter Stromstärke** ausnutzt. Es wird eine bestimmte Zellstromstärke vorgegeben und die sich einstellende Zellspannung gemessen. Als Indikatorelektroden werden die Quecksilbertropfelektrode in ungerührter oder stationäre Elektroden in gerührter Lösung verwendet. Auch hier kann man mit **einer** polarisierbaren Messelektrode und einer unpolarisierbaren Bezugselektrode oder **zwei** polarisierbaren Elektroden (**Bivoltametrie**) arbeiten.

Die Prinzipschaltung der voltametrischen Apparatur entspricht der der *Potentiometrie*. Durch Anlegen einer Gleichspannung lässt man einen konstanten Strom von 1–10 µA durch die Untersuchungslösung fließen. Während der Titration wird die Potentialdifferenz an den Elektroden gemessen und in Abhängigkeit vom zugesetzten Volumen an Maßlösung aufgezeichnet. Der Äquivalenzpunkt wird durch eine sprunghafte Spannungsänderung angezeigt.

Die Voltametrie ist in der Regel nur bei solchen Reaktionen einsetzbar, an denen wenigstens ein reversibles Ionenpaar beteiligt ist, das an einer Elektrode in einem bestimmten Spannungsbereich oxidiert oder reduziert werden kann. Die Voltametrie wird eingesetzt zur Endpunktsbestimmung von Fällungs-, Komplexbildungs- und Redoxtitrationen. Im Vergleich zur Potentiometrie sind voltametrisch indizierte Titrationsendpunkte besser zu erkennen.

10.7 Konduktometrie

10.7.1 Grundlagen der Konduktometrie

Bei der *Konduktometrie* misst man die elektrische Leitfähigkeit von Lösungen [vgl. **MC-Fragen Nr. 714, 1641**]. Die theoretischen Aspekte der Ionenwanderung in einem elektrischen Feld wurden bereits im Kap. 10.1.1.4 vorgestellt. Um bei konduktometrischen Messungen eine Elektrolyse zu vermeiden, arbeitet man mit niederfrequentem Wechselstrom.

Die Abhängigkeit der **spezifischen Leitfähigkeit** einer Lösung von der *Art* und der *Konzentration* der gelösten *Ionen* ermöglicht es, den Endpunkt von Titrationen, die auf einer *Ionenreaktion* beruhen, konduktometrisch zu erfassen, sofern sich während der Titration die Gesamtleitfähigkeit der Lösung ändert. Diese Arbeitsweise wird auch als **konduktometrische Titration** bezeichnet. Da die Leitfähigkeit eine *unspezifische Größe* darstellt, kann sie jedoch *nicht* zu Identitätsprüfungen oder selektiven Konzentrationsbestimmungen herangezogen werden.

Einen Sonderfall konduktometrischer Messungen bilden **Hochfrequenztitrationen**, bei denen ein hochfrequenter Wechselstrom (MHz-Bereich) verwendet wird. Darüber hinaus findet die Konduktometrie Anwendung zur Ermittlung von Dissoziationskonstanten, zur Löslichkeitsbestimmung schwerlöslicher Salze oder zur Verfolgung der Kinetik chemischer Reaktionen, an denen Ionen unterschiedlicher Beweglichkeit beteiligt sind.

Die meisten Anwendungen von Leitfähigkeitsmessungen beziehen sich auf wässrige Lösungen, obwohl sie naturgemäß auch auf andere Solventien, wasserfreie Medien und geschmolzene Salze ausgedehnt werden können. Farbe und Trübung einer Lösung bilden kein Hindernis für die Messung.

10.7.2 Instrumentelle Anordnung

Die zur Bestimmung des elektrischen Widerstandes und somit auch für die Messung der elektrolytischen Leitfähigkeit einer Lösung üblicherweise verwendete Versuchsanordnung ist die **Wheatstone-Brücke** (vgl. Lehrbücher der Physik). Bei der Messung der elektrischen Leitfähigkeit muss aber dafür gesorgt werden, dass keine Polarisation eintritt, die durch eine elektrolytische Zersetzung des Leiters hervorgerufen wird. (Die Konduktometrie gehört daher zu den elektrochemischen Verfahren an *unpolarisierbaren* Elektroden.) Die Zersetzung kann praktisch vermieden werden, wenn man die Wheatstonesche Brücke mit Wechselstrom betreibt.

Bei der Konduktometrie wird der Strom über zwei parallel angeordnete platinierte *Pt-Bleche* in die Lösung geleitet. Gemessen wird bei direkt anzeigenden Geräten der Spannungsabfall, der an einem Arbeitswiderstand in Abhängigkeit vom Zellwiderstand und der vorgegebenen Wechselspannung auftritt. Bei konduktometrischen Titrationen legt man also zur Indizierung des Endpunktes eine Wechselspannung an die Zelle an und verfolgt die Änderung des fließenden Wechselstromes [vgl. **MC-Fragen Nr. 809, 810**].

Für Absolutmessungen muss die Zellkonstante der Leitfähigkeitszelle mithilfe von Elektrolytlösungen bekannter Konzentration bestimmt werden. Bei konduktometrischen Titrationen kann man auf eine Eichung verzichten.

10.7.3 Konduktometrische Titrationen

Die Leitfähigkeitsmethode kann zur Registrierung des Verlaufs einer Titration herangezogen werden, wenn sich die spezifischen Leitfähigkeiten der Probenlösung, der Reagenzlösung und der austitrierten Lösung deutlich voneinander unterscheiden. Die konduktometrische Indizierung ist vor allem bei solchen Reaktionen äußerst nützlich, bei denen die Konzentration an Ladungsträgern am Äquivalenzpunkt beträchtlich kleiner ist als vorher oder nachher.

Voraussetzung für konduktometrische Titrationen ist eine unterschiedliche Ionenbeweglichkeit von Titrand und Titrator. (Verdrängung von Ionen hoher Beweglichkeit durch solche mit geringer Beweglichkeit bzw. eine Änderung der Zahl der Ionen.)

Der *Vorteil* der Konduktometrie im Vergleich zur Potentiometrie besteht vor allem in der Möglichkeit, auch *schwache* Protolyte in *verdünnter* oder *nichtwässriger* Lösung quantitativ zu erfassen. Limitiert ist der Einsatz der Konduktometrie bei der Bestimmung von Gemischen mit hohem Fremdionenanteil.

Titrationskurven: Der Titrationsverlauf wird graphisch dargestellt, indem auf der Ordinatenachse die gemessenen Leitwerte (L) und auf der Abszissenachse das Volumen an zudosierter Maßlösung aufgetragen werden. Durch Verbindung der erhaltenen Messwerte entstehen zwei annähernd geradlinig verlaufende Kurvenäste, die sich im Äquivalenzpunkt schneiden. Der Titrationsendpunkt ist umso genauer zu ermitteln, je kleiner der von beiden Geraden eingeschlossene Winkel ist. Anzumerken ist, dass die beiden Äste der Titrationskurve nur bei nicht allzu hohen Konzentrationen hinreichend linear verlaufen.

Die Form der Titrationskurve wird hauptsächlich durch die Beweglichkeit der bei der Reaktion hinzukommenden oder verschwindenden Ionen bestimmt. Deshalb kann der Kurvenverlauf durch Wahl geeigneter Maßlösungen entscheidend beeinflusst werden. Darüber hinaus hängt die Kurvenform auch vom Dissoziationsverhalten der Elektrolyte und deren Konzentrationen ab.

Die durch ein beliebiges Ion hervorgerufene Leitfähigkeit ist zwar bei konstanter Temperatur seiner Konzentration proportional, aber die Leitfähigkeit einer bestimmten Lösung wird sich im Allgemeinen mit dem zugefügten Volumen an Reagenzlösung infolge des *Verdünnungseffektes* nicht linear ändern. Zur Eliminierung des Verdünnungsfehlers wird der Leitwert für jeden Messpunkt korrigiert, indem man den betreffenden Messwert mit dem Faktor (**V+v/V**) multipliziert, worin **V** das ursprüngliche Volumen der zu titrierenden Lösung und **v** das bis zu diesem Messpunkt hinzugefügte Volumen an Maßlösung bedeutet.

10.7.3.1 Indizierung von Neutralisationsreaktionen

* *Titration einer starken Säure mit einer starken Base*
Ein Beispiel hierfür ist die Gehaltsbestimmung von **Salzsäure** mit NaOH-Lösung. (Die in den nachstehenden Formelgleichungen angegebenen Zahlenwerte entsprechen den Grenzäquivalentleitfähigkeiten der betreffenden Ionen – vgl. Kap. 10.1.1.5)

$$H^+ \ Cl^- \ + \ Na^+ \ OH^- \longrightarrow H_2O \ + \ Na^+ \ Cl^-$$
$$\textbf{350} \ \ \textbf{76} \ \ \ \ \textbf{51} \ \ \textbf{192} \ \ \ \ \ \ \ \ \ \ \textbf{0} \ \ \ \ \ \textbf{51} \ \ \textbf{76}$$

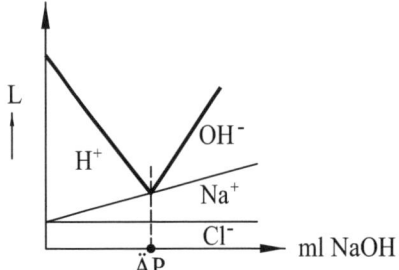

Abb. 2.24: **Konduktometrische Titrationskurve der Titration von Salzsäure mit Natriumhydroxid-Lösung**

Wie Abb. 2.24 dokumentiert, ist die elektrische Leitfähigkeit der wässrigen Lösung einer starken Säure aufgrund der großen Beweglichkeit des Wasserstoffions sehr hoch. So beträgt der Anteil der H^+-Ionen an der Leitfähigkeit einer HCl-Lösung etwa 82%. Der Beitrag der Chlorid-Ionen – etwa 18% – bleibt während der gesamten Titration konstant. Demgegenüber fällt der Beitrag der H^+-Ionen bis zum Äquivalenzpunkt hin praktisch auf den Wert Null ab. Anstelle der H^+ Ionen tritt in der Lösung die äquivalente Stoffmenge an Natriumionen auf. Da deren Beweglichkeit aber relativ gering ist, nimmt die Gesamtleitfähigkeit der Titrationslösung bis zum ÄP hin stetig ab. Nach Überschreiten des Äquivalenzpunktes wächst das Leitvermögen der Lösung erneut, weil die Konzentrationen der Na^+ – und HO^--Ionen zunehmen [vgl. **MC-Fragen Nr. 811–813, 1283, 1400, 1536, 1537, 1582**]. (Enthält die Lösung Carbonat, so erhält man im Äquivalenzbereich anstelle eines scharfen Schnittpunktes einen gekrümmten Kurvenverlauf.)

Da sich die Teilleitfähigkeiten der einzelnen Ionen zur Gesamtleitfähigkeit der Lösung addieren, kann man die Fläche unter der Titrationskurve in Felder aufteilen und diese Segmente den einzelnen Ionen zuordnen. Zum Beispiel ändert sich die Cl^--Konzentration während der Titration nicht und wird durch ein Feld konstanter Höhe dargestellt. Die Menge an Na^+-Ionen – zu Anfang Null – wächst im Verlauf der Titration gleichmäßig und wird deshalb durch ein kontinuierlich ansteigendes Feld wiedergegeben. Analoge Betrachtungen für die H^+- und HO^--Ionen ergeben schließlich die in Abb. 2.24 eingezeichneten Felder.

* *Titration einer schwachen Säure mit einer starken Base*
Als Beispiel soll die Titration von **Essigsäure** mit NaOH-Lösung diskutiert werden.

$$\left.\begin{matrix} CH_3\text{-}COOH \\ CH_3\text{-}COO^- + H^+ \\ \mathbf{41} \qquad \mathbf{350} \end{matrix}\right\} \xrightarrow[- H_2O]{+ \text{NaOH}} \left.\begin{matrix} CH_3\text{-}COOH \\ CH_3\text{-}COO^- + Na^+ \\ \mathbf{41} \qquad \mathbf{51} \end{matrix}\right\} \xrightarrow[- H_2O]{+ \text{NaOH}} CH_3\text{-}COO^- + Na^+$$

Wie Abb. 2.25 ausweist, bleibt von keinem Ion die Konzentration im gesamten Titrationsbereich konstant. Zu Beginn sind H^+- und Acetat-Ionen nur in geringer Menge vorhanden. Dabei trägt das Wasserstoffion aufgrund seiner hohen Beweglichkeit zum Leitwert der Essigsäure stärker bei als das Acetat-Ion. Während der

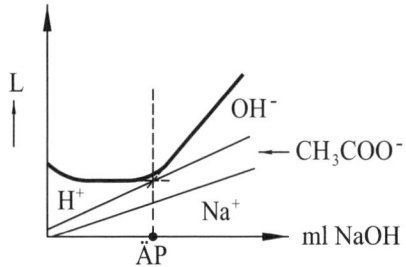

Abb. 2.25:   Konduktometrische Kurve der Titration von Essigsäure mit NaOH-Lösung

Titration wird die Menge an Acetat-Ionen in dem Maße größer, wie die schwach dissoziierte Essigsäure in den starken Elektrolyten Natriumacetat übergeführt wird. Nach dem Äquivalenzpunkt bleibt die Menge an Acetat konstant. Parallel dazu wächst die Zahl der Na^+-Ionen. Die Konzentration der Wasserstoffionen ändert sich in komplizierter Weise. Zunächst nimmt sie rasch, danach langsam ab und besitzt am ÄP praktisch den Wert Null. Dieser Effekt wird dadurch hervorgerufen, dass das während der Titration gebildete Natriumacetat die Dissoziation der Essigsäure zurückdrängt. Zusammen mit den wachsenden Beiträgen der Na^+- und AcO^--Ionen zur Leitfähigkeit der Lösung resultiert daraus zu Beginn der Titration ein Abfall im Leitvermögen der Lösung, dem sich ein nahezu linearer Anstieg bis zum ÄP hin anschließt. Nach Überschreiten des ÄP nimmt die Leitfähigkeit infolge der steigenden Zahl an Na^+- und HO^--Ionen wieder deutlich zu [vgl. **MC-Frage Nr. 814**].

Den Einfluss der Säurestärke auf den Verlauf der Titrationskurve dokumentiert Abb. 2.26. In dieser Abb. sind fünf Titrationskurven dargestellt, die man erhält, wenn unterschiedlich starke Säuren mit NaOH-Lösung titriert werden. Kurve 1 gilt für eine starke Säure, die vollständig ionisiert vorliegt. Bei Kurve 5 ist die Dissoziation der Säure so gering, dass sie praktisch nichts zur Leitfähigkeit beiträgt, die deshalb allein durch das bei der Titration gebildete Salz verursacht wird. Die Kurven 2–4 gelten für Säuren dazwischenliegender Acidität.

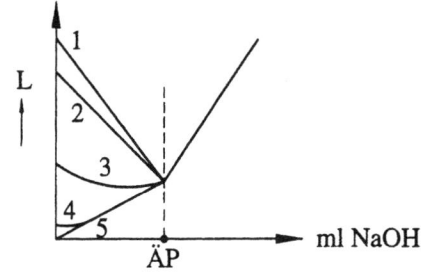

Abb. 2.26:   Konduktometrische Titration von Säuren unterschiedlicher Acidität mit NaOH-Lösung
1. Salzsäure ($pK_s = -3$)
2. Dichloressigsäure ($pK_s = 1,30$)
3. Monochloressigsäure ($pK_s = 2,81$)
4. Essigsäure ($pK_s = 4,75$)
5. Borsäure ($pK_s = 10,0$)

* *Simultanbestimmung von Säuregemischen*
Konduktometrische Titrationen erlauben auch die gemeinsame Bestimmung von Gemischen verschieden starker Säuren, sofern sich ihre Dissoziationskonstanten genügend unterscheiden.

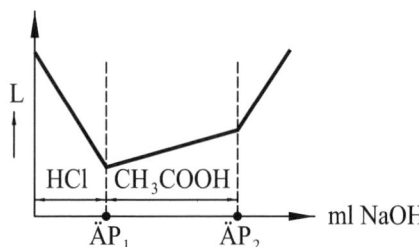

**Abb. 2.27:   Simultantitration von Salzsäure
und Essigsäure mit Natriumhydroxid-Lösung**

Abb. 2.27 zeigt den Kurvenverlauf der Titration eines Gemischs von **Salzsäure**
und **Essigsäure**. Der starke Leitfähigkeitsabfall entspricht der Neutralisation der
Salzsäure, der langsame Anstieg zeigt die Neutralisation der Essigsäure an. Der
steile Anstieg wird wiederum vom Reagenzüberschuss verursacht [vgl. **MC-Frage
Nr. 815**].

Einen ähnlichen Kurvenverlauf erhält man auch bei der Titration einer mehrwertigen Säure, wie z. B. **Oxalsäure**, vorausgesetzt, dass die pK_s-Werte der einzelnen Protolysestufen genügend differieren. Größere Unterschiede in den Dissoziationskonstanten mehrbasiger Säuren machen sich, wie z. B. bei der **Phosphorsäure**, durch mehrere, schwach ausgeprägte Knickpunkte in der Titrationskurve
bemerkbar. Eine exakte Auswertung ist dann oft schwierig.

* Titration einer schwachen Säure mit einer schwachen Base
Auch die Titration einer schwachen Säure mit einer schwachen Base oder umgekehrt, die nach anderen Methoden nur schwer durchführbar ist, kann konduk-
metrisch indiziert werden. Als Beispiel sei die Bestimmung von **Essigsäure mit
Ammoniak-Lösung** genannt [vgl. **MC-Frage Nr. 816**]. Den Titrationskurvenver-
lauf zeigt Abb. 2.28.

Bei dieser Titration ist das vor dem Äquivalenzpunkt liegende Kurvenstück
ähnlich dem der Titration der Essigsäure mit NaOH-Lösung. Die Zugabe von
überschüssiger Maßlösung vergrößert den Leitwert kaum; der Überschuss an
Maßlösung kann infolge des Verdünnungseffektes sogar zu einer Abnahme des
Leitwertes führen. Der Einfluss der Hydrolyse ist vernachlässigbar, weil dadurch
weder überschüssige H^+- noch HO^--Ionen gebildet werden.

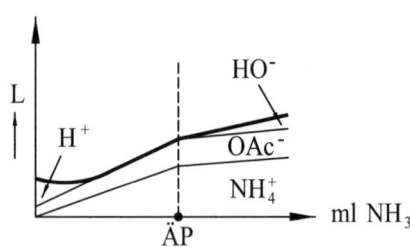

**Abb. 2.28:   Konduktometrische Titration von
Essigsäure mit Ammoniak**

* *Verdrängungstitrationen*

Auch Salze schwacher Protolyte lassen sich konduktometrisch titrieren. Ein Beispiel hierfür ist die Bestimmung von **Ammoniumchlorid** (NH_4Cl) mit Natriumhydroxid-Lösung. Den Kurvenverlauf veranschaulicht Abb. 2.29.

$$NH_4^+ \quad Cl^- \ + \ Na^+ \ HO^- \ \longrightarrow \ NH_3 \ + \ H_2O \ + Na^+ \ Cl^-$$
$$\ \ 74 \quad \ \ 76 \qquad 51 \quad 192 \qquad \qquad \ 0 \qquad \ 0 \qquad 51 \quad 76$$

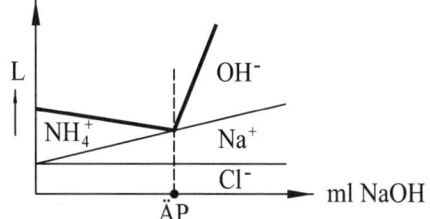

Abb. 2.29:   Konduktometrische Kurve der Titration von NH_4Cl mit NaOH-Lösung

Bis zum Äquivalenzpunkt sinkt die Leitfähigkeit, weil NH_4^+-Ionen durch Na^+-Ionen ersetzt werden, die eine etwas geringere Ionenleitfähigkeit besitzen. Auch das gebildete NH_3 trägt kaum zur Leitfähigkeit bei. Nach Überschreiten des Äquivalenzpunktes bewirken die überschüssigen Hydroxid-Ionen einen starken Anstieg des Leitwertes.

In ähnlicher Weise können **Natriumacetat**, **Natriumcarbonat** oder **Natriumhydrogencarbonat** mit einer HCl-Maßlösung titriert werden.

10.7.3.2 Indizierung von Redoxtitrationen

In der Regel ist die Konduktometrie zur Indizierung des Endpunktes von Redoxtitrationen wenig geeignet, weil sich die Leitfähigkeiten der auftretenden Ionen nicht hinreichend unterscheiden. Ausnahmen sind Titrationen, bei denen der Redoxprozess mit einer deutlichen pH-Änderung verbunden ist.

10.7.3.3 Indizierung von Fällungstitrationen

Fällungsanalysen sind konduktometrisch indizierbar. Die Bestimmung wird umso genauer, je kleiner das Löslichkeitsprodukt des gebildeten Niederschlags ist, weil die gelösten Anteile der Fällung die Leitfähigkeit wieder erhöhen.

Die Löslichkeit des Niederschlags bedingt häufig eine Krümmung der Titrationskurve im Bereich des Äquivalenzpunktes, der dann als Schnittpunkt der beiden verlängerten linearen Kurvenäste erhalten wird.

Die konduktometrische Indizierung von Fällungstitrationen ist deshalb bedeutsam, weil es zahlreiche Fällungsreaktionen gibt, für die kein geeigneter Indikator zur Verfügung steht.

Die konduktometrische Titrationskurve der Fällung von **Silberionen** durch Zugabe einer Natriumchlorid-Lösung ist in Abb. 2.30 graphisch dargestellt [vgl. **MC-Frage Nr. 817**]. Die Erklärung des Titrationskurvenverlaufs kann entsprechend den vorher diskutierten Reaktionen erfolgen.

$$\underset{64\quad 72}{Ag^+\ NO_3^-} + \underset{51\quad 76}{Na^+\ Cl^-} \longrightarrow \underset{0}{AgCl\downarrow} + \underset{51\quad 72}{Na^+\ NO_3^-}$$

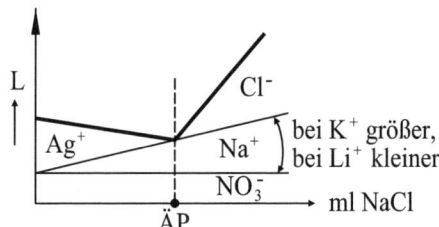

Abb. 2.30: Konduktometrische Kurve einer argentometrischen Fällungstitration

Bei der Titration von **Halogenidionen** verwendet man besser anstelle der sonst üblichen Silbernitrat- eine Silberacetat-Lösung. Im Falle des Acetats fällt der erste Ast der Titrationskurve steiler ab als beim Nitrat. Dadurch erhält man einen wesentlich schärferen Schnittpunkt.

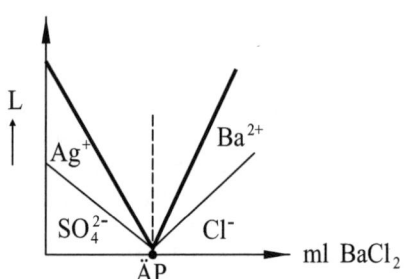

Abb. 2.31 zeigt ein spezielles Beispiel, nämlich die Titration von **Silbersulfat** mit einer **Bariumchlorid-Lösung**, wobei gleichzeitig zwei Substanzen ausfallen. Die Leitfähigkeit der Titrationslösung sinkt deshalb am Äquivalenzpunkt auf einen sehr kleinen Wert ab.

$$Ag_2SO_4 + BaCl_2 \longrightarrow 2\ AgCl\downarrow + BaSO_4\downarrow$$

Abb. 2.31: Konduktometrische Titration von Ag₂SO₄ mit BaCl₂

10.8 Elektrophorese

10.8.1 Grundlagen der Elektrophorese

Die *Elektrophorese* ist ein physikalisches Analysenverfahren, bei dem elektrisch *geladene Teilchen* in gelöster (molekulardisperser) oder kolloiddisperser Form unter dem Einfluss eines homogenen elektrischen Feldes *wandern*. Die Methode kann für analytische und präparative Aufgabenstellungen genutzt werden. Der elektrophoretische Trennvorgang kann mehrere Stunden in Anspruch nehmen. Es werden nur geringe Probenmengen benötigt.

Elektrophoretische Trennungen beruhen auf der unterschiedlichen **Migration** von Ladungsträgern, wobei deren *Bewegungsrichtung* vom Vorzeichen der elektrischen Ladung abhängt [vgl. **MC-Frage Nr. 819**]. Beim Anlegen einer Gleichspannung wandern positiv geladene Teilchen zur Kathode und negativ geladene zur Anode. Neben der Trennung durch Wanderung zu entgegengesetzt geladenen Elektroden können die Ladungsträger auch aufgrund ihrer unterschiedlichen **Beweglichkeiten** elektrophoretisch aufgetrennt werden.

Dieses Trennungsprinzip klassifiziert die Elektrophorese auch als ein *chromatographisches Verfahren*, das zusätzlich von Konvektion und Diffusionsvorgängen beeinflusst wird. Im Allgemeinen verschlechtern Diffusionsvorgänge die Trennleistung. Adsorptionseffekte bewirken eine Zonenverbreiterung.

Das Zustandekommen des elektrophoretischen Trenneffektes durch Migration kann wie folgt erklärt werden:

Auf ein geladenes Teilchen, das sich in einem homogenen elektrischen Feld konstanter Feldstärke befindet, wirkt fortwährend eine Coulomb-Kraft, die zu einer beschleunigenden Bewegung der positiven Teilchen zur Kathode und der negativen Teilchen zur Anode führt. Diese Kraft ist direkt proportional zur Stärke des angelegten Feldes und zur Zahl der Elementarladungen pro Teilchen.

$$F_C = E \cdot z \cdot e$$

F_C = Coulomb-Kraft
E = elektrische Feldstärke
z = Zahl der Elementarladungen pro Teilchen
e = Elementarladung

Die beschleunigende Bewegung der Teilchen wird durch *Reibungskräfte* gebremst, die von der *Viskosität* des Mediums abhängen und sich mit Hilfe des **Stokesschen Gesetzes** beschreiben lassen.

$$F_R = 6 \cdot \pi \cdot r \cdot \eta \cdot v$$

F_R = Reibungskraft
r = Teilchenradius
η = Viskosität des Mediums
v = Wanderungsgeschwindigkeit

Nach einer kurzen Anlaufphase kompensieren sich die Beschleunigung des Feldes und die bremsende Wirkung der Reibung; es stellt sich für jede Teilchenart eine *konstante mittlere Wanderungsgeschwindigkeit* ein. Die Wanderungsgeschwindigkeit nimmt mit der Stärke des auf sie einwirkenden elektrischen Feldes zu [vgl. **MC-Fragen Nr. 818, 821**].

Wanderungsgeschwindigkeit (v), Feldstärke (E) und die **elektrophoretische Beweglichkeit** (u) der Teilchen sind über folgenden Ausdruck miteinander verknüpft, wobei die einzelnen Symbole die o.a. Bedeutung besitzen:

$$u = \frac{v}{E} = \frac{z \cdot e}{6 \cdot \pi \cdot \eta \cdot r} = \frac{s}{t \cdot E}$$

s = zurückgelegte Strecke
t = Trennzeit

Danach ist die elektrophoretische Beweglichkeit eines geladenen Teilchens definiert als das Verhältnis seiner Wanderungsgeschwindigkeit (in Metern oder Zentimetern pro Sekunde) zur Stärke des angelegten elektrischen Feldes (in Volt pro Meter oder Zentimeter). Sie wird ausgedrückt in $m^2 \cdot V^{-1} \cdot s^{-1}$ bzw. in $cm^2 \cdot V^{-1} \cdot s^{-1}$. Unter den jeweils vorgegebenen Versuchsbedingungen ist die *Beweglichkeit* eines Teilchens eine *charakteristische Größe* für die betreffende Substanz. Die elektrophoretische Beweglichkeit kann bei definierter Feldstärke auch aus der zurückgelegten Wegstrecke und der Dauer des Trennprozesses berechnet werden.

Aus obiger Gleichung ist ersichtlich, dass die *Ionenbeweglichkeit* beeinflusst wird von der Art, der Form, der Größe (Radius) und der Ladung der Teilchen sowie den Eigenschaften des Trennmediums (Lösungsmittel, Zusammensetzung und Konzentration der Elektrolytlösung, Ionenstärke, pH-Wert, Viskosität u. a.) [vgl. **MC-Frage Nr. 820**].

Hervorzuheben ist vor allem der Einfluss des *pH-Wertes*, da er die Ladung der Teilchen (z. B. amphoterer Substanzen wie Proteine) verändern kann. Deshalb werden elektrophoretische Trennungen vorzugsweise in Pufferlösungen konstanten pH-Wertes ausgeführt. Beim *isoelektrischen Punkt* von Ampholyten erfolgt keine Wanderung im elektrischen Feld. Beispielsweise wandern **Serumalbumin** (isoelektrischer Punkt 4,6) und γ-**Globulin** (isoelektrischer Punkt 6,5) bei schwach alkalischen pH-Werten (pH 8–9) als Anionen zur Anode, während bei Verwendung eines Puffers von pH = 4,6 nur γ-Globulin zur Kathode wandert [vgl. **MC-Fragen Nr. 1593, 1649**].

Darüber hinaus spielt das *Lösungsmittel* eine wichtige Rolle, weil durch dessen solvatisierende Wirkung die Größe und Form der Teilchen beeinflusst wird. Obwohl die *Temperatur* nicht explicit in obiger Gleichung auftritt, hängen die Ionenbeweglichkeiten über den Temperaturkoeffizienten der *Viskosität* in hohem Maße von der Temperatur ab.

Die Elektrophorese beruht auf der Migration von Ladungsträgern (Anionen, Kationen) in einem homogenen elektrischen Feld. Die Teilchen wandern mit einer mittleren konstanten Geschwindigkeit zur jeweils entgegengesetzt geladenen Elektrode. Die elektrophoretische Beweglichkeit, eine für jede Substanz charakteristische und für den Trenneffekt verantwortliche Grösse, hängt von der Ladung und der Größe (Radius) der Substanz ab und wird stark beeinflusst von den Eigenschaften des Trennmediums. Die Beweglichkeit eines geladenen Makromoleküls ist proportional zu seiner Ladungszahl und umgekehrt proportional zu seiner Molekülgröße. Die Beweglichkeit wird auch von der Dichte des Trennmediums beeinflusst. Je höher diese ist, desto geringer ist die elektrophoretische Beweglichkeit eines Teilchens.

10.8.2 Elektrophoretische Verfahren

Elektrophoretische Verfahren kann man einteilen in:

• **Trägerfreie Elektrophorese** (Grenzflächenelektrophorese): Die Wanderung der Teilchen findet in einer Pufferlösung statt, die sich in einem U-förmigen Rohr befindet. Das Verfahren ist messtechnisch aufwendig und auf Substanzen mit hohen relativen Molmassen beschränkt, die nur langsam wandern. Die Methode wird vor allem zur Bestimmung elektrophoretischer Beweglichkeiten angewandt.

• **Trägerelektrophorese** (Zonenelektrophorese): Hier dient ein mechanisch stabiler Träger (Gel, Papier), der mit der Untersuchungslösung getränkt ist, als Trennmedium. Den Aufbau einer gelelektrophoretischen Apparatur zeigt Abb. 2.32.

Das **Elektrophoresegerät** besteht hauptsächlich aus folgenden Bauteilen:
– einer *Gleichstromquelle* mit kontrollierbarer stabilisierter Spannung,
– einer *Elektrophoresekammer* mit zwei *Elektrodenräumen*, welche die Elektrolytlösung enthalten. Die Kammer ist mit einem Deckel fest verschlossen,
– einer *Halterung für das Trägermaterial*. Die Träger werden horizontal oder vertikal als dünne Schichten auf Platten, als Folien, Zylinder oder als Blöcke eingesetzt,
– einem *Messinstrument* bzw. einer anderen geeigneten *Nachweisvorrichtung*.

Als **Träger** verwendet man Gele aus Agar, Agarose, Polyacrylamid, Stärke sowie Filterpapier oder Celluloseacetat-Folien, denen zur Aufrechterhaltung eines kon-

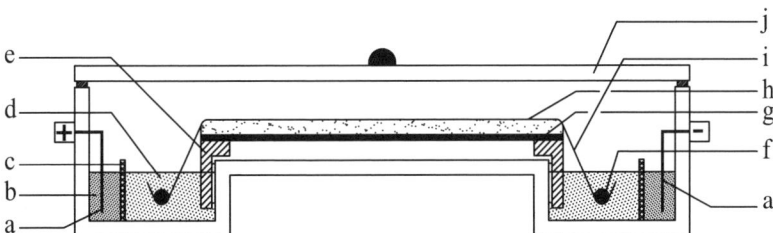

Abb. 2.32: Apparatur zur Trägerelektrophorese
a) Elektroden (Anode und Kathode), an die eine konstante Gleichspannung von mehreren Hundert Volt angelegt wird
b) Leitelektrolyt im Elektrodenraum
c) Diaphragma, das zur Vermeidung von Wechselwirkungen die Elektrodenräume und die Pufferräume trennt
d) Pufferlösung, die den Stromkontakt zwischen den Elektrodenräumen und dem Trennbett herstellt und einen definierten und konstanten pH-Wert gewährleistet
e) Kunststoffklötze, auf denen das Trennbett aufliegt
f) Halterungen zur Befestigung des Filterpapiers [siehe auch (i)]
g) Glasplatte zum Aufbringen des Trenngels
h) Trenngel, in dem die eigentliche elektrophoretische Trennung abläuft [Die Bauteile (f) bis (h) bestehen bei der **Papierelektrophorese** aus einem puffergetränkten Filterpapier, das als Träger und Trennmedium zugleich fungiert.]
i) Puffergetränktes Filterpapier, das den elektrischen Kontakt zum Gel herstellt
j) Deckel zum Verschließen der Apparatur, um ein Verdunsten zu vermeiden

stanten pH-Wertes ein Puffer zugesetzt ist. Die Schichtdicken betragen einige Millimeter, die Pufferkonzentrationen liegen im Bereich von 10^{-2} bis 10^{-1} mol $\cdot$ l^{-1}. Im Allgemeinen bewirken Träger eine Verzögerung der Wanderung. Auch hohe Pufferkonzentrationen führen zu einer Verlangsamung der Teilchenwanderung, verbessern demgegenüber aber die Zonentrennung.

Die meist verbreitete und routinemäßig genutzte Technik zur Charakterisierung und Reinheitsprüfung ist die **Polyacrylamidelektrophorese** unter Zusatz von **Natriumdodecylsulfat** als Detergens.

– **SDS-PAGE** (**S**odium **d**odecyl**s**ulphate-**P**olyacrylamid **G**el **E**lectrophoresis)
Bei der Elektrophorese an Polyacrylamid als Träger wird das Gel nach Vorgabe in den jeweiligen Monographien als zylindrisches Gel oder als Plattengel durch Polymerisation in situ erzeugt. Dabei wirkt der Zusatz von Natriumdodecylsulfat als Ionenpaarbildner, und es kommt zu einer *Denaturierung der Proteine*. Dieser Effekt kann durch Erwärmen zusätzlich gefördert werden. Insgesamt kann ein Protzein mit mehreren Dodecylsulfat-Ionen assoziieren, wobei näherungsweise die Anzahl der assoziierten Ionen proportional zur relativen Molekülmasse des Proteins ist. Damit werden diese Assoziate durch Bindung von Dodecylsulfat-Ionen zum Träger negativer Ladung und wandern im Polyacrylamidgel unter dem Einfluss des elektrischen Feldes umgekehrt proportional zu ihrer relativen Molekülmasse zur Anode. Assoziate von kleinen Polypeptiden wandern mit größerer Geschwindigkeit als solche mit großer Molekülmasse.

Die Primär- und Sekundärstruktur von Proteinen bleibt unter SDS-Zusatz erhalten. In einigen Fällen kann es aber nützlich sein, die Verknüpfung von zwei Proteinketten über Disulfidbrücken zu lösen. In diesem Fall arbeitet man unter *reduzierten Bedingungen* und spaltet die Disulfidbrücken mithilfe von **2-Mercaptoethanol** (HSCH$_2$-CH$_2$OH) oder **Dithiothreitol** (HSCH$_2$-CHOH-CHOH-CH$_2$SH).

Während der Elektrophorese, die bei konstanter Gleichspannung oder konstantem Strom durchgeführt werden kann, bilden sich an der Kathode Wasserstoff und Hydroxid-Ionen, an der Anode Sauerstoff und Protonen. Diese Elektrodenvorgänge sind jedoch ohne Bedeutung für die Elektrophorese. Hingegen muss die durch den fließenden Strom entstehende *Wärme* durch ein geeignetes Kühlsystem abgeführt werden.

Der *Nachweis* der getrennten Substanzen im **Elektropherogramm** kann mithilfe einfacher *Anfärbetechniken* geschehen. Darüber hinaus ist eine photometrische Auswertung mit Scannern möglich. Als Anfärbetechniken haben sich bewährt die *Coomassie-Färbung* (Säureblau 83, Brillantblau) mit einer Nachweisgrenze von etwa 1–10 µg Protein und die empfindlichere *Silberfärbung* mit AgNO$_3$-Lösung, deren Detektionsgrenze bei etwa 10–100 ng Protein liegt.

An Weiterentwicklungen, die einige Nachteile (z. B. breite Banden) der herkömmlichen Technik überwinden, sind zu nennen:

– *Diskontinuierliche Elektrophorese* (disc-Elektrophorese): Hier wird z. B. mithilfe einer diskontinuierlichen Probenaufgabe oder diskontinuierlicher Trennstrecke (Gelschichten unterschiedlicher Zusammensetzung) die Ausbildung schärferer Banden erreicht. Das vom Arzneibuch verwendete Trennsystem besteht aus zwei aufeinanderfolgenden Gelen, einem *Anreicherungsgel* und einem *Trenngel*, die sich in der Geldichte, Porendichte sowie im pH-Wert und der Ionenstärke des Puffers unterscheiden.

Die Probe wird auf das Anreicherungsgel aufgegeben und es findet eine Aufkonzentrierung der zu bestimmenden Substanzen in einer schmalen Bande statt. Nach Passieren der Grenzfläche vollzieht sich im Trenngel die eigentliche Auftrennung des Gemischs.

– *Isoelektrische Fokussierung*: Bei dieser Methode baut man im Gelbett einen pH-Gradienten auf. Das hat zur Folge, dass jede Substanz nur bis zu der Zone im Trennbett wandern kann, deren pH-Wert ihrem *isoelektrischen Punkt* (I.P.) entspricht. Beim I.P. ist ein Stoff nach außen hin ungeladen (bzw. liegt als Zwitterion vor) und kann in einem elektrischen Feld nicht wandern. Jede Substanz bewegt sich im Trenngel nur bis zu einem exakt definierten Ort und wird dort zu einer schmalen Bande konzentriert (fokussiert). Die isoelektrische Fokussierung wird vom Arzneibuch z. B. beim **Somatotropin** zur Prüfung auf Identität und Reinheit eingesetzt.

– *Immunelektrophorese*: Hier lässt man den Proteinen in einem bereits entwickelten Elektropherogramm aus einer senkrechten Bewegungsrichtung ein *Antiserum* entgegen wandern. Je nach Spezifität der Antikörper kommt es zur Ausbildung von scharfen *Präzipitatzonen*.

– *Kapillarelektrophorese:* Diese Analysenmethode beruht auf der Wanderung einer geladenen, in einer Elektrolytlösung gelösten Substanz innerhalb einer Kapillare unter dem Einfluss eines elektrischen Gleichstromfeldes. Die Kapillare kann auch mit einem Gel gefüllt sein. Die Wanderungsgeschwindigkeit der einzelnen Komponenten eines Gemischs in einem elektrischen Feld wird hier durch die elektrophoretischen Eigenschaften der Moleküle sowie die elektroosmotische Mobilität des Puffers innerhalb der Kapillare bestimmt.

10.8.3 Pharmazeutische Anwendungen

Die Elektrophorese findet **Anwendung** als analytische und mikropräparative Methode zur Untersuchung von *Proteinen* und anderen *Biopolymeren*. In den Arzneibüchern werden elektrophoretische Methoden u. a. genutzt zur Identitätsprüfung von **Glucagon**, **Heparin-Salzen** und **Immunoglobulin vom Menschen**, zur Reinheitsprüfung auf *verwandte Substanzen* von **Calcitonin**, **Corticotropin** oder **Glucagon** mittels Gelelektrophorese. Bei **Albumin-Lösung**, **Immunglobulin** oder **Plasmaprotein-Lösung vom Menschen** wird neben der Reinheitsprüfung auch die *Proteinzusammensetzung* gelelektrophoretisch bestimmt. Darüber hinaus lässt das Arzneibuch bei **Immunsera** eine Reinheitsprüfung auf *Albumine* elektrophoretisch durchführen.

Die Gelelektrophorese ist also ein geeignetes Analysenverfahren, um Proteine zu identifizieren und deren Homogenität in pharmazeutischen Zubereitungen nachzuweisen. Die Methode wird routinemäßig auch dazu genutzt, um die *relativen Molekülmassen von Proteinen* bzw. ihren Untereinheiten aufgrund ihrer relativen Beweglichkeit zu ermitteln. Hierzu wird unter reduzierenden Bedingungen ein *Referenzelektropherogramm* mit einer Mischung von Proteinen bekannter relativer Molekülmasse *(Markerproteine)* aufgenommen. Deren relative Beweglichkeit wird ähnlich wie bei der DC (vgl. Kap. 12.1.3.2) in Form von Rf-Werten angegeben. Das Arzneibuch lässt beispielsweise bei **Interferon-Lösungen** auf Verunreinigungen mit abweichender Molekülmasse mithilfe der diskontinuierlichen SDS-PAGE prüfen. Molmassenunterschiede von mindestens 1% können erkannt werden.

Quantitative elektrophoretische Bestimmungen erfolgen ähnlich wie in der HPLC durch Vergleich des Elektropherogramms der Untersuchungslösung mit dem einer Referenzlösung (externer Standard).

11. Optische und spektroskopische Analysenverfahren

11.1 Grundlagen

Die Methoden der Spektroskopie und die optischen Analysenverfahren (Refraktometrie, Polarimetrie) beruhen auf der Wechselwirkung von Licht mit Materie. Allen Methoden ist im weitesten Sinne gemeinsam, dass man Energie, meistens in Form von Strahlungsenergie, in Atome oder Moleküle einstrahlt und die daraus resultierenden Wirkungen studiert.

11.1.1 Elektromagnetische Strahlung

11.1.1.1 Allgemeine Eigenschaften des Lichtes

Licht kann als eine transversale elektromagnetische Welle beschrieben werden. Jedoch zeigt Licht in manchen Experimenten auch Korpuskulareigenschaften. Licht kann polarisiert, an kleinen Teilchen gestreut und an kleinen Öffnungen gebeugt werden.

Licht breitet sich *geradlinig* aus. Seine *Ausbreitungsgeschwindigkeit* in Materie ist geringer als im Vakuum und hängt im Allgemeinen von der Frequenz des Lichtes ab (vgl. Kap. 11.2.1). Die Ausbreitungsgeschwindigkeit (*Lichtgeschwindigkeit*) im *Vakuum* beträgt etwa $3 \cdot 10^5$ km/s [vgl. **MC-Fragen Nr. 822–824**].

Wellenlänge (λ), **Frequenz** (ν) und **Lichtgeschwindigkeit** (c) sind durch folgende Gleichung miteinander verknüpft:

$$c = \lambda \cdot \nu \qquad \begin{aligned} &c = \text{Lichtgeschwindigkeit} \ [2{,}997925 \cdot 10^{10} \ \text{cm} \cdot \text{s}^{-1}] \\ &\lambda = \text{Wellenlänge} \ [\text{cm}] \\ &\nu = \text{Frequenz} \ [\text{s}^{-1} = \text{Hz}] \end{aligned}$$

Eine elektromagnetische Welle kann demnach durch ihre Wellenlänge oder ihre Frequenz charakterisiert werden. Die Frequenz entspricht der Zahl der Schwingungen des elektrischen bzw. magnetischen Feldes pro Sekunde. Eine dritte Größe zur Kennzeichnung ist die sog. **Wellenzahl** ($\bar{\nu}$). Sie stellt die reziproke Wellenlänge dar und gibt die Anzahl der Wellenlängen an, die auf 1 cm entfallen.

$$\bar{\nu} = 1/\lambda = \nu/c \qquad [\text{cm}^{-1}]$$

Lichtstrahlung, die nur aus einer einzigen Wellenlänge oder in der Praxis aus einem sehr schmalen Bündel an Wellenlängen besteht, bezeichnet man als *mo-*

nochromatisch; Licht aus einem Gemisch an Wellenlängen heißt *polychromatisch*.

Jede elektromagnetische Welle besitzt eine definierte *Energie*, die mithilfe der **Planckschen Gleichung** berechnet werden kann. Danach ist die Quantenenergie (E) des Lichtes der Frequenz (ν) direkt und der Wellenlänge (λ) umgekehrt proportional [vgl. **MC-Fragen Nr. 827, 828**].

$$E = h \cdot \nu = \frac{h \cdot c}{\lambda} = h \cdot c \cdot \bar{\nu}$$

E = Energie der elektromagnetischen Strahlung
h = Plancksches Wirkungsquantum
   (h = $6,6256 \cdot 10^{-34}$ J $\cdot$ s^{-1})
   [1 J = 0,239 cal]

Durch Einsetzen der Werte von h und c und Multiplizieren mit der Avogadroschen Zahl erhält man daraus für die *molare Strahlungsenergie*:

$$E \sim 286 \cdot 10^2/\lambda \text{ (nm)} \qquad [\text{kcal} \cdot \text{mol}^{-1}]$$

Aus diesen Gleichungen lassen sich folgende Aussagen ableiten:

● Die Energie einer elektromagnetischen Welle wird durch ihre Frequenz bzw. ihre Wellenlänge bestimmt. Je höher die Frequenz ist, desto energiereicher ist das Licht bzw. je größer die Wellenlänge ist, umso geringer ist die Lichtenergie.
● Die Energie einer elektromagnetischen Welle besteht *nicht* aus einem unbegrenzt teilbaren kontinuierlichen Energieband, sondern aus kleinen, nicht weiter teilbaren Energieportionen, die man als **Lichtquanten** oder **Photonen** bezeichnet.

11.1.1.2 Energie eines Moleküls

Die *Gesamtenergie* (E_{ges}) eines Moleküls setzt sich additiv aus drei Teilbeträgen zusammen:

$$E_{ges} = E_R + E_S + E_E$$

Hierin bedeuten:
E_R = kinetische Energie der Rotation um die drei Hauptträgheitsachsen eines Moleküls,
E_S = Schwingungsenergie der Atomkerne des Moleküls gegeneinander,
E_E = potentielle Energie der im jeweiligen Molekül vorliegenden Elektronenanordnung.

Jede dieser Energien ist *gequantelt*, d. h., das Molekül kann nur ganz bestimmte Energieniveaus für E_R, E_S oder E_E einnehmen. Daher vermag ein Molekül auch nur ganz bestimmte Energiebeträge (ΔE) aus dem elektromagnetischen Spektrum zu *absorbieren*. Abgesehen von der Ionisation durch energiereiche Strahlung kann die von der Substanz aufgenommene Energie zur **Anregung** von Elektronen, Schwingungen oder Rotationen führen. Dabei gehen die Moleküle von einem **Grundzustand** mit der Energie (E) in **angeregte Zustände** mit den Energien (E', E'') über, wie dies in Abb. 2.33 schematisch dargestellt ist.

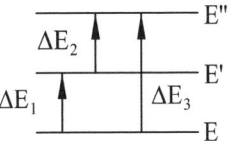

Abb. 2.33:   Energiezustände eines Moleküls (schematisiert)

Aus Abb. 2.33 können z. B. folgende Sachverhalte abgeleitet werden [vgl. **MC-Frage Nr. 829**]:

* $\Delta E_x = h \cdot \nu_x$ (x = 1,2,3 ...)
* $\Delta E_3 = \Delta E_1 + \Delta E_2$ bzw. $\nu_3 = \nu_1 + \nu_2$
* $\Delta E_1 / \Delta E_2 = \nu_1 / \nu_2$

Hinsichtlich der **Absorption von Strahlung** ist anzumerken, dass ein Molekül nicht Licht jeder beliebigen Wellenlänge aufnehmen kann, sondern dass die Energiedifferenz (ΔE) zwischen dem jeweiligen Grund- und Anregungszustand *genau* der Energie der absorbierten Strahlung entsprechen muss.

$$\Delta E = E' - E = h \cdot \nu = h \cdot c/\lambda$$

Die Art der Anregung im Molekül ist naturgemäß abhängig von der Energie der absorbierten Lichtquanten. Je nach Lage der absorbierten Strahlung spricht man z. B. von Röntgen-, Ultraviolett-, Infrarot- oder Mikrowellen-Spektroskopie.

Die durch Energieaufnahme erzeugten angeregten Zustände sind instabil; nach kurzer Zeit geht das Molekül unter Abgabe von Wärme (strahlungslos) oder unter Abstrahlung der Anregungsenergie in Form von Licht (**Emission**) wieder in den Grundzustand über.

Absorption und Emission elektromagnetischer Wellen sind messbar; ihre graphische Darstellung in Abhängigkeit von der Wellenlänge (Wellenzahl) des Lichtes bezeichnet man als **Spektrum** des Moleküls.

11.1.1.3 Elektromagnetisches Spektrum, Spektralbereiche

Abb. 2.34 zeigt eine Übersicht, in welchem Bereich der absorbierten Strahlung das Elektronensystem, Schwingungen oder Rotationen angeregt werden können. Zur Kennzeichnung der einzelnen Spektralbereiche gibt man in der Regel die Wellenlängen an, nur für den Infrarot-Bereich ist die Angabe der Wellenzahl gebräuchlicher.

Der übliche *ultraviolette Spektralbereich* umfasst die Wellenlängen von **200–400 nm**. Unterhalb von 200 nm beginnt die Absorption von Luftsauerstoff und man ist für Messungen in diesem Bereich auf Vakuum-UV-Geräte angewiesen. Der Bereich von **400–800 nm** heißt *sichtbarer Spektralbereich* (VIS-Bereich). Der am häufigsten benutzte *infrarote Spektralbereich* erstreckt sich von **2,5–15** µ (4000–667 cm^{-1}). Kürzerwellig (energiereicher) als die Röntgen(brems)strahlung ist die beim radioaktiven Zerfall auftretende harte γ-Strahlung, und langwelliger (energieärmer) als IR-Strahlen sind Radiowellen mit einer Wellenlängengrenze von 10^2-10^5 cm [vgl. **MC-Fragen Nr. 830–837, 1730, 1731**].

Wellenlänge (in nm)		100	200	400	800	50000
Wellenzahl (in cm^{-1})		10^5	$5 \cdot 10^4$	$2{,}5 \cdot 10^4$	$1{,}25 \cdot 10^4$	200
Spektral-bereich	Röntgen-strahlen	Vakuum-Ultra-violett	nahes Ultra-violett	sicht-barer Bereich	nahes Infra-rot	Mikro-wellen-bereich
Art der Anregung	kernnahe Elektronen	Valenzelektronen-übergänge			moleku-lare Vibration	moleku-lare Rotation

Abb. 2.34: **Beziehungen zwischen Wellenlängenbereich und Art der molekularen Anregung**

In Tab. 2.6 sind die gebräuchlichsten Längeneinheiten zur Angabe der Wellenlänge und ihrer Umrechnung zusammengestellt.

Tab. 2.6: **Längeneinheiten zur Angabe der Wellenlänge elektromagnetischer Strahlen**

Längeneinheit	Å	nm	μ	cm	m
Ångström (Å)	1	10^{-1}	10^{-4}	10^{-8}	10^{-10}
Nanometer (nm)	10	1	10^{-3}	10^{-7}	10^{-9}
Mikron (μ)	10^4	10^3	1	10^{-4}	10^{-6}

Berechnungen (in Klammer Nr. der MC-Frage)

[825] Die Wellenlänge beträgt **4 μ** $= 4 \cdot 10^{-4}$ cm. Daraus errechnet sich die Wellen-
[826] zahl zu: $\bar{v} = 1/\lambda = 1/0{,}0004 = $ **2500 cm^{-1}**.

[838] Die Wellenlänge einer elektromagnetischen Welle beträgt $2{,}5 \cdot 10^{-5}$ cm. Be-
[1652] rücksichtigt man, dass 10^{-7} cm = 1 nm entsprechen, so ergibt sich daraus eine Wellenlänge von **250 nm**. Die elektromagnetische Welle gehört somit dem UV-Bereich an.

11.1.1.4 Lichtabsorption und Farbe, sichtbarer Spektralbereich

Eine chemische Verbindung ist *farbig*, wenn sie aus dem sichtbaren Teil des elektromagnetischen Spektrums (400–800 nm) einen gewissen Wellenlängenbereich selektiv absorbiert. Die vom menschlichen Auge wahrgenommene Farbe einer Verbindung entspricht der jeweiligen **Komplementärfarbe** des absorbierten Spektralbereichs.

Wie nachfolgende Tab. 2.7 ausweist, erscheint eine Lösung, die z. B. im blauen Bereich (440–480 nm) absorbiert, gelb; eine Verbindung, die im grünen Bereich absorbiert, ist purpurfarben. Substanzen, die keine Strahlung des VIS-Bereichs absorbieren, sind *farblos* bzw. vermitteln den Farbeindruck „*weiß*".

Tab. 2.7: Lichtabsorption und Farbe

Absorbiertes Licht		Farbe der Verbindung (Komplementärfarbe)
Wellenlänge	Farbe	
400 - 440 nm	violett	gelbgrün
440 - 480 nm	blau	gelb
480 - 490 nm	blaugrün	orange
490 - 500 nm	grünblau	rot
500 - 560 nm	grün	purpurrot
560 - 580 nm	gelbgrün	violett
580 - 595 nm	gelb	blau
595 - 605 nm	orange	grünblau
605 - 750 nm	rot	blaugrün
750 - 800 nm	purpurrot	grün

[Bezüglich der **MC-Fragen Nr. 839–842** ist anzumerken, dass nicht nach der Farbe einer Verbindung sondern nach der Farbe des emittierten Lichtes der Strahlungsquelle gefragt ist.]

11.2 Grundlagen der Refraktometrie

11.2.1 Brechzahl, Messung

Unter dem Brechungsindex (Brechzahl) n_λ^t einer Substanz (bezogen auf Luft) versteht man das Verhältnis des Sinus des Einfallswinkels eines Lichtstrahls zum Sinus des Refraktionswinkels des gebrochenen Strahls in dem zu untersuchenden Medium. n ist eine dimensionslose, stets positive Zahl. n hängt von der Wellenlänge des Lichtes (Dispersion) und der Temperatur ab.

Wie Abb. 2.35 veranschaulicht, beobachtet man beim Übertritt eines Lichtstrahls (S) aus einem optisch dünneren Medium (z. B. Luft) in ein optisch dichteres Medium (z. B. Wasser) neben der Reflexion auch eine Ablenkung des Strahls aus seiner ursprünglichen Fortpflanzungsrichtung. Diese **Lichtbrechung** (**Refraktion**) beruht auf den unterschiedlichen Ausbreitungsgeschwindigkeiten des Lichtes in beiden Medien. Beispielsweise kommt es beim Übertritt eines Lichtstrahls aus dem Vakuum in eine durchsichtige Substanz zu einer Verlangsamung seiner Ausbreitung.

Die **absolute Brechzahl** ist definiert als das Verhältnis der Lichtgeschwindigkeit im Vakuum zur Lichtgeschwindigkeit in der betreffenden Substanz. Ihr Wert ist

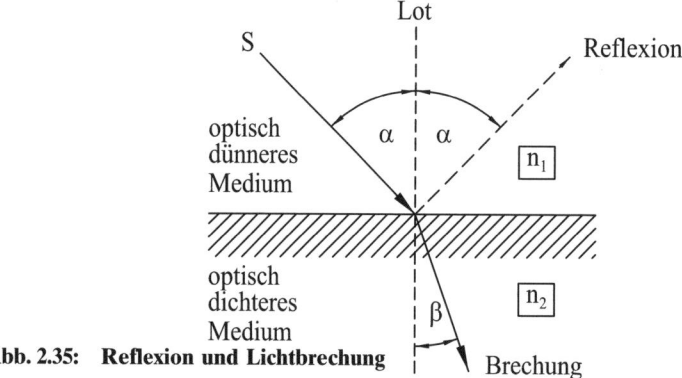

Abb. 2.35:   Reflexion und Lichtbrechung

nach dem **Snellius-Gesetz** auch durch den Quotienten des Sinus des Einfallswinkels (α) zum Sinus des Brechungswinkels (β) gegeben. Darüber hinaus entspricht die Brechzahl dem Verhältnis der Brechungsindices vom optisch dichteren zum optisch dünneren Medium [vgl. **MC-Fragen Nr. 843, 844**].

$$n = \frac{c_{\text{Vakuum}}}{c_{\text{Substanz}}} = \frac{\sin \alpha}{\sin \beta} = \frac{n_2}{n_1}$$

Aus dieser Gleichung ist ableitbar, dass n umso größer wird, je kleiner die Lichtgeschwindigkeit in dem betreffenden Medium ist. Aus praktischen Gründen misst das Arzneibuch nicht die absolute Brechzahl, sondern einen auf die Lichtgeschwindigkeit in Luft bezogenen **relativen Brechungsindex** n^*.

$$n^* = \frac{c_{\text{Luft}}}{c_{\text{Substanz}}} = \frac{n_{\text{Substanz}}}{n_{\text{Luft}}}$$

Die Brechzahl einer Substanz ist abhängig von der *Temperatur*, der *Frequenz* bzw. der *Wellenlänge* (**Dispersion**) des zur Untersuchung verwendeten Lichtes. Im Allgemeinen nimmt die Brechzahl der meisten organischen Flüssigkeiten mit steigender Wellenlänge und steigender Temperatur *ab* [vgl. **MC-Fragen Nr. 824, 845–850, 1230, 1327, 1368, 1414, 1430, 1574, 1632, 1732**].

Bei Angabe der Brechzahl eines Mediums ist deshalb stets die Angabe der Wellenlänge des Messlichtes und der Temperatur notwendig. Falls nichts anderes vorgeschrieben ist, wird nach Arzneibuch der Brechungsindex bei 20 ± 0,5 °C gemessen und auf die Natrium-D-Linie bei 589,3 nm bezogen. Das Symbol ist dann n_D^{20}.

Bezüglich des Einflusses von Substanzeigenschaften auf die Brechzahl ist auszuführen, dass die Brechzahl ein Maß für die *Polarisierbarkeit* der Moleküle (Deformierbarkeit der Elektronenhüllen) und die relative *Dichte* einer Substanz darstellt [vgl. **MC-Fragen Nr. 1230, 1368**].

Messung der Brechzahl: Zur praktischen Bestimmung von Brechzahlen werden **Refraktometer** verwendet. In diesen Geräten ist der wesentliche Teil ein Prisma mit bekanntem Brechungsindex, das mit der zu untersuchenden Flüssigkeit in Berührung steht. Die Brechzahl kann an der Skala des Instrumentes direkt abgelesen werden.

Mithilfe von Refraktometern wird entweder der Ablenkungswinkel beim Durchgang eines Lichtstrahls durch ein mit der zu prüfenden Substanz gefülltes Prisma bestimmt oder es wird der *Grenzwinkel der Totalreflexion* gemessen. Die meisten käuflichen Geräte (Abbe-, Pulfrich-Refraktometer)Abbe-Refraktometer beruhen auf dem zweiten Messprinzip.

Totalreflexion wird beobachtet, wenn der Einfallswinkel einen bestimmten Grenzwinkel überschreitet und der Lichtstrahl vom optisch dichteren auf das optisch dünnere Medium auftrifft. Daher muss die Brechzahl des Messprismas größer sein als die Brechzahl der zu messenden Substanz. Wie die Brechzahl ist der Grenzwinkel der Totalreflexion von der Wellenlänge des verwendeten Lichtes abhängig [vgl. **MC-Fragen Nr. 850, 853–856, 859, 1327**].

Viele Geräte setzen zur Messung weißes *Tageslicht* oder gewöhnliches Kunstlicht ein, das Ableseergebnis entspricht jedoch durch Einbau eines sog. **Abbe-Kompensators** dem Brechungsindex für gelbes Na-D-Licht [vgl. **MC-Fragen Nr. 857, 858, 860**].

Zur *Kontrolle* eines Refraktometers dienen nach Arzneibuch folgende Stoffe als Referenzsubstanzen [vgl. **MC-Fragen Nr. 850, 852**]:

– 2.2.4-Trimethylpentan (n_D^{20} = 1,392)
– Tetrachlorkohlenstoff (n_D^{20} = 1,461)
– Toluol (Toluen) (n_D^{20} = 1,497)
– 1-Methylnaphthalin (n_D^{20} = 1,616)

Darüber hinaus kann man zur Eichung einsetzen:

– Wasser (n_D^{20} = 1,333)
– 1-Bromnaphthalin (n_D^{20} = 1,658)

Das Refraktometer muss ein Ablesen von mindestens 3 Dezimalstellen gestatten und mit einer Vorrichtung versehen sein, die das Arbeiten bei definierter Temperatur erlaubt (Ablesegenauigkeit: ± 0,5 °C) [vgl. **MC-Frage Nr. 851**].

11.2.2 Pharmazeutische Anwendungen

Der Brechungsindex ist eine Stoffeigenschaft und kann zu *Identitäts-* und *Reinheitsprüfungen* herangezogen werden. Die Brechungsindices flüssiger organischer Substanzen liegen in der Größenordnung von n = 1,3–1,8. Bedeutung besitzt die Refraktometrie auch als Detektionsmethode in der HPLC [vgl. Kap. 12.5.2.1 und **MC-Fragen Nr. 1169, 1327**].

Das Arzneibuch verwendet die Refraktometrie vor allem zur Reinheitsprüfung von flüssigen organischen Substanzen und ätherischen Ölen. Darüber hinaus kann die Refraktometrie auch zu *Gehaltsbestimmungen*, z. B. wässriger **Glucose-Lösungen**, genutzt werden, weil bei definierter Lichtwellenlänge und Messtemperatur die Brechzahl der Zuckerlösung mit der Glucose-Konzentration ansteigt [vgl. **MC-Fragen Nr. 862, 1508, 1572, 1632**]. Ein weiteres Beispiel zur Charakterisierung von *Stoffgemischen* ist **Glycerol**. Bei diesem dreiwertigen Alkohol nehmen Brechzahl und relative Dichte nahezu linear mit steigendem *Wassergehalt* ab. Beide Parameter sind daher wichtige Reinheitskriterien, die eine sehr genaue Bestimmung des Glycerol-Gehaltes von Glycerol-Wasser-Gemischen erlauben [vgl. **MC-Fragen Nr. 861, 1245, 1320**]. Auch in der *Fettanalytik* spielt die Refraktometrie eine gewisse Rolle. Hier nimmt n_D mit steigender Zahl von Kohlenstoffatomen und C=C-Doppelbindungen im Molekül zu.

11.3 Grundlagen der Polarimetrie

11.3.1 Optische Drehung, Messung

11.3.1.1 Optische Aktivität
siehe auch Ehlers, **Chemie II**, Kap. 3.3

Die *Polarimetrie* misst die Drehung der Schwingungsebene von linear polarisiertem Licht durch optisch aktive Substanzen. Voraussetzung für die optische Aktivität einer Substanz ist ihre **Chiralität**.

In der anorganischen Chemie kennt man eine Reihe von Substanzen (Quarz, Natriumchlorat), die in *chiralen Gittern* kristallisieren und daher die Schwingungsebene des linear polarisierten Lichtes um einen bestimmten Winkel drehen. Die optische Aktivität ist hier an den festen Aggregatzustand gebunden.

Demgegenüber besitzen viele organische Substanzen einen *chiralen Molekülbau* und zeigen eine optische Drehung auch im gasförmigen, flüssigen, festen oder gelösten Zustand.

Chirale Verbindungen, deren wichtigste Vertreter ein Chiralitätszentrum enthalten, existieren in Spiegelbild-isomeren Formen, die man **Enantiomere** nennt. Enantiomere besitzen die gleichen physikalisch-chemischen Eigenschaften, sie drehen aber die Schwingungsebene des linear polarisierten Lichtes um den gleichen absoluten Betrag in unterschiedliche Richtungen. Der *Drehsinn* wird mit **d** oder (**+**) für *rechts-* (im Uhrzeigersinn) und mit **l** oder (**-**) für *linksdrehend* (entgegen dem Uhrzeigersinn) angegeben und die optische Drehung in [°] gemessen.

Menthol $[\alpha]_D^{20} = -48°$ $[\alpha]_D^{20} = +48°$

Aus dem Vorzeichen der spezifischen Drehung eines chiralen Stoffes kann prinzipiell *nicht* auf seine absolute Konfiguration geschlossen werden. Die Bezeichnung chiraler Substanzen erfolgt nach Arzneibuch mithilfe der *Cahn-Ingold-Prelog-Nomenklatur* (**R,S-System**). Bei Zuckern und Aminosäuren wird häufig noch die *Fischer-Nomenklatur* (**D,L-System**) benutzt [vgl. **MC-Fragen Nr. 864, 865, 873, 894, 895**].

11.3.1.2 Spezifische Drehung

Als *optische Drehung* bezeichnet man die Eigenschaft von Stoffen, die Ebene des (linear) polarisierten Lichtes um einen bestimmten Winkel α zu drehen [vgl. **MC-Fragen Nr. 1355, 1430**].

Dieses Phänomen kann wie folgt erklärt werden. Eine chirale Substanz ist doppelbrechend, d. h., sie zerlegt einfallendes linear polarisiertes Licht, bei dem der Lichtvektor in einer Ebene schwingt, in je ein links- und ein rechtszirkular polarisiertes Teilbündel. Links- und rechtszirkular polarisierte Wellen pflanzen sich nun in einem optisch aktiven Medium mit unterschiedlichen Geschwindigkeiten fort. Die unterschiedliche Ausbreitungsgeschwindigkeit führt zu einer Phasendifferenz beider Teilbündel. Beim Verlassen der Substanz überlagern sich beide zirkular polarisierte Teilbündel wieder zu linear polarisiertem Licht, dessen Lichtvektor aber nun um einen Winkel α gedreht ist. Hat beispielsweise die linkszirkular polarisierte Welle eine größere Geschwindigkeit als die rechtszirkular polarisierte, so führt dies zu einer Rechtsdrehung der Polarisationsebene.

Das Ausmaß des optischen Drehvermögens (abgelesener Drehungswinkel) einer chiralen Substanz hängt ab von [vgl. **MC-Fragen Nr. 868–873, 1277, 1734**]:

• *der Anzahl der chiralen Teilchen (Moleküle) im Lichtweg.*
Bei einheitlichen flüssigen und festen Substanzen ist diese Größe abhängig von der **Schichtdicke** (Lichtweglänge) der Probe, bei Lösungen von der Schichtdicke der Messlösung und der **Konzentration** an gelöster Substanz (in Prozent m/V bzw. m/m). Der Drehungswinkel α wird geringer bei abnehmender Konzentration der optisch aktiven Substanz in der Lösung [vgl. **MC-Frage Nr. 1329**].

• *der Wellenlänge bzw. Frequenz des Messlichtes* (**Optische Rotationsdispersion** Abk.: ORD).

Daher erfolgt die Bestimmung der optischen Drehung mit monochromatischem Licht definierter Wellenlänge. In der Regel werden die Werte für die **D-Linie** des Natriumlichtes bei 589,3 nm angegeben und mit dem Symbol D gekennzeichnet.

Bei vielen chiralen Substanzen nimmt der Betrag von α mit abnehmender Wellenlänge des Messlichtes *stetig* zu (*normale optische Rotationsdispersion*). Beispielsweise wird blaues Licht stärker gedreht als rotes und rotes Licht weniger gedreht als gelbes. Bei einer chiralen Substanz, die im UV-Bereich nicht absorbiert, beobachtet man daher eine Erhöhung des Drehwinkels, wenn man anstelle der Na-D-Linie ($\lambda=589{,}3$ nm) die Quecksilber-Linie bei $\lambda=436$ nm als Messlicht verwendet. Dies hat auch zur Folge, dass die Messung von Drehungswinkeln bei kürzerer Wellenlänge häufig zu einer besseren Messgenauigkeit führt [vgl. **MC-Fragen Nr. 881–886, 1222, 1329, 1541, 1788**].

Trägt man in einem Diagramm die gemessene Drehung [α] gegen die Wellenlänge [λ] graphisch auf, so erhält man **ORD-Kurven**, wie dies Abb. 2.36 illustriert.

Da im Allgemeinen der Betrag der Drehung mit abnehmender Wellenlänge stetig zunimmt, findet man sog. „schlichte (normale) Kurven", wobei sich die Kurven von Enantiomeren symmetrisch zur Nulllinie anordnen.

Normale Kurven findet man aber nur in dem vermessenen Wellenlängenbereich, in dem die Substanz *nicht* absorbiert. In dem Bereich, in dem Absorption von Licht

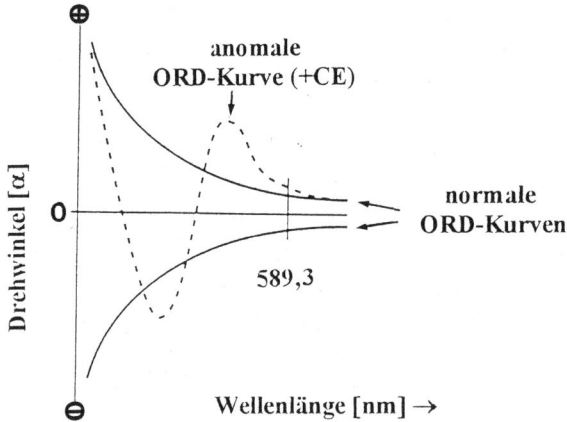

Abb. 2.36: Optische Rotationsdispersionskurven (ORD-Kurven)

eintritt, hat die ORD-Kurve einen S-förmigen Verlauf **(anomale ORD-Kurve)**. Das Auftreten dieser Erscheinung wird auch als **Cotton-Effekt** (CE) bezeichnet. Die Gestalt dieser Kurve hängt von der Stereochemie in der Umgebung des Chromophors ab. Der Nulldurchgang der Kurve liegt bei der Wellenlänge des Zirkulardichroismus (siehe Kap. 11.6.3.6).

● *der Messtemperatur.*
Zum Beispiel nimmt die Drehung einer **Ergocalciferol-Lösung** mit steigender Temperatur zu. Im Allgemeinen wird der Drehungswinkel bei 20 ± 0,5 °C ermittelt.

● *dem verwendeten Lösungsmittel und dem pH-Wert der Messlösung.*
Ein Wechsel des Lösungsmittels kann nicht nur die Größe des abgelesenen Drehungswinkels ändern, sondern auch den Drehsinn umkehren [vgl. **MC-Fragen Nr. 873, 1329**].

Beispielsweise sind Lösungen von **Chloramphenicol** in Ethanol rechtsdrehend, in Ethylacetat linksdrehend. Ein anderes Beispiel ist **Ethisteron**, das in Dioxan nach rechts, in Pyridin gelöst nach links dreht. Bei einer Lösung von **Thiamphenicol** in Ethanol beobachtet man Rechts-, in DMF Linksdrehung. Schließlich sind alkalische Lösungen von **Riboflavin** links-, saure hingegen rechtsdrehend.

Die Größe der optischen Drehung einer chiralen Substanz wird durch den Begriff der **spezifischen Drehung** charakterisiert. Das Arzneibuch definiert die spezifische Drehung $[\alpha_m]_\lambda^t$ im *Internationalen Einheitensystem* als die in Radiant (rad) oder Milliradiant (mrad) gemessene Drehung, die 1 kg einer festen Substanz in 1 m^3 gelöst bei einer Schichtdicke von 1 m bei der Temperatur t und der Wellenlänge λ zeigen würde. Die Einheit der spezifischen Drehung $[\alpha_m]_\lambda^t$ ist: mrad · m^2 · kg^{-1}.

Aus praktischen Gründen verwendet das Arzneibuch aber auch noch folgende konventionelle Definitionen:

Die *optische Drehung einer Flüssigkeit* ist der Drehungswinkel α in Grad [°] der Drehung der Polarisationsebene bei der Wellenlänge der D-Linie des Natriumlichtes (λ=589,3 nm), gemessen bei 20 °C und einer Schichtdicke von 1 Dezimeter. Für

Lösungen ist die Herstellung in der jeweiligen Monographie angegeben. Rechtsdrehung wird durch das Symbol (+) und Linksdrehung durch (-) gekennzeichnet.

Die *spezifische Drehung* $[\alpha]_{20}^{D}$ *einer Flüssigkeit* definiert durch den Drehungswinkel α in Grad [°] der Drehung der Polarisationsebene bei der Wellenlänge der Na-D-Linie (λ=589,3 nm), gemessen bei 20 °C in der zu untersuchenden Flüssigkeit bezogen auf eine Schichtdicke von 1 Dezimeter und geteilt durch die *Dichte* der Flüssigkeit (ausgedrückt in Gramm pro Kubikzentimeter) [vgl. **MC-Frage Nr. 878**]. (Absolute und relative Dichte differieren nur um einen Faktor von 1,0018. Dieser Unterschied liegt außerhalb der Messgenauigkeit der Polarimetrie.)

$$[\alpha]_{D}^{20} = \frac{\alpha}{1 \cdot d_{20}^{20}} = \frac{\alpha}{1 \cdot \rho_{20}}$$

d_{20}^{20} = relative Dichte der Flüssigkeit bei 20 °C bezogen auf Wasser bei 20 °C

ρ_{20} = absolute Dichte bei 20 °C

1 = Schichtdicke [dm]

Die *spezifische Drehung* $[\alpha]_{D}^{20}$ *einer gelösten Substanz* ist definiert als der Drehungswinkel α in Grad [°] der Drehung der Polarisationsebene der D-Linie des Natriumlichtes (λ=589,3 nm), gemessen bei 20 °C in einer Lösung der zu untersuchenden Substanz, bezogen auf eine Schichtdicke von 1 Dezimeter und eine Konzentration von 1 Gramm je Milliliter [vgl. **MC-Fragen Nr. 874–876, 879, 880**]. Bei gegebener Konzentration gilt die spezifische Drehung einer festen Substanz immer nur für ein bestimmtes Lösungsmittel. Danach ist die Einheit der spezifischen Drehung $[\alpha]_{D}^{20}$: $° \cdot ml \cdot dm^{-1} \cdot g^{-1}$.

$$[\alpha]_{D}^{20} = \frac{\alpha}{1 \cdot c} = \frac{100 \cdot \alpha}{1 \cdot c'} = \frac{1000 \cdot \alpha}{1' \cdot c'}$$

α = gemessener Drehungswinkel [°]
c = Konzentration der Lösung [g $\cdot$ ml^{-1}]
c' = Konzentration [g/100 ml bzw. %(m/V)]
l = Schichtdicke [dm]
   (Länge des Polarimeterrohres)
l' = Schichtdicke (cm)

Für die gegenseitige Umrechnung beider Definitionen der spezifischen Drehung gilt:

$$[\alpha_{m}]_{D}^{20} = [\alpha]_{D}^{20} \cdot 0,1745$$

Anzumerken ist, dass bei einigen Substanzen, wie z. B. **Weinsäure**, die errechnete Drehung von der Konzentration der gemessenen Lösung abhängt. Man findet für eine 50%ige wässrige Weinsäure-Lösung einen Wert von $[\alpha]_{D}^{20}$ = +7,38 °, während in einer 20%igen Lösung ein Wert von $[\alpha]_{D}^{20}$ = +11,98 ° gemessen wird. Bei **Äpfelsäure** wird sogar in verdünnten und konzentrierten Lösungen ein unterschiedlicher Drehsinn beobachtet. Bei vielen in Lösung gemessenen Substanzen ist dagegen die spezifische Drehung $[\alpha]_{D}^{20}$ eine *Stoffkonstante*, sodass man obige Gleichungen zur Gehaltsbestimmung von Lösungen unbekannter Konzentration nutzen kann.

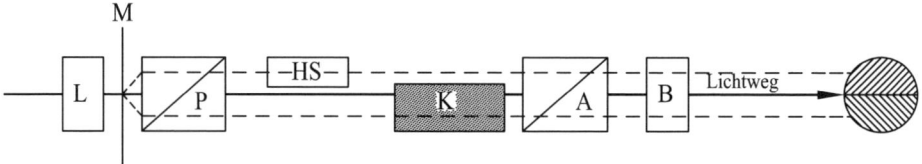

L   = Lampe (weißes Licht) oder monochromatische Lichtquelle (Natriumdampflampe)
M   = Spektralfilter (Monochromator)
P   = Polarisator-Nicol oder Polarisationsfolie
HS   = Halbschatten-Nicol
K   = Messzelle (Küvette) für die optisch aktive Substanz (Polarimeterrohr)
A   = Analysator-Nicol oder drehbare Polarisationsfolie
B   = Beobachtungseinrichtung (Okular)

Abb. 2.37: Aufbau eines Polarimeters (schematisiert)

Berechnungen (in Klammer Nr. der MC-Frage)
[899] Gegeben: $[\alpha]_D^{20}$ = +270°; c'= 2g/100 ml; l = 10 cm = 1 dm
    Gesucht: abgelesener Drehwinkel α?
    Berechnung: $\alpha = c' \cdot l \cdot [\alpha]_D^{20} /100 = 2 \cdot 1 \cdot 270/100 = $ **+5,4°**

11.3.1.3 Messung der optischen Drehung

Die Messung der optischen Drehung erfolgt im **Polarimeter**. Abb. 2.37 zeigt den prinzipiellen Aufbau eines Halbschattenpolarimeters [vgl. **MC-Fragen Nr. 887–891, 1651, 1787**].

Die beiden wesentlichen Bestandteile eines Polarimeters sind zwei *Polarisatoren*. Der erste Polarisator (**Polarisator-Nicol**) ist feststehend und lässt vom eingestrahlten, unpolarisierten Licht nur solches hindurch, das überwiegend in einer Ebene schwingt.

Ein **Nicol-Prisma** besteht aus einem doppelbrechenden Kalkspatkristall bestimmter Geometrie, in dem Richtung und Ausbreitungsgeschwindigkeit von einfallendem Licht für die verschiedenen Schwingungsebenen unterschiedlich sind. Unpolarisiertes Licht, dessen Lichtvektor in allen Ebenen zu seiner Fortpflanzungsrichtung schwingt, wird in einem Kalkspatkristall aufgrund unterschiedlicher Brechung in einen *ordentlichen* und einen *außerordentlichen Strahl* gleicher Intensität zerlegt. Beide Strahlen sind *linear polarisiert*, d. h. der Lichtvektor schwingt nur in einer Ebene. Die Schwingungsebenen von ordentlichem und außerordentlichem Strahl stehen senkrecht zueinander. Der ordentliche Strahl wird im Nicolschen Prisma durch Totalreflexion entfernt und man erhält das linear polarisierte Licht des außerordentlichen Strahls, der durch die Probenlösung geleitet wird.

Der zweite Polarisator (**Analysator-Nicol**) ist drehbar angeordnet und mit einer in Winkelgraden eingeteilten Skala versehen, die eine Ablesegenauigkeit von 0,01 ° erlaubt. Für den Analysator existieren zwei extreme Stellungen. Bei zum Polarisator *paralleler Position* (0° bzw. 180°) ist das Analysator-Nicol für den außerordentlichen Strahl durchlässig; im Okular herrscht Helligkeit. Bei *gekreuzter Stellung* (90° bzw. 270°) ist der Analysator undurchlässig für den außerordentlichen Strahl; im Okular herrscht Dunkelheit.

Eine zwischen Polarisator und Analysator befindliche optisch aktive Substanz dreht nun die Schwingungsebene des den Polarisator verlassenden, linear polarisierten Lichtes um einen bestimmten Winkel α. Dies hat zur Folge, dass sich bei gekreuzter Stellung beider Polarisatoren das Okular aufhellt. Man muss nun den Analysator um diesen Winkel α drehen, damit sich im Okular wieder die volle Dunkelheit der gekreuzten Stellung einstellt.

Der am Analysator abgelesene Winkel entspricht der optischen Drehung. Ein Verdrehen des Analysators im Uhrzeigersinn wird mit (+), eine entgegengesetzte Drehung mit (-) gekennzeichnet. Zur Klärung, ob z. B. bei einem gemessenen Drehwert von 90° α (+) 90° oder (-) 270° beträgt, dient die Verdünnung der Lösung bzw. eine erneute Messung der gleichen Lösung in einem Polarimeterrohr mit halber Länge [vgl. **MC-Frage Nr. 877**].

Da das menschliche Auge vollkommene Dunkelheit nur schlecht erkennen kann, arbeiten modernere Polarimeter nach der sog. *Halbschattenmethode.* Hierzu wird der Strahlengang geteilt und in die obere Hälfte ein **Hilfsnicol** eingebracht. Verdreht man das Hilfsnicol bei paralleler Stellung von Polarisator und Analysator um einen kleinen Winkel, so kommt es in der oberen Hälfte des Okulars zu einer leichten Verdunklung und man muss den Analysator um diesen Winkel nachstellen, damit beide Hälften des Okulars gleiche Dunkelheit besitzen. Diese Einstellung wird als *Nullpunkt* des Polarimeters gewählt. Befindet sich eine optisch aktive Substanz in der unteren Hälfte des Strahlengangs, so erscheinen die beiden Halbkreise ungleich dunkel und man muss den Analysator um den Drehwinkel α nachjustieren, um erneut gleiche Dunkelheit zu erreichen [vgl. **MC-Frage Nr. 892**].

Zur *Eichung des Polarimeters* dienen Prüfquarze definierten Drehwertes; zur Kontrolle eignet sich auch eine **Saccharose-Lösung** [vgl. **MC-Frage Nr. 893**]. Für die Bestimmung der optischen Drehung sollten nur frisch hergestellte, klare Lösungen verwendet werden, wobei die Konzentration der Messlösung den jeweiligen Arzneibuchmonographien zu entnehmen ist. Messungen werden im Allgemeinen bei 20 ± 0,5 °C durchgeführt bzw. bei einer anderen Temperatur, sofern in der Monographie eine Temperaturkorrektur für die gemessene optische Drehung angegeben ist.

Bei der praktischen Durchführung der Messung muss zunächst der Nullpunkt des Gerätes als Mittel von ca. 10 Einzelmessungen festgelegt werden. Hierbei wird zur Messung von Flüssigkeiten das geschlossene, *leere* Polarimeterrohr, zur Messung von Festsubstanzen das mit dem jeweils vorgeschriebenen Lösungsmittel gefüllte Polarimeterrohr in den Strahlengang gelegt.

11.3.2 Pharmazeutische Anwendungen

Die spezifische Drehung ist eine nahezu konzentrationsunabhängige Stoffeigenschaft. Ihre Bestimmung kann deshalb zu *Identitäts-* und *Reinheitsprüfungen* herangezogen werden. Darüber hinaus gestattet die Polarimetrie auch eine *Gehaltsbestimmung* chiraler Substanzen. Das Arzneibuch setzt in der Regel die Messung der spezifischen Drehung als Reinheitsprüfung bei chiralen Naturstoffen oder chiralen synthetischen Wirkstoffen ein.

Bei **Folsäure, Methadonhydrochlorid, Norepinephrinhydrogentartrat** und anderen chiralen Wirkstoffen ist sie lediglich ein Identitätskriterium. Bei **Glucose, Levothyroxin-Natrium, Methylatropiniumbromid, Norepinephrinhydrochlorid** und anderen optisch aktiven Substanzen dient die Messung der spezifischen Drehung sowohl als Identitäts- wie auch als Reinheitskriterium. Bei racemischem **Atropinsulfat** wird der Gehalt an genuinem linksdrehenden *L-Hyoscyamin* durch Begrenzung des Drehwinkels limitiert, bei racemischem **Amfetaminsulfat** wird die Messung des Drehwinkels zur Unterscheidung von rechtsdrehendem *Dexamfetaminsulfat* durchgeführt.

Der Drehwert mancher Stoffe kann durch Zusatz weiterer Substanzen zu deren Lösungen verändert werden. Beispielsweise wird die spezifische Drehung von **Mannitol** und **Sorbitol** durch Zugabe von Komplexbildnern (Natriumtetraborat, Ammoniummolybdat) beträchtlich erhöht [vgl Kap. 6.2.4.5 und **MC-Frage Nr. 898**].

Ähnliches trifft auch für die Gehaltsbestimmung von **Ethambutoldihydrochlorid** zu. Ethambutol besitzt zwei gleichartig substituierte Chiralitätszentren, sodass es in zwei Enantiomeren und einer meso-Form auftreten kann. Lediglich das pharmakologisch wirksame rechtsdrehende (S,S)-Isomer wurde als Monographie in das Arzneibuch aufgenommen.

Aufgrund des geringen Drehwertes und seiner starken Temperaturabhängigkeit lässt das Arzneibuch jedoch nicht den Drehungswinkel des Wirkstoffes messen, sondern ermittelt bei der Gehaltsbestimmung die optische Drehung bei 436 nm des in ammoniakalischer NaOH-Lösung mit Cu(II)-Ionen gebildeten Chelatkomplexes. Um Fehlerquellen auszuschließen, wird der Drehungswinkel der Untersuchungslösung mit einer Lösung der Referenzsubstanz verglichen.

$$H_2\overset{+}{N}\text{-}CH_2\text{-}CH_2\text{-}\overset{+}{N}H_2 \quad 2\ Cl^-$$
$$H\text{-}\overset{*}{C}\text{-}CH_2OH \quad H\text{-}\overset{*}{C}\text{-}CH_2OH$$
$$C_2H_5 \qquad C_2H_5$$

$$\xrightarrow[NH_3/NaOH]{Cu^{II}}$$

Ethambutol · 2 HCl

Mutarotation: Darunter versteht man die Erscheinung, dass frisch zubereitete *Zuckerlösungen* beim stehen lassen kontinuierlich eine Änderung ihrer optischen Drehung zeigen, die schließlich einen konstant bleibenden Endwert erreicht. Dieser entspricht der spezifischen Drehung des betreffenden Zuckers und ist von der Konzentration des Zuckers unabhängig [vgl. **MC-Fragen Nr. 900–902, 1633**].

Bei der Bestimmung der spezifischen Drehung von Lösungen der Monosaccharide wie **Fructose, Glucose** oder **Mannose** bzw. der Disaccharide **Lactose** (Milchzucker) und **Maltose** (Malzzucker) muss man daher eine gewisse Zeit zur Einstellung des Mutarotationsgleichgewichtes abwarten. **Saccharose** (Rohrzucker) zeigt hingegen *keine* Mutarotation. Ursache der Mutarotation ist das sich einstellende Gleichgewicht unterschiedlicher Cyclohalbacetal-Formen (siehe Ehlers, **Chemie II**, Kap. 3.16).

11.4 Grundlagen der Atomemissionsspektroskopie (AES)

11.4.1 Lichtemission von Atomen

11.4.1.1 Elektronenhülle

Der Aufbau der *Elektronenhülle* eines Atoms gehorcht rein mathematisch beschreibbaren Gesetzen. Nach heutigen Modellvorstellungen befinden sich die Elektronen in bestimmten Aufenthaltsräumen (*Orbitalen*) um den Atomkern. Jedes dieser Orbitale besitzt einen definierten Energieinhalt.

Maximal zwei Elektronen mit entgegengesetztem Spin können ein Orbital besetzen (*Pauli-Prinzip*). Energiegleiche (entartete) Orbitale werden zunächst einfach von Elektronen mit parallelem Spin besetzt (*Hundsche Regel*). Normalerweise befinden sich die Elektronen eines Atoms im energieärmsten Zustand, dem sog. **Grundzustand**. Neben diesen besetzten Orbitalen sind in einem Atom noch unbesetzte Orbitale höheren Energieinhaltes vorhanden.

Durch Energiezufuhr kann nun ein Elektron unter Aufnahme (**Absorption**) eines bestimmten Energiebetrages (ΔE) in einen Zustand höherer Energie (**angeregter Zustand**) übergeführt werden und ein im Grundzustand nicht besetztes Orbital einnehmen, wie dies Abb. 2.38 veranschaulicht. Die Lebensdauer angeregter Atome ist begrenzt. Nach ca. 10^{-9} bis 10^{-7} Sekunden wird die Anregungsenergie (ΔE) in Form eines oder mehrerer Lichtquanten wieder abgegeben; d. h., es wird Licht einer definierten Wellenlänge abgestrahlt (**Emission**) und das Atom kehrt in den Grundzustand zurück. Diese Lichtemission bildet die Grundlage der **Atomemissionsspektroskopie**; sie wird qualitativ über die Wellenlänge (**Spektralanalyse**) [vgl. Ehlers, **Analytik I**, Kap. 1.1] und quantitativ über die Intensität des emittierten Lichtes (**Flammenphotometrie**) ausgewertet.

Abb. 2.39 zeigt das Termschema, die möglichen Elektronenübergänge und das Emissionsspektrum des **Lithiumatoms**. Maßgebend für das Erscheinungsbild eines optischen Spektrums ist das gesamte System der *Valenzelektronen*, während unter den üblichen thermischen Anregungsbedingungen die „inneren" Elektronen nicht beeinflusst werden. Je nach Energiezufuhr kann ein Valenzelektron verschiedene angeregte Zustände unterschiedlicher Energielage einnehmen. Da die Energiedifferenzen zwischen den einzelnen angeregten Zuständen eines Atoms und seinem Grundzustand charakteristische Werte aufweisen, müssen auch die

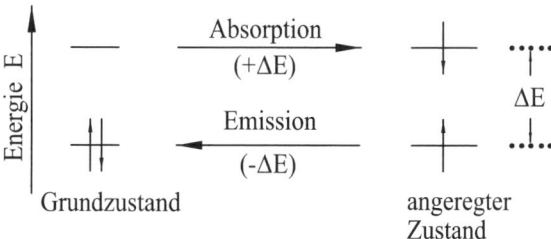

Abb. 2.38:   Grundzustand und angeregter Zustand

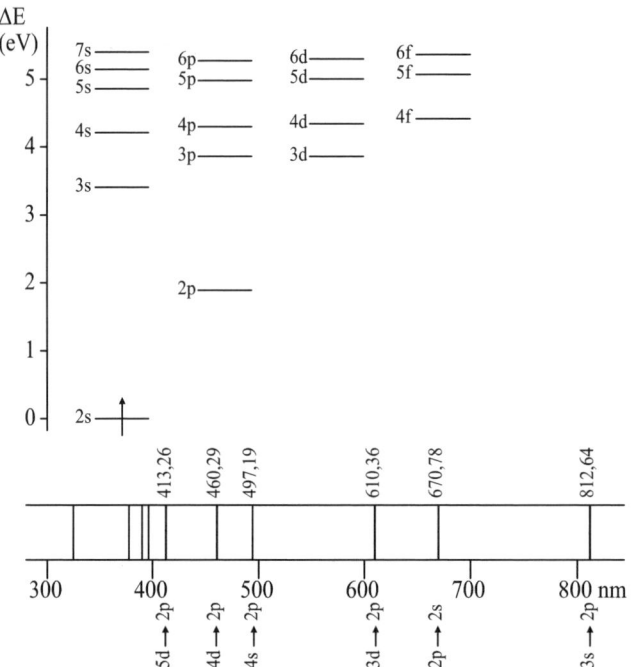

Abb. 2.39:   Termschema und Emissionsspektrum des Lithiumatoms (Elektronenkonfiguration: Li 1s²2s¹)

emittierten elektromagnetischen Wellen gemäß der Planck-Einstein-Beziehung [E = h · ν = h · c/λ] definierte Energiewerte (Wellenlängen) besitzen (vgl. Kap. 11.1.1.1).

Jede **Spektrallinie** der Wellenlänge λ entspricht daher der Differenz zweier Energiezustände eines Elektrons. Da ein Atom in verschiedene angeregte Zustände übergeführt werden kann, folgt daraus unmittelbar, dass jedes Element unter geeigneten Anregungsbedingungen ein charakteristisches **Linienspektrum** zu emittieren vermag. Darüber hinaus kann die Rückkehr eines angeregten Elektrons in den Grundzustand auch *stufenweise* über niedrigere angeregte Zustände erfolgen, was gleichfalls mit der Aussendung mehrerer Spektrallinien verbunden ist. Im Allgemeinen ist das *Emissionsspektrum* eines Atoms unter gleichen Bedingungen linienreicher als sein *Absorptionsspektrum* [vgl. Kap. 11.5.1 und **MC-Fragen Nr. 906, 914, 1502, 1564**].

Spektrallinien, die zu Übergängen mit einem gemeinsamen Energieniveau gehören, können zu einer sog. „Serie" zusammengefasst werden. Unter „Serien" in einem Emissionsspektrum versteht man also eine Folge von Spektrallinien, deren Frequenzen (ν) folgender allgemeiner Formel gehorchen [vgl. **MC-Fragen Nr. 904, 905**]:

$$\nu = \text{const.} \quad \left[\frac{1}{n^2} - \frac{1}{m^2} \right]$$

n = Hauptquantenzahl der inneren Elektronenbahn
m = Hauptquantenzahl einer weiter außen liegenden Elektronenbahn

Die Zahl aller Elektronenübergänge und damit die Zahl der Spektrallinien eines Elements wird durch die Zahl und Anordnung der Valenzelektronen bestimmt. Atome mit einer geringen Zahl an Außenelektronen, wie z. B. Alkali- und Erdalkalimetalle, besitzen linienarme Spektren, Atome mit einem komplizierteren Aufbau der Elektronenhülle (insbesondere Elemente der Nebengruppen des PSE) ergeben linienreichere Spektren.

Auch die *Anregungsbedingungen* der Valenzelektronen sind recht verschieden. Bei den Alkali-, Erdalkalimetallen und einigen anderen Elementen genügt, falls die Verbindungen leicht flüchtig sind, die Temperatur einer Bunsenflamme, bei manchen anderen muss man zur Gebläseflamme übergehen und bei den meisten Elementen benötigt man einen elektrischen Lichtbogen oder Funken.

11.4.1.2 Flammenphotometrie

Die Flammenphotometrie ist ein Verfahren der Atomemissionsspektroskopie (AES) und beruht auf der Intensitätsmessung einer charakteristischen Spektrallinie, die von dem betreffenden Element im gasförmigen Zustand nach thermischer Anregung ausgestrahlt wird. Zur quantitativen Auswertung werden Standardzumischmethode oder Eichkurvenverfahren herangezogen [vgl. **MC-Fragen Nr. 903, 918–920, 1650, 1733**].

Elemente, die so leicht anregbar sind, dass bereits eine Flamme zur Anregung ausreicht, können auf relativ einfache Weise photometrisch bestimmt werden. Die Substanzprobe, die das zu bestimmende Element enthält, wird in einem Lösungsmittel gelöst und in einer Flamme geeigneter Zusammensetzung und Temperatur verdampft und *thermisch* angeregt. Zur quantitativen Auswertung wird die Intensität des emittierten Lichtes der entsprechenden Wellenlänge mit einer Photozelle gemessen und registriert.

In Tab. 2.8 sind einige pharmazeutisch wichtige Elemente, die sich flammenphotometrisch bestimmen lassen, zusammen mit den emittierten Wellenlängen und ihren *Nachweisgrenzen* aufgelistet [vgl. **MC-Frage Nr. 915**].

In der Regel liegen die zu bestimmenden Elemente in Lösung als **Salze** vor. Auch bei den Salzen werden nur die **freien Metallatome** thermisch angeregt, die in der Flamme – nach Verdunsten des Lösungsmittels – durch *„homolytische Spaltung"* des Salzes gebildet werden. Man nennt diesen Vorgang **Atomisierung** [vgl. **MC-Fragen Nr. 907–909, 1254**]. Die hierbei insgesamt ablaufenden Vorgänge sind in Abb. 2.40 wiedergegeben.

Hinsichtlich des Einflusses der *Temperatur* auf die Intensität der Emissionslinie ist anzumerken, dass mit steigender Temperatur die *Linienintensität* zunimmt, weil das Verhältnis von angeregten Atomen zu Atomen im Grundzustand vergrößert wird. Mit steigender Temperatur wird aber auch das Ionisierungsgleichgewicht zu Ungunsten der Neutralteilchen verschoben, was mit einer Intensitätsminderung verbunden ist. Bei hohen Temperaturen überwiegt schließlich die Abnahme an emittierenden Teilchen die temperaturbedingte Intensitätssteigerung. *Die Linienintensität durchläuft somit in Abhängigkeit von der Temperatur ein Maximum.* Die Ionisation unter Bildung von Metallionen, die die Intensität des emittierten Lich-

Tab. 2.8:   Nachweisgrenzen und emittierte Wellenlängen der flammenphotometrischen Bestimmung ausgewählter Elemente

Element	Wellenlänge [nm]		Nachweisgrenze [$\mu g \ ml^{-1}$]
Barium	455,4		2,0
Bor	518,0		5,0
Calcium	422,7		0,05
Kalium	766,5	769,9	0,05
Lithium	670,8		0,05
Natrium	589,0	589,5	0,002
Strontium	460,7		0,05

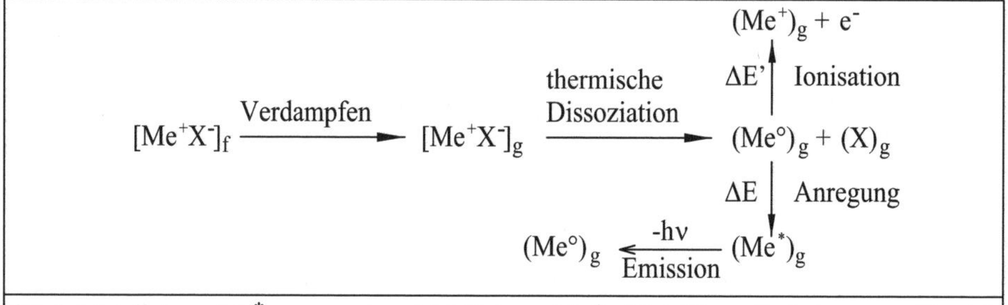

(Me$^\circ$=Metallatom; Me*=angeregtes Metallatom; Me$^+$ = Metallion; f=fest; g=gasförmig)

Abb. 2.40:   Vorgänge in der Flamme

tes verringert, kann am besten durch den Zusatz von **Caesiumchlorid** (CsCl) verhindert werden [vgl. **MC-Fragen Nr. 910, 911, 1284, 1321**].

Wie bereits ausgeführt ist die *Intensität* der emittierten Strahlung der **Konzentration** des betreffenden Elements weitgehend proportional, sofern eine Untergrundkorrektur vorgenommen wird. Diese *Untergrundstrahlung* wird durch die Emission der Flamme sowie durch andere anwesende *Kationen* verursacht, da jedes Kation auß er einem Linienspektrum noch ein Kontinuum abstrahlt, das sich beidseitig der charakteristischen Linien über einen beachtlichen Wellenlängenbereich erstrecken kann.

Auch bestimmte *Anionen* können die Intensität der Spektrallinie eines Kations beeinflussen. Dies wird anscheinend durch die Bildung von Verbindungen hervorgerufen, die nach dem Verdampfen des Lösungsmittels entstehen und einen sehr geringen Dampfdruck besitzen. So wird beispielsweise die Emission des Calciums durch die Anwesenheit von Oxalat-, Sulfat- oder Phosphat-Ionen stark erniedrigt, während Nitrat- oder Chlorid-Ionen keinen Einfluss haben.

Da die Beziehung zwischen der Linienintensität und der Stoffmenge des zu bestimmenden Elements aufgrund der erwähnten Sekundäreffekte rein *empirisch* ist, wird nach Arzneibuch der Vergleich mit Lösungen bekannten Gehaltes nach

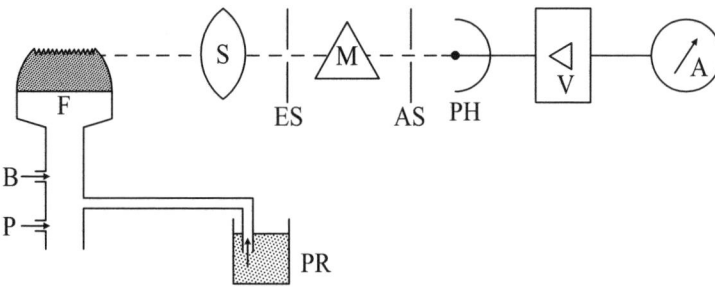

PR	= Probenlöser	P	= Presslufteinlass	B	= Brenngaseinlass
F	= Flamme (Brenner)	S	= Sammellinse	ES	= Sammellinse
M	= Monochromator	AS	= Austrittsspalt	PH	= Photozelle
V	= Verstärker	A	= Anzeigeinstrument		

Abb. 2.41:   Prinzipieller Aufbau eines Flammenphotometers

dem **Eichkurvenverfahren** (Methode I, vgl. Kap. 4.5.1) oder dem **Standardzu-mischverfahren** (Methode II, vgl. Kap. 4.8) zur *quantitativen Auswertung* flammenphotometrischer Messungen herangezogen.

11.4.2 Messmethodik und instrumentelle Anordnung

Die Substanzprobe, die das zu bestimmende Element enthält, wird in einem geeigneten Lösungsmittel gelöst. Normalerweise verwendet man *Wasser* als Lösungsmittel; das Verfahren erlaubt aber bei entsprechender Abwandlung der Apparatur auch den Einsatz nichtwässriger Solventien.

Der typische Aufbau eines **Flammenphotometers** ist in Abb. 2.41 wiedergegeben. Die Probenlösung wird im *Zerstäuber* mit Pressluft oder Sauerstoff verdüst. Die zerstäubte Lösung wird zusammen mit dem Brenngas dem *Brenner* als Aerosol zugeführt und in einer Flamme geeigneter Zusammensetzung und Temperatur – nach Verdampfen des Lösungsmittels – atomisiert und thermisch angeregt. In der Leuchtgasflamme (T~1900 °C) können Alkali- und Erdalkalimetalle angeregt werden; für andere Elemente sind Wasserstoff (T~2700°C) oder Acetylen (T ~3100 °C) als Brenngase erforderlich. Mit einem Gemisch aus Dicyan/Sauerstoff erreicht man sogar Temperaturen um 4500 °C [vgl. **MC-Fragen Nr. 1270, 1574**]. Aus dem emittierten Licht wird im *Monochromator* die gewünschte Spektrallinie herausgefiltert. Als *Detektor* dient eine Photozelle, die das emittierte Licht in ein elektrisches Signal umwandelt, verstärkt und an das Anzeigegerät weiterleitet [vgl. **MC-Fragen Nr. 913, 914, 1496**].

Bei der *Eichung* des Gerätes sollte man den gesamten Messbereich nutzen. Aus diesem Grund schreibt das Arzneibuch eine Festlegung des Nullwertes durch Einsprühen von reinem Lösungsmittel und eine Festlegung der oberen Messgrenze durch Einsprühen der konzentriertesten Eichlösung vor. Als Messergebnis wird der Mittelwert aus jeweils drei Einzelbestimmungen angesehen.

11.4.3 Pharmazeutische Anwendungen

Mit modernen Geräten sind zahlreiche Elemente erfassbar, die größte Verbreitung hat die Atomemissionsspektroskopie jedoch zur quantitativen Bestimmung der **Alkali- und Erdalkalielemente** in Wasser, in biologischen Flüssigkeiten usw. gefunden. Bei *Stoffgemischen* erzielt man eine gewisse Selektivität durch Interferenzfilter oder Monochromatoren [vgl. **MC-Fragen Nr. 912, 916, 917**].

Das Arzneibuch nutzt die Methode u. a. zur Bestimmung von [vgl. **MC-Fragen Nr. 1180, 1181**]:

– **Calcium** in Adsorbat-Impfstoffen,
– **Kalium** in Natriumsalzen bzw. von
– **Natrium** in Kaliumsalzen zur parenteralen Anwendung,
– **Kalium** und **Natrium** in Albuminlösung vom Menschen, in Lithiumsalzen u. a.

11.5 Grundlagen der Atomabsorptionsspektroskopie (AAS)

11.5.1 Lichtabsorption von Atomen

Die Atomabsorptionsspektroskopie ist eine hochempfindliche Methode zur qualitativen und quantitativen Bestimmung zahlreicher Metalle und Halbmetalle mit Nachweisgrenzen unter 1 ppm, in manchen Fällen sogar unter 0,005 ppm. Die AAS ist der Flammenphotometrie insbesondere bei der Analyse von Schwermetallen und ihren Verbindungen überlegen. Die AAS beruht auf der Messung der Strahlenenergie, die von den Atomen eines Elementes nach dem Verdampfen absorbiert wird (Verminderung der Intensität des durch einen Atomdampf gestrahlten Lichtes). Die Messung erfolgt bei der Wellenlänge einer für das betreffende Element charakteristischen Absorptionslinie. Als Strahlungsquelle verwendet man daher üblicherweise das gleiche Element, welches man bestimmen will [vgl. **MC-Fragen Nr. 921, 1285, 1789**].

Die AAS wird in der Gasphase durchgeführt, wobei die Atome des zu bestimmenden Elements in einer geeigneten Absorptionsküvette mit oder ohne Flamme erzeugt werden (siehe Kap. 11.5.2). Die AAS beruht auf der *Lichtabsorption durch neutrale Atome*, die sich vor der Bestrahlung noch überwiegend im elektronischen Grundzustand befinden. Auch bei **Salzen** erfolgt eine Anregung von *Atomen* im Dampfzustand; die Metallatome entstehen durch die homolytische Spaltung (thermische Dissoziation, Atomisierung) des gelösten Salzes [vgl. Kap. 11.4.1.2 und **MC-Fragen Nr. 921–924, 1789**]. Das Ausmaß der Lichtabsorption ist proportional zur Konzentration der untersuchten Probe.

Für die AAS lassen sich die gleichen Überlegungen wie für die Flammenphotometrie anstellen. Im Gegensatz zur Flammenphotometrie, bei der die Emission thermisch angeregter Atome gemessen wird, werden bei der AAS die Atome durch Einstrahlung elektromagnetischer Wellen *optisch angeregt* und die resultie-

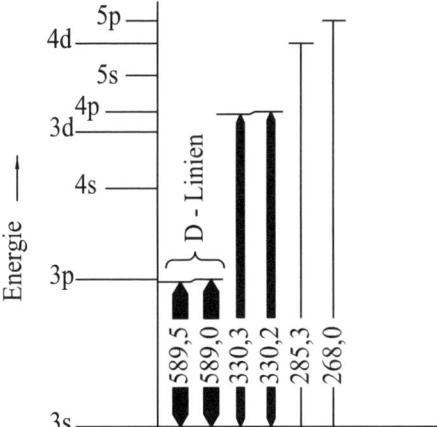

Abb. 2.42: **Termschema des Natriumatoms [Die Absorptionslinien sind entsprechend ihrer Intensität durch unterschiedlich dicke Pfeile dargestellt]**

rende Absorption gemessen. Hierfür verwendet man Licht der *gleichen* Wellenlänge, das auch von dem zu bestimmenden Element im angeregten Zustand emittiert wird. Man bezeichnet diese Linie als sog. **Resonanzlinie** und den Vorgang als **Resonanzabsorption**. In Tab. 2.9 sind die Anregungswellenlängen einiger pharmazeutisch wichtiger Metalle aufgelistet [vgl. **MC-Fragen Nr. 932, 933, 1247**].

Tab. 2.9: Resonanzlinien pharmazeutisch wichtiger Elemente

Element	λ(nm)	Element	λ(nm)	Element	λ(nm)
Aluminium	392,0	Chrom	357,9	Magnesium	285,2
Arsen	193,7	Eisen	248,3	Natrium	589,0
Blei	283,3	Kalium	766,5	Nickel	232,0
Cadmium	228,8	Kupfer	324,8	Quecksilber	253,6
Calcium	422,7	Lithium	670,8	Zink	213,9

Abb. 2.42 zeigt das Termschema des **Natriumatoms**. Mithilfe dieses Termschemas lassen sich die bei der AAS ablaufenden energetischen Veränderungen anschaulich darstellen. Man erkennt, dass prinzipiell eine Reihe von Elektronenübergängen möglich sind. Bei den in der Atomabsorptionsspektroskopie normalerweise angewandten Temperaturen befinden sich jedoch praktisch alle Natriumatome im elektronenenergetischen Grundzustand. Deshalb können bei der Anregung mit elektromagnetischer Strahlung aufgrund der Elektronenkonfiguration des Natriums [$1s^2 2s^2 2p^6 3s^1$] lediglich Übergänge vom 3s-Orbital aus erfolgen. Dabei ist der Elektronenübergang **3s ⟶ 3p (Na-D-Linie)** am wahrscheinlichsten und besitzt demzufolge das größte Absorptionsvermögen. Als Folge des *Elektronenspins*, der zu zwei 3p-Zuständen geringfügig unterschiedlicher Energie führt, spaltet diese Absorptionslinie jedoch in ein *Dublett* (λ = 589,0 bzw. 589,5 nm) auf, das meistens nicht aufgelöst werden kann (Mittelwert: λ = **589,3 nm**).

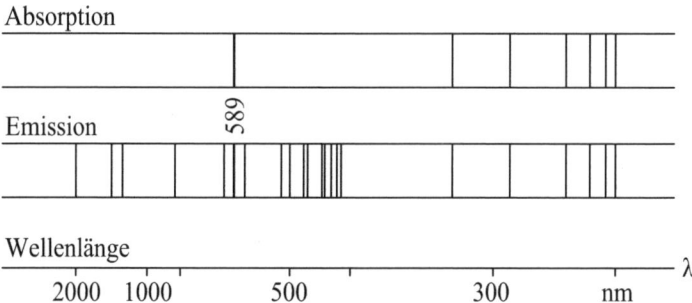

Abb. 2.43: **Absorptions- und Emissionsspektrum des Natriums**

Bei der *optischen Anregung* der AAS treten nahezu ausschließlich nur Elektronenübergänge auf, die vom Grundzustand ausgehen. Bei der thermischen Anregung von Atomen wie in der Flammenphotometrie können hingegen alle möglichen Anregungszustände erreicht werden. Daher ist das *Emissionsspektrum* eines Elements im Allgemeinen linienreicher als sein *Absorptionsspektrum*, wie dies Abb. 2.43 am Beispiel der Linienspektren des Natriumatoms zeigt.

Abschließend ist anzumerken, dass in der Flamme parallel zur Atomisierung auch eine *Lichtemission* thermisch angeregter Atome stattfinden kann. Dieses Emissionslicht beeinflusst aber die Messung nicht allzu stark, zumal man die Emissionsstrahlung durch geeignete apparative Maßnahmen von der Messstrahlung unterscheiden kann.

11.5.2 Messmethodik und instrumentelle Anordnung

Der prinzipielle Aufbau eines Atomabsorptionsspektralphotometers ist in Abb. 2.44 wiedergegeben.

Die Apparatur besteht im Wesentlichen aus einer Lichtquelle, einer Atomisierungseinrichtung zur Erzeugung von Atomdämpfen, einem Monochromator und einem Detektor mit Verstärker und Anzeigeeinrichtung [vgl. **MC-Fragen Nr. 931, 1471**].

Als elementspezifische Strahlungsquellen werden häufig *Hohlkathodenlampen* verwendet. Solche Lampen bestehen aus einem Glas- bzw. im UV-Bereich aus einem Quarzglaszylinder, der mit einer Metallkathode und einer Wolfram- oder Nickelanode versehen und mit einem Edelgas (Ne, Ar) gefüllt ist. Eine angelegte Spannung ionisiert das Füllgas; die Gasionen schlagen aus der Kathode Metallatome heraus und regen diese an. Aus dem emittierten Spektrum wird mithilfe eines Monochromators die für die Analyse geeignetste Wellenlänge (Resonanzlinie) ausgeblendet. Diese Spektrallinie muss folgenden Anforderungen genügen [vgl. **MC-Fragen Nr. 925–931, 1271, 1285, 1394, 1592, 1789**]:

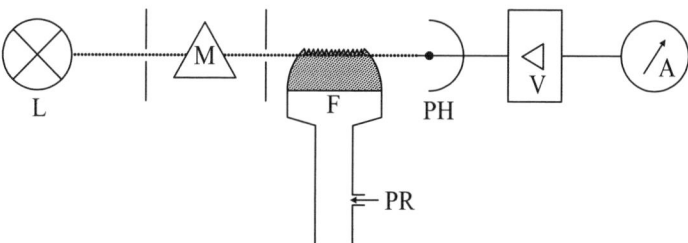

L = Lichtquelle (meistens Hohlkathodenlampe)   M = Monochromator
F = Flamme (Brenner, Atomisierungseinrichtung)   PH= Photozelle (Photomultiplier)
A = Anzeigeinstrument (Datenverarbeitungssystem)   V = Verstärker

Abb. 2.44:   Prinzipieller Aufbau eines Atomabsorptionsspektralphotometers

- Die für die Messung ausgewählte Linie muss genügend isoliert sein.
- Die Linienbreite der für die Messung ausgewählten Linie muss bedeutend *kleiner* sein als die Atomabsorptionslinienbreite des zu bestimmenden Elements.
- Die Intensität der Messlinie muss genügend groß und zeitlich konstant sein.

Zur Messung wird die Probenlösung in der Flamme des Brenners atomisiert. Das Brenngas ist für das jeweils zu bestimmende Element vorgeschrieben. Bei der flammenlosen AAS verwendet man meistens anstelle des Brenners eine Graphitrohrküvette. Das zu bestimmende Element absorbiert nun proportional zu seiner Konzentration Licht der ausgeblendeten Resonanzlinie. Im nachgeschalteten Detektor (häufig ein Photomultiplier) wird ein der verbleibenden, restlichen Strahlungsintensität proportionales elektrisches Signal erzeugt, das verstärkt und registriert wird.

11.5.3 Pharmazeutische Anwendungen

Die *quantitative Auswertung* des Verfahrens beruht auf der Gültigkeit des **Lambert-Beerschen Gesetzes**, wonach die Abnahme der Lichtintensität durch Absorption der Konzentration der zu prüfenden Substanz proportional ist (siehe Kap. 11.6.3.2). Aufgrund apparativer Gegebenheiten, besonders als Folge der komplexen Vorgänge in der Flamme, können in der AAS jedoch nur *Relativmessungen* durchgeführt werden [vgl. **MC-Frage Nr. 934**]. Dem trägt das Arzneibuch durch Festlegung zweier Auswerteverfahren Rechnung.

Im *Eichkurvenverfahren* (Methode I) werden mindestens drei Eichlösungen bekannter, jedoch unterschiedlicher Konzentration eingesetzt und diese jeweils dreimal unabhängig voneinander vermessen (vgl. Kap. 4.6.1). Mit der substanzfreien Lösung wird der Nullpunkt und mit der Eichlösung der höchsten Konzentration der Vollausschlag des Anzeigeinstrumentes eingestellt. Die Konzentrationsbestimmung erfolgt dann anhand der aus den Mittelwerten der Einzelmessungen erstellten *Eichkurve*. Bei Methode II handelt es sich um das sog. *Stan-*

dardzumischverfahren (vgl. Kap. 4.8). Die *Messgenauigkeit* der AAS beträgt etwa 2%.

Die AAS wird hauptsächlich zur qualitativen und quantitativen Analyse von Kationen in Lösung durchgeführt. Das Arzneibuch nutzt die Methode u. a. als *Reinheitsprüfung* zur Bestimmung von:

- **Aluminium** (in Albuminlösung vom Menschen),
- **Aluminium, Magnesium** in Aluminium-Magnesium-Silicat,
- **Barium** (in Protaminsalzen),
- **Blei** (in Bismutverbindungen und Zubereitungen von Zinksalzen, in Zuckern und in Oxprenololhydrochlorid),
- **Cadmium** (in Zinksalz-Zubereitungen),
- **Calcium** (in Natriumalginat),
- **Eisen** und **Kupfer** (in Ascorbinsäure),
- **Natrium** (in Heparin-Natrium und niedermolekularen Heparinen),
- **Nickel** (in Polyolen),
- **Quecksilber** (in Penicillamin),
- **Silber** (in Cisplatin),
- **Zink** (in Glucagon und Insulin)

sowie zu *Gehaltsbestimmungen* (**Calcium, Kalium, Magnesium, Natrium, Quecksilber**) in Hämodialyselösungen.

11.6 Grundlagen der Molekülspektroskopie im ultravioletten (UV) und sichtbaren (VIS) Bereich

11.6.1 Grundlagen der Lichtabsorption durch Moleküle im UV- und VIS-Bereich

Bei der Wechselwirkung elektromagnetischer Strahlung mit Molekülen können je nach der Energie des verwendeten Lichtes verschiedene Effekte auftreten:

- *Ionisation der Moleküle*,
- *Anregung des Elektronensystems der Moleküle*,
- *Anregung von Molekülschwingungen*,
- *Anregung von Molekülrotationen*.

Im folgenden Abschnitt sollen lediglich die Grundlagen der Elektronenanregung detaillierter beschrieben werden, während die Anregung von Schwingungen und Rotationen Gegenstand des nachfolgenden Kap. 11.8 ist.

11.6.1.1 Elektronenanregung und Elektronenübergänge

Bei mit *Elektronen besetzten Molekülorbitalen* (MO) unterscheidet man aufgrund ihrer Symmetrieeigenschaften:

– Molekülorbitale mit einer maximalen Aufenthaltswahrscheinlichkeit der bindenden Elektronen zwischen den an der Bindung beteiligten Atomen (**σ-MO**),
– Molekülorbitale mit einer maximalen Aufenthaltswahrscheinlichkeit der bindenden Elektronen ober- und unterhalb der Kern-Kern-Bindungsachse (**π-MO**),
– Molekülorbitale, die nicht an einer Bindung beteiligt sind (**n-MO**).

Neben diesen im Grundzustand besetzten MO sind in einem Molekül noch weitere, nicht mit Elektronen besetzte antibindende Orbitale höheren Energieinhaltes vorhanden (**σ***- und **π***-MO). Die relative Lage der Molekülorbitale auf einer Energieskala lässt sich in einem sog. **Termschema**, wie es Abb. 2.45 zeigt, anschaulich darstellen. Für die meisten spektroskopischen Betrachtungen genügt es, lediglich die obersten mit Elektronen besetzten und die ersten antibindenden Molekülorbitale zu berücksichtigen. Von besonderer Bedeutung ist hierbei das oberste besetzte (**HOMO**) und das unterste unbesetzte Molekülorbital (**LUMO**).

Entspricht bei der Wechselwirkung eines Moleküls mit elektromagnetischer Strahlung die Energie des eingestrahlten Lichtes *exakt* der Energiedifferenz (ΔE_1, ΔE_2) zwischen einem besetzten und einem energetisch höher liegenden, antibindenden Orbital, so kann das Molekül, sofern die Symmetrieeigenschaften der am Elektronenübergang beteiligten Orbitale dies erlauben, Licht absorbieren und aus dem **Grundzustand** in einen **angeregten Zustand** übergehen. Bei Licht, dessen Energie zu groß bzw. zu klein ist, um einen Elektronenübergang von einem bindenden in ein antibindendes Orbital herbeizuführen, absorbiert die Substanz nicht.

Elektronenenergetisch angeregte Molekülzustände sind nur etwa 10^{-9} bis 10^{-7} Sekunden stabil. Danach gibt das Molekül die aufgenommene Energie durch Abstrahlung eines Lichtquants oder durch strahlungslose Desaktivierung wieder ab und kehrt in den Grundzustand zurück (vgl. Kap. 11.7).

Die für die Anregung des Elektronensystems wichtigen Bereiche des elektromagnetischen Spektrums sind der *ultraviolette Spektralbereich* (200–400 nm), dem sich im Längerwelligen der *sichtbare Spektralbereich* (400–800 nm) anschließt. Die Strahlungsenergie von Licht dieser Wellenlängen beträgt etwa 160–8000 kJ · mol^{-1}.

Energiereiche Lichtquanten aus dem Vakuum-UV-Bereich sind erforderlich, um Elektronen in **σ-Orbitalen** anzuregen. Beispielsweise absorbieren Alkane erst unterhalb von 160 nm. Daher besitzt die Anregung der σ-Elektronen des Molekülgerüstes (σ ⟶ σ*-Übergänge) für die praktische Molekülspektroskopie keine allzu große Bedeutung [vgl. **MC-Frage Nr. 956**].

Demgegenüber ist die Anregung von Elektronen aus **π-Orbitalen**
– in ungesättigten Kohlenwasserstoffen (Alkene, Alkine),
– von Mehrfachbindungen mit Heteroatomen (Carbonyl- und Azoverbindungen, Azomethine u. a.) sowie
– in carbocyclischen und heterocyclischen Aromaten

relativ leicht möglich. Die bei der Anregung absorbierten Wellenlängen liegen je nach Struktur des Moleküls im UV-VIS-Bereich zwischen 180–800 nm. Hierbei gilt die Regel, dass eine *Vergrößerung des π-Elektronensystems*, z. B. durch Konjugation, die Anregung erleichtert und zu längeren Wellenlängen hin verschiebt [vgl. Kap. 11.6.2.2 und **MC-Frage Nr. 935**].

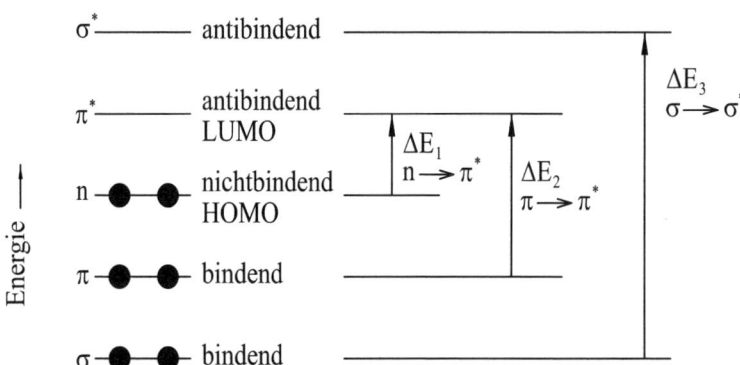

Abb. 2.45: Termschema eines Moleküls (jeder Punkt symbolisiert ein Elektron)

Funktionelle Gruppen mit π-Elektronen, wie sie beispielsweise vorliegen in

$$R_2C=CR_2 \; ; \; R_2C=O \; ; \; R_2C=N\text{-}R \; ; \; R\text{-}N=N\text{-}R,$$

werden als **Chromophore** bezeichnet; sie verursachen stets eine Lichtabsorption im UV, entsprechend einer Strahlungsenergie von etwa 160–600 kJ · mol^{-1}.

Wie Abb. 2.45 zeigt, gehen Elektronen aus π-Orbitalen bei ihrer Anregung in ein antibindendes π^*-Orbital über und man beobachtet daher bei Alkenen, Polyenen, Alkinen oder carbocyclischen Aromaten nur sog. $\pi \longrightarrow \pi^*$-Übergänge [vgl. **MC-Fragen Nr. 937, 939, 941, 945, 946, 1792, 1793**].

Nichtbindende Elektronen in **n-Orbitalen**, die als freie Elektronenpaare an Sauerstoff-, Schwefel- und Stickstoffatomen auftreten, lassen sich im Allgemeinen noch leichter anregen als bindende Elektronen.

n-Elektronen gehen bei ihrer Anregung gleichfalls in ein π^*-Orbital über, sodass in den Elektronenspektren von Heteroaromaten, Chinonen, Carbonylverbindungen, heteroanalogen Carbonylverbindungen u. a. als längstwellige Absorptionsbande ein **n $\longrightarrow$ π^*-Übergang** beobachtet wird. Zusätzlich erfolgen in diesen Molekülen auch $\pi \longrightarrow \pi^*$-Anregungen [vgl. **MC-Fragen Nr. 938, 940, 942–944, 1654**]. Derartige Chromophore, wie sie z. B. in

$$R_2C=\underline{\bar{O}} \; ; \; RC \equiv CR \; ; \; R_2C=\bar{N}\text{-}R \; ; \; R\text{-}\underline{\bar{S}}\text{-}R \; ; \; R\text{-}\bar{N}H_2 \; ; \; R\text{-}\underline{\bar{C}l}\vert$$

vorhanden sind, werden auch als **Auxochrome** bezeichnet.

> Im Wellenlängenbereich von 200–800 nm (UV-VIS) beobachtet man normalerweise nur $\pi \longrightarrow \pi^*$- und n $\longrightarrow \pi^*$- Elektronenübergänge. Lichtabsorptionen im nahen UV und im VIS-Bereich sind somit ein direkter Nachweis für π- oder n-Elektronenzustände.

Substanzen, die nur im UV-Bereich absorbieren, erscheinen dem menschlichen Auge *farblos*. Stoffe sind dann *farbig*, wenn sie Licht aus dem *sichtbaren Spektralbereich* aufnehmen (vgl. Kap. 11.1.1.4 und 11.6.2.11). Dies ist bei Verbindungen mit einem ausgedehnten konjugierten π-Elektronensystem zu erwarten, z. B. in

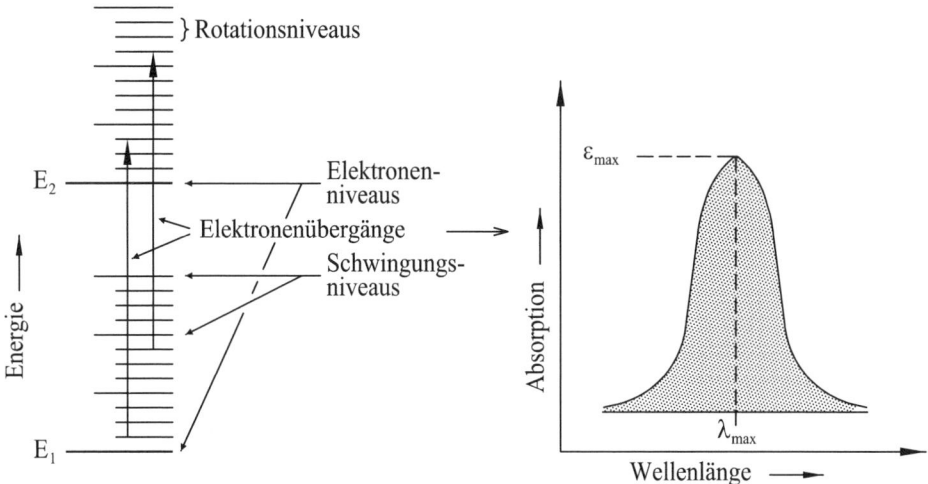

Abb. 2.46: Schematische Darstellung der Energieniveaus für Rotationen, Vibrationen und Elektronenübergänge

Polyenen wie **Carotin** bzw. in Farbstoffen wie **Methylenblau**, oder bei anorganischen Komplexen, wie z. B. dem **Tetramminkupfer(II)-sulfat**. Bei den Komplexen beruht die Elektronenanregung in der Regel auf **d-d-Übergängen** [vgl. Ehlers, **Chemie I**, Kap. 1.5.5 und **MC-Frage Nr. 1575**].

11.6.1.2 Absorptionsbanden (Bandenspektren)

Im Gegensatz zu Atomen, bei denen durch Valenzelektronenübergänge bedingte Energieänderungen auftreten, die zu den typischen Linienspektren führen, ist bei Molekülen zusätzlich noch eine Anregung von Schwingungen und Rotationen möglich [vgl. **MC-Fragen Nr. 936, 1401**].

Die Energieniveaus eines Moleküls lassen sich anschaulich durch ein Termschema darstellen, wie es Abb. 2.46 zeigt. Danach ist die zur Elektronenanregung erforderliche Energie, z. B. vom Grundzustand (E_1) in den angeregten Zustand (E_2), groß im Vergleich zur Anregungsenergie von Schwingungen und Molekülrotationen. Als *Faustregel* gilt, dass sich die Energien der Elektronen-, Schwingungs- und Rotationsanregung wie 1000:100:1 verhalten. Deshalb wird bei Molekülen jeder Elektronenübergang von Schwingungsübergängen begleitet. In der Gasphase machen sich zusätzlich noch Rotationsübergänge bemerkbar.

Während der Elektronenanregung führen die Atome eines Moleküls noch Schwingungen aus. Jeder zulässige mechanische Schwingungszustand, charakterisiert durch ein diskretes Schwingungsniveau, erfordert eine etwas andere Elektronenanregungsenergie. Es tritt für jeden Schwingungszustand im Elektronenspektrum eine Absorptionslinie bei einer geringfügig anderen Wellenlänge auf. Die einzelnen Linien liegen jedoch so dicht nebeneinander, dass sie vom Messgerät nicht mehr aufgelöst und als breite **Absorptionsbande** registriert werden [vgl. **MC-Frage Nr. 948**]. Die Bande ist umso *breiter*, je kürzer die Lebensdauer des angeregten Zustandes ist.

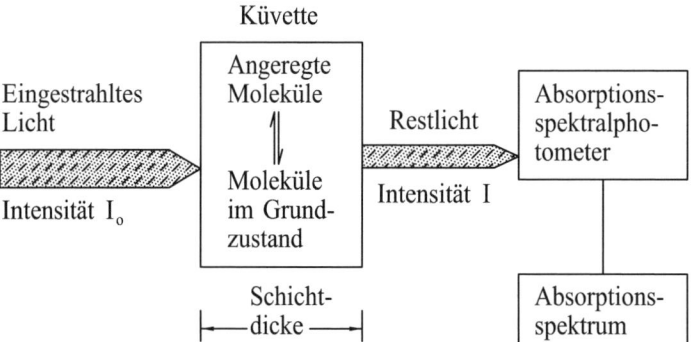

Abb. 2.47: **Messung von Molekülspektren (Absorptionsspektren)**

Eine manchmal zu beobachtende Strukturierung der Bande kann durch Schwingungen im angeregten Zustand bedingt sein; in der Regel sind aber diese durch gleichzeitige Schwingungs- und Rotationsübergänge verursachten *Feinstrukturen* nicht sichtbar.

> Bei der Lichtabsorption im UV-VIS-Bereich wird im Allgemeinen nicht nur der Elektronenzustand verändert. Elektronenübergänge sind stets gekoppelt mit Änderungen des Schwingungs- und Rotationszustandes. Elektronenspektren von Molekülen sind daher Bandenspektren mit breiten Maxima.

11.6.1.3 Absorptionsspektrum

Abb. 2.47 zeigt in schematisierter Form die Methodik zur Aufnahme von Molekülspektren.

Für eine bestimmte Substanz ist zunächst nicht bekannt, welche Elektronenübergänge und Molekülschwingungen angeregt werden können und welche Energiebeträge dazu notwendig sind, d. h. Licht welcher Wellenlänge zur Anregung eingestrahlt werden muss.

Diese Absorptionswellenlängen können wie folgt bestimmt werden. Man durchstrahlt die Lösung der betreffenden Substanz mit Licht allmählich ansteigender Wellenlänge (abnehmender Energie) und registriert fortwährend den Anteil an absorbierter Lichtintensität. Die Substanzprobe absorbiert kaum bei kurzwelligem Licht, dessen Energie zu groß ist, um einen Elektronenübergang anzuregen. Man beobachtet dagegen eine starke Absorption, wenn das eingestrahlte Licht einer bestimmten Wellenlänge genau die Energie besitzt, die der Energiedifferenz zweier Elektronenzustände im Molekül entspricht. Vergrößert man danach erneut die Wellenlänge der elektromagnetischen Strahlung, so ist die Energie des Lichtes zu gering, um eine Elektronenanregung herbeizuführen; das Molekül kann wiederum keine Strahlung absorbieren.

Trägt man in einem Diagramm, wie es Abb. 2.48 zeigt, auf der Abszisse die Wellenlänge λ des eingestrahlten Lichtes und auf der Ordinate den durch die Probe

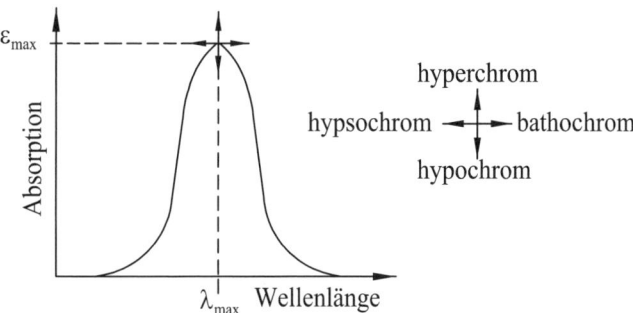

Abb. 2.48:   Absorptionsspektrum

absorbierten Anteil der Lichtintensität (Lichtabsorption) auf, so erhält man das **Absorptionsspektrum** der Substanz.

Das Absorptionsspektrum ist somit eine zweidimensionale Darstellung des Ausmaßes der Lichtabsorption in Abhängigkeit von der Wellenlänge und beschreibt in anschaulicher Weise die Wechselwirkung von Materie mit elektromagnetischer Strahlung, sofern diese zu einer Elektronenanregung führt.

Zur graphischen Darstellung eines Spektrums kann eine der folgenden Größen als Funktion der Wellenlänge (bzw. der Frequenz oder der Wellenzahl) des eingestrahlten Lichtes aufgetragen werden [vgl. **MC-Fragen Nr. 947, 1247, 1488**]:

– *Transmission* (T) (primäre Messgröße) oder prozentuale Durchlässigkeit,
– *Absorption* (A) (aus der Transmission berechnet),
– *molarer Absorptionskoeffizient* (ε),
– Logarithmus des molaren Absorptionskoeffizienten (in der Regel nur für Dokumentationszwecke).

Bei der *Differentialspektroskopie (Ableitungsspektroskopie)* wird dagegen die Änderung der Absorption innerhalb eines Spektrums gegen die Wellenlänge aufgezeichnet. Bei einem *Spektrum der ersten Ableitung* wird die Absorptionsänderung mit der Wellenlänge ($dA/d\lambda$) als Funktion der Wellenlänge (λ) aufgetragen. Bei einem *Spektrum der zweiten Ableitung* wird ($d^2A/d\lambda^2$ gegen (λ) registriert. Auch für abgeleitete Spektren gilt das Lambert-Beer-Gesetz (siehe Kap. 11.6.3.2).

Der Vorteil der Differentialspektroskopie ist, dass mit steigender Ableitungsordnung die Breite der auftretenden Banden abnimmt und somit die Maxima schärfer werden. Die Feinstruktur der Banden kann dadurch besser erkannt werden (siehe Kap. 11.6.2.7).

Die *Interpretation* eines Absorptionsspektrums gestattet zunächst zwei generelle Aussagen:

1) λ_{max} (Wellenlängen größter Lichtabsorption): Sie entsprechen den zur Anregung von Elektronenübergängen aus dem Grundzustand in energetisch angeregte Zustände gerade notwendigen Energiebeträgen.

2) ε_{max} (Intensität der Absorptionbanden): Sie sind ein Maß für die Wahrscheinlichkeit des betreffenden Elektronenübergangs; vereinfacht ausgedrückt, ein Maß dafür, wie häufig die Elektronenanregung in der Zeiteinheit stattfindet. Eine UV-VIS-Bande ist umso *intensiver*, je leichter das Molekül mit elektromagnetischer Strahlung in Wechselwirkung treten kann.

Nicht jeder denkbare Elektronenübergang vom Grundzustand in einen angeregten Zustand ist erlaubt. Der Spektroskopiker kennt hierfür bestimmte *Auswahlregeln*, die sich aus der quantenmechanischen Behandlung des Absorptionsvorganges ergeben. Man kennt mehrere **Übergangsverbote**. Zu den wichtigsten zählt das sog. Symmetrieverbot, wonach Elektronenübergänge zwischen Zuständen gleicher Symmetrie nicht stattfinden dürfen. Beispielsweise sind $\pi \longrightarrow \pi^*$-*Übergänge symmetrieerlaubt* und besitzen ε_{max}-Werte um 10000, während $n \longrightarrow \pi^*$-*Übergänge symmetrieverboten* sind.

In der Praxis sind solche Übergangsverbote nicht streng erfüllt und werden oft durchbrochen; man beobachtet jedoch für verbotene Elektronenübergänge meistens nur schwache Absorptionen geringer Intensität ($\varepsilon < 10^3$).

Übergänge zwischen zwei Elektronenzuständen sind im Allgemeinen dann erlaubt, wenn sich dabei die Ladungsverteilung im Molekül ändert. Je unterschiedlicher die Ladungsverteilung der am Elektronenübergang beteiligten Molekülzustände ist, desto effektiver ist die Energieübertragung zwischen elektromagnetischer Strahlung und der Substanz, und umso intensiver sind die Absorptionsbanden.

Durch äußere Einflüsse wie Lösungsmittel, Temperatur, Salzbildung oder durch Änderungen in der Struktur des Moleküls können nun Veränderungen in der Lage (λ_{max}) und der Intensität (ε_{max}) einer Absorptionsbande eintreten. Hierbei bezeichnet man mit [vgl. Abb. 2.47 und **MC-Fragen Nr. 949–951, 1412, 1790**]:

- **Bathochromie**   (bathochromer Effekt, *Rotverschiebung*) eine Verschiebung des Absorptionsmaximums λ_{max} zu größeren Wellenlängen (kleineren Wellenzahlen).
- **Hypsochromie**   (hypsochromer Effekt, *Blauverschiebung*) eine Verschiebung des Absorptionsmaximums λ_{max} zu kleineren Wellenlängen (größeren Wellenzahlen).
- **Hyperchromie**   eine Erhöhung der Absorptionsintensität ε_{max}.
- **Hypochromie**   eine Erniedrigung der Absorptionsintensität ε_{max}.

11.6.2 Beziehungen zwischen Molekülstruktur und Lichtabsorption

11.6.2.1 Das chromophore System

Den für die Absorption von sichtbarem oder UV-Licht verantwortlichen Molekülteil bezeichnet man als „**Chromophor**" oder „**chromophores System**". Dort sind die im UV-VIS-Bereich anregbaren π- und n-Elektronen lokalisiert. Zur Anregung von σ-Elektronen reicht die Energie des UV-VIS-Bereiches nicht aus, sodass der gesättigte Teil eines Moleküls nur in untergeordnetem Maße zur Lichtabsorption beiträgt.

Wie bereits ausgeführt wurde, unterteilt man Chromophore in zwei Gruppen:

1) Chromophore, die neben σ-Bindungen noch π-Bindungen enthalten. Hier sind nur die π-Elektronen durch Lichtenergie des UV-VIS-Bereiches anregbar, sodass **π ⟶ π*-Übergänge** auftreten.

2) In einer zweiten Gruppe von Chromophoren liegen neben σ- und π-Bindungen noch freie n-Elektronenpaare vor. Sowohl die π- als auch die n-Elektronen können in einen angeregten π*-Zustand übergehen. In diesen Molekülen sind **π ⟶ π*- und n ⟶ π*-Übergänge** möglich.

$$-\overset{|}{C}=\overset{|}{C}- \;\; ; \;\; -C\equiv C- \;\; ; \;\; -\overset{|}{C}=O \;\; ; \;\; -\overset{|}{C}=N- \;\; ; \;\; -N=N-$$

Chromophore mit Mehrfachbindungen (π-Elektronen)

$$-\overset{|}{\underset{|}{C}}-\bar{Br}\,| \; ; \; -\overset{|}{\underset{|}{C}}-\bar{I}\,| \; ; \; -\overset{|}{\underset{|}{C}}-\bar{O}-H \;\; ; \;\; -\overset{|}{\underset{|}{C}}-\bar{S}-H \;\; ; \;\; -\overset{|}{\underset{|}{C}}-\bar{N}H_2$$

Chromophore mit freien Elektronenpaaren (Auxochrome)

Enthält ein Molekül nur einen *isolierten Chromophor*, so ist die Intensität der Absorption in der Regel gering [**Aceton**: $\lambda_{max} = 280$ nm, $\varepsilon_{max} = 15$] oder sie fällt noch in den Vakuum-UV-Bereich [**Ethen** : $\lambda_{max} = 162$ nm, $\varepsilon_{max} = 10\,000$].

11.6.2.2 Chromophore, die aus π-Elektronen aufgebaut sind

Substanzklassen, deren chromophores System nur aus π-Elektronen besteht, sind beispielsweise *Alkene, Polyene, Alkine* und *aromatische Verbindungen*.

Die π-Elektronen dieser Stoffe werden durch elektromagnetische Strahlen dann besonders leicht in ein antibindendes π*-Niveau angeregt, wenn die π-Bindungen in *Konjugation* zueinander angeordnet sind. Die λ_{max}-Werte in Tab. 2.10 belegen, wie sich das Absorptionsmaximum von **Polyenen** mit zunehmender Zahl konjugierter Doppelbindungen nach längeren Wellenlängen hin verschiebt („*Rotverschiebung*") [vgl. **MC-Fragen Nr. 952, 955, 1356, 1431, 1509, 1542**]. Dies bedeutet, dass mit zunehmender Ausdehnung des konjugierten Systems die zur Anregung erforderliche Energie immer geringer wird.

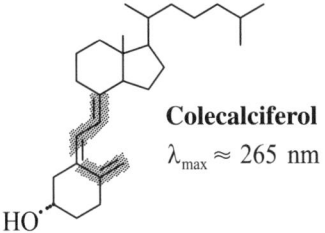

Colecalciferol
$\lambda_{max} \approx 265$ nm

HO

Beispielsweise besitzt **Colecalciferol** ein konjugiertes Trien-System und zeigt in ethanolischer Lösung das erwartete Absorptionsmaximum bei 265 nm. **Retinol**, der Vitamin A-Alkohol, mit 5 konjugierten Doppelbindungen absorbiert noch längerwellig bei 325 nm [vgl. **MC-Fragen Nr. 1025, 1026, 1028, 1034**].

Ist das System konjugierter Doppelbindungen genügend lang, so wird schließlich das Absorptionsmaximum bis in den sichtbaren Bereich hin verschoben. Die Substanz ist dann *farbig*, wie z. B. **β-Carotin (Betacarotin)**.

Wie Tab. 2.10 dokumentiert, führt das Auftreten *konjugierter Mehrfachbindungen* zu grundlegenden Veränderungen im Absorptionsspektrum der jeweiligen

Tab. 2.10:   Absorptionsmaxima konjugierter Polyene

Substanz	Zahl der Doppelbindungen	λ_{max} (nm)	ε_{max}	Farbe
Ethen	1	162	10 000	-
Butadien-1.3	2	217	20 900	-
Cyclohexadien-1.3	2	256	8 000	-
Hexatrien	3	274,5	30 000	-
Octatetraen	4	310	76 500	-
Vitamin A (Retinol)	5	325	51 000	-
β-Carotin	11	451	-	orange

Verbindung; man beobachtet Lage- und Intensitätsverschiebungen. Hierbei ist es nicht möglich, einzelne Absorptionsbanden bestimmten Bindungen zuzuordnen; vielmehr bildet der konjugierte Chromophor in seiner Gesamtheit ein zusammenhängendes π-Elektronensystem mit einer völlig neuen Anordnung der Energieniveaus [vgl. **MC-Frage Nr. 945**]. Mithilfe der Quantentheorie lässt sich zeigen, dass der erste angeregte Zustand (LUMO) des konjugierten Elektronensystems tiefer und der höchste besetzte Zustand (HOMO) höher liegt als der eines isolierten Chromophors, sodass der Elektronenübergang durch energieärmere (längerwellige) Quanten des ultravioletten oder sichtbaren Lichtes ausgelöst werden kann. Je größer dabei die Zahl konjugierter Doppelbindungen ist, umso langwelliger liegt in der Regel das beobachtete Absorptionsmaximum. Dieser Sachverhalt ist nochmals in Abb. 2.49 graphisch dargestellt.

Wie untenstehendes Termschema ausweist, nimmt im Vergleich zur isolierten Doppelbindung des Ethens beim Butadien die Energie des höchsten besetzten

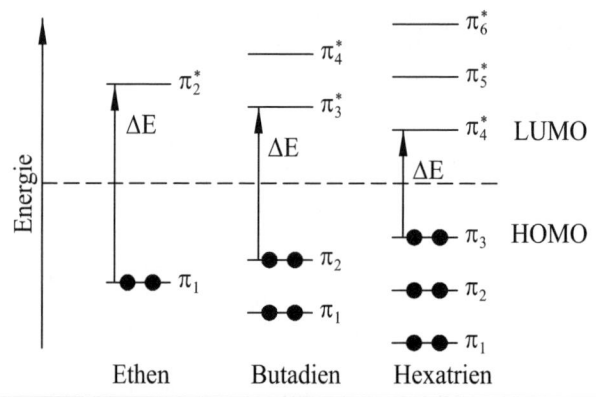

HOMO = Highest occupied molecular orbital
LUMO = Lowest unoccupied molecular orbital

Abb. 2.49:   Termschema der π-Molekülorbitale für Ethen, Butadien und Hexatrien (jeder Punkt symbolisiert ein Elektron)

Molekülorbitals (HOMO) zu, während die Energie des tiefsten unbesetzten Orbitals (LUMO) sinkt. Infolge der abnehmenden Energiedifferenz zwischen HOMO und LUMO wird die Absorptionsbande von 162 nm (Ethen) nach 217 nm (Butadien) zu längeren Wellenlängen hin verschoben [vgl. **MC-Fragen Nr. 1509, 1542**].

Zur Interpretation der Elektronenspektren **konjugierter Polyene** kann u. a. das von *Kuhn* und *Hauser* entwickelte **Quadratwurzelgesetz** herangezogen werden. Danach ist die Lage des längstwelligen Absorptionsmaximums (λ_{max}) annähernd proportional der Quadratwurzel aus der Zahl (n) der konjugierten Doppelbindungen [vgl. **MC-Frage Nr. 1452**]. Es gilt:

$$\lambda_{max} = 134 \sqrt{n} + 31 \; [nm]$$

Ähnliche Regeln und Gesetzmäßigkeiten lassen sich auch für andere konjugierte Elektronensysteme, wie z. B. **Cyaninfarbstoffe** ableiten. In einer mesomeriestabilisierten Verbindung der allgemeinen Form

$$R_2N\text{-}(CH=CH)_n\text{-}CH=NR_2^+$$

erhöht sich die Wellenlänge des Absorptionsmaximums für jede zusätzliche Doppelbindung (Ethen-Gruppe) um etwa **100 nm**, ausgehend von 309 nm für n = 1. Für n > 5 liegt somit das Absorptionsmaximum schon im nahen IR-Bereich [vgl. **MC-Frage Nr. 1272**].

Die in linear konjugierten Polyenen beobachtete bathochrome Bandenverschiebung steht mit der Länge des konjugierten Elektronensystems in einem gesetzmäßigen Zusammenhang. Je ausgedehnter das konjugierte System ist, desto längerwelliger absorbiert die Verbindung. Darüber hinaus zeichnen sich konjugierte Systeme auch durch eine erhöhte Absorptionsintensität aus. Die leichte Beweglichkeit der π-Elektronen ermöglicht das Entstehen polarer angeregter Strukturen aus weniger polaren Grundstrukturen. Hieraus ergeben sich hohe Übergangsmomente und große Werte für ε.

11.6.2.3 Aromatische Verbindungen

In aromatischen Verbindungen ist der Benzolring der einfachste Chromophor.

Benzol selbst besitzt im Dampfzustand drei in sich feinstrukturierte Absorptionsbanden bei λ=184 nm (ε=60 000), λ=203,5 nm (ε=7400) und λ=254 nm (ε=204) [Abb. 2.50 und 2.51, Kap. 11.6.2.7 zeigen die Absorptionsspektren des Benzols in der Gasphase und in ethanolischer Lösung]. Obwohl es sich bei der 254 nm-Absorption (auch als B-Bande bezeichnet) um eine sog. „verbotene Bande" geringer Intensität handelt, verdankt sie ihr Auftreten dem Verlust an Symmetrie durch Molekülschwingungen. Von den drei Absorptionsbanden des Benzols liegt nur die längstwellige B-Bande im messtechnisch zugänglichen Bereich [vgl. **MC-Frage Nr. 958**].

Die *lineare Anellierung* mehrerer Benzolringe zu *polycyclischen Aromaten* führt zu einer bathochromen Verschiebung der Absorptionsmaxima bei gleichzeitiger

Tab. 2.11: **Absorptionsmaxima monosubstituierter Benzol-Derivate**

Substanz	Auxochrom	λ_{max}	ε_{max}	Lösungsmittel
Benzol	-	254	204	Ethanol
Toluol	$-CH_3$	261	224	Ethanol
Anilin	$-NH_2$	280	1430	Wasser
Anilinium-Ion	$-NH_3^+$	254	160	Wasser
Dimethylanilin	$-N(CH_3)_2$	293	1590	Ethanol
Phenol	$-OH$	270	1450	Wasser
Phenolat	$-O^-$	287	2600	Wasser
Anisol	$-OCH_3$	269	1480	Wasser
Chlorbenzol	$-Cl$	264	190	Wasser
Benzonitril	$-C\equiv N$	271	1000	Ethanol
Benzoesäure	$-COOH$	273	970	Wasser
Benzoat	$-COO^-$	268	560	Wasser
Benzaldehyd	$-CHO$	280	1400	Hexan
Acetophenon	$-COCH_3$	278	1100	Ethanol
Nitrobenzol	$-NO_2$	269	7800	Wasser
Benzolsulfonamid	$-SO_2NH_2$	265	740	Wasser

Intensitätszunahme. So besitzt **Naphthalin** Maxima bei $\lambda=220$ nm ($\varepsilon=110\,000$), $\lambda=275$ nm ($\varepsilon=5600$) und $\lambda=314$ nm ($\varepsilon=320$). Das längstwellige Absorptionsmaximum des **Anthracens** liegt bei $\lambda=374$ nm [vgl. Abb. 2.60, Kap. 11.7.1.2].

Über den Einfluss einiger **Auxochrome** auf die Absorption des Benzols informiert Tab. 2.11. Nahezu alle Substituenten verschieben die Absorption in den längerwelligen Bereich, weil sie das chromophore System erweitern [vgl. **MC-Fragen Nr. 946, 958–961, 1735**]. In den meisten Fällen geht dabei aber die Feinstrukturierung der Banden verloren.

[Üblicherweise bezeichnet man als *Auxochrome* nur Substituenten, die die Absorptionsbanden bathochrom verschieben; also nicht NH_3^+, das nur der Vollständigkeit halber hier mitaufgeführt wurde.]

Voraussagen zur Lage des Absorptionsmaximums di- und polysubstituierter Benzol-Derivate sind möglich, aber oft schwierig. In Tab. 2.12 sind die Absorptionsmaxima einiger disubstituierter Benzole aufgelistet.

Tab. 2.12: **Absorptionsmaxima ausgewählter disubstituierter Benzol-Derivate**

Substanz	R^1	R^2	λ_{max}	ε_{max}
Brenzcatechin	HO	HO	278	2 630
Hydrochinon	HO	HO	293	2 700
o-Nitroanilin	NH_2	NO_2	275	5 000
m-Nitroanilin	NH_2	NO_2	375	1 500
p-Nitroanilin	NH_2	NO_2	375	16 000
p-Dinitrobenzol	NO_2	NO_2	260	13 000

11.6.2.4 Chromophore, die aus π- und n-Elektronen aufgebaut sind

Chromophore aus π- und n-Elektronen liegen in *Carbonylverbindungen* (Aldehyde, Ketone, Chinone, Carbonsäuren und ihre Derivate), in *Substanzen mit doppeltgebundenem Stickstoff* (Azomethine, Oxime, Hydrazone, Semicarbazone, Azine, Azoverbindungen, Polymethine) sowie in *ungesättigten heterocyclischen Verbindungen* vor.

$$-\overset{|}{C}=\overline{\underline{O}} \quad ; \quad -\overset{|}{C}=\overset{|}{C}-\overset{|}{C}=\overline{\underline{O}} \quad ; \quad -\overset{|}{C}=\overline{N}- \quad ; \quad -\overline{N}=\overline{N}-$$

Sowohl die π-Elektronen als auch die nichtbindenden n-Elektronen können durch Lichtenergie in einen energiereicheren Zustand übergeführt werden, wobei zur Anregung der n $\longrightarrow$ π*-Übergänge meistens weniger Energie benötigt wird als zur Anregung der π $\longrightarrow$ π*-Übergänge. Daher zeigen diese Verbindungen oft *zwei Maxima*: Eines geringerer Intensität für den n $\longrightarrow$ π*-Übergang bei längeren Wellenlängen und ein zweites, stärkeres bei kürzeren Wellenlängen für den π $\longrightarrow$ π*-Übergang. Anzumerken ist, dass die Elektronenspektren von Carbonylverbindungen durch Verwendung von Lösungsmitteln unterschiedlicher Polarität signifikant beeinflusst werden (siehe Kap. 11.6.2.8).

Bei *gesättigten Carbonylverbindungen*, wie z. B. **Aceton** oder **Campher**, erfordert die Anregung des π $\longrightarrow$ π*-Übergangs so hohe Energiebeträge, dass das Absorptionsmaximum unterhalb von λ=200 nm liegt. Solche Verbindungen zeigen deshalb nur ein dem n $\longrightarrow$ π*-Übergang entsprechendes Maximum bei etwa 275–295 nm (ε~20) [vgl. **MC-Fragen Nr. 1030, 1306, 1626**].

Dagegen ist in *α.β-ungesättigten Carbonylverbindungen*, wie z. B. **Acrolein** [$H_2C=CH-CH=O$] die Elektronenanregung erleichtert; die Absorptionsmaxima sind bathochrom verschoben. Das des π $\longrightarrow$ π*-Übergangs liegt bei etwa 240 nm, das des n $\longrightarrow$ π*-Übergangs bei ca. 320 nm. Die ε-Werte für den n $\longrightarrow$ π*-Übergang betragen etwa ε = 10–300, für den π $\longrightarrow$ π*-Übergang liegen sie meistens über 4000 [vgl. **MC-Fragen Nr. 944, 945, 957**]. Zu den α.β-ungesättigten Ketonen zählt auch **Testosteronpropionat**, das als einzigen Chromophor im Ring A eine En-on-Struktur besitzt. Sein Absorptionsmaximum in ethanolischer Lösung liegt wie erwartet bei λ$_{max}$=241 nm [vgl. **MC-Frage Nr. 1029**].

Testosteronpropionat
λ$_{max}$ = 241 nm

Die Absorption solcher vinylogen Carbonylverbindungen lässt sich wieder durch ein Termschema anschaulich darstellen, wie es Abb. 2.50 ausschnittsweise für **Acrolein** zeigt.

Für das Verständnis der längstwelligen Absorptionen sind die höchsten besetzten und die niedrigsten antibindenden Molekülorbitale von Bedeutung. Im

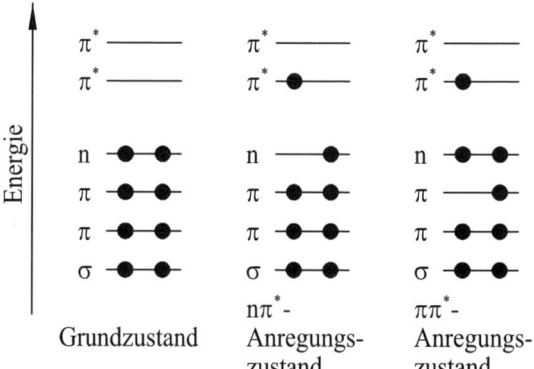

Abb. 2.50: **Elektronenanordnung des Acroleins im Grundzustand und in angeregten Zuständen (jeder Punkt symbolisiert ein Elektron)**

Grundzustand des Acroleins sind sowohl die π-Orbitale als auch das n-Orbital doppelt besetzt; im ersten angeregten Zustand sind das n- und das π^*-Orbital nur einfach besetzt (nπ*-Anregungszustand). Der zweite angeregte Zustand ist ein ππ*-Zustand. Die n $\longrightarrow$ π*-Anregung bedingt die Vorbande des Acroleins, die π $\longrightarrow$ π*-Anregung die intensivste Bande dieses α.β-ungesättigten Aldehyds.

11.6.2.5 Heterocyclische Verbindungen

Wird in einem Aromaten eine CH-Gruppierung z. B. durch ein N-Atom ersetzt, so ändert sich die Zahl und die Anordnung der π-Elektronen nicht prinzipiell und der aromatische Charakter des Moleküls bleibt erhalten; allerdings ist die Symmetrie des π-Elektronensystems gestört. Infolge der geringeren Symmetrie sind die Übergangsverbote teilweise gelockert, sodass die Intensität mancher Absorptionsbanden im Vergleich zum entsprechenden carbocyclischen Ringsystem deutlich erhöht ist. Darüber hinaus sind die freien Elektronenpaare am Heteroatom zu beachten, die zu einer n $\longrightarrow$ π*-Anregung im nahen UV-Bereich führen können. Im Allgemeinen findet man jedoch eine hohe Übereinstimmung mit den Elektronenspektren der Stammkohlenwasserstoffe.

So zeigt **Pyridin** wie Benzol eine starke Absorption bei λ=175 nm, eine weniger intensive bei λ=200 nm und schließlich eine schwache, aber strukturierte Absorptionsbande bei λ=256 nm. Analoges gilt für die Spektren des **Chinolins** und **Isochinolins**, die mit dem Spektrum des Naphthalins vergleichbar sind; das Spektrum des **Acridins** ähnelt dem des Anthracens.

Auch der Einfluss von Substituenten an Heteroaromaten ist vergleichbar mit den Substituenteneinflüssen an aromatischen Ringsystemen. Auxochrome verschieben hier wie dort die Absorptionsmaxima bathochrom. So besitzt **Chinin**, ein substituiertes Chinolin-Derivat, in 0,05 M-H_2SO_4 Maxima bei λ=250, 316 und 346 nm.

Schließlich ist **Ethacridinlactat** eine *gelbgefärbte* Verbindung und absorbiert Licht aus dem sichtbaren Spektralbereich (λ=410 nm in 0,05 M-H_2SO_4) [vgl. **MC-Frage Nr. 966**].

$$H_5C_2O \qquad NH_2 \qquad CH_3CHCOO^-$$
$$OH$$
$$N^+ \qquad NH_2$$
$$H$$

Ethacridinlactat
$\lambda_{max} = 410$ nm

11.6.2.6 Substanzen mit mehreren Chromophoren

Viele Moleküle enthalten oft zwei oder mehrere voneinander unabhängige Chromophore. Das Elektronenspektrum solcher Substanzen ergibt sich dann aus der *Addition* der Einzelchromophore, wobei zwischen folgenden Grenzfällen zu unterscheiden ist:

- Beide Chromophore absorbieren bei der gleichen Wellenlänge. Es resultiert daraus ein Absorptionsspektrum mit nur *einem* Maximum, aber erhöhtem ε-Wert. Beispielsweise absorbiert **Pentadien-1.4** [$H_2C=CH-CH_2-CH=CH_2$] bei der gleichen Wellenlänge wie **Ethen** [$H_2C=CH_2$], jedoch ist die Absorption gleichkonzentrierter Lösungen etwa doppelt so hoch.
- Absorbieren beide Chromophore bei verschiedenen Wellenlängen, so treten im Elektronenspektrum der Substanz jeweils gesonderte Maxima bei diesen Wellenlängen auf. Die längstwellige Absorptionsbande wird durch das ausgedehntere chromophore System verursacht.

11.6.2.7 Äußere Einflüsse auf das Elektronenspektrum

Ein UV-VIS-Spektrum ist charakteristisch für das *gesamte Elektronensystem* des Moleküls. Deshalb werden die Elektronenspektren von allen äußeren Faktoren beeinflusst, die in irgendeiner Weise das Elektronensystem tangieren.

Von besonderer Bedeutung sind die Einflüsse des verwendeten **Lösungsmittels**, wobei zunächst einige prinzipielle Anmerkungen zur Aufnahme von *Absorptionsspektren in Lösung* zu machen sind.

Wie aus Abb. 2.51 ersichtlich ist, zeigt das **Spektrum des Benzols** in der Gasphase eine ausgeprägte Schwingungs- und Rotationsfeinstruktur. In *Lösung* ist dagegen ein Molekül von Lösungsmittelteilchen umhüllt (solvatisiert). Damit kann das Molekül nicht mehr frei rotieren, die Rotationsübergänge entfallen. Bei geringer Wechselwirkung des Moleküls mit den Lösungsmittelmolekülen können jedoch Schwingungsübergänge noch beobachtet werden. Sie sind allerdings behindert und anstelle scharfer Linien treten im Spektrum Banden auf (Abb. 2.52). Überwiegen die Wechselwirkungen mit dem Solvens, so werden die Einzelbanden so stark verbreitert, dass schließlich nur eine breite Absorptionsbande auftritt. Die Bandenverbreiterung nimmt dabei mit der *Polarität des Lösungsmittels* zu, und die Elektronen in n-Orbitalen sind hiervon stärker betroffen als solche in π-Orbitalen.

11.6.2.8 Lösungsmitteleffekte (Solvatochromie)

Intensität, Lage und Form der Absorptionsbanden werden durch die Interaktionen des gelösten Stoffes mit dem Lösungsmittel beeinflusst. Im engeren Sinne be-

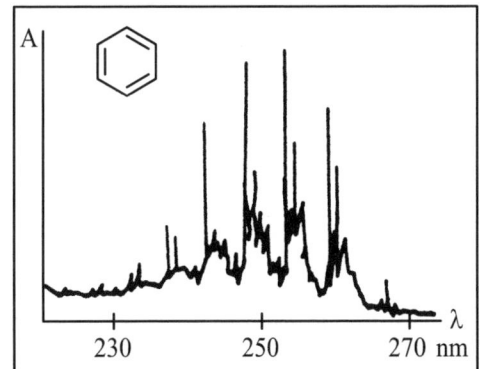

Abb. 2.51: Elektronenspektrum des Benzols in der Gasphase

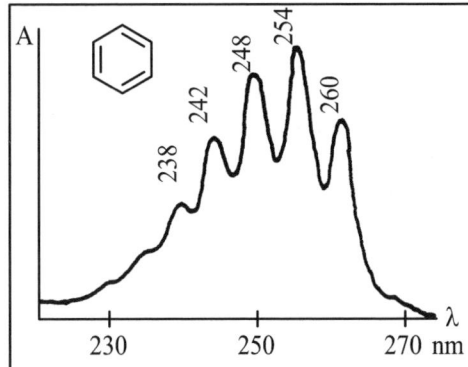

Abb. 2.52: Elektronenspektrum des Benzols in ethanolischer Lösung

zeichnet man dabei als *Solvatochromie* die Verschiebung der Absorptionsmaxima durch Solvenseinflüsse.

Allerdings gibt es keine allgemein gültigen Gesetzmäßigkeiten, mit deren Hilfe man alle Einflüsse eines Lösungsmittels auf die Absorption des gelösten Stoffes voraussagen kann. Von besonderer Bedeutung ist jedoch die **Polarität** des verwendeten Solvens, deren Einfluss auf die $\pi \longrightarrow \pi^*$- und $n \longrightarrow \pi^*$-Elektronenübergänge detaillierter beschrieben werden soll.

a) $\pi \longrightarrow \pi^*$**-Übergänge:** Nach dem Franck-Condon-Prinzip bewegen sich die Atome während des Elektronenübergangs praktisch nicht. Dagegen können sich die Elektronen, die durch Lösungsmittelmoleküle eingeschlossen, neu verteilen.

Bei den meisten Elektronenübergängen ist nun der angeregte Zustand polarer als der Grundzustand; die Dipol-Dipol-Wechselwirkungen mit den Solvensmolekülen erniedrigen deshalb die Energie des angeregten Zustandes mehr als die des Grundzustandes. Deshalb beobachtet man gewöhnlich die Absorptionsmaxima im polaren Ethanol bei etwas *längerer* Wellenlänge als im unpolaren Hexan.

b) $n \longrightarrow \pi^*$**-Übergänge:** Der schwache $n \longrightarrow \pi^*$-Übergang freier Elektronenpaare zeigt einen Lösungsmitteleffekt in die entgegengesetzte Richtung zu *kürze-*

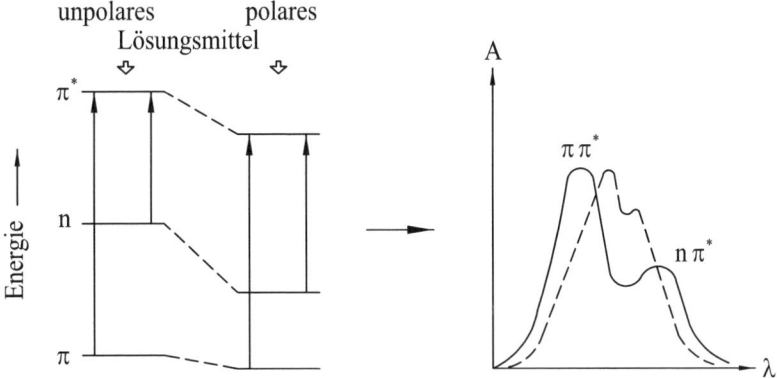

Abb. 2.53: Solvatochrome Effekte auf die Absorption eines Carbonyl-Chromophors

ren Wellenlängen. Dieser Effekt entsteht jetzt dadurch, dass das Lösungsmittel z. B. zu einer angeregten Carbonylgruppe weniger starke Wasserstoffbrücken ausbilden kann als zu einer C=O-Gruppe im Grundzustand.

Die Einflüsse der Polarität des verwendeten Lösungsmittels auf die Absorption eines Carbonyl-Chromophors sind in der folgenden Abb. 2.53 nochmals zusammengefasst. Die durchgezogene Kurve entspricht dem Absorptionsspektrum in einem unpolaren, die gestrichelte Linie dem Elektronenspektrum in einem polaren Lösungsmittel.

> Beim Wechsel von einem unpolaren zu einem polaren Lösungsmittel wird der $\pi \longrightarrow \pi^*$-Übergang bathochrom und der $n \longrightarrow \pi^*$-Übergang hypsochrom verschoben.

11.6.2.9 Halochromie

Hierunter versteht man die Verschiebung des Absorptionsmaximums durch **Salzbildung**. Die Salzbildung hat aber nur dann einen signifikanten Einfluss auf die Lichtabsorption, wenn dadurch das chromophore System in größerem Ausmaß verändert wird.

So bleibt z. B. bei der Salzbildung einer *Sulfonsäuregruppierung* eines organischen Farbstoffes das Spektrum nahezu unverändert, weil diese funktionelle Gruppe am chromophoren System nur wenig beteiligt ist. Ebenso absorbieren **Pyridin** und das durch Anlagerung eines Protons an das freie Elektronenpaar des Stickstoffs entstehende *Pyridinium-Kation* nahezu an der gleichen Stelle, weil auch hier das für die langwellige Absorption verantwortliche π-Elektronensystem durch die Salzbildung kaum beeinflusst wird.

Selbst wenn eine solche Beeinflussung vorliegt, muss sie keinen bathochromen Effekt zur Folge haben. Beispielsweise bewirkt der Übergang vom **Anilin** zum *Anilinium-Ion* eine hypsochrome Verschiebung des Absorptionsmaximums von $\lambda=280$ nm nach $\lambda=254$ nm bei gleichzeitiger Intensitätsabnahme auf etwa ein Zehntel.

280 nm   254 nm
Anilin

Demgegenüber ist die Protonierung eines *Benzoats* zur **Benzoesäure** mit einer bathochromen Verschiebung der UV-Absorption verbunden [vgl. **MC-Frage Nr. 965**]. Ein bathochromer Effekt wird auch beobachtet, wenn man **Phenol** im Alkalischen in das entsprechende *Phenolat* umwandelt [vgl. **MC-Fragen Nr. 962, 963, 1636**].

270 nm   287 nm
Phenol

Ausschlaggebend für diese Verschiebungen sind also weniger die Art der Salzbildung, sondern vielmehr die damit verbundenen Veränderungen am chromophoren System.

Als weiteres Beispiel sei **Nitrazepam** genannt. Die Substanz zeigt in 0,05 M-methanolischer H_2SO_4 ein Absorptionsmaximum bei 280 nm, das in alkalischer Lösung deutlich bathochrom ($\lambda = 370$ nm) verschoben wird. Verantwortlich dafür ist die Ausbildung eines mesomeriestabilisierten, energetisch begünstigten Anions [vgl. **MC-Frage Nr. 964**].

Nitrazepam

11.6.2.10 Wahl des Lösungsmittels

Bei der Auswahl eines geeigneten Lösungsmittels für die Absorptionsmessung ist man zunächst an solche Solventien gebunden, die den zu untersuchenden Stoff lösen und keine Reaktion mit ihm eingehen. Darüber hinaus ist die *Durchlässigkeit* des Lösungsmittels im betreffenden Wellenlängenbereich zu beachten. Die nachfolgende Tab. 2.13 informiert für einige gebräuchliche Lösungsmittel über die Grenzwellenlängen, bis zu denen in 1 cm-Küvetten gemessen werden kann [vgl. **MC-Fragen Nr. 969–972, 1415, 1653, 1791**].

Im UV-Bereich sind vor allem Wasser, niedere Alkohole oder gesättigte Kohlenwasserstoffe als Lösungsmittel für Absorptionsmessungen geeignet, während Benzol und seine Derivate, chlorierte Methane, Schwefelkohlenstoff oder Aceton nicht bzw. nur in dem an den sichtbaren Spektralbereich sich unmittelbar anschließenden UV-Bereich als Solventien zu verwenden sind.

Tab. 2.13: Durchlässigkeitsgrenzen (untere Wellenlängengrenze) gebräuchlicher Lösungsmittel(Schichtdicke: 1 cm)

Lösungsmittel	Grenzwellenlänge	Lösungsmittel	Grenzwellenlänge
Wasser	200	Acetonitril	220
Salzsäure	210	Dichlormethan	240
Schwefelsäure	210	Chloroform	250
Cyclohexan	210	Ethylacetat	260
Ethanol	210	Essigsäure	270
Isopropanol	210	Tetrachlorkohlenstoff	270
Methanol	210	Benzol	280
n-Hexan	215	Toluol	290
Petroläther	215	Pyridin	305
Diethylether	215	Aceton	330
NaOH-Lösung	220	Schwefelkohlenstoff	380

Sofern das in der jeweiligen Monographie des Arzneibuches vorgeschriebene Lösungsmittel p.a. Qualität besitzt, bedarf es im Allgemeinen keiner besonderen Reinigung. Die Messgenauigkeit wird jedoch durch eine stärkere *Eigenabsorption* beeinträchtigt, sodass das Arzneibuch die Eigenabsorption auf A < 0,2 begrenzt und nur in Ausnahmefällen eine Eigenabsorption bis A = 0,4 zulässt.

Bei der Aufnahme der Elektronenspektren von schwachen Säuren und Basen ist auch auf die *neutrale Reaktion* des Lösungsmittels zu achten bzw. ein *definierter pH-Wert* (Verwendung von Pufferlösungen) in der zu vermessenden Lösung einzustellen.

11.6.2.11 Lichtabsorption und Farbe

Ein Gemisch aller Wellenlängen des sichtbaren Spektralbereiches („*Tageslicht*") von 400–800 nm vermittelt dem menschlichen Auge den Farbeindruck „*weiß*" (farblos).

Wird nun eine farbige Substanz mit weißem Licht bestrahlt, so vermag sie daraus *nur* die zur Anregung ihres Elektronensystems gerade erforderliche Wellenlänge bzw. einen sehr schmalen Wellenlängenbereich zu absorbieren. Das Restlicht wird reflektiert oder wieder ausgestrahlt. Dieser „Rest" an sichtbarem Licht erscheint uns aber nicht mehr „farblos", sondern ruft im menschlichen Auge den Farbeindruck der **Komplementärfarbe** der absorbierten Wellenlänge hervor (vgl. Tab. 2.7, Kap. 11.1.1.4). Beispielsweise ist eine Verbindung, die gelbgrünes Licht im Bereich von 560–580 nm absorbiert, violett gefärbt.

Die Farbigkeit einer Substanz setzt die Absorption elektromagnetischer Wellen im VIS-Bereich zwischen 400–800 nm voraus. Dabei entspricht die Farbe einer Verbindung der Komplementärfarbe des absorbierten Wellenlängenbereiches.

Sind im VIS-Bereich mehrere Absorptionsbanden vorhanden, so hängt die Farbe einer Verbindung auch von den relativen Intensitäten der einzelnen Absorptionsbanden ab und ist nur schwer aus dem Absorptionsspektrum abzuleiten.

Substanzen, die keine Strahlung des sichtbaren Spektralbereiches absorbieren, sind *farblos*, selbst wenn sie ein Absorptionsmaximum im UV-Bereich besitzen.

11.6.3 Gesetz der Lichtabsorption

11.6.3.1 Absorptionsvermögen und Transmission

Durchstrahlt man die Lösung einer Substanz mit monochromatischem Licht einer bestimmten Intensität (I_o), so wird eine Minderung der Lichtintensität auf den Wert (I) beobachtet, sofern die Lösung das Licht zu absorbieren vermag (siehe Abb. 2.46, Kap. 11.6.1.3). Das Ausmaß der Intensitätsminderung hängt von der Anzahl der absorptionsfähigen Teilchen [Konzentration (c) der Lösung] im Lichtstrahl ab und kann durch folgende Formel beschrieben werden [vgl. **MC-Frage Nr. 976**],

$$I = I_o \cdot e^{-\alpha c}$$

worin α eine Konstante darstellt.

Das dimensionslose Verhältnis der Intensität (I) des durchgelassenen Lichtes zur Intensität (I_o) des eingestrahlten Lichtes wird als **Transmission** (T) bezeichnet [*identisch* mit der *Durchlässigkeit* (D)]. Multipliziert man den T-Wert mit 100, so erhält man die **prozentuale Durchlässigkeit** (prozentuale Transmission).

$$T = \frac{I}{I_o} \quad \bigg| \quad T[\%] = 100 \cdot T = 100 \cdot \frac{I}{I_o}$$

T   = Transmission
T[%] = prozentuale Durchlässigkeit
I_o = Intensität des eingestrahlten monochromatischen Lichtes
I   = Intensität des austretenden monochromatischen Lichtes

Wenn die Probe kein Licht absorbiert ($I=I_o$), ist T=100%; wird hingegen das gesamte eingestrahlte Licht absorbiert (I=0), so beträgt die Durchlässigkeit 0%.

Unter **Absorption** (A) [früher *Extinktion* (E)] wird nach Arzneibuch der dekadische Logarithmus des *Kehrwertes der Transmission* verstanden [vgl. **MC-Fragen Nr. 974, 975, 979**].

$$A = \log \frac{1}{T} = -\log T = \log \frac{100}{T[\%]} = \log \frac{I_o}{I} = \log I_o - \log I$$

Das Arzneibuch definiert als Absorption den dekadischen Logarithmus des Verhältnisses der Intensität von eingestrahltem zu austretendem Licht.

Die Absorption beträgt Null, wenn die Probe kein Licht absorbiert ($I=I_o$) und nimmt den Wert Unendlich an, wenn das eingestrahlte Licht vollständig absorbiert wird (I=0).

Das Absorptionsvermögen einer Lösung ist unabhängig von der Stärke der verwendeten Lichtquelle, hängt naturgemäß aber von der *Wellenlänge* des eingestrahlten Lichtes ab. Deshalb werden Absorption und Emission stets mit *monochromatischem* Licht gemessen. Wie andere physikalische Eigenschaften ist auch die Lichtabsorption in gewissem Umfange *temperaturabhängig*. Falls nichts anderes vorgeschrieben ist, wird die Absorption bei 20 ± 1 °C gemessen.

Berechnungen [in Klammer Nr. der MC-Frage]

[990] **Gegeben**: $I = I_0/10$

   Gesucht: Absorption A?

   Berechnung: $A = \log \dfrac{I_0}{I} = \log \dfrac{I_0}{I_0/10} = \log 10 = \mathbf{1{,}00}$

[991] **Gegeben**: $T[\%] = 10\%$

   Gesucht: Absorption A?

   Berechnung: $A = \log \dfrac{100}{T[\%]} = \log \dfrac{100}{10} = \log 10 = \mathbf{1{,}00}$

[993] **Gegeben**: $I_0(100\%) \xrightarrow{\text{Küvette}} I' = 20\% \xrightarrow{\text{Küvette}} I''=x\%$

   Berechnung: Eine mit einer Farbstofflösung gefüllte Küvette lässt 20% der auffallenden Lichtintensität hindurch. Leitet man danach das austretende Restlicht nochmals durch eine *identische*, mit der gleichen Farbstofflösung gefüllten Küvette, so wird von dieser Intensität wiederum nur 1/5 hindurchgelassen. Das zum Detektor gelangende Licht besitzt dann nur noch **4%** der Ausgangsintensität I_0.

[1655] **Gegeben**: $I = (1/100)\, I_0$

   Gesucht: Absorption A?

   Berechnung: $A = \log I_0/I = \log 100\, I_0/I_0 = \log 100 = \mathbf{2}$

11.6.3.2 Lambert-Beersches Gesetz

Das *Lambert-Beer-Gesetz* ist für die quantitative Absorptionsspektroskopie von grundlegender Bedeutung. Es besagt [vgl. **MC-Fragen Nr. 973, 974, 977–979**]:

In Abwesenheit anderer physikalisch-chemischer Faktoren ist die Absorption (A) einer Lösung der durchlaufenen Schichtdicke (b) und der molaren Konzentration (c) des gelösten Stoffes direkt proportional.

$\mathbf{A = \varepsilon \cdot c \cdot b}$

A = Absorption [früher: Extinktion]
ε = molarer Absorptionskoeffizient [$l \cdot mol^{-1} \cdot cm^{-1}$]
c = molare Konzentration [$mol \cdot l^{-1}$]
b = Schichtdicke [cm]

Das Lambert-Beersche Gesetz ist ein Grenzgesetz für verdünnte Lösungen und nur gültig bei strenger Monochromasie des zur Messung verwendeten Lichtes.

Der Proportionalitätsfaktor ε wird als **molarer Absorptionskoeffizient** [früher: Extinktionskoeffizient] bezeichnet, wenn die Konzentration in [mol · l⁻¹] und die Schichtdicke in [cm] ausgedrückt werden. *Der molare Absorptionskoeffizient entspricht der Absorption, die man in einer 1 M-Lösung bei einer Schichtdicke von 1cm messen würde.* Der molare Absorptionskoeffizient ist abhängig von [vgl. **MC-Fragen Nr. 982–984, 1735**]:

* der *Struktur* der absorbierenden Substanz (vgl. Kap. 11.6.2),
* der *Wellenlänge* des eingestrahlten Lichtes.

Die für die Absorptionsmaxima (λ_{max}) ermittelten ε_{max}-Werte sind charakteristische Stoffkonstanten; je nach Konstitution der Substanz liegen die ε-Werte zwischen $2 \cdot 10^1$ und etwa $2 \cdot 10^6$.

Der Faktor ε wird als **spezifischer Absorptionskoeffizient** bezeichnet, wenn die Konzentration in [g · l⁻¹] und die Schichtdicke in [cm] ausgedrückt werden.

Die *graphische Darstellung* des Lambert-Beerschen Gesetzes, wobei auf der Ordinate die Absorption (A) und auf der Abszisse die Konzentration (c) bei b=const. oder die Schichtdicke (b) bei c=const. aufgetragen werden, ergibt jeweils eine *Gerade* [vgl. **MC-Frage Nr. 1748**].

11.6.3.3 Spezifische Absorption

Die **spezifische Absorption** ($A_{1\,cm}^{1\%}$) einer gelösten Substanz ist die Absorption einer 1%igen Lösung (m/V) (10 g · l⁻¹), die bei einer Schichtdicke von 1 cm und gegebener Wellenlänge gemessen wird [vgl. **MC-Fragen Nr. 985, 986, 1656, 1736**]:

$$A_{1cm}^{1\%} = \frac{10 \cdot \varepsilon}{M_r}$$

$A_{1cm}^{1\%}$ = spezifische Absorption
ε = molarer Absorptionskoeffizient
M_r = relative Molekülmasse

Ist die spezifische Absorption bekannt, so lässt sich daraus direkt die prozentuale Konzentration einer Lösung bestimmen.

$$A = A_{1cm}^{1\%} \cdot c \cdot b \quad \text{(c ausgedrückt in \%)}$$

In der pharmazeutischen Analytik dient die Messung der (spezifischen) Absorption sowohl zu *Identitäts-* und *Reinheitsprüfungen* als auch zu *Gehaltsbestimmungen* [vgl. Kap. 11.6.5.1 und **MC-Frage Nr. 974**].

11.6.3.4 Gültigkeit des Lambert-Beerschen Gesetzes

Quantitative Bestimmungen durch Messung der Lichtabsorption sind nur bei Substanzen möglich, deren Lösungen dem Lambert-Beer-Gesetz gehorchen.

Es lässt sich zeigen, dass der durch die begrenzte Empfindlichkeit einer Photozelle bedingte Messfehler bei einer Absorption von 0,43 ein Minimum durchläuft. Konzentration und Schichtdicke einer Probenlösung sollten daher so gewählt werden, dass die bei 20 ± 1 °C mit monochromatischem Licht gemessene Absorption möglichst im Bereich von **A = 0,3–0,6** liegt. Bei modernen Zweistrahlphotometern kann in der Regel bis zu einer Absorption von **A = 1,5** gemessen werden [vgl. **MC-Frage Nr. 1024**].

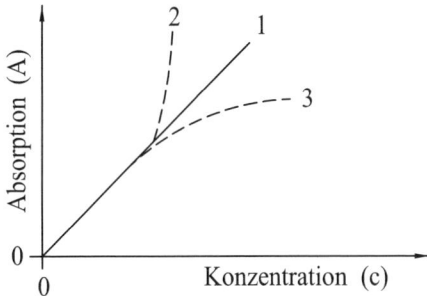

Abb. 2.54:   Graphische Darstellung des Lambert-Beer-Gesetzes
1. bei strenger Gültigkeit
2. bei positiven Abweichungen
3. bei negativen Abweichungen

Trägt man in einem Diagramm die jeweils gemessene Absorption (A) gegen die Konzentration (c) auf, so ergibt sich bei Gültigkeit des Lambert-Beerschen Gesetzes eine **Gerade** (1), die durch den Nullpunkt geht. In Abb. 2.54 ist dieser Sachverhalt nochmals wiedergegeben.

Abweichungen vom Lambert-Beer-Gesetz, dessen Erfüllung Grundlage der quantitativen Auswertung ist, werden als *positiv* (2) oder *negativ* (3) bezeichnet, je nachdem, ob die beobachtete Kurve ober- oder unterhalb der Geraden (1) verläuft.

Solche Abweichungen können chemisch bedingt sein, wenn z. B. bei erhöhten Konzentrationen die Wechselwirkungen der Moleküle untereinander oder die Interaktionen mit Lösungsmittelmolekülen nicht mehr zu vernachlässigen sind. Die Abweichungen vom Lambert-Beerschen Gesetz infolge Assoziation der absorbierenden Moleküle sind meistens negativ [vgl. **MC-Frage Nr. 980**].

Darüber hinaus existieren Abweichungen, die auf apparative Einflüsse zurückzuführen sind. Eine negative Abweichung wird z. B. beobachtet, wenn die Messung mit polychromatischem Licht erfolgt.

11.6.3.5 Absorption von Gemischen (Mehrkomponentenanalyse)

Die photometrische Bestimmung mehrerer gelöster Stoffe ist dann besonders leicht durchzuführen, wenn die Absorptionsmaxima der einzelnen Komponenten genügend weit auseinanderliegen, sodass keine gegenseitige Beeinflussung auftritt. Die Bestimmung beruht in diesem Falle quasi auf zwei Einzelmessungen bei unterschiedlichen, den jeweiligen Absorptionsmaxima entsprechenden Wellenlängen.

In den meisten Fällen überlagern sich jedoch die Absorptionskurven, wie dies in Abb. 2.55 graphisch dargestellt ist. Aufgrund der *Additivität der Absorption* misst man die Summe der Kurven der Einzelkomponenten.

Beispielsweise beträgt die Gesamtabsorption (A_{12}) einer Lösung zweier Arzneistoffe, die bei der gleichen Wellenlänge absorbieren,

$$A_{12} = A_1 + A_2$$

worin A_1 und A_2 die jeweiligen Einzelabsorptionen der beiden Komponenten bei dieser Wellenlänge bedeuten [vgl. **MC-Frage Nr. 988**].

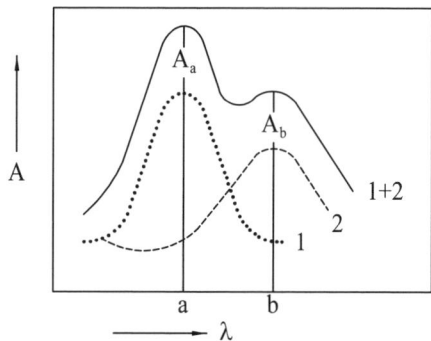

Abb. 2.55: **Photometrische Bestimmung eines Zweikomponentengemischs**

Die simultane Bestimmung zweier Arzneistoffe, deren Absorptionen sich partiell überlagern, erfordert folgendes Vorgehen. Für ein Gemisch zweier Stoffe (1) und (2) mit den Konzentrationen c_1 bzw. c_2 und den Absorptionskoeffizienten ε_{1a}, ε_{2a} bei der Wellenlänge „a" und ε_{1b}, ε_{2b} bei der Wellenlänge „b" gilt unter Einbeziehung der Schichtdicke b:

$$A_{1a} = \varepsilon_{1a} \cdot c_1 \cdot b \text{ und } A_{2a} = \varepsilon_{2a} \cdot c_2 \cdot b$$
$$A_{1b} = \varepsilon_{1b} \cdot c_1 \cdot b \text{ und } A_{2b} = \varepsilon_{2b} \cdot c_2 \cdot b$$

Aufgrund der Additivität der Absorption ergibt sich:

$$A_a = A_{1a} + A_{2a} = (\varepsilon_{1a} \cdot c_1 + \varepsilon_{2a} \cdot c_2) \cdot b$$
$$A_b = A_{1b} + A_{2b} = (\varepsilon_{1b} \cdot c_1 + \varepsilon_{2b} \cdot c_2) \cdot b$$

Daraus können bei Kenntnis der Absorptionskoeffizienten ε die Konzentrationen c_1 und c_2 durch rechnerische Analyse aus den gemessenen Absorptionen A_a und A_b ermittelt werden. Ein Gemisch von *drei* Arzneistoffen kann, sofern alle dazugehörigen Absorptionskoeffizienten bekannt sind, analysiert werden, indem man Einzelmessungen bei *drei* unterschiedlichen Wellenlängen durchführt [vgl. **MC-Fragen Nr. 987, 989**].

An dieser Stelle sind auch noch einige Ausführungen zu *miteinander im Gleichgewicht* stehender und somit ineinander überführbarer *Chromophore* zu machen. Tritt eine Substanz in verschiedenen Formen auf, die miteinander im Gleichgewicht stehen (z. B. Keto-Enol-Tautomere), so erhält man für die unterschiedlichen Gleichgewichtslagen auch unterschiedliche Absorptionskurven für das Gesamtgemisch. Die Kurven setzen sich aber *additiv* aus den Absorptionsspektren der jeweiligen Komponenten zusammen.

Bei den Wellenlängen jedoch, bei denen die im Gleichgewicht befindlichen unterschiedlichen Substanzformen den *gleichen Absorptionskoeffizienten* besitzen, ist die Gesamtabsorption des betreffenden Gemischs immer gleich. Dies hat zur Folge, dass sich die Absorptionskurve der unterschiedlichen Gleichgewichtsmischungen unabhängig von der Gleichgewichtslage in einem Punkt, dem sog. **isosbestischen Punkt**, schneiden. Ein isosbestischer Punkt ist somit auch ein Punkt gleichbleibender Absorption. Es können in einem Gleichgewichtsgemisch auch mehrere isosbestische Punkte auftreten, wie dies Abb. 2.56 für das Chromat/Di-

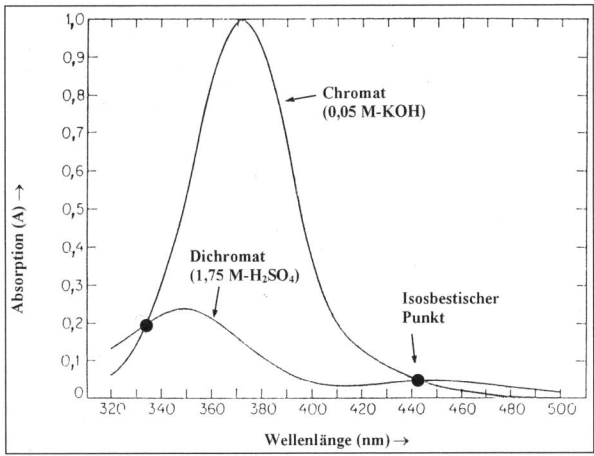

Abb. 2.56: **Absorptionsspektren wässriger Chromat/Dichromat-Lösungen**

chromat-Gleichgewicht zeigt. Die Interpretation von Spektren mit isosbestischen Punkten erlaubt die Bestimmung von Gleichgewichtskonstanten wie z. B. pK_s-Werten [vgl. **MC-Frage Nr. 1343**]

Berechnungen [in Klammer Nr. der MC-Frage]

[979] Die Absorption einer Lösung wächst proportional zu ihrer Konzentration,

[992] während die Transmission proportional zur Konzentration abnimmt.
Besitzt eine Lösung beispielsweise eine Transmission von 25%, so beträgt die Transmission etwa **50%**, wenn die Lösung auf die Hälfte der ursprünglichen Konzentration verdünnt wird.

[981] Aufgrund der direkten Proportionalität von Absorption und Schichtdicke verdoppelt sich die Absorption einer Probenlösung, wenn die Schichtdicke *verdoppelt* wird.

$$A = \varepsilon \cdot c \cdot b \longrightarrow \mathbf{2}\, A = \varepsilon \cdot c \cdot \mathbf{2}\, b$$

[994] **Gegeben**: Testlösung mit der Konzentration $c_s = 1\ \text{mol} \cdot \text{l}^{-1}$, die eine prozentuale Durchlässigkeit von $T_s[\%] = 50\%$ besitzt.

Gesucht: Konzentration (c_x) einer Lösung der gleichen Substanz, die 75% (=3/4) des eingestrahlten Lichtes absorbiert? Letzteres entspricht einer prozentualen Durchlässigkeit $T_x[\%] = 25\%$.

Berechnung: $A_s = \log(100/T_s[\%]) = \log(100/50) = \log 2$

$A_x = \log(100/T_x[\%]) = \log(100/25) = \log 4$

Bei fester Zellenlänge und gleicher Substanz sind die Schichtdicke und der Absorptionskoeffizient in beiden Fällen identisch. Daraus folgt:

$\varepsilon \cdot b = A_s/c_s$ bzw. $\varepsilon \cdot b = A_x/c_x$

$A_s/c_s = A_x/c_x$ bzw. $c_x = (A_x/A_s) \cdot c_s$

$c_x = (\log 4/\log 2) \cdot 1 = (0{,}6/0{,}3) \cdot 1 = \mathbf{2\ mol \cdot l^{-1}}$

[995] Gegeben: $c_s = 1 \text{ mol} \cdot l^{-1}$; $T_s[\%] = 50\%$

[996] Gesucht: Konzentration (c_x) einer Lösung der gleichen Substanz, die

[997] 87,5% (=7/8) des eingestrahlten Lichtes absorbiert? Dies entspricht einer prozentualen Durchlässigkeit $T_x[\%] =$ 12,5% (=**1/8**).

Berechnung: Gemäß der Lösung von Aufgabe [994] ist:

$A_s = \log(100/T_s[\%]) = \log(100/50) = \log 2$

$A_x = \log(100/T_x[\%]) = \log(100/12,5) = \log 8$

$c_x = (A_x/A_s) \cdot c_s = (\log 8/\log 2) \cdot 1$

$= (0,9/0,3) \cdot 1 = \textbf{3 mol} \cdot \textbf{l}^{-1}$

Ein analoges Ergebnis wird auch erhalten, wenn man bei der Messung der Absorption der Prüflösung die Schichtdicke von 1 cm auf **3 cm** erhöht.

[998] Gegeben: Lösung L_1: $I = I_0/2$ bei $b_1 = 1$ cm und $c_1 = 1 \text{ mol} \cdot l^{-1}$

Lösung L_2: $I = I_0/2$ bei $b_2 = 4$ cm

Gesucht: Konzentration (c_2) der Lösung L_2?

Berechnung: Aufgrund der gleichen Intensitätsminderung beider Lösungen *desselben* Stoffes gilt:

$\varepsilon \cdot c_2 \cdot b_2 = \varepsilon \cdot c_1 \cdot b_1$

$c_2 = (c_1 \cdot b_1)/b_2 = (1 \cdot 1)/4 = \textbf{0,25 mol} \cdot \textbf{l}^{-1}$

[999] Gegeben: $A = 0,5$; $\varepsilon = 1000$; $b = 0,5$ cm

Gesucht: Konzentration c der Lösung?

Berechnung: Durch Umformung des Lambert-Beer-Gesetzes erhält man:

$c = A/(\varepsilon \cdot b) = 0,5/(1000 \cdot 0,5) = \textbf{10}^{-3} \textbf{ mol} \cdot \textbf{l}^{-1}$

[1000] Gegeben: $A = 0,2$; $\varepsilon = 1000$; $b = 1$ cm; $M_r = 250$

Gesucht: Konzentration c^* (in $\text{mg} \cdot l^{-1}$)?

Berechnung: Durch Anwendung des Lambert-Beer-Gesetzes ergibt sich:

$c = A/(\varepsilon \cdot b) = 0,2/(1000 \cdot 1) = 0,0002 \text{ mol} \cdot l^{-1}$

$c^* = c \cdot M_r = 0,0002 \cdot 250 = 0,05 \text{ g} \cdot l^{-1} = \textbf{50 mg} \cdot \textbf{l}^{-1}$

[1001] Gegeben: $c^* = 1 \text{ g} \cdot l^{-1}$; $A = 1,0$; $\varepsilon = 1000$; $b = 1$ cm

Gesucht: rel. Molekülmasse (M_r)?

Berechnung: Aus den gegebenen Daten erhält man für die molare Konzentration c:

$c = A/(\varepsilon \cdot b) = 1/(1000 \cdot 1) = 10^{-3} \text{ mol} \cdot l^{-1}$

Daraus folgt:

$10^{-3} \text{ mol} \cdot l^{-1}$ entsprechen 1 g Substanz

$1 \text{ mol} \cdot l^{-1}$ entsprechen x g Substanz

$x = 1/10^{-3} = 10^3 = 1000$

Somit besitzt die Substanz eine relative Molekülmasse von **$M_r = 1000$**.

[1002] Sind der molare Absorptionskoeffizient und die spezifische Absorption einer Substanz bekannt, so lässt sich die relative Molmasse (M_r) berechnen nach:

$$M_r = (10 \cdot \varepsilon)/A_{1\,cm}^{1\%}$$

Beispielsweise besitzt *Progesteron* einen molaren Absorptionskoeffizienten von $\varepsilon = 16\,800$ bei einer spezifischen Absorption von $A_{1\,cm}^{1\%} = 535$; Progesteron hat dann eine relative Molekülmasse von:
$M_r = (10 \cdot 16\,800)/535 = \mathbf{314{,}02}$

[1003] Gegeben: $A = 0{,}8$; $\varepsilon = 4\,000$; $M_r = 200$
$c^* = 0{,}001$ g/100 ml $\equiv 0{,}01$ g $\cdot$ l^{-1}

Gesucht: Schichtdicke (b) der Küvette?

Berechnung: Die molare Konzentration (c) ergibt sich zu:
$c = c^*/M_r = 0{,}01/200 = 0{,}00005$ mol $\cdot$ l^{-1}

Daraus folgt durch Anwendung des Lambert-Beer-Gesetzes:
$b = A/(\varepsilon \cdot c) = 0{,}8/(4000 \cdot 0{,}00005) = \mathbf{4\ cm}$

[1004] Gegeben: Stoff (1) : $A_{1\,cm}^{1\%} = 400$
Stoff (2) : $A_{1\,cm}^{1\%} = 250$

Gesucht: Spezifische Absorption ($A_{1\,cm}^{1\%}$) des Gemischs aus 1 Gewichtsteil des Stoffes (1) und 2 Gewichtsteilen des Stoffes (2)?

Berechnung: Aufgrund der Additivität der Absorption ergibt sich:
$$A_{1\,cm}^{1\%} = \frac{1}{3} \cdot 400 + \frac{2}{3} \cdot 250 = \frac{900}{3} = \mathbf{300}$$

[1005] Gegeben: $A_{1\,cm}^{1\%} = 100$; $b = 0{,}5$ cm
$c^* = 10$ mg/100 ml $= 100$ mg/l $= 0{,}1$ g $\cdot$ l^{-1}

Gesucht: Absorption (A) der Lösung?

Berechnung: Die molare Konzentration der Prüflösung berechnet sich zu:
$c = c^*/M_r$
Aus der spezifischen Absorption kann der molare Absorptionskoeffizient ermittelt werden:
$\varepsilon = (A_{1\,cm}^{1\%} \cdot M_r)/10$
Bezieht man beide Gleichungen in das Lambert-Beer-Gesetz ein, so resultiert daraus eine Absorption von:
$A = (A_{1\,cm}^{1\%} \cdot c \cdot b)/10 = (100 \cdot 0{,}1 \cdot 0{,}5)/10 = \mathbf{0{,}5}$

[1006] Gegeben: $c = 20$ mg/100 ml $= 0{,}02\%$; $b = 0{,}5$ cm ; $A = 0{,}8$

Gesucht: Spezifische Absorption $A_{1\,cm}^{1\%}$?

Berechnung: Bei einer Schichtdicke von 0,5 cm (1,0 cm) und einer Konzentration $c = 0{,}02\%$ ($0{,}01\%$) wird eine Absorption $A = 0{,}8$ gemessen. Daraus folgt für die spezifische Absorption:
$A_{1\,cm}^{0{,}01\%} = 0{,}8 \longrightarrow A_{1\,cm}^{1\%} = A_{1\,cm}^{0{,}01\%} \cdot 100 = \mathbf{80}$

[1007] Gegeben: Eine 2%ige Vergleichslösung mit einer Absorption von $A = 0{,}3$.

Gesucht: Prozentuale Konzentration einer Analysenlösung mit einer Absorption von A = 0,45?

Berechnung: Bei identischer Messanordnung und gleicher Substanz (ε und b sind identisch) gilt aufgrund der Additivität der Absorption:

c = 1% – 2% – **3%** – 4%

A = 0,15 – 0,30 – 0,45 – 0,60

[1008] Gegeben: Gemisch eines Arzneistoffes ($A_{1\,cm}^{1\%}$ = 400) und Verunreinigungen ($A_{1\,cm}^{1\%}$ = 200) mit einer spezifischen Absorption von $A_{1\,cm}^{1\%}$ = 390.

Gesucht: Prozentualer Gehalt (G_1/G_2) an Verunreinigungen?

Berechnung: Bei „100%" Arzneistoff beträgt $A_{1\,cm}^{1\%}$ = 400.

Bei „100%" Verunreinigungen beträgt $A_{1\,cm}^{1\%}$ = 200.

Aufgrund der Additivität der Absorption entsprechen einer spezifischen Absorption von:

$A_{1\,cm}^{1\%}$ = 95% · 400 + 5% · 200 = 380 + 10 = **390**

Der Arzneistoff enthält somit **5%** an Verunreinigungen.

[1009] Gegeben: Ein Gemisch aus Arzneistoff ($A_{1\,cm}^{1\%}$ = 200) und Verunreinigungen ($A_{1\,cm}^{1\%}$ = 400) mit einer spezifischen Absorption von $A_{1\,cm}^{1\%}$ = 220.

Gesucht: Prozentualer Gehalt (G_1/G_2) an Verunreinigungen?

Berechnung: Entsprechend Aufgabe [1008] gilt:

$A_{1\,cm}^{1\%}$ = 90% · 200 + 10% · 400 = 180 + 40 = **220**

Der Arzneistoff enthält somit **10%** an Verunreinigungen.

[1010] Gegeben: Das Reaktionsprodukt aus g-Strophantin und Pikrinsäure besitzt im Alkalischen eine spezifische Absorption von $A_{1\,cm}^{1\%}$ = 300.

Gesucht: Prozentualer Gehalt einer Probe, deren spezifische Absorption $A_{1\,cm}^{1\%}$ = 285 beträgt?

Berechnung: $A_{1\,cm}^{1\%}$ = 300 entsprechen 100% g-Strophantin

$A_{1\,cm}^{1\%}$ = 285 entsprechen x% g-Strophantin

x = (100 · 285)/300 = **95%**

[1223] Gegeben: A = 0,8; $A_{1\,cm}^{1\%}$ = 200; b = 0,5 cm; Verdünnung = 1:100

Gesucht: Konzentration c der Ausgangslösung?

Berechnung: c = A · 100/$A_{1\,cm}^{1\%}$ · b = 0,8 · 100/200 · 0,5 = 8,9%

c = **0,8 g/100 ml**

[1341] Gegeben: A = 0,35; b = 1 cm; c = 0,002%

Gesucht: Spezifische Absorption $A_{1\,cm}^{1\%}$?

Berechnung: A = $A_{1\,cm}^{1\%}$ · c(%) · b

$A_{1\,cm}^{1\%}$ = A/c · b = 0,35/0,002 · 1 = **175**

[1455] Gegeben: A = 0,66; $A_{1\,cm}^{1\%}$ = 330; b = 2 mm = 0,2 cm

Gesucht: Konzentration c der Lösung?

Berechnung: $c = A/A_{1\,cm}^{1\%} \cdot b = 0{,}66/330 \cdot 0{,}2 = 0{,}01\%$
$c = \textbf{10 mg/100 ml}$

[1490] Gegeben: $A = 0{,}30$; $A_{1\,cm}^{1\%} = 300$; $b = 0{,}5$ cm
Gesucht: Konzentration c der Lösung?
Berechnung: $c = A/A_{1\,cm}^{1\%} \cdot b = 0{,}30/300 \cdot 0{,}5 = 0{,}002\%$
$c = 2$ mg/100 ml $= \textbf{20 mg/l}$

[1609] Gegeben: $c = 10^{-3}$ mol/l; $A = 0{,}5$; $b = 1$ cm
Gesucht: molarer Absorptionskoeffizient ε?
Berechnung: $\varepsilon = A/c \cdot b = 0{,}5/10^{-3} \cdot 1 = \textbf{500 l} \cdot \textbf{mol}^{-1} \cdot \textbf{cm}^{-1}$

11.6.3.6 Zirkulardichroismus

Wie im Kap. 11.3.1.2 bereits erwähnt wurde, dreht *zirkular polarisiertes Licht* die Schwingungsebene des elektrischen Feldvektors kontinuierlich nach rechts (im Uhrzeigersinn, *rechtsdrehendes polarisiertes Licht*) oder nach links (im Gegenuhrzeigersinn, *linksdrehendes polarisiertes Licht*).

Durchstrahlt man nun eine *optisch aktive (chirale) Substanz* (Medium) mit links- oder rechts zirkular polarisiertem Licht, so ist die Absorption der Substanz für beide Drehrichtungen des Lichtes verschieden. Diese Absorptionsdifferenz (ΔA) chiraler Substanzen für links- und rechtsdrehendes polarisiertes Licht wird als **Zirkulardichroismus** (*Circulardichroismus*, Abk.: CD) bezeichnet. Es gilt:

$$\Delta A = A_L - A_R$$

ΔA = zirkulardichroistische Absorption
A_L = Absorption des linksdrehenden polarisierten Lichtes
A_R = Absorption des rechtsdrehenden polarisierten Lichtes

Der Zirkulardichroismus wird daraus nach folgender Gleichung berechnet:

$$\Delta\varepsilon = \varepsilon_L - \varepsilon_R = \Delta A/c \cdot l$$

$\Delta\varepsilon$ = molarer Zirkulardichroismus (molarer differenzchroistischer Absorptionskoeffizient) ($l \cdot mol^{-1} \cdot cm^{-1}$)
ε_L = molarer Absorptionskoeffizient des linksdrehenden polarisierten Lichtes
ε_R = molarer Absorptionskoeffizient des rechtsdrehenden polarisierten Lichtes
c = Konzentration der Untersuchungslösung ($mol \cdot 1^{-1}$)
l = Schichtdicke (cm)

Wie der molare Absorptionskoeffizient ε so ist auch $\Delta\varepsilon$ von der Wellenlänge λ abhängig, sodass bei CM-Messungen $\Delta\varepsilon$ gegen λ aufgetragen wird. Das resultierende Diagramm wird als **CD-Spektrum** bezeichnet. Darüber hinaus hängt der Zirkulardichroismus auch von der Temperatur und dem verwendeten Lösungsmittel ab.

Enantiomere zeigen entgegengesetzte, d. h. spiegelbildliche Kurven für den Zirkulardichroismus. Das Maximum für ein Enantiomer bzw. das Minimum des anderen Enantiomer befindet sich im Maximum der UV-VIS-Absorptionskurve des betreffenden Chromophors. Racemate und achirale Verbindungen zeigen keinen Zirkulardichroismus ($\Delta A = 0$).

Der Zirkulardichroismus wird hauptsächlich zur Lösung stereochemischer Fragestellungen und zur *Charakterisierung von chiralen Verbindungen* genutzt. Darüber hinaus lassen sich aus den CS-Spektren auch Informationen zur *Sekundärstruktur von Proteinen* gewinnen. Beispielsweise sind bei Proteinen die Anteile an α-Helix oder β-Faltblattstruktur mittels CD bestimmbar.

11.6.4 Messmethodik und instrumentelle Anordnung

11.6.4.1 Messverfahren

Spektroskopie: Unter diesem Begriff fasst man Analysenverfahren zusammen, die auf der Messung der *Intensität elektromagnetischer Strahlung* oder einer davon abgeleiteten Größe in Abhängigkeit von der Wellenlänge beruhen. Solche Verfahren können sowohl für *qualitative* als auch für *quantitative Analysen* eingesetzt werden.

Spektrometrie: Der Begriff Spektroskopie wird durch die Bezeichnung Spektrometrie oder **Spektralphotometrie** ersetzt, wenn quantitative Intensitätsmessungen an einem oder mehreren Messpunkten mithilfe eines *Spektrometers* (Spektralphotometers) durchgeführt werden.

Die *Spektralphotometrie* verwendet *monochromatisches* Licht und erstreckt sich über den UV- und (oder) den sichtbaren Bereich [vgl. **MC-Frage Nr. 1013**]. In der Regel wird das gesamte Spektrum automatisch registriert. Von *Photometrie* spricht man, wenn keine automatische Aufzeichnung des gesamten Spektrums vorgenommen sondern lediglich die Intensitätsmessung bei einer definierten Wellenlänge durchgeführt wird. Diese Untergliederung ist allerdings sehr grob und die Übergänge sind fließend.

Kolorimetrie: Im Gegensatz zur Photometrie verwendet die Kolorimetrie *polychromatisches* Licht und die Messung beruht nicht auf einem Intensitäts- sondern auf einem Farbvergleich zweier Lösungen. Da die Methode an die Farbigkeit einer Substanz gebunden ist, erstreckt sie sich nur über den sichtbaren Teil des elektromagnetischen Spektrums [vgl. **MC-Frage Nr. 1491**].

11.6.4.2 Aufbau und Arbeitsweise eines Spektralphotometers

Die zur Messung der Absorption (oder Emission) von Strahlung als Funktion der Wellenlänge (Frequenz) verwendeten Geräte nennt man **Spektralphotometer**. Prinzipiell ist der Aufbau eines Spektralphotometers für alle Wellenlängen gleich und lässt sich durch folgendes Blockschema wiedergeben.

Sender - Monochromator - Probe - Empfänger - Anzeigeinstrument

Die Art und Weise, in der die einzelnen Bauelemente verwirklicht sind, hängt naturgemäß vom Wellenlängenbereich ab, in dem die Untersuchung durchgeführt werden soll. Generell ist hierzu folgendes auszuführen:

Im Allgemeinen sendet die *Lichtquelle* [im UV-Bereich: Deuteriumlampe, Wasserstofflampe (230–350 nm); im VIS-Bereich: Halogenlampe, Wolframlampe (320–1000 nm)] eine elektromagnetische Strahlung aus, die polychromatisch ist

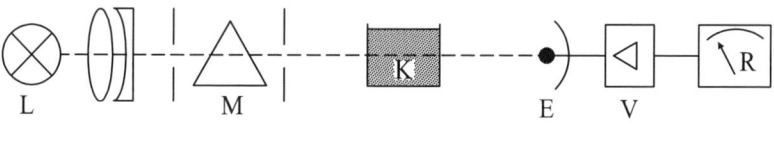

L = Lichtquelle
M = Monochromator
  (Prisma, Gitter)
K = Küvette mit
  Küvettenhalter

E = Empfänger (Detektor)
V = Verstärker
R = Registriereinrichtung
  (Anzeigegerät/Schreiber)

Abb. 2.57:   Prinzipieller Aufbau eines Einstrahlphotometers

und sich über einen gewissen Wellenlängenbereich erstreckt [vgl. **MC-Frage Nr. 1738**]. Das Arzneibuch fordert eine Apparatur, die Licht im Bereich von 200–800 nm liefern kann. Aus der Strahlung der Lichtquelle wird mithilfe eines Spaltes ein Strahlenbündel ausgeblendet und im *Monochromator* (60°-Prisma, geritztes Gitter) das Licht der gewünschten Wellenlänge aussortiert. Wenn das Ziel der Messung darin besteht, die Absorption der Substanz als Funktion der eingestrahlten Wellenlänge aufzuzeichnen, muss der Monochromator kontinuierlich verstellbar sein [vgl. **MC-Fragen Nr. 1012, 1014, 1015, 1018**].

Das monochromatische Licht wird auf die Probe gelenkt, die sich in einer geeigneten Küvette befindet. Der hinter der Probe angeordnete Detektor [Photomultiplier, Photodiode, Photowiderstand] empfängt die von der Probe durchgelassene Strahlung und wandelt sie in ein der Strahlungsintensität proportionales elektrisches Signal um, das nach Verstärkung zur Registrierung gelangt [vgl. **MC-Fragen Nr. 1012–1015, 1018**].

Hinsichtlich der Kompensation der *Eigenabsorption des Lösungsmittels* unterscheidet man zwischen zwei Arten von Spektralphotometern, deren prinzipieller Aufbau in Abb. 2.57 bzw. Abb. 2.58 vorgestellt wird:

– **Einstrahlphotometer,**
– **Zweistrahlphotometer.**

Zur Absorptionsmessung einer Lösung mithilfe eines **Einstrahlphotometers** muss sich bei der Einstellung der Transmission T=1 (A=0) nach Arzneibuch im Strahlengang eine mit dem betreffenden Lösungsmittel gefüllte Küvette befinden. Erst nach der Nullwerteinstellung wird die Prüflösung vermessen [vgl. **MC-Frage Nr. 1017**].

Zur Kompensation der Absorption des verwendeten Lösungsmittels wird beim **Zweistrahlphotometer** der Lichtstrahl durch einen rotierenden Spiegel (Strahlenteiler) in einen Mess- und einen Vergleichsstrahl zerlegt. Der Messstrahl passiert die Küvette mit der zu untersuchenden Substanzlösung, während der Vergleichsstrahl durch eine mit dem betreffenden Lösungsmittel gefüllte Küvette läuft. Mithilfe einer geeigneten Kompensation erhält man ein elektrisches Signal, das lediglich der Absorption der zu prüfenden Substanz entspricht [vgl. **MC-Fragen Nr. 1011, 1016**].

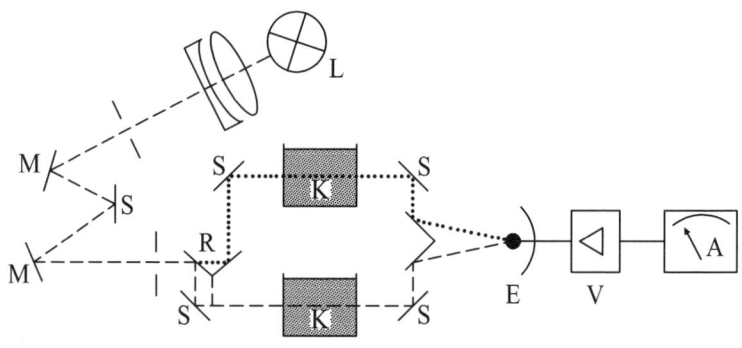

L = Lichtquelle
M = Monochromator
    (Gitter, Prisma)
S = Spiegel
R = rotierender Spiegel

K = Küvette mit Küvettenhalter
E = Empfänger (Detektor)
V = Verstärker
A = Anzeigegerät oder Schreiber

Abb. 2.58:   Prinzipieller Aufbau eines Zweistrahlphotometers

Kontrolle der Wellenlänge: Aufgrund der Abhängigkeit des Absorptionskoeffizienten von der Wellenlänge führt eine ungenaue Wellenlängenanzeige auch zu einem Fehler in der Absorptionsmessung. Die Wellenlänge lässt sich bei den verschiedenen Lampen mittels definierter Emissionslinien überprüfen [vgl. **MC-Frage Nr. 1739**]. Darüber hinaus dient eine **Holmiumperchlorat-Lösung** zur Kontrolle der Wellenlängenskala. Aus deren relativ bandenreichen Spektrum wählt das Arzneibuch die Banden bei λ = 241,15 – 287,15 – 361,5 und 536,3 nm aus. Die erlaubte Abweichung darf im UV ± 1 nm und im sichtbaren Bereich ± 3 nm betragen [vgl. **MC-Fragen Nr. 1021, 1022**].

Kontrolle der Absorption: Die Genauigkeit der photometrischen Anzeige lässt sich durch Vermessen gelöster Standardsubstanzen [$K_2Cr_2O_7$, $CoSO_4$, $CuSO_4$, $NiSO_4$, $KMnO_4$] kontrollieren. Das Arzneibuch verwendet hierfür eine schwefelsaure **Kaliumchromat-Lösung**. Die Kontrolle erfolgt im Bereich von 200–400 nm durch Absorptionsmessung bei zwei Maxima (λ=257, 350 nm) und bei zwei Minima (λ=235, 313 nm). Die beobachteten Abweichungen sollten ± 1% nicht überschreiten [vgl. **MC-Frage Nr. 1023**]. Für den VIS-Bereich gibt das Arzneibuch keine Kontrollsubstanz an; hierfür wären die anderen o.a. Substanzen [$CoSO_4$, $NiSO_4$, $KMnO_4$] geeignet.

Auflösungsvermögen (für qualitative Betrachtungen): Das Auflösungsvermögen ist ein Maß für die Fähigkeit eines Spektralphotometers, die Absorption bei zwei unterschiedlichen Wellenlängen noch hinreichend genau getrennt zu vermessen. Falls es in einer Arzneibuchmonographie vorgeschrieben ist, wird das Auflösungsvermögen wie folgt ermittelt:

Das Spektrum einer 0,02%igen (V/V) Lösung von *Toluol in n-Hexan* wird aufgenommen. Das Mindestverhältnis zwischen der Absorption im Maximum bei λ=269 nm und der Absorption im Minimum bei λ=266 nm ist in der jeweiligen Monographie angegeben (meistens beträgt der Quotient 2,0) [vgl. **MC-Fragen Nr. 1019, 1020**].

Das Auflösungsvermögen wird entscheidend vom eingebauten Monochromator bestimmt.

Begrenzung des Streulichts: Aus dem Monochromatorspalt tritt nicht nur Licht der gewünschten Wellenlänge, sondern auch Licht anderer Wellenlängen aus. Diese Fehlstrahlung, die sich vor allem im kurzwelligen Spektralbereich bemerkbar macht, entsteht durch Lichtstreuung an optischen Grenzflächen oder Staubteilchen sowie durch die Eigenabsorption des Lösungsmittels. Das Streulicht verfälscht das Analysenergebnis und führt zu Abweichungen der Messwerte vom Lambert-Beerschen Gesetz.

Zur Begrenzung des Streulichtanteils lässt das Arzneibuch eine *wässrige* 1,2%ige (m/V) **Kaliumchlorid-Lösung** bei 200 nm vermessen. Bei einer Schichtdicke von 1 cm muss die Absorption größer als 2 sein [vgl. **MC-Frage Nr. 1489**].

Spektrale Bandbreite (bei quantitativen Bestimmungen): Die aus dem Monochromatorspalt austretende Strahlung umfasst einen gewissen Wellenlängenbereich, dessen Intensitätsverteilung die Form eines gleichschenkligen Dreiecks besitzt. Der in halber Höhe dieses Dreiecks gemessene Wellenlängenbereich wird als *spektrale Bandbreite* (Δλ) bezeichnet. Sie hängt u. a. von der Breite des Monochromatorspaltes (Δs) und den Eigenschaften des Monochromators ab.

Die *instrumentelle Spaltbreite* (Δs) muss möglichst klein sein, um weitgehend monochromatisches Licht zu erhalten; andererseits sollte sie aber so groß wie möglich sein, um eine genügend hohe Lichtintensität zu erzielen. Ist die spektrale Bandbreite (Δλ) zu groß, entsprechen die gemessenen Absorptionswerte nicht mehr dem Lambert-Beerschen Gesetz. Bei modernen Spektralphotometern beträgt die instrumentelle Spaltbreite (Δs) ca. 0,1 mm.

Küvetten: Die zulässige Abweichung der Schichtdicke der verwendeten Küvetten beträgt ± 0,005 cm. Mit demselben Lösungsmittel gefüllt müssen die zur Aufnahme der Prüflösung und der Kompensationslösung bestimmten Küvetten die gleiche Transmission zeigen.

Im UV-Bereich werden Quarzküvetten benutzt, im VIS-Bereich können auch Glasküvetten verwendet werden [vgl. **MC-Frage Nr. 1610**].

11.6.4.3 Aufbau und Arbeitsweise eines Kolorimeters

Das Prinzip kolorimetrischer Messungen soll am Beispiel des *Eintauchkolorimeters nach Dubosq* näher beschrieben werden. Abb. 2.59 zeigt den Aufbau eines solchen Kolorimeters.

Zwei identische Glasstäbe tauchen in die Analysenlösung und in eine Vergleichslösung desselben Stoffes bekannter Konzentration (c_v) ein. Die Schichtdicken von Vergleichs- und Untersuchungslösung werden durch Eintauchen der Glasstäbe solange variiert, bis im Okular für beide Lösungen die gleiche Farbtiefe herrscht. Dann besitzen beide Lösungen die gleiche Absorption ($A_v = A_x$) und es gilt:

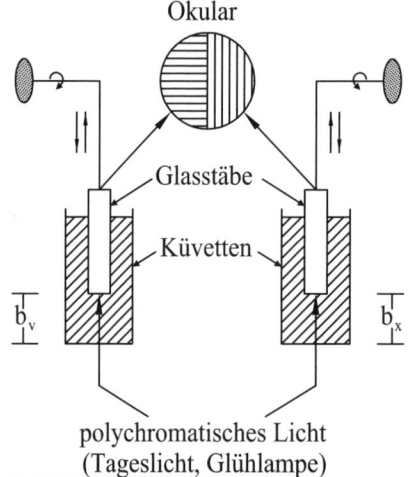

Okular

Glasstäbe

Küvetten

b_v b_x

polychromatisches Licht
(Tageslicht, Glühlampe)

Vergleichslösung (c_v)   Analysenlösung (c_x)

Abb. 2.59: Eintauchkolorimeter nach Dubosq

$$\varepsilon \cdot c_v \cdot b_v = \varepsilon \cdot c_x \cdot b_x$$

Daraus errechnet sich die Konzentration der Analysenlösung (c_x) zu:

$$c_x = c_v \cdot \frac{b_v}{b_x}$$

11.6.5 Pharmazeutische Anwendungen

11.6.5.1 Identitätsprüfung von Arzneistoffen

Zur spektroskopischen Identitätsprüfung von Arzneistoffen vergleicht man eine oder mehrere der nachfolgend genannten Größen mit denen einer *Referenzsubstanz*:

- *das Absorptionsmaximum (λ_{max}),*
- *die Absorptionswerte (A) festgelegter Prüflösungen,*
- *die spezifische Absorption ($A_{1\,cm}^{1\%}$),*
- *das Verhältnis von Absorptionsmaxima (A_1:A_2) in einer definierten Prüflösung.*

Zur Erhöhung der Spezifität einer Identitätsprüfung werden auch Verschiebungen der Absorptionsmaxima durch Änderungen des pH-Wertes vorgenommen bzw. es werden bestimmte Farbreaktionen durchgeführt. Erinnert sei in diesem Zusammenhang an die *Porter-Silver-Reaktion* zur Identitätsprüfung einer Reihe von **Steroidhormonen** (vgl. Ehlers, **Analytik I**, Kap. 3.2.4).

11.6.5.2 Reinheitsprüfung von Arzneistoffen

Das Elektronenspektrum eines kontaminierten Arzneistoffes ist die „Summe" der Spektren des reinen Wirkstoffes und der Verunreinigungen. Folgende Varianten

der Absorptionsmessung werden als Reinheitsprüfungen vom Arzneibuch vorgeschrieben:

● *Bei festgelegten Wellenlängen darf die gemessene Absorption (A) einer Prüflö-*
sung bzw. ihre spezifische Absorption ($A_{1cm}^{1\%}$) die Werte der Reinsubstanz nicht
über- oder unterschreiten.

Dieses Verfahren wird u. a. zur Prüfung von *Benzin, Paraffin* oder *Vaselin* auf **aro-**
matische Verunreinigungen genutzt.

Beispielsweise kann eine Verunreinigung von **Paraffin** mit toxischen aromatischen Kohlenwasserstoffen durch die Bestimmung der Absorption in n-Hexan bei
$\lambda = 275$ nm nachgewiesen und damit deren Gehalt auf unter 0,001 mg begrenzt
werden [vgl. **MC-Frage Nr. 1031**]. Zur Bestimmung aromatischer Verunreinigungen in **Benzin** wird dessen Absorption bei 254 nm gegen n-Hexan gemessen und
mit dem Wert einer Lösung von 50 ppm Benzol in n-Hexan verglichen. [Nach
DAB 10, Add.I, erfolgt die Prüfung auf **Benzol** gaschromatographisch gegen Toluol als internem Standard; der Gehalt an Benzol wird auf 10 ppm begrenzt.]

Bei **Olivenöl** wird spektralphotometrisch (in Cyclohexan) auf Verschnitte mit
raffinierten Ölen geprüft. Bei **Rizinusöl** dient die Bestimmung der Absorption
zwischen $\lambda = 268$–270 nm zum Nachweis von *Trienfettsäuren*, die während der Raf-
fination entstehen können.

Als weitere Arzneibuchmethoden zur Reinheitsprüfung sind zu nennen:

● *Die Differenz der Absorptionen (A_1-A_2) einer Prüflösung bei zwei unterschied-*
lichen Wellenlängen darf einen bestimmten Wert nicht über- oder unterschrei-
ten.

● *Das Verhältnis der Absorptionen (A_1:A_2) einer Prüflösung bei zwei verschiede-*
nen Wellenlängen muss innerhalb eines bestimmten Intervalls liegen.

Darüber hinaus kann auch das *gesamte Elektronenspektrum* eines Arzneistoffes
mit dem einer Referenzsubstanz verglichen werden, bzw. es wird eine *Farbreak-*
tion zum Nachweis einer Verunreinigung durchgeführt und das entstehende Reaktionsprodukt spektralphotometrisch analysiert. Des Weiteren können auch De-
hydratisierungs- und Oxidationsreaktionen zum Nachweis von Verunreinigungen
herangezogen werden.

11.6.5.3 Gehaltsbestimmung von Arzneistoffen

Zur photometrischen Gehaltsbestimmung von Substanzen wird zunächst die Absorption (A_x) der entsprechend der Monographievorschrift hergestellten Analysenlösung gemessen. Daraus kann die Konzentration (c_x) der zu prüfenden Substanz nach einer der folgenden Methoden ermittelt werden:

● aus dem Lambert-Beerschen Gesetz durch Berechnung,
● mithilfe einer Vergleichslösung bekannten Gehaltes,
● nach dem Eichkurvenverfahren (vgl. Kap. 4.6.1).

Wenn die Bestimmung nicht nur auf einer einfachen Absorptionsmessung der
Reinsubstanz beruht, sondern zunächst durch eine vorgelagerte chemische Reaktion ein neuer Chromophor gebildet wird, so schreibt das Arzneibuch auch die

Durchführung der Reaktion mit einer Referenzsubstanz vor; auf diese Weise sind eine Reihe von Fehlerquellen auszuschließen.

In Tab. 2.14 sind einige Arzneistoffe aufgelistet, deren Gehalt nach Arzneibuch photometrisch bestimmt wird. Abb. 2.60 zeigt die Strukturen ausgewählter Wirkstoffe. Das aktuelle Arzneibuch sieht aber für **Campher** keine Gehaltsbestimmung mehr vor und lässt für **Carbamazepin** eine flüssigkeitschromatographische Bestimmung durchführen.

Die photometrische Gehaltsbestimmung des **Diethylstilbestrol** erfolgt erst nach vorheriger UV-Bestrahlung. Hierbei tritt eine Photoisomerisierung der E-Form in die Z-Form ein, die anschließend eine elektrocyclische, konrotatorisch verlaufende Ringschlussreaktion zu einem Diketon eingeht, das letztlich spektralphotometrisch bestimmt wird (siehe auch Ehlers, **Chemie II**, Kap. 3.2.13].

Diethylstilbestrol   Diketon

11.6.5.4 Farbreaktionen zur kolorimetrischen Bestimmung von Arzneistoffen

Bei einer Reihe von Substanzen, die im sichtbaren Spektralbereich keine Absorption zeigen, lässt das Arzneibuch zunächst eine Farbreaktion mit nachfolgender kolorimetrischer Bestimmung der gebildeten Reaktionsprodukte durchführen. Diese Reaktionen wurden zum Großteil bereits in Ehlers, **Analytik I**, vorgestellt, sodass sie an dieser Stelle nur noch summarisch behandelt werden.

– TTC-Reaktion (vgl. **Analytik I**, Kap. 3.2.4)
Corticoide, die in Position 17 des Steroidgerüstes eine Ketolgruppierung besitzen, reduzieren in ethanolischer Lösung farbloses Triphenyltetrazoliumchlorid (TTC) zu rotem Triphenylformazan (TF) [$\lambda_{max} = 485$ nm], das kolorimetrisch vermessen wird.

Die TTC-Reaktion wurde früher zur quantitativen Bestimmung von 17-Ketosteroiden, wie Betamethason oder Prednison, genutzt, wird aber heute vom Arzneibuch nur noch für **Beclometasondipropionat** vorgeschrieben. Das Arzneibuch lässt derzeit den Gehalt nahezu aller Steroide über eine Absorptionsmessung bestimmen (siehe Tab. 2.14).

Betamethason   **Prednison**

Tab. 2.14: Photometrische Gehaltsbestimmung von Arzneistoffen

Wirkstoff	λ_{max} (nm)	$A_{1\,cm}^{1\%}$	Lösungsmittel
Aesculin	336	373	Ethanol
Azulen	575	25,4	Methanol
Betacarotin	455	2500	Cyclohexan
Betamethason	238,5	395	Ethanol
Betamethasonacetat	240	350	Ethanol
Betamethasondihydrogenphosphat-Dinatrium	241	297	Wasser
Betamethasondipropionat	240	305	Ethanol
Betamethasonvalerat	240	325	Ethanol
Campher	290	2,07	Isopropanol
Carbamazin	285	490	Methanol
Carmustin	230	270	Wasser
Chloramphenicol	278	297	Wasser
Chloramphenicolhydrogensuccinat-Natrium	276	220	Wasser
Chloramphenicolpalmitat	271	178	Ethanol
Clobetasonbutyrat	235	327	Ethanol
Cortisonacetat	237	395	Ethanol
Cyanocobalamin	361	207	Wasser
Cyproteronacetat	282	414	Methanol
Desoxycortonacetat	240	450	Ethanol
Dexamethason	238,5	394	Ethanol
Dexamethasonacetat	238,5	357	Ethanol
Dexamethasondihydrogenphosphat-Dinatrium	239	297	Wasser
Dienesterol	245	–	Ethanol/NaOH
Diethylstilbesterol[1]	418	704	Ethanol
Estradiolhemihydrat	238	335	Ethanol/NaOH
Estradiolbenzoat	231	500	Ethanol
Estriol	281	72,5	Ethanol
Fludrocortisonacetat	238	395	Ethanol
Flumetasonpivalat	239	336	Ethanol
Fluocinolonacetonid	238	355	Ethanol
Fluocortolonpivalat	242	350	Ethanol
Fluorescein-Natrium	492	2050	Wasser/Puffer (pH 8,0)
Fludrocortisonacetat	238	395	Ethanol
Flutamid	295	295	Methanol
Griseofulvin	291	686	Ethanol
Hydrocortison	241,5	440	Ethanol
Hydrocortisonacetat	241,5	395	Ethanol
Hydrocortisonhydrogensuccinat	241,5	353	Ethanol
Hydroxocobalaminacetat	351	187	Acetatpuffer
Hydroxocobalaminhydrochlorid	351	190	Acetatpuffer
Hydroxocobalaminsulfat	351	188	Acetatpuffer

1) nach Photoisomerisierung
2) wird gegen die Absorption und Konzentration einer Referenzlösung verglichen
3) nach vorheriger Umwandlung mit NaNO$_2$ zu 3.4-Dehydroreserpin

Tab. 2.14:   Photometrische Gehaltsbestimmung von Arzneistoffen (Fortsetzung)

Wirkstoff	λ_{max} (nm)	$A_{1\,cm}^{1\%}$	Lösungsmittel
Medroxyprogesteronacetat	241	426	Ethanol
Methylprednisolon	243	395	Ethanol
Methylprednisolonacetat	243	355	Ethanol
Methylprednisolonhydrogensuccinat	243	316	Ethanol
Methyltestosteron	241	540	Ethanol
Mometasonfuroat	249	481	Ethanol
Nitrofurantoin	367	756	DMF/Acetatpuffer
Nitrofural	375	[2]	DMF/Wasser
Nomegestrolacetat	287	685	Ethanol
Phenoxybenzaminhydrochlorid	272	56,3	Chloroform
Praziquantel	265	–	Ethanol
Prednisolon	243,5	415	Ethanol
Prednisolonacetat	243	370	Ethanol
Prednisolondihydrogenphosphat-Dinatrium	247	312	Wasser
Prednisolonpivalat	243	337	Ethanol
Prednison	238	425	Ethanol
Primidon	257	–	Ethanol
Progesteron	241	535	Ethanol
Reserpin[3]	388	–	Ethanol
Riboflavin	444	328	Acetatpuffer
Riboflavinphosphat-Natrium-Dihydrat	444	328	Acetatpuffer
Rifampicin	475	187	Methanol/Phosphat-puffer
Spironolacton	238	470	Methanol
Sulfasalazin	359	[2]	NaOH
Testosteron	241	569	Ethanol
Testosteronenantat	241	422	Ethanol
Testosteronpropionat	241	490	Ethanol
Tolnaftat	257	720	Methanol
Triamcinolon	238	389	Ethanol
Triamcinolonacetonid	238,5	355	Ethanol
Triamcinolonhexaacetonid	238	291	Ethanol
Tubocurarinchlorid	280	–	Wasser
Ubidecarenon	275	169	Ethanol
Warfarin-Natrium	308	431	NaOH

1) nach Photoisomerisierung
2) wird gegen die Absorption und Konzentration einer Referenzlösung verglichen
3) nach vorheriger Umwandlung mit NaNO$_2$ zu 3.4-Dehydroreserpin

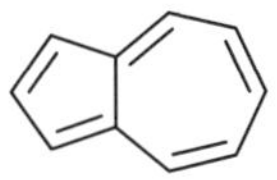

Azulen

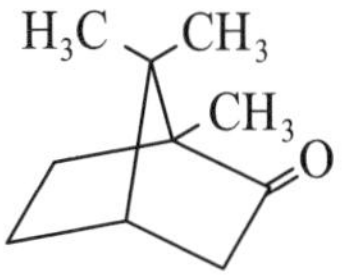

Campher

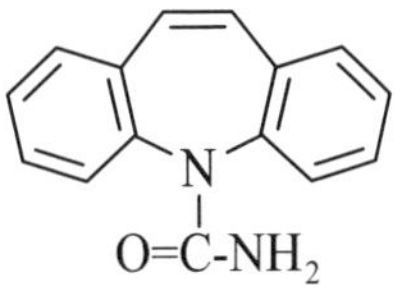

Carbamazepin

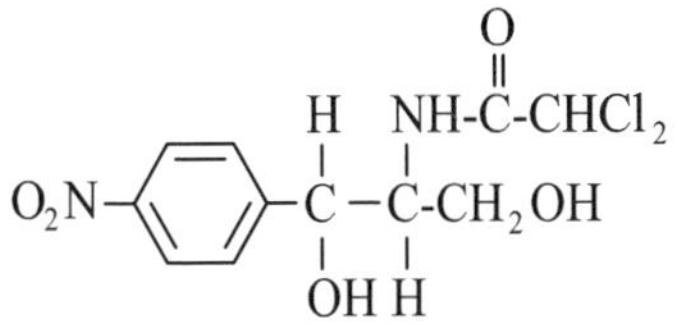

Chloramphenicol

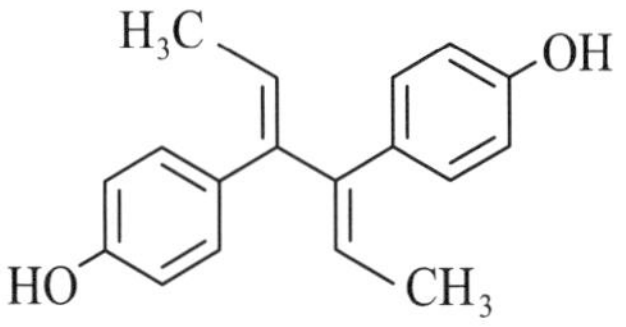

Dienestrol

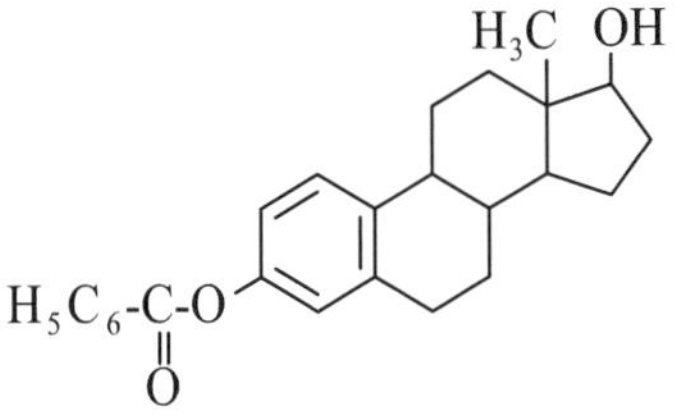

Estradiolbenzoat

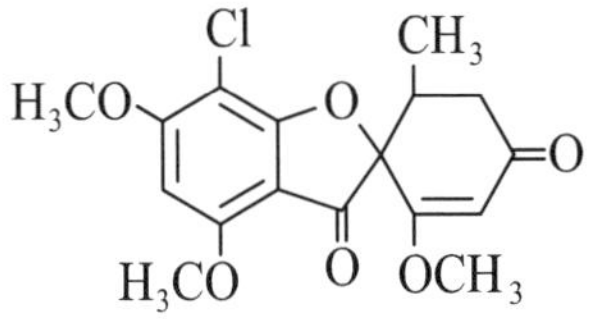

Griseofulvin

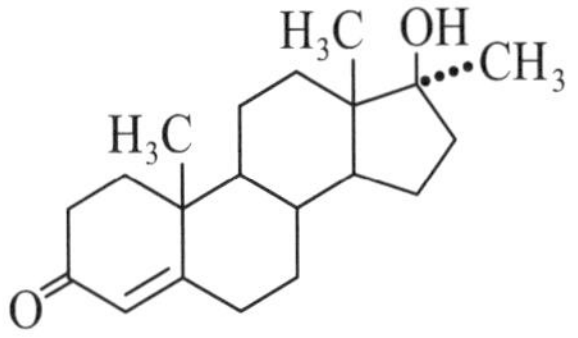

Methyltestosteron

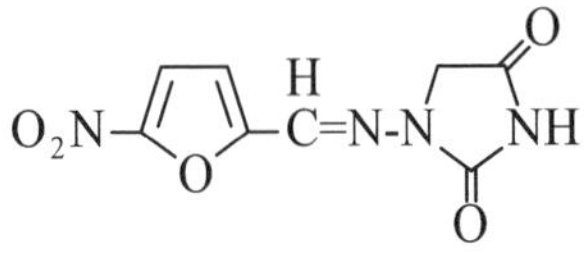

Nitrofurantoin

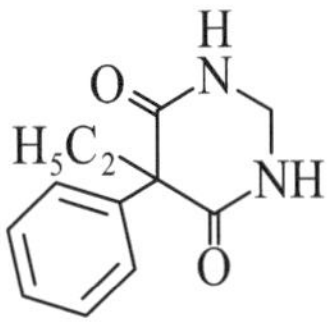

Primidon

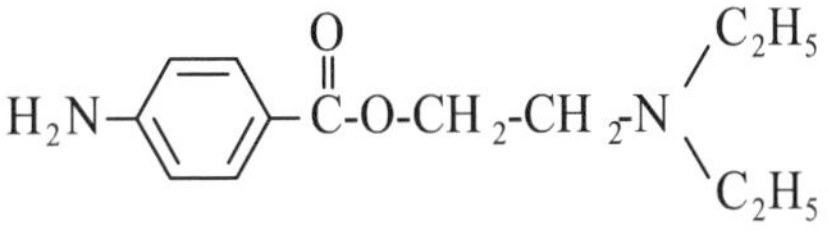

Procain

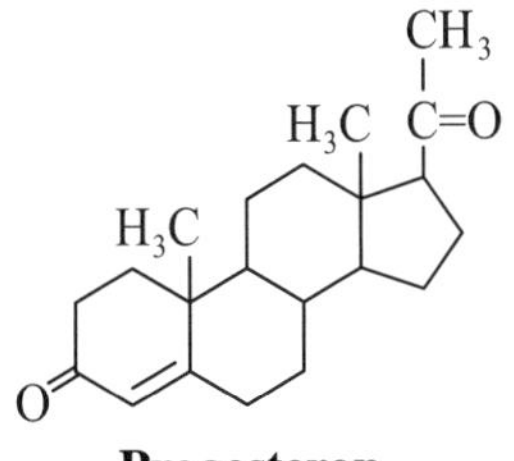

Progesteron

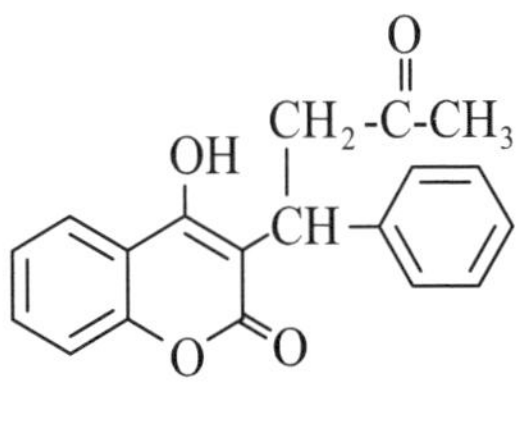

Warfarin

Abb. 2.60:   Photometrisch bestimmbare Arzneistoffe

– Baljet-Reaktion (vgl. Ehlers, **Analytik I**, Kap. 3.2.4)
Die Umsetzung der herzwirksamen Glykoside

- **Deslanosid**
- **Digitoxin**
- **Digoxin**
- **Lanatosid C**
- **Ouabain** (g-Strophantin)

im alkalischen Milieu mit *Pikrinsäure* oder Natriumpikrat (**Baljet-Reaktion**) kann zu ihrer photometrischen Bestimmung herangezogen werden.

Demgegenüber lässt das Arzneibuch die wirksamen Inhaltsstoffe von *Digitalis purpurea-Blättern* durch Zugabe von *3.5-Dinitrobenzoesäure* bestimmen (**Kedde-Reaktion**).

– Emerson-Reaktion (vgl. Ehlers, **Analytik I**, Kap. 3.2.4 und 3.2.5)
Die oxidative Kupplung von **Phenol-Derivaten** mit *4-Aminoantipyrin* in Gegenwart von Kaliumhexacyanoferrat(III) führt zu gefärbten Chinoniminen, die sich kolorimetrisch erfassen lassen.

Das Arzneibuch nutzt die Emerson-Reaktion u. a. zur Bestimmung der wirksamen Komponenten in *Bärentraubenblätter, Quendelkraut, Thymian* und *Thymian-fluidextrakt*.

– Azokupplung (vgl. Ehlers, **Analytik I**, Kap. 3.2.4)
Diese weitverbreitete Farbreaktion wird u. a. nach Arzneibuch zur **Folsäure-Be-stimmung** genutzt. Die reduktive Spaltung von Folsäure mit Zink führt zu **4-Aminobenzoylglutaminsäure**, die nach Überführung in das Diazoniumsalz mit N-(1-Naphthyl)ethylendiamin (**Bratton-Marshall-Reagenz**) zu einem roten Azofarbstoff [λ_{max} = 550 nm] gekuppelt werden kann, dessen Absorption gemessen wird.

Folsäure

– van Urk-Reaktion (vgl. Ehlers, **Analytik I**, Kap. 3.2.4)
Mutterkornalkaloide kondensieren als **Indol-Derivate** mit *p-Dimethylaminobenz-aldehyd* in Fe(III)-haltiger H_2SO_4 zu blaugefärbten Verbindungen uneinheitlicher Konstitution, die in methanolischer Lösung ein Absorptionsmaximum bei λ = 585 nm besitzen.

Das Arzneibuch lässt auf diese Weise nach dem Eichkurvenverfahren eine Gehaltsbestimmung durchführen von:

- **Dihydroergotaminmesilat**
- **Dihydroergotamintartrat.**

– Bornträger-Reaktion

Die Reaktion dient zur kolorimetrischen Bestimmung von **Anthraglykosiden** wie sie beispielsweise als wirksame Bestandteile vorliegen in *Aloe, Cascara- und Faulbaumrinde, Rhabarber, Sennesblätter* und *Sennesfrüchte*.

Anthraglykoside enthalten ein **1.8-Dihydroxyanthrachinon-Gerüst** als Aglykon, das mit Lauge eine Rotfärbung ergibt. Das Arzneibuch verwendet anstelle einer 1 N-NaOH-Lösung eine methanolische Magnesiumacetat-Lösung als basisches Reagenz; dies soll eine farbstabilere Messlösung liefern.

Zur Ausbildung der maximalen Farbintensität bei $\lambda = 510–520$ nm ist ein großer Überschuss an Alkali erforderlich. Die Absorption ist wahrscheinlich auf die Bildung des Monoanions zurückzuführen. Anthrone, Anthranole und Dianthrone ergeben zunächst eine Gelbfärbung, die allerdings durch oxidative Anthrachinon-Bildung rasch in einen roten Farbton übergeht.

1.8-Dihydroxyanthrachinon   Monoanion

11.6.5.5 Identitätsreaktionen und Bestimmung von Vitamin A

Unter der Bezeichnung **Vitamin A** fasst man eine Reihe von Substanzen sehr ähnlicher Konstitution zusammen. Der wichtigste und biologisch wirksamste Stoff ist das **all-trans Retinol** (Vitamin A-Alkohol), das durch Synthese rein hergestellt werden kann.

Vitamin A (Retinol)

Ölige Vitamin A-Lösungen enthalten den Essigsäureester oder einen anderen geeigneten Fettsäureester eines synthetischen Vitamin A.

Identitätsprüfungen

[A] In einer Vitamin A-Lösung entsteht in wasserfreiem Ethanol/Chloroform auf Zusatz von Antimon(III)-chlorid ($SbCl_3$) eine blaue, allmählich verblassende Färbung (**Carr-Price Reaktion**). Diese Reaktion ist lange Zeit auch zur quantitativen Bestimmung von Vitamin A genutzt worden.

Der Reaktionsablauf ist komplex. Nach neueren Befunden entsteht zunächst mit der Lewis-Säure $SbCl_3$ das **Retinyl-Kation „1"** [$\lambda_{max} = 587$ nm], das sich unter Deprotonierung in **Anhydroretinol** „2" [λ_{max} = 368 nm] umwandelt. Dieses kann als *Polyen* nochmals SbCl$_3$ anlagern, und zwar an C-4 unter Bildung eines neuen Retinyl-Kations „4" [λ_{max}= 619 nm] bzw. an C-15 unter Bildung des gleichfalls mesomeriestabilisierten Anhydroretinol-Kations „3" [λ_{max}= 586 nm] [vgl. **MC-Fragen Nr. 1032, 1033, 1584**].

[B] Das charakteristische Absorptionsmaximum des Retinols in Isopropanol liegt bei λ = 325–327 nm [vgl. **MC-Frage Nr. 1034**].

[C] Dünnschichtchromatographie

Gehaltsbestimmung (Mehrwellenlängenmethode)

Die Gehaltsbestimmung von Vitamin A erfolgt spektralphotometrisch, wobei das Arzneibuch zwei unterschiedliche Verfahren durchführen lässt [vgl. **MC-Frage Nr. 1035**].

Reines all-trans Retinol (Vitamin A$_1$) besitzt ein Absorptionsmaximum bei 325 nm (in Isopropanol) bzw. bei 326,5 nm (in Cyclohexan). Das Absorptionsmaximum reiner Retinolester (Acetat, Propionat, Palmitat) liegt zwischen 326 und 328 nm (in Isopropanol). In beiden Fällen ist die zugehörige Absorption der Konzentration direkt proportional. Man kann deshalb aus den gemessenen Absorptionswerten unmittelbar den Gehalt an Vitamin A berechnen (ausgedrückt in I.E./g).

Das Verfahren ist jedoch nur auf Reinsubstanzen oder auf solche Vitamin A-Präparate anwendbar, die *keine störenden Begleitstoffe* mit einer nennenswerten Absorption im UV-Bereich zwischen $\lambda = 300–370$ nm enthalten.

Die *Methode A* des Arzneibuches sieht deshalb eine direkte photometrische Messung einer Lösung der Substanz in Isopropanol/Pentan im Absorptionsmaximum bei 326 nm vor. Hierbei muss sichergestellt werden, dass keine störenden Fremdsubstanzen anwesend sind. Dies geschieht durch:

- Überprüfung der Lage des Maximums zwischen $\lambda = 325–327$ nm,
- Bestimmung des Verhältnisses der Absorptionen bei 300, 350 und 370 nm zur Absorption bei 326 nm, wobei bestimmte Grenzwerte nicht überschritten werden dürfen [$A_{370}/A_{326} = 0{,}142$; $A_{350}/A_{326} = 0{,}537$; $A_{300}/A_{326} = 0{,}593$].

Wird eine dieser Bedingungen nicht erfüllt, muss nach *Methode B* unter Zusatz von Natriumascorbat-Lösung als Antioxidans mit NaOH-Lösung *verseift* werden. Die unverseifbaren Anteile werden mit Pentan extrahiert und aus der Pentan-Phase wird durch Verdünnen mit Isopropanol die Messlösung hergestellt.

Bei Methode B misst man die Absorption im Maximum des verseiften Vitamin A-Präparates bei 325 nm und zu beiden Seiten dieses Maximums bei 300, 350 und 370 nm. Für jede Wellenlänge errechnet man das Verhältnis (A_λ/A_{325}), das gewisse Zahlenwerte nicht überschreiten darf [$A_{370}/A_{325} = 0{,}093$; $A_{350}/A_{325} = 0{,}452$; $A_{300}/A_{325} = 0{,}602$]. Werden diese Grenzen eingehalten, dann liegt keine nennenswerte Fremdabsorption vor, und man berechnet den Vitamin A-Gehalt aus der Absorption bei $\lambda = 325$ nm. In allen anderen Fällen entspricht das Präparat nicht den Anforderungen des Arzneibuches und ist zu verwerfen.

11.6.5.6 Färbung von Flüssigkeiten

Zur Beurteilung des Aussehens von Prüflösungen bzw. zur Begrenzung von Färbungen, die beispielsweise beim Lösen von Substanzen in konz. Schwefelsäure auftreten können, nutzt das Arzneibuch den Farbvergleich mit bestimmten farbigen Referenzlösungen als Reinheitsprüfung [vgl. **MC-Fragen Nr. 1036, 1037**]. Dabei enthält die

- *Farbstammlösung Gelb*: **Eisen(III)-chlorid** ($FeCl_3$), dessen Gehalt iodometrisch bestimmt wird (siehe Kap. 7.2.3.3).
- *Farbstammlösung Rot*: **Kobalt(II)-chlorid** ($CoCl_2$) Zur Gehaltsbestimmung wird Co(II) mit alkalischer H_2O_2-Lösung zu Co(III) umgewandelt. Co(III)-Ionen oxidieren Kaliumiodid zu Iod, das anschließend mit einer Thiosulfat-Maßlösung gegen Stärke zurücktitriert wird.
- *Farbstammlösung Blau*: **Kupfer(II)-sulfat** ($CuSO_4$) Zur iodometrischen Gehaltsbestimmung siehe Kap. 7.2.3.3.

Durch Mischen definierter Mengen dieser Stammlösungen werden insgesamt 5 Referenzlösungen für folgende Farben hergestellt:

* B (braun)
* BG (bräunlich-gelb)
* G (gelb)

* GG (grünlich-gelb)
* R (rot)

Sie dienen nach entsprechender Verdünnung als Referenzlösungen zum Vergleich mit der Farbstärke einer Prüflösung. Aufgrund der pH-Abhängigkeit der gelben Färbung des $FeCl_3$ enthalten alle Farbreferenzlösungen 1% Salzsäure.

Farblos im Sinne des Arzneibuches bedeutet, dass eine Flüssigkeit das Aussehen von Wasser oder des betreffenden Lösungsmittels in einer Lösung hat und nicht stärker gefärbt ist als die Farbvergleichslösung B9 (schwach braun).

11.7 Grundlagen der Fluorimetrie

11.7.1 Prinzip der Methode

11.7.1.1 Lumineszenz

Als **Lumineszenz** bezeichnet man ganz allgemein die *Emission* elektromagnetischer Strahlung, die bei Atomen oder Molekülen nach vorheriger Anregung auftreten kann. Nach der Art der Anregung unterscheidet man zwischen:

- **Photolumineszenz**, bei der eine Anregung durch Absorption von elektromagnetischer Strahlung erfolgt; je nach Dauer der Lichtemission differenziert man zwischen *Fluoreszenz* und *Phosphoreszenzerscheinungen*.
- **Chemolumineszenz**, bei der die während einer chemischen Reaktion auftretende Energie zur Molekülanregung benutzt wird. Ein Sonderfall ist die **Biolumineszenz** als Folge biologischer Prozesse.
- **Radiolumineszenz**, bei der mit radioaktiven Strahlen angeregt wird; erinnert sei an die *Szintillation* von Zinksulfid (ZnS) bei radioaktiver Bestrahlung.
- **Elektrolumineszenz**, bei der eine Anregung durch elektrische Vorgänge erfolgt.
- **Tribolumineszenz**, bei der eine Anregung durch mechanische Vorgänge ausgelöst wird.

11.7.1.2 Elektronenanregung, Fluoreszenz und Phosphoreszenz

In der Regel sind die Orbitale organischer Moleküle paarweise mit Elektronen entgegengesetzten Spins besetzt. Die Moleküle befinden sich im sog. *Singulettgrundzustand* (S_o). Unter Aufnahme elektromagnetischer Strahlung kann nun ein Elektron unter Beibehaltung seiner Spinrichtung in ein energiereicheres, im Grundzustand nicht besetztes Orbital überwechseln. Das Molekül befindet sich danach in *angeregten Singulettzuständen* (S_1, S_2), wie dies in Abb. 2.61 vereinfacht dargestellt ist.

Wie bei allen Systemen, die sich mit ihrer Umgebung nicht im energetischen Gleichgewicht befinden, sind angeregte Zustände instabil, und die Moleküle kehren nach etwa 10^{-9} bis 10^{-7} s wieder in den Grundzustand zurück. Dies geschieht, indem die zuvor aufgenommene Anregungsenergie – in Umkehrung des Anregungsvorganges – durch Aussendung von Licht entsprechender Frequenz wieder

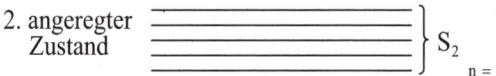

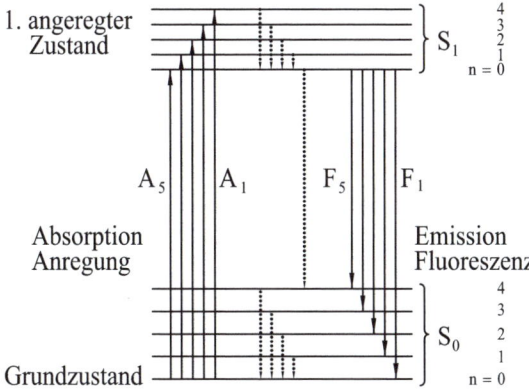

Abb. 2.61:
Schematische Darstellung der elektronischen Zustände des Anthracens
[ausgezogene Pfeile: Lichtabsorption (A_1–A_5), Lichtemission (F_1-F_5) punktierte Pfeile: Übergänge durch thermische Energieabgabe (strahlungslos);
S = Singulettzustand; n = Schwingungsquantenzahl]

abgegeben wird. Die Fluoreszenz eines organischen Moleküls beruht also auf Elektronenübergängen zwischen Singulettzuständen [vgl. **MC-Fragen Nr. 1039, 1456**].

> Fluoreszierende Stoffe sind Substanzen, die auftreffendes Licht absorbieren und selbst wieder Licht abstrahlen. Die Intensität des emittierten Lichtes kann vermessen und zur qualitativen und quantitativen Auswertung herangezogen werden.

Ein **Fluoreszenzspektrum**, wie es Abb. 2.62 zeigt, stellt ein Diagramm dar, in dem die Intensität des emittierten Lichtes in Abhängigkeit von der Wellenlänge (Frequenz) aufgetragen ist. Zur Aufnahme eines Fluoreszenzspektrums wird mit monochromatischem Licht aus dem UV- oder VIS-Bereich angeregt und man registriert die Intensität der Fluoreszenzstrahlung in deren gesamten Spektralbereich mit einem Fluoreszenzspektrometer. Die Fluoreszenzspektren organischer Moleküle sind wie die Absorptionsspektren *Bandenspektren*, weil sich bei der Lichtemission angeregter Moleküle außer den elektronischen Zuständen noch Schwingungs- und Rotationszustände ändern können [vgl. **MC-Fragen Nr. 1040–1042**].

Bei ausschließlicher Berücksichtigung der Elektronenanregung würde man erwarten, dass die Wellenlänge des Fluoreszenzlichtes mit der Absorptionswellenlänge übereinstimmt. Man beobachtet jedoch für die Fluoreszenz meistens eine langwellige Verschiebung gegenüber der Absorption (*Stokessche Regel*) [vgl. **MC-Fragen Nr. 1038, 1046, 1375, 1432**].

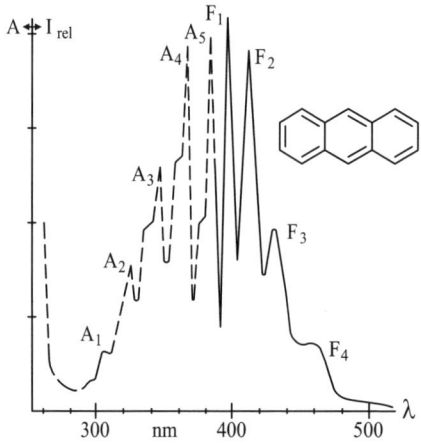

Abb. 2.62:
Absorptionsspektrum (gestrichelte Kurve)
und Fluoreszenzspektrum (durchgezogene
Kurve) des Anthracens

> Die Erregerstrahlung zur Fluoreszenzanregung ist in der Regel energiereicher als die Emissionsstrahlung; d. h., das Fluoreszenzmaximum eines Fluorophors (Fluoreszenzchromophor) ist gegenüber dem Absorptionsmaximum bathochrom verschoben.

Dies kann mithilfe eines von **Jablonski** entwickelten **Termschemas**, wie es in Abb. 2.63 dargestellt ist, gedeutet werden.

Bei normaler Temperatur gehen die Absorptionsübergänge vom untersten Schwingungszustand (n=0) des Grundzustandes (S_0) aus und enden auf verschiedenen Schwingungsniveaus des Anregungszustandes (S_1, S_2). Mit der Elektronenanregung werden gleichzeitig auch Schwingungszustände angeregt.

Die entgegengesetzten Emissionsübergänge erfolgen *nicht* unmittelbar aus dem bei der Anregung erreichten Schwingungsniveau, sondern sie finden stets vom *niedrigsten* (energieärmsten) Schwingungsniveau des Anregungszustandes aus statt. Die Zeit vom Absorptionsvorgang, der selbst nur etwa 10^{-15} s benötigt, bis zur Emission genügt im Allgemeinen, um die Einstellung des thermischen Schwingungsgleichgewichtes auch im angeregten Zustand zu ermöglichen. Die überschüssige Schwingungsenergie kann beim Zusammenstoß mit anderen Molekülen, z. B. Lösungsmittelmolekülen, *strahlungslos* abgeführt werden (*internal conversion*); d. h., die Energie wird in Wärme umgewandelt. Anschließend erfolgt unter Lichtemission (*Fluoreszenz*) der Elektronenübergang *ohne* Spinumkehr in eines der möglichen Schwingungsniveaus des Grundzustandes. Der beschriebene Vorgang lässt erkennen, warum das emittierte Licht energieärmer (langwelliger) sein muss als das bei der Anregung absorbierte Licht [vgl. **MC-Fragen Nr. 1043, 1375, 1432**].

Absorptionsspektrum und Fluoreszenzspektrum haben daher nur die **0–0-Bande** (Abb. 2.61 $\longrightarrow$ A_5/F_1) gemeinsam bzw. zwischen ihnen befindet sich eine kleine „Lücke", während sich die Emissionsbanden entsprechend ihrer geringeren Energiedifferenz nach längeren Wellen hin nahezu spiegelsymmetrisch zur Absorption anschließen.

Singulettzustände   Triplettzustände

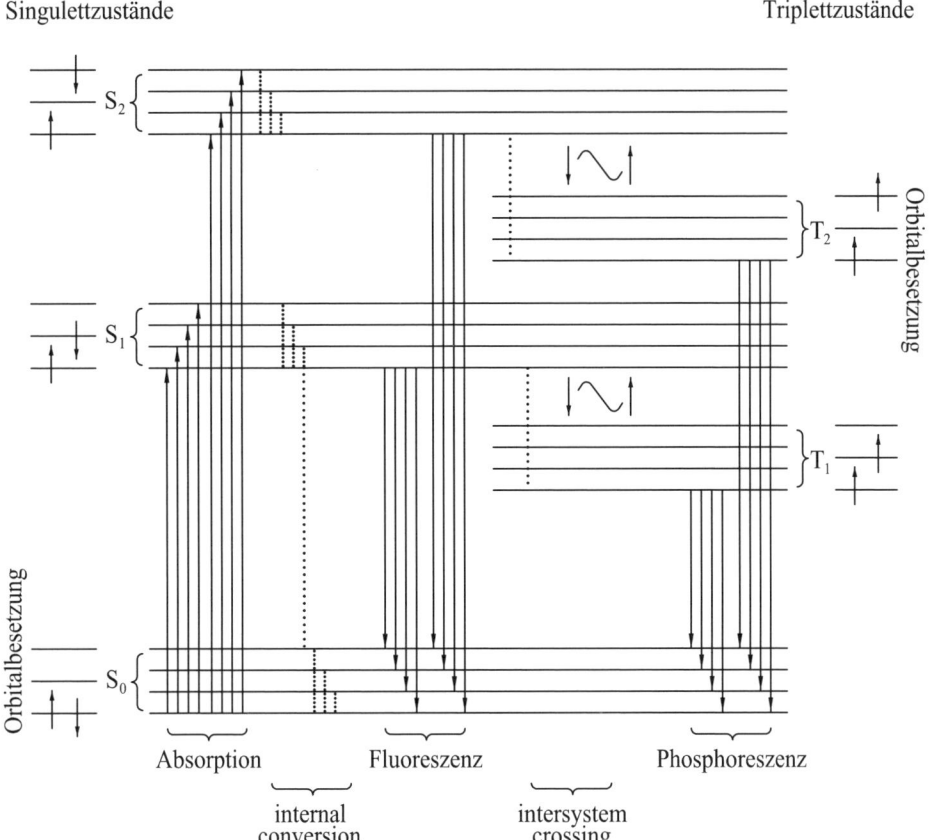

Abb. 2.63: Termschema nach Jablonski mit Angabe der Spinzustände zur Deutung von Absorption, Fluoreszenz und Phosphoreszenz
[....] strahlungslose Übergänge
[—] Übergänge durch Absorption oder Emission elektromagnetischer Wellen

Als Fluoreszenz bezeichnet man die Art der Photolumineszenz, bei der eine Strahlungsemission spontan (innerhalb von 0,1–100 Nanosekunden nach Beginn der elektromagnetischen Anregung) erfolgt und sofort abklingt, sobald die Bestrahlung unterbrochen wird. Fluoreszenzerscheinungen beruhen auf Elektronenübergängen von angeregten Singulettzuständen in den Singulettgrundzustand.

Die kurzlebige Fluoreszenz mit einer Abklingdauer von etwa 10^{-8} s ist nicht die einzige Emissionsart, die nach der Photoanregung organischer Moleküle beobachtet wird. Unter besonderen Bedingungen findet man auch eine Strahlungsemission, deren Abklingdauer die Größenordnung von Sekunden erreicht (*Phosphoreszenz*). Ihre Erklärung ist gleichfalls mithilfe des Jablonski-Schemas möglich.

In einigen Fällen kann das Elektron aus einem angeregten Singulettzustand (z. B. S_1) strahlungslos und unter *Spinumkehr* in einen energieärmeren angeregten *Triplettzustand* (z. B. T_1) übergehen. Diesen Vorgang bezeichnet man als *intersystem crossing*. Die unter erneuter Spinumkehr bei der nachfolgenden Rückkehr des Elektrons von T_1 in den Grundzustand (S_0) auftretende Lichtemission wird **Phosphoreszenz** genannt. Die zweifache Spinumkehr Singulett $\longrightarrow$ Triplett $\longrightarrow$ Singulett benötigt Zeit, sodass die Phosphoreszenz nach Beendigung der Anregung noch messbar anhält. Da das intersystem crossing [$S_1 \longrightarrow T_1$] mit einem Energieverlust verbunden ist, ist die Wellenlänge der Phosphoreszenzstrahlung größer als die Wellenlänge der Absorption und auch größer als die der Fluoreszenz [vgl. **MC-Fragen Nr. 1044, 1047, 1246, 1344, 1375, 1559**].

Als Phosphoreszenz bezeichnet man die - frühestens nach einer Millisekunde und nach vorheriger Singulett $\longrightarrow$ Triplett-Umwandlung - erfolgende Lichtemission, die bei der Rückkehr angeregter Elektronen in den Grundzustand auftritt. Phosphoreszenz-Banden organischer Moleküle sind längerwelliger als die entsprechenden Fluoreszenz-Banden, weil Triplettzustände stets energieärmer sind als die entsprechenden Singulettzustände.

11.7.1.3 Beziehungen zwischen Fluoreszenz und Molekülstruktur

Bei einer großen Zahl von Substanzen findet man keine Fluoreszenz, obwohl sie Licht absorbieren. Mit der Fluoreszenz konkurrieren hier offenbar Prozesse einer inter- und intramolekularen *strahlungslosen Desaktivierung*, von deren Geschwindigkeit es abhängt, ob bei der betreffenden Verbindung Fluoreszenz auftritt oder nicht. Bei den weitaus meisten fluoreszierenden organischen Stoffen handelt es sich um aromatische und heteroaromatische, relativ *starre* Bindungssysteme [vgl. **MC-Frage Nr. 1038**].

Voraussetzung für Fluoreszenz ist häufig ein planares, konjugiertes π-Elektronensystem und eine gewisse Starrheit des Moleküls. Den für die Fluoreszenz verantwortlichen Molekülteil bezeichnet man als Fluorophor. Bei der Fluoreszenzanregung sind $\pi \longrightarrow \pi^*$-Übergänge gegenüber n $\longrightarrow \pi^*$-Übergängen bevorzugt.

Beispielsweise zeigen **Fluoren** und **Fluorescein** eine ausgeprägte Fluoreszenz, während die konformativ beweglicheren Moleküle **Biphenyl** und **Phenolphthalein** nicht fluoreszieren.

Darüber hinaus führt eine Erhöhung der *Konzentration* des fluoreszierenden Stoffes in den meisten Fällen zu einer deutlichen Abnahme der Fluoreszenzausbeute(*Konzentrations-* oder *Eigenlöschung*). Mit der Konzentrationslöschungeng verwandt ist die sog. *Fremdlöschung*, bei der Fremdstoffe in oft sehr niedrigen Konzentrationen außerordentlich intensive Löschwirkungen entfalten, ohne dass sie mit dem fluoreszierenden Stoff in irgendeiner Weise reagieren. Zu den wirksamsten Löschstoffen gehören Schwermetall- und Halogenid-Ionen (zunehmend

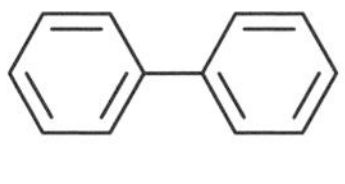

Biphenyl

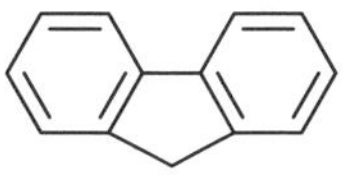

Fluoren

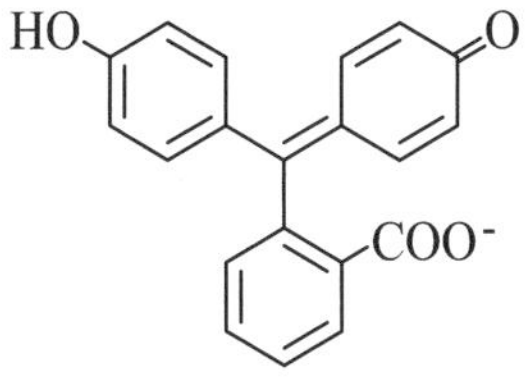

Phenolphthalein

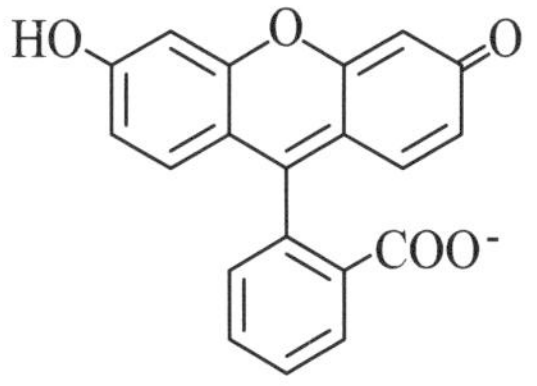

Fluorescein

von F⁻ zu I⁻ hin) sowie Sauerstoff, Stickstoffoxid oder elementares Chlor. Für Fremd- und Eigenlöschung werden verschiedene Mechanismen diskutiert.

Beispielsweise wird die Fluoreszenz einer wässrigen **Chininsulfat-Lösung** durch Anwesenheit größerer Mengen an Chlorid-Ionen gelöscht [vgl. **MC-Frage Nr. 1045**]. Mit anderen Worten, Chininsulfat fluoresziert, Chininhydrochlorid hingegen nicht.

Demgegenüber kann die Fähigkeit einer Substanz zur Fluoreszenz durch *Chelatbildung* stark begünstigt werden. Erinnert sei in diesem Zusammenhang an den qualitativen **Aluminium-Nachweis** mit **Alizarin** oder **Morin** [siehe auch Kap. 11.7.3].

Darüber hinaus können auch Substanzen, die nicht fluoreszieren, nach Umsetzung mit geeigneten Reagenzien (*Fluoreszenzmarker*) in fluoreszierende Stoffe umgewandelt werden. Ein Beispiel hierfür ist die fluorimetrische Bestimmung *primärer Amine* mit **Dansylchlorid** (5-Dimethylaminonaphthalinsulfonyl-chlorid) zu 1-Naphthylsulfonamiden [vgl. **MC-Fragen Nr. 1060, 1493**]. Die Methode ist auch zur Sequenzbestimmung von Peptiden und Proteinen geeignet.

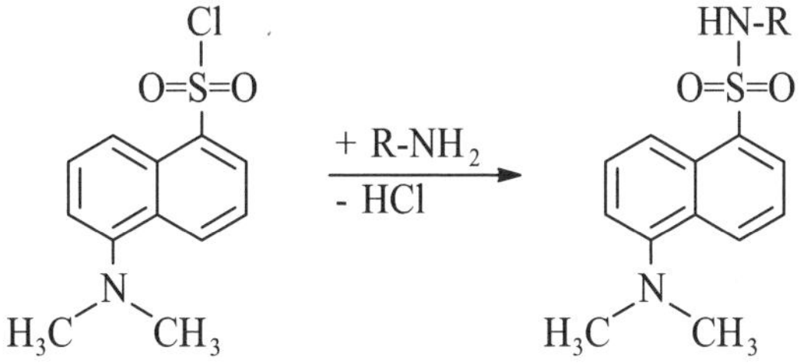

Dansylchlorid

11.7.1.4 Fluorimetrie

Bei der **Fluorimetrie** handelt es sich um eine emissionsspektrometrische Methode, die selektiver und bei hoher Quantenausbeute empfindlicher ist als die UV-VIS-Spektrometrie. Die Fluorimetrie beruht auf der Messung der Intensität des Fluoreszenzlichtes, das von der zu untersuchenden Substanz nach entsprechender Anregung ausgestrahlt wird [vgl. **MC-Fragen Nr. 918–920, 1048, 1611**].

Bei hinreichender Verdünnung ist die Intensität des Fluoreszenzlichtes der **Konzentration** der Substanz direkt proportional. Neben apparativen Einflüssen hängt die *Fluoreszenzintensität* und damit auch die *Bestimmungsgrenze* fluorimetrischer Analysen ab von:

- dem molaren *Absorptionskoeffizienten* ε des Fluorophors bei der Anregungswellenlänge,
- der *Intensität des Anregungslichtes* I_o; mit zunehmender Intensität des Anregungslichtes wird die Fluoreszenz stärker [vgl. **MC-Frage Nr. 1553**],
- der *Fluoreszenzquantenausbeute* Q. Als **Quantenausbeute** (Q) bezeichnet man den Bruchteil der Energie des Anregungslichtes, der in Fluoreszenzlicht umgewandelt wird. Mit anderen Worten: Unter Quantenausbeute versteht man den Quotienten aus der Zahl der emittierten Photonen (Lichtquanten) und der Zahl der absorbierten Photonen [vgl. **MC-Fragen Nr. 1052, 1053, 1273, 1740**]. (Eine Verringerung der Quantenausbeute durch äußere Einflüsse, z. B. dem verwendeten Lösungsmittel, bezeichnet man als *Quenching*.)

Aufgrund dieser Einflüsse sind *fluorimetrische Absolutmessungen nicht möglich*. Quantitative Bestimmungen werden daher durch Vergleich mit Lösungen bekannten Gehaltes einer Referenzsubstanz durchgeführt und die Konzentration (c_x)der zu prüfenden Lösung nach folgender Formel berechnet [vgl. **MC-Frage Nr. 1612**]:

$$c_x = \frac{I_x \cdot c_s}{I_s}$$

c_x = Konzentration der Prüflösung
c_s = Konzentration der Vergleichslösung
I_x = Intensität des Fluoreszenzlichtes der Prüflösung
I_s = Intensität des Fluoreszenzlichtes der Vergleichslösung

Darüber hinaus sind bei *quantitativen Analysen* mithilfe von Fluoreszenzmessungen folgende Faktoren zu beachten:

- Die Fluorimetrie ist eine hochempfindliche Methode, sodass an die Reinheit der verwendeten *Lösungsmittel* hohe Anforderungen gestellt werden. Die Lösungsmittel müssen photostabil sein und dürfen weder Eigenabsorption noch Eigenfluoreszenz zeigen.
- Apparative Parameter (spektrale Eigenschaften der verwendeten Strahlungsquelle, des Monochromators und des Detektors) beeinflussen das Fluoreszenzspektrum, sodass Absolutmessungen nicht ohne weiteres durchführbar sind.
- Ein linearer Zusammenhang zwischen der gemessenen Fluoreszenzintensität und der Konzentration der Probenlösung existiert nur dann, wenn die Wellenlänge des Anregungslichtes und die des Fluoreszenzlichtes weit genug auseinanderliegen, sodass keine *Reabsorption* eintritt [vgl. **MC-Fragen Nr. 1553, 1794**]. Falls die Fluoreszenzintensität der Konzentration nicht exakt proportional ist, kann die Bestimmung mithilfe des *Eichkurvenverfahrens* erfolgen (vgl. Kap. 4.6.1).

11.7.2 Messmethodik und instrumentelle Anordnung

Messgeräte zur Fluoreszenzmessung nennt man **Fluorimeter**; ihr prinzipieller Aufbau zeigt Abb. 2.64. Nach der gezielten Anregung der Substanzprobe mit monochromatischem Licht erfolgt die Messung des emittierten Lichtes in der Regel

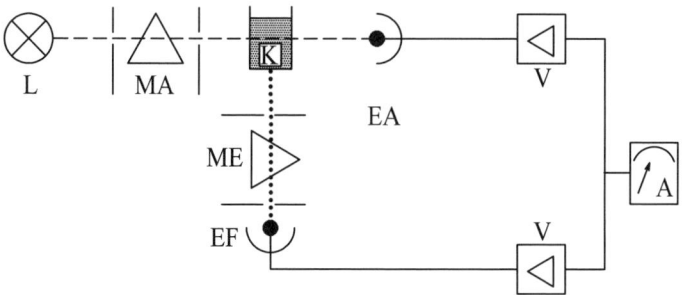

L   = Lichtquelle (Hochdruck-Gasentladungslampen)
MA = Monochromator mit Eintritts- und Austrittsspalt für die Anregung
K   = Küvette mit Prüflösung
EA = Empfänger für die Messung der Absorption (bzw. Anregung)
ME = Monochromator mit Eintritts- und Austrittsspalt für die Emission
EF = Empfänger für die Messung der Fluoreszenz
V   = Verstärker
A   = Anzeigegerät/Schreiber/Datenerfassung

Abb. 2.64:   Prinzipieller Aufbau eines Spektralfluorimeters

rechtwinklig zur Richtung des eingestrahlten Erregerlichtes [vgl. **MC-Fragen Nr. 1049–1051, 1054**].

Die Strahlungsintensität der Lichtquelle muss möglichst konstant gehalten werden, da die Fluoreszenzintensität von der Intensität des Anregungslichtes (I_o) abhängt. Vor der eigentlichen Messung muss das Fluoreszenzlicht von dem zur Anregung verwendeten Licht befreit werden. Dies geschieht mithilfe eines zweiten, vor den Empfänger eingebauten Monochromators bzw. durch ein entsprechendes Filter. Als Detektor in Fluorimetern eignet sich besonders ein Sekundärelektronenvervielfacher (Photomultiplier). Mit Spektralfluorimetern lassen sich sowohl Absorptions- als auch Fluoreszenzspektren aufnehmen.

11.7.3 Pharmazeutische Anwendungen

Fluorimetrisch bestimmbar sind in der Regel Verbindungen, die chromophore Strukturelemente in einem relativ starren Molekülgerüst besitzen. Abb. 2.65 zeigt die Strukturen einiger fluoreszierender Moleküle [vgl. **MC-Fragen Nr. 1055–1059, 1454, 1493, 1637, 1795**].

In der pharmazeutischen Analytik wird die Fluorimetrie sowohl zu *Identitäts-* und *Reinheitsprüfungen* als zu *Gehaltsbestimmungen* herangezogen. Ein wesentlicher Vorteil der Fluorimetrie ist ihre hohe Selektivität und Empfindlichkeit. Die **Nachweisgrenze** reicht bis in den ppb-Bereich ($10^{-9}g \cdot g^{-1}$).

Neben der Eigenfluoreszenz von Wirkstoffen nutzt das Arzneibuch auch chemische Reaktionen, die zu fluoreszierenden Stoffen führen. Ein Beispiel hierfür ist der Nachweis von **Thiamin-Salzen** durch Oxidation zu hellblau fluoreszierendem **Thiochrom**.

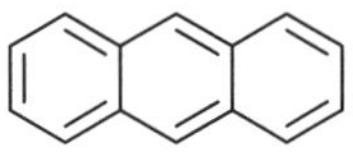

Anthracen

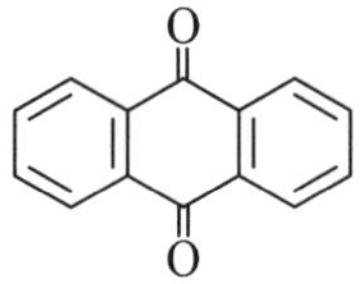

Anthrachinon

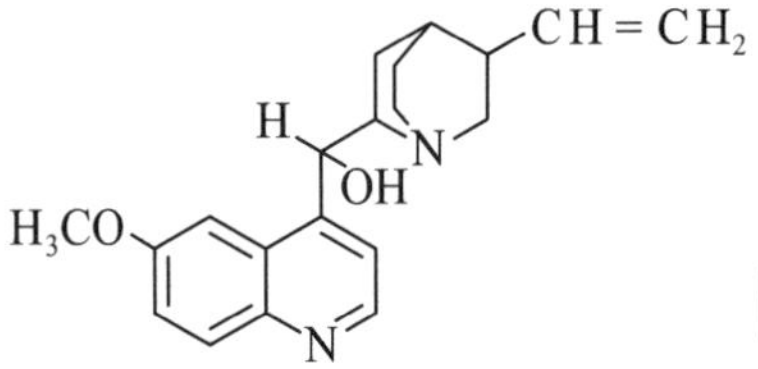

Chinidin
Chinin (als Sulfat)

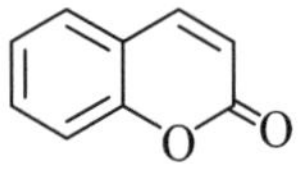

Cumarin (R=H)
4-Hydroxycumarin (R=OH)

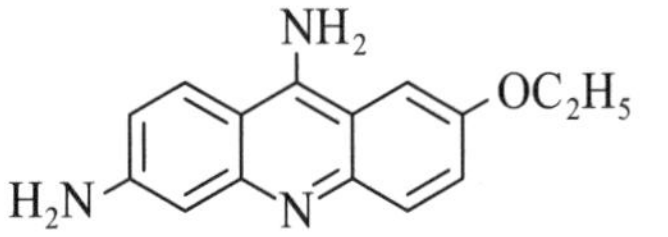

Ethacridin

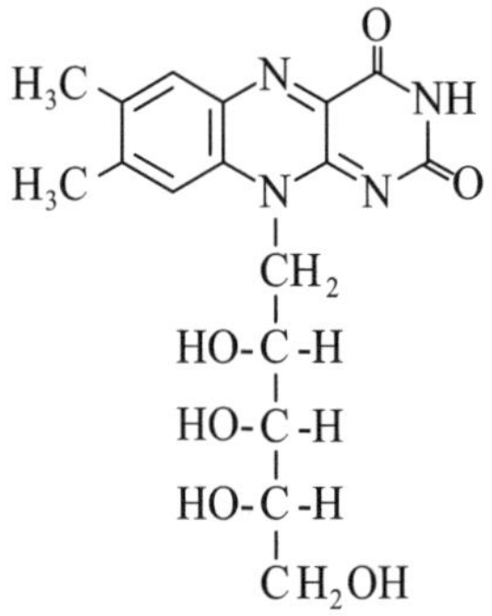

Riboflavin

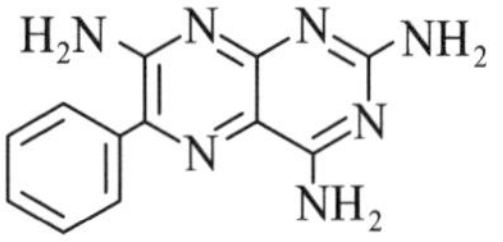

Triamteren

Abb. 2.65:   **Fluoreszierende Stoffe**

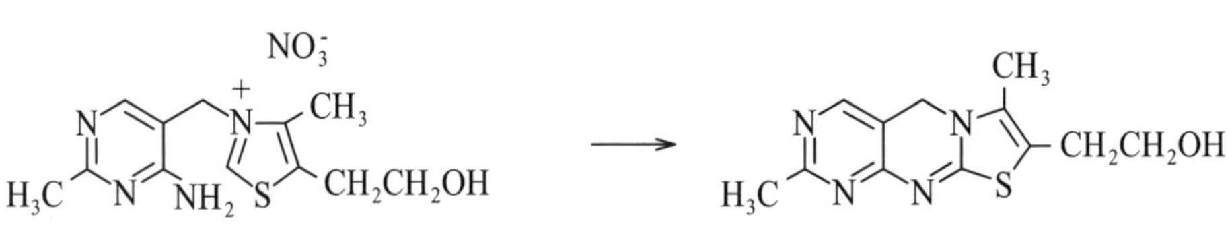

Thiaminnitrat

$\longrightarrow$

Thiochrom

Als weiteres Arzneibuchbeispiel ist die fluorimetrische **Bestimmung von Alumi-nium** in Salzen und konzentrierten Hämodialyselösungen zu nennen. Sie erlaubt die Al-Bestimmung bis zu Konzentrationen von < 0,01 ppm.

Bei dieser Methode nutzt man aus, dass Aluminiumionen mit **8-Hydroxychino-lin** einen stabilen, mit Chloroform extrahierbaren und stark fluoreszierenden Che-latkomplex bilden. Nach der Photoanregung bei 392 nm wird die Fluoreszenz des Komplexes bei 518 nm gemessen. Unter den gewählten Analysenbedingungen stö-ren Alkali-, Erdalkali- (Mg, Ca) oder Schwermetallionen (Cu, Fe, Pb, Zn) nicht.

Diese Ionen bilden bei pH=6 instabile bzw. nicht fluoreszierende oder nicht mit Chloroform extrahierbare Komplexe mit 8-Hydroxychinolin.

11.8 Grundlagen der Absorptionsspektroskopie im infraroten Spektralbereich (IR-Spektroskopie)

11.8.1 Grundlagen der Lichtabsorption im IR-Bereich

Der infrarote Bereich des elektromagnetischen Spektrums, der Wellenlängen von $\lambda = 0,8 - 500$ μm umfasst, kann in drei Teilbereiche untergliedert werden:

- *nahes IR* mit Wellenzahlen zwischen $\bar{v} = 12\,500–4000$ cm^{-1}
  ($\lambda = 0,8–2,5$μm),
- *mittleres IR* mit Wellenzahlen zwischen $\bar{v} = 4000–200$ cm^{-1}
  ($\lambda = 2,5–50$ μm),
- *fernes IR* mit Wellenzahlen zwischen $\bar{v} = 200–20$ cm^{-1}
  ($\lambda = 50–500$ μm).

Praktische Bedeutung besitzt vor allem der mittlere (normale) infrarote Spektralbereich mit Wellenzahlen zwischen 667 bis 4000 cm^{-1} ($\lambda = 2,5–15$ μm).

In Anlehnung an die in den voranstehenden Kapiteln gemachten theoretischen Ausführungen können elektromagnetische Wellen auch mechanische Schwingungen der Atome eines Moleküls bzw. ganzer Molekülteile auslösen. Die Energiedifferenzen zwischen den einzelnen, diskreten Schwingungszuständen (Schwingungsniveaus) sind jedoch geringer als bei der Elektronenanregung, sodass bereits Lichtquanten des nahen IR imstande sind, *Molekülschwingungen* herbeizuführen.

Da jeder Schwingungsübergang mit einer Änderung des Rotationszustandes verbunden ist, stellt das **Infrarotspektrum** ein **Rotationsschwingungsspektrum** dar, das durch die Vielzahl der Einzelabsorptionen und durch die gegenseitige Wechselwirkung der Moleküle im festen und flüssigen Aggregatzustand als *Bandenspektrum* erhalten wird. Die Absorptionsbanden zeigen nur bei *Gasen* eine *Feinstruktur*, die durch gleichzeitig erfolgende Rotationsübergänge verursacht wird. Bei Feststoffen und Flüssigkeiten ist die Rotation der Moleküle um ihren Schwerpunkt durch das Kristallgitter bzw. den Flüssigkeitsverband stark behindert [vgl. **MC-Fragen Nr. 1369, 1618**].

11.8.1.1 Molekülschwingungen

Trifft Strahlung des IR-Bereiches auf Moleküle mit kovalenten Bindungen, so werden mechanische Schwingungen der Atome angeregt. Dabei unterscheidet man prinzipiell zwischen zwei Arten von Schwingungsbewegungen [vgl. **MC-Fragen Nr. 1068, 1071, 1307**]:

- **Valenz-** oder **Streckschwingungen**, bei denen sich die Atome in Richtung der Bindungsachse bewegen und eine Dehnung bzw. Stauchung der Bindung verursachen.

- **Deformations-** oder **Biegeschwingungen**, bei denen die Bindungswinkel durch die Atombewegung deformiert werden.

Darüber hinaus kann man zwischen *symmetrischen* (ν_s, δ_s) und *asymmetrischen* (ν_{as}, δ_{as}) Valenz- und Deformationsschwingungen unterscheiden, je nachdem ob sie unter Erhalt der Molekülsymmetrie ablaufen oder nicht.

Die Deformationsschwingungen lassen sich, wie die nachfolgende Übersicht in Abb. 2.66 am Beispiel einer CH_2-Gruppe zeigt, in insgesamt vier Gruppen untergliedern:

Schwingung	Bezeichnung u. Symbol in der deutschen Literatur		Bezeichnung u. Symbol in der angelsächs. Literatur	
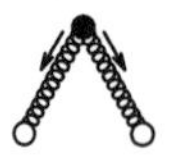	Valenz- oder Streckschwingung	ν	stretching vibration	st
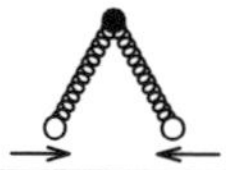	Deformations- oder Biegeschwingung	δ	bending vibration	b
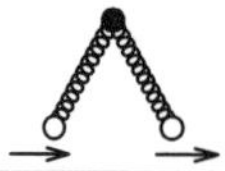	Schaukel- oder Pendelschwingung	ρ	rocking vibration	r
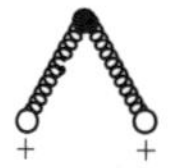	Kipp- oder Nickschwingung	κ	wagging vibration	w
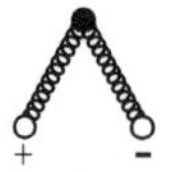	Torsions- oder Drillschwingung	τ	twisting vibration	t
● = C ○ = H	→ und ← = Bewegung in der Zeichenebene + und - = Bewegung senkrecht zur Zeichenebene			

Abb. 2.66:   Schwingungsarten der IR-Spektroskopie

Da bei vergleichbaren Massen der schwingenden Atome die *Anregungsenergien* für Winkeldeformationen wesentlicher kleiner sind als für Abstandsänderungen der Atome in Bindungsrichtung, liegen die Valenzschwingungen im Allgemeinen bei *höheren* Frequenzen (Wellenzahlen) als die Deformationsschwingungen [vgl. **MC-Fragen Nr. 1069, 1070, 1627, 1741**].

Zur Beschreibung von Molekülschwingungen können einfache Modelle herangezogen werden, wie z. B. eine Spiralfeder, die zwei Kugeln der Massen m_1 und m_2 miteinander verbindet. Diese Kugeln entsprechen den Atomen eines zweiatomigen Moleküls und die Spiralfeder entspricht der kovalenten Bindung zwischen beiden Atomen. Ein solches schwingungsfähiges System stellt in erster Näherung einen *harmonischen Oszillator* dar.

Werden die „Kugeln" durch Anregung von außen um den Betrag x aus ihrer Ruhelage entfernt, so tritt eine rücktreibende Kraft K auf, die umso größer ist, je weiter man die Feder dehnt (*Hooksches Gesetz*):

$$K = -k \cdot x$$

Unter Berücksichtigung des Newtonschen Gesetzes ergibt sich hieraus für die Schwingungsfrequenz des harmonischen Oszillators:

$$\nu = \frac{1}{2\pi}\sqrt{\frac{k}{\mu}} \qquad \mu = \frac{m_1 \cdot m_2}{m_1 + m_2} = \text{reduzierte Masse}$$
$$k = \text{Kraftkonstante}$$

Im Gegensatz zum klassischen harmonischen Oszillator kann ein schwingungsfähiges molekulares System (molekularer Oszillator) aber nicht jeden beliebigen, sondern nur ganz bestimmte Energiebeträge aufnehmen. Die Schwingungsbewegung ist *gequantelt* und nur definierte Energiezustände (E_s) mit diskreten Schwingungsfrequenzen (ν) sind möglich:

$$E_s = h \cdot \nu \left(n + \frac{1}{2}\right) = \frac{h}{2\pi}\sqrt{\frac{k}{\mu}}\left(n + \frac{1}{2}\right)$$

Der Proportionalitätsfaktor k wird **Kraftkonstante** genannt und n wird als sog. *Schwingungsquantenzahl* bezeichnet; n kann die Werte 0, 1, 2, 3 usw. annehmen. Bei Raumtemperatur liegen die Moleküle normalerweise im *Schwingungsgrundzustand* (n=0) vor. Durch Einstrahlen von IR-Licht geeigneter Energie können die Moleküle in höhere Schwingungszustände übergehen. Im Allgemeinen beobachtet man in einem IR-Spektrum allerdings nur sog. **Grundschwingungen**, d. h. Übergänge von n=0 ⟶ n=1; höhere Schwingungszustände, wie z. B. die **1. Oberschwingung** (n=0 ⟶ n=2) spielen in der praktischen IR-Spektroskopie nur eine untergeordnete Rolle.

> Der Proportionalitätsfaktor k wird als Kraftkonstante bezeichnet. Er kann als ein Maß für die Stärke der Bindung zwischen den schwingenden Atomen angesehen werden. Die Schwingungsfrequenz ist umso größer, je fester die Bindung zwischen den schwingenden Atomen ist; sie ist umso kleiner, je größer die Massen der schwingenden Atome sind.
>
> $$\text{Wellenzahl } \bar{\nu} \text{ der IR-Bande} \sim \sqrt{\frac{\text{Bindungsstärke der Bindung}}{\text{Masse der schwingenden Atome}}}$$

Das Spektrum eines zweiatomigen Moleküls zeichnet sich also durch die charakteristische IR-Bande der Grundschwingung aus, deren Frequenz (Wellenzahl) von der Art der Bindung und den Massen der beiden schwingenden Atome abhängt. Nach obigen Gleichungen nimmt die Frequenz (Wellenzahl) dieser Schwingung mit steigender Bindungsstärke (höherer Bindungsordnung) und abnehmenden Massen der beteiligten Atome zu. *Mit anderen Worten, starke kovalente Bindungen von Atomen kleiner Masse führen zu Absorptionsbanden bei großen Wellenzahlen; große Massen der Atome bzw. Molekülteile verursachen Absorptionsmaxima (Transmissionsminima) bei kleinen Wellenzahlen* [vgl. **MC-Fragen Nr. 1064, 1065**].

In Übereinstimmung damit steigt die Absorptionsfrequenz von C-C-Einfachbindungen ($\bar{\nu} < 1200$ cm^{-1}) über C=C-Doppelbindungen ($\bar{\nu} = 1600$–1700 cm^{-1}) zu C≡C-Dreifachbindungen ($\bar{\nu}$ ca. 2200 cm^{-1}) hin an. Desgleichen liegt die Bande einer Nitrilgruppe (R-C≡N) bei höheren Wellenzahlen als die einer C=N-Doppelbindung, wie in Azomethinen oder Oximen.

Aus dem gleichen Grund sind auch die Wellenzahlen für C-H-, N-H- und O-H-Valenzschwingungen besonders hoch, weil das Wasserstoffatom eine vergleichsweise geringe Atommasse besitzt. Darüber hinaus hängt die Wellenzahl einer X-H-Valenzschwingung noch von der Art der Bindungsverhältnisse des Atoms X ab [vgl. **MC-Fragen Nr. 1066, 1067**]. Darüber hinaus kann man aus obiger Gleichung über die reduzierte Masse ableiten, dass sich die Schwingungsfrequenz der O-H-Valenzschwingung um etwa $1/\sqrt{3}$ verschieben muss, wenn das Wasserstoffatom (m=1) durch Tritium (m=3) ersetzt wird [vgl. **MC-Frage Nr. 1063**].

Zusammenfassend ist auszuführen, dass die Lage einer IR-Bande charakteristisch für ein schwingendes System ist und deshalb zur Identizierung funktioneller Gruppen eines Moleküls herangezogen werden kann.

11.8.1.2 Gekoppelte Schwingungen

Eine schwingungsfähige Atomgruppe weicht aber in drei wesentlichen Punkten von den Vorstellungen über den klassischen harmonischen Oszillator ab:

- Chemische Bindungen sind nur begrenzt dehnbar. Es kommt zur Bindungsspaltung, wenn ein bestimmter Atomabstand durch Dehnung überschritten wird.
- Ebenso sind der Stauchung einer Bindung über den Gleichgewichtsabstand der Atome hinaus Grenzen gesetzt. Bei sehr geringen Atomabständen machen sich starke, rücktreibende Kräfte bemerkbar.
- Schließlich liegen in Molekülen fast immer mehrere schwingungsfähige Gruppierungen vor, deren Schwingungen nicht isoliert voneinander betrachtet werden können, da die einzelnen Atomgruppen über chemische Bindungen miteinander verknüpft sind. Deshalb beeinflusst die Schwingung der einen funktionellen Gruppe des Moleküls immer auch die Schwingungen anderer Gruppen und umgekehrt.

Solche Kopplungen von Molekülschwingungen führen zu mehr oder weniger großen *Lageverschiebungen* der Absorptionsmaxima der betreffenden Atomgruppierung.

Für die praktische IR-Spektroskopie sind nun zwei Befunde von Bedeutung.
- Die Lage (Wellenzahl) eines IR-Absorptionsmaximums (Transmissionsminimum) ist umso charakteristischer für eine bestimmte Atomgruppe, je weniger die Schwingung mit den Schwingungen anderer funktioneller Gruppen koppelt.
- Aus den Verschiebungen der Absorptionsbanden zu größeren oder kleineren Wellenzahlen können Rückschlüsse auf die Kopplung von Molekülschwingungen und damit auf die strukturelle Umgebung der schwingenden Gruppe gezogen werden.

11.8.1.3 Gruppenfrequenzen – Gerüstschwingungen – Auswahlregeln

Bei einem mehratomigen Molekül sind die verschiedenen Atome gleichzeitig an mehreren unterschiedlichen Schwingungen beteiligt. Theoretische Überlegungen zeigen, dass ein *nichtlineares* Molekül, das aus N Atomen aufgebaut ist, insgesamt **Z = 3 · N-6** sog. **Normalschwingungen** (Grundschwingungen) ausführen kann.

Für ein dreiatomiges, gewinkeltes Molekül wie **Wasser** (H_2O) sind dies ($Z = 3 \cdot 3 - 6 = 3$), für den pyramidalen **Ammoniak** (NH_3) ergeben sich ($Z = 3 \cdot 4 - 6 = 6$), für das tetraedrische **Chloroform** ($CHCl_3$) resultieren $Z = 3 \cdot 5 - 6 = 9$) und für ein so einfaches Molekül wie **Ethan** ($CH_3\text{-}CH_3$) sind dies schon ($Z = 3 \cdot 8 - 6 = 18$) Normalschwingungen [vgl. **MC-Fragen Nr. 1062, 1281, 1282, 1351**].

Die Zahl der Normalschwingungen erhöht sich auf ($Z = 3 \cdot N - 5$) für ein *lineares* Molekül, sodass lineare Moleküle wie z. B. **Kohlendioxid** (CO_2) oder **Distickstoffmonoxid** (N_2O) bereits ($Z = 3 \cdot 3 - 5 = 4$) Grundschwingungen ausführen können [vgl. **MC-Fragen Nr. 1061, 1351, 1352, 1467**].

> Die Zahl (Z) der Normalschwingungen (Grundschwingungen) beträgt in:
> linearen Molekülen $\longrightarrow$ Z = 3 · N - 5
> nichtlinearen Molekülen $\longrightarrow$ Z = 3 · N - 6

Nicht alle möglichen Schwingungen treten jedoch im IR-Spektrum einer Verbindung auf. Ein Molekül kann nämlich nur dann infrarote Strahlung absorbieren, wenn der damit verbundene Übergang in ein höheres Schwingungsniveau mit einer Änderung seines elektrischen Dipolmomentes verbunden ist. Nur solche Übergänge sind erlaubt. IR-verbotene Übergänge werden dagegen in der *Raman-Spektroskopie* erfasst, bei der Molekülschwingungen in Form von Emissionsspektren gemessen werden, und die deshalb eine wertvolle Ergänzung zur IR-Spektroskopie darstellt.

Dieser Sachverhalt soll nochmals für das Wasser- bzw. das Kohlendioxidmolekül detaillierter beschrieben werden [vgl. **MC-Fragen Nr. 1286, 1796**]:

Beim gewinkelten Wassermolekül sind im gasförmigen Zustand im IR-Spektrum die symmetrische (ν_s) und asymmetrische (ν_{as}) Valenzschwingung sowie eine Deformationsschwingung (δ) zu beobachten. Beim linearen CO_2-Molekül ist hingegen die symmetrische (ν_s) Valenzschwingung IR-inaktiv, weil keine Änderung des Dipolmomentes auftritt. Die beiden Deformationsschwingungen (δ_1, δ_2) sind identisch; sie unterscheiden sich nur in der Raumrichtung der Atombewegungen. Sie absorbieren bei der gleichen Wellenzahl; solche Schwingungen bezeichnet man als *entartet*.

Bedingung für die IR-Anregung ist, dass mit der Molekülschwingung eine periodische Änderung des Dipolmomentes stattfindet, die mit dem schwingenden elektrischen Vektor des Anregungslichtes in Wechselwirkung treten kann. Die Änderung des Dipolmomentes ist also eine notwendige Voraussetzung für die Absorption von IR-Strahlung.

Da zu den Normalschwingungen noch eine Reihe von Oberschwingungen hinzukommen und die Absorptionsbanden ähnlicher Strukturelemente sich gegenseitig überlagern können, ist eine komplette Analyse der IR-Spektren selbst einfacher Moleküle oft schwierig und häufig sogar unmöglich.

Empirische Beobachtungen führten allerdings zu dem Ergebnis, dass sich die Normalschwingungen eines Moleküls unterteilen lassen in [vgl. **MC-Frage Nr. 1072**]:

– **Gruppenfrequenzen**, die typisch sind für bestimmte Bindungsstrukturen,
– **Gerüst-** oder **Molekülschwingungen**, an denen *alle* Atome eines Moleküls nahezu gleich stark beteiligt sind.

Die für funktionelle Gruppen charakteristischen Gruppenfrequenzen finden sich im IR-Spektrum bei Wellenzahlen $\bar{v} > 1300$ cm^{-1}. Das Gebiet der Gerüstschwingungen umfasst den Wellenzahlenbereich von $\bar{v} = 1300$–667 cm^{-1}. Die hier auftretenden Banden sind so zahlreich, dass eine exakte Zuordnung zu einer bestimmten Schwingungsbewegung in der Regel nicht möglich ist. Andererseits ist gerade die Vielzahl der Banden unterschiedlicher Intensität für das jeweilige Molekül besonders typisch und zu dessen Identifizierung äußerst nützlich. Man bezeichnet diesen Bereich als sog. „**fingerprint**"-**Gebiet** eines IR-Spektrums [vgl. **MC-Fragen Nr. 1072, 1080**].

Der fingerprint-Bereich der IR-Spektrometrie ist für die Identifizierung einer chemischen Verbindung mithilfe einer Vergleichssubstanz besonders geeignet, weil in der fingerprint-Region die für die Struktur eines organischen Moleküls charakteristischen Gerüstschwingungen auftreten.

Zur Anregung von Valenzschwingungen sind größere Energiebeträge erforderlich als zur Anregung von Deformationsschwingungen. Daher findet man *Valenzschwingungen* bei Wellenzahlen oberhalb von $\bar{v} = 1500$ cm^{-1}, während die Absorptionsbanden der *Deformationsschwingungen* überwiegend bei kleineren Wellenzahlen auftreten. Eine Ausnahme bildet die N-H-Deformationsschwingung, deren Wellenzahl bei $\bar{v} > 1500$ cm^{-1} zu finden ist [vgl. **MC-Fragen Nr. 1416, 1627**].

Darüber hinaus ist es sinnvoll, bei **Valenzschwingungen** nochmals zu differenzieren in:

– Valenzschwingungen, an denen *Wasserstoffatome* beteiligt sind (O-H-, N-H-, C-H-Valenzschwingung); sie finden sich im IR-Spektrum im Bereich von $\bar{v} =$ **4000–2800 cm^{-1}**.
– Valenzschwingungen *dreifach gebundener Atomgruppen* (Alkine, Nitrile) sowie von *kumulierten Doppelbindungssystemen* [X=Y=Z] (Allene, Kumulene, Isocyanate, Ketene), die bei Wellenzahlen von etwa $\bar{v} =$ **2800 - 2100 cm^{-1}** auftreten.

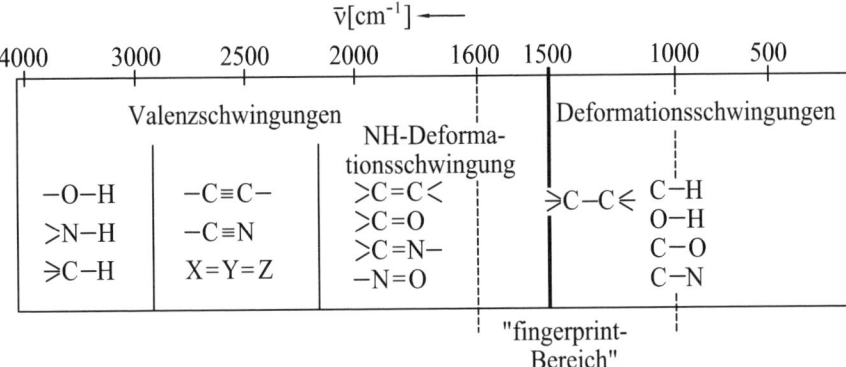

Abb. 2.67: Bereiche der verschiedenen Schwingungen im IR-Spektrum

– Valenzschwingungen *doppeltgebundener Atome* [C=C, C=O, C=N, N=O, N=N], die zwischen $\bar{v}$ = **2100 - 1500 cm^{-1}** liegen.

Eine zusammenfassende Übersicht über die Lage von IR-Absorptionsbanden gibt Abb. 2.67.

11.8.1.4 Gesetz der Lichtabsorption

Das *Lambert-Beer-Gesetz* gilt grundsätzlich auch für die Absorption von elektromagnetischer Strahlung durch Moleküle im IR-Bereich, sodass bei Gehaltsbestimmungen die

– Transmission T (T = I/Io) (prozentuale Transmission T[%]),
– Absorption A (A = log l/T) (berechenbar aus der Transmission),
– integrale Absorption, d. h. die Fläche unter einer charakteristischen IR-Bande

als Maß für die Konzentration einer Lösung herangezogen werden kann [vgl. **MC-Fragen Nr. 1073, 1074, 1101, 1467**].

Zur **quantitativen Auswertung eines IR-Spektrums** muss die registrierte Transmission in die Absorption umgerechnet und mit der Absorption einer Probe bekannten Gehaltes verglichen werden. Als *Nullinie* ist die Linie bei 100%-Transmission *nicht* geeignet, weil die meisten Proben eine Grundabsorption zeigen. Deshalb wird eine Basislinie als Tangente an die Basis der zur Bestimmung verwendeten Bande gezeichnet und danach T$_0$ und T ermittelt wie dies Abb. 2.68 zeigt [vgl. **MC-Fragen Nr. 1413, 1472, 1526**]. Folgende Schritte sind für die Auswertung insgesamt notwendig:

● Festlegung der Basislinie und Ermittlung von To
● Ermittlung von T
● Berechnung der Absorption A = log (T$_o$/T) = log T$_o$ – log T

Während jedoch intensivere UV-Banden molare Absorptionskoeffizienten von ε = 10 000 und mehr besitzen, liegen die zugehörigen Werte einer mittelstarken IR-Bande bei etwa ε = 10. Deshalb ist die IR-Spektroskopie für quantitative Bestimmungen weniger gut geeignet als die Elektronenspektroskopie.

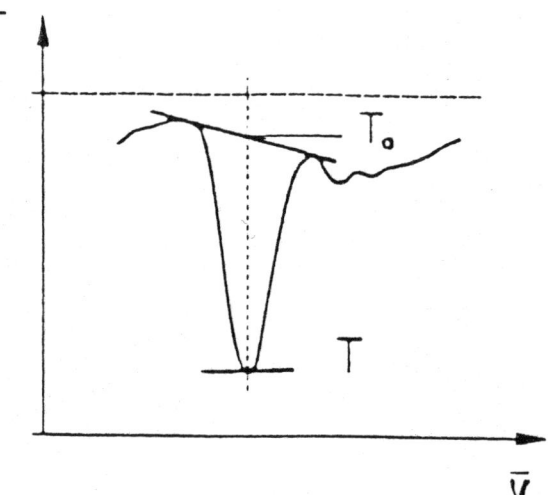

- Festlegung einer Basislinie
  und Ermittlung von T_0
- Ermittlung von T
- Berechnung der Absorption
  $A = \log (T_0/T) = \log T_0 - \log T$

Abb. 2.68:   Quantitative Auswertung eines IR-Spektrums

11.8.2 Beziehungen zwischen Molekülstruktur und absorbiertem Licht

Das **IR-Spektrum**, in dem in der Regel die *Transmission* (T) in aufsteigender Richtung gegen die *Wellenzahl* ($\bar{v}$) [cm^{-1}] aufgetragen wird, liefert Hinweise auf das Vorhandensein bestimmter Atomgruppen, wobei aufgrund der Lage ihrer Absorptionsbanden vor allem

- HO-, NH- und CH-Gruppen,
- C=C- und C=O-Doppelbindungen,
- Dreifachbindungen und kumulierte Doppelbindungen,
- aromatische Ringe

als funktionelle Strukturelemente leicht zu erkennen sind. Die *Intensität der IR-Banden* wird durch die Surfixe stark (**s** = strong), mittelstark (**m** = middle) und schwach (**w** = weak) gekennzeichnet.

Im folgenden sollen die IR-Absorptionen ausgewählter funktioneller Gruppen detaillierter besprochen werden.

Hydroxylgruppen

Für das IR-Spektrum HO-Gruppen enthaltender Substanzen (*Alkohole, Phenole, Carbonsäuren*) sind besonders charakteristisch die:

- Banden der H-O-Valenzschwingung zwischen $\bar{v}$ = 3700–2500 cm^{-1},
- Bande der H-O-Deformationsschwingung im Bereich von $\bar{v}$ = 1400–1200 cm^{-1},
- Bande der C-O-Valenzschwingung zwischen $\bar{v}$ = 1200–1000 cm^{-1}.

Den höchsten Informationswert besitzt die Bande der H-O-Valenzschwingung. Sie gibt Hinweise auf Assoziationen durch *Wasserstoffbrückenbindungen* und erlaubt eine Differenzierung zwischen primären, sekundären und tertiären Alkoholen sowie Phenolen.

Die Bande für die freie HO-Gruppe tritt bei größeren Wellenzahlen auf als die Bande für assoziierte Hydroxylgruppen, weil z. B. eine Wasserstoffbrückenbindung die Bindungsstärke der OH-Bindung mindert und dies zu einer Verschiebung der Absorptionsbande zu kleineren Wellenzahlen führt. Darüber hinaus ist die Halbwertsbreite der Bande der freien HO-Gruppe kleiner als die Halbwertsbreite der assoziierten HO-Gruppe.

Hinsichtlich der Bandenintensität ist auszuführen, dass beim Verdünnen der Lösung die Intensität der Bande der freien HO-Gruppe relativ zur Bandenintensität einer intermolekular assoziierten Hydroxylgruppe zunimmt; demgegenüber werden intramolekulare Wasserstoffbrücken durch das Verdünnen nicht beeinflusst [vgl. **MC-Fragen Nr. 1077, 1082, 1084, 1088**].

Aminogruppen

Typisch für das IR-Spektrum aminogruppenhaltiger Verbindungen sind die:

– Banden der N-H-Valenzschwingung zwischen $\bar{v}$ = 3500–2200 cm^{-1},
– Banden der N-H-Deformationsschwingung zwischen $\bar{v}$ = 1650–1500 cm^{-1},
– Banden der C-N-Valenzschwingung zwischen $\bar{v}$ = 1300–1200 cm^{-1}.

Für die Interpretation des Spektrums besitzt die Bande der N-H-Valenzschwingung den größten Aussagewert. Sie gestattet z. B. eine Unterscheidung zwischen *primären* und *sekundären Aminen* und gibt darüber hinaus auch einen Hinweis darauf, ob die NH-Gruppe an einer *Wasserstoffbrückenbindung* beteiligt ist oder nicht [vgl. **MC-Frage Nr. 1075**]. Des Weiteren ist anzumerken, dass die NH-Valenzschwingung in **Aminhydrochloriden** im Vergleich zu den freien Aminen bei kleinerer Welllenzahl (v: 2700–2250 cm^{-1}) auftritt, weil der positiv geladene Stickstoff in Aminhydrochloriden die Bindungsstärke der NH-Bindung mindert [vgl. **MC-Frage Nr. 1287**].

Alkylgruppen

Die in einem IR-Spektrum von der

– C-H-Valenzschwingung zwischen $\bar{v}$ = 3000–2850 cm^{-1},
– C-H-Deformationsschwingung zwischen $\bar{v}$ = 1470–1430 cm^{-1} bzw. zwischen $\bar{v}$ = 1390–1370 cm^{-1}

herrührenden Absorptionsbanden besitzen nur einen begrenzten Aussagewert, da die Mehrzahl organischer Substanzen Alkylsubstituenten enthält [vgl. **MC-Fragen Nr. 1081, 1085, 1086, 1087**].

Doppelbindungen

Für C=C-Doppelbindungen sind vor allem folgende Absorptionsbanden von Bedeutung:

- Banden der C-H-Valenzschwingung zwischen $\bar{v}$ = 3100–3000 cm^{-1},
- Banden der C-H-Deformationsschwingung im Bereich von $\bar{v}$ = 1000–600 cm^{-1},
- Banden der C=C-Valenzschwingung zwischen $\bar{v}$ = 1700–1600 cm^{-1}.

Eine Differenzierung zwischen *cis-* und *trans-isomeren Alkenen* ist mithilfe der IR-Spektroskopie nur bedingt möglich [vgl. **MC-Frage Nr. 1088**].

Carbonylgruppen

Im IR-Spektrum aller Carbonylverbindungen ist eine starke Absorptionsbande für die

- C=O-Valenzschwingung zwischen $\bar{v}$ = 2000–1600 cm^{-1}

zu erwarten. Teilweise kann man aus der genauen Lage der C=O-Bande zwischen den verschiedenen Carbonylverbindungen differenzieren. Beispielsweise liegen die C=O-Absorptionen für Carbonsäureester und Lactone im Allgemeinen deutlich über 1700 cm^{-1}, während sie für aromatische Aldehyde und vinyloge Ketone oft erheblich darunter liegt [vgl. **MC-Fragen Nr. 1527, 1566**].

In den Spektren von *Carbonsäuren, Estern* und *Lactonen* tritt zusätzlich eine
- Bande der C-O-Valenzschwingung im Bereich von $\bar{v}$ = 1300–1050 cm^{-1}

auf. Die exakte Lage der Bande für die C=O-Valenzschwingung macht auch Aussagen über [vgl. **MC-Fragen Nr. 1078, 1083, 1088, 1357, 1441, 1565**]:

- die Beteiligung der Carbonylgruppe an Wasserstoffbrückenbindungen,
- die Ringgröße *cyclischer Ketone*, in denen die Bande der C=O-Valenzschwingung vom Cyclopentanon zum Cycloheptanon zu kleineren Wellenzahlen hin verschoben ist,
- die Anwesenheit einer Doppelbindung in Konjugation zur Carbonylgruppe. So liegt z. B. die C=O-Valenzschwingung in *α.β-ungesättigten Carbonylverbindungen* bei um 20–30 cm^{-1} zu kleineren Wellenzahlen hin verschobenen Schwingungsfrequenzen.

Eine eindeutige Unterscheidung zwischen *Aldehyden* und *Ketonen* aufgrund ihres IR-Spektrums ist oft schwierig.

Dreifachbindungen, kumulierte Doppelbindungen

Alkine und *Nitrile* können aufgrund ihrer intensiven Absorptionsbande für die C≡C- bzw. C≡N-Valenzschwingung zwischen $\bar{v}$ = 2500–2000 cm^{-1} leicht erkannt werden [vgl. **MC-Fragen Nr. 1076, 1079, 1089, 1441, 1658**]. In diesem Bereich liegen auch die Valenzschwingungen für kumulierte Bindungssysteme (z. B. O=C=O, S=C=S, *Allene* und *Kumulene* [R$_2$C=C=CR$_2$], *Isocyanate* [R-N=C=O], *Isothiocyanate* [R-N=C=S] oder *Ketene* [R$_2$C=C=O]).

Aromaten

Im IR-Spektrum aromatischer (und heteroaromatischer) Verbindungen treten vor allem

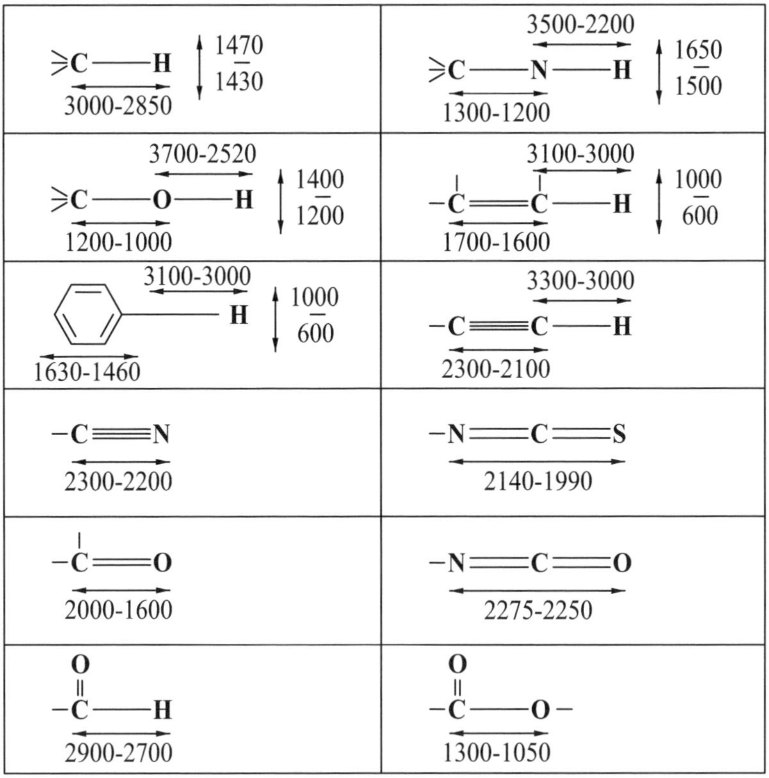

Abb. 2.69: Lage der Schwingungsfrequenzen ausgewählter Atomgruppen
(Werte der Wellenzahlen in cm⁻¹)

– Banden der C-H-Valenzschwingung zwischen $\bar{\nu}$ = 3100–3000 cm⁻¹,
– Banden der C-H-Deformationsschwingungen senkrecht zur Ringebene im Be-
  reich von $\bar{\nu}$ = 1000–600 cm⁻¹,
– Banden für C=C-Valenzschwingungen zwischen $\bar{\nu}$ = 1630–1460 cm⁻¹

auf. Besonders charakteristisch für das Vorliegen eines aromatischen Ringgerüstes
sind zwei starke bis mittelstarke Absorptionsbanden für die C=C-Valenzschwin-
gung bei $\bar{\nu}$ = 1600 (± 30) und 1500 (± 30) cm⁻¹. Die Art der *Substitution des Phenyl-
restes* kann aus der Lage der Banden für die C-H-Deformationsschwingung abgeleitet werden [vgl. **MC-Fragen Nr. 1086, 1088, 1089, 1657**].

In Abb. 2.69 sind nochmals die wichtigsten Schwingungsfrequenzen ausgewählter funktioneller Gruppen organischer Moleküle in tabellarischer Form zusammengefasst.

Interpretation von IR-Spektren (in Klammer Nr. der MC-Frage)
[1081] Bei der Abbildung handelt es sich um das IR-Spektrum von **n-Hexan** mit
        starken Banden für die C-H-Valenzschwingung bei etwa 3000 cm⁻¹. Die an-

deren genannten Verbindungen enthalten Mehrfachbindungen, für die entsprechende Absorptionsbanden zwischen 2500–1600 cm^{-1} fehlen.

[1082] Abgebildet ist das IR-Spektrum von **Phenol**. Charakteristisch hierfür ist die H-O-Valenzschwingung bei etwa 3000 cm^{-1} sowie die beiden starken Absorptionsbanden der arom. C=C-Valenzschwingung bei ca. 1600 und 1490 cm^{-1}. Andere Banden für C=O und C≡N-Mehrfachbindungen im Bereich von 2500–1600 cm sind nicht vorhanden, sodass Aceton und Acetonitril als zutreffende Lösungen nicht in Frage kommen.

[1083] Dargestellt ist das IR-Spektrum von **Essigsäureethylester**. Typisch hierfür ist die starke Absorption der C=O-Valenzschwingung bei ca. 1740 cm^{-1}. Für die anderen aufgelisteten Verbindungen mit einer C=O-Gruppe wie Essigsäure oder Harnstoff fehlen die Banden der H-O- bzw. N-H-Valenzschwingung; Benzoesäuremethylester kommt als Lösung nicht in Frage, weil die beiden typischen Banden der aromatischen C=C-Valenzschwingung bei ca. 1600 und 1500 cm^{-1} nicht vorhanden sind.

[1084] Abgebildet ist das IR-Spektrum von **Isopropanol**, für das die starken Absorptionsbanden der H-O-Valenzschwingung bei ca. 3350 cm^{-1} und der C-H-Valenzschwingung bei etwa 2950 cm^{-1} besonders charakteristisch sind. Die weiteren aufgelisteten Verbindungen (Aceton, Chlorbenzol) enthalten ungesättigte Strukturelemente, für die entsprechende Absorptionsbanden fehlen.

[1085] Aufgenommen wurde das IR-Spektrum von **3-Methylpentan**. Alle weiteren genannten Verbindungen enthalten Mehrfachbindungen, für die die betreffenden Absorptionsbanden zwischen 2500–1640 cm^{-1} nicht vorhanden sind.

[1086] Bei der Abbildung handelt es sich um das IR-Spektrum von **Toluol** mit Banden für die C-H-Valenzschwingung bei etwa 3000 cm^{-1} und für die aromatische C=C-Valenzschwingung bei 1590 und 1480 cm^{-1}. Eine Absorptionsbande für die C=O-Valenzschwingung im Bereich von 2000–1600 cm^{-1} fehlt, so dass Cyclohexanon und Ameisensäure als Lösungen ausscheiden.

[1087] Aufgrund der starken Absorption bei Wellenzahlen um 3000 cm^{-1} für die C-H-Valenzschwingungen und des Fehlens von Absorptionsbanden im Mehrfachbindungsbereich zeigt die Abbildung das IR-Spektrum von **Cyclohexan**.

[1088] Es ist das IR-Spektrum der **Zimtsäure** abgebildet. Hierfür sprechen die Banden bei 1680 cm^{-1} für die C=O- und bei 1625 und 1460 cm^{-1} für die arom. C=C-Valenzschwingungen sowie eine Absorptionsbande bei 975 cm^{-1} für die C-H-Deformationsschwingung monosubstituierter Aromaten. Die anderen genannten Verbindungen enthalten keine aromatischen Strukturelemente.

[1089] Die Abbildung zeigt das IR-Spektrum von **p-Methylbenzonitril**. Hierfür sprechen die Banden bei 3030 und 2920 cm^{-1} der C-H-Valenzschwingungen und die Absorption bei 2217 cm^{-1} der C≡N-Valenzschwingung. Das aromatische Strukturelement wird angezeigt durch die beiden Absorptionsbanden bei 1607 und 1508 cm^{-1}. Die C-H-Deformationsschwingung für einen disubstituierten Aromaten findet sich bei 817 cm^{-1}.

[1225] Die Abbildung zeigt das IR-Spektrum von **Essigsäureallylester** mit einer charakteristischen starken Absorption für die C=O-Gruppe bei 1745 cm^{-1}; alle anderen genannten Verbindungen enthalten funktionelle Gruppen, die bei dieser Wellenzahl nicht absorbieren.

[1357] Das abgebildete Spektrum enthält keine starke Absorption im Bereich 2000–1600 cm^{-1}, sodass es sich **nicht** um das Spektrum einer Carbonylverbindung oder eines Carbonsäurederivates handeln kann.

[1442] Die Abbildung zeigt das IR-Spektrum von **Alanin** (CH$_3$-CHNH$_2$-COOH) mit einer charakteristischen Absorption für die C=O-Gruppe bei etwa 1600 cm^{-1}. Die breite und intensive Absorption bei Wellenzahlen > 3000 cm^{-1} rührt von den NH- und OH-Valenzschwingungen her. Beide Strukturelemente sind in keiner der anderen genannten Verbindungen zusammen enthalten.

11.8.3 Messmethodik und instrumentelle Anordnung

Ein **IR-Spektralphotometer** zur Registrierung von IR-Spektren besteht im Wesentlichen aus einer Lichtquelle, einem Monochromator mit kontinuierlich verstellbarer Wellenzahlanzeige, einer Küvette und einem Strahlungsempfänger (Detektor) mit Verstärker sowie einem Anzeigegerät.

Abweichend vom prinzipiellen Aufbau eines Absorptionsspektralphotometers (vgl. Kap. 11.6.4.2) müssen bestimmte Bauteile der Apparatur den speziellen Anforderungen des IR-Bereiches angepasst werden. Da Glas und Quarz für IR-Strahlen undurchlässig sind, müssen alle lichtdurchlässigen Geräteteile aus Kristallen von Alkalihalogeniden (LiF, NaCl, KBr, CsI) oder ähnlichen salzartigen Materialien angefertigt werden. Aufgrund der hohen Empfindlichkeit dieser Stoffe gegenüber Feuchtigkeit ist Wasser – auch in der Substanzprobe – auszuschließen [vgl. **MC-Fragen Nr. 1090–1093**].

Als **Lichtquelle** dient häufig ein „*Nernst-Stift*", ein Stab aus keramischem Material (Zirkonoxid vermischt mit weiteren Oxiden der Seltenen Erden), der auf 1600 °C aufgeheizt, einen hohen Anteil an IR-Strahlung liefert. Das Arzneibuch fordert ein Gerät, das monochromatisches Licht im Bereich von $\overline{\nu}$ **= 4000–667 cm^{-1}** (λ=2,5–15 µm) ausstrahlt.

Der **Monochromator** (ein Gitter oder Prisma) befindet sich hinter den Küvetten. Die Zerlegung des polychromatischen Lichtes erfolgt also erst nach Durchgang durch die Probe. Ein Drehspiegel bringt abwechselnd den Messstrahl und den Vergleichsstrahl zur spektralen Zerlegung auf den Monochromator.

Da IR-Strahlung eine Wärmestrahlung darstellt, wird als **Detektor** ein *Thermoelement* verwendet, mit dem abwechselnd die Intensität des monochromatischen Messstrahls (I) und des Vergleichsstrahls (I$_o$) gemessen wird. Der Vergleichsstrahl wird durch eine „Kammblende" soweit abgeschwächt, bis er die gleiche Intensität (I) wie der Messstrahl besitzt. Die Bewegung der Kammblende wird auf einen

Schreiber übertragen und als *IR-Spektrum* registriert, wobei im allgemeinen die Transmission T gegen die Wellenzahl $\bar{v}$ graphisch aufgetragen wird [vgl. **MC-Frage Nr. 1276**].

Um apparative Einflüsse bei der Aufnahme eines IR-Spektrums auszuschließen, ist zuvor gemäß Arzneibuch

- das *Auflösungsvermögen*,
- die *Wellenzahlenskala*

des Gerätes zu überprüfen. Beides geschieht rein pragmatisch anhand des IR-Spektrums eines **Polystyrol-Films** [vgl. **MC-Frage Nr. 1094**].

Bezüglich der **Aufnahmetechniken** von IR-Spektren sieht das Arzneibuch zwei Methoden vor:

- *Messung der Transmission oder Absorption*,
- *Messung durch Mehrfachreflexion*.

Da letztere Aufnahmetechnik nur bei der Identitätsprüfung von Silicon-Elastomer für Verschlüsse und Schläuche eingesetzt wird, soll lediglich das erste Messverfahren detaillierter beschrieben werden.

Die zu prüfende Substanz kann nach einer der folgenden Methoden vorbereitet werden [vgl. **MC-Fragen Nr. 1095, 1096, 1591**]:

* **Flüssigkeiten**: Eine Flüssigkeit wird im einfachsten Fall als dünne Schicht zwischen zwei für IR-Strahlen durchlässige Steinsalzplatten oder in einer Küvette geeigneter Schichtdicke untersucht.

* **Flüssige oder feste Substanzen als Lösung**: In einem geeigneten Lösungsmittel wird eine Lösung der Substanzprobe hergestellt. Infolge des geringen Absorptionskoeffizienten vieler IR-Banden sind relativ konzentrierte Lösungen erforderlich. Gute Resultate erhält man oft mit Konzentrationen von 1–10% (m/V) und Schichtdicken von 0,5–1,0 mm.

Darüber hinaus ist die Auswahl geeigneter *Lösungsmittel* limitiert, da die Mehrzahl der Solventien aufgrund ihrer Eigenabsorption über den gesamten IR-Bereich ausscheidet. Gebräuchlich sind vor allem Schwefelkohlenstoff, Tetrachlorkohlenstoff und Chloroform. Die Eigenabsorption des Lösungsmittels muss im Referenzstrahl mit einer Vergleichsküvette kompensiert werden, die mit dem betreffenden reinen Lösungsmittel gefüllt ist.

* **Feste Substanzen**: Feststoffe werden entweder als Dispersion in einer Flüssigkeit (Paste) oder als Pressling geprüft. Wenn in einer Arzneibuchmonographie Film oder Pressling vorgeschrieben sind, werden sie wie folgt hergestellt:

a) *Paste* $\longrightarrow$ 5–10 mg Substanz werden mit der kleinsten Menge **Paraffin** („*Nujol*") fein verrieben. Ein Teil dieser Paste wird zwischen zwei IR-durchlässige Platten gepresst (Film).

Nachteil der Methode ist die starke Eigenabsorption des Paraffins im Bereich von 2900–2800, 1450 und 1375 cm^{-1}. Will man diese Bereiche untersuchen muss man auf **Hexachlorbutadien** oder **Perfluorkohlenwasserstoffe** ausweichen.

b) *Pressling* $\longrightarrow$ 1–2 mg der zu prüfenden Verbindung werden mit etwa 300–400 mg **Kaliumbromid** oder einer anderen geeigneten Substanz verrieben (Achatmörser), in eine Spezialform gebracht und im Vakuum bei einem Druck von etwa 800 MPa (6–8 t/cm^2) gepresst.

Ein Pressling ist zu verwerfen, wenn er nicht einheitlich aussieht, oder wenn die Transmission bei etwa 2000 cm^{-1} (5 μm) bei Abwesenheit einer spezifischen Absorptionsbande ohne Kompensation kleiner als 75 % ist [vgl. **MC-Frage Nr. 1308**].

Alkalihalogenide haben ganz allgemein die Eigenschaft, unter hohen Drucken plastisch zu werden. Feine Kristallpulver fließen dann zu einem Pressling zusammen, der nach Aufheben des Druckes als durchsichtige Scheibe zurückbleibt.

* **Gase**: Für die Aufnahme von IR-Spektren gasförmiger Substanzen sind Spezialküvetten mit einer Schichtdicke von etwa 100 mm erforderlich.

Zum Füllen müssen die Küvetten zunächst evakuiert werden; danach werden sie mit dem zu prüfenden Gas bis zu einem bestimmten Partialdruck beschickt. Falls erforderlich wird der Druck in der Küvette mit einem für IR-Strahlung durchlässigen Gas (Stickstoff, Argon) auf Atmosphärendruck eingestellt.

Das Arzneibuch schreibt die Aufnahme eines Gas-IR-Spektrums vor bei **Distickstoffmonoxid** [N$_2$O] (Lachgas) [vgl. **MC-Frage Nr. 1295**].

Neuerdings hat sich in der **Gasanalyse** die *nicht-dispersive IR-Spektroskopie* **(NDIR-Spektroskopie)** bewährt. Sie wird z. B. vom Arzneibuch zur Bestimmung von **Kohlenmonoxid** in medizinischen Gasen genutzt.

Bei dieser Methode wird nicht wie in der normalen IR-Spektroskopie die von einer Strahlungsquelle erzeugte polychromatische IR-Strahlung mit dispergierenden Einrichtungen (Gitter, Prisma) vor Durchtritt durch die Probe monochromatisiert, sondern es wird die gesamte IR-Strahlung oder ein breiter Wellenlängenbereich davon in der Probe eingestrahlt und danach die durch die spezifische Strahlungsabsorption bewirkte Änderung in der *Erwärmung der Probe* registriert.

11.8.4 Pharmazeutische Anwendungen

Die IR-Spektroskopie hat sich in den modernen Pharmakopöen zu einer Routinemethode zum *Identitätsnachweis* bei nahezu allen organischen Arzneistoffen entwickelt. Darüber hinaus kann die IR-Spektroskopie auch für *Reinheitsprüfungen* und *Gehaltsbestimmungen* herangezogen werden (siehe auch Kap. 11.8.1.4).

Zum Identitätsnachweis wird das IR-Spektrum der zu prüfenden Substanz im gesamten IR-Spektralbereich aufgezeichnet und mit dem unter identischen Bedingungen aufgenommenen Spektrum einer chemischen *Referenzsubstanz* (CRS)verglichen. Unter der Voraussetzung, dass Probe und Standard den gleichen Reinheitsgrad besitzen und isomorph sind, ist die Identität zweier Substanzen dann gegeben, wenn die Absorptionsmaxima (Transmissionsminima) und relativen Bandenintensitäten, d. h. der Kurvenverlauf, beider IR-Spektren übereinstimmen [vgl. **MC-Fragen Nr. 1097, 1100**].

Bei Substanzen, die in unterschiedlichen **Kristallformen** (Modifikationen) auftreten, können dagegen Abweichungen im fingerprint-Bereich beobachtet werden [vgl. **MC-Fragen Nr. 1098, 1099**]. Die IR-Spektren polymorpher Formen können sich unterscheiden in der Zahl und in der Intensität der Absorptionsbanden sowie in unterschiedlichen Bandenformen und Bandenaufspaltungen. Als Arzneibuchbeispiele polymorpher Wirkstoffe sind zu nennen, wobei besonders *Steroide* zur Polymorphie neigen:

- **Chloramphenicolpalmitat, Dexamethason, Ethinylestradiol, Ethisteron, Progesteron**.

Abweichungen im IR-Spektrum zweier Substanzen sind auch dann zu erwarten, wenn Veränderungen bei *Keto-Enol-Gleichgewichten* oder *Assoziationsgleichgewichten* bzw. im *Hydratisierungsgrad* einer Verbindung eintreten. Auch unterschiedliche Korngrößen führen zu Abweichungen.

In diesen Fällen werden nach Arzneibuch entweder die zu prüfende Substanz und der Referenzstandard getrennt gelöst, zur Trockne eingedampft und danach erneut die IR-Spektren aufgenommen [z. B. **Ethisteron**], oder es wird direkt die Aufnahme des IR-Spektrums der gelösten Substanz [z. B. **Ethinylestradiol**] vorgeschrieben.

11.8.5 Spektroskopie im nahen IR-Bereich (NIR-Spektroskopie)

Der nahe IR-Bereich umfasst Wellenlängen von 0,8–2,5 μm ($12\,550$–$4000\ cm^{-1}$). Die im Vergleich zur normalen IR-Strahlung höheren Energiebeträge führen zu sonst nur schwer anregbaren **Oberschwingungen** von XH-Valenzgrundschwingungen (CH-, NH-, OH-, SH-Gruppen) sowie der ersten Oberschwingung der C=O-Valenzschwingung in Carbonsäuren, Estern oder Ketonen.

Die *Intensitäten* (Absorptionskoeffizienten) solcher Oberschwingungen sind gering, sodass die zu prüfenden Substanzen (Wirkstoffe, Hilfsstoffe) *unverdünnt* vermessen werden können und man im Allgemeinen auf eine aufwändige Probenvorbereitung verzichten kann.

Das *Aussehen der NIR-Spektren* wird außer von der Molekülstruktur in hohem Maße auch von der Teilchengröße, der Kristallstruktur **(Polymorphie)** oder dem Feuchtigkeitsgehalt (Kristallwasser, Hydratations- und Solvatationsgrad) der Probe beeinflusst, sodass der Vergleich mit einem Referenzspektrum oft nicht möglich ist. Die erhaltenen Spektraldaten müssen deshalb auch in geeigneter Weise mathematisch weiter bearbeitet werden.

Der *Aufbau eines NIR-Spektrometers* entspricht im Prinzip dem normaler IR-Spektrometer. Als Lichtquelle dient eine Wolframlampe und als Monochromatoren werden Gitter und Interferenzfilter eingesetzt.

Das Arzneibuch sieht folgende *NIR-Messverfahren* vor:
- Messung der *Transmission*.
- Messung durch *diffuse Reflexion* **(NIR-Reflexionsspektroskopie)**.
- Messung durch *Transflexion*.

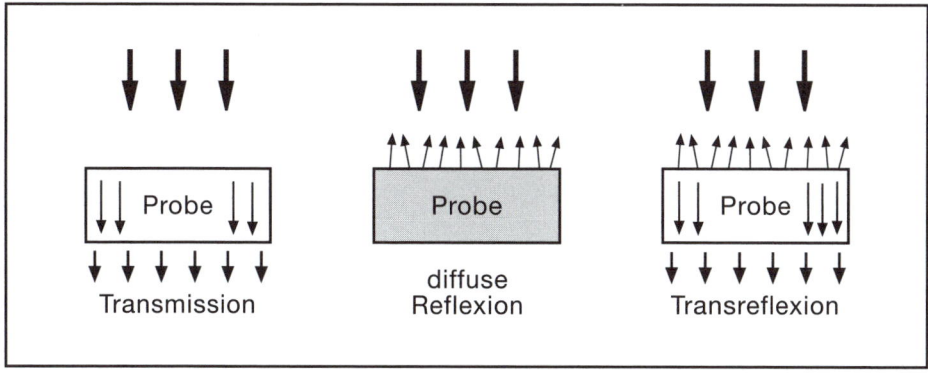

Für die *Messung der Transmission*, die üblicherweise wie in der normalen IR-Spektroskopie erfolgt, können verdünnte und unverdünnte Flüssigkeiten sowie Lösungen fester Substanzen verwendet werden. Das Arzneibuch sieht Küvetten aus Quarz mit Schichtdicken von 0,5–4 mm vor.

Bei der *Messung durch diffuse Reflexion* (Remission) werden Proben *fester* Substanzen eingesetzt. Durchstrahlt das NIR-Licht die Probe, so wird es unter Anregung von Molekülschwingungen absorbiert bzw. der nicht absorbierte Teil wird in alle Richtungen gestreut. Gemessen wird die diffuse Reflexionsstrahlung häufig mit Glasfibersonden (Lichtleitern).

Die *Messung durch Transflexion* ist wiederum anwendbar für verdünnte und unverdünnte Flüssigkeiten, für Lösungen von Feststoffen sowie für Suspensionen.

Der *Einsatz der NIR-Spektroskopie* zur Strukturaufklärung ist limitiert, jedoch ist die Methode im Bereich der pharmazeutischen Analytik ein äußerst nützliches Werkzeug zur

– Identifizierung von Substanzen
– Gehaltsbestimmung von Substanzen in komplexen Stoffgemischen, z.B. zur Bestimmung von Wirkstoffen in Gegenwart pharmazeutischer Hilfsstoffe.

11.9 Kernresonanzspektroskopie

11.9.1 Grundlagen der NMR-Spektroskopie

11.9.1.1 NMR-aktive Atomkerne

Die *Kernresonanzspektroskopie* (**n**uclear **m**agnetic **r**esonance spectroscopy; Abk.: NMR-Spektroskopie) beruht auf der Tatsache, dass bestimmte Atome, die eine *ungerade* Anzahl von Protonen *und/oder* Neutronen enthalten, einen **Kernspin** besitzen. Diese Atomkerne verhalten sich so, als würden sie um ihre eigene Achse rotieren. Der Gesamtspin (I) eines Kerns ergibt sich aus der Summe der Spins der einzelnen Kernbausteine.

Ein Atom ist NMR-aktiv und ein Kernspin tritt auf, wenn
- seine Ordnungs- und Massenzahlen ungerade sind (u/u-Kerne),
- seine Ordnungszahl gerade und seine Massenzahlen ungerade sind (g/u-Kerne),
- seine Ordnungszahl ungerade und seine Massenzahl gerade sind (u/g-Kerne).

Tab. 2.15 gibt einen Überblick über einige Eigenschaften ausgewählter Atomkerne. Kernsorten mit der Spinquantenzahl I=1/2 sind z. B. ^{1}H, ^{13}C, ^{19}F, ^{23}Na, ^{29}Si und ^{31}P. Zu den aufgrund ihrer ungeraden Anzahl von Nucleonen NMR-aktiven Kernen zählen mit I=1 auch ^{2}H(D) und ^{14}N. Demgegenüber besitzen die Isotope ^{12}C, ^{16}O und ^{32}S eine gerade Anzahl von Protonen und Neutronen und sind NMR-inaktiv. Hier haben die einzelnen Paare von Protonen und Neutronen entgegengesetzten Spin, sodass der Gesamtspin des Kerns I=0 ist [vgl. **MC-Fragen Nr. 1102, 1288, 1296, 1347, 1442, 1473, 1532, 1590, 1616, 1797**].

Die für die Strukturaufklärung organischer Verbindungen wichtigsten Methoden der Kernresonanzspektroskopie beziehen sich auf den Kern des Wasserstoffatoms (^{1}**H-NMR-Spektroskopie**) und den Kern des Kohlenstoffisotops ^{13}C (^{13}**C-NMR-Spektroskopie**) [vgl. **MC-Fragen Nr. 1274, 1749**].

11.9.1.2 Prinzip der NMR-Spektroskopie

Atomkerne sind positiv geladene Teilchen; sie befolgen daher die physikalischen Gesetze, nach denen sich bewegende elektrische Ladungen in ihrer Umgebung ein magnetisches Feld erzeugen. Dies bedeutet, dass Kerne mit einem Kernspin ein permanentes *magnetisches Moment* (μ) besitzen und sich so verhalten, als wären sie kleine Stabmagneten [vgl. **MC-Frage Nr. 1296**].

In einem feldfreien Raum sind die magnetischen Momente von Atomkernen zufällig orientiert. Die Einwirkung eines äußeren magnetischen Feldes verursacht jedoch eine Ausrichtung der Atomkernmagnete und führt zu kreiselartigen Bewegungen (Präzessionsbewegungen) definierter Frequenz (ν). Hierbei gibt es für die Orientierung der magnetischen Momente gegenüber dem äußeren Feld insgesamt 2I+1-Einstellmöglichkeiten.

Daraus folgt, dass die magnetischen Momente von Atomkernen mit einer ungeraden Anzahl von Nucleonen (**I=1/2**) nur zwei alternative Orientierungen einneh-

Tab. 2.15:   **NMR-Aktivität und natürliches Vorkommen ausgewählter Kerne**

Kern	Kern-spin	NMR aktiv	natürliches Vorkommen	Kern	Kern-spin	NMR aktiv	natürliches Vorkommen
^{1}H	1/2	ja	99,985 %	^{14}N	1	ja	99,63 %
^{2}H	1	ja	0,015 %	^{16}O	0	nein	99,759 %
^{12}C	0	nein	99,63 %	^{19}F	1/2	ja	100 %
^{13}C	1/2	ja	0,37 %	^{31}P	1/2	ja	100 %

men können: Eine *energieärmere, parallele* Orientierung (**α-Spin**), die wie das äußere Magnetfeld ausgerichtet ist, und eine *energiereichere, antiparallele* Orientierung (**β-Spin**), die entgegengesetzt gerichtet ist. In Abb. 2.70 ist dieser Sachverhalt nochmals in schematisierter Form wiedergegeben.

Die Energiedifferenz (ΔE) zwischen beiden Spinzuständen hängt sowohl von der Stärke des angelegten Magnetfeldes als auch von der Natur des betrachteten Kerns ab; sie ergibt sich zu:

$$\Delta E = h \cdot \gamma \cdot H_o/2\,\pi = h \cdot \nu$$

Hierin bedeuten h das Plancksche Wirkungsquantum, γ das gyromagnetische Verhältnis und H_o die Magnetfeldstärke am Ort des Kerns. Je stärker das Magnetfeld ist, desto größer wird ΔE. Das *gyromagnetische Verhältnis* ist für jede Kernart eine charakteristische Konstante, die ein Maß für die relative Stärke des magnetischen Moments für den betreffenden Kern darstellt.

In einem System mit mehreren Kernen wird die Anzahl der Kerne im energetisch tieferen (N_α) und energetisch höheren Zustand (N_β) durch die Boltzmann-Verteilung festgelegt:

$$N_\beta/N_\alpha = e^{-\Delta E/kT}$$

Danach hängt der Besetzungsunterschied zwischen beiden Zuständen von ihrer Energiedifferenz (ΔE) und von der Temperatur (T) ab. Darüber hinaus beeinflusst auch die Magnetfeldstärke (H_o) den Besetzungsunterschied zwischen beiden Kernspinzuständen, da ΔE der magnetischen Feldstärke proportional ist. Je stärker das Magnetfeld ist, umso größer wird der Besetzungsunterschied zwischen N_β und N_α. Im Allgemeinen liegt nur ein geringer Besetzungsüberschuss des unteren α-Niveaus vor. Beispielsweise befinden sich bei Raumtemperatur und einer magnetischen Feldstärke von H_o=1,4 Tesla (14 000 Gauß) von $2 \cdot 10^6$ Wasserstoffkernen lediglich 10 Kerne mehr als die Hälfte im energieärmeren Niveau. Nur diese 10 Kerne sind der Kernresonanz zugänglich.

Bestrahlt man ein solches System mit Licht geeigneter Frequenz (Wellenlänge), so kommt es **zur Resonanz**. D.h., ein Kern mit α-Spin kann ein Lichtquant absor-

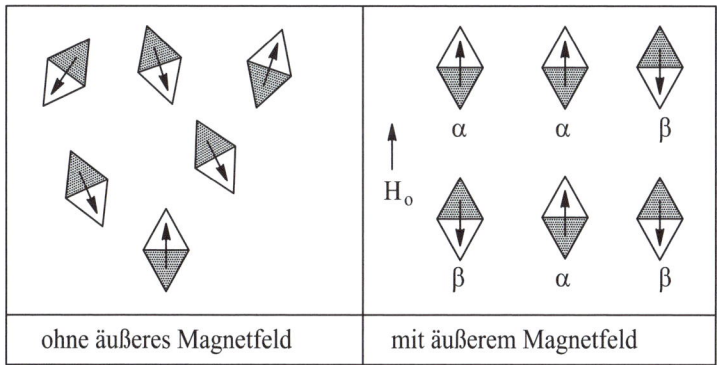

Abb. 2.70:   Orientierung kernmagnetischer Momente

bieren und unter *Spinumkehr* in den energetisch höheren β-Spinzustand übergehen, wie dies in Abb. 2.71 schematisch dargestellt ist [vgl. **MC-Frage Nr. 1345**].

Resonanz ist ein generelles Phänomen, das immer dann auftritt, wenn zum
Übergang von einem energieärmeren in einen energiereicheren Zustand genau
die elektromagnetische Strahlung absorbiert wird, deren Frequenz der zu über-
brückenden Energiedifferenz entspricht. Die Energieunterschiede zwischen beiden Spinzuständen sind klein, sodass die zur Resonanz eingestrahlten Frequenzen
aus dem Bereich der *Radiowellen* stammen. Für die Resonanzfrequenz (ν) gilt:

$$\nu = \gamma \cdot H_o / 2\,\pi$$

Zum Beispiel beträgt für ein Wasserstoffatom in einem Magnetfeld von etwa 1,4
Tesla (14 000 Gauß) die der Energiedifferenz zwischen den α- und β-Zuständen
entsprechende Frequenz n=60 MHz (Mega-Hertz). Dies entspricht einer Wellenlänge von λ=500 cm. Eine Feldstärke von 2,115 Tesla erfordert zur Kernresonanz
Radiowellen von ν=90 MHz [vgl. **MC-Frage Nr. 1374**].

Darüber hinaus ist anzumerken, dass die Energiedifferenz (ΔE) zwischen beiden Spinzuständen auch vom gyromagnetischen Verhältnis (γ) und somit von der
Natur des Atomkerns abhängt (siehe oben). Dies führt dazu, dass bei gleicher
Feldstärke unterschiedliche Atomkerne bei verschiedenen Frequenzen absorbieren. Dies gilt auch für unterschiedliche Isotope des gleichen Elements [vgl. **MC-
Frage Nr. 1296**]. In Tab. 2.16 sind die Resonanzfrequenzen einiger Atomkerne aufgelistet.

Nach der Anregung können die β-Spins wieder in den energieärmeren α-Zu-
stand zurückkehren und es entsteht erneut ein Besetzungsunterschied zwischen
beiden Spinzuständen. Die absorbierte Energie wird im Allgemeinen in Form von
Wärme an die Umgebung abgegeben. Man bezeichnet diesen Vorgang als **Relaxation**. Unter Resonanzbedingungen finden somit kontinuierlich Anregung und Relaxation statt. Wird die Intensität der Radiowelle so gewählt, dass sie gerade nur
soviel Energie nachliefern kann, wie durch Relaxation abgegeben wird, so kann
ein stationäres Kernresonanzsignal über einen längeren Zeitraum aufrechterhal-
ten und beobachtet werden.

Der während der Anregung der Atomkerne eintretende Energieverlust des
Senders wird mithilfe einer Hochfrequenz-Messbrücke gemessen und mit einem

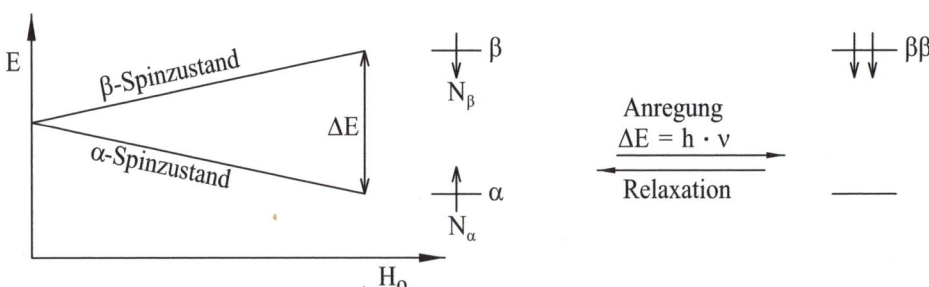

Abb. 2.71: **Energiedifferenz zwischen α- und β-Spinzuständen in Abhängigkeit von der magnetischen Feldstärke**

Tab. 2.16: **Resonanzfrequenz ausgewählter Atomkerne (bei H_o = 2,35 Tesla)**

Kern	NMR-Frequenz	Kern	NMR-Frequenz
^1H	100,00 MHz	^{14}N	7,229 MHz
^2H(D)	15,35 MHz	^{19}F	94,08 MHz
^{13}C	25,14 MHz	^{31}P	40,06 MHz

Schreiber registriert. Das erhaltene Diagramm wird **Kernresonanzspektrum** (**NMR-Spektrum**) genannt. Die Lage der Kernresonanzsignale innerhalb eines Spektrums gibt Auskunft über das elektronische Umfeld in einem Molekül (vgl. Kap. 11.9.3).

Bestimmte Atomkerne (^1H, ^{13}C, ^{19}F, ^{31}P) besitzen einen Kernspin mit der Spinquantenzahl I=1/2. Sie können als kleine Stabmagneten angesehen werden, die sich in einem Magnetfeld nur in Richtung des äußeren Feldes (α-Zustand) oder dazu entgegengesetzt (β-Zustand) orientieren können. Beide Spinzustände, die erst durch das angelegte Magnetfeld erzeugt werden, haben eine unterschiedliche Energie. Unter Resonanzbedingungen, d. h. wenn die eingestrahlte Radiofrequenz der Frequenz der natürlichen Präzessionsbewegung im Magnetfeld entspricht, absorbieren die Atomkerne die eingestrahlte Energie und werden unter Umkehr des Kernspins vom energieärmeren α- in den energiereicheren β-Zustand angeregt. Der β-Zustand relaxiert nach kurzer Zeit wieder zum α-Zustand, indem die aufgenommene Energie in Form von Wärme an die Umgebung abgegeben wird. Die Resonanzfrequenz, die der Stärke des äußeren Magnetfeldes proportional ist, ist charakteristisch für das betreffende Atom und seine chemische Umgebung.

11.9.2 Instrumentelle Anordnung

Die Aufnahme von NMR-Spektren erfolgt mithilfe eines **Kernresonanzspektrometers** . Den typischen Aufbau eines solchen Gerätes zeigt in stark vereinfachter Form Abb. 2.72.

Im Prinzip besteht das Gerät aus einem [vgl. **MC-Frage Nr. 1402**]:
- Magneten zur Erzeugung eines homogenen Magnetfeldes der Stärke H_o, in das die zu untersuchende Probe eingebracht wird,
- Probenhalter,
- Radiofrequenzsender zur Bestrahlung der Probe mit elektromagnetischen Wellen geeigneter Frequenz (Radiowellen),
- Radiofrequenzempfänger mit Schreiber und Integrator, der die von den Kernen absorbierte Energie misst und als NMR-Spektrum aufzeichnet.

Die Einteilung der Spektrometer erfolgt nach ihrer Betriebsfrequenz. Handelsübliche Magnete weisen Feldstärken zwischen 1,4 und 15 Tesla auf. Die entsprechen-

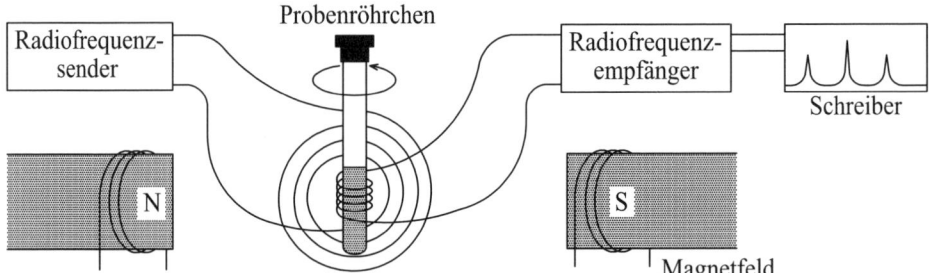

den Frequenzen (ν_o) reichen von 60 bis etwa 600 MHz. So arbeiten 60 MHz-Geräte mit einer Frequenz von ν_o=60 MHz [H_o=1,4 Tesla]. Andere Spektrometer benutzen Frequenzen von ν_o=90 MHz oder 100 MHz [H_o=2,11 bzw. 2,35 Tesla]. Solche Felder sind mit einem Elektromagneten erreichbar. Höhere Felder (200–600 MHz) erfordern einen supraleitenden Magneten, der mit flüssigem Helium gekühlt ist (Kryomagnet).

Da der Besetzungsunterschied zwischen den α- und β-Kernspinzuständen umso größer wird, je stärker das Magnetfeld ist, sind mit Hochfeldinstrumenten empfindlichere Messungen möglich als mit den älteren 60–100 MHz-Geräten. Zur Aufnahme eines ^{1}H-NMR-Spektrums ist ein Kernresonanzspektrometer mit einer minimalen Frequenz von 60 MHz erforderlich.

Hierzu befindet sich die klare Probenlösung in einem zylindrischen Glasröhrchen [Länge: 18 cm; Durchmesser: 5 mm; Füllhöhe: 2–3 cm], das in den Magneten gebracht wird. Um die unterschiedlichen Orientierungen der einzelnen Moleküle auszumitteln, rotiert das Röhrchen um seine Längsachse mit etwa 30 UPs. Von der Senderspule wirkt senkrecht zur Magnetfeldrichtung (H_o) die elektromagnetische Strahlung des Hochfrequenzsenders auf die Probe ein. Das Probenröhrchen ist von der Empfängerspule umgeben. Die Empfängerspule steht senkrecht zur Senderspule und zum Magnetfeld. Der Empfänger ist mit einer Registriereinrichtung zur Aufzeichnung der Kernresonanzsignale verbunden.

Für die Durchführung von NMR-Messungen existieren im Prinzip zwei Methoden:

- Bei dem in der Praxis für ^{1}H-NMR-Routinemessungen üblichen **Continuous-wave-Verfahren** (CW-Geräte) hält man die Radiofrequenz (z. B. 60 MHz) konstant und ändert zur Aufnahme des Kernresonanzspektrums kontinuierlich die Feldstärke H_o des Elektromagneten (*Feld-sweep-Methode*).
- Die Aufnahme von ^{13}C-NMR-Spektren erfolgt in der Regel mit **Fourier-Transformations-Spektrometern** (FT-Geräte), die nach dem *Frequenz-sweep-Verfahren* arbeiten; hier bleibt die Feldstärke konstant und die Frequenz der Radiowellen wird verändert.

Als *Lösungsmittel* zur Herstellung der Probenlösung können Solventien, die keinen Wasserstoff enthalten [Tetrachlorkohlenstoff (CCl_4)], oder *deuterierte Lösungsmittel* [Deuterochloroform ($CDCl_3$), Deuteroaceton (CD_3-CO-CD_3), Deuterodimethylsulfoxid ($(CD_3)_2SO$), Deuterobenzol (C_6D_6), Deuteriumoxid (D_2O)] angewendet werden. Obwohl Deuteriumatome einen NMR-aktiven Kern besitzen, ergeben sie bei den angewandten Bedingungen keine Resonanzsignale [vgl. **MC-Frage Nr. 1288**].

Die zur Messung von NMR-Spektren benötigten *Substanzmengen* liegen je nach Gerätetyp zwischen 0,1 und 50 mg.

Zur **Kontrolle** eines ^{1}H-NMR-Spektrometers lässt das Arzneibuch vor der Aufnahme eines Spektrums eine Reihe von Prüfungen durchführen:

- Auflösung,
- Signal-Rausch-Verhältnis (signal/noise),
- Rotationsseitenbanden,
- Reproduzierbarkeit der Integration.

Die *Überprüfung der Auflösung* erfolgt mit **o-Dichlorbenzol** oder **Tetramethylsilan** als Testsubstanzen. Die Auflösung wird ermittelt aufgrund der Peakbreite in halber Höhe für die Signale bei $\delta = 7,51$ und $\delta = 7,33$ ppm einer 20%-igen Lösung von o-Dichlorbenzol in (D_6) Aceton bzw. bei $\delta = 0,00$ ppm für eine 5%-ige TMS-Lösung in (D)Chloroform. Die Peakbreite muss $\leq 0,5$ Hz sein.

Das *Signal-Rausch-Verhältnis* (S/N) berechnet sich als Quotient aus der Höhe (A) des Methylquartetts bei $\delta = 2,66$ ppm einer 1%-igen Lösung von **Ethylbenzol** in (D)Chloroform und der Höhe (H) des Basislinienrauschens. es gilt: [S/N = 2,5 · A/H]. Es werden 5 aufeinanderfolgende Messungen ausgeführt. S/N muss mindestens 25:1 betragen.

Rotationseitenbanden entstehen durch die Rotation des Messröhrchens. Sie müssen möglichst klein gehalten werden. Nach dem Arzneibuch darf die Amplitude der Rotationsseitenbanden höchstens 2% der Höhe eines geeigneten Substanzsignals sein.

Für *quantitative Messungen* muss die Wiederholbarkeit der Integrationswerte mittels einer 5%-igen Lösung von **Ethylbenzol** in (D)Chloroform überprüft werden. Es werden 5 aufeinanderfolgende Messungen und Integrationen durchgeführt. Kein Einzelwert darf mehr als 2,5% vom Mittelwert abweichen.

11.9.3 NMR-Spektrum

In einem NMR-Spektrum ist auf der Abszisse die Stärke des äußeren Magnetfeldes (H_o) von links nach rechts ansteigend aufgetragen. Die Ordinate ist ein Maß für die „Intensität" des Resonanzsignals.

Für die Auswertung eines NMR-Spektrums sind vor allem drei Parameter von Bedeutung, die nachfolgend detaillierter beschrieben werden:

- *chemische Verschiebung* (Lage des Resonanzsignals)
- *Integrationskurve* (Fläche des Resonanzsignals)
- *Spin-Spin-Kopplung* (Aufspaltung des Resonanzsignals).

11.9.3.1 Chemische Verschiebung

Bei dem ^{1}H-NMR-Spektrum einer organischen Verbindung würde man erwarten, dass alle Wasserstoffatome eines Moleküls bei der gleichen Feldstärke ein Kernre-

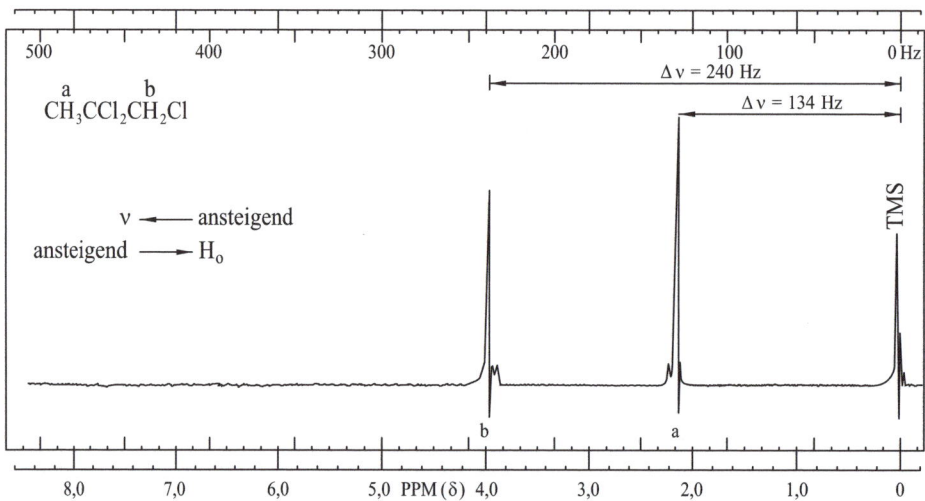

Abb. 2.73:   **60-MHz-NMR-Spektrum von 1.2.2-Trichlorpropan**

sonanzsignal erzeugen. Im Gegensatz dazu zeigen aber die NMR-Spektren von **Chlor(methoxy)methan**[CH_3O-CH_2Cl] und **1.2.2-Trichlorpropan**[$CH_3-CCl_2-CH_2Cl$] (Abb. 2.73) jeweils zwei scharfe Signale bei verschiedenen Feldstärken; ein Signal für die Wasserstoffatome der Methylgruppe (CH_3) und ein zweites für die Wasserstoffatome der Methylengruppe (CH_2).

Offenbar erfüllen chemisch unterschiedlich gebundene Wasserstoffatome bei verschiedenen Feldstärken die Resonanzbedingung. Die Ursache hierfür liegt in der unterschiedlichen *elektronischen Umgebung* der einzelnen Wasserstoffatome.

Kerne gebundener Wasserstoffatome sind von Elektronenwolken umgeben, deren negative Ladungsdichten von den Bindungsverhältnissen in der Nachbarschaft abhängen. Wenn die sich bewegenden Elektronen einem äußeren Magnetfeld (H_o) ausgesetzt sind, induzieren sie selbst ein lokales Feld (H^*); das induzierte Feld ist gemäß der Lenzschen Regel dem äußeren Feld entgegen gerichtet, wie dies Abb. 2.74 veranschaulicht. Dadurch hat das effektive Magnetfeld am Ort des betreffenden Kerns nur noch den Wert (H).

$$H = H_o - H^*$$

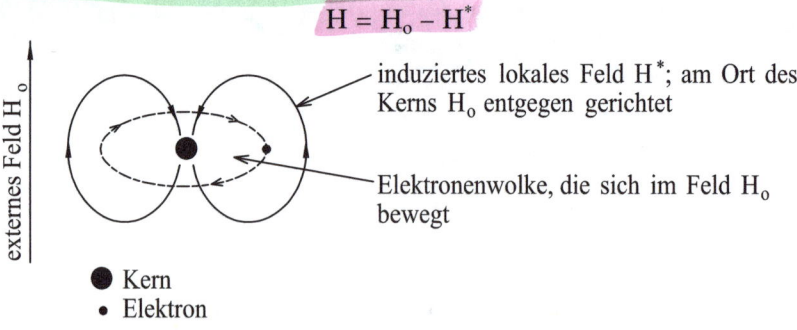

Abb. 2.74:   **Entstehung der diamagnetischen Abschirmung**

Man sagt, der Kern wird von den Elektronen abgeschirmt. Der Grad der **Abschirmung** hängt von der Elektronendichte in der Umgebung des jeweiligen Wasserstoffatoms ab [vgl. **MC-Frage Nr. 1395**].

In der ^{1}H-NMR-Spektroskopie entspricht das auf ein Proton wirkende örtliche Feld nicht dem angelegten Magnetfeld, weil die Protonen eines Kerns durch die sie umgebenden Elektronen abgeschirmt sind.

Die Abschirmung hat zur Folge, dass zur Herbeiführung von Kernresonanz das äußere Feld verstärkt werden muss, damit das Magnetfeld am Ort des Kerns den Resonanzwert erreicht. Unter Resonanzwert versteht man die Feldstärke, die der für eine Spinumkehr vom α- in den β-Zustand erforderlichen Radiofrequenz entspricht. Wasserstoffatome in unterschiedlicher elektronischer Umgebung werden unterschiedlich stark abgeschirmt. Die Resonanzabsorption wird deshalb bei verschiedenen Werten für das angelegte Magnetfeld oder für die eingestrahlte Lichtfrequenz erfolgen.

Mit anderen Worten, jedes Wasserstoffatom eines Moleküls hat entsprechend seiner elektronischen Umgebung eine bestimmte Resonanzfrequenz. Chemisch äquivalente H-Atome erzeugen in der Regel gleiche Signale; chemisch äquivalente Wasserstoffe müssen magnetisch aber nicht äquivalent sein. Analoge Überlegungen führen bei der Aufnahme von ^{13}C-NMR-Spektren zu dem Ergebnis, dass auch jedes C-Atom – vorausgesetzt es liegt als ^{13}C-Isotop vor – in Abhängigkeit von seinen Bindungsverhältnissen bei einer geringfügig unterschiedlichen Frequenz im Vergleich zu anderen C-Atomen in Resonanz tritt [vgl. **MC-Frage Nr. 1274**].

Die Unterschiede in der Lage von Kernresonanzsignalen (bezogen auf eine Standardsubstanz) werden **chemische Verschiebung** genannt, wobei die Verminderung des angelegten Magnetfeldes durch die elektronische Abschirmung als *diamagnetische Verschiebung* oder *Hochfeldverschiebung* bezeichnet wird. Demgegenüber können bestimmte Strukturelemente in der Nähe von Wasserstoffatomen die ursprüngliche Abschirmung des äußeren Feldes auch wieder verringern; das äußere Feld muss dann zur Kernresonanz verkleinert werden. In diesem Falle spricht man von *Entschirmung* bzw. von *paramagnetischer Verschiebung* oder *Tieffeldverschiebung*.

Die exakte Vermessung von Resonanzfrequenzen ist technisch aufwendig. Darüber hinaus hängt die Lage eines Resonanzsignals auch von der angelegten Feldstärke ab. Da Feldstärke und Resonanzfrequenz zueinander proportional sind, führt eine Verdopplung der Feldstärke auch zu einer Verdopplung der Resonanzfrequenz. Zeigt beispielsweise Tetramethylsilan im ^{1}H-NMR-Spektrum bei einer Feldstärke von 2,35 Tesla ein Resonanzsignal bei 100 MHz, so ist bei Erhöhung der Feldstärke auf 4,70 Tesla das Signal bei 200 MHz zu erwarten, und bei 9,39 Tesla würde das Signal bei 400 MHz auftreten [vgl. **MC-Fragen Nr. 1224, 1531**].

Um diese Komplikationen zu umgehen und Spektren unterschiedlicher Feldstärken miteinander vergleichbar zu machen, wird die Lage von NMR-Signalen der zu untersuchenden Probe *relativ* zu den Signalen eines *internen Standards* angegeben. Die Standardverbindung wird der Probenlösung in geringer Menge (1%) zugesetzt.

Als inneren Standard für die meisten ^{1}H-NMR-Spektren verwendet man **Tetra-methylsilan** (TMS) [(CH$_3$)$_4$Si]. Im TMS sind alle Wasserstoffe äquivalent und führen zu einem scharfen, intensiven Signal, dem die chemische Verschiebung δ=0 zugeordnet wurde. Aufgrund der starken Abschirmung durch das im Vergleich zu Kohlenstoff elektropositivere Silicium erreichen die Methylprotonen des TMS die Resonanz bei einem höheren Feld als die Wasserstoffatome in den meisten organischen Verbindungen [vgl. **MC-Frage Nr. 1458**]. Bei wässrigen Lösungen setzt man das Natriumsalz der *Trimethylsilyl-tetradeuteroproprionsäure* (TSP) als inneren Standard hinzu.

Die Position eines NMR-Signals wird nun definiert als der Quotient aus der Differenz der Frequenz ($ν_i$) eines Peaks und der Frequenz ($ν_{TMS}$) des internen Standards (beide in Hz) zur Messfrequenz ($ν_o$) des jeweiligen Spektrometers. Dies führt zu einem dimensionslosen und von der Feldstärke unabhängigen Zahlenwert, der sog. **chemischen Verschiebung δ**.

$$\delta_i = \frac{\nu_i(Hz) - \nu_{TMS}(Hz)}{\nu_o(MHz)} \ [ppm]$$

Der Faktor, der sich rechnerisch aus der Division von Hz durch MHz ergibt, wird durch die Angabe der chemischen Verschiebung in **ppm** berücksichtigt. δ-Werte werden allgemein mit zwei Dezimalen angegeben; sie sind für alle NMR-Geräte gleich.

Beispielsweise beträgt im 60-MHz-Spektrum des **1.2.2-Trichlorpropans** (Abb. 2.73) der Term ($ν_i$-$ν_{TMS}$) für die H-Atome der Methylgruppe gleich 134 Hz. Daraus resultiert ein δ-Wert von δ=134/60=2,23 ppm. Für die H-Atome der Methylengruppe gilt: δ=240/60=4,00 ppm. In einem 60-MHz-Spektrum entsprechen somit 0,5 ppm=30 Hz [vgl. **MC-Frage Nr. 1103**].

Tritt die Resonanz im Vergleich zu TMS bei höherem Feld auf, so hat δ einen negativen Zahlenwert. In der Regel haben aber Wasserstoffatome organischer Moleküle **δ-Werte** von **1–10 ppm** und absorbieren bei niedrigerem Feld. Das Spektrenende bei *hoher* Frequenz und *hohem* δ-Wert auf der linken Seite wird als *Tieffeld* und das rechte Spektrenende mit *niedrigem* δ Wert als *Hochfeld* bezeichnet.

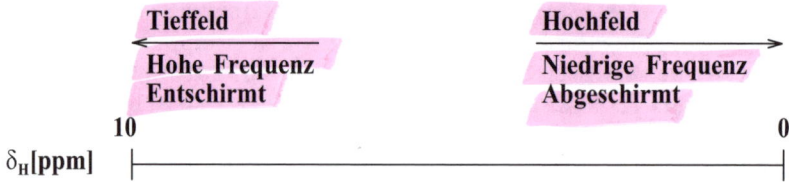

In Tab. 2.17 sind die chemischen Verschiebungen einiger ausgewählter funktioneller Gruppen bezogen auf TMS aufgelistet [vgl. **MC-Fragen Nr. 1567, 1613**]. Für die

Tab. 2.17: Chemische Verschiebung ausgewählter funktioneller Gruppen (Standard: Tetramethylsilan)

Wasserstoffatome		δ in ppm
prim. Alkyl	R-**CH**$_3$	0,8 - 1,0
sek. Alkyl	R-**CH**$_2$-R'	1,2 - 1,4
tert. Alkyl	R$_3$**CH**	1,4 - 1,7
Allyl-H	C=C-**CH**-	1,6 - 1,9
Alkin-H	RC≡C-**H**	1,8 - 3,1
Alkinyl-H	C≡C-**CH**-	2,0 - 2,2
Keton	R-CO-**CH**$_2$-R'	2,1 - 2,6
Benzyl-H	Ar-**CH**$_2$-R	2,2 - 2,5
Halogenalkan	R-**CH**$_2$-X	3,1 - 3,8
Ether	R-O-**CH**$_2$-R'	3,3 - 3,9
Alkohol	R-**CH**$_2$OH	3,3 - 4,0
Kumulen-H	C=C=**C-H**	4,0 - 5,0
terminales Alken	C=**CH**$_2$	4,6 - 5,0
Alken-H	R$_2$C=**CH**-R'	5,2 - 5,7
vinyloges Carbonyl	C=**CH**-CO-	5,8 - 6,7
Aryl-H	Ar-**H**	6,0 - 9,0
aliph. Aldehyd	R-**CH**=O	9,4 - 10,0
arom. Aldehyd	Ar-**CH**=O	9,7 - 10,5
Hydroxyl-H	R-O-**H**	0,5 - 5,0
Amin-H	R$_2$N-**H**	0,5 - 5,0
Carboxyl-H	R-COO**H**	9,0 - 15,0

chemische Verschiebung ist mit τ noch eine zweite Maßeinheit gebräuchlich, die wie folgt definiert ist:

$$\tau = 10 - \delta$$

Als wichtige Faktoren, die die chemische Verschiebung beeinflussen, sind zu nennen:

- *induktive Effekte,*
- *anisotrope Effekte,*
- *sterische Effekte,*
- *Wasserstoffbrückenbindungen.*

Wenn sich ein H-Atom eines Moleküls nahe bei einem *elektronegativen* Atom oder einer Atomgruppe mit **-I-Effekt** befindet, wird das Resonanzsignal nach höherer Frequenz (tieferem Feld) verschoben, da elektronegative Substituenten die Elektronendichte verringern und somit den Kern entschirmen. Zum Beispiel findet sich das Signal der Methylgruppe im **1.2.2-Trichlorpropan** (Abb. 2.73) bei δ=2,23 ppm, während das der Methylenprotonen infolge des induktiven Effektes des Chloratoms bei δ=4,00 ppm auftritt.

Je elektronegativer der Substituent ist, desto stärker werden die Wasserstoffatome relativ zu denen des Methans entschirmt. Mehrere derartige Substituenten führen zu einem additiven Effekt. Die entschirmende Wirkung elektronegativer

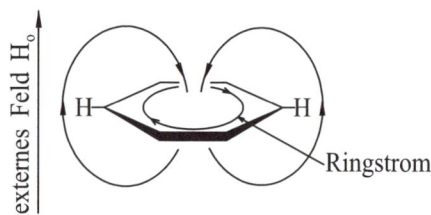

Abb. 2.75:   Anisotropie aromatischer Ringe

Gruppen nimmt mit wachsendem Abstand des Substituenten ab. Eine elektronenreiche Umgebung verursacht den gegenläufigen Effekt (Abschirmung, höheres Feld, kleinerer δ-Wert).

Chemische Bindungen sind Bereiche hoher Elektronendichte, in denen ein äußeres Magnetfeld ein lokales Feld induziert. Derartige Felder sind **anisotrop**, d. h., sie sind in einer Richtung stärker ausgeprägt als in einer anderen, sodass der Effekt des sekundären Feldes auch von seiner Orientierung zur betrachteten Bindung abhängt.

Ein besonders ausgeprägter anisotroper Effekt wird durch das π-*Elektronensystem aromatischer Ringe* verursacht, wie dies Abb. 2.75 veranschaulicht. Die zirkulierenden Elektronen verursachen einen **Ringstrom** und somit ein magnetisches Feld, das im Zentrum des Ringes dem angelegten Feld entgegenwirkt; außerhalb des Ringes wird jedoch das äussere Feld verstärkt. Dies führt zu einer signifikanten Entschirmung der unmittelbar an den Ring gebundenen H-Atome und somit zu einer Tieffeldverschiebung in den Bereich von δ=6–9 ppm. Anisotropie ist auch zu beobachten bei Carbonylgruppen, olefinischen Doppel- und acetylenischen Dreifachbindungen.

Die Wasserstoffatome von Carboxyl-, Amino- oder Hydroxylgruppen zeigen breite Signale in einem weiten Frequenzbereich. Dies beruht auf der Bildung von **Wasserstoffbrückenbindungen**. Ein Wasserstoffatom, das an einer H-Brückenbindung beteiligt ist, steht unter dem Einfluss von zwei elektronegativen Elementen [X..H..Y]. Die Folge davon ist, dass eine Entschirmung und damit eine Resonanzlage bei tiefem Feld eintritt. Besonders die starken intermolekularen Wasserstoffbrücken in Carbonsäure-Dimeren führen zu Absorptionen bei sehr tiefem Feld.

Die Position der Signale von HO- und NH-Protonen ist aber nicht vorhersagbar, da das Ausmaß, mit dem Wasserstoffbrückenbindungen auftreten, nicht vorhergesagt werden kann und zudem konzentrationsabhängig ist. Allerdings können die Resonanzsignale solcher Wasserstoffatome leicht identifiziert werden. Dazu schüttelt man die Probenlösung mit einem Tropfen D_2O, wobei HO-, NH-, SH- und CH-acide Wasserstoffatome einen raschen *Austausch gegen Deuterium* erfahren. Dadurch verschwinden diese Signale im ^{1}H-NMR-Spektrum.

$$R\text{-COOH} + D_2O \longrightarrow R\text{-COOD} + HOD$$
$$R\text{-O-H} + D_2O \longrightarrow R\text{-O-D} + HOD$$
$$R_2N\text{-H} + D_2O \longrightarrow R_2N\text{-D} + HOD$$

Atomkerne gleicher Art aber unterschiedlicher chemischer Umgebung werden in Abhängigkeit von ihrem Bindungszustand im NMR-Spektrum bei unterschiedlichen Resonanzfrequenzen registriert. Diese auf der Abschirmung durch die Elektronenhülle beruhende Verschiebung des Resonanzsignals gegenüber dem isolierter Atomkerne wird als chemische Verschiebung bezeichnet. Je geringer die elektronische Abschirmung, d. h. je niedriger die Elektronendichte ist, desto höher ist das effektive Magnetfeld am Kern und umso höher ist die für die Resonanzbedingung erforderliche Frequenz. Die chemische Verschiebung, die mit „δ" in der Einheit ppm angegeben wird, erlaubt daher Rückschlüsse auf die Struktur eines Moleküls. Die chemische Verschiebung entspricht dabei der Differenz zwischen der gemessenen Resonanzfrequenzund der Frequenz des internen Standards TMS (in Hz) dividiert durch die Messfrequenz (in MHz).

11.9.3.2 Integrationskurve

Die *Intensität* eines Resonanzsignals hängt von der Zahl der Kerne ab, die aus der energieärmeren in die energiereichere Position übergeführt werden. Daher korreliert in einem CW-Spektrum die *Fläche* eines Signals mit der Anzahl der in Resonanz befindlichen Atome. Durch Vergleich der Peakflächen werden Aussagen über die in einem Molekül vorhandenen Wasserstoffatome möglich. Zum Beispiel weisen die beiden Signale im NMR-Spektrum des **1.2.2-Trichlorpropans** (Abb. 2.76) ein Intensitätsverhältnis von 3:2 auf. [Bei FT-Spektren sind die Verhältnisse weniger einfach.]

Zur Vereinfachung der Flächenmessung enthalten NMR-Spektrometer einen elektronischen Integrator, wobei zu beachten ist, dass die Integration nur Verhältnisse und keine absoluten Werte für die Zahl der im Molekül enthaltenen H-Atome liefert. Die **Integrationskurve** verläuft zunächst von links nach rechts parallel zur Basislinie. An der Stelle des Spektrums, an der ein Resonanzsignal auftritt, macht die Integration einen Knick, um anschließend bis zum nächsten Signal

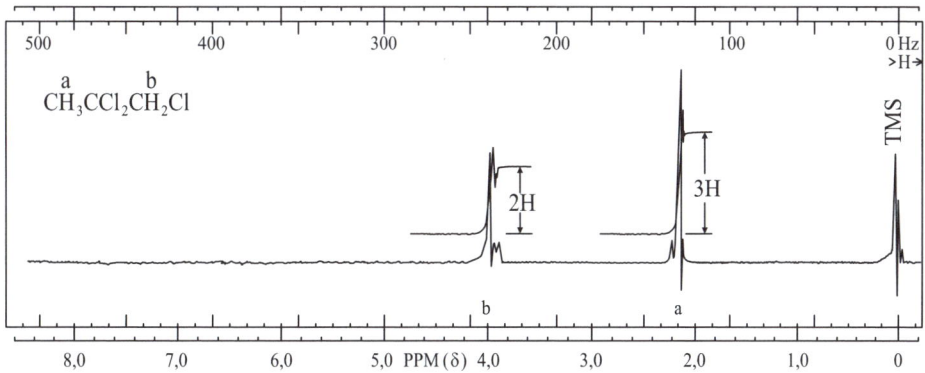

Abb. 2.76:   Integrationskurve im NMR-Spektrum des 1.2.2-Trichlorpropans

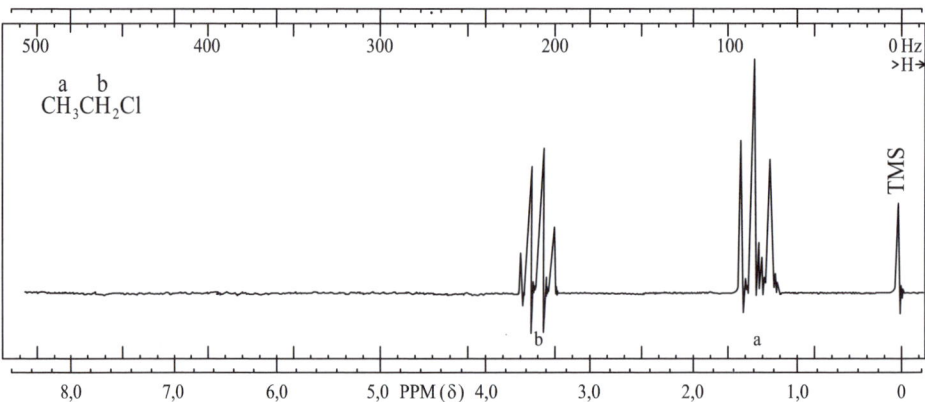

Abb. 2.77: NMR-Spektrum des Chlorethans (Ethylchlorid)

wieder horizontal weiterzuverlaufen. Die Stufenhöhe korreliert mit der Peakfläche.

Zur Auswertung der Integrationskurve misst man die Gesamtstufenhöhe und teilt sie durch die aus der Summenformel entnehmbare Anzahl der Wasserstoffatome. Dadurch erhält man die Integrationshöhe für ein H-Atom. Mit diesem Wert kann die Zahl der Wasserstoffatome der jeweiligen Signale aus ihren Stufenhöhen ermittelt werden. Für die einzelnen Signale wird die Zahl der H-Atome in Klammer gesetzt. Beispielsweise ergeben sich dadurch für das NMRSpektrum des 1.2.2-Trichlorpropans die Angaben: δ=2,23 ppm (3H) und δ=4,00 ppm (2H).

Wie erwähnt ist die Fläche eines Kernresonanzsignals proportional der Zahl der in Resonanz befindlichen Atome. Dies erlaubt, die NMR-Spektroskopie für **quantitative Bestimmungen** zu nutzen, in dem man eine bekannte Menge eines Referenzstandards, z. B. **Dimethylphthalat**, zur Untersuchungslösung hinzugibt und die Intensitäten geeigneter Signale von Probe und Standard mithilfe ihrer Integrale vergleichend auswertet.

11.9.3.3 Spin-Spin-Kopplung

Das in Abb. 2.70 gezeigte NMR-Spektrum des **1.2.2-Trichlorpropans** war sehr einfach zu interpretieren. Aus dem Auftreten von zwei Einzelsignalen (*Singuletts*) wurde geschlossen, dass das Molekül zwei Gruppen magnetisch nichtäquivalenter Wasserstoffatome enthalten muss. In Abb. 2.77 ist nun das NMR-Spektrum von **Chlorethan** [CH$_3$CH$_2$Cl] graphisch dargestellt. Auch hier findet man im Spektrum zwei Signalgruppen. Das Signal der Methylengruppe (CH$_2$Cl) erscheint jedoch als Quartett bei δ=3,52 ppm, die Methylwasserstoffe (CH$_3$) absorbieren dagegen als Triplett bei δ=1,44 ppm.

Solche Aufspaltungen von Resonanzsignalen sind bei ^{1}H-NMR-Spektren üblich. Man nennt dieses Phänomen auch **Spin-Spin-Kopplung**

Die Signalaufspaltung beruht auf der gegenseitigen Beeinflussung nichtäquivalenter Wasserstoffe und kann mit dem Verhalten dieser Kerne in einem äußeren

Magnetfeld erklärt werden. Hierzu soll wir zunächst die Teilstruktur [H_a-C-C-H_b] eines organischen Moleküls näher betrachtet werden.

Aufgrund ihres Kernspins verhalten sich die Wasserstoffatome wie kleine Stabmagneten, deren magnetische Momente sich parallel (α-Zustand) oder antiparallel (β-Zustand) zu einem äußeren Magnetfeld orientieren können. Der Energieunterschied zwischen beiden Kernspinzuständen ist gering, sodass bei Raumtemperatur etwa die Hälfte der Wasserstoffkerne ein Magnetfeld in Richtung des äußeren Feldes, die andere Hälfte in entgegengesetzter Richtung erzeugen.

Betrachten wir nun die Wasserstoffatome H_a, die Kerne H_b zum Nachbarn haben, welche zu 50% in Richtung des äußeren Feldes (α-Spin) ausgerichtet sind. H_a ist dann nicht nur dem äußeren Magnetfeld ausgesetzt, das vom NMR-Gerät geliefert wird, sondern dieses Feld erfährt lokal durch den α-Spin von H_b eine Verstärkung seiner effektiven Feldstärke. Zur Herbeiführung von Kernresonanz für H_a wird also ein um diesen Betrag schwächeres äußeres Feld benötigt, als es ohne die Wechselwirkung zwischen H_a und H_b erforderlich wäre. Die resultierende Resonanzlinie für H_a ist nach tieferem Feld (höherer Frequenz) verschoben. Die andere Hälfte von H_b hat β-Spin und wirkt dem angelegten Feld (H_o) entgegen; dies führt zu einer Schwächung des effektiven Gesamtfeldes um H_a. Zur Resonanz wird daher ein stärkeres äußeres Magnetfeld benötigt und man beobachtet eine Verschiebung des Resonanzsignals um den gleichen Betrag nach höherem Feld (tieferer Frequenz). Man sagt, das Signal für H_a sei durch die Nachbarschaft von H_b in ein Dublett aufgespalten worden. Die Integration beider Einzellinien liefert für deren relative Intensität den Wert 0,5. Als chemische Verschiebung (δ) wird der Mittelwert der Lage beider Einzelsignale angegeben. In Abb. 2.78 ist dieser Sachverhalt nochmals anschaulich wiedergegeben.

Der Effekt der Spin-Spin-Kopplung zweier Wasserstoffatome beruht auf Gegenseitigkeit. Auch die Wasserstoffe H_b haben mit $H_{a(\alpha)}$ und $H_{b(\beta)}$ zwei Sorten von Wasserstoffkernen als Nachbarn. Deshalb tritt auch das Resonanzsignal von H_b im Spektrum als Dublett mit gleicher Intensität und gleichem Abstand der Einzellinien auf. D. h., der Betrag der gegenseitigen Aufspaltung ist für beide Dubletts gleich.

Der Abstand (Frequenzunterschied) zwischen den Einzellinien des Dubletts wird als **Kopplungskonstante** (J) bezeichnet und in der Einheit [Hz] angegeben. Da J vom Magnetfeld eines benachbarten Wasserstoffatoms herrührt, ist die Kopplungskonstante unabhängig von der Stärke des externen Magnetfeldes. Dies bedeutet, dass J stets den gleichen Wert besitzt, unabhängig davon, mit welchem Gerät das NMR-Spektrum registriert wurde. Zur Bestimmung von Kopplungskonstanten ist meistens am oberen Rand des Spektrums eine Frequenzskala angegeben. Andernfalls kann J aus dem Unterschied ($\Delta\delta$) der chemischen Verschiebung beider Einzelsignale und der Betriebsfrequenz des Spektrometers berechnet werden (vgl. Kap. 11.9.3.1).

Wenden wir uns nun dem ^{1}H-NMR-Spektrum von **Chlorethan** zu. Das Signal der Methylgruppe (CH_3) erscheint als *Triplett* mit einem Intensitätsverhältnis der Resonanzlinien von 1:2:1. Den drei äquivalenten Methylwasserstoffen sind jeweils zwei H-Atome der Methylengruppe benachbart, von denen sich jedes im α- bzw. β-Spinzustand befinden kann. Demnach sind für diese beiden Wasserstoffe die Spinkombinationen $\alpha\alpha$, $\alpha\beta$, $\beta\alpha$ und $\beta\beta$ möglich.

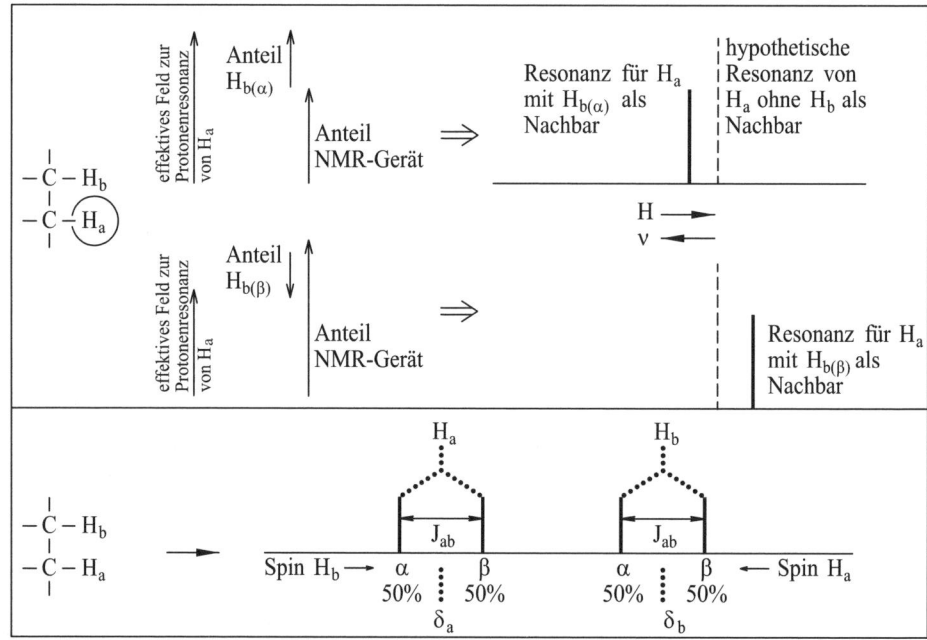

Abb. 2.78: **Spin-Spin-Kopplung durch gegenseitige Beeinflussung nichtäquivalenter Wasserstoffatome**

Die Methylwasserstoffe, die ein $H_{\alpha\alpha}$ zum Nachbarn haben, die magnetischen Momente beider Wasserstoffe sich also parallel zum äußeren Magnetfeld ausrichten, sind einem starken lokalen Feld ausgesetzt und absorbieren bei niedrigerer Feldstärke. Die Kernspinkombinationen $\alpha\beta$ und $\beta\alpha$ heben sich gegenseitig auf und verändern das externe Magnetfeld nicht. Das Resonanzsignal der Methylgruppe erscheint im Spektrum an der Stelle, wo es ohne die Nachbarschaft der CH_2-Gruppe absorbieren würde. Darüber hinaus werden die Methylwasserstoffe von Kernen der Spinkombination $\beta\beta$ beeinflusst. In diesem Fall wird das externe Feld geschwächt; die Folge davon ist eine nach höherem Feld verschobene Signallinie.

Das *Quartett* der Methylengruppe (CH_2Cl) mit den Linienintensitäten 1:3:3:1 kann in ähnlicher Weise analysiert werden. Die Kopplungskonstante ergibt sich als Frequenzunterschied zweier benachbarter Linien und entspricht dem für das Triplett gemessenen J-Wert. Diese Deutung des Aufspaltungsmusters der Ethylgruppe im **Chlorethan** ist nochmals in Abb. 2.79 dargestellt und Abb. 2.80 zeigt die Aufspaltungsmuster ausgewählter Alkylgruppen. Analoge Betrachtungen lassen sich auch für Moleküle wie **Ethylbromid** [CH_3CH_2Br] sowie die Ethylgruppe im **Essigsäureethylester** [$CH_3COOCH_2CH_3$] anstellen [vgl. **MC-Fragen Nr. 1104, 1105, 1275, 1309**].

Für die durch Spin-Spin-Kopplung aufgespalteten Signale (allg. *Multipletts*) verwendet man je nach der Zahl der Linien die in Tab. 2.18 aufgelisteten Bezeichnungen und Abkürzungen.

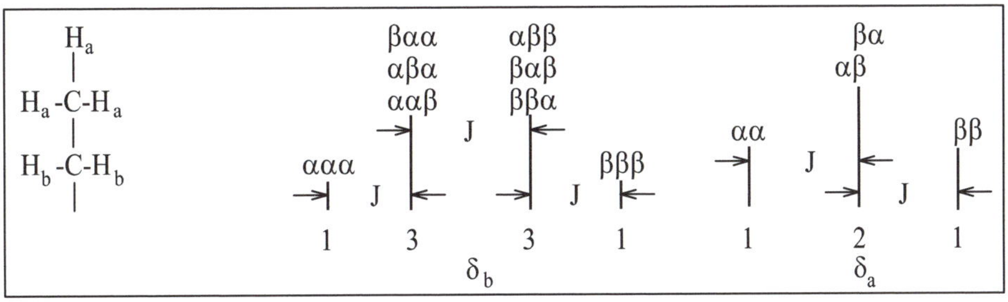

Abb. 2.79: **Schematisiertes Aufspaltungsmuster der Spin-Spin-Kopplung einer Ethylgruppe**

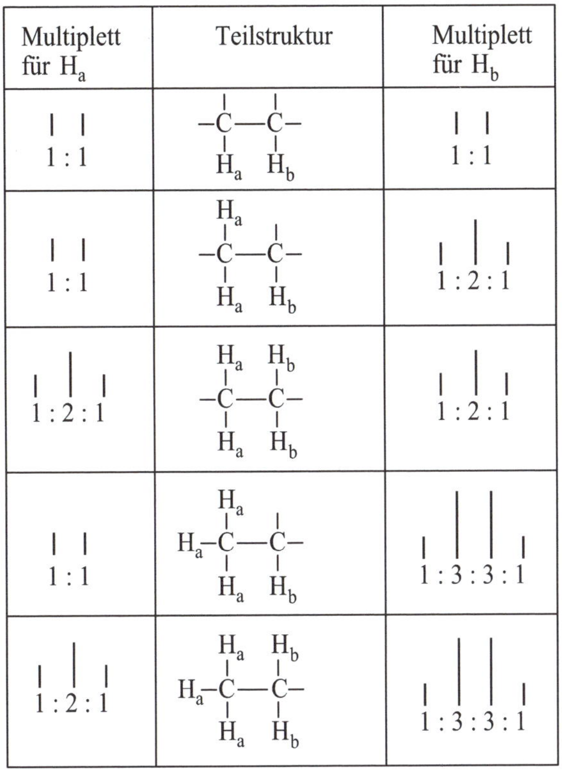

Multiplett für H_a	Teilstruktur	Multiplett für H_b
1 : 1	$-\overset{\vert}{\underset{H_a}{C}}-\overset{\vert}{\underset{H_b}{C}}-$	1 : 1
1 : 1	$-\overset{H_a}{\underset{H_a}{C}}-\overset{\vert}{\underset{H_b}{C}}-$	1 : 2 : 1
1 : 2 : 1	$-\overset{H_a\;\;H_b}{\underset{H_a\;\;H_b}{C-C}}-$	1 : 2 : 1
1 : 1	$H_a-\overset{H_a}{\underset{H_a}{C}}-\overset{\vert}{\underset{H_b}{C}}-$	1 : 3 : 3 : 1
1 : 2 : 1	$H_a-\overset{H_a\;\;H_b}{\underset{H_a\;\;H_b}{C-C}}-$	1 : 3 : 3 : 1

Abb. 2.80: **Aufspaltungsmuster einfacher Alkylgruppen (schematisiert)**

Die *Zahl der Linien* eines Resonanzsignals hängt von der Anzahl n benachbarter nichtäquivalenter H-Atome ab. Es gilt die einfache Regel (**Multiplizitätsregel**), wonach *ein Kern, der in gleicher Weise mit n anderen Kernen koppelt, ein Signal mit (n+1)-Linien verursacht, deren Intensitäten durch die Binominalkoeffizienten in $(x+1)^n$ ausgedrückt werden und sich anhand des Pascalschen Dreiecks leicht berechnen lassen.* Jede Zahl in diesem Dreieck ergibt sich aus der Summe der beiden un-

Tab. 2.18:   Aufspaltungsmuster von Resonanzsignalen

Zahl der Nachbaratome (n)	Zahl der Linien (n+1)	Bezeichnung Multiplett (Abkürzung)	Intensitätsverhältnis der Einzellinien (Pascalsches Dreieck)
0	1	Singulett (s)	1
1	2	Dublett (d)	1:1
2	3	Triplett (t)	1:2:1
3	4	Quartett (q)	1:3:3:1
4	5	Quintett (quin)	1:4:6:4:1
5	6	Sextett (sex)	1:5:10:10:5:1
6	7	Septett (sep)	1:6:15:20:15:6:1

mittelbar darüber stehenden Zahlen. **Als chemische Verschiebung** wird der Mittelpunkt eines Multipletts angegeben.

Im Allgemeinen werden im NMR-Spektrum die Signale mit einer Spin-Spin-Kopplung durch die chemische Verschiebung (δ), die Zahl der Wasserstoffatome, die Zahl der Linien (m) und die Kopplungskonstante (J) charakterisiert. Daraus ergeben sich z. B. für das Signal der Methylgruppe im **Chlorethan** folgende Angaben: $\delta=1{,}44$ ppm (3H, t, J=7 Hz).

Betrachten wir nun eine Teilstruktur der allgemeinen Form **[CH$_b$-CH$_a$-CH$_c$]**, in der das mittlere H$_a$-Atom mit H$_b$ und H$_c$ zwei Nachbarn besitzt. Dann ergibt sich die Multiplizität des Resonanzsignals für H$_a$ zu **(n$_b$+1) $\cdot$ (n$_c$+1)** usw. In dem angeführten Strukturelement wird H$_a$ zunächst von H$_b$ in ein Dublett aufgespalten und jede Linie dieses Dubletts ergibt durch Kopplung mit H$_c$ ein weiteres Dublett. Gemäß dem Produkt [(1+1) $\cdot$ (1+1)] treten im NMR-Spektrum vier Linien vergleichbarer Intensität auf. Diese Regel *gilt* jedoch *nicht*, wenn H$_b$ und H$_c$ magnetisch äquivalent sind und die gleiche chemische Verschiebung besitzen *oder* wenn die Kopplungskonstanten beider Aufspaltungen (**J$_{ab}$=J$_{ac}$**) gleich groß sind, was häufiger eintritt. Unter diesen Voraussetzungen fallen die beiden inneren Linien zu einer Linie zusammen und man registriert im NMR-Spektrum anstelle des erwarteten Quartetts ein Triplett im Intensitätsverhältnis 1:2:1. Das Aufspaltungsmuster genügt dann wieder der allgemeinen Regel, wonach das Signal einer „Protonenart" in (n+1)-Linien aufspaltet, wenn an benachbarten C-Atomen n-Wasserstoffatome gebunden sind.

$$-\overset{|}{\underset{|}{C}}-H_b$$

H$_b$, H$_c$ sind magnetisch äquivalent
H$_a$ = (2+1) = 3 [Triplett]

$$-\overset{|}{\underset{|}{C}}-H_a$$

H$_b$, H$_c$ sind magnetisch nicht äquivalent und J$_{ab}$ ≠ J$_{ac}$
H$_a$ = (1+1) $\cdot$ (1+1) = 4 [Quartett]

$$-\overset{|}{\underset{|}{C}}-H_c$$

H$_b$, H$_c$ sind magnetisch nicht äquivalent und J$_{ab}$ = J$_{ac}$ [Triplett]

Ideale Intensitätsverhältnisse von Multipletts, wie sie bisher beschrieben wurden, sind im NMR-Spektrum nur dann zu beobachten, wenn die Resonanzsignale der Kopplungspartner weit auseinanderliegen und der Unterschied ($\Delta\delta$) in ihren chemischen Verschiebungen etwa um den Faktor 10 größer ist als die Kopplungskonstante (J). Ist die Bedingung [$\Delta\delta/J > 10$] erfüllt, so spricht man von *Spektren erster Ordnung*. Liegt $\Delta\delta$ in der Größenordnung [$\Delta\delta/J < 10$], dann entstehen *Aufspaltungen höherer Ordnung*. Die Diskussion solch komplizierter Liniensysteme überschreitet den Rahmen dieses Buches. Erinnert sei jedoch an den Extremfall $\delta=0$. Die Wasserstoffe sind dann magnetisch äquivalent und spalten sich gegenseitig nicht auf. Mit anderen Worten, bei Wasserstoffatomen mit identischer chemischer Verschiebung wird im NMR-Spektrum keine Spin-Spin-Kopplung beobachtet.

Spin-Spin-Kopplungen beobachtet man generell, wenn nichtäquivalente Wasserstoffatome direkte Nachbarn sind. Bisher wurden Kopplungen vorgestellt, die über drei Valenzbindungen [H_a-C-C-H_b] hinweg erfolgen. Man bezeichnet sie auch als *vicinale Kopplungen*. Es können aber auch Kopplungen auftreten, bei denen die Kopplungspartner an dasselbe Atom [H_a-C-H_b] gebunden sind. In diesem Falle spricht man von *geminalen Kopplungen*. Geminale Kopplungen können jedoch in einem NMR-Spektrum nur dann sichtbar gemacht werden, wenn die beiden an dasselbe C-Atom gebundenen H-Atome bei verschiedenen Frequenzen in Resonanz treten. Auch solche Kopplungen folgen der erwähnten Multiplizitätsregel und zeigen ähnliche Kopplungskonstanten.

Da der Effekt des Protonenspins über die bindenden Elektronen weitergegeben wird, schwächt er sich mit der Anzahl der Bindungen zwischen den Kopplungspartnern stark ab und wird in *Fernkopplungen* (Long range-Kopplungen) zunehmend kleiner. Solche Kopplungen können häufig mit normalen Spektrometern nicht mehr beobachtet werden. Des Weiteren sei angemerkt, dass neben der normalen Atomkernkopplung über chemische Bindungen auch Kopplungen existieren, die durch den Raum stattfinden.

$H_a-\overset{\shortmid}{\underset{\shortmid}{C}}-H_b$	$H_a-\overset{\shortmid}{\underset{\shortmid}{C}}-\overset{\shortmid}{\underset{\shortmid}{C}}-H_b$	$H_a-\overset{\shortmid}{\underset{\shortmid}{C}}-\overset{\shortmid}{\underset{\shortmid}{C}}-\overset{\shortmid}{\underset{\shortmid}{C}}-H_b$
geminale Kopplung $J_{ab}\sim$0-18 Hz	vicinale Kopplung $J_{ab}\sim$4-10 Hz	1.3-Kopplung (Fernkopplung) vernachlässigbar

Abschließend sei noch auf die Kopplung von HO-Wasserstoffatomen, wie z. B. in **Alkoholen** [$R\text{-}CH_2\text{-}O\text{-}H$], mit benachbarten CH-Protonen hingewiesen. Hier führt ein schneller Protonenaustausch mit Wasser enthaltenden Lösungen zur Entkopplung, sodass solche Spin-Spin-Kopplungen im ^{1}H-NMR-Spektrum häufig *nicht* beobachtet werden. Sie treten nur dann auf, wenn die Lösungen wasser- und säurefrei sind oder Lösungsmittel wie Dimethylsulfoxid (DMSO) verwendet werden, in denen der Protonenaustausch langsam erfolgt.

Benachbarte, nichtäquivalente Kerne führen im ^{1}H-NMR-Spektrum durch Wechselwirkung ihrer Spins über die bindenden Elektronen zu einer charakteristischen Signalaufspaltung, die als Spin-Spin-Kopplung bezeichnet wird. Das Phänomen wird dadurch hervorgerufen, dass sich Atomkerne wie kleine Magnete verhalten und aufgrund ihrer Ausrichtung - parallel oder antiparallel zu einem externen Feld - das effektive Feld am gemessenen Kern vergrößern bzw. verkleinern. Dies hat zur Folge, dass das Resonanzsignal eines Kerns entsprechend der lokalen Feldstärke in mehrere Einzelsignale aufgespalten wird.

Die Multiplizität einer Signalgruppe ergibt sich aus der Anzahl n der koppelnden Partner und beträgt (n+1). Als chemische Verschiebung (δ) einer Signalgruppe wird der Mittelpunkt des Multipletts (m) angegeben. Die Intensitäten der Einzellinien verhalten sich wie die Binominalkoeffizienten des Pascalschen Dreiecks. Der Abstand zweier Einzellinien wird als Kopplungskonstante(J) bezeichnet und in [Hz] ausgedrückt. Die Kopplungskonstante ist unabhängig von der Betriebsfrequenz des NMR-Spektrometers.

Aus der Lage der Signale (chemische Verschiebung) und ihrer Aufspaltung (Multiplizität) erhält man somit durch ein ^{1}H-NMR-Spektrum wertvolle Informationen über die Anordnung und Eigenschaften von Wasserstoffatomen organischer Moleküle.

12. Chromatographische Analysenverfahren

12.1 Grundlagen

Unter dem Begriff **Chromatographie** fasst man eine Reihe physikalischer Verfahren zur analytischen und präparativen Trennung gelöster oder gasförmiger Stoffe zusammen. Nach erfolgter Trennung können die Einzelkomponenten des Gemischs nachgewiesen und quantifiziert werden.

> Grundprinzip *aller* chromatographischen Verfahren ist das unterschiedliche Verhalten von Stoffen bei **Phasenübergängen** zwischen einer **mobilen** (beweglichen) **Phase** und einer (praktisch unveränderlichen) **stationären Phase** [vgl. **MC-Frage Nr. 1106**].

Die mobile Phase kann flüssig (Fließmittel, Laufmittel, *Elutionsmittel*), gasförmig (*Trägergas*) oder superkritisch sein. Als stationäre Phasen kommen Feststoffe (*Adsorbens* oder *Sorbens*) und Flüssigkeiten (*Trennflüssigkeit*) zur Anwendung.

Bei der Chromatographie wird das Stoffgemisch mit der in ihrer Zusammensetzung variierenden mobilen Phase über die feinverteilt und mit großer Oberfläche vorliegende stationäre Phase bewegt. Infolge unterschiedlicher Wechselwirkungen zwischen

- stationärer Phase ⟷ Stoffgemisch
- mobiler Phase ⟷ Stoffgemisch
- stationärer Phase ⟷ mobiler Phase

kommt es in einer Folge sich ständig wiederholender Sorptions/Desorptionsvorgängen dann zu einer Trennung der Komponenten, wenn das Sorptionsvermögen der stationären Phase für die einzelnen Bestandteile des Gemischs verschieden ist. Unter *Sorption* soll hier jede Art von Anreicherung an der Grenzfläche oder im Innern einer Phase verstanden werden.

Aus dem unterschiedlichen Verhalten der Einzelkomponenten eines Stoffgemischs gegenüber der stationären Phase aufgrund

- unterschiedlicher Polaritäten,
- unterschiedlicher Löslichkeiten in zwei nicht miteinander mischbaren Phasen,
- unterschiedlicher Molekülgrößen (Molekülmassen),
- Ionenaustauschvorgängen

resultiert *scheinbar* auch eine unterschiedliche Wanderungsgeschwindigkeit der Substanzen in Bezug auf die mobile Phase [vgl. **MC-Frage Nr. 1589**]. D. h., es kommt zu einer differenzierenden Verzögerung der Bewegung auf der stationären Phase und damit zu einer räumlichen Trennung der Komponenten des Stoffgemischs. *Der eigentliche Stofftransport findet jedoch ausschließlich in der mobilen Phase statt* [vgl. **MC-Fragen Nr. 1107, 1798**].

12.1.1 Chromatographische Trennmechanismen

Nach Art der Kräfte, die die zu trennenden Substanzen während des chromatographischen Prozesses binden, unterscheidet man zwischen [vgl. **MC-Fragen Nr. 1108, 1443, 1589**]:

- **Verteilungschromatographie:** Verteilung von Substanzen aufgrund unterschiedlicher Löslichkeiten in zwei nicht miteinander mischbaren Flüssigkeiten.
- **Adsorptionschromatographie:** Reversible Bindung von Substanzen aus der mobilen Phase an der Grenzfläche zu einer stationären Phase.
- **Ionenaustauscherchromatographie:** Unterschiedlich starke Wechselwirkungen zwischen Ionen entgegengesetzter Ladung in einer flüssigen oder festen Phase. (Bezüglich der zentralen Bedeutung des pK_a-Wertes für Ionenaustauschvorgänge und zu pharmazeutischen Anwendungen der Ionenaustauscherchromatographie siehe Kap. 6.2.4.6.)
- **Ausschlusschromatographie:** Ausschluss von Molekülen in einem gegebenen Verteilungsraum aufgrund ihrer Molekülgröße und des Siebeffektes der stationären Phase (siehe Kap. 11.5.2.3).

Parallel dazu lassen sich chromatographische Trennverfahren auch nach ihrer Ausführungstechnik einteilen. D. h., die Klassifizierung erfolgt nach dem Aggregatzustand der beiden Phasen, an denen sich der Trennprozess abspielt, bzw. nach der Art der Anordnung des Trennbettes und der mobilen Phase. Danach unterteilt man diese Verfahren in:

- **Gaschromatographie** (GC)
- **Flüssigchromatographie** (LC)
  - Säulenchromatographie (SC ≡ CC, column chromatography)
  - Hochdruckflüssigkeitschromatographie (HPLC)
- **Papierchromatographie** (PC)
- **Dünnschichtchromatographie** (DC ≡ TLC, thin layer chromatography).
  - Hochleistungsdünnschichtchromatographie (HPTLC).

In der nachfolgenden Tab. 2.19 sind die verschiedenen Ausführungsformen einer Chromatographie nochmals zusammengestellt.

Die meisten chromatographischen Trennverfahren beruhen auf den Mechanismen der *Verteilung* und der *Adsorption*. Sie sollen deshalb detaillierter vorgestellt werden.

Tab. 2.19:   Chromatographische Trennverfahren (Einteilung nach dem Phasenaufbau der Trennstrecke)

Mobile Phase	Stationäre Phase	Trennverfahren
Flüssigkeit	Feststoff	Flüssigkeits-Festkörper-Chromatographie (LSC) DC(TLC), SC(CC), HPLC
Flüssigkeit	Flüssigkeit	Flüssigkeits-Flüssigkeits-Chromatographie (LLC), PC
Gas	Feststoff	Gasadsorptionschromatographie (GSC)
Gas	Flüssigkeit	Gasverteilungschromatographie (GLC)

(In Klammern sind die englischen IUPAC-Bezeichnungen angegeben.)

12.1.1.1 Verteilungschromatographie

Es handelt sich um ein chromatographisches Verfahren, bei dem die Stofftrennung auf den unterschiedlichen Löslichkeiten von Substanzen in der *flüssigen* stationären Phase und in der mobilen Phase beruht. Voraussetzung hierfür ist ein gleicher Molekularzustand in beiden Phasen [vgl. Ehlers, **Chemie I**, Kap. 1.10.5]. Solche Verteilungen zwischen zwei nicht miteinander mischbaren Flüssigkeiten spielen eine Rolle bei der PC, der DC an speziellen Schichten (Cellulose, Umkehrphasen) sowie bei der GLC.

Grundlage des Trennverfahrens ist das **Nernstsche Verteilungsgesetz.** Danach kann das Konzentrationsverhältnis einer Substanz in der mobilen und der stationären Phase durch den **Verteilungskoeffizienten** (k) bzw. durch die **Verteilungszahl** (k') beschrieben werden. Die Verteilungszahl hängt von den Volumina beider Phasen und dem Verteilungskoeffizienten ab. Verteilungszahl und Verteilungskoeffizient sind substanzspezifische, *dimensionslose*, jedoch druck- und temperaturabhängige Größen.

$$k = \frac{L_m}{L_s} \qquad k' = \frac{L_m \cdot V_m}{L_s \cdot V_s}$$

L_m = Löslichkeit in der mobilen Phase
  $(\text{mol} \cdot \text{cm}^{-3}; \text{mol} \cdot \text{g}^{-1}; \text{mol} \cdot \text{mol}^{-1})$
L_s = Löslichkeit in der stationären Phase
V_m = Volumen der mobilen Phase (cm^3)
V_s = Volumen der stationären Phase

Bei der Verteilungschromatographie stellen sich zwischen den beiden nicht miteinander mischbaren Phasen ständig neue Verteilungsgleichgewichte ein. In Abhängigkeit vom Verteilungskoeffizienten, der ein Maß für die Affinität der zu trennenden Substanzen zu beiden Phasen darstellt, tritt schließlich eine Trennung der Komponenten ein. Da Verteilungskoeffizient und Verteilungszahl von der Temperatur abhängen, kann die Stofftrennung durch Temperaturänderungen günstig beeinflusst werden.

12.1.1.2 Adsorptionschromatographie

Unter Adsorption versteht man ganz allgemein die Bindung oder Anreicherung einer Substanz (*Adsorbat*) an der Oberfläche eines zweiten, meistens *festen* Stoffes (*Sorbens*). Die Adsorptionschromatographie beruht somit auf wiederholten Adsorptions- und Desorptionsprozessen von Stoffen zwischen der stationären Phase und einem Lösungsmittel (Elutionsmittel) oder einem Trägergas als mobiler Phase. Stark adsorbierte Substanzen wandern langsam, schwach adsorbierte Stoffe werden durch die mobile Phase rascher transportiert.

Die Stärke, mit der ein Sorbens einen Stoff bindet, hängt von seiner *Aktivität* und der *Temperatur* ab. Im Allgemeinen begünstigen Temperaturerhöhungen Desorptionsprozesse.

Die Menge an adsorbiertem Stoff korreliert mit der Größe der *Oberfläche* des Sorbens. Je größer sie ist, desto mehr Substanz kann adsorbiert werden. Dementsprechend ist ein festes Adsorbens umso wirksamer, je feiner verteilt (feinkörniger) es ist. Darüber hinaus ist bei konstanter Temperatur die Stoffmenge (C_S) des an der stationären Phase adsorbierten Stoffes bis zu einem *Sättigungswert* umso höher, je größer die Konzentration des Stoffes (C_L) in der mobilen Phase ist. Dieser Sachverhalt ist in Abb. 2.81 als sog. **Adsorptionsisotherme** graphisch dargestellt.

Danach nimmt mit zunehmender Belegung der Oberfläche des Sorbens mit Teilchen des Adsorbats die noch adsorbierbare Stoffmenge nahezu linear ab. Die Isotherme nähert sich schließlich einem Grenzwert, d. h. der Konzentration, die einer monomolekularen Belegung der gesamten Oberfläche des Sorbens entspricht. Ein linearer Verlauf der Adsorptionsisothermen ist Voraussetzung für die Reproduzierbarkeit des Trennergebnisses. Nur bei linearem Verlauf sind die chromatographischen Parameter von der Substanzkonzentration unabhängig und somit reproduzierbar. Die Steigung der Adsorptionsisothermen ist ein Maß für die Affinität des Sorbens zum Adsorbat. Je größer die Steigung ist, desto besser wird eine Substanz von der sationären Phase gebunden. (Zur Beschreibung der adsorptiven Grenzflächengleichgewichte mithilfe empirischer Gleichungen nach Freundlich und Langmuir siehe Lehrbücher der Physikalischen Chemie).

Allerdings ist festzuhalten, dass Adsorptionseffekte häufig von Verteilungs- und Ionenaustauschvorgängen sowie von Siebeffekten überlagert werden. Nur bei hochaktiven Sorbentien wie Aluminiumoxid überwiegen die Adsorptionseigenschaften.

Eine spezielle Form der Adsorptionschromatographie ist die **Affinitätschromatographie**, bei der das Sorbens eine selektive oder spezifische Wechselwirkung mit der zu isolierenden Substanz auszeichnet. Diese hohe Selektivität wird erreicht, in-

Abb. 2.81:   Adsorptionsisotherme

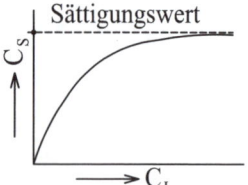

dem man molekularbiologische Prozesse zur Trennung heranzieht, wobei sich Reaktionspartner gegenseitig erkennen und aneinander gebunden werden [vgl. **MC-Frage Nr. 1443**].

12.1.1.3 Entwicklungstechnik, inneres und äußeres Chromatogramm

Aus dem allgemeinen Prinzip chromatographischer Trennungen als eine Folge von Sorptions- und Desorptionsvorgängen leiten sich verschiedene Arbeitsweisen ab, aus denen wesentliche Unterschiede in der Art der Aufteilung des Stoffgemischs in chromatographische Zonen (Banden, Flecken) resultieren. Man bezeichnet diesen Prozess als *Entwicklung* des Chromatogramms. Die Wechselwirkung Stoff ⟷ stationäre Phase verursacht im chromatographischen Prozess den Teilschritt der Sorption. Die Desorption wird durch die Wechselwirkung mobile Phase ⟷ Stoff bestimmt. Außerdem kann die Temperaturabhängigkeit von Sorptions/Desorptionsgleichgewichten zur Beeinflussung einer Trennung ausgenutzt werden.

Die Entwicklung eines Chromatogramms durch *Elution*, d. h. durch Herauslösen der sorbierten Substanzen im Wechsel mit erneuter Sorption, hat die größte präparative Bedeutung. Die Frage, ob hierbei ein inneres oder äußeres Chromatogramm anfällt, ist besonders für die anschließende qualitative Auswertung von Bedeutung.

Bei einem **inneren Chromatogramm** bricht man die Entwicklung ab, bevor die Laufmittelfront das Ende der Trennstrecke erreicht hat. Setzt man die Elution solange fort, bis die Substanzen mit dem Laufmittel die stationäre Phase an ihrem Ende verlassen und untersucht danach das Eluat in einzelnen Fraktionen, so erhält man ein **äußeres Chromatogramm**, wenn man die Konzentrationen der Eluatfraktionen gegen das Volumen des Eluats aufträgt.

Ein inneres Chromatogramm erhält man z. B. bei der PC, DC und HPTLC, während bei GC, SC und HPLC äußere Chromatogramme entwickelt werden [vgl. **MC-Fragen Nr. 1109, 1110, 1330, 1638, 1799**].

Je nach der Zusammensetzung der mobilen Phase hat man bei der Elution auch zu unterscheiden zwischen:

- **isokratischer Elution**, bei der die Zusammensetzung der mobilen Phase während der Dauer der Chromatographie konstant gehalten wird [vgl. **MC-Fragen Nr. 1165, 1311, 1666**].
- **Gradientenelution**, bei der die Zusammensetzung der mobilen Phase während der Dauer der Chromatographie nach einem bestimmten Programm verändert wird, wie z. B. dem kontinuierlichen Zusatz eines Lösungsmittels mit höherer Elutionskraft zur mobilen Phase [vgl. **MC-Frage Nr. 1417**].

12.1.1.4 Zonenbildung, Bandenverbreiterung, Trennleistung

Bei der praktischen Durchführung einer chromatographischen Stofftrennung stellt man fest, dass sich *Zonen* oder *Banden* ausbilden, die sich mit der Länge der Trennstrecke ständig verbreitern (siehe Abb. 2.83, Kap. 12.1.3.1).

Ursache hierfür ist, dass die Teilchen desselben Stoffes die stationäre Phase zu verschiedenen Zeiten verlassen. Die Zeit folgt einer statistischen Normalverteilung nach Art einer Gauß-Funktion (*Glockenkurve*) (siehe Kap. 4.4.3). Der Verbreiterungsprozess in Abhängigkeit von der Zeit kann mit Diffusionserscheinungen erklärt werden.

12.1.2 Wahl des chromatographischen Milieus, chromatographische Phasen

Eine chromatographische Stofftrennung wird im Wesentlichen durch folgende Faktoren bestimmt:

- stationäre Phase,
- mobile Phase,
- zu trennendes Stoffgemisch.

Bei einer Analyse ist der dritte Faktor vorgegeben, die beiden anderen sind variabel. Man bezeichnet sie deshalb auch als *chromatographisches Milieu*. Unabhängig von der angewandten Technik gelten für alle chromatographischen Verfahren einige allgemeine Prinzipien für die Wahl der Chromatographiebedingungen, sodass sie bereits an dieser Stelle zusammenfassend diskutiert werden.

12.1.2.1 Adsorptionsaffinität

Die Adsorbierbarkeit eines Stoffes wird vor allem durch seine *Polarität* bestimmt. Daneben spielen aber auch die *Molekülgröße* und die *Polarisierbarkeit* eine wichtige Rolle.

Die einzelnen Substanzen ordnen sich etwa in folgende Reihe steigender Affinität gegenüber polaren Sorbentien wie z. B. Aluminiumoxid, Kieselgel oder Cellulose [vgl. **MC-Frage Nr. 1131**].

Kohlenwasserstoffe < Halogenkohlenwasserstoffe < Ether < tert. Amine, Nitroverbindungen < Ester < Ketone, Aldehyde < prim. Amine < Säureamide < Alkohole < Carbonsäuren

12.1.2.2 Mobile Phasen

Bei der *Verteilungschromatographie* hängt die Auswahl der mobilen Phase von der Beschaffenheit der stationären Phase ab. Ist sie mit Wasser oder einem hydrophilen Lösungsmittel imprägniert, so verwendet man als mobile Phase ein mit Wasser nur beschränkt mischbares Lösungsmittel oder Lösungsmittelgemisch. Ist dagegen die stationäre Phase mit lipophilen Solventien (Paraffin, Siliconöl) getränkt, so wird mit einem hydrophilen Elutionsmittel entwickelt, das mit dem Imprägnierungsmittel gesättigt ist [vgl. **MC-Fragen Nr. 1443, 1589**].

Bei der *Adsorptionschromatographie* richtet sich die Wahl der mobilen Phase nach ihrem Elutionsvermögen. Ein Lösungsmittel kann nämlich nur dann einen bereits adsorbierten Stoff von der stationären Phase verdrängen, wenn es zum Sorbens eine größere Affinität aufweist.

Die eluierende Wirkung eines Lösungsmittels läuft im Wesentlichen parallel zu seiner Polarität bzw. zu seiner Dielektrizitätszahl, sodass man Fließmittel in einer sog. **eluotropen Reihe** ordnen kann, wie dies in Tab. 2.20 wiedergegeben ist. In dieser Reihe nimmt bei *Normalphasen* die Elutionskraft von unpolaren Solventien wie Petroläther zu polaren Lösungsmitteln wie Wasser hin zu. Umgekehrt steigt

Tab. 2.20:   Eluotrope Reihe nach Trappe

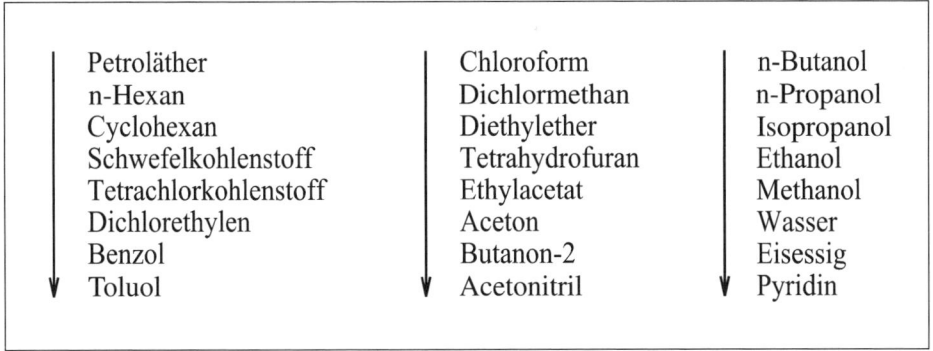

Petroläther	Chloroform	n-Butanol
n-Hexan	Dichlormethan	n-Propanol
Cyclohexan	Diethylether	Isopropanol
Schwefelkohlenstoff	Tetrahydrofuran	Ethanol
Tetrachlorkohlenstoff	Ethylacetat	Methanol
Dichlorethylen	Aceton	Wasser
Benzol	Butanon-2	Eisessig
Toluol	Acetonitril	Pyridin

jedoch bei reversed phase-Trägern *(Umkehrphasen)* das Elutionsvermögen von Wasser zu Kohlenwasserstoffen hin an [vgl. **MC-Fragen Nr. 1122–1124, 1379, 1529, 1662**].

> Hydrophile (polare) Lösungsmittel besitzen an polaren stationären Phasen ein hohes Elutionsvermögen, während lipophile (unpolare) Lösungsmittel an re- versed phase-Trägern (Umkehrphasen) eine hohe Elutionskraft aufweisen.

12.1.2.3 Stationäre Phasen

Stationäre chromatographische Phasen werden auch als Sorbentien bezeichnet, wobei allerdings zu beachten ist, dass in vielen Fällen (DC, HPLC) das Sorbenspri- mär polare Lösungsmittel adsorbiert und dieser Flüssigkeitsfilm dann als statio- näre Phase fungiert. In diesem Falle wäre z. B. Kieselgel lediglich ein mechani- scher Träger der polaren stationären Phase und kein Sorbens im engeren Sinne.

Auch bei Stofftrennungen durch *Verteilung* ist die stationäre Phase meistens eine hydrophile Flüssigkeit, die auf einem festen Träger (Kieselgel, Aluminium- oxid, Cellulose) fixiert ist.

Bei Stofftrennungen durch *Adsorption* verwendet man feste anorganische und organische Phasen. Zur Auftrennung hydrophiler Substanzen dienen meistens or- ganische Polymerträger, während sich lipophile Stoffe besser an stationären anor- ganischen Phasen trennen lassen.

Im Allgemeinen hängen die Trenneigenschaften und Laufgeschwindigkeiten bei einer Chromatographie von

– der Korngröße (Partikelgröße),
– der spezifischen Oberfläche,
– dem Porendurchmesser und Porenvolumen

der stationären Phase ab. Tab. 2.21 informiert über einige häufig verwendete Sorp- tionsschichten und ihre Trennmechanismen.

Nachfolgend sollen einige Sorbentien, die in das *Arzneibuch* aufgenommen wurden, näher beschrieben werden [vgl. **MC-Frage Nr. 1128**].

Tab. 2.21: Sorbentien und Trenneffekte

Sorbens	Trenneffekt
Kieselgel	Adsorption, Verteilung
Aluminiumoxid, basisch	Adsorption, Kationenaustausch
Aluminiumoxid, neutral	Adsorption
Aluminiumoxid, sauer	Adsorption, Anionenaustausch
Polyamid	Adsorption
Cellulose	Verteilung
Magnesiumsilicat	Adsorption
Umkehrphasen	Verteilung

Aluminiumoxid

Aluminiumoxid ist ein polares Sorbens, das je nach Herstellung saure, neutrale oder basische Eigenschaften besitzt. Seine *Adsorptionsaktivität* hängt stark vom Wassergehalt ab [vgl. **MC-Frage Nr. 1166**]; sie kann *gemindert* werden, wenn man hochaktivem Aluminiumoxid je nach Aktivitätsstufe 3–15% *Wasser* zusetzt. Die Aktivität kann mithilfe eines Testgemischs aus Sudan III/Sudangelb geprüft werden. Je schmaler die Farbstoffzonen sind, desto besser ist die Trennung und umso höher ist die Aktivität des verwendeten Al_2O_3.

Darüber hinaus lässt man die *Filtrationsgeschwindigkeit* an Aluminiumoxid mit einer Methylenblau-Lösung prüfen. Hierbei wird die Zeit gemessen, die zum Abtropfen eines bestimmten Elutionsvolumens notwendig ist. Es wird eine Mindestfiltrationsgeschwindigkeit gefordert. Die Filtrationsgeschwindigkeit ist ein Maß für die *Korngrößenverteilung* eines Sorbens. Je kleiner und einheitlicher die Korngröße ist, desto besser ist das Trennvermögen und umso stärker ist auch die Filtrationsgeschwindigkeit herabgesetzt.

Kieselgel

Kieselgele sind polare Sorbentien, an denen Substanzen in der Reihenfolge ihrer Polarität getrennt werden. Unpolare Stoffe werden weniger stark zurückgehalten als polare Substanzen. Zur Chromatographie polarer Substanzen an Kieselgel sind polare Fließmittel erforderlich, während für Stoffe mittlerer Polarität vor allem Fließmittelgemische aus polaren und unpolaren Lösungsmitteln geeignet sind [vgl. **MC-Fragen Nr. 1278, 1744**].

Im Allgemeinen handelt es sich um Polykieselsäure-Xerogele mit poröser Struktur und SiOH-Endgruppen an der Oberfläche. Durch Variation der Herstellungsbedingungen kann die Struktur der Gerüstsubstanz sowie das Hohlraumsystem beeinflusst werden. Die mittlere Korngröße von Kieselgelen beträgt je nach Anwendung zwischen 3–500 µm.

Kieselgel G und **GF$_{254}$** enthalten, um eine bessere Haftfestigkeit auf Glasplatten zu gewährleisten, etwa 13% *Gips*. Das Arzneibuch lässt den *Gipsgehalt* durch komplexometrische Titration des Calciums bestimmen. Die Typen **H** und

HF$_{254}$ enthalten keinen Gips als Bindemittel, sondern sehr feinverteiltes, amorphes SiO$_2$.

Das *Trennvermögen* von Kieselgelen kann mit Farbstoffen wie Indophenolblau, Sudan III oder Dimethylgelb geprüft werden. Der *pH-Wert* einer Kieselgel-Suspension sollte etwa pH 7 betragen [vgl. **MC-Frage Nr. 1129**].

Kieselgel GF$_{254}$ und **HF$_{254}$** enthalten zur Detektion an der Oberfläche adsorbierte *Fluoreszenzindikatoren*. Diese haben keinen Einfluss auf die chromatographischen Eigenschaften des Sorbens, werden von den üblicherweise verwendeten Fließmitteln nicht abgelöst und sind inert gegenüber Sprühreagenzien und verdünnten Säuren. Bestrahlt man die entwickelten Platten mit UV-Licht (254 nm), so erkennt man adsorbierte Substanzen als dunkle Flecken (*Fluoreszenzminderung*) auf der sonst gleichmäßig fluoreszierenden Schicht. Das Arzneibuch lässt bei diesen Sorbentien einen Fluoreszenztest durchführen; Testsubstanz ist **Benzoesäure** [vgl. **MC-Fragen Nr. 1130, 1497**].

Silanisierte Kieselgele (Umkehrphasen)

Durch eine nachträgliche Oberflächenbehandlung des Kieselgels mit Organochlorsilanen (z. B. Dichlordimethylsilan) oder Alkoxychlorsilanen, die einen längeren Alkylrest tragen, kann die Polarität des Gels *umgekehrt* werden und man erhält stationäre Phasen mit lipophilem Charakter [vgl. **MC-Frage Nr. 1167**].

Die Belegung der Kieselgeloberfläche mit Methylsilyl-(C2), Butylsilyl- (C4), Hexylsilyl- (C6), Octylsilyl- (C8), Octadecylsilyl- (C18) oder Phenylsilyl-Gruppen führt zu einer dauerhaften *Hydrophobierung* des Trägers. Solche stationären Phasen, die vorzugsweise zur Verteilungschromatographie eingesetzt werden, halten unpolare Substanzen stark zurück, während polare Stoffe in polaren Fließmitteln [Wasser ggf. im Gemisch mit Solventien wie Methanol und Acetonitril] leichter wandern. Aus diesem Grund spricht man auch von **reversed phase-Materialien**bzw. einer **Umkehrphasen-Chromatographie**. Darüber hinaus können solche Umkehrphasen an ihrer Oberfläche chemisch weiter modifiziert werden, wie dies bei cyanopropylsilyliertem oder aminopropylsilyrtem Kieselgel realisiert wurde [vgl. **MC-Frage Nr. 1376**].

Die bei der Modifizierung nicht umgesetzten HO-Gruppen der Kieselgel-Matrix werden häufig in einem nachfolgenden Reaktionsschritt mit Trimethylchlorsilan [(CH$_3$)$_3$SiCl] noch blockiert. Dieses *Endcapping* führt zu einer stark lipophilen stationären Phase, die praktisch *keine polaren* Eigenschaften mehr besitzt. In Tab. 2.22 sind nochmals einige Kieselgel-Phasen des Arzneibuches summarisch aufgelistet, wobei für die reserved phase-Chromatographie **(RP-Chromatographie)** meistens eine C18-Phase verwendet wird.

Tab. 2.22: Häufig genutzte modifizierte Kieselgele

Sorbens	Phase	Funktionelle Gruppe
Kieselgel	Natives	OH
Chemisch modifiziertes Kieselgel	Diolphase Cyanopropylphase Aminopropylphase Phenylphase C2, C4, C6, C8, C18-Phasen	$CHOHCH_2OH$ $CH_2CH_2CH_2CN$ $CH_2CH_2CH_2NH_2$ Alkyl-C_6H_5 Alkylgruppen

Das Arzneibuch lässt das *Trennvermögen* dieser Träger mit einem Gemisch langkettiger Fettsäuren (Laurin-, Myristin-, Palmitin-, Stearinsäure), die zuvor hydrolytisch aus ihren Methylestern hergestellt wurden, testen.

Kieselgur

Kieselgur ist ein poröses, polares Sorbens für DC, SC oder GC, das aus fossiler Diatomeenerde gewonnen wird. Zur Erhöhung der Haftfestigkeit auf Glas wird Gips zugesetzt. Die mittlere Korngröße beträgt 10–40 µm.

Nach Arzneibuch wird das dünnschichtchromatographische *Trennvermögen* mittels verschiedener Zucker (Saccharose, Lactose, Glucose, Fructose) in Pyridinhaltiger Lösung auf einer Acetat-gepufferten Platte geprüft. Nach Entwicklung des Chromatogramms wird mit Anisaldehyd-Reagenz besprüht.

Neben der Verwendung als stationäre Phase wird Kieselgur nach Arzneibuch auch noch als *Filterhilfsmittel* eingesetzt.

Cellulose

Cellulose wird vor allem als Trägermaterial für verteilungschromatographische Trennungen verwendet. Für den Einsatz als stationäre Phase wird das natürliche Polysaccharid mit hydrophilen Lösungsmitteln imprägniert. Sollen hydrophobe Solventien auf dem Träger (reversed phase) fixiert werden, ist acetylierte Cellulose vorzuziehen. **Cellulose F_{254}** enthält wiederum ein anorganisches Leuchtpigment als Fluoreszenzindikator.

Molekularsiebe

Molekularsiebe bestehen aus Partikeln mit einer charakteristischen Raumstruktur, die in ihren Hohlräumen Ionen oder Moleküle entsprechender Größe aufnehmen und sie so von größeren Molekülen bzw. Ionen abtrennen können (siehe Ausschlusschromatographie, Kap. 11.5.2.3).

Die trennende Wirkung der Molekularsiebe nach Größe und Gestalt beruht auf der Verteilung gelöster Substanzen zwischen einem äußeren Lösungsmittel (mobile Phase) und dem im Innern der Poren befindlichen Lösungsmittel (stationäre

Phase). Im Unterschied zur Verteilungschromatographie sind jedoch mobiles und stationäres Lösungsmittel gleich. Die Verteilung erfolgt aufgrund der Fähigkeit gelöster Teilchen in die Gelporen einzudringen; sie trennen sich entsprechend ihren unterschiedlichen Diffusionsgeschwindigkeiten. Die Affinität der zu trennenden Substanzen zur Matrix des Gels sollte gering sein.

Die Eigenschaft, Teilchen in molekularen Dimensionen entsprechend ihrer Größe zu trennen, besitzen viele Stoffe (Harnstoff, Stärke u. a.). Als Molekularsiebe in engerem Sinne bezeichnet man aber nur Gele, die eine definierte Porengröße [0,3–1,5 nm] besitzen. Hierzu zählen neben Aluminiumsilicaten [z. B. **Zeolithe**] eine Reihe von natürlichen und künstlichen Polymeren (**Agarose, Dextran, Polyacrylamide** u. a.).

Diese Gele kommen vor allem zur Trennung hydrophiler Stoffe in Betracht. Um hydrophobe Substanzen zu trennen, benötigt man Gele, die in organischen Lösungsmitteln quellen. Dies erreicht man z. B. durch Veresterung der Hydroxylgruppen des Dextrangels.

Stationäre Phasen, die vorzugsweise in der Gaschromatographie Anwendung finden, werden im Kap. 12.4.2.1 gesondert vorgestellt.

12.1.3 Chromatographische Größen

12.1.3.1 Trennstufenhöhe, Trennstufenzahl, Auflösung

Der gesamte chromatographische Trennvorgang kann als eine Folge von Adsorptions- bzw. Lösevorgängen und Desorptions- bzw. Elutionsschritten aufgefasst werden, die immer zu einer neuen Gleichgewichtseinstellung führen. Bei vollständiger Gleichgewichtseinstellung zwischen stationärer und mobiler Phase bzw. zwischen gelösten und adsorbierten Teilchen kann man die stationäre Phase in einzelne Trennabschnitte unterteilen. In Analogie zur Destillation wurde für einen solchen Abschnitt die Bezeichnung **theoretischer Boden** eingeführt. In der neueren Literatur findet man stattdessen – in Analogie zur multiplikativen Verteilung – den Ausdruck **Trennstufe.**

Ein theoretischer Boden ist eine gedachte Ebene innerhalb der Trennsäule, bei der sich ein Gleichgewicht zwischen mobiler und stationärer Phase einstellt. Die Zahl der theoretischen Böden ist ein Maß für die *Trennleistung* (Trennschärfe) einer chromatographischen Trennstrecke [vgl. **MC-Fragen Nr. 1322, 1439**].

Das *Höhenäquivalent eines theoretischen Bodens* [HETP] (Trennstufenhöhe [h]) ist wie folgt definiert:

$$h = HETP = \text{Säulenlänge/Zahl der Trennstufen} = L/n$$

Je höher die Anzahl (n) der Trennstufen bei vorgegebener Länge der Trennsäule bzw. je kleiner HETP (**h**eight **e**quivalent of a **t**heoretical **p**late) ist, desto besser ist die Trennleistung und umso geringer ist die Bandenverbreiterung.

Die Trennstufenzahl wird neben der Länge der Säule vor allem beeinflusst von der Partikelgröße, der Packungsdichte und den Oberflächeneigenschaften der stationären Phase.

Je länger eine Säule ist, je kleiner die Partikelgröße der stationären Phase und je gleichmäßiger gepackt die Säule ist, desto höher ist die Trennstufenzahl, desto besser ist die Trennleistung und desto schmaler sind die Banden.

Die von der Zahl der theoretischen Böden abhängige *Bandenbreite* wird vor allem durch dynamische Erscheinungen beeinflusst, die **van Deemter** für die GC in der nach ihm benannten Gleichung wie folgt berücksichtigt:

$$h = HETP = A + B/u + C \cdot u$$

h   = Trennstufenhöhe
u   = Strömungsgeschwindigkeit
A,B,C = Konstanten

Danach hängt die Trennstufenhöhe und somit auch die Trennleistung von der (linearen) Geschwindigkeit (cm · min^{-1}) der mobilen Phase ab. Eine geringe Trennstufenhöhe (h) und damit eine hohe Trennstufenzahl (n) wird für eine Trennstrecke definierter Länge erreicht, wenn die empirisch zu ermittelnden Konstanten (A, B, C) möglichst klein sind [vgl. **MC-Fragen Nr. 1116, 1403, 1743**].

Der Term „A" der Gleichung stellt die durch die stationäre Phase oder deren Träger verursachte *Streudiffusion* dar (Wanderung von Substanzen durch Poren und Kanäle unterschiedlicher Länge – Umwegeffekt). A hängt von der Partikelgröße ab. Je grobkörniger das Sorbens und je schlechter die Packung der Säule ist, desto breiter werden die Peaks im Chromatogramm und umso geringer ist die Trennleistung.

In der Größe „B" sind Faktoren zusammengefasst, die die *Molekulardiffusion* in Richtung der Längsachse der Trennstrecke (Longitudinaldiffusion) berücksichtigen. Wie Abb. 2.82 zeigt, macht sich B vor allem bei kleinen Strömungsgeschwindigkeiten bemerkbar. (Anm.: Trägt man hingegen die Trennstufenzahl (n) gegen die Strömungsgeschwindigkeit (u) auf, so durchläuft die resultierende, zur van-Deemter-Kurve spiegelsymmetrische Kurve ein Maximum [vgl. **MC-Fragen Nr. 1494, 1528**].)

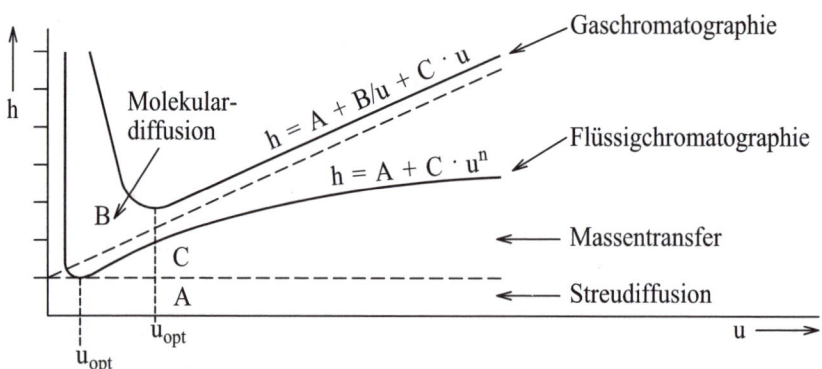

Abb. 2.82: **Graphische Darstellung der van Deemter-Gleichung**

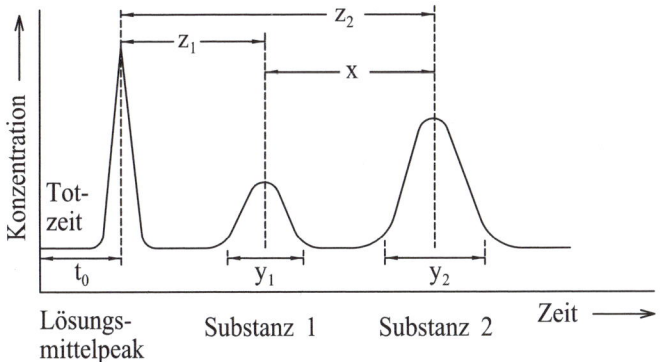

Abb. 2.83: Trennleistung und Auflösung bei der SC

Der dritte Faktor „C" (*Massentransfer*) der van Deemter-Gleichung beachtet schließlich die endliche Einstellgeschwindigkeit des Gleichgewichts zwischen beiden Phasen. Bei hoher Durchflussgeschwindigkeit wird die Gleichgewichtseinstellung zwischen stationärer und mobiler Phase unvollständig sein.

In der Praxis wird h (HETP) bei verschiedenen Strömungsgeschwindigkeiten experimentell ermittelt. Die Funktion der theoretischen Trennstufenhöhe (h) in Abhängigkeit von der linearen Strömungsgeschwindigkeit (u) stellt eine *hyperbolische Kurve* dar, wie sie Abb. 2.82 zeigt. Man erkennt, dass zu niedrige Strömungsgeschwindigkeiten die Trennung drastisch verschlechtern, während bei zu hohen Strömungsgeschwindigkeiten die Trennleistung langsamer abnimmt. Das Minimum der Kurven gibt die **optimale Strömungsgeschwindigkeit** (u_{opt}) für die Gaschromatographie bzw. die Flüssigchromatographie an [vgl. **MC-Fragen Nr. 1115, 1475, 1494, 1617**]. Unter diesen Bedingungen ist die *Bandenverbreiterung* am geringsten. In der GC ist die optimale Trägergasgeschwindigkeit auch von der Art des Trägergases abhängig.

Aus der graphischen Darstellung der van Deemter-Gleichung ist auch ableitbar, dass bei einer Strömungsgeschwindigkeit > u_{opt} mit der Zunahme der linearen Geschwindigkeit ein zunehmend größerer Abschnitt der Trennstrecke zur Einstellung des Verteilungsgleichgewichtes zwischen stationärer und mobiler Phase erforderlich ist [vgl. **MC-Frage Nr. 1289**].

Die *Zahl der Trennstufen* (n) bzw. die theoretische Bodenzahl für ein spezielles Trennproblem kann unter bestimmten Voraussetzungen aus den Parametern eines äußeren Chromatogramms, wie es Abb. 2.83 zeigt, berechnet werden.

Die **theoretische Bodenzahl** (n) einer Chromatographiesäule ist gegeben durch:

$$n = 16 \cdot (z/y)^2$$

z = Entfernung Substanzpeak $\longleftrightarrow$ Lösungsmittelpeak
= Differenz der Elutionszeiten des Lösungsmittels und der Komponenten (in mm)
= Nettoretentionszeit

y = Basisbreite des Peaks (Schnittpunkt der Basislinie mit den Wendepunktstangenten)

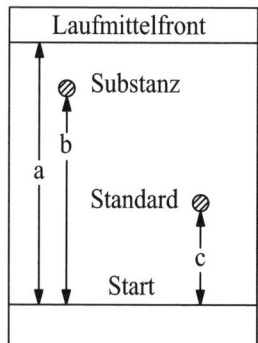

Abb. 2.84:   Auswertung eines inneren Chromatogramms

Im Idealfall wäre $[n = 16(z_1/y_1)^2 = 16(z_2/y_2)^2]$, d. h., n wäre unabhängig von der wandernden Substanz.

Die **Auflösung** (R), d. h. die Güte der Trennung zweier Substanzen ist gegeben durch:

$R = 2x/(y_1+y_2)$

x = Strecke (Zeit) zwischen beiden Signalmittelpunkten
y = Basisbreite der Signale

Zur Definition der theoretischen Bodenzahl, der Auflösung und weiterer chromatographischer Parameter nach *Arzneibuch* siehe Kap. 12.4.3.3.

12.1.3.2 Chromatographisches Resultat

Die Auswertung eines Chromatogramms, wie es in Abb. 2.84 für die DC oder PC gezeigt wird, erfolgt so, dass die getrennten Substanzen durch bestimmte Kenngrößen charakterisiert werden.

Zur *qualitativen Auswertung eines inneren Chromatogramms* stellt man die Verzögerung des Stofftransportes gegenüber der Lösungsmittelfront fest. Dazu vergleicht man den Weg, den eine Substanz zurückgelegt hat, mit der Weglänge des Fließmittels.

Man definiert nun als Maß für die Wanderungsgeschwindigkeit den sog. **R_f-Wert** [„retention factor" bzw. „ratio of fronts"] als Quotient aus der Entfernung des Substanzmittelpunktes vom Ausgangspunkt und der Entfernung der Lösungsmittelfront vom Ausgangspunkt [vgl. **MC-Frage Nr. 1111**].

$$R_f = \frac{\text{Entfernung Start-Substanzfleckmitte}}{\text{Entfernung Start-Lösungsmittelfront}} = \frac{b}{a}$$

Der R_f-Wert (Retentionsfaktor) kann also Werte im Bereich von $0 \leq R_f \leq 1$ annehmen. Nach obiger Definition hat eine Substanz, die mit der Lösungsmittelfront wandert, den R_f-Wert von 1,0. Eine Substanz, die dagegen am Startpunkt verbleibt, besitzt den R_f-Wert 0. Hohe R_f-Werte können eine Verminderung der *Nachweisgrenze* mit sich bringen, weil z. B. bei der DC Substanzflecke mit hohen

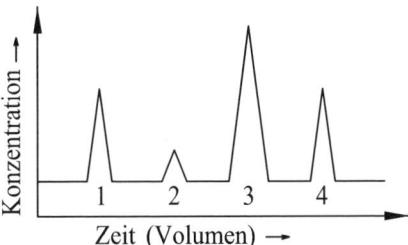

Abb. 2.85:   **Äußeres Chromatogramm (schematisiert)**

R_f-Werten eine wesentlich größere Ausdehnung (geringere Fleckenintensität) besitzen als solche in der Nähe des Starts [vgl. **MC-Fragen Nr. 1120, 1121, 1358**].

Der R_f-Wert ist zwar eine für jede Verbindung charakteristische Größe, die zu ihrer Identifizierung herangezogen werden kann, sie hängt jedoch von Lösungsmittel- und Temperatureinflüssen sowie der Beschaffenheit und Aktivität der stationären Phase ab. Beispielsweise werden die R_f-Werte umso größer, je stärker die Elutionskraft des Solvens ist, weil mit steigendem Elutionsvermögen der mobilen Phase die Verweilzeiten der zu trennenden Substanzen in der stationären Phase abnehmen. Bei polaren Sorbentien wie z. B. *Kieselgel* erfolgt im Allgemeinen eine *Erhöhung der R_f-Werte* – bei sonst gleichen Bedingungen – mit zunehmender Polarität des Fließmittels und abnehmender Polarität der zu trennenden Stoffe. D. h., unter gleichen Bedingungen besitzen unpolare Stoffe an Kieselgel einen größeren R_f-Wert als polare Substanzen. Demgegenüber führt die zunehmende Aktivität der stationären Phase zu kleineren R_f-Werten. Eine Erhöhung des R_f-Wertes bei sonst unveränderten Parametern wird auch beobachtet mit zunehmender relativer Feuchte der Atmosphäre, in der die DC-Platte zuvor aufbewahrt wurde. Je höher nämlich die relative *Luftfeuchtigkeit* ist, desto niedriger ist die Aktivität des Kieselgels [vgl. **MC-Fragen Nr. 1125, 1126, 1278, 1331, 1348, 1552, 1639, 1661, 1803, 1744**].

Um die Einflüsse des chromatographischen Milieus auf den R_f-Wert zu minimieren, lässt man auf einem Chromatogramm unbekannter Stoffe häufig eine Bezugssubstanz mitlaufen. Unter dem **R_{St}-Wert** versteht man dann das Verhältnis der Laufstrecke der zu untersuchenden Substanz zur Laufstrecke der Referenzsubstanz. Mit anderen Worten, der R_{St}-Wert ist der Quotient aus den R_f-Werten von zu prüfender Substanz und Standard [vgl. **MC-Frage Nr. 1112**].

$$R_{St} = \frac{\text{Entfernung der Substanz vom Start}}{\text{Entfernung der Referenzsubstanz vom Start}} = \frac{b}{c}$$

Die Untersuchung des Eluats eines *äußeren Chromatogramms*, wie es beispielsweise für die Gaschromatographie in Abb. 2.85 dargestellt ist, kann auch kontinuierlich erfolgen, wenn die Konzentrationen der Stoffe im Laufmittel registrierbar sind. Die einzelnen Substanzen erscheinen als Peaks (Banden).

Bei einem solchen Chromatogramm sind das Volumen oder die Zeit, die benötigt wird, um die einzelnen Stoffe aus der stationären Phase zu eluieren – *Retentionsvolumen* bzw. *Retentionszeit* ein Maß dafür, wie stark die Stoffe zurückgehalten werden. Bezugsgröße ist auch hier das reine Lösungsmittel oder eine Standardsubstanz. Die **Nettoretentionszeit** charakterisiert dabei die Aufenthaltszeit einer Substanz in der stationären Phase, während die **Gesamtretentionszeit** die Verweildauer einer Substanz in der stationären *und* in der mobilen Phase angibt [vgl. **MC-Fragen Nr. 1113, 1114, 1348, 1620, 1621, 1661**]. Auf beide Kenngrößen eines äußeren Chromatogramms wird im Kap. 12.4.3, noch detailliert eingegangen.

12.2 Dünnschichtchromatographie (DC)

12.2.1 Prinzip und Durchführung der Dünnschichtchromatographie

Die Dünnschichtchromatographie ist ein adsorptions- und verteilungschromatographisches Verfahren zur Trennung sowie zur qualitativen und quantitativen Analyse von Substanzgemischen auf dünnen, feinkörnigen Sorptionsschichten mithilfe geeigneter Fließmittel. Als stationäre Phase verwendet man Feststoffe oder an Feststoffe adsorbierte Flüssigkeiten. Die stationären Phasen sind auf einem geeigneten Träger (Glas-, Aluminium-, Kunststoffplatte) aufgebracht. Als Mikromethode erfordert die DC nur einen geringen Zeitaufwand und einen geringen Substanzbedarf.

Als *Sorptionsmittel* dienen vor allem Kieselgel, Kieselgur oder Aluminiumoxid, seltener Polyamid und Cellulose; in speziellen Fällen ist auch Calciumcarbonat gebräuchlich (vgl. Kap. 12.1.2.3). Das Sorbens wird mit Wasser – ggf. unter Zusatz von Gips oder anderen Bindemitteln – zu einer dünnen Suspension angerührt, gleichmäßig auf rechteckige Glasplatten gestrichen und 1 h bei 100–105 °C getrocknet. Die Aktivierung der Platten bei 100–105 °C soll sicherstellen, dass die natürliche Wasserhaut des Sorbens in etwa immer gleich ist. Die Schichtdicke beträgt etwa 0,1–0,3 mm (bis maximal 1 mm).

Das Arzneibuch gestattet auch die Verwendung von industriell gefertigten DC-Platten, die im Vergleich zu selbstgestrichenen Platten reproduzierbarere Ergebnisse liefern. Für spezielle Zwecke werden Platten mit besonders gleichmäßiger Beschichtung und hochwertigen Sorbentien angeboten. Solche **HPTLC-Platten** (**h**igh **p**erformance **t**hin **l**ayer-chromatography) erlauben bei Trennstrecken von 4–5 cm aufgrund optimierter Schichtmaterialien den Substanznachweis im Nanogrammbereich. Mit chiralen Sorbentien lassen sich auch *Enantiomere* trennen.

Zur Trennung werden die Lösung des zu untersuchenden Substanzgemischs sowie die in der jeweiligen Prüfvorschrift des Arzneibuches genannten Vergleichslösungen mithilfe geeigneter Kapillaren an der Startzone der DC-Platte aufgetragen. Damit keine Überladung eintritt, sollte das aufzutragende Volumen der Lösungen 1 µl nicht überschreiten und die Lösungen sollten keine höheren Konzentrationen als 1 µl/ml aufweisen. Auch sollte die Fläche der Startflecke eine bestimmte Ausdehnung nicht überschreiten; je kleiner sie sind, desto besser ist das Trennvermögen.

Anschließend wird eine *aufsteigende Entwicklung* der Platte in einer Chromatographiekammer durchgeführt, deren Boden mit dem Fließmittel bedeckt ist. Hierbei ist zu beachten, dass sich die Substanzflecke in der Startzone oberhalb der Flüssigkeitsoberfläche des Fließmittels befinden. Die Substanzen und das Fließmittel wandern – entgegen der Schwerkraft – aufgrund der Kapillarwirkung der Sorptionsschicht von unten nach oben. Im Allgemeinen ist es ausreichend, die DC-Platte etwa 10 cm weit zu entwickeln. Ein Auskleiden der Kammer mit Filterpapier, das mit der mobilen Phase befeuchtet wurde, dient zur *Sättigung* der Kammer. Die Kammersättigung ist essentiell für die Reproduzierbarkeit der Trennleistung, die nur dann gewährleistet ist, wenn der Dampfraum in der Trennkammer eine definierte Zusammensetzung besitzt. Die Entwicklung einer DC-Platte kann aber auch ohne Sättigung der Kammer erfolgen [vgl. **MC-Fragen Nr. 1118, 1552, 1639**].

Neben der *vertikalen Entwicklung* des Dünnschichtchromatogramms in Trogkammern erlaubt das Arzneibuch auch eine *horizontale Entwicklung* der Platten in sog. Sandwich-Kammern. Von Vorteil bei dieser Technik ist der minimale Luftraum über der Sorptionsschicht und der geringe Fließmittelbedarf. Bei der *zweidimensionalen Entwicklung* werden die Platten nach der ersten Chromatographie getrocknet und ein zweites Mal senkrecht zur ersten Laufrichtung entwickelt (siehe Abb. 2.86).

Auch in der Dünnschichtchromatographie bewegen sich die einzelnen Teilchen einer Substanz nicht kontinuierlich, sondern quasi „sprungweise", weil die Fortbewegung der Teilchen eines gelösten Stoffes nur während des Aufenthaltes in der mobilen Phase erfolgen kann [vgl. **MC-Frage Nr. 1117**]. Zu beachten ist, dass mobile Phase und Fließmittel in der DC häufig *nicht* identisch sind. Die Komponente eines Fließmittelgemischs mit der höchsten Polarität kann während des Trennprozesses am Sorbens adsorbiert werden und so die stationäre Phase mitaufbauen. Ist diese Komponente nur zu einem geringen Anteil (< 3 %) im Fließmittel enthalten, kann sie nach einer bestimmten Trennstrecke vollständig adsorbiert sein. Als weitere mobile Phase fungiert dann ein Fließmittel anderer Zusammensetzung und anderer Trenneigenschaften. Es kommt schließlich zur Ausbildung einer sog. *β-Front* mit einer Anreicherung der Substanzen in Form typischer, bandenförmiger Flecke.

Besitzen die zu trennenden Substanzen saure oder basische Eigenschaften, so kann die Chromatographie durch Ausbildung von Dissoziationsgleichgewichten gestört sein, was sich in einem *Tailing* (Schwanzbildung) äußert. In diesen Fällen sollte die Dissoziation des Protolyten durch Zusatz geringer Mengen an Säuren (Ameisensäure, Essigsäure) oder Basen (Ammoniak, Diethylamin) zurückgedrängt werden. Besitzen die Substanzen in einem ersten Trennversuch zu hohe R_f-Werte, sollte der Anteil der polaren Komponente des Fließmittels verringert werden; liegen die Substanzflecke zu nahe an der Startzone, ist die Polarität des Fließmittels zu erhöhen.

12.2.2 Auswertung des Dünnschichtchromatogramms

Nach Abschluss des chromatographischen Trennprozesses erfolgt die *qualitative Auswertung* des Dünnschichtchromatogramms über die R_f- bzw. R_{St}-Werte. Im Allgemeinen erhält man bei Stoffen mit ähnlichem Retentionsverhalten ein Maximum an Auflösung bei R_f-Werten von 0,3 [vgl. **MC-Frage Nr. 1127**].

Gefärbte Substanzen sind visuell sichtbar, zur *Detektion* farbloser Substanzen stehen eine Reihe von Nachweisverfahren zur Verfügung.

Fluoreszierende Substanzen können durch Bestrahlung mit UV-Licht sichtbar gemacht werden. Die Stoffe erscheinen auf der DC-Platte als hell leuchtende Flecke auf sonst dunklem Plattenuntergrund. Substanzen, die bei den üblichen Anregungsbedingungen (254 oder 360 nm) nicht selbst fluoreszieren, aber die Fluoreszenz bestimmter Stoffe löschen, sollten an Sorbentien chromatographiert werden, die einen Fluoreszenzindikator enthalten (siehe Kap. 12.1.2.3). Die Stoffe sind als dunkle Flecken auf sonst hellem Untergrund zu erkennen.

Darüber hinaus besteht die Möglichkeit, Substanzen nach der Chromatographie gezielt mit spezifischen Reagenzien in farbige oder fluoreszierende Produkte umzuwandeln.

Zur *quantitativen Auswertung* eines Dünnschichtchromatogramms sind geeignet [vgl. **MC-Frage Nr. 1119**]:

– Vergleich von Größe und Farbintensität des DC-Flecks mit einem Vergleichsfleck bekannter Konzentration,
– spektralphotometrische Direktauswertung des Chromatogramms (*Remissionsmessung*),
– Auskratzen des Sorbens mit Fleck, Extraktion des Flecks mit einem geeigneten Lösungsmittel und anschließende photometrische Bestimmung der Lösung.

Zur **Remissionsmessung** mithilfe von **DC-Scannern** wird die entwickelte DC-Platte mit monochromatischem Licht bestrahlt. Das reflektierte Licht wird gemessen. Während der Messung wird die DC-Platte in der Laufrichtung des Fließmittels langsam unter dem Lichtstrahl entlang bewegt. Befinden sich unter dem Lichtstrahl substanzfreie Bereiche der DC-Platte, so wird der überwiegende Teil des Lichtes reflektiert. Wird jedoch der Fleck einer Substanz, die einen Chromophor enthält, am Scanner vorbeigeführt, so wird proportional zur Konzentration ein Teil des Lichtes absorbiert. Diese Minderung der reflektierten Lichtintensität wird registriert.

12.2.3 Pharmazeutische Anwendungen

Die Dünnschichtchromatographie wird in den Arzneibüchern sowohl zu *Identitäts-* als auch zu *Reinheitsprüfungen* herangezogen. Beispiele hierfür sind:

* Identifizierung von Steroidhormonen

Die dünnschichtchromatographische Identitätsprüfung vieler *Steroidhormone* erfolgt an einer Sorptionsschicht eines geeigneten Kieselgels, das einen Fluoreszenzindikator mit intensiver Fluoreszenzanregung bei 254 nm enthält. Entwickelt wird mit komplexen, in der jeweiligen Monographie angegebenen Fließmittelgemischen über eine Laufstrecke von 15 cm. Für die Auswertung des Chromatogramms wird die Lösung eines Referenzstandards mit chromatographiert.

Als reagenzzur Detektion verwendet man meistens eine ethanolische 35%ige H_2SO_4 Lösung oder eine 20%ige ethanolische p-Toluolsulfonsäure-Lösung. Daneben kann die Detektion vieler *Glucocorticoide* wie z. B. **Prednisolon** auch mit UV-Licht, enyltetrazoliumchlorid(TTC) oder Tetrazolblau erfolgen [vgl. Ehlers, **Analytik I**, Kap. 3.2.4 und **MC-Frage Nr. 1132**].

* Identifizierung fetter Öle

Zahlreiche *Triglyceride* lassen sich mithilfe der Umkehrphasenchromatographie an octylsilyliertem Kieselgel aufgrund ihrer unterschiedlichen Molmassen dünnschichtchromatographisch trennen. Man erhält allerdings nur orientierende Hinweise, weil sich viele Öle in ihrer Triglycerid-Struktur sehr ähneln. Zur gaschromatographischen Triglycerid-Bestimmung siehe Kap. 12.4.4.

* Identifizierung von Phenothiazinen

Zur verteilungschromatographischen Trennung von Phenothiazinen verwendet man in Aceton gelöstes Phenoxyethanol und Macrogol 300 auf einem Kieselgur-Träger als stationäre Phase. Als mobile Phase dient ein Gemisch von Petroläther und Diethylamin, das mit Phenoxyethanol gesättigt ist. Da Phenothiazine unter Lichteinwirkung leicht oxidiert werden, wird im Dunkeln entwickelt. Zur Detektion wird die nach Bestrahlung mit UV-Licht bei 365 nm auftretende Fluoreszenz herangezogen.

Phenothiazin

In Position 2 des Phenothiazin-Gerüstes unsubstituierte oder mit einem Halogenatom substituierte Derivate fluoreszieren häufig nicht. Zur weiteren Charakterisierung der Flecke werden sie mit ethanolischer Schwefelsäure besprüht, wobei sich gefärbte Oxidationsprodukte bilden [vgl. **MC-Frage Nr. 1133**].

Zum eindeutigen Identitätsnachweis von Phenothiazinen sind folgende Kriterien von Bedeutung: R_f-Wert, Fluoreszenz und deren Farbe, Farbe der DC-Flecke (im Tageslicht) und deren Stabilität nach Besprühen mit H_2SO_4. Beispielsweise besitzen **Chlorpromazin** und **Promethazin** unter Arzneibuchbedingungen den gleichen R_f-Wert. Sie können jedoch aufgrund ihrer Fluoreszenz unterschieden werden; Chlorpromazin fluoresziert blau, Promethazin grünblau.

* Antioxidantien in fetten Ölen

Die im Arzneibuch an Kieselgel G als stationärer Phase beschriebene zweidimensionale DC-Methode gestattet eine Auftrennung in nichthydroxylierte, polyhydroxylierte und mit Methanol nichtextrahierbare Antioxidantien.

Hierzu werden die Fette in Petroläther gelöst. Durch Ausschütteln mit verd. Methanol werden die polaren Antioxidantien extrahiert. Nach Verseifung der Methanol-löslichen Fette mit ethanolischer KOH gelingt eine zweidimensionale dc-Trennung der nichtpolyhydroxylierten Antioxidantien – zunächst mit Chloroform, danach mit Benzol als mobiler Phase – aufgrund der geringeren Polarität dieser Substanzen. Die polyhydroxylierten Verbindungen verbleiben als polare Stoffe am Startpunkt. Sie werden in einem anderen, eindimensionalen Trennverfahren unter Verwendung eines stark polaren Fließmittelgemischs aufgetrennt.

* Prüfung von fetten Ölen auf fremde Öle

Die dc-Bestimmung des Fettsäuremusters von Fetten und fetten Ölen erfolgt nach Arzneibuch verteilungschromatographisch. Hierzu wird die Substanzprobe mit ethanolischer KOH verseift und das erhaltene *Fettsäuregemisch* mit Ether aus salzsaurer Lösung extrahiert. Chromatographiert wird an einer Kieselgur G-Schicht, die mit flüssigem Paraffin/Petroläther [1:9] imprägniert ist.

Nach erfolgter Trennung können die ungesättigten Fettsäuren nach Anfärben mit Ioddämpfen durch die Braunfärbung der Flecke nachgewiesen werden. Wird nach Verblassen der braunen Untergrundfärbung mit Stärkelösung besprüht, so erscheinen blaue Flecke, die beim Trocknen braun werden können, sich beim Besprühen mit Wasser aber wieder blau färben.

Obwohl die Methode zur Trennung von Fettsäuregemischen gut geeignet ist, muss sie im Hinblick auf die Nachweisbarkeit von Verunreinigungen und Verfälschungen durch fremde Öle kritisch betrachtet werden.

Daneben nutzen die Arzneibücher die Dünnschichtchromatographie auch zur Prüfung von *Drogen* und zur Reinheitsprüfung von Wirkstoffen auf Verunreinigungen aus dem Herstellungsprozess. Beispielsweise lässt das Arzneibuch **Phenacetin** dünnschichtchromatographisch auf die Anwesenheit von 4-Chloracetanilid als Verunreinigung untersuchen und dessen Gehalt auf 100 ppm begrenzen.

12.3 Papierchromatographie

12.3.1 Prinzip und Durchführung der Papierchromatographie

Die Papierchromatographie ist ein *verteilungschromatographisches* Mikroverfahren, bei dem die zu trennenden Stoffe zwischen einem Cellulose-Wasser-Komplex und einem nicht oder nur wenig mit Wasser mischbaren Laufmittel multiplikativ verteilt werden [vgl. **MC-Frage Nr. 1134**].

Als stationäre Phase dient in den meisten Fällen das von vornherein auf der Cellulose-Faser vorhandene *Wasser*, als mobile Phase verwendet man vorwiegend organische Lösungsmittel. Manchmal ist es jedoch erforderlich, das als Träger der stationären Phase benutzte Spezialpapier zusätzlich noch mit Wasser zu tränken, um den Wasserfilm (stationäre Phase) auf der Cellulose zu verstärken. Als Papiere sind reine Baumwollcellulose ohne Zusätze mit gleicher Stärke und einheitlicher Faserrichtung geeignet.

Für die Reproduzierbarkeit der Trennungen ist essentiell, das gesamte System zu äquilibrieren. Hierzu wird das Papier vor der eigentlichen Trennung den Lösungsmitteldämpfen ausgesetzt, indem man es in die zylindrischen oder quaderförmigen Chromatographiekammern so einhängt, dass die mobile Phase nicht berührt wird.

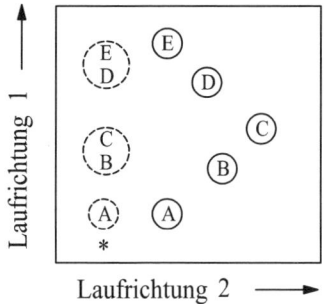

Abb. 2.86:   Zweidimensionale Entwicklungstechnik

Das Papierchromatogramm kann je nach Laufrichtung des Fließmittels aufsteigend, absteigend oder horizontal entwickelt werden. Das Arzneibuch schreibt die aufsteigende und absteigende Methode vor. Kann mit einem Solvens oder einem Lösungsmittelgemisch keine befriedigende Auftrennung erzielt werden, so wird man nach anderen Gemischen suchen. Ein besseres Trennergebnis erzielt man aber oft durch die Anwendung zweier mobiler Phasen nacheinander mithilfe der *zweidimensionalen Technik*, wie sie in Abb. 2.86 schematisch dargestellt ist. Die Substanzen verteilen sich zunächst entsprechend ihren R_f-Werten in der Laufrichtung 1. Nachdem der Boden um 90° gedreht wurde, wird nochmals mit einem zweiten Lösungsmittelsystem entwickelt.

12.3.2 Auswertung des Papierchromatogramms

Die analytische Auswertung des Chromatogramms erfolgt ähnlich wie bei der DC aufgrund der durch die R_f-Werte festgelegten unterschiedlichen Wanderungsgeschwindigkeiten der zu trennenden Substanzen.

Für den Nachweis der getrennten Substanzen werden die gleichen Sprühreagenzien wie in der DC verwendet, vorausgesetzt, dass sie nicht mit der Cellulose reagieren.

12.3.3 Pharmazeutische Anwendungen

Die Papierchromatographie wird besonders zur Trennung sehr *polarer Stoffe* [Carbonsäuren, Phenole, Amine, Aminosäuren, Peptide, Proteine, Kohlenhydrate, Nucleinsäuren, Farbstoffe] eingesetzt.

Die PC ist heute weitgehend durch die DC verdrängt worden und wird im Arzneibuch lediglich zu Identitäts- und Reinheitsprüfungen einiger *radioaktiver Arzneistoffe* herangezogen.

12.4 Gaschromatographie

12.4.1 Prinzip und Durchführung der Gaschromatographie

Die **Gaschromatographie** ist ein qualitatives und quantitatives Verfahren zur Trennung von Stoffen, die gasförmig vorliegen bzw. sich bis ca. 350 °C unzersetzt und vollständig verdampfen lassen oder durch geeignete Derivatisierungsreaktionen in flüchtige Verbindungen umgewandelt werden können (vgl. Kap. 12.4.4). Mittels gaschromatographischer Methoden kann man flüchtige Substanzen bis in den Nanogrammbereich (10^{-9} g) nachweisen und bestimmen. Die **Kapillar-GC** besitzt von allen chromatographischen Trennverfahren das mit Abstand beste Trennvermögen.

Als *mobile Phase* dient ein strömendes, inertes Gas (*Trägergas*) wie z. B. He, Ar, H_2, N_2 oder CO_2 [vgl. **MC-Fragen Nr. 1137, 1138, 1476, 1801**]. Bei der **Gasverteilungschromatographie** (GLC) ist die *stationäre Phase* eine hochsiedende Flüssigkeit (Paraffine, Siliconöle, hochsiedende Ester, aromatische Polyether oder Polyethylenglycole), die sich auf einem indifferenten *Träger* befindet (saugfähiges Füllkörpermaterial oder bei der Kapillar-GC die Wand der Kapillare) [vgl. **MC-Fragen Nr. 1139, 1140**]. In der Pharmazie wird der überwiegende Teil gaschromatographischer Analysen nach diesem Verfahren ausgeführt. Bei der **Gasadsorptionschromatographie** (GSC) ist die stationäre Phase ein Feststoff (Aluminiumoxid, Kieselgel, Molekularsiebe u. a.). Die GSC wird vor allem zur Analyse von Stoffen eingesetzt, die bereits bei Raumtemperatur als Gase vorliegen.

Die GC wird mit einem **Gaschromatographen** durchgeführt, dessen wichtigste Bauteile ein Injektor, eine temperierbare Trennsäule, ein Detektor sowie eine Registriereinrichtung sind.

Trägt man das im Detektor kontinuierlich erzeugte elektrische Signal gegen die Zeit (bzw. bei konstantem Trägergasfluss gegen das Trägergasvolumen) auf, so erhält man als Ergebnis der gc-Analyse ein **Gaschromatogramm** (vgl. Abb. 2.88, Kap. 12.4.2.3). Dieses ist ein Spannungs-Zeit(Volumen)-Diagramm, in dem die *Retentionszeit* (Retentionsvolumen) der einzelnen Peaks zur *qualitativen Identifizierung* von Stoffen dient, während die jeweilige Peakfläche ein Maß für die Menge (*Konzentration*) einer Komponente des Stoffgemischs ist (vgl. Kap. 12.4.3.2).

12.4.1.1 Grundlagen gaschromatographischer Trennungen

Bei der GC durchwandern die Substanzen die Trennsäule im dampfförmigen Zustand. Wie jeder chromatographische Prozess beruht auch die GC auf der Verteilung (bzw. Adsorption) eines Stoffes zwischen zwei Phasen, von denen die eine stationär in der Trennsäule untergebracht ist und die andere (mobile) Phase (Trägergas) die Trennsäule durchströmt und den Stofftransport bewirkt. Es sind deshalb vor allem zwei Faktoren, die eine gaschromatographische Trennung beeinflussen:

– Unterschiede der zu trennenden Substanzen in den *Dampfdrucken*,
– Unterschiede in ihren *Verteilungskoeffizienten*.

Oder anschaulich ausgedrückt: *Eine Trennung erfolgt entweder nach Siedepunkts-differenzen oder aufgrund von Unterschieden in den Polaritäten.*

Bei einer gegebenen Säule hat die *Temperatur* als Arbeitsvariable über die Temperaturabhängigkeit des Dampfdruckes unmittelbaren Einfluss auf die Verteilung, sofern die Stofftrennung aufgrund der unterschiedlichen Verteilungskoeffizienten der einzelnen Substanzen erfolgt (vgl. Kap. 12.1.1.1). Je niedriger die Temperatur ist, desto länger verbleiben die Substanzen auf der Trennsäule.

In der Praxis bedient man sich zweier Techniken:
– *isotherme* Arbeitsweise bei konstanter Temperatur,
– *Temperatur-programmierte* Arbeitsweise, bei der die Säulentemperatur in einem vorgegebenen Zeitintervall allmählich ansteigt.

12.4.2 Gaschromatographische Apparatur

Den typischen Aufbau eines Gaschromatographen zeigt Abb. 2.87.

Ein inertes Trägergas (N_2, He, Ar), das mittels eines Druckreglers auf eine bestimmte Durchflussgeschwindigkeit eingestellt werden kann, durchströmt den Injektor, die Säule und den Detektor. Die zu untersuchende, in der Regel gelöste Probe (0,5–4 µl) wird mit einer Mikroliterspritze direkt am Kopf der Trennsäule – nach Durchstechen eines Siliconseptums im Einspritzblock in das Trägergas eingebracht, wo sie verdampft und mit dem Trägergas in die Säule gelangt. Gasförmige Analysensubstanzen lassen sich über Gasschleifen direkt in die Säule spülen. Die GC-Säule befindet sich in einem temperierbaren Ofen, der bis ca. 350 °C beheizt werden kann [vgl. **MC-Fragen Nr. 1135, 1136, 1315**].

In der Säule erfolgt die eigentliche Trennung durch Verteilung (oder Adsorption) des Substanzgemischs zwischen mobiler und stationärer Phase. Die einzelnen Bestandteile des Gemischs erreichen zu unterschiedlicher Zeit den Detektor und erzeugen dort ein ihrer Konzentration (Menge) proportionales elektrisches Signal. Dieses wird verstärkt und mit einem Registriersystem als Gaschromatogramm aufgezeichnet. Detektor und Probeneinlass können separat beheizt werden, um einerseits ein Verdampfen der Substanzen sicherzustellen und andererseits ihr Kondensieren zu verhindern.

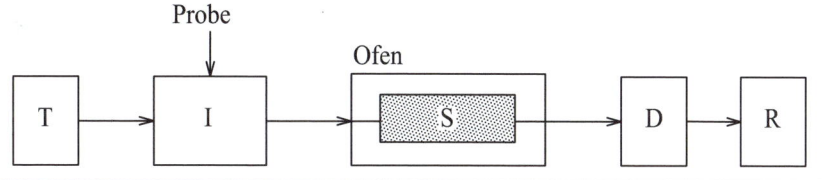

T = Trägergasreservoir mit Druckregler
I = Injektorblock (Probeneinlass)
S = temperierbare Trennsäule
D = Detektor (WLD, FID, ECD u. a.)
R = Registriereinrichtung

Abb. 2.87:   Prinzipieller Aufbau eines Gaschromatographen

12.4.2.1 Trennsäulen

In der GC sind zwei unterschiedliche Säulentypen gebräuchlich:

- **gepackte Säulen**
- **Kapillarsäulen**

In den *gepackten Trennsäulen* aus Glas oder Metall [Länge: 1–3 m; Durchmesser: 2–4 mm] besteht die stationäre Phase bei der Gasadsorptionschromatographie aus einem geeigneten Sorbens, im Falle der Gasverteilungschromatographie aus einem möglichst inerten, festen Träger mit einer darauf feinverteilten Flüssigkeit als stationärer Phase.

Meistens verwendet man *Kieselgur* als Trägermaterial. Manchmal ist es erforderlich, im Träger vorhandene aktive Zentren, die den Verteilungsvorgang durch Adsorption überlagern würden, zu beseitigen. Eine Desaktivierung des Trägers kann durch Waschen mit Säuren oder Laugen bzw. durch *Silanisieren* erreicht werden. Unter Letzterem versteht man die Umsetzung der an der Oberfläche des Trägers vorhandenen aktiven SiOH-Endgruppen mit Siliciumorganylverbindungen (Hexamethyldisilazan, Dichlordimethylsilan) zu indifferenten Silylethern (vgl. Kap. 12.1.2.3).

Die zwischen den Komponenten des Probengemischs und der stationären Phase auftretenden Wechselwirkungskräfte bestimmen die relativen Flüchtigkeiten der einzelnen Stoffe und somit die erzielbare Trennung. *Unpolare Stoffe werden von einer unpolaren Flüssigphase in der Reihenfolge ihrer Siedepunkte getrennt. Polare Stoffe werden von einer unpolaren Flüssigphase schneller eluiert als unpolare mit ähnlichem Siedepunkt, da ihre Flüchtigkeit infolge Dissoziation der assoziierten Moleküle in der unpolaren stationären Phase zunimmt.* In dem Maße wie die *Polarität der stationären Phase* erhöht wird, nimmt auch die *Retentionszeit* polarer Verbindungen zu [vgl. **MC-Frage Nr. 1359**].

Als Trennflüssigkeiten in den verschiedenen Temperaturbereichen von 40–300 °C werden in der GLC u. a. eingesetzt: Squalan (ein langkettiger Kohlenwasserstoff), Polyethylenglycole wie Macrogol oder Carbowax, Siliconöle und modifizierte Siliconöle.

In gepackten Säulen setzt die Säulenfüllung dem Trägergas einen Widerstand entgegen, wodurch in der Säule ein Druckgefälle mit unterschiedlichen Durchflussgeschwindigkeiten resultiert. Da bei GLC-Trennungen nur eine Strömungsgeschwindigkeit optimal ist, kann die Säule nicht beliebig verlängert werden; dies hätte einen weiteren Druckabfall zur Folge. Die limitierte Säulenlänge führt auch zu relativ niedrigen Trennstufenzahlen für gepackte Säulen. Die optimale Strömungsgeschwindigkeit ist für die verschiedenen Trägergase unterschiedlich (vgl. Kap. 12.1.3.1).

Bei *Kapillarsäulen* [Länge: 5–60 m; Durchmesser: 0,1–0,53 mm] befindet sich die stationäre Phase als dünner Flüssigkeitsfilm an der Innenwandung von Kapillaren. Der auffälligste Unterschied zu gepackten Säulen besteht im Fehlen des Trägers. Da Kapillarsäulen nicht vollständig mit dem Trägermaterial gefüllt sind, tritt in ihnen nur ein geringer Druckabfall auf. Zur Erhöhung der Trennleistung können sie nahezu beliebig verlängert werden. Darüber hinaus erreicht man eine Erhöhung der Trennstufenzahl auch durch eine zusätzliche Verminderung der

Dicke der stationären Phase. Ein wesentlicher Nachteil von Kapillarsäulen ist die niedrige Probenbelastbarkeit.

Trennleistung

Die Zahl der in einem bestimmten Zeitintervall trennbaren Substanzen hängt von der Trennleistung der GC-Säule ab. Sie ist umso größer, je mehr abgeschlossene Verteilungsvorgänge zwischen stationärer und mobiler Phase in der Trennsäule stattfinden. Je höher die Trennleistung einer Säule ist, desto schlanker sind die Peaks. Die Trennleistung beeinflusst daher auch die Nachweisgrenze gaschromatographischer Analysen. Die Trennleistung wird angegeben als *Trennstufenzahl* bzw. als *Trennstufenhöhe* (vgl. Kap. 12.1.3.1).

12.4.2.2 Detektoren

Zur Erfassung gaschromatographisch getrennter Substanzen stehen vor allem drei Detektorsysteme zur Verfügung [vgl. **MC-Frage Nr. 1145**]:

Wärmeleitfähigkeitsdetektor [WLD, HWD] (**h**ot **w**ire **d**etector): Bei diesem Detektorsystem vergleicht man in einer zweigeteilten Messzelle die Wärmeleitfähigkeit des Trägergases mit der des binären Gasgemischs Trägergas/Substanz [vgl. **MC-Fragen Nr. 1142, 1279, 1664**].

Viele Trägergase (H_2, He, N_2) besitzen im Vergleich zu Substanzdämpfen eine hohe Wärmeleitfähigkeit, sodass die Wärmeleitfähigkeit des binären Gemischs Trägergas/Untersuchungssubstanz deutlich geringer ist. Da im Vergleich zum reinen Trägergas weniger Wärme abtransportiert wird, steigt die Temperatur eines Hitzdrahtes in der Messzelle an, wenn sie vom Gemisch Trägergas/Substanzdampf durchströmt wird. Dies ist mit einer Änderung des elektrischen Widerstandes verbunden. Die Widerstandsmessung erfolgt in einer Wheatstoneschen Brückenschaltung, wobei ein Brückenzweig in der Vergleichszelle (reines Trägergas) und der andere in der Messzelle (Trägergas + Substanz) untergebracht ist.

Der WLD misst die Substanzeigenschaft „Wärmeleitfähigkeit" nicht direkt, sondern als Differenz zum reinen Trägergas, die der Substanzkonzentration im Trägergas proportional ist. Zum Unterschied von *Mengendetektoren* wie FID oder ECD gehört der Wärmeleitfähigkeitsdetektor daher zur Gruppe der *Konzentrationsdetektoren*. Vorteil des WLD ist, dass Substanzen wie H_2O, CO_2, N_2 oder CS_2 angezeigt werden, die in den anderen Detektoren kein Signal erzeugen.

Flammenionisationsdetektor [FID] (**f**lame **i**onization **d**etector): Gemessen wird der Stromfluss (Stromstärke), der von den bei der Verbrennung in einer Wasserstoff-Flamme entstehenden Ionen (oder Radikale) hervorgerufen wird [vgl. **MC-Fragen Nr. 1141, 1143, 1144, 1312, 1377, 1504, 1640, 1663, 1745**].

Hierzu wird dem Trägergas am Säulenende Wasserstoff als Brenngas zugemischt; das Gasgemisch wird durch eine Düse geleitet, in der die Verbrennung stattfindet. Die Flamme brennt in einem elektrischen Feld von etwa 175–200 Volt mit der Düse als der einen Elektrode, während die andere als Sammelelektrode (Kollektor) über der Flamme angeordnet ist. Die reine H_2-Flamme erzeugt einen geringen Grundionisationsstrom von etwa 10^{-11} A, der sich bei Anwesenheit von verbrennbaren, d. h. organischen *CH-Verbindungen* stark erhöht. Der entstehende Ionisationsstrom wird verstärkt und als Signal auf den Schreiber gegeben.

Der FID übertrifft den WLD in der Nachweisempfindlichkeit um 2–3 Zehnerpotenzen und besitzt zudem einen größeren Messbereich, in dem eine direkte Proportionalität zur Substanzkonzentration besteht.

Der FID ist gegenüber solchen Substanzen unempfindlich, die entweder nicht verbrennen [N_2, H_2O, H_2SO_4, Edelgase, CO_2, CCl_4] oder bei deren Verbrennung praktisch keine Radikale auftreten [CO, HCN, $H_2C{=}O$]. Hat die zu bestimmende Substanz die gleiche Retentionszeit wie das als Lösungsmittel verwendete *Wasser*, so sieht man zwar das Signal der Substanz, doch ist die Proportionalität zwischen Konzentration und Detektorsignal nicht mehr linear [vgl. **MC-Fragen Nr. 1377, 1405**].

Elektroneneinfangdetektor [ECD] (**e**lectron **c**apture **d**etector): Der ECD gehört zur Gruppe der radiologischen Detektoren. In der Detektorzelle befindet sich ein β-Strahler (^{3}H, ^{63}Ni) als radioaktive Strahlungsquelle. Gemessen wird die Ionisation durch ein radioaktives Präparat im Vergleich zur Ionisation des Trägergases [vgl. **MC-Frage Nr. 1457**].

Durch Stoßionisation von β-Strahlen mit den Trägergasmolekülen (N_2) entstehen positiv geladene N_2^+-Ionen und freie Elektronen von geringer Energie, sog. thermische Elektronen (1). Dadurch wird in einem elektrischen Feld ein Nullstrom in der Größenordnung von 10^{-8} A messbar. Eine Umkehrung des Vorganges (1), d. h. eine Rekombination ist unwahrscheinlich. Die Rekombination kann aber auf dem Umweg über ein neutrales Molekül (M^o) mit einer hohen Elektronenaffinität erfolgen, wobei durch Anlagerung eines thermischen Elektrons ein Molekülanion (M^-) gebildet wird (2). Durch diese Rekombination vermindern sich die freien Elektronen und damit der Nullstrom; die Reduzierung des Nullstromes führt zum chromatographischen Signal.

Auch M^- kann mit N_2^+ ohne Beeinflussung des Stromflusses rekombinieren (3). Somit lauten die Gleichungen für den Elektroneneinfangeffekt, der ein der jeweiligen Substanzmenge proportionales elektrisches Signal liefert:

$$
\begin{aligned}
&(1) \quad N_2 + \beta \quad \longrightarrow \quad N_2^+ + e^- \\
&(2) \quad M^o + e^- \quad \longrightarrow \quad M^- \\
&(3) \quad M^- + N_2^+ \quad \longrightarrow \quad N_2 + M^o
\end{aligned}
$$

Der ECD zeichnet sich durch eine hohe Empfindlichkeit gegenüber Substanzen mit hoher Elektronenaffinität aus, wie z. B. *halogenierten Kohlenwasserstoffen* [vgl. **MC-Frage Nr. 1457**].

Der *massenselektive Detektor*, bei dem geladene Molekülfragmente in einem elektrischen oder magnetischen Feld getrennt und hinsichtlich ihrer Masse registriert werden, gewinnt als Bestandteil von **GC-MS-Geräten** zunehmend an Bedeutung [vgl. **MC-Fragen Nr. 1505, 1749**].

Bei diesen Geräten wird ein Gaschromatograph (GC) mit einem Masenspektrometer (MS) gekoppelt. Außer über die Retentionszeit kann bei diesem Verfahren das Massenspektrum, insbesondere die Molmasse, zum qualitativen Nachweis herangezogen werden.

Neben den genannten Detektoren gibt es spezielle Ausführungen des FID mit wesentlich höherer Empfindlichkeit gegenüber Halogen-, Stickstoff- und Phosphor-haltigen Verbindungen.

12.4.2.3 Ausführung gaschromatographischer Analysen

Jede Monographie des Arzneibuches schreibt – falls erforderlich – folgende Angaben vor:

- *Kennzeichnung der Säule*
  - Art und Korngröße des Trägermaterials,
  - Art und Konzentration der stationären Phase,
  - Art, Länge und Durchmesser der Säule.
- *Bedingungen für die Chromatographie*
  - Konzentration der Prüflösung,
  - Konzentration von Referenzlösungen,
  - Injektionsvolumina der Lösungen,
  - Temperaturen des Probeneinlasses, der Säule und des Detektors,
  - Art und Strömungsgeschwindigkeit des Trägergases (ml/min),
  - Art des Detektors.

12.4.3 Auswertung eines Gaschromatogramms

12.4.3.1 Retentionszeit, Kapazitätsverhältnis

In der GC werden *äußere Chromatogramme* entwickelt und das Detektorsignal in Abhängigkeit von der Zeit registriert. Da das Trägergas die Apparatur mit einer konstanten Volumengeschwindigkeit durchströmt, kann die *Zeitachse* auch in eine *Volumenachse* umgerechnet werden, was für viele Betrachtungen einen größeren Aussagewert besitzt. In Abb. 2.88 ist ein typisches Gaschromatogramm wiedergegeben. Mit längeren Retentionszeiten ändern sich die einzelnen Peaks in charakteristischer Weise. *Ihre Höhe verringert sich und sie werden breiter, je-*

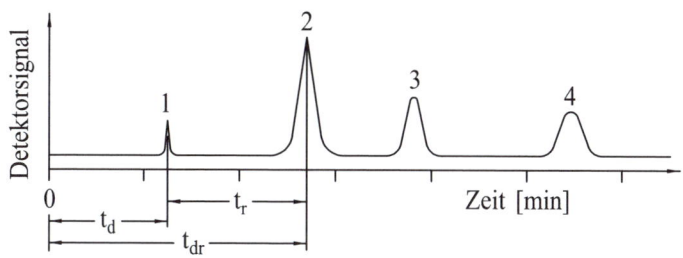

1	Luftpeak (nur beim WLD)
2, 3, 4	Peaks getrennter Substanzen
t_d	Totzeit des GC-Systems
t_{dr}, t_R	Gesamtretentionszeit der Substanz „2"
t_r	Nettoretentionszeit der Substanz „2"

Abb. 2.88: Gaschromatogramm

doch bleiben die Peakflächen gleich groß. Zur Ausbildung Gauß-förmiger Peaks ist eine bestimmte Länge der Trennsäule sowie eine Mindestretentionszeit erforderlich.

Retentionszeit

Der *Substanztransport* in der Trennsäule findet *nur* in der Gasphase statt, und alle Substanzen halten sich die *gleiche* Zeit in der Gasphase auf, während die Unterschiede im Retentionsverhalten durch die verschiedenen Verweilzeiten in der stationären Phase hervorgerufen werden.

Die **Gesamtretentionszeit** (t_{dr}, t_R) einer Substanz setzt sich also zusammen aus der Aufenthaltszeit (t_d) in der mobilen Gasphase (**Totzeit**) und der Aufenthaltszeit (t_r) in der stationären Phase (**Nettoretentionszeit**) [vgl. **MC-Fragen Nr. 1146–1148, 1150, 1310, 1348, 1620, 1621, 1722**].

$$t_R \equiv t_{dr} = t_d + t_r$$

Die *Retentionszeit* ist zwar für viele Stoffe eine charakteristische Größe und kann zu deren Identifizierung herangezogen werden, sie ist u. a. aber *abhängig* von [vgl. **MC-Fragen Nr. 1149, 1151, 1152, 1800**]:

- dem Dampfdruck der Probensubstanz,
- der Strömungsgeschwindigkeit und dem Druckabfall des Trägergases,
- der Art, Packung (Korngröße) und Polarität der stationären (flüssigen) Phase,
- Verteilungskoeffizient zwischen stationärer und mobiler Phase,
- der Temperatur der Trennsäule und ihren Abmessungen (Länge, Durchmesser).

Eine Erhöhng der Ofentemperatur bei der GC-Analyse führt zu einer Verkürzung von Totzeit und Retentionszeit bei gleichzeitiger Abnahme der Peakbreite und Vergrößerung der Peakhöhe [vgl. **MC-Fragen Nr. 1474, 1534**].

Hinsichtlich des Einflusses der Art der stationären Phase kann ausgeführt werden:

- *Polare (unpolare) Substanzen besitzen an polaren stationären Phasen große (kleine) Retentionszeiten.*
- *Polare (unpolare) Stoffe besitzen an unpolaren Trennflüssigkeiten (Trägern) kleine (große) Retentionszeiten.*

Die Totzeit bei der GC entspricht der Verweilzeit eines Stoffes in der (mobilen) Gasphase, die Nettoretentionszeit der Verweilzeit in der stationären Phase. Totzeit und Nettoretentionszeit addieren sich zur Gesamtretentionszeit. Die Nettoretentionszeit einer Substanz ist bei konstanter Temperatur und konstantem Trägergasfluss vor allem abhängig vom Verteilungskoeffizienten (k) der Substanz zwischen stationärer und mobiler Phase. Je größer k ist, desto größer wird die Nettoretentionszeit. Die Totzeit hängt vorrangig von der Strömungsgeschwindigkeit des Trägergases ab. Sie kann bestimmt werden, indem man die Aufenthaltszeit von Substanzen im Gaschromatographen misst, die von der stationären Phase nicht zurückgehalten werden.

Relative Retention

Neben der Angabe von Retentionszeiten wird auch die auf eine Standardsubstanz bezogene *relative Retention* (t_{rr}) zur Stoffcharakterisierung herangezogen. Unter relativer Retention versteht man das *dimensionslose* Verhältnis der Nettoretentionszeiten (t_r) der Untersuchungssubstanz zu der eines Standards [vgl. **MC-Fragen Nr. 1348, 1378, 1428, 1439, 1661**].

$$t_{rr} = t_r \text{ (Substanz)}/t_r \text{ (Standard)}$$

Kapazitätsverhältnis

Als weiteres Maß für die Retention einer Substanz kann das *Kapazitätsverhältnis* (k') angegeben werden. Es ist definiert als Verhältnis der Aufenthaltszeit in der stationären Phase (Nettoretentionszeit) zur Aufenthaltszeit in der mobilen Phase (Totzeit).

$$k' = t_r/t_d$$

12.4.3.2 Quantitative Auswertung eines Gaschromatogramms

Die quantitative Auswertung von Gaschromatogrammen beruht auf der Proportionalität zwischen der *Peakfläche* einer Substanz und ihrer *Konzentration*. Hierzu benutzen die Arzneibücher häufig die Methode des sog. *inneren Standards*. Dadurch werden Dosierungsfehler korrigiert, d. h., bei Verwendung eines internen Standards muss zur Berechnung des Analysenergebnisses das Volumen der eingespritzten Probenlösung nicht exakt bekannt sein [vgl. **MC-Fragen Nr. 1161, 1543**]. Wenn der innere Standard allen Probenlösungen in gleicher Konzentration zugesetzt wird, können die Peakflächen der zu bestimmenden Substanzen auf die Peakfläche des internen Standards bezogen werden. Es ist lediglich darauf zu achten, dass kein Peak des zu prüfenden Substanzgemischs durch den des Standards verdeckt wird.

Bei dieser Methode wird zunächst in einer *Eichanalyse* ein Eichfaktor (f) ermittelt, der es erlaubt, aus den Flächenwerten des Standards und denen der Prüfsubstanzen deren Konzentrationen (Mengen) zu berechnen. In der eigentlichen Analyse lässt sich dann der unbekannte Gehalt (c_x) eines Stoffes aus der bekannten Menge (c_s) des zugesetzten Standards nach folgender Gleichung bestimmen [vgl. **MC-Fragen Nr. 1160, 1747**]:

$$c_x = c_s \cdot f \cdot (F_x/F_s)$$

f = Korrekturfaktor
c_x = gesuchte Konzentration (Menge)
c_s = Konzentration (Menge) des Standards
F_x = Peakfläche der Prüfsubstanz
F_s = Peakfläche der Standardsubstanz

Die **Peakflächen** (F) erhält man näherungsweise aus dem Produkt von **Peakhöhe** (h) und **Breite des Peaks in halber Höhe** ($b_{0,5}$). Zu beachten ist, dass unter isothermen Bedingungen die *Halbwertsbreite* eines Peaks mit zunehmender Retentionszeit größer wird, während sich die Peakhöhe verringert; die Peakfläche bleibt jedoch konstant [vgl. **MC-Fragen Nr. 1156, 1231**].

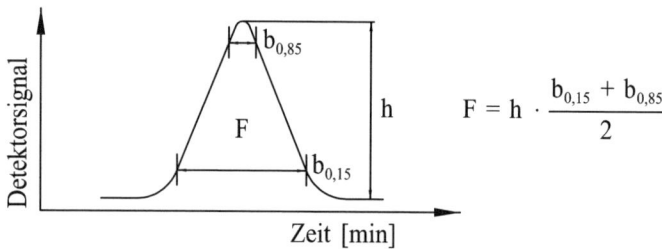

Abb. 2.89: **Näherungsweise Ermittlung der Peakfläche nach Condal-Bosch**

Bei *symmetrischen Peaks*, deren Symmetriefaktoren zwischen 0,8 und 1,2 liegen (vgl. Kap. 12.4.3.3), kann zur Konzentrationsberechnung auch die Peakhöhe allein verwendet werden. Manchmal ist auch das Produkt aus der Peakhöhe (h) und der Gesamtretentionszeit (t_{dr}) ein Maß für die Stoffmenge.

Zur Ermittlung der Fläche *unsymmetrischer Peaks* hat sich die Methode nach **Condal-Bosch** bewährt. Wie Abb. 2.89 veranschaulicht, ergibt sich hier die Breite eines Peaks aus dem arithmetischen Mittel der Peakbreiten bei 15% ($b_{0,15}$) und 85% ($b_{0,85}$) der Peakhöhe.

In der Routineanalytik arbeitet man heute zur Bestimmung von Peakflächen mit *elektronischen Integratoren*. Das Ausschneiden der Peaks eines Gaschromatogramms mit anschließender Wägung ist obsolet [vgl. **MC-Frage Nr. 1159**].

Die in der Gaschromatographie gebräuchlichsten Auswerteverfahren sind nochmals in Tab. 2.23 zusammengefasst [vgl. **MC-Fragen Nr. 1550, 1802**]. Generell ist anzumerken, dass die Peakfläche linear von der Stoffmenge abhängen muss. Diese Forderung ist für die jeweiligen Detektoren immer nur über einen begrenz-

Tab. 2.23: **Verfahren zur Flächenauswertung von Gaschromatogrammen**

h	Peakhöhe (nur bei konstanter Retentionszeit)
$h \cdot b_{0,5}$	Peakhöhe · Halbwertsbreite (nur bei symmetrischen Peaks)
$h \cdot \dfrac{b_{0,15} + b_{0,85}}{2}$	Condal-Bosch-Verfahren (auch bei unsymmetrischen Peaks)
$h \cdot t_{dr}$	Peakhöhe · Gesamtretentionszeit (bei ungenügend getrennten Peaks)
F	Peakfläche (mit elektronischen Integratoren)

ten Messbereich erfüllt. Einen sehr großen linearen Bereich, der bis zu sechs Zehnerpotenzen betragen kann, hat der FID. Für *Absolutmessungen* ist die oben beschriebene Bestimmung substanzspezifischer Korrekturfaktoren (f) unerlässlich.

12.4.3.3 Weitere Kenngrößen eines Gaschromatogramms

Auflösung

Ein Gaschromatogramm erlaubt nur dann quantitative Aussagen, wenn eine hinreichende Trennung der Peaks erzielt wurde. Wie Abb. 2.90 dokumentiert, wird bei nur mäßig getrennten Substanzen die Fläche des einen Peaks noch von der einer zweiten Substanz beeinflusst.

Das Ergebnis der gc-Bestimmung ist nur dann gültig, wenn die *Auflösung* (R_s) zwischen den einzelnen Peaks eines Chromatogramms größer als 1,0 ist. Für eine *Basislinientrennung*, d. h. die vollständige Trennung zweier Substanzen, ist eine Auflösung von R_s=1,5 erforderlich.

Die Auflösung zwischen zwei benachbarten Peaks hängt von der Differenz ihrer Retentionszeiten und der Summe ihrer Peakbreiten in halber Höhe ab. Zur Definition der Auflösung nach *Arzneibuch* werden verschiedene Berechnungsformeln angegeben [vgl. **MC-Fragen Nr. 1154, 1155, 1439**].

$$R_s = \frac{1{,}18 \cdot (t_{Rb} - t_{Ra})}{b_{0,5a} + b_{0,5b}}$$

t_{Ra}, t_{Rb} = Entfernung (in mm) zwischen dem Einspritzpunkt (0) und den durch die Maxima zweier benachbarter Peaks gezogenen Senkrechten mit der Basislinie; [$t_{Rb} > t_{Ra}$]

$b_{0,5a}$, $b_{0,5b}$ = Peakbreiten in halber Höhe (in mm)

Obige Definitionen sind bei genügender Auflösung ausreichend, aber für mäßig getrennte Peaks nicht optimal, weil dann die Halbwerts- und Basisbreiten in den Chromatogrammen nicht oder nur schwer zu bestimmen sind.

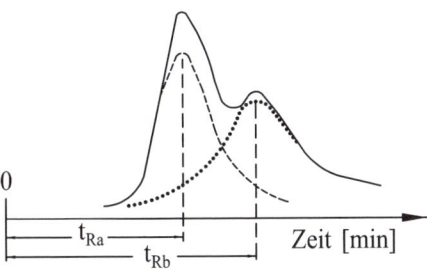

Abb. 2.90:   **Gaschromatogramm zweier schlecht getrennter Peaks**

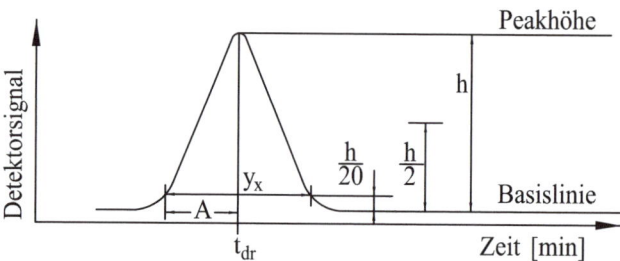

Abb. 2.91:   Symmetriefaktor nach Arzneibuch

Symmetriefaktor (tailing Factor)

Bei der Auswertung von Gaschromatogrammen mithilfe von Integratoren können bei unsymmetrischen Peaks Fehler auftreten. Aus diesem Grund geben die Arzneibücher einen Symmetriefaktor (S_S) an, der wie in Abb. 2.91 graphisch dargestellt bestimmt wird:

$$S_S = \frac{y_x}{2 \cdot A} = \frac{b_{0,05}}{2 \cdot A}$$

y_x, $b_{0,05}$ = Breite des Peaks bei einem Zwanzigstel seiner Höhe
A   = Entfernung zwischen der durch das Maximum des Peaks gezogenen Senkrechten und dem aufsteigenden Kurvenast bei einem Zwanzigstel der Peakhöhe

Das Arzneibuch fordert, dass der Symmetriefaktor eines Peaks zwischen 0,8 und 1,2 liegen sollte. Ein Wert von 1,0 bedeutet ideale Symmetrie.

Trennstufenzahl

Als theoretische Trennstufe definiert man den Abschnitt einer Trennsäule, in dem ein abgeschlossener Verteilungsvorgang stattfindet (vgl. Kap. 12.1.3.1). Unter isothermen Bedingungen kann die *Anzahl der theoretischen Böden* (n) gemäß Arzneibuch nach folgender Formel ermittelt werden [vgl. **MC-Fragen Nr. 1164, 1551**]:

$$n = 5{,}54 \cdot (t_{dr}/b_{0,5})^2$$

t_{dr} = Gesamtretentionszeit der Substanz
$b_{0,5}$ = Halbwertsbreite des Peaks (in mm)

Trotz der praktischen Bedeutung der Trennleistung einer GC-Säule ist die Bestimmung von n, die ein Maß für das Trennvermögen darstellt, lediglich von theoretischem Interesse. Der Faktor 5,54 ergibt sich, wenn der GC-Peak die Form einer Gaußschen Glockenkurve besitzt.

Massenverteilungsverhältnis (Kapazitätsverhältnis)

Nach Arzneibuch ist das *Massenverteilungsverhältnis* (D_m) (*Kapazitätsfaktor, Verteilungszahl*) definiert als der Quotient der Mengen an gelöster Substanz in der stationären und in der mobilen Phase (vgl. auch Kap. 12.1.1.1). Das Massenverteilungsverhältnis kann aus chromatographischen Daten wie folgt berechnet werden:

$$D_m = K \cdot (V_s/V_m) = (t_R - t_{R'})/t_{R'}$$

K = (Gleichgewichts)verteilungskoeffizient
V_s = Volumen der stationären Phase
V_m = Volumen der mobilen Phase
t_R = Entfernung (in mm) auf der Basislinie des Chromatogramms zwischen dem Einspritzpunkt und dem Schnittpunkt der durch das Maximum des betrachteten Peaks gezogenen Senkrechten mit der Basislinie (Gesamtretentionszeit)
$t_{R'}$ = Entfernung (in mm) auf der Basislinie des Chromatogramms zwischen dem Einspritzpunkt und der Senkrechten vom Maximum eines nicht zurückgehaltenen Peaks (Totzeit)

Signal-Rausch-Verhältnis (signal/noise)

Zur Festlegung einer *Erfassungsgrenze für Verunreinigungen* mithilfe einer Referenzlösung ist die Bestimmung des sog. Signal-Rausch-Verhältnisses (S/N) von Bedeutung. Dieses kann gemäß Arzneibuch nach folgender Formel ermittelt werden:

$$S/N = 2 \cdot H/h_n$$

Hierin bedeutet H die Peakhöhe des betreffenden Bestandteils im Chromatogramm der vorgeschriebenen Referenzlösung. h_n charakterisiert den Absolutwert der größten Rauschschwankung von der Basislinie nach Injektion einer Blindlösung, beobachtet über eine Distanz, die beidseitig des betreffenden Peaks zwanzigmal seiner Halbwertsbreite entspricht. Das Signal-Rausch-Verhältnis beeinflusst die Präzision der Bestimmung.

12.4.4 Pharmazeutische Anwendungen

Die Arzneibücher nutzen die GC zu *Identitäts-* und *Reinheitsprüfungen* sowie zu *Gehaltsbestimmungen*. Das Arzneibuch lässt u. a. den Gehalt folgender Substanzen gaschromatographisch ermitteln:

– **Butylacetat** [$CH_3COOC_4H_9$]
– **Cetylalkohol** [$CH_3-(CH_2)_{14}-CH_2OH$]
– **Cholesterol**
– **Clindamycinhydrochlorid** (nach Derivatisierung mit Trifluoressigsäureanhydrid)
– **Diethylenglykolmonoethylether** [$CH_3CH_2O-CH_2CH_2O-CH_2CH_2OH$]
– **Distickstoffmonoxid** [N_2O]
– **Isopropylmyristat** [$CH_3-(CH_2)_{12}-COOC_3H_7$]
– **Isopropylpalmitat** [$CH_3-(CH_2)_{14}-COOC_3H_7$]
– **Lincomycinhydrochlorid** (nach Derivatisierung mit Trimethylchlorsilan)
– **Menthol** (als Reinheitsprüfung)

- **Octyldodecanol** [$CH_3(CH_2)_9(CH_3(CH_2)_7)CH\text{-}CH_2OH$]
- **Ölsäure** [$CH_3\text{-}(CH_2)_7\text{-}CH=CH\text{-}(CH_2)_7\text{-}COOH$] (als Methylester)
- **Omega-3-Säurenethylester**
- **Omega-3-Säurentriglyceride**
- **Spectinomycinhydrochlorid** (nach Derivatisierung mit Hexamethyldisilazan)
- **Stearinsäure** [$CH_3\text{-}(CH_2)_{16}\text{-}COOH$] (als Methylester)
- **α-Tocopherol**
- **α-Tocopherolacetat**
- **α-Tocopheroldrogensuccinat**
- **Trimethadion**
- **Xylitol** [$HOCH_2\text{-}(CHOH)_3\text{-}CH_2OH$]

Tocopherolacetat   Trimethadion

Darüber hinaus lässt das Arzneibuch zahlreiche Lösungsmittel (2-Butanol, Chloroform u. a.) sowie die wichtigsten Bestandteile ätherischer Öle (siehe Reagenzienzusammenstellung des Arzneibuches) gaschromatographisch bestimmen.

Des Weiteren erfolgt die
* Prüfung fetter Öle auf fremde Öle
gaschromatographisch über die **Methylester** der in den Triglyceriden des zu untersuchenden Öls enthaltenen **Fettsäuren**. Zur Herstellung der flüchtigen Fettsäuremethylester verwendet das Arzneibuch ein *Umesterungsverfahren* mit *methanolischer Kaliumhydroxid-Lösung*. Alternative Methylierungsmittel zur Veresterung von Carbonsäuren sind **Diazomethan** oder das **Bortrifluorid-Methanol-Reagenz** [vgl. **MC-Fragen Nr. 1162, 1163, 1665**]. Die Bortrifluorid-Methode nutzt das Arzneibuch z. B. bei der Bestimmung der Fettsäurezusammensetzung im **Magnesiumstearat**.

Bei der im Arzneibuch benutzten Umesterungsmethode stört ein hoher Säuregehalt, weil dadurch die Konzentration an HO^--Ionen in der Veresterungslösung herabgesetzt und damit deren katalytische Wirkung verringert wird. Darüber hinaus ist anzumerken, dass die in Grenzen schwankende Fettsäurezusammensetzung meistens nicht zu den eindeutigen Charakteristika eines Fettes gehört, sodass der Aussagewert der gc-Methode zum Erkennen von Verunreinigungen limitiert ist.

Ein **Derivatisierungsverfahren**, wie es im Arzneibuch für die Bestimmung von Fettsäuren genutzt wird, kommt immer dann zur Anwendung, wenn *schwerflüchtige* oder *temperaturempfindliche Substanzen* gaschromatographisch bestimmt werden sollen, in dem man sie in leicht verdampfbare Verbindungen überführt [vgl. **MC-Fragen Nr. 1332, 1406, 1468**].

Neben der *Alkylierung* hat sich auch die *Acylierung* mit Acetanhydrid, Trifluor-acetanhydrid oder Benzoylchlorid sowie die *Einführung der Trimethylsilyl-Gruppe* mit Trimethylchlorsilan oder anderen Silylierungsmitteln bewährt. Mit diesen Reagenzien können *polare Gruppen* (wie z. B. -NH$_2$, -NH-, -OH, -COOH), die in erster Linie für die Schwerflüchtigkeit einer Verbindung verantwortlich sind, in weniger polare Gruppen und somit in leichter verdampfbare Substanzen umgewandelt werden.

$$R\text{-COOH} + CH_2N_2 \longrightarrow R\text{-COOCH}_3 + N_2$$
$$R\text{-COOH} + (CH_3)_3SiCl \longrightarrow R\text{-COO-Si(CH}_3)_3 + HCl$$
$$R\text{-OH} + (CH_3\text{-CO})_2O \longrightarrow R\text{-O-CO-CH}_3 + CH_3\text{-COOH}$$
$$R\text{-NH}_2 + (CF_3\text{-CO})_2O \longrightarrow R\text{-NH-CO-CF}_3 + CF_3\text{-COOH}$$
$$R_2NH + C_6H_5\text{-COCl} \longrightarrow R_2N\text{-CO-C}_6H_5 + HCl$$

Arzneibuchbeispiele hierfür sind die Acetylierung von **Clindamycin** mit Trifluor-essigsäureanhydrid [(CF$_3$-CO)$_2$O] oder die Umsetzung von **Lincomycin** mit Tri-methylchlorsilan [(CH$_3$)$_3$SiCl] zum entsprechenden Tetra(trimethylsilyl)ether.

12.5 Flüssigchromatographie

12.5.1 Prinzip und Durchführung der Säulen-chromatographie (SC)

Die Säulenchromatographie ist eine Methode zur Stofftrennung, bei der die mobile Phase eine Flüssigkeit ist und die stationäre Phase sich in einer senkrecht angeordneten, langgestreckten Trennsäule aus Glas, Stahl oder Kunststoff befindet. Als stationäre Phasen verwendet man feinkörnige Feststoffe oder Flüssigkeiten, die an einen inerten Träger gebunden sind. Gegebenenfalls kann die stationäre Phase chemisch modifiziert sein (vgl. Kap. 12.1.2.3).

Flüssigchromatographische Trennverfahren beruhen auf Adsorptions-, Vertei-lungs-, Ionenaustausch- oder Größenausschlussvorgängen. Es wird ein *äußeres Chromatogramm* entwickelt. Je nach dem angewandten Druck spricht man von **Niederdruck-** [1–10 bar], **Mitteldruck-** [10–40 bar] oder **Hochdruckchromatogra-phie** [> 40 bar].

Die Definitionen der Retentionszeit, der Bodenzahl (unter isokratischen Bedin-gungen), des Symmetriefaktors, der Auflösung, des Massenverteilungsverhältnis-ses sowie des Signal-Rausch-Verhältnisses entsprechen denen der Gaschromato-graphie [vgl. Kap. 12.4.3.3 und **MC-Fragen Nr. 1153, 1164**].

Im einfachsten Fall wird für *säulenchromatographische Trennungen* ein geeigne-tes Sorbens trocken oder nach Aufschlämmen in der mobilen Phase in die Trenn-säule gefüllt. Das zu untersuchende Substanzgemisch wird als Lösung aufgegeben. Aus einem Vorratsgefäß am oberen Ende der Säule strömt die mobile Phase (Elu-tionsmittel) aufgrund der Schwerkraft durch die Trennsäule, wobei die Fließge-schwindigkeit durch einen Hahn am unteren Ende der Säule reguliert werden kann. Auf eine Regulierung kann verzichtet werden, wenn der von der Partikel-größe und der Partikelgrößenverteilung abhängige Widerstand des stationären

Trennbettes so groß ist, dass die Fließgeschwindigkeit nicht gedrosselt werden muss. Große Flussgeschwindigkeiten führen zu einer Bandenverbreiterung und somit zu einer schlechteren Auflösung. In manchen Fällen strömt das Fließmittel mithilfe einer Pumpe unter geringem Überdruck durch die Trennsäule. In der Regel wird bei der SC *absteigend* eluiert. Die getrennten Substanzen verlassen die Säule im Eluat zu unterschiedlichen Zeiten (Volumina) und können mit geeigneten Verfahren in den separat aufgefangenen Einzelfraktionen nachgewiesen werden. Neben der *isokratischen Elution*, bei der die Zusammensetzung des Fließmittels während der Chromatographie konstant bleibt, können die Eigenschaften der mobilen Phase während des Chromatographierens auch kontinuierlich (*linear*) oder *stufenweise* verändert werden. Diese Technik wird *Gradientenelution* genannt.

12.5.2 Methoden der Flüssigchromatographie

12.5.2.1 Hochleistungs-Flüssigkeits-Chromatographie (HPLC)

Die Trennleistung einer Säule hängt entscheidend von der Partikelgröße und der Partikelgrößenverteilung der stationären Phase ab; je kleiner sie ist und je gleichmäßiger die Teilchen geformt sind, desto höher ist die Trennleistung. Im Allgemeinen ist die Trennleistung der normalen SC nicht besonders hoch. Um höhere Trennleistungen erzielen zu können, musste – bei gleichzeitiger Verringerung des Durchmessers des Trennbettes – vor allem die Korngröße der stationären Phase signifikant verkleinert werden. Heute verwendet man Materialien bis hinab zu **3 µm** Korngröße als stationäre Phase.

Die daraus resultierende hohe Packungsdichte der Säulenfüllung setzt dem schwerkraftbedingten Fließen der mobilen Phase einen hohen Widerstand entgegen. Deshalb wird bei stationären Phasen dieser Korngröße das Elutionsmittel mit einer Hochdruckpumpe [Druck bis ca. 400 bar] durch die Säule gepresst. Die SC hatte sich zur **Hochleistungs-Flüssigkeits-Chromatographie** [HPLC] (**h**igh **p**erformance **l**iquid **c**hromatography) entwickelt [ältere Bezeichnung: Hochdruckflüssigkeitschromatographie (**h**igh **p**ressure **l**iquid **c**hromatography)].

HPLC-Geräte

Eine *HPLC-Anlage*, deren prinzipieller Aufbau in Abb. 2.92 gezeigt wird, besteht aus einer Hochdruckpumpe (meistens eine Kurzhubkolbenpumpe), die die mobile Phase aus einem Vorratsgefäß fördert und unter Überdruck durch die Säule presst. Bei *isokratischerArbeitsweise* besitzt das Gerät nur eine Pumpe. Für eine *Gradientenelution* wird ein Gradientenmischer und ein HPLC-Gerät mit zwei (*binärer Gradient*) oder drei (*ternärer Gradient*) Pumpen benötigt. Vor der Trennsäule befindet sich das Probeneinlasssystem für die Aufgabe der Untersuchungslösung. Nach der chromatographischen Trennung gelangen die Substanzen in den Detektor, der eine qualitative und quantitative Erfassung der Einzelkomponenten erlaubt. Das im Detektor erzeugte Signal wird verstärkt und einer Registriereinrichtung (Schreiber, Integrator, Datenerfassungssystem) zugeführt. Für präparative Zwecke kann an das HPLC-System ein *Fraktionssammler* angeschlossen werden.

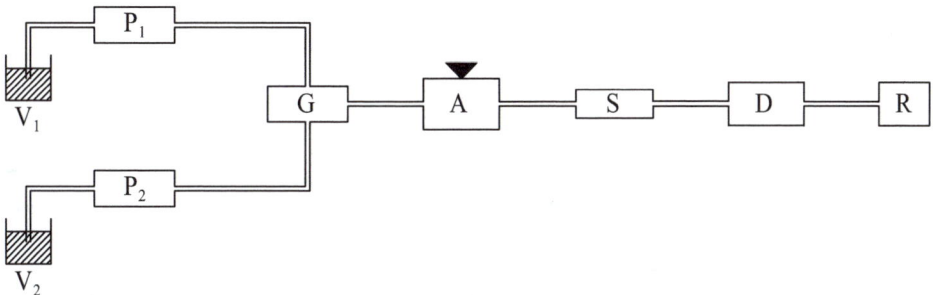

V = Vorratsgefäße (Elutionsmittel)
P = Pumpen
G = Gradientenmischer (Hochdruckgradientensystem)
    (Bei einem Niederdruckgradientensystem werden die einzelnen Komponenten der mobilen
    Phase vor der Pumpe gemischt.)
A = Probenaufgabesystem
S = Trennsäule
D = Detektor
R = Registriereinrichtung (Schreiber, Integrator)

Abb. 2.92:   Prinzipieller Aufbau eines HPLC-Gerätes

Sorbentien (Stationäre Phase)

Während in der HPLC zunächst die in der DC bekannten *Sorbentien* zur Anwendung kamen, werden heute fast ausschließlich modifizierte Kieselgele als stationäre Phasen eingesetzt. Hierbei ist die Kieselgelmatrix quasi nur noch der mechanische Träger, an den die unterschiedlichsten funktionellen Gruppen kovalent gebunden sind. Zu den praktisch wichtigsten Sorptionsmitteln zählen *alkylierte Kieselgele (reversed phase-Materialien)* mit Kettenlängen von 4 bis 18 C-Atomen, die lipophilen Charakter besitzen [vgl. **MC-Frage Nr. 1167**]. Tragen diese Alkylreste an ihren Enden noch weitere funktionelle Gruppen, so spricht man z. B. von Diol-, Amin- oder Nitrilphasen (vgl. Kap. 12.1.2.3). In ihrer Polarität sind diese Phasen zwischen das unmodifizierte Kieselgel und die Umkehrphasen-Materialien einzuordnen.

Aufgrund ihrer *Alkalistabilität* gewinnen heute Polymere auf der Basis von Styrol-Divinylbenzol-Copolymerisaten in zunehmendem Maße an Bedeutung. Für Trennungen von Enantiomeren haben sich *Cyclodextrine* als stationäre Phasen bewährt **(chirale Chromatographie)**.

Die Teilchengröße der verwendeten stationären Phasen liegen zwischen 3-10 µm für analytische Aufgabenstellungen, während bei präparativen Trennungen Materialien zwischen 15–40 µm zum Einsatz kommen. Die Partikel können kugelförmig *(sphärisch)* oder unregelmäßig *(gebrochen)* geformt sein.

Empfohlen wird, die stationären Phasen nicht über 60 °C einzusetzen, da höhere Temperaturen zu einer Zersetzung der stationären Phase oder zu einer Änderung in der Zusammensetzung der mobilen Phase führen können.

Mobile Phase

Wie bereits erwähnt steigt bei der Normalphasen-Chromatographie das Elutionsvermögen im Allgemeinen mit zunehmender Polarität des Fließmittels an, während die Elutionsstärke der mobilen Phase bei der Chromatographie an Umkehrphasen mit steigender Polarität abnimmt.

Daher verwendet man in der Normalphasen-Chromatographie häufig Lösungs-
mittelsysteme geringer Polarität, während bei Umkehrphasen wässrige mobile
Phasen mit oder ohne Zusatz organischer Lösungsmittel als lipophiler Komponente eingesetzt werden.

Detektoren

Der HPLC stehen keine ähnlich allgemein anwendbaren *Detektoren* zur Verfügung wie der GC. Häufig ist man sogar auf unterschiedliche Detektoren zum
Nachweis der getrennten Substanzen angewiesen. Am gebräuchlichsten sind *UV-
Detektoren*, entweder als Festwellenlängendetektor oder mit variabler Wellenlän-
geneinstellung. Eine wichtige Voraussetzung für den Einsatz von UV-VIS-Detek-
toren ist, dass die mobile Phase keine hohe Eigenabsorption aufweist [siehe Kap.
11.6.10, Tab. 2.13 und **MC-Frage Nr. 1533**]. Als weiteres spektroskopisches Auswerteverfahren ist die *Fluoreszenzspektrometrie* zu nennen.

Eine Weiterentwicklung der Photometer führte zu *Photodioden-Array-Detektoren*. Mit diesen Detektoren kann gleichzeitig bei mehreren Wellenlängen gemessen bzw. in kurzer Zeit ein vollständiges Absorptionsspektrum der getrennten
Substanzen aufgenommen werden, ohne dass die Chromatographie unterbrochen
werden muss.

Bei speziellen analytischen Problemstellungen kann auch eine *polarimetrische
Detektion* erfolgen, allerdings mit dem Nachteil einer sehr geringen Empfindlich-
keit. Universeller anwendbar sind *Brechzahldetektoren*. Gemessen wird dabei die
Änderung der Brechzahl des Gemischs mobile Phase/Substanz im Vergleich zur
Brechzahl des reinen Elutionsmittels mithilfe eines *Differentialrefraktometers* [vgl.
MC-Frage Nr. 1169]. Voraussetzung ist, dass sich mobile Phase und Probe in ihren
Brechzahlen deutlich voneinander unterscheiden. Nachteil dieses Detektors ist
seine geringe Selektivität. Darüber hinaus eignen sich auch *elektrochemische Detektoren* (Amperometrie, Konduktometrie) zum Nachweis HPLC-getrennter Substanzen; zunehmend gewinnen chemische oder biochemische *Reaktionsdetektoren*
an Bedeutung [vgl. **MC-Fragen Nr. 1404, 1530**].

Weiterhin sind *massenselektive Detektoren* zu nennen, die in **HPLC-MS-Gerä-
ten** zur Anwendung kommen, bei denen ein HPLC-Gerät mit einem Massenspektrometer über ein spezielles Kopplungssystem *(Interface)* verbunden ist. Die mittels HPLC getrennten Substanzen werden über das Interface in das Massenspektrometer eingeschleust und dort analysiert. Die Aufgabe des Interface ist vor allem,
das Fließmittel vor Eintritt der Substanzen in das Massenspektrometer zu entfernen.

11.5.2.2 Ionenaustauscherchromatographie

Die Grundlagen und Anwendungen der Ionenaustauscherchromatographie wurden bereits im Kap. 6.2.4.6 vorgestellt.

11.5.2.3 Ausschlusschromatographie (SEC)

Bei der **Größenausschlusschromatographie** [SEC] (size exclusion chromatography) handelt es sich um ein chromatographisches Verfahren, bei dem gelöste Substanzen aufgrund ihrer unterschiedlichen Molekülgröße (Molmasse) getrennt und größere Moleküle zuerst eluiert werden (*inverser Siebeffekt*) [vgl. **MC-Fragen Nr. 1170–1172**].

Die Probenlösung wird auf eine mit einem granulierten, quellfähigen Gel [Agarose, Agarose-Polyacrylamid, quervernetztes Dextran u. a.] oder mit Teilchen eines *porösen* Feststoffes gefüllte Trennsäule aufgegeben und mithilfe der mobilen Phase durch die Säule befördert. Werden organische Lösungsmittel als mobile Phase verwendet, spricht man von **Gelpermeationschromatographie**, dienen wässrige Lösungen als Fließmittel, wird sie als **Gelfiltrationschromatographie** bezeichnet.

Bei der Ausschlusschromatographie handelt es sich um einen durch *Diffusion* kontrollierten Trennvorgang. Da das Trenngel Poren definierter Größe (*Ausschlussgrenze*) enthält, können größere Moleküle nicht in das Innere der Gelmatrix eindringen und werden vom Fließmittel rascher transportiert als kleinere, diffusionsfähige Moleküle. Mit anderen Worten, Moleküle werden solange nicht weiter befördert, wie sie sich in den Poren befinden. Sie wandern langsamer als solche, die nicht in das Porenvolumen gelangen können. Je kleiner ein Molekül ist, desto tiefer kann es in die Poren eindringen und desto länger ist seine Verweilzeit auf der Säule. Die mittlere Porengröße des Füllmaterials bestimmt daher den Bereich, innerhalb dessen eine Auftrennung der Substanzen stattfinden kann.

Die Ausschlusschromatographie unterscheidet sich prinzipiell von den bisher genannten chromatographischen Trennverfahren, da die Substanzen *nicht* mit einer „stationären Phase" in Wechselwirkung (Adsorption, Verteilung) treten. Vielmehr beruht die Trennung von Molekülen nach ihrer Teilchengröße auf ihrem unterschiedlichen Eindringvermögen und ihrer unterschiedlichen Verweildauer in den Gelporen definierter Größe. Die Trennung erfolgt durch wiederholten Austausch der gelösten Moleküle zwischen dem „fließenden" Eluenten und dem in den Poren „stehenden" Eluenten gleicher Zusammensetzung. Formal hat man es mit einer substanzspezifischen Verteilung zwischen dem Außenvolumen und jenem Teil des Porenvolumens zu tun, der der Substanz aufgrund ihrer Molekülgröße zugänglich ist.

Total *permeierende Moleküle*, d. h. kleine Moleküle, die in die Gelporen diffundieren können, werden mit dem **Totvolumen** (V_t) [= Gesamtvolumen an Eluat innerhalb der Säule] eluiert. Andererseits wandern *nichtpermeierende Moleküle*, die deutlich größer als die maximale Porengröße der Matrix sind, nur durch den Zwischenraum im Gelbett und werden als erster Peak im Chromatogramm mit dem **Ausschlussvolumen** (V_o) [*Zwischenkornvolumen*] eluiert. Die Auftrennung von Substanzen nach ihrer Molekülgröße erfolgt somit im Bereich zwischen Ausschluss- und Totvolumen. Das **Elutionsvolumen** (V_e) der zu trennenden Substanzen liegt zwischen V_o und V_t:

$$V_o \leq V_e \leq V_t$$

Eine wichtige Kenngröße in der Ausschlusschromatographie ist der **scheinbare Verteilungskoeffizient** (K_D) einer Substanz zwischen dem (äusseren) Zwischenkornvolumen und dem (inneren) Porenvolumen [vgl. **MC-Fragen Nr. 1173, 1348, 1661**].

$$K_D = \frac{V_e - V_o}{V_t - V_o}$$

V_e = Elutionsvolumen der Prüfsubstanz
V_t = Elutionsvolumen einer total permeierenden Substanz
V_o = Elutionsvolumen einer nicht permeierenden Substanz

Als total permeierende Substanz verwendet das Arzneibuch **Natriumazid** (NaN_3), als nicht permeierenden Stoff **Dextranblau 2000**, die beide durch ihre UV-Absorption leicht nachzuweisen sind.

Neben der Bestimmung des Verteilungskoeffizienten dient die SEC im *Arzneibuch* auch zur:

- Bestimmung der relativen Zusammensetzung von Gemischen,
- näherungsweisen Bestimmung von Molekülmassen unter Verwendung von Referenzsubstanzen bekannter Molmasse,
- Bestimmung der molekularen Größenverteilung von Polymeren.

Die Güte einer Säule kann aus der *Anzahl der theoretischen Böden* (n) nach folgender Gleichung berechnet werden:

$$n = 5{,}54 \cdot \left(\frac{V_e}{b_{0,5}}\right)^2$$

V_e = Elutionsvolumen am Peakmaximum
$b_{0,5}$ = Halbwertsbreite des Peaks, ausgedrückt in der gleichen Einheit wie das Elutionsvolumen

Die SEC wird vorrangig zur Trennung großer Moleküle wie *Peptide, Proteine, Polysaccharide* oder *synthetischen Polymeren* eingesetzt. Voraussetzung hierfür ist ein Unterschied von 10 bis 20% in den relativen Molekülmassen der zu trennenden Substanzen.

12.5.3 Pharmazeutische Anwendungen

12.5.3.1 Hochleistungs-Flüssigkeits-Chromatographie (HPLC)

Die Flüssigchromatographie wird in den Arzneibüchern für *Identitäts-* und *Reinheitsprüfungen* sowie zu *Gehaltsbestimmungen* verwendet.

Beispielsweise lässt das Arzneibuch die Identifizierung von **Insulin** und **Oxytocin** mittels einer HPLC-Prüfung durchführen. Für die Detektion *natürlicher Proteine* eignet sich aufgrund ihres Gehaltes an Phenyl- und Indolylresten die Bestimmung der UV-Absorption im Bereich von λ=250–280 nm [vgl. **MC-Frage Nr. 1168**]. Eine Flüssigchromatographie an octylsyliliertem Kieselgel wird auch zur Prüfung der Reinheit von **Cyanocobalamin** genutzt.

In Tab. 2.24 sind einige Wirkstoffe aufgelistet, die das Arzneibuch mittels Flüssigkeitschromatographie bestimmen lässt. Hierzu zählen vor allem Antibiotika wie Penicilline, Cephalosporine oder Erythromycin-Abkömmlinge bzw. von Naturstoffen abgeleitete Verbindungen wie Statine. Abb. 2.92 zeigt die Strukturen einiger ausgewählter Wirkstoffe, deren Gehalt chromatographisch bestimmt wird.

Tab. 2.24: Flüssigkeitschromatographisch bestimmbare Wirkstoffe (Arzneibuchbeispiele)

Wirkstoff	Wirkstoff	Wirkstoff
Acitretin	Ciprofloxacinhydrochlorid	Malathion
Alfacalcidol	Cisplatin [PtCl$_2$(NH$_3$)$_2$]	Maltilol
Alfadex	Clindamycin-2-hydro-	Mannitol
Allopurinol	genphosphat	Methotrexat
Alprostadil	Cloxacillin-Natrium	Minocyclinhydrochlorid
Amikacin	Colecalciferol	Mitoxantronhydrochlorid
Amikacinsulfat	Crotamiton	Mupirocin
Amoxicillin-Natrium	Daunorubicin-	Mupirocin-Calcium
Amoxicillin-Trihydrat	hydrochlorid	Nabumeton
Ampicillin, wasserfrei	Democlocyclinhydro-	Natriumalendronat
Ampicillin-Natrium	chlorid	Neohespiridindihydro-
Ampicillin-Trihydrat	Desmopressin	chalcon
Bacampicillinhydrochlorid	Dicloxacillin-Natrium	Nizatidin
Benzylpenicillin-	Dinoproston	Nonoxinol
Benzathin	Dinoprost-Trometamol	Octoxinol
Benzylpenicillin-Kalium	Dirithromycin	Opium
Benzylpenicillin-Natrium	Doxorubinhydrochlorid	Oxytetracyclin
Benzylpenicillin-Procain	Doxycyclin	Oxytetracyclinhydro-
Betadex	Doxycyclinhyclat	chlorid
Budesonid	Ergocalciferol	Oxytocin
Buserelin	Erythromycin	Pentaerythrityltetranitrat
Calcifediol	Erythromycinlactobionat	[C(CH$_2$ONO$_2$)$_4$]
Calcitonin (vom Lachs)	Erythromycinstearat	Pergolidmesilat
Calcitriol	Etoposid	Piperacillin
Calciumfolinat	Fenofibrat	Piperacillin-Natrium
Carbamazepin	Flucloxacillin-Natrium	Pivampicillin
Carbenicillin-Dinatrium	Fluoxetinhydrochlorid	Pivmecillinamhydro-
Cefaclor-Monohydrat	Fosfomycin-Trometamol	chlorid
Cefalotin-Natrium	Gonadorelin	Prednicarbat
Cefamandolnafat	Gonadorelinacetat	Propofol (2.6-Di(2-
Cefatrizin-Propylenglycol	Humaninsulin	propyl)phenol)
Cefazolin-Natrium	Ifosfamid	Protirelin
Cefixim	Imipenem	Roxithromycin
Cefoperazon-Natrium	Indapamid	Simvastasin
Cefotaxim-Natrium	Insulin	Somatostatin
Cefoxitin-Natrium	Isomalt	Sorbitol
Ceftazidim	Isosorbiddinitrat	Sumatriptansuccinat
Ceftriaxon-Dinatrium	Isosorbidmononitrat	Ticarcillin-Natrium
Cefuroximaxetil	Ivermectin	Vinblastinsulfat
Cefuroxim-Natrium	Kaliumclavulanat	Vincristinsulfat
Cephadroxil (Cefadroxil)	Lactitol-Monohydrat	Vindesinsulfat
Cephalexin (Cefalexin)	Lactulose	Tetracyclin
Chlortetracyclinhydro-	Leuprorelin	Tetracyclinhydrochlorid
chlorid	Lovastatin	Zidovudin
Ciclosporin	Lyothyronin-Natrium	

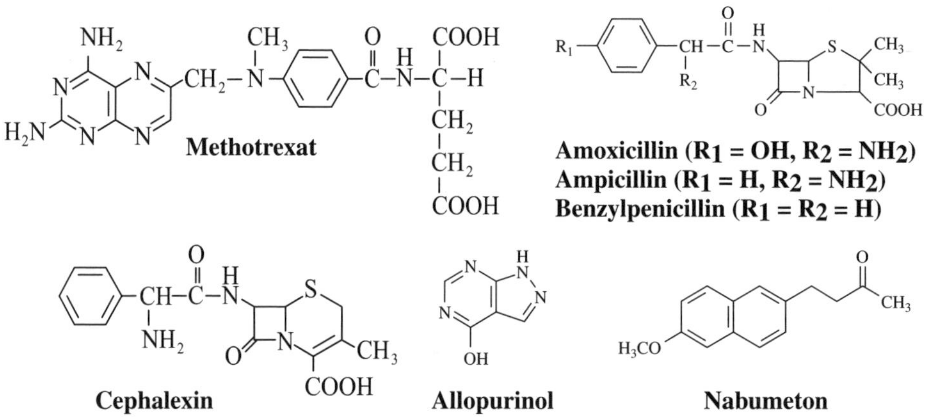

Abb. 2.93: Ausgewählte, mittels Flüssigkeitschromatographie bestimmbare Wirkstoffe

12.5.3.2 Ausschlusschromatographie

Das Arzneibuch nutzt die SEC u. a. in folgenden Monographien als Methode zur Reinheitsprüfung, wobei generell auf die Molekülgrößenverteilung bzw. auf Polymere und Aggregate geprüft wird:

- **Albuminlösung vom Menschen**
- **Immunglobulin vom Menschen**
- **Insulin** zur Prüfung auf Verunreinigungen mit Molekülmassen größer als Insulin
- **Meningokokken-Polysaccharid-Impfstoff**
- **Plasmaproteinlösung vom Menschen**
- **Somatotropin**.

Anhang

Löslichkeitsprodukte (pK$_L$-Werte)

pK$_L$ = $-$ log K$_L$

Salz	pK$_L$	Salz	pK$_L$	Salz	pK$_L$	Salz	pK$_L$
BaF$_2$	5,77	AgOH	7,7	Ag$_2$CO$_3$	11,3	Ag$_2$S	49
CaF$_2$	10,46	Al(OH)$_3$	32,3	BaCO$_3$	8,8	As$_2$S$_3$	25,3
MgF$_2$	8,16	Be(OH)$_2$	18,6	CaCO$_3$	8,33	Bi$_2$S$_3$	96
PbF$_2$	7,5	Cd(OH)$_2$	13,92	CdCO$_3$	11,28	CdS	28
SrF$_2$	8,52	Co(OH)$_2$	15,7	CoCO$_3$	12	CoS	22
		Cr(OH)$_3$	30,2	Li$_2$CO$_3$	0,5	Cu$_2$S	46,7
AgCl	9,96	Cu(OH)$_2$	19,75	MgCO$_3$	3,7	CuS	~40
CuCl	6	Fe(OH)$_2$	14,74	MnCO$_3$	10,06	FeS	21
Hg$_2$Cl$_2$	17,96	Fe(OH)$_3$	37,2	NiCO$_3$	6,85	HgS	52
PbCl$_2$	4,77	Mg(OH)$_2$	11,05	PbCO$_3$	13,48	MnS	15
		Mn(OH)$_2$	14,15	SrCO$_3$	8,8	NiS	21
AgBr	12,3	Ni(OH)$_2$	15,8	ZnCO$_3$	10,2	PbS	28
CuBr	7,4	Pb(OH)$_2$	15,55			SnS	28
Hg$_2$Br$_2$	21,89	Sb(OH)$_3$	41,4	Ag$_2$SO$_4$	4,92	ZnS	23
PbBr$_2$	5,34	Sn(OH)$_2$	25,53	BaSO$_4$	10		
		Sn(OH)$_4$	56	CaSO$_4$	4,32	Ag$_2$CrO$_4$	11,7
AgI	16	Zn(OH)$_2$	16,75	PbSO$_4$	8	Ag$_2$Cr$_2$O$_7$	6,7
CuI	11,3			SrSO$_4$	6,56	BaCrO$_4$	9,7
Hg$_2$I$_2$	28,35	NaHCO$_3$	2,92			Hg$_2$CrO$_4$	8,7
PbI$_2$	8,09			Ag$_3$PO$_4$	17,7	PbCrO$_4$	18,8
		CsClO$_4$	2,5	Ba$_3$(PO$_4$)$_2$	38,3	SrCrO$_4$	4,44
BiOCl	6,15	KClO$_4$	2,05	Ca$_3$(PO$_4$)$_2$	31,9		
		RbClO$_4$	2,4	Pb$_3$(PO$_4$)$_2$	54	AgCN	11,4
K$_2$PtCl$_6$	5,85			Sr$_3$(PO$_4$)$_2$	31	AgSCN	12

Säuredissoziationskonstanten (pKs-Werte)

$pK_s = - \log K_s$

Säure	Formel	pK_s	Säure	Formel	pK_s
Aluminiumhydrat	$[Al(H_2O)_6]^{3+}$	4,85	Iodwasserstoff	HI	$- 8$
Ammoniak	NH_3	~23	Kieselsäure	H_4SiO_4	10,0
Ammonium-Ion	NH_4^+	9,25	Kohlensäure	H_2CO_3	3,30
Arsenige Säure	H_3AsO_3	9,23	Kohlensäure	CO_2/H_2O	6,46
Arsensäure	H_3AsO_4	2,32	Perchlorsäure	$HClO_4$	$- 9$
Borsäure	H_3BO_3	9,24	Periodsäure	H_5IO_6	1,64
Bromsäure	$HBrO_3$	~ 0	Phosphinsäure	H_3PO_2	2,0
Bromwasserstoff	HBr	$- 6$	Phosphonium-Ion	PH_4^+	~ 0
Chlorige Säure	$HClO_2$	2,0	Phosphonsäure	H_3PO_3	1,80
Chlorsäure	$HClO_3$	~ 0	Phosphorsäure	H_3PO_4	1,96
Chlorwasserstoff	HCl	$- 3$	Pyrophosphorsäure	$H_4P_2O_7$	0,85
Chromsäure	H_2CrO_4	0,74	Rhodanwasserstoff	HSCN	~ 4
Cyanwasserstoff	HCN	9,40	Salpetersäure	HNO_3	$- 1,32$
Dihydrogenphosphat	$H_2PO_4^-$	7,12	Salpetrige Säure	HNO_2	3,35
Dithionige Säure	$H_2S_2O_4$	0,35	Schwefelsäure	H_2SO_4	$- 3$
Eisen(III)-hydrat	$[Fe(H_2O)_6]^{3+}$	2,22	Schweflige Säure	SO_2/H_2O	1,96
Fluorwasserstoff	HF	3,14	Schwefelwasserstoff	H_2S	6,92
Fulminsäure	HNCO	3,92	Selenige Säure	H_2SeO_3	2,46
Hydrogencarbonat	HCO_3^-	10,40	Selensäure	H_2SeO_4	$- 3$
Hydrogenphosphat	HPO_4^{2-}	12,32	Selenwasserstoff	H_2Se	3,77
Hydrogensulfat	HSO_4^-	1,92	Stickstoffwasserstoff	HN_3	4,76
Hydrogensulfid	HS^-	13,00	Tellurige Säure	H_2TeO_3	2,70
Hydrogensulfit	HSO_3^-	7,0	Tellursäure	H_6TeO_6	7,70
Hydroxid-Ion	HO^-	~24	Tellurwasserstoff	H_2Te	2,64
Hydroxonium-Ion	H_3O^+	$- 1,74$	Tetraborsäure	$H_2B_4O_7$	~ 4
Hypobromige Säure	HOBr	8,68	Wasser	H_2O	15,74
Hypochlorige Säure	HOCl	7,25	Wasserstoff	H_2	38,6
Hypoiodsäure	HOI	10,60	Wasserstoffperoxid	H_2O_2	11,62
Iodsäure	HIO_3	0,77			

Normalpotentiale (E°-Werte) bei 25 °C (in Volt)

(Bei den in alphabetischer Reihenfolge der Elementsymbole aufgelisteten korrespondierenden Redoxpaaren ist jeweils die reduzierte Form zuerst genannt.)

Red/Ox	E°	Red/Ox	E°	Red/Ox	E°
Ag/Ag^+	+0,81	Cu/Cu^+	+0,13	HNO_2/NO_2	+1,07
$Ag/[Ag(CN)_2]^-$	−0,31	Cu/CuI	−0,19	HNO_2/NO_3^-	+0,94
Al/Al^{3+}	−1,69	Cu/Cu^{2+}	+0,35	NO_2/NO_3^-	+0,81
$Al/[Al(OH)_4]^-$	−2,33	Cu^+/Cu^{2+}	+0,17	Na/Na^+	−2,71
AsH_3/As	−1,43	CuI/Cu^{2+}	+0,85	Ni/Ni^{2+}	−0,25
As/H_3AsO_3	+0,25	F^-/F_2	+2,85	O_2/O_3	+1,90
H_3AsO_3/H_3AsO_4	+0,56	Fe/Fe^{2+}	−0,44	H_2O/O_2	+0,82
Au/Au^+	+1,70	Fe/Fe^{3+}	−0,04	H_2O/H_2O_2	+1,77
Au/Au^{3+}	+1,50	Fe^{2+}/Fe^{3+}	+0,75	HO^-/HO_2^-	+0,88
$Au/[AuCl_4]^-$	+1,00	H_2/H_3O^+	0,00	H_2O_2/O_2	+0,68
B/H_3BO_3	−0,87	Hg/Hg_2^{2+}	+0,80	PH_3/P	−0,06
Ba/Ba^{2+}	−2,92	Hg/Hg^{2+}	+0,85	P/H_3PO_3	−0,51
Be/Be^{2+}	−1,85	$Hg/[HgI_4]^{2-}$	−0,04	H_3PO_2/H_3PO_3	−0,50
Bi/BiO^+	+0,32	Hg_2^{2+}/Hg^{2+}	+0,92	H_3PO_3/H_3PO_4	−0,28
Br^-/Br_2	+1,07	I^-/I_2	+0,54	Pb/Pb^{2+}	−0,13
Br^-/BrO_3^-	+1,42	I^-/HOI	+0,99	$Pb/PbSO_4$	−0,36
Ca/Ca^{2+}	−2,76	I^-/IO_3^-	+1,09	Pb^{2+}/PbO_2	+1,47
Cd/Cd^{2+}	−0,40	IO_3^-/H_5IO_6	+1,70	$Pt/[PtCl_6]^{2-}$	+0,73
Ce/Ce^{3+}	−2,48	K/K^+	−2,92	S^{2-}/S	−0,51
Ce^{3+}/Ce^{4+}	+1,44	La/La^{3+}	−2,52	H_2S/S	+0,17
Cl^-/Cl_2	+1.36	Li/Li^+	−3,02	S/H_2SO_3	+0,45
Cl^-/ClO^-	+1,49	Mg/Mg^{2+}	−2,40	H_2SO_3/SO_4^{2-}	+0,14
Cl^-/ClO_3^-	+1,45	Mn/Mn^{2+}	−1,18	$S_2O_4^{2-}/SO_3^{2-}$	−1,4
$Cl_2/HOCl$	+1,63	Mn^{2+}/MnO_2	+1,35	$S_2O_3^{2-}/S_4O_6^{2-}$	+0,08
Co/Co^{2+}	−0,27	Mn^{2+}/MnO_4^-	+1,52	$SO_4^{2-}/S_2O_8^{2-}$	+2,05
Co/Co^{3+}	−0,42	MnO_2/MnO_4^-	+1,63	SbH_3/Sb	−0,51
Co^{2+}/Co^{3+}	+1,80	MnO_4^{2-}/MnO_4^-	+0,56	Sb/SbO^+	+0,21
Cr/Cr^{2+}	−0,91	NH_4^+/N_2	+0,27	Si/SiO_2	−0,86
Cr/Cr^{3+}	−0,74	NH_4^+/NO_3^-	+0,87	Sn/Sn^{2+}	−0,16
Cr^{2+}/Cr^{3+}	−0,41	N_2H_4/N_2	−1,16	Sn^{2+}/Sn^{4+}	+0,15
Cr^{3+}/CrO_4^{2-}	+1,34	NH_2OH/NO_3^-	−0,30	Ti/Ti^{3+}	−1,2
$Cr^{3+}/Cr_2O_7^{2-}$	+1,36	NO/HNO_2	+0,99	Ti^{3+}/TiO^{2+}	+0,1
$Cr(OH)_3/CrO_4^{2-}$	−0,13	NO/NO_2	+1,03	Zn/Zn^{2+}	−0,76
Cs/Cs^+	−2,99	NO/NO_3^-	+0,95	$Zn/[Zn(OH)_4]^{2-}$	−1,22

Verzeichnis der Wortabkürzungen

Für die hier verwendeten Wortabkürzungen wurde soweit wie möglich das Kür-
zungssystem des „Chemischen Zentralblattes" verwendet. Gewisse Unterschiede
ergeben sich zwischen Wortabkürzungen in MC-Fragen und denen des kommen-
tierenden Textes.

AAS	= Atomabsorptions-spektrometrie		bzgl.	= bezüglich
Abb.	= Abbildung		bzw.	= beziehungsweise
Abh.	= Abhängigkeit			
abh.	= abhängig		ca.	= circa
Abk.	= Abkürzung		CC	= column chromatography
abs.	= absolut			= Säulenchromatographie
AES	= Atomemissionsspektro-metrie		CD	= Zirkulardichroismus (Circulardichroismus)
aliph.	= aliphatisch			
alkal.	= alkalisch		CE	= Cotton-Effekt
allg.	= allgemein		CGS	= Zentimeter-Gramm-Sekunden-System
AME	= Atomare Massenein-heit			
ammon.	= ammoniakalisch		chem.	= chemisch
anal.	= analytisch		conc.	= konzentriert
Anm.	= Anmerkung		const.	= konstant
anod.	= anodisch		CRS	= Chemische Referenz-substanz
anorg.	= anorganisch			
ÄP	= Äquivalenzpunkt		cycl.	= cyclisch
App.	= Apparatur			
äquiv.	= äquivalent			
arith.	= arithmetisch		DAB	= Deutsches Arzneibuch
arom.	= aromatisch		Darst.	= Darstellung
asym.	= asymmetrisch		DC	= Dünnschichtchromato-graphie
Atm.	= Atmosphäre			
			dc	= dünnschichtchromato-graphisch
bas.	= basisch			
Bd.	= Band		DDTC	= Diethyldithiocarbami-nat
bes.	= besonders			
Best.	= Bestimmung		Dest.	= Destillation
betr.	= betreffend		dest.	= destilliert
	= betrifft		d. h.	= das heißt
bez.	= bezeichnet		Diff.	= Diffusion
Bldg.	= Bildung		Diss.	= Dissoziation
BRS	= Biologische Referenz-substanz		diss.	= dissoziiert
			disubst.	= disubstituiert
Bsp.	= Beispiel		DK	= Dielektrizitätszahl
BZ	= Buchner-Zahl		DMF	= Dimethylformamid
			DMSO	= Dimethylsulfoxid
			DZ	= Dielektrizitätszahl

ECD	= electron capture detector		GSC	= gas solid chromatography
	= Elektroneneinfangdetektor			= Gasadsorptionschromatographie
EDTA	= Ethylendiamintetraessigsäure		Herst.	= Herstellung
eff.	= effektiv		HETP	= height equivalent of a theoretical plate
EG	= Erfassungsgrenze			= Trennstufenhöhe
Eig.	= Eigenschaft		HG	= Hauptgruppe (Periodensystem)
Einfl.	= Einfluss			
einschl.	= einschließlich		HOMO	= highest occupied molecular orbital
Einw.	= Einwirkung			
elektr.	= elektrisch		HPLC	= high performance liquid chromatography
EMK	= Elektromotorische Kraft			= Hochleistungsflüssig(keits)chromatographie
Erio-T	= Eriochromschwarz T			
ethanol.	= ethanolisch			
evtl.	= eventuell		HPLC	= high pressure liquid chromatography
EZ	= Esterzahl			= Hochdruckflüssig(keits)chromatographie
FID	= flame ionization detector			
	= Flammenionisationsdetektor		HPTLC	= high performance thin layer chromatography
flüss.	= flüssig		HWD	= hot wire detector
frakt.	= fraktioniert			= Wärmeleitfähigkeitsdetektor
gasf.	= gasförmig			
GC	= Gaschromatographie		Ind.	= Indikator
gc	= gaschromatographisch		I.E.	= Internationale Einheit
gem.	= gemäß		IEC	= ion exclusion chromatography
	= geminal			= Ionenaustauscherchromatographie
ges.	= gesamt			
gesätt.	= gesättigt		incl.	= inclusive
Gew.	= Gewicht		IR	= Infraroter Spektralbereich
ggf.	= gegebenenfalls			
Ggs.	= Gegensatz		irrev.	= irreversibel
Ggw.	= Gegenwart		IZ	= Iodzahl
GK	= Gegenstandskatalog			
	= Grenzkonzentration		Kap.	= Kapitel
GKE	= Gesättigte Kalomelelektrode		Kat.	= Katalysator
			kat.	= katalytisch
Gl.	= Gleichung		kath.	= kathodisch
GLC	= gas liquid chromatography		Komm.	= Kommentar
	= Gasverteilungschromatographie			

konj.	= konjugiert		neg.	= negativ
konst.	= konstant		NIR	= naher Infraroter
Konz.	= Konzentration			Spektralbereich
konz.	= konzentriert		NKE	= Normal-Kalomel-
korr.	= korrespondierend			elektrode
krist.	= kristallisiert		NMR	= nuclear magnetic re-
KZ	= Koordinationszahl			sonance
				= Kernmagnetische
LC	= liquid chromatogra-			Resonanz
	phy		NWE	= Normal-Wasserstoff-
	= Flüssig(keits)chro-			elektrode
	matographie			
LLC	= liquid liquid		o.	= oben, obig
	chromatography		o.a.	= oben angeführt
	= Flüssigkeits-Flüssig-		ODS	= Octadecylsilan
	keits-Chromato-		OHZ	= Hydroxylzahl
	graphie		opt.	= optisch
Lösl.	= Löslichkeit		org.	= organisch
lösl.	= löslich		ORD	= Optische Rotations-
Lp.	= Löslichkeitsprodukt			dispersion
LSC	= liquid solid chroma-		Ox.	= Oxidation
	tography			= oxidierte Form
	= Flüssigkeits-Fest-		ox.	= oxidiert
	stoff-Chromatogra-		Oxm.	= Oxidationsmittel
	phie			
Lsg.	= Lösung		p.a.	= pro analysi
Lsgm.	= Lösungsmittel		PAN	= Pyridylazonaphthol
LUMO	= lowest unoccupied		PAS	= para-Aminosalicyl-
	molecular orbital			säure
			PC	= Papierchromato-
magn.	= magnetisch			graphie
max.	= maximal		pc	= papierchromato-
MC	= multiple choice			graphisch
methanol.	= methanolisch		pharm.	= pharmazeutisch
Min.	= Minute		PHB	= para-Hydroxyben-
monosubst.	= monosubstituiert			zoesäure
MS	= Massenspektro-		Ph.Eur.	= Europäisches Arz-
	metrie, Massen-			neibuch
	spektrometer		phys.	= physikalisch
MTU	= Methylthiouracil		pos.	= positiv
MWG	= Massenwirkungsgesetz		POZ	= Peroxidzahl
Nachw.	= Nachweis		präp.	= präparativ
nasc.	= nascierend		prim.	= primär
Nd.	= Niederschlag		proz.	= prozentig
NDIR	= nicht-dispersive IR-		PSE	= Periodensystem der
	Spektroskopie			Elemente

PTU	= Propylthiouracil		s.u.	= siehe unten
Pyr	= Pyridin		Subl.	= Sublimation
			subl.	= sublimiert
qual.	= qualitativ		subst.	= substituiert
quan.	= quantitativ		swl.	= schwerlöslich
QTE	= Quecksilbertropf-		sym.	= symmetrisch
	elektrode		SZ	= Säurezahl
rac.	= racemisch		Tab.	= Tabelle
RaNi	= Raney-Nickel		TBAH	= Tetrabutylammoni-
Reakt.	= Reaktion			umhydroxid
Red.	= Reduktion		techn.	= technisch
	= reduzierte Form		Temp.	= Temperatur
red.	= reduziert		tert.	= tertiär
Redm.	= Reduktionsmittel		TF	= Triphenylformazan
rel.	= relativ		THF	= Tetrahydrofuran
rev.	= reversibel		Titrat.	= Titration
RF	= Rückfluss		TLC	= thin layer chromato-
RG	= Reaktionsgeschwin-			graphy
	digkeit			= Dünnschichtchroma-
RP	= reversed phase			tographie
	= Umkehrphase		TMS	= Tetramethylsilan
RT	= Raumtemperatur		Tr.	= Tropfen
			TSP	= Trimethylsilyl-tetra-
S.	= Seite			deuteropropionsäure
s.	= siehe		TTC	= Triphenyltetraz-
s.a.	= siehe auch			oliumchlorid
SC	= Säulenchromatogra-			
	phie		u. a.	= unten angeführt
sc	= säulenchromatogra-			= unter anderem
	phisch		u. a.m.	= und andere mehr
Schmp.	= Schmelzpunkt		UKW	= Ultrakurzwelle
Sdp.	= Siedepunkt		Uml.	= Umlagerung
SEC	= size exclusion chro-		unabh.	= unabhängig
	matography		undiss.	= undissoziiert
	= Ausschlusschromato-		ungesätt.	= ungesättigt
	graphie		unlösl.	= unlöslich
Sek.	= Sekunde		unspez.	= unspezifisch
sek.	= sekundär		unsubst.	= unsubstituiert
SI	= systeme international		usw.	= und so weiter
sog.	= sogenannt		u.U.	= unter Umständen
solv.	= solvatisiert		UV	= Ultravioletter
spez.	= spezifisch			Spektralbereich
	= speziell		(i.) Vak.	= (im) Vakuum
Std.	= Stunde		Verb.	= Verbindung
Stab.	= Stabilität		Verd.	= Verdünnung

verd.	= verdünnt		wäßr.	= wässrig
Verf.	= Verfahren		WLD	= Wärmeleitfähigkeits-
Vers.	= Versuch			detektor
versch.	= verschieden			
vgl.	= vergleiche		Zers.	= Zersetzung
vic.	= vicinal		z. B.	= zum Beispiel
VIS	= Sichtbarer Spektral-		z. T.	= zum Teil
	bereich			
Vol.	= Volumen			
VZ	= Verseifungszahl			

Verzeichnis der Zeichen und Symbole

[ ]	= Kennzeichnung von Komplexverbindungen
	= Kennzeichnung von Konzentrationen (Aktivitäten) in Gleichungen des MWG
	= Kennzeichnung der Dimension
$\rightarrow$	= Zeichen für eine einseitig verlaufende Reaktion
$\rightleftharpoons$	= Zeichen für umkehrbare Reaktionen (Gleichgewichte)
Δ	= Erhitzen
	= Zeichen für Differenz
$\downarrow$	= Zeichen für Bildung eines schwerlöslichen Niederschlags
$\uparrow$	= Zeichen für Bildung eines Gases
(I),(II),..	= Zeichen für die Wertigkeit: einwertig, zweiwertig
%	= Prozent
+	= rechtsdrehend
-	= linksdrehend
A	= Absorption
	= Ampere (Einheit der Stromstärke)
	= Fläche (Areal)
a	= Aktivität
	= Auswaage
$A_{1\,cm}^{1\%}$	= Spezifische Absorption
A^-	= allgemeines Symbol Anion
Å	= Ångström=10^{-8} cm
A_E	= elektrophile Addition
A_N	= nucleophile Addition
A_R	= radikalische Addition
A_r	= relative Atommasse
$AcO^-(Ac^-)$	= Acetat-Ion
Ac_2O	= Acetanhydrid
Alk	= Alkylrest
Ar	= Arylrest (Aromat)
Atm	= Atmosphäre
B	= allgemeines Symbol Base
	= Elementsymbol Bor
b	= Schichtdicke, Peakbreite
C	= Coulomb (Einheit der Ladung)
	= Gesamtkonzentration (mol $\cdot$ l^{-1})
	= Elementsymbol Kohlenstoff
c	= Lichtgeschwindigkeit
	= Stoffmengenkonzentration (mol $\cdot$ l^{-1})
C-6	= C-Atom, numeriert (etwa Kohlenstoffatom 6 der Glucose)

5-C	= Anzahl der C-Atome
C_o	= Ausgangskonzentration
C_b	= Konzentration einer Base
C_{eq}	= Äquivalentkonzentration
C_s	= Konzentration einer Säure
°C	= Grad Celsius
cal	= Kalorie
CH	= Chinon
cm	= Zentimeter
cm^3 (ccm)	= Kubikzentimeter
D	= D-Linie (Wellenlänge des Natriumlichtes)
	= Diffusionskoeffizient (Polarographie)
	= Optische Durchlässigkeit (Transparenz)
	= dexter (Konfigurationsbezeichnung)
	= Elementsymbol Deuterium
d	= Schichtdicke (in cm)
	= Dublett (NMR)
	= Dichte
D_m	= Massenverteilungsverhältnis (Chromatographie)
d_{20}^{20}	= Dichte bei 20 °C bezogen auf Wasser bei 20 °C
dm	= Dezimeter
E	= Energie
	= Extinktion
	= Potential
e	= Einwaage
	= Elementarladung
E_1	= monomolekulare Eliminierung
E_2	= bimolekulare Eliminierung
$E_{1/2}$	= Halbstufenpotential
E^o	= Normalpotential (Standardpotential)
$E_{\ddot{A}}$	= Äquivalenzpotential
E_Z	= Zersetzungsspannung
ΔE	= Energiedifferenz
	= Potentialdifferenz
e^-	= Elektron
Et	= Ethylgruppe
Et_2O	= Diethylether
EtOH	= Ethanol
F	= Gravimetrischer Faktor
	= Fläche
	= Faraday-Konstante
	= Freiheitsgrad (IR)
F	= Elementsymbol Fluor

f	=	fest
	=	Frequenz (Schwingungsfrequenz)
F_N	=	Faktor einer Normallösung (Normalfaktor)
F_S	=	Faktor einer Standardlösung
f_a, f_i	=	Aktivitätskoeffizient
fl	=	flüssig
Fp	=	Schmelzpunkt
G	=	Gewicht
	=	freie Enthalpie
g	=	Gramm
	=	gasförmig
ΔG	=	freie Reaktionsenthalpie
Gew %	=	Gewichtsprozent
H	=	Enthalpie
	=	Häufigkeit
	=	Magnetfeldstärke
	=	Elementsymbol Wasserstoff
h	=	Trennstufenhöhe (Chromatographie)
	=	Stufenhöhe (Polarographie)
	=	Peakhöhe (Chromatographie)
	=	Plancksches Wirkungsquantum
	=	Stunde
ΔH	=	Reaktionsenthalpie
HA	=	allgemeines Symbol für eine Säure
Hal^-	=	Halogenidion
HAm	=	Ameisensäure
HCH	=	Hydrochinon
HDDTC	=	Diethyldithiocarbaminsäure
HIn(d)	=	Indikatorsäure
HOAc (HAc)	=	Essigsäure
HX	=	Halogenwasserstoffsäure
H_4Y	=	Ethylendiamintetraessigsäure
Hz	=	Hertz
I	=	Stromstärke (in Ampere)
	=	Stromfluss
	=	Strahlungsintensität (Licht)
	=	Ionenstärke (einer Lösung)
	=	Elementsymbol Iod
i	=	iso (verzweigt)
+I, -I	=	Induktiver Effekt
I_D	=	Diffusionsstrom
I_G	=	Grenzstrom
$i_{D1/2}$ ($I_{G/2}$)	=	Halbstufenpotential

Ind$^-$	= korr. Indikatorbase
IndH	= Indikatorsäure
J	= Joule
	= Kopplungskonstante (NMR)
K	= Gleichgewichtskonstante (MWG)
	= Kelvin
	= Elementsymbol Kalium
k	= Proportionalitätsfaktor
	= Verteilungskoeffizient
	= Boltzmann-Konstante
k'	= Verteilungszahl
K_a	= thermodynamische Gleichgewichtskonstante
	= Säurekonstante
K_b	= Basenkonstante
K_c	= stöchiometrische Gleichgewichtskonstante
K_D	= Dissoziationskonstante (Elektrolyte)
	= Verteilungskoeffizient (Chromatographie)
K_{Diss}	= Dissoziationskonstante (Komplexe)
K_{eff}	= effektive Stabilitätskonstante (Komplexe)
kC	= Kilocoulomb
K_I	= Ionisationskonstante (Elektrolyte)
	= Indikatorkonstante
K_L	= Löslichkeitsprodukt
K_s	= Säurekonstante
K_{Stab}	= Stabilitätskonstante (Komplexe)
K_w	= Ionenprodukt des Wassers
kcal	= Kilokalorie
kg	= Kilogramm
kJ	= Kilo-Joule
km	= Kilometer
Kp	= Siedepunkt
kPa	= Kilopascal
kΩ	= Kilo-Ohm
L	= Elektrische Leitfähigkeit
	= Säulenlänge (Chromatographie)
	= laevis (Konfigurationsbezeichnung)
	= Löslichkeitsprodukt
l	= Länge (Abstand, Strecke)
	= Liter
LH	= Amphiprotisches Lösungsmittel
ln	= natürlicher Logarithmus
log (lg)	= dekadischer Logarithmus

M	=	Molmasse (molare Masse)
	=	Molarität (Maßlösungen)
+M, -M	=	Mesomerie-Effekt
m	=	Masse
	=	meta
	=	Meter
	=	Multiplett (NMR)
M_r	=	relative Molmasse
M^o	=	neutrales Molekül
M^+	=	Molekülkation
M^-	=	Molekülanion
mA	=	Milliampere
mbar	=	Millibar
Me	=	allgemeines Symbol Metall
	=	Methylgruppe
Me^+	=	Metallkation
mg	=	Milligramm
MHz	=	Mega-Hertz
min	=	Minute
ml	=	Milliliter
mm	=	Millimeter
mol	=	molar
mV	=	Millivolt
N	=	Zahl der Teilchen (Atome)
	=	Zahl der Freiheitsgrade (IR)
	=	Normalität (Maßlösungen)
	=	Elementsymbol Stickstoff
n	=	Anzahl der übertragenen Elektronen
	=	Anzahl von Messwerten
	=	normal (geradkettig)
	=	Bodenzahl (Chromatographie)
	=	Stoffmenge (Mol)
N_A	=	Avogadro-Konstante
n_D^{20}	=	Brechzahl (Brechungsindex)
n^{eq}	=	Äquivalentkonzentration
NaOAc	=	Natriumacetat
ng	=	Nanogramm
nm	=	Nanometer $= 10^{-7}$ cm
NMe	=	allgemeines Symbol für ein Nichtmetall
O	=	Elementsymbol für Sauerstoff
o	=	ortho
Ox^-	=	Oxinat-Ion
P	=	Elementsymbol Phosphor
	=	Phase

p	= para
	= Druck
	= Impuls
Pa	= Pascal (Einheit des Druckes)
pD	= Empfindlichkeitsexponent
pH	= Wasserstoffionenexponent
$pH_{ÄP}$	= pH-Wert am Äquivalenzpunkt (Titration)
pK	= Gleichgewichtsexponent
pK_a	= Säureexponent
pK_b	= Basenexponent
pK_{Diss}	= Dissoziationsexponent (Komplexe)
pK_I	= Indikatorexponent
pK_L	= Löslichkeitsexponent
pK_s	= Säureexponent
pK_{Stab}	= Stabilitätsexponent (Komplexe)
pK_w	= Ionenexponent des Wassers
pMe	= negativer dekadischer Logarithmus der Metallionen- konzentration
pg	= Pikogramm
pm	= Pikometer (100 Ångström)
pOH	= Hydroxidionenexponent
ppb	= parts per billion
ppm	= parts per million
pT	= Titrierexponent
Q	= Ladung
	= Wärmemenge
q	= Quartett (NMR)
quin	= Quintett (NMR)
R	= Ohmscher Widerstand
	= rectus (Konfigurationsbezeichnung)
	= Allgemeine Gaskonstante
	= Reagenz des Arzneibuches
	= organischer Rest, über C-Atom gebunden
R_f	= Retentionsfaktor, retention factor, ratio of fronts
R_S	= Auflösung (Chromatographie)
R_{St}	= relativer Retentionsindex
RO^-	= Alkoholat-Ion
ROH	= Alkohol
S	= sinister (Konfigurationsbezeichnung)
	= Elementsymbol Schwefel
	= Siemens (Einheit der Leitfähigkeit)
	= Entropie
s	= Sekunde

s	=	Singulett (NMR)
	=	Standardabweichung
S_E	=	elektrophile Substitution
S_N1	=	monomolekulare nucleophile Substitution
S_N2	=	bimolekulare nucleophile Substitution
S_Ni	=	innere nucleophile Substitution
S_R	=	radikalische Substitution
S_S	=	Symmetriefaktor (Chromatographie)
ΔS	=	Reaktionsentropie
S/N	=	Signal-Rausch-Verhältnis (signal/noise)
sec	=	Sekunde
sep	=	Septett (NMR)
sex	=	Sextett
T	=	absolute Temperatur in Kelvin
	=	Transmission
t	=	Temperatur in °C
	=	Zeit
	=	Tropfzeit (Polarographie)
	=	Triplett (NMR)
t_d	=	Totzeit
t_{dr}, t_R	=	Gesamtretentionszeit
t_r	=	Nettoretentionszeit
U	=	Elektrisches Potential
	=	Zellspannung (in Volt)
	=	Elementsymbol Uran
u	=	Ionenbeweglichkeit
	=	Strömungsgeschwindigkeit (Chromatographie)
U_p	=	Polarisationsspannung
V	=	Volt (Einheit der Spannung)
	=	Volumen (in Liter)
	=	Elutionsvolumen (Chromatographie)
	=	Elementsymbol Vanadin
v	=	Geschwindigkeit
	=	Wanderungsgeschwindigkeit (Ionen)
	=	verdünnt
Vol%	=	Volumenprozent
W	=	Quantenenergie
w	=	Massengehalt
X	=	Röntgenstrahlung
x	=	Schichtdicke
	=	allgemeines Symbol Messwert
	=	Stoffmengenanteil

X^-	= allgemeines Symbol Anion
x_i	= Messwert
$\bar{x}$	= Mittelwert

Z	= Zahl der Normalschwingungen (IR)
z	= Äquivalenzahl

α	= Drehwinkel
	= Kernspinzustand (NMR)
	= Dissoziationsgrad, Protolysegrad
	= Nachbarposition zu einer funktionellen Gruppe
$[\alpha]_D^{20}$	= Spezifische Drehung
$^{\alpha}H$	= Wasserstoffkoeffizient (zur Korrektur von Komplexstabilitäten)
β	= Kernspinzustand (NMR)
γ	= Gyromagnetisches Verhältnis
	= Aktivitätskoeffizient
	= Gammastrahlung
δ	= Chemische Verschiebung
δ^+, δ^-	= Partialladung
ε	= Absorptionskoeffizient (molarer)
	= Dielektrizitätszahl
ε_o	= Dielektrizitätszahl (Vakuum)
ε_{max}	= Absorptionskoeffizient (Absorptionsmaximum)
η	= Überspannung
Λ	= Äquivalentleitfähigkeit
λ	= Wellenlänge
	= Ionenbeweglichkeit
λ_{max}	= Wellenlänge (Absorptionsmaximum)
μ	= reduzierte Masse
μA	= Mikroampere
μg	= Mikrogramm
μm	= Mikrometer
ν	= Frequenz
$\bar{\nu}$	= Wellenzahl
π	= Bindungsart
ρ	= Spezifischer Widerstand
	= Dichte
ρ_*	= Massenkonzentration
ρ_t	= Dichte bei t °C
σ	= Bindungsart
τ	= Titrationsgrad
	= Chemische Verschiebung
Φ	= Fließgeschwindigkeit (Chromatographie)
χ	= Spezifische Leitfähigkeit
Ω	= Ohm (Einheit des Widerstandes)

Rechenhilfen

Erfahrungsgemäß bereiten infolge der Kürze der für die Lösungen der MC-Fragen zur Verfügung stehenden Zeit Berechnungen mithilfe der (des)

- **Henderson-Hasselbalch-Gleichung,**
- **Nernstschen Gleichung**
- **Lambert-Beer-Gesetzes**

dem Studenten einige Mühe. Aus diesem Grund wurde im vorliegenden Buch versucht, diese Berechnungen schrittweise und so exakt wie möglich durchzuführen, sodass der Student die Möglichkeit besitzt, sie leicht und bequem nachzuvollziehen.

Hierzu sollen auch die u. a. trivialen Rechenhilfen der Potenzrechnung und des logarithmischen Rechnens dienen, die häufig Bestandteil der Anwendung der o.a. Gleichungen sind:

Potenzrechnung

$$(X)^{\frac{a}{b}} = \sqrt[b]{X^a} \qquad\qquad X = \frac{10^x}{10^y} = 10^{(x-y)}$$

$$X = \frac{10^x}{10^{-y}} = 10^{(x+y)} \qquad\qquad X = \frac{10^{-x}}{10^{-y}} = 10^{(y-x)}$$

Logarithmisches Rechnen

$$\ln X = 2,3 \cdot \log X; \qquad \log 1 = 0$$

$$\log \frac{a \cdot b}{c} = \log \frac{a}{c} + \log b = \log a + \log b - \log c$$

$$- \log \frac{a \cdot b}{c} = \log c - \log a - \log b$$

$$\log 10^{-x} = -x; \quad -\log 10^{-x} = x; \quad \log 10^x = x;$$

$$\log x^a = a \log x; \quad \log x^{-a} = -a \log x$$

Sachregister

A

Abbe-Kompensator 321
Ableitungsspektroskopie 343
Abschirmung, diamagnetische 412
–, elektronische 413, 417
Absorption 317, 329, 343, **356**
–, integrale 395
–, spezifische 358
Absorptionsbanden 341
–, Beeinflussung 344
–, Gase 389
–, Verschiebungen 392
Absorptionskoeffizient, molarer 343, 358
–, spezifischer 358
Absorptionsmaxima, Benzol-Derivate 348
Absorptionsmessung, Lösungsmittel 354
Absorptionsspektroskopie 389
Absorptionsspektrum 342
–, Atom 330
–, Chromat/Dichromat-Lösungen 361
–, Interpretation 343
–, Natrium 336
Acebutolol 98
Aceclophenac 92
Acesulfam-Kalium 145
Acetacidium-Ionen 127, 145, 147
Acetacidiumperchlorat 135, 147
Acetaldehyd 188
–, frei 110
Acetanhydrid 104, 116

Acetanilid 105
Acetat-Ionen 127
Acetazolamid 132
Aceton 129, 349
Acetophenon 348
N-Acetylaminosäuren 142
Acetylcholinchlorid 105
Acetylcystein 185
N-Acetylhomocystein 185
Acetylsalicylsäure 105
–, bromometrisch 203
Acetyltryptophan 94
Acetyltyrosin 94
Achatmörser 403
Aciclovir 137, 140
Acidimetrie 70
–, Maßlösungen 88
–, Urtiter 88
Aciditätskonstanten 50
Acitretin 465
Acrolein 349
–, Elektronenanordnung 350
N-Acylaminocarbonsäuren 94
Acylierung 459
Adenin 137, 140 f
Adenosin 137, 140
Adenosinmonophosphat, periodatometrisch 197
Adenosintriphosphat, periodatometrisch 197
Adipate 143
Adipinsäure 92
Adrenalinhydrogentartrat 146
Adsorbat 428
Adsorbens 425
Adsorption 431
–, chromatographisch 426
Adsorptionsaffinität 430

Adsorptionschromatographie 426, 428
–, mobile Phase 430
Adsorptionsindikatoren 216
Adsorptionsisotherme 428
Äpfelsäure 92
–, spezifische Drehung 325
Äquivalentkonzentration **5**
Äquivalentleitvermögen 251
Äquivalentstoffmenge 3
Äquivalentzahl 4
Äquivalenzpotential, Redox-reaktion 164
Äquivalenzpunkt 23, 77 f
Aesculin 373
Affinitätschromatographie 428
Agarose 435
Aktivität 14
–, optische 322
Aktivitäten 36
Aktivitätskoeffizienten 14
–, mittlere 15
Alanin 137, 142
–, IR-Spektrum 401
Albendazol 137, 142
Albuminlösung 466
Alcuroniumchlorid 149
Aldehyde 109
Alfacalcidol 465
Alfadex 465
Alfentanil 98
Alfuzosinhydrochlorid 149
Alginsäure 92
Alizarin 84, 385
– S 216
Alkali, spektroskopisch 334
Alkalialkoholate 130
Alkalibromide, argento-metrisch 219

Alkalifehler 267
Alkalihydroxid, Maßlösungen 88
Alkalihydroxide 101, 130
Alkaliiodide 187
Alkalimetrie 70
–, Maßlösungen 88
–, Urtiter 88
Alkaloidsalze 100
Alkine 115
–, Banden 398
–, IR 398
Alkohole, Bestimmung 115
Alkylgruppen, Banden 397
–, IR 397
Alkylierung 459
Allantoin 96
Allopurinol 132 f, 465
Aloe 377
Alprazolam 137
Alprenolol 98
Alprostadil 465
Alterung 30
–, chemische 30
Aluminium, fluorimetrisch 385, 388
–, gravimetrisch 43
–, spektroskopisch 338
Aluminiumoxid als Sorbens 432
Aluminiumsilicate 435
Amantadin 97 f
Ambroxol 98
Ameisensäure 92, 129
–, Bestimmung 194
Amfetaminsulfat 147
–, polarimetrisch 328
Amidine 101
Amidotrizoesäure-Dihydrat, argentometrisch 222
Amikacin 465
Amikacinsulfat 465
Amilorid 98
Amincapronsäure 138
Amine, aromatische 201, 206
–, nitritometrisch 206
–, primäre 201, 206
–, Stickstoffbestimmung 201
α-Aminoalkohole, primäre 194
4-Aminoantipyrin 376
4-Aminobenzoesäureester, nitritometrisch 206
p-Aminobenzoesäureester 201

p-Aminobenzoesäureethylester 206
Aminocapronsäure 143
Aminodicarbonsäuren 94, 142
Aminoglutethimid 138
Aminogruppen, Banden 397
–, IR 397
p-Aminophenol 178
Aminopolycarbonsäuren 226
p-Aminosalicylsäure 208
α-Aminosäuren 111
Aminosäuren, acidimetrisch 142
–, alkalimetrisch 142
–, basische 142 f
–, gasvolumetrisch 142
–, Hydrochloride 143
–, neutrale 142
Amiodaron 98
Amisulprid 138, 142
Amitriptylin 97 f
Ammoniak 101
Ammonium-cer(IV)-nitrat 169
– cer(IV)-sulfat 169
– eisen(III)-sulfat-Lösung 169
– persulfat 181
Ammoniumbituminosulfonat 111
Ammoniumbromid nach Volhard 219
Ammoniumchloride 111
–, konduktometrisch 307
–, quartäre 189
Ammoniumhalogenide 111
Ammoniumhydrogencarbonats 103
Ammoniumhydroxide 101
–, quartäre 130
Ammoniumpersulfat, iodometrisch 181
Ammoniumsulfate, Titration 147
Ammoniumthiocyanat, Direkttitrationen 218
–, Maßlösungen 217
Amobarbital-Natrium 112
Amoxicillin 225
– Natrium 465
– Trihydrat 465
Amperometrie 252
–, Beispiel 295
–, Empfindlichkeit 296

–, Indikatorelektrode 294
–, Titrationskurven 295
Ampholyte 50
Ampicillin 225
–, wasserfrei 465
– Natrium 465
– Trihydrat 465
Amylopektin 181
Amylose 180
Amylosehelix 180
Analysator-Nicol 326
Analysenverfahren, elektrochemische 247
–, optische 315
–, spektroskopische 315
Anhydride 103
Anhydroretinol 378
Anilin 206, 348, 353
Anilin-Derivate, Bestimmung 200
Anilinium-Ion 348
Anionbasen 50
Anionen, Depolarisatoren 281
–, gravimetrisch 45
Anionenaustauscher 119, 121
Anionsäuren 50
Anisaldehyd-Reagenz 434
Anisol 348
Anisotropie 416
Anode 157, 248, 253
Anodenreaktion 270
Anregung, Molekülschwingungen 390
Anregungsbedingungen 331
Anregungsenergien 390
Anreicherungsgel 312
Antazolinhydrochlorid 132
Anthracen 348, 388
–, Absorptionsspektrum 382 f
–, Fluoreszenzspektrum 382 f
Anthrachinon 388
Anthraglykoside, kolorimetrisch 377
Antimon(III), iodometrisch 187
– Verbindungen 187
Antimon(III)-chlorid (SbCl$_3$) 377
Antioxidantien, chromatographisch 443
Apomorphinhydrochlorid 149
Aquokomplexe 29
Arbeitselektroden 255
Argentoacidimetrie 112

Argentometrie, Endpunkt 216
–, Fällungsindikator 212
– nach Budde 212, 223
– nach Fajans 220
– nach Mohr 220
– nach Volhard 218
– ohne Indikator 212
–, Titrationskurven 210
Arginin 101, 142 f
Argininhydrochlorid 149
Arsen, gravimetrisch 43
Arsen(III), iodometrisch 187
– oxid 169 f, 173
– Verbindungen 187
Arsenate, iodometrisch 183
Arsenige Säure 180
Arsenit, coulometrisch 276
Asche 46
–, physiologische 47
–, salzsäureunlösliche 47
Ascorbinsäure 68
–, acidimetrisch 184
–, iodometrisch 184
–, polarographisch 283, 293
Asparagin-Monohydrat 138
Aspartam 138, 143
Aspartinsäure 94
Astemizol 138, 142
Asymmetriepotential 267
Atenolol 138
Atom, NMR-aktivität 406
Atomabsorptionsspektral-photometer, Aufbau 337
Atomabsorptionsspektrosko-pie, Auswerteverfahren 337
–, Grundlagen 334
–, Messgenauigkeit 338
–, Messmethode 336
–, Nachweisgrenze 334
Atome, Anregung 334
–, Bindungsstärke 391
–, Lichtabsorption 334
–, schwingende 391
–, Schwingungsfrequenz 391
Atomemissionsspektrosko-pie, Anwendungen 334
–, Grundlagen 329
Atomisierung 331
Atropinsulfat 147 f
Atropinsulfat, polarimetrisch 328
Auflösung 438, 455
Ausschlusschromatographie 426, 463

–, Beispiele 466
Ausschlussgrenze 463
Ausschlussvolumen 463
Auswaschen, Niederschlag 31
Autoprotolyse 54, 128
–, Eisessig 127
Autoprotolysekonstante 55
Auxochrome 340, 345, **348**
Avogadro-Konstante 3
Azaringelb 83
Azathioprin 132 f
Azofarbstoffe 81, 83
Azokupplung 376
Azomethin 111
Azomethin-Gruppe 142
Azoverbindungen 208
Azoxyverbindungen 208
Azulen 373

B

Bacampicillinhydrochlorid 465
Baclofen 138, 141, 143
Bärentraubenblätter 376
Baljet-Reaktion 376
Bambuterol 98
Bandbreite, spektrale 369
Banden, 0-0- 382
–, chromatographische 429
Bandenspektren 341, 389
Bandenverbreiterung 437
Barbital 69, 112 f
Barbiturate 69, 112
–, argentometrisch 223
–, N-unsubstituierte 223
Barbitursäure 69
– 5,5-disubstituierte 223
Barbitursäuren, freie 113
Barium, gravimetrisch 43
–, spektroskopisch 338
Bariumchlorid 45
–, Maßlösungen 217
Bariumoxalat 43
Bariumperchlorat, Maßlö-sungen 217
Basen, Äquivalentkonzentra-tion 5
–, Basizität 52 f
–, schwache 135
–, starke 127
–, stickstoff-haltige 136
–, Titration 126
–, Wertigkeit 53
Basenexponent 51

Basenkonstante 51
Basislinientrennung, Auflö-sung 455
Basizitätskonstante 50
Bathochromie 344
Beclometasondipropionat 372
Bendroflumethiazid 132 f
Benperidol 138, 142
Benserazidhydrochlorid 149
Benzaldehyd 348
Benzalkoniumchlorid 189
Benzbromaron 96
Benzethoniumchlorid 189
Benzimidazol-Derivate 142
Benzin, Verunreinigungen 371
Benzoat 348
Benzocain 206
–, Bestimmung 200
–, nitritometrisch 206
1,4-Benzodiazepine 142
Benzoesäure 89, 92, 130, 181, 348, 354
Benzol 129, 348
–, Absorptionsbanden 347
–, Elektronenspektrum 352
–, gaschromatographisch 371
Benzol-Derivate, Absorpti-onsmaxima 348
Benzoldiazoniumion 206
Benzolsulfonamid 348
Benzolsulfonsäure 67
Benzonitril 348
Benzoylchlorid 105
Benzoylperoxid, iodome-trisch 181
Benzylalkohol 117
Benzylbenzoat 106
Benzylmandelat 106
Benzylnicotinat 138, 142
Benzylpenicillin-Benzathin 465
Benzylpenicillin-Kalium 465
Benzylpenicillin-Natrium 465
Benzylpenicillin-Procain 465
Bestimmungsgrenze 19
Betacarotin 345, 373
Betadex 465
Betahistidindimesilat 147 f
Betainhydrochlorid 92
Betamethason 373
Betamethasonacetat 373
– dihydrogenphosphat-Dina-trium 373

– dipropionat 373
– valerat 373
Betanidinsulfat 148
Betaxolol 98
Beweglichkeit, elektrophore-
    tische 310
Bezafibrat 92
Bezugselektroden 256, 294
Biamperometrie 193, 294,
    296
Bifonazol 138, 142
Biolumineszenz 380
Biopolymere Gelelektropho-
    rese 313
Biotin 133
Biperidinhydrochlorid 132
Bisacodyl 138, 142
Bivoltametrie 301
Blauverschiebung 344
Blei, gravimetrisch 43
–, spektroskopisch 338
Blindversuch 9
Blindwert 19
Boden, theoretischer 435
Bodenzahl 437
Boltzmann-Verteilung 407
Borax 119
Bornträger-Reaktion 377
Borsäure 67, 118
Borsäurechelatester 118
Bortrifluorid-Methanol-Rea-
    genz 458
Bratton-Marshall-Reagenz
    376
Brechungsindex 319
Brechzahl, absolute 319
– messung 320
–, relative 320
Brechzahldetektoren 462
Brenzcatechin 348
Britton-Robinson-Puffer
    282
Brönsted-Theorie 50
Bromallylbarbiturate, argen-
    tometrisch 221
Bromate, iodometrisch 182
Bromatometrie 197
Bromazepam 138
Bromcresolgrün 82
Bromcresolpurpur 82
Bromhexin 97 f
Bromid nach Mohr 220
Bromid-Bromat-Lösung
    169
Bromide, argentometrisch
    219

– neben Chloriden 220
–, Titration 150
Bromisoval, argentometrisch
    221
1-Bromnaphthalin 321
Bromocriptinmesilat 147 f
Bromometrie 197
Bromperidol 138, 142
Bromperidoldecanoat 138
Brompheniraminhydrogen-
    maleat 143, 145
Bromphenolblau 82, 86, 110
Bromthymolblau 82
Budde-Methode, Anwendun-
    gen 223
Budde-Titration 212
Budesonid 465
Bufexamac 132 f
Buflomedilhydrochlorid 149
Bumetanid 92
Bunsen-Reaktion 192
Bupivacain 97 f
Buprenorphin 138, 142
Buprenorphinhydrochlorid
    149
Buserelin 465
Busulfan 104, 106
1,3-Butadien 346
Butetamatdihydrogencitrat
    143
Butobarbital 112 f
Butoxycain 100
Butyl-4-hydroxybenzoat
    106
–, bromometrisch 204
Butylacetat, gaschromatogra-
    phisch 457
Butylscopolaminiumbromid
    nach Volhard 219

C

C18-Phase 433
Cadmium, spektroskopisch
    338
Caesiumchlorid, Flam-
    menphotometrie 332
Cahn-Ingold-Prelog-Nomen-
    klatur 322
Calcifediol 465
Calcitonin (vom Lachs) 465
–, Gelelektrophorese 313
Calcitriol 465
Calcium, Emission 332
–, gravimetrisch 44
–, spektroskopisch 334, 338

Calcium-p-aminosalicylat, ni-
    tritometrisch 206
Calciumascorbat, iodome-
    trisch 184
Calciumdobesilat, cerime-
    trisch 177
Calciumfolinat 465
Calciumoxalat-Fällung 37
Calciumpanthotenat 143
Calcon 236
Campher 349, 373
–, Oximtitration 110
Caprylsäure 92
Captopril 185
Carbamazepin 465
Carbamazin 373
Carbasalat 105
Carbenicillin-Dinatrium
    465
Carbidopa 143
– Monohydrat 138
Carbocistein 138, 143
Carbonat neben Hydrogen-
    carbonat 79
Carbonate 103
Carbonsäureamide 134
Carbonsäureanhydride 104
Carbonsäurechloride 105
Carbonsäuren 90, 143
–, Salze 146
Carbonylgruppen, Banden
    398
–, IR 398
Carboxylate 103
Carbromal, argentometrisch
    222
Carmustin 373
Carotin 341, 346
Carr-Price-Reaktion 377
Carvon, Oximtitration 110
Cascarabaumrinde 377
CD 365
CD-Spektrum 365
Cefaclor-Monohydrat 465
Cefadroxil 465
Cefalexin 465
Cefalotin-Natrium 465
Cefamandolnafat 465
Cefatrizin-Propylenglycol
    465
Cefazolin-Natrium 465
Cefixim 465
Cefoperazon-Natrium 465
Cefotaxim-Natrium 465
Cefoxitin-Natrium 465
Ceftazidim 465

Ceftriaxon-Dinatrium 465
Cefuroxim-Natrium 465
Cefuroximaxetil 465
Cellulose 434
Cephadroxil 465
Cephalexin 465
Cephalosporine 225
Cer(IV)-Maßlösungen 176
– sulfat-Lösung 170
Cerimetrie 176
Cetrimid 189
Cetylalkohol, gaschromato-
    graphisch 457
Cetylpyridiniumchlorid 189
Chelatbildner 226
Chelate 226
Chelatometrie 226
Chemolumineszenz 380
Chenodeoxycholsäure 92
Chinaldinrot 133, 135
Chinhydron, Strom-Span-
    nungs-Kurve 283
– Elektrode 259, 267
Chinidin 388
–, bromometrisch 200
– sulfat-Dihydrat 148
Chinin 78, 98, 350, 388
–, bromometrisch 200
Chininsulfat 148
– Lösung, Fluoreszenz 385
Chinolin 350
p-Chinonimin 178
Chinone 208
Chiralität 322
Chlor(methoxy)methan,
    NMR-Spektrum 412
N-Chlor-4-methylbenzolsul-
    fonamid-Natrium 182
4-Chlor-3-methylphenol nach
    Koppeschaar 201
Chloralhydrat 106
–, argentometrisch 222
Chlorambucil 91 f
Chloramin T 182
–, iodometrisch 182
Chloramphenicol 373
Chloramphenicolhydrogen-
    succinat-Natrium 373
Chloramphenicolpalmitat
    373
–, IR-spektroskopisch 404
Chlorate 208
–, iodometrisch 182
Chlorbenzol 348
Chlorcyclizin 98
Chlordiazepoxid 138, 142

Chlordiazepoxidhydrochlorid
    149
Chlorethan, NMR-Spektrum
    418 f
Chlorhexidindiacetat 143,
    146
– digluconat-Lösung 143
– dihydrochlorid 149
Chloride 106
–, Bestimmung 149
–, Fällung von 41
–, gravimetrisch 45
– nach Mohr 213, 220
– nach Volhard 219
– neben Bromid 224
– neben Iodid 225
–, potentiometrisch 149
Chlorobutanol, argentome-
    trisch 222
Chlorobutanol-Hemihydrat
    222
Chlorocresol nach Koppe-
    schaar 201
Chloroquinphosphat 147
Chloroquinsulfat 148
Chlorothiazid 133
Chlorphenaminhydrogenma-
    leat 144 ff
Chlorpromazin 97 f
Chlorprothixen 98
Chlorsulfonsäure nach Vol-
    hard 219
Chlortalidon 133
Chlortetracyclinhydrochlorid
    465
8-Chlortheophyllin 221
–, argentometrisch 222
Chlorwasserstoff, Acidität-
    konstante 128
Cholesterol, gaschromatogra-
    phisch 457
Cholinchlorid nach Mohr
    220
Chromate, Fällung 41
–, iodometrisch 182
Chromatogramm, äußeres
    429, 439, 451, 459
–, Auswertung 438
–, Entwicklung 429
–, inneres 429, 438
Chromatographie 425
–, chirale 461
–, Entwicklungstechnik 429
–, Normalphasen 462
–, Trennverfahren 426 f
Chromatometrie 205

Chromophore 340, **344**, 349,
    351
Chromotropsäure 194
Ciclopirox 96
Ciclosporin 465
Cilastatin-Natrium 94
Cilazapril 92
Cimetidin 98, 138, 142
Cinchocain 98
Cinnarizin 138, 141 f
Ciprofloxacin 138, 142
Ciprofloxacinhydrochlorid
    465
Circulardichroismus 365
Cisaprid 142
Cisapridtartrat 144
Cisaprid-Monohydrat 138
Cisplatin 465
Citiolon, iodometrisch 185
Citral, Oximtitration 110
Citrate 143
Citronensäure 67, 92
Clebopridmalat 144
Clemastinfumarat 144
Clenbuterol 97 f
Clindamycin 459
Clindamycin-2-hydro-
    genphosphat 465
Clindamycinhydrochlorid,
    gaschromatographisch 457
Clobetasonbutyrat 373
Clomifencitrat 144
Clomipramin 98
Clonazepam 138, 142
Clonidinhydrochlorid 132
Clotrimazol 138, 142
Cloxacillin-Natrium 465
Clozapin 98
Cocainhydrochlorid 149
Codein 98, 138, 141 f
Codein phosphat-Hemihy-
    drat 147
– Sesquihydrat 147
Coffein 138, 141 f
Colchicin 138
Colecalciferol 345, 465
Continuous-wave-Verfahren
    410
Coomassie-Färbung 312
Copovidon, Stickstoff-Be-
    stimmung 126
Corticotropin, Gelelektro-
    phorese 313
Cortisonacetat 373
Cotton-Effekt 324
Coulomb-Kraft 309

Coulometrie 252, 254
–, Anwendung 274
–, Berechnungen 275
–, galvanostatisch 274
–, Grundlagen 273
–, potentiostatisch 274
Creatinin 138, 141
Cresolrot 82
Cromoglycinsäure 143
Crospovidon, Stickstoff-Bestimmung 126
Crotamiton 465
CRS 22
Cumarin 106, 388
Cumarinsäure 106
CW-Geräte 410
Cyanid-Bestimmung nach Liebig 212
Cyaninfarbstoffe 347
Cyanocobalamin 373
– mittels HPLC 464
Cyanwasserstoff 129
Cyclizinhydrochlorid 149
Cyclobarbital-Calcium 113
Cyclodextrin als Sorbens 461
Cyclohalbacetal 328
1,3-Cyclohexadien 346
Cyclohexan, IR-Spektrum 400
Cyclopentolat 98
Cyclophosphamid 221
–, argentometrisch 222
Cyproheptadin 98
Cyproteronacetat 373
Cystein 185
Cysteinhydrochlorid-Monohydrat 185
Cystin, bromometrisch 198
Cytarabin 138, 140

D

D,L-System 322
D-Glucitol, periodatometrisch 196
D-Mannitol, periodatometrisch 196
Dampfdruck 446
Dansylchlorid 385
Dapson, nitritometrisch 206
Daunorubicinhydrochlorid 465
DC-Scanner 442
Dead-stop-Titrationen 296
Debye-Hückel-Gesetz 14

Deformationsschwingungen 394
–, asymmetrische 390
–, symmetrische 390
Dehydroascorbinsäure, iodometrisch 184
Dehydromethionin 186
Democlocyclinhydrochlorid 465
Depolarisator 273, 278
–, Arten 281
Deptropincitrat 144
Dequaliniumchlorid 149
Derivatisierungsverfahren, gaschromatographische 458
Derivativpolarographie 290
Desaktivierung, Molekülstruktur 384
–, strahlungslos 384
Desimipramin 98
Desipramin 97
Deslanosid, photometrisch 376
Desmopressin 465
Desorptionsvorgänge 425
Desoxycortonacetat 373
Detektion 442
–, polarimetrische 462
Detektoren, Aufbau 446
–, Fluorimeter 387
–, gaschromatographische 449
–, HPLC 462
–, IR-Spektroskopie 401
–, massenselektive 450, 462
–, Spektroskopie 333
Detomidin 98
Deuteriumoxid 411
Deuteroaceton 410
Deuterobenzol 411
Deuterochloroform 410
Deuterodimethylsulfoxid 411
Dexamethason, IR-spektroskopisch 404
Dexamethasonacetat 373
Dexamethasondihydrogenphosphat-Dinatrium 373
Dexchlorpheniraminhydrogenmaleat 144 f
Dexpanthenol 138
Dextran 435
Dextranblau 2000 464
Dextromethorphan 97 f

Dextromoramidhydrogentartrat 144
Dextropropoxyphenhydrochlorid 149
Diacetyldioxim 42
Diaminopyrimidin-Derivate 140
Diazepam 138, 141 f
Diazomethan 458
Diazoniumsalze 206
Diazotitration 300
–, Endpunkt 206
–, Indikatoren 206
Diazoxid 95
3,5-Dibromsalicylsäure 203
Dibutylphthalat 104, 107, 222
o-Dichlorbenzol als NMR-Testsubstanz 411
Dichromate, iodometrisch 182
Diclofenac 145
– Kalium 144
– Natrium 144
Dicloxacillin-Natrium 465
Dicycloverin 98
Dielektrizitätszahl, Lösungsmittel 129
Dienestrol 373
Diethylcarbamazindihydrogencitrat 144
Diethylenglykolmonoethylether, gaschromatographisch 457
Diethylphthalat 107
Diethylstilbestrol 373
Differentialrefraktometer 462
Differentialspektroskopie 343
Diffusion 247, 463
Diffusionsgrenzstrom 278, 280, **281**, 285, 294
Diffusionspotential 263
Diffusionsüberspannung 261
Diflunisal 91 f
Digitoxin, photometrisch 376
Diglyceride 108
Digoxin, photometrisch 376
Dihydralazinsulfat 190
–, bromometrisch 198
Dihydrochinaalkaloide, bromometrisch 200
Dihydrocodein 98
Dihydroergocristinmesilat 133

Dihydroergotamin, kolorimetrisch 376
Dihydroergotaminmesilat 376
Dihydroergotamintartrat 376
Dihydrogencitrate 143
Dihydrogenphosphate 67, 89
1,4-Dihydropyridin, cerimetrisch 178
1,4-Dihydropyridin-Derivate 178
1,8-Dihydroxyanthrachinon-Gerüst 377
2,3-Dihydroxypropyloctadecanoat, periodatometrisch 196
1,2-Dihydroxyverbindungen, periodatometrisch 193
Diiodpentoxid 182
Dikaliumchlorazepat 144 f
Diltiazemhydrochlorid 149
Dimercaprol 67, 185
5-Dimethylaminonaphthalinsulfonylchlorid 385
Dimethylanilin 348
Dimethylgelb 83
Dimethylphthalat als Referenzstandard 418
Dimethyltetradecylamin 102
Dimetidinmaleat 144 f
Dinatriumedetat 226
p-Dinitrobenzol 348
Dinoprost-Trometamol 465
Dinoproston 465
Diphenhydramin 98, 138
Diphenoxylat 98
Diphenylamin 166
Diphenylbenzidin 166
Diphenylbenzidinviolett 166
Diphenylhydantoin 113
Diprophyllin 138, 142
Dipyridamol 136
Direktpotentiometrie 262
Dirithromycin 465
Disopyramid 138
Disopyramidphosphat 147
Dispersion 319
Dissoziation, elektrolytische 247
Dissoziationskonstante 51, 127
Distickstoffmonoxid, Gas-IR-Spektrum 403
–, gaschromatographisch 457
Disulfiram nach Volhard 218

Disulfite, iodometrisch 188
Dithizon 236
Dithranol 132 f
Dobutaminhydrochlorid 149
Domperidol 138
Domperidon 142
Domperidonmaleat 144
Dopaminhydrochlorid 149
Doppelbindungen, Banden 397
–, IR 397
Doppelschicht, elektrochemische 254
Dosulepinhydrochlorid 149
Doxapram 98
Doxepinhydrochlorid 149
Doxorubinhydrochlorid 465
Doxycyclin 465
Doxycyclinhyclat 465
Drehsinn 322
Drehung, Anwendungen 327
–, Messung 326
–, optische 323, 324, 326
–, spezifische 323, 324, 327
Drehungswinkel, optischer 323
Drehvermögen, optisches 323
Dreifachbindungen, Banden 398
–, IR 398
Drillschwingung 390
Droperidol 138, 142
Dublett 335
Dünnschichtchromatogramm, Auswertung 442
Dünnschichtchromatographie 426
–, Anwendung 442
–, Durchführung 440
Durchlässigkeit, prozentuale 356
– s.a. Transmission 356
Durchtrittsreaktion 253
Durchtrittsüberspannung 261
Dutrieux-Methode 113

E

ECD 449
Econazolnitrat 146
Eichanalyse 453
Eichfaktor 20
Eichfunktion 20
Eichkurve 20
Eichkurvenverfahren 386

–, Atomabsorptionsspektroskopie 337
–, Flammenphotometrie 331
–, Polarogramme 286
Eichzusatz 22
Eigendissoziation 54
–, nitritometrisch 207
–, spektroskopisch 338
Eigenfluoreszenz 387
Eigenlöschung 384
Einfallswinkel 321
Einschlussverbindung 180
Einstab-Glaselektrode 257
Einstabmessketten 257
Einstrahlphotometer, Aufbau 367
Eintauchkolorimeter nach Dubosq 369
Eisen, gravimetrisch 44
–, spektroskopisch 338
Eisen(II)-fumarat 176
Eisen(II)-gluconat 176
Eisen(II)-sulfat 176
–, chromatometrisch 205
–, Lösung 170
–, Maßlösung 209
–, Reduktionen 209
Eisen(II)-Verbindungen, oxidimetrisch 175
–, permanganometrisch 175
Eisen(III), iodometrisch 183
Eisen(III)-chlorid-Hexahydrat 183
Eisen(III)-Verbindungen, iodometrisch 183
Eisenpulver, chromatometrisch 205
Eisessig, Autoprotolysekonstante 127
–, Dielektrizitätszahl 127
Elektrochemie, Grundlagen 247
Elektroden 252, 256
–, Arten 255
– erster Art 256
–, ionenselektive 266
–, kombinierte 266
–, Polarisierbarkeitsbereiche 288
–, Reaktionen 253
– zweiter Art 256
Elektrodenpotenzial 254
Elektrogravimetrie 254
–, galvanostatisch 270
–, potentiostatisch 269
Elektrolumineszenz 380

Elektrolyse 252
–, Grundlagen 270
–, Strom-Spannungs-Kurve 260
Elektrolyte 247, 282
Elektrolytlösung, Gesamtleit-fähigkeit 248, 250
–, Grenzleitfähigkeit 252
–, Ionenwanderung 249
–, spezifischer Widerstand 250
Elektronen, angeregte 329
Elektronenanregung 338, 380
Elektroneneinfangdetektor 450
Elektronenhülle 329
Elektronenspektrum, äußere Einflüsse 351
–, Interpretation 347
–, Lösungsmitteleffekte 351
–, Quadratwurzelgesetz 347
Elektronenübergänge 331, **338**, 340, 342, 382
– Anzahl 331
–, Auswahlregeln 344
–, Schema 341
–, verbotene 344
Elektronenspins 335
Elektropherogramm 312
Elektrophorese, Anwendun-gen 313
–, Auswertung 312
–, disc- 312
–, Grundlagen 309
–, Ionenbeweglichkeit 310
–, quantitative 314
–, Träger 311
–, Trägerfreie 311
Elektrophoresegerät 311
Element, galvanisches 156
Eluotrope Reihe 431
Elution, Gradienten 429
–, isokratische 429
Elutionsmittel 425, 428
Elutionsvolumen 463
Emerson-Reaktion 376
Emetin 98
Emission 317, 329
Emissionslinie, Intensität 331
Emissionsspektren 393
–, Atome 330
–, Natrium 336
–, Serien 330
Empfindlichkeit 19 f
–, Waage 32
Enalaprilmaleat 92

Enantiomere 322
Enantiomertrennung 440
Endcapping 433
Endpunkt 24
Endpunktsbestimmung 24
Energiezustände, Molekül 317
Enoxolon 133
Entschirmung 413
Entwicklung, Chromato-gramm 441
–, zweidimensionale 445
Eosin 215 f
Ephedrin 98, 102
Epinephrinhydrogentartrat 144
Erdalkalielemente 334
Erdalkalihydroxide 101
Erfassungsgrenze 19
Ergocalciferol 465
Ergometrinhydrogenmaleat 144
Ergotamintartrat 144
Erythromycin 465
Erythromycinlactobionat 465
Erythromycinstearat 465
Essigsäure 88, 92, 129
–, Äquivalentleitfähigkeit 251
–, Äquivalentleitvermögen 251
Essigsäureallylester, IR-Spektrum 401
Essigsäureethylester, IR-Spektrum 400
Ester 103, 446
Esterzahl 109
Estolide 107
Estradiolbenzoat 373
Estradiolhemihydrat 373
Estriol 373
Etacrynsäure 91 f
–, acidimetrisch 199
Etamsylat, cerimetrisch 177
Ethacridin 388
Ethacridinlactat 144, 350
Ethambutoldihydrochlorid, polarimetrisch 328
Ethanol 129
–, chromatometrisch 205
Ethen 346
Ether 129
Ethinylestradiol 115
–, IR-spektroskopisch 404
Ethionamid 138, 141 f
Ethisteron 115
–, IR-spektroskopisch 404

Ethosuximid 132 f
Ethoxychrysoidin 168, 198
Ethyl-4-hydroxybenzoat 106
–, bromometrisch 204
Ethylbenzol als NMR-Test-substans 411
2-Ethylcrotonsäure 222
Ethylendiamin 102
Ethylendiamintetraessigsäure 226
Ethylenglycol, periodatome-trisch 195
Ethylmorphinhydrochlorid 149
Etilefrinhydrochlorid 149
Etodolac 133
Etofenamat 104, 107
Etofyllin 138, 142
Etomidat 138, 142
Etoposid 465
Extinktion 356
Extinktion s.a. Absorption 356
Extrapolation 26

F

Fällen 28
Fällung, fraktionierte 213
–, homogene 30
–, kristalline 28
Fällungsanalysen 27, 210
–, coulometrisch 277
Fällungsform 27, 39, 210
–, Beispiele 38
Fällungsgrad 28, 211
Fällungsreagenzien, anorga-nische 41, 45
–, organische 42
Fällungstitration 210
–, Endpunkt 211, 269
–, konduktometrisch 307
–, Maßlösung 217
–, potentiometrisch 269
–, Urtitersubstanz 217
Färbungen, Flüssigkeiten 379
Fajans-Methode, Anwendun-gen 220
– Titration 212, 215
Faktor, empirischer 41
–, gravimetrischer 40
Famotidin 138
Faraday-Konstante 254, 270
Faradaysche Ströme 253
Faradaysches Gesetz **254**, 270, 273

Farbe 318, 355
Farbindikatoren 66
Faulbaumrinde 377
Fehler 16
–, absolute 17
–, relative 17
–, systematische 16
–, zufällige 16
Feld-sweep-Methode 410
Felodipin 178
Fenbendazol 138, 142
Fenbufen 93
Fenofibrat 465
Fenoterolbromid nach Vol-
   hard 219
Fentanyl 138, 142
Fentanylcitrat 144
Fenticonazolnitrat 146
Fernkopplung 423
Ferricyphen 167
Ferriine 166
Ferrocyphen 167
Ferroin 166
Ferrometrie, Endpunkt 209
Feststoffe 402
Fettanalytik, refraktome-
   trisch 322
Fettbegleitstoffe 48
Fette, Hydrogenzahl 116
–, Hydroxylzahl 115
–, Iodzahl 190
–, Kennzahlen 108
–, Peroxidzahl 191
–, Reinheitskriterium 94
–, unverseifbarer Anteil 47
–, Verdorbenheitsgrad 191
Fettsäure, Iodzahl 190
FID 449
Filterhilfsmittel 434
Filtration 31
Filtrieren 31
fingerprint-Bereich 394
Fischer-Nomenklatur 322
Flammenionisationsdetektor
   449
Flammenphotometer, Auf-
   bau 333
–, Eichung 333
–, Messmethode 333
Flammenphotometrie 329
–, Auswertung 331
Flecainidacetat 144
Flecken, chromatographische
   429
Fließmittel 425
Flucloxacillin-Natrium 465

Flucytosin 138, 140 f
Fludrocortisonacetat 373
Flüssigchromatographie 426,
   460
Flüssigkeiten, Färbung von
   379
–, Feststoffe 402
–, IR-Spektroskopie 402
–, optische Drehung 324
– spezifische Drehung 325
Flumazenil 138, 142
Flumequin 133
Flumetasonpivalat 373
Flunitrazepam 139, 142
Fluocinolonacetonid 373
Fluocortolonpivalat 373
Fluoren 384
Fluorescein 215 f
–, Fluoreszenz 384
Fluorescein-Natrium 373
Fluoreszenz 383
–, Anregung 382
–, Chelatbildung 385
–, Intensität 386
–, Molekülstruktur 384
–, Quantenausbeute 386
–, Spektrum **381**, 386
Fluoreszenzausbeute 384
Fluoreszenzchromophor 382
Fluoreszenzlöschung 384
Fluoreszenzmarker 385
Fluoreszenzmessungen 386
fluoreszierende Stoffe 388
Fluoride 148
Fluorimeter 386
Fluorimetrie 385
–, Anwendungen 387
–, Bestimmungsgrenze 386
–, Grundlagen 380
–, Lösungsmittel 386
–, Nachweisgrenze 387
Fluorophor 386
Fluorouracil 132 f
Fluoxetinhydrochlorid 465
Fluphenazin 142
Fluphenazindecanoat 139
Fluphenazindihydrochlorid
   149
Fluphenazinenantat 139
Flurazepam 98
Flurbiprofen 93
Flusssäure 89
Flutamid 373
Flutrimazol 139, 142
Fokussierung, isoelektrische
   313

Folsäure 328
Folsäure-Bestimmung, kolo-
   rimetrisch 376
Formaldehyd 111
–, Bestimmung 194
–, kathodische Reduktion
   284
Formaldehyd-Lösung 188
Formamid 129
Formoltitration **111**, 142
Forscarnet-Natrium 103
Fosfomycin, periodatome-
   trisch 196
Fosfomycin-Trometamol 465
Fourier-Transformations-
   Spektrometer 410
Fraktionssammler 460
Fremdlöschung 384
Frequenz-sweep-Verfahren
   410
β-Front 441
Fructose, polarimetrisch 328
FT-Geräte 410
Furosemid 91, 93
Fusidinsäure 93

G

Gallamintriethoiodid 151
Gasadsorptionschromatogra-
   phie 446, 448
Gasanalyse 403
Gaschromatogramm 446, 455
–, Auswertung 451, 453
–, Erfassungsgrenze 457
–, Flächenauswertung 454
Gaschromatograph, Aufbau
   447
Gaschromatographie 426
–, Anwendungen 457
–, Ausführung 451
–, Derivatisierung 458
–, Durchführung 446
Gase, Absorptionsbanden
   389
–, IR-Spektrum 403
Gaselektrode 256
Gasverteilungschromatogra-
   phie 446, 448
Gauß-Verteilung 18
Gay-Lussac-Titration 212
GC-MS-Geräte 450
Gelatine 284
Gelelektrophorese 313
Gelfiltrationschromatogra-
   phie 463

Gelpermeationschromatographie 463
Genauigkeit 16
Gerüstschwingungen **392**, 394
Gesamtaciditätskonstante 127
Gesamtasche 46
Gesamtbasizitätskonstante 127
Gesamtdissoziationskonstante 13
Gesamtretentionszeit 440, 452
Gewichtsprozent 7
Gipsgehalt 432
Glaselektrode 259, **266**
–, Eichung 265
–, Standardpufferlösungen 265
Gleichgewicht, chemisches 11
–, elektrochemisches 253
Gleichgewichtsexponent 12
Gleichgewichtskonstante 161
–, stöchiometrische 12
–, thermodynamische 14
Gleichgewichtszustand, dynamischer 11
Gleichspannungspolarograph, Aufbau 289
Gleichstrompolarographie 278
Glibenclamid 95
Gliclazid 139, 142
Glipizid 133
γ-Globulin 310
Glockenkurve 429
Glucagon, Gelelektrophorese 313
Glucose 328
–, polarimetrisch 328
Glucose-Lösungen, Gehaltsbestimmungen 321
–, refraktometrisch 321
D-Glucuronsäure 133
Glühen 31
Glutamin 139
Glutaminsäure 94, 142
Glutaminsäurehydrochlorid 94
Glutethimid 114
Glycerin, periodatometrisch 196
Glycerol 108

Glycerol, periodatometrisch 196
–, refraktometrisch 321
Glycerolgehalt 321
Glycerolmonostearat, periodatometrisch 196
Glyceroltrinitrat-Lösung 133
Glycin 139
Glycinhydrochlorid 78
Glycol 193
Glycolspaltung 193
Glyoxal-Lösung, Oximtitration 110
Gonadorelin 465
Gonadorelinacetat 465
Gradientenelution 460
Gradientenmischer 460
Gravimetrie 27, 210
–, Berechnung 38
–, Fehler 27
–, Lösen 27
Grenzflächenelektrophorese 311
Grenzleitfähigkeit 252
Grenzstromtitration 294
Grenzwinkel, Totalreflexion 321
Griseofulvin 373
Größenausschlusschromatographie s.a. Ausschlusschromatographie 463
Grundelektrolyt 278
– Aufgaben 282
Grundlösungen 282, 288
Grundschwingungen 393
Grundstrom 278
Grundzustand 329
Gruppenfrequenzen 394
Guaifenesin, periodatometrisch 196
Guanethidin 101
Guanethidinmonosulfat 148
Guanidin 67

H

HÄGG-Diagramme 25
Halbaminal 186
Halbmikro-Bestimmung 299
Halbneutralisationspunkt 64, 73
Halbschattenmethode 327
Halbstufenpotential 279, 285
– Kationen 280
Halbzelle 156
Halochromie 353

Halogenate, iodometrisch 182
Halogene 190
Halogene, organisch gebundene 221
Halogenide 103, 210
–, Simultantitration 224
Halogenidionen, konduktometrisch 308
Haloperidol 139, 142
Haloperidoldecanoat 139
Harnstoff 126
–, Basizitätskonstante 128
Henderson-Hasselbalch-Gleichung 63
Henry-Dalton-Gesetz 162
Heparin-Salze, elektrophoretisch 313
HETP 435
n-Hexan, IR-Spektrum 399
Hexachlorbutadien, IR-Spektroskopie 402
–, Probenvorbereitung 402
Hexamethylentetramin 111, 136
Hexamidindiisetionat 134
Hexatrien 346
Hexetidin 139 ff
Hexobarbital 112
–, argentoacidimetrisch 199
–, bromometrisch 199
Hexylresorcin, bromometrisch 203
Hilfsnicol 327
Histaminphosphat 147
Histamin 98
Histidin 102, 142
Histidinhydrochlorid-Monohydrat 94
Hochdruckchromatographie 459
– Hochdruckflüssigkeitschromatographie (HPLC) 426
Hochfeld 414
Hochfeldverschiebung 413
Hochfrequenz-Messbrücke 408
Hochfrequenztitrationen 302
– Hochleistungs-Flüssigkeits-Chromatographie (HPLC) 460
–, Anwendungen 464
Hochleistungsdünnschichtchromatographie (HPTLC) 426
Hohlkathodenlampen 336

Holmiumperchlorat-Lösung 368
Homatropin 98
Homatropinmethylbromid nach Volhard 219
HOMO 339, 346
HPLC, Anwendungen 464 f
–, Detektoren 462
HPLC-Anlage, Aufbau 460
HPLC-Geräte, Aufbau 461
HPLC-MS-Geräte 462
HPTLC-Platten 440
Humaninsulin 465
Hundsche Regel 329
Hydantoine 69, 113
Hydroxybenzoesäureester, bromometrisch 204
α-Hydroxycarbonylverbindungen 194
Hydralazinhydrochlorid 190
Hydrazin 198
Hydrobromide 150
Hydrochinon 348
–, cerimetrisch 177
Hydrochloride 148
Hydrochlorothiazid 132, 134
Hydrocodon 98
Hydrocortisonacetat 373
Hydrocortisonhydrogensuccinat 373
Hydrogencarbonate 103
Hydrogenmaleate 143
Hydrogentartrate 143
Hydromorphon 100
Hydroxid-Ion 56
Hydroxide, Fällung von 41
– neben Carbonat 79
Hydroxocobalaminacetat 373
Hydroxocobalaminhydrochlorid 373
Hydroxocobalaminsulfat 373
4-Hydroxyacetanil 178
Hydroxybenzen nach Koppeschaar 202
Hydroxybenzoat 104
2-Hydroxybernsteinsäure 145
4-Hydroxycumarin (R=OH) 388
Hydroxyethylsalicylat 204
2-Hydroxyisovaleriansäure 221
Hydroxylaminhydrochlorid 109

Hydroxylgruppen, Banden 396
–, Bestimmung 115, 193
–, IR 396
–, vicinale 193
1-(4'-Hydroxyphenyl)-2-methylamino-ethan-1-ol-tartrat nach Koppeschaar 201
Hydroxylzahl **115**
–, Pesez-Methode 117
Hydroxyzindihydrochlorid 149
Hyoscyaminsulfat 148
Hyperchromie 344
Hypochromie 344
Hypoiodit 188
Hypsochromie 344

I

Ibuprofen 91, 93
Idoxuridin 134
-I-Effekt 415
Ifosfamid 465
Ilkovič-Gleichung 281, **285**
Imidazol-Derivate 142
Imipenem 465
Imipramin 98
Immunelektrophorese 313
Immunglobulin 466
–, elektrophoretisch 313
Immunsera, elektrophoretisch 313
Indapamid 465
Indikatorelektrode 256
Indikatoren, Auswahl 87
–, einfarbige 81
–, Mischkontrast- 86
–, Neutralisation 81
–, Redox- 166
–, Säure-Base- 81
–, Umschlagsintervall 85
–, zweifarbige 81
Indikatorexponent 85
Indikatormethode 57
Indikatorumschlag 85
Indometacin 91, 93
Induktionsperiode 28
Injektorblock 447
Inklusion 30
Insulin 464 f
Integrationskurve 411
Integrator, elektronischer 454
Interface 462
Interferenzfilter 334

Interferon-Lösungen, elektrophoretisch 314
Interhalogenverbindungen 190
intersystem crossing 384
Iod(V), iodometrisch 182
Iod-Lösung 170
Iod-Lösung, ethanolhaltige 187
Iod(V)-oxid 182
4-Iodphenazon 187
Iod-Stärke-Chlathrat 180
– Reaktion 180
Iodatometrie 189
Iodid-Bestimmung nach Fajans 220
Iodide, argentometrisch 220
–, Iodmonochlorid-Verfahren 189
– nach Volhard 220
–, Titration 151
Iodmonochlorid-Verfahren 189
Iodometrie 179
Iodzahl, Fette 190
Iohexol, argentometrisch 222
Ionenassoziationen 129
Ionenaustauscher 119
–, Ankergruppen 120
–, Austauschaktivität 123
–, Austauschkapazität 123
–, Belegungskapazität 123
–, Festionen 120
–, Selektivität 122
Ionenaustauscherchromatographie 119, 426, 462
Ionengleichungen 11
Ionenleitfähigkeit 249
Ionenleitung 247
Ionenstärke **13**, 15
Ionenwanderungsgeschwindigkeit 249
Ionisationskonstante 127
Iopamidol, argentometrisch 222
Iopansäure, argentometrisch 222
Iotalaminsäure 221
–, argentometrisch 222
Ipratropiumbromid, argentometrisch nach Volhard 220
IR-Absorptionsfrequenzen 396
IR-Absorptionsmaximum, Lagerverschiebungen 392
–, Wellenzahl 392

IR-Anregung 394
IR-Banden, Intensität 396
IR-Bereich, ferner 389
–, mittlerer 389
–, naher 389
IR-Spektralphotometer, Aufbau 401
–, Lichtquelle 401
IR-Spektren 396
–, Abweichungen 404
–, Aufnahmetechniken 402
–, Auswertung 395
–, Beispiele 399
–, Interpretation 399
–, Nullinie 395
–, Probenvorbereitung 402
–, Schwingungsbereiche 395
IR-Spektrometer, Prüfparameter 402
IR-Spektroskopie 389
–, Anwendungen 402 f
–, Lösungsmittelauswahl 402
–, Messmethode 401
–, Schwingungsarten 390
IR-Strahlung, Voraussetzung 394
Isochinolin 350
Isoconazol 139, 142
Isoconazolnitrat 146
Isoelektrischer Punkt 310
Isoleucin 139
Isomalt 465
Isomorphie 30
Isoniazid 167
–, bromometrisch 198
Isonicotinsäure 198
Isoprenalinhydrochlorid 149
Isoprenalinsulfat 148
Isopropanol, IR-Spektrum 400
Isopropylmyristat, gaschromatographisch 457
Isopropylpalmitat, gaschromatographisch 457
Isosbestischer Punkt 360
Isosorbiddinitrat 465
Isosorbidmononitrat 465
Isothiazolidin-Derivat 186
Isotretinoin 134
Isoxsuprin 98
Itraconazol 139
Ivermectin 465

J

Jablonski-Schema 382 f

K

Kalibrierung 20
Kalignost 42
Kaliumacetat 144
Kaliumbromat 173
Kaliumbromat-Maßlösung 171 f, 198
Kaliumbromid 174
Kaliumbromid, argentometrisch nach Volhard 220
–, Pressling 403
Kaliumchlorid, Äquivalentleitfähigkeit 251
–, Äquivalentleitvermögen 251
–, nach Volhard 219
Kaliumchlorid-Lösung 369
Kaliumcitrat 144
Kaliumclavulanat 465
Kaliumdichromat-Maßlösung 171
Kaliumdihydrogenphosphat 89
Kaliumhexacyanoferrat(III) 376
Kaliumhydrogenaspartat-Hemihydrat 144
Kaliumhydrogenphthalat 89
–, Urtitersubstanz 136
Kaliumhydroxid 80, 88
Kaliumhydroxid-Lösung 131 f
Kaliumhydroxid-Lösung, ethanolische 88, 132
Kaliumlactat-Lösung 144
Kaliumpersulfat 181
Kaliumiodat-Maßlösung 171, 189
Kaliumiodid, Iodmonochlorid-Verfahren 189
Kaliumnitrat 124
Kaliumpermanganat, iodometrisch 182
Kaliumpermanganat-Maßlösung 171
Kaliumpersulfat, iodometrisch 181
Kaliumsorbat 144
Kaliumseifen 95
Kalomelelektrode 256
–, gesättigte 258
–, Normal- 258
Kapazitätsverhältnis 453
Kapillar-GC 446
Kapillarelektrophorese 313
Kapillarsäulen 448

Karl-Fischer-Methode 117
Karl-Fischer-Titration 136, 192
–, Titrationsendpunkt 193
–, Titrationskurve 300 f
Kathode 157, 248, 253
Kathodenreaktion 270
Kationbasen 50
Kationen, Depolarisatoren 281
–, gravimetrisch 41
Kationenaustauscher 119, 120
–, Struktur 122
Kationsäuren 50
Kedde-Reaktion 376
Kennzahlen, Iodzahl 190
–, oxidimetrische 190
Kernbromierung 197
Kernresonanzspektrometer, Aufbau 409 f
–, Einteilung 409
Kernresonanzspektroskopie 405
Kernresonanzspektrum 409
Kernspin 405
Ketamin 98
Ketoconazol 139
Ketone 109
Ketoprofen 93
Kieselgele als Sorbens 432
–, fluoreszierende 433
–, modifizierte 434
–, silanisierte 433
–, Trennvermögen 433 f
Kieselgur **434**, 448
Kippschwingung 390
Kjeldahl-Bestimmung 112, 124
Klarpunkt 212
Koagulation 29
Kohlenmonoxid 182
–, NDIR-Spektroskopie 403
Kolloide 29
Kolorimeter 369
Kolorimetrie 366
Komplementärfarbe 318, 355
Komplexbildung 29, 36
Komplexe 226
Komplexometrie 226
–, Endpunkt 269
–, potentiometrisch 269
Konduktometrie 252
–, Beispiele 303
–, Grundlagen 301

–, Messanordnung 302
–, Titrationskurven 303
Kongorot 216
Kontrastindikator 86
Konvektion 247
Konzentrationskette 156, 259
Konzentrationslöschung 384
Konzentrationspolarisation 257
Koordinationszahl 226
Koppeschaar-Titration 197, **200**
Kopplungen, Fern- 423
–, geminale 423
–, Long range 423
–, Spin-Spin 418, 423
–, vicinale 423
Kopplungskonstante 419, 423 f
Kraft, elektromotorische 157, 259
Kraftkonstante 391
p-Kresol nach Koppeschaar 201
Kristallformen, Modifikationen 404
Kristallkeime 28
Kristallviolett 84, 135 f, 143
Kryomagnet 410
Küvetten 369
Kupfer 44
–, elektrogravimetrisch 273
Kupfer(II)-Salze, iodometrisch 183
Kupferbestimmung, iodometrisch 183
Kupfersulfat-Lösung, Elektrolyse 271

L

Labetalolhydrochlorid 149
β-Lactamantibiotika 225
Lactid 107
Lactitol-Monohydrat 465
Lactone 103
Lactose, polarimetrisch 328
Lactoylmilchsäure 107
Lactulose 465
Ladestrom, kapazitiver 279
Ladung, Coulometrie 274
– Lambert-Beer-Gesetz 337, **357**, 395
–, Berechnungsbeispiele 361
–, Gültigkeit 358

Lanatosid C, photometrisch 376
Laufmittel 425
Lavendelöl 107
Leerlaufspannung 263
Leitelektrolyte 282
Leiter 2. Klasse 247
–, Leitfähigkeit 248
–, Widerstand, spezifischer 248
Leitfähigkeit, Äquaivalent- 251
–, elektrolytische 248
–, Konzentrationsabhängigkeit 251
–, molare 251 f
–, spezifische 248, 250, 302
Leitfähigkeitszelle 248 f
Leitsalz 278
–, Aufgaben 282
Leitwert 248
Leucin 139
Leuprorelin 465
Levamisol 98
Levocabastin 98
Levocarnitin 144
Levodopa 139, 141, 143
Levodropropizin 139
Levomepromazin 98
Levomepromazinmaleat 144
Levonorgestrel 115
Levothyroxin-Natrium, polarimetrisch 328
Lewis-Säure 118
Licht, monochromatisches 323
–, weißes 319
Lichtabsorption 318, **356**
–, Atome 334
–, Farbe 355
–, UV-Bereich 338
–, VIS-Bereich 338
Lichtbrechung 319 f
Lichtemission 329
– angeregter Atome 336
Lichtenergie 316
Lichtgeschwindigkeit 315
Lichtintensität 356
Lichtquanten 316
Lichtquelle 366
Lichtweglänge 323
Lidocain 98, 139
Liebig-Titration 212
Ligand 226
Linalylacetat 104, 107
Lincomycin 459

Lincomycinhydrochlorid, gaschromatographisch 457
Lindan 221
–, argentometrisch 223
Linearität 19
Linienspektrum 330
Lisinopril 94
Lisinoprildihydrat 94
Lithiumatom 329
Lithiumcarbonat 103
Lithiumcitrat 144
Lithiummethanolat 88
Lithiummethanolat-Lösung 131 f
Löslichkeit 32, 36
–, Berechnungsbeispiele 34
–, molare 34
– schwacher Säuren 37
– sehr starker Säuren 38
Löslichkeitsbeeinflussung 36
Löslichkeitsexponenten, Salze 33
Löslichkeitsprodukt 33
–, pK$_L$-Werte 467
–, Tabelle 467
–, Temperaturabhängigkeit 34
Lösungen 4, 402
–, spezifische Drehung 325
Lösungsdruck 254
Lösungsmittel 32
–, amphiprotische 51, 128
–, aprotische 128
–, Autoprotolyse 55
–, deuterierte 410
–, Dielektrizitätszahlen 129
–, Durchlässigkeitsgrenzen 355
–, IR-Spektroskopie 402
–, nivellierender Effekt 128
–, NMR-Spektroskopie 410
–, protische 128
Lokalanästhetika, nitritometrisch 206
Lomustin, argentometrisch 223
Longitudinaldiffusion 436
Lonium-Ion 128
Loperamid 98
Lorazepam 134
Lovastatin 465
Lumineszenz 380
LUMO 339, 346
Lyat-Ionen 51, 55, 128
Lynestrenol 115
Lyonium-Ionen 51, 55

Lyothyronin-Natrium 465
Lysin 143
Lysinhydrochlorid 149
Lysin-Monohydrat 139

M

Magnesium, gravimetrisch
  44
–, spektroskopisch 338
Magnesiumperoxid 181
–, iodometrisch 181
Magnesiumstearat 458
Malachitgrün 84, 135
Malaprade-Reaktion 193
Malate 145
Malathion 465
Maleate 143
Maleinsäure 93
Malondialdehyd 192
Maltilol 465
Maltose, polarimetrisch 328
Mannit, periodatometrisch
  196
Mannitol 328, 465
–, Reaktionen 118
Mannose, polarimetrisch 328
Maprotilin 99
Markerproteine 314
Maßanalyse 22
Masse, molare 3
Massenanteil 7
Massenbruch 7
Massengehalt 7
Massenkonzentration 7
Massenprozent 7
Massentransfer 437
Massenverteilungsverhältnis
  (Kapazitätsverhältnis) 456
Massenwirkungsgesetz 12
Maßlösungen 4, 6, **8**, 69
–, Acidimetrie 88
–, Alkalimetrie 88
–, Faktorermittlung 169
–, Fällungstitrationen 217
–, Genauigkeit 8
–, Korrekturfaktor 8
–, Molarität 6
–, Normalfaktor 10
–, Normalität 6
–, Normierung 9
–, oxidimetrische 169
–, Säure-Base-Titrationen 87
–, wasserfreie Titration 88
Mebendazol 139, 141 f
Meclozin 99

Medroxyprogesteronacetat
  374
Mefenaminsäure 93
Mefloquinhydrochlorid 149
Mehrkomponentenanalyse
  359
Menadion, cerimetrisch 177 f
Mengendetektoren 449
Meningokokken-Polysaccha-
  rid-Impfstoff 466
Menthol 108, 117 f
–, gaschromatographisch 457
Menthon 108
–, Oximtitration 110
Menthylacetat 108
Mepivacain 99
Meprobamat 126
Mepyraminhydrogenmaleat
  144, 146
Mercaptane, iodometrisch
  185
– s. a. Thioalkohole 185
– s. a. Thiole 185
Mercaptopurin 132, 134
Mercurimetrie 225
Mesilate 147
Messelektroden 256, 266
Mestranol 115
Metall(ionen)elektrode 256
Metallabscheidung 271
Metalledetate 227
Metallindikatoren, Beispiele
  236
Metallionen, Halbstufenpo-
  tentiale 280
Metamfetaminhydrochlorid
  132, 134
Metamizol, iodometrisch 186
– Natrium 186
Metanilgelb 83
Metforminhydrochlorid 149
Methadonhydrochlorid 149
–, polarimetrisch 328
Methanol 129
Methansulfonsäure 89, 106
Methanylgelb 86
Methaqualon 139
Methenamin 136, 141
Methionin 139, 143
–, iodometrisch 186
Methode 214, **215**
Methotrexat 465
1-Methylnaphthalin 321
Methyl-4-hydroxybenzoat
  106
–, bromometrisch 204

Methylacetat 104
Methylatropiniumbromid 151
–, polarimetrisch 328
Methylatropiniumnitrat 146
N-Methylbarbiturate, argen-
  tometrisch 224
p-Methylbenzonitril, IR-
  Spektrum 400
Methyldopa 139, 141, 143
Methylenblau 86, 341
–, Leukoform 167
α-Methylenmechanismus 191
Methylmethoniumchlorid
  149
Methylol-Verbindung 111
Methylorange 79, **83**, 89, 135,
  198
3-Methylpentan, IR-Spek-
  trum 400
Methylphenobarbital 112
Methylprednisolonacetat 374
Methylprednisolonhydrogen-
  succinat 374
Methylrot 83, 86, 135, 167,
  198
Methylsalicylat 104, 107
–, bromometrisch 203
Methyltestosteron 374
Methylthiouracil 114
Methylthymolblau 236
Metilsulfate 147
Metixen 99
Metoclopramid 99, 139
Metoprololsuccinat 144
Metoprololtartrat 144
Metrifonat, argentometrisch
  223
Metronidazol 139, 141 f
Metronidazolbenzoat 139
Mexiletinhydrochlorid 149
Mianserin 99
Miconazol 139, 142
Miconazolnitrat 146
Midazolam 139
Migration 247, 309
Mikroelektroden 277
Mikroverfahren, verteilungs-
  chromatographisches 444
Milchsäure 93, 107
Milieu, chromatographisches
  430
Mineralölverschnitt 48
Minocyclinhydrochlorid 465
Minoxidil 139 f
Mischindikator 86
Mischphase 4

Mitfällung 30
Mitoxantronhydrochlorid 465
Mitteldruckchromatographie 459
Mittelwert 17
Mohr-Methode 212
– Anwendungen 220
Mohr-Titration 212
Mol 3
Molalität 5
Molarität **4**, 8
Moleküle, Elektronenanregung 341
–, Spektren 342
Molekülorbitale 338
Molekülschwingungen **389**, 390, **392**, 393 f
Molekülspektroskopie Grundlagen 338
Moleküldiffusion 436
Molekularsiebe 434
Molenbruch 8
Molmasse 3
Moment, magnetisches 406
Mometasonfuroat 374
Monochromatoren 333 f, 401
–, NIR-Spektrometer 404
Monoglyceride 108
Monomethylsulfat 192
Morantelhydrogentartrat 144
Morin 385
Morphinhydrochlorid 149
Morphinsulfat 148
Multiplett 420, 422
Multiplizität 424
Multiplizitätsregel 421
Mupirocin 465
– Calcium 465
Mutarotation 328
Mutterkornalkaloide, kolorimetrisch 376

N

Nabumeton 465
Nachfällung 30
Nachweisgrenze 19
–, Flammenphotometrie 332
Nalidixinsäure 132
Naloxon 99
Naphazolin 97, 99
Naphazolinnitrat 146
Naphthalin 348

Naphtharson 236
Naphtholbenzein 84, 135, 142
Naproxen 91, 93
Natrium, Absorption 336
Natriumacetat 144
–, konduktometrisch 307
Natriumalendronat 465
Natriumamidotrizoat, argentometrisch 222
Natriumarsenit 180
– Maßlösung 172
Natriumazid 464
Natriumbenzoat 144
–, bromometrisch 203
Natriumbismutat, iodometrisch 183
Natriumbromid 174
–, argentometrisch nach Volhard 220
Natriumcaprylat 144
Natriumcarbonat 89
–, konduktometrisch 307
Natriumchlorid nach Mohr 220
– nach Volhard 219
–, Urtitersubstanz 217
Natriumcitrat 144
Natriumcromoglicat 143, 144, 146
Natriumcyclamat 147
–, D-Linie 323
–, Emissionsspektrum 336
–, ethanolische 131
Natrium-D-Linie 320
Natriumdihydrogenphosphat-Dihydrat 89
Natriumdisulfit, iodometrisch 188
Natriumfluorid 148
Natriumfusidat 103
Natriumheptansulfonat 147, 148
Natriumhydrogencarbonat, Konduktometrisch 307
Natriumhydroxid 80
Natriumhydroxyd-Lösung 131
–, ethanolische 88, 132
Natriumhypochlorit, iodometrisch 181
Natriumiodid, Iodmonochlorid-Verfahren 189
Natriumlactat 144
Natriummetabisulfit, iodometrisch 188
Natriummethanolat 88

Natriummethanolat-Lösung 131, 133
Natriummethyl-4-hydroxy-benzoat 144 f
Natriumnitrit 174
–, cerimetrisch 175, **177**
– Maßlösung 172, 206
Natriumoxalat-Urtiter 171
Natriumpantothenat 144
Natriumpicosulfat 139
Natriumpropyl-4-hydroxy-benzoat 144 f
Natriumsalicylat 144, 203
–, spektroskopisch 334, 338
Natriumsalicylat 187
Natriumsulfat 124
Natriumsulfit, iodometrisch 188
Natriumtetraborat 119
Natriumthioglycolat 185
Natriumthiosulfat, iodometrisch 188
– Maßlösung 172
Natriumvalproat 144
NDIR-Spektroskopie 403
Neohespiridindihydrochalcon 465
Neostigminbromid 123, 151
Neostigminmesilat 123
Nernst-Stift 401
Nernstsche Gleichung 254, 263
Nernstsches Verteilungsgesetz 427
Neßlers Reagenz 112
Nettoretentionszeit 440, 452
Neutralisationsanalysen, coulometrische 276
Neutralmoleküle, Depolarisatoren 282
–, polarographisch 290
Nicethamid 139, 141 f
Nickel, gravimetrisch 45
–, spektroskopisch 338
Nickeldiacetyldioximat 45
Nickschwingung 390
Niclosamid 134
Nicol-Prisma 326
Nicotin 139, 142
Nicotinamid 139, 141 f
Nicotinsäure 91, 93
Niederdruckchromatographie 459
Nifedipin, cerimetrisch 178
Nimesulid 96
Nimodipin 178

NIR-Messverfahren 404
NIR-Reflexionsspektrosko-
　pie 404
NIR-Spektren 404
NIR-Spektrometer, Aufbau
　404
–, Lichtquelle 404
NIR-Spektroskopie 404
–, Anwendung 405
Nitranilsäure, titanometrisch
　209
Nitrate, Titration 145
Nitrazepam 139, 141 f, 354
Nitrendipin 178
Nitrile, Banden 398
–, IR 398
Nitritometrie, Endpunkt 206
–, Indikatoren 206
Nitroacetanilid 134
Nitroanilin 348
Nitrobenzol 348
p-Nitrobenzoylchlorid, ar-
　gentometrisch 223
Nitrofural 374
Nitrofurantoin 374
Nitroprussidnatrium nach
　Volhard 219
Nitrosoverbindungen 208
Nitroverbindungen 208
Nizatidin 465
NMR 418, 423
NMR-Aktivität, Beispiele
　406
NMR-Spektrometer, Auflö-
　sungsüberprüfung 411
–, Kontrolle 411
–, Signal-Rausch-Verhältnis
　411
–, Testsubstanzen 411
NMR-Spektroskopie 405
–, Lösungsmittel 410
–, Messmethode 410
–, Prinzip 406
NMR-Spektrum 409
–, Auswertung 411
–, chemische Verschiebung
　424
–, Chlorethan 418
–, Signallage 424
Nomegestrolacetat 374
Nonoxinol 465
Noradrenalinhydrogentartrat
　146
Norepinephrinhydrochlorid
　150
–, polarimetrisch 328

Norepinephrinhydrogentar-
　trat 144, 328
– s. a. Noradrenalin 144
Norethisteronacetat 115
Norfloxacin 139, 142
Norgestrel 115
Normalasche 47
Normalfaktor 10
Normalität 5
Normalphasen-Chromatogra-
　phie 462
Normalpotentiale 153, **154**
–, Tabelle 469
Normalschwingungen, An-
　zahl 393
Normalverteilung 18
Normalwasserstoffelektrode
　154, 256, **257**
Nortriptylin 99
Noscapin 99, 139, 142
Nujol 402

O

Oberschwingungen 391, 404
Octatetraen 346
Octoxinol 465
Octyldodecanol, gaschroma-
　tographisch 458
Öle, ätherische 321, 458
–, chromatographisch 443
–, fette 48, 115, 443 f
–, fette, Kennzahlen 108
–, fremde 444, 458
–, gaschromatographisch 458
–, Hydroxylzahl 115
–, Reinheitsprüfung 321
Ölsäure, gaschromatogra-
　phisch 458
Ofloxacin 139
Ohmsches Gesetz 248
Okklusion 30
Olivenöl 118
–, Verunreinigungen 371
Olsalazin-Natrium 103
Omega-3-Säurenethylester
　458
– 3-Säurentriglyceride 458
–, gaschromatographisch 458
Omeprazol 96, 103
Opium 465
Orbitale 329
n-Orbitale 340
π-Orbitale 339
σ-Orbitale 339
Orciprenalinsulfat 148

ORD-Kurven 323 f
Ornithin 143
Ornithinaspartat 143 f
Ornithinhydrochlorid 150
Osmiumtetroxid 169
Ouabain, photometrisch
　376
Oxalsäure-Oxalat-Urtiter
　171
Oxazepam 139, 142
Oxedrin nach Koppeschaar
　201
Oxedrintartrat nach Koppe-
　schaar 201
Oxfendazol 139, 142
Oxid 152
Oxidation 152
–, anodische 270
Oxidationsmittel 152
–, Äquivalentkonzentration 5
–, coulometrisches 276
–, iodometrisches 181
Oxime 109
Oximtitration 109
–, direkte Methode 110
Oxin 42
Oxinat 43
Oxiranan-Derivate, perioda-
　tometrisch 196
Oxolinsäure 132, 134
Oxybuprocainhydrochlorid
　150
Oxybutynin 99
Oxycodon 100
Oxymetazolinhydrochlorid
　150
Oxyphenbutazon 68
Oxyprenolol 99
Oxytetracyclin 465
Oxytetracyclinhydrochlorid
　465
Oxytocin 465
Oxytocin mittels HPLC 464

P

Palmitoylascorbinsäure, io-
　dometrisch 184
Pancuroniumbromid 151
Papaverin 99
Papierchromatogramm, An-
　wendungen 445
–, Auswertung 445
Papierchromatographie (PC)
　426
–, Durchführung 444

Papierelektrophorese 311
Paracetamol, cerimetrisch 178
Paraffine 446
–, IR-Spektroskopie 402
–, Probenvorbereitung 402
–, Verunreinigungen 371
Paraldehyd, Reinheitsprüfung 110
Pascalsches Dreieck 422
Paste 402
Pauli-Prinzip 329
Peak, Fläche 453
– nach Condal-Bosch 454
–, Flächenberechnung 454
–, Halbwertsbreite 453
Peakhöhe 453
Pefloxacinmesilat 147
Penamaldsäure 225
Penbutololsulfat 148
Pendelschwingung 390
Penicillamin 139, 143, 185
Penicilline 225
Penicillosäure 225
2,4,4,6,6-Pentabrom-1-cyclo-hexen-3,5-dion 203
1,4-Pentadien 351
Pentaerythrityltetranitrat 465
Pentamidindiisetionat 134
Pentan 129
Pentazocin 99, 139
Pentobarbital 112 f
– Natrium 112
Pentoxifyllin 139, 141 f
Peptisation 29
Perchlorsäure 88 f, 135, 148
–, Aciditätskonstante 128
–, Herstellung 135
–, Maßlösung 135, 143, 145 ff, 149 f, 151
Perfluorkohlenwasserstoff, IR-Spektroskopie 402
–, Probenvorbereitung 402
Pergolidmesilat 465
Periodat-Verbrauch, Bestimmung 194
Periodatometrie 193
Permanganometrie 155, **173**
Peroxidzahl, Fette 191
Perphenazin 139, 142
Pethidinhydrochlorid 149
Petroläther-Methode 48
Pfefferminzöl 108
–, Mentholgehalt 118
pH-Skala, empirische 264
pH-Wert 37, **56**

–, Basen 58 f
–, Berechnungen 57
–, Bestimmung 57
–, kolorimetrisch 264
–, Messung 264
–, potentiometrisch 264
–, Protolyten 60 f
–, Pufferlösungen **62**, 63 f
–, Säuren 57 f
–, Salzlösungen 61
Phasen, HPLC 461 f
–, mobile 425, 430, 462
–, stationäre 425, 431, 461
Phasenübergänge 425
Phenacetin, dünnschichtchromatographisch 444
–, nitritometrisch 207
Phenanthrolinhydrochlorid 166
Phenazon 186
Pheniraminhydrogenmaleat 144 f
Phenobarbital 69, 112 f
– Natrium 102, 113
Phenol 348
–, IR-Spektrum 400
– nach Koppeschaar 202
Phenol-Derivate, kolorimetrisch 376
– nach Koppeschaar 201
Phenolat 348
– Anion 145
Phenole 67
Phenolphthalein 79, 81, 89
Phenolrot 82 f
– nach Koppeschaar 202
Phenolsulfonphthalein nach Koppeschaar 202
Phenothiazine, chromatographisch 443
Phenoxybenzaminhydrochlorid 374
Phenoxyethanol 118
Phentolaminmesilat 134
Phenylalanin 139
Phenylbutazon 68
Phenylendiamin-Derivate 178
Phenylephrin 97, 99, 139
Phenylhydrazinhydrochlorid 190
Phenylmercuriborat, Borat-Bestimmung 119
– nach Volhard 218
Phenylmercurinitrat nach Volhard 218

Phenylpropanolamin 99
Phenytoin 69, 114
– Natrium 113
Pholcodin 139
Phosphat, Gehaltsbestimmung 90
Phosphate, Fällung 42
–, Titration 147
Phosphoreszenz 383 f
Phosphorsäure 12, 67, 89
Photodioden-Array-Detektoren 462
Photolumineszenz 380, 383
Photometrie, Beispiele 373
–, Gehaltsbestimmung 373
Photomultiplier 387
Photonen 316
Phthaleine 81
Phthaleinfarbstoffe 215
Phthaleinpurpur 236
Phthalsäureanhydrid 105
Phthalylsulfathiazol 93
Physostigminsalicylat 145
Physostigminsulfat 148
Picotamid 140, 142
Pikrinsäure 67
Pilocarpin 99
Pilocarpinnitrat 146
Pimozid 140, 142
Pindolol 102
Piperacillin 465
– Natrium 465
Piperazin 78
–, Derivate 142
Piperazinadipat 145
Piperazincitrat 145
Piretanid 140, 142
Piroxicam 140, 142
Pivampicillin 465
Pivmecillinamhydrochlorid 465
Planck-Einstein-Beziehung 330
Plancksche Gleichung 316
Plasmaproteinlösung 466
Platinelektroden 270
–, rotierende 288
Poggendorfsche Kompensationsmethode 264
pOH-Wert, Berechnungen 57
Polarimeter, Eichung 327
–, Nullpunkt 327
Polarimetrie 315
–, Grundlagen 322
Polarisation 261
Polarisator-Nicol 326

Polarisierbarkeit 320
Polarisierbarkeitsbereich 288
Polarität, Lösungsmittel 352
Polarogramm 278
–, Auswertung 284 f
–, Beispiele 293
–, Chinhydron 283
–, Stufenhöhe 280
–, Substanzgemische 291
Polarograph 289
Polarographie 252, **277**
–, Anwendungen 289
–, Aufbau 287
–, Elektroden 287
–, Empfindlichkeit 279
–, Grundlagen 278
–, Maximum 283
–, Nachweisgrenze 279
–, Simultanbestimmungen 290
–, Strom-Spannungs-Kurve 278
–, Verfahren 287
Polyacrylamide 435
Polyacrylamidelektrophorese 312
Polyelektrolyte 119
Polyene, Absorptionsmaxima 346
–, Elektronenspektren 347
–, konjugierte 347
Polyether 446
Polyethylenglycole 118, 446
Polykieselsäure-Xerogele 432
Polystyrol-Film, Spektrum 402
Polystyrolgerüst 121
Porter-Silver-Reaktion 370
Potential 153
–, Sauerstoff-Elektrode 162
– Wasserstoff-Elektrode 162
Potentiometrie 252
–, Anwendung 268
–, Grundlagen **262**
–, Messungen 263
–, Titrationen 268
Povidon, Stickstoff-Bestimmung 126
Präzessionsbewegungen 406
Präzision 19
Prazepam 140, 142
Praziquantel 374
Prednicarbat 465
Prednisolonacetat 374

Prednisolondihydrogenphosphat-Dinatrium 374
Prednisolonpivalat 374
Prednison 374
Pressling 402 f
Prilocain 99, 140
Primaquinbisdihydrogenphosphat 147
Primidon 374
Probenecid 91, 93
Procainamidhydrochlorid, nitritometrisch 207
Procainhydrochlorid, nitritometrisch 207
Prochlorperazinhydrogenmaleat 145
Progesteron 374
–, IR-spektroskopisch 404
Prolin 140
Promazin 99
Promethazin 97, 99
Propacetamolhydrochlorid 150
Propanthelinbromid 151
Propionsäureanhydrid 116
Propionsäureanhydrid-Reagenz 117
Propofol 465
Propranolol 97, 99
Propyl-4-hydroxybenzoat 106
–, bromometrisch 204
Propylthiouracil 67, 114
Propyphenazon 140 f
Proteine, Gelelektrophorese 313
–, relative Molekülmasse 313
Protirelin 465
Protolysen 50
Protolyte **76**, 127
–, Aciditätskonstanten 128
–, Basizitätskonstanten 128
Proxyphyllin 140, 142
Prozentangaben 8
Pseudoephedrin 99
Pseudohalogenide 210
pT-Wert 70
Pufferkapazität 65
Pufferkurven 65 f
Pufferlösungen, pH-Wert 63
Pufferpunkt 73, 77
Pulfrich-Refraktometer 321
Pulspolarographie 287
Purine 114
Pyrazinamid 140
Pyrethamin 140

Pyridin 112 f, 116, 192, 350, 353
–, Basizitätskonstante 128
– Kaliumacetat 128
Pyridiniumsalze 113
Pyridostigminbromid 151
Pyridoxin 99
Pyridylazonaphthol 236
Pyrimethamin 140 f
Pyrosulfite, iodometrisch 188
Pyrrolidin-Derivate 142

Q

Quadratwurzelgesetz 347
Quantenausbeute 386
Quartett 420
Quecksilber, spektroskopisch 338
Quecksilber(I)-chlorid 187
–, iodometrisch 187
Quecksilber(II)-nitrat-Lösung, Maßlösung 225
Quecksilber-Linie 323
Quecksilbernitrat, Maßlösungen 217
Quecksilbertropfelektrode 259, **278**, 287
Quenching 386
Quendelkraut 376

R

R,S-System 322
Radiant 324
Radiolumineszenz 380
Radiowellen 408
Raman-Spektroskopie 393
Ramipril 93
Ranitidin 99
ratio of fronts 438
Reabsorption 386
Reaktionsüberspannung 261
Redoxelektrode 256
Redoxgleichgewicht 161
Redoxhemmung 162
Redoxindikatoren, Auswahl 169
–, einfarbiger 169
–, Farbumschlag 168
–, Umschlagspunkt 168
–, Wirkungsweise 166
–, zweifarbiger 168
Redoxpaar, korrespondierendes 152 ff
Redoxpotential **153**, 159

–, Konzentrationsabhängig-
keit 155
–, pH-Abhängigkeit 160
Redoxreaktionen 152
–, Titrationskurven 162
Redoxtitrationen, coulome-
trisch 276
–, Endpunkt 269
–, konduktometrisch 307
–, potentiometrisch 269
Reduktion 152
–, kathodische 270
Reduktionsmittel 152
–, Äquivalentkonzentration 6
–, coulometrisch 276
–, indirekte 184
–, iodometrisch 183
–, Titration 184
Reduktor 152
Referenzelektroden 256, 259
Referenzelektropherogramm
314
Referenzsubstanz 22
–, chemische 22, 403
–, IR-Spektroskopie 403
Reflexion 320
Refraktion 319
Refraktometer 320
–, Anwendungen 321
–, Referenzsubstanzen 321
Refraktometrie 315
–, Brechzahl 319
Regressionskoeffizient 20
Reifung 30
Reihe, eluotrope 430
Reinhardt-Zimmermann-Lö-
sung 175
Rekristallisation 30
Relaxation 408
Remissionsmessung 405, 442
Reproduzierbarkeit 17
Reserpin 374
Resonanz **407**, 408
Resonanzabsorption 335
Resonanzfrequenz 408, 417
–, Beispiele 409
Resonanzlinie 335 f
Resonanzsignale 413
– Aufspaltungsmuster 422
–, Intensität 417
–, NMR-Spektrum 411
Resonanzwert 413
Resorcin nach Koppeschaar
202
Reststrom 278
Retention, relative 453

Retentionsfaktor 438
Retentionsvolumen 440, 446
Retentionszeit 440, 446
–, Gaschromatographie 452
Retinol 345 f
Retinolsäure 134
Retinsäure 134
reversed phase-Materialien
433
Rf-Werte 438
–, Beeinflussung 438
Rhabarber 377
Riboflavin 388
– Natrium-Dihydrat 374
Ribose, periodatometrisch
197
Richtigkeit 19
– einer Messung 16
Rifampicin 374
Ringstrom 416
Risperidon 140, 142
Rizinolsäure 118
Rizinusöl 118
Robustheit 19
Röhrenvoltmeter 264
Rotationsdispersion optische
323
Rotationsseitenbanden 411
Rotationsübergänge 389
Rotationszustand, Änderung
389
Rotverschiebung 344 f
Roxithromycin 465
RP-Chromatographie 433
RST-Wert 439
Rücktitrationen 23, 136, 199
Rutosid 134

S

Saccharin 96
– Natrium 145
Saccharose, Drehung 327
–, polarimetrisch 328
Sättigungskonzentration 34
Säule, Güte 464
Säulenchromatographie (SC)
426, **459**
–, Ionenaustausch 119
Säure, Äquivalentkonzentra-
tion 5
–, Wertigkeit 53
Säure-Base-Indikatoren 81
–, Umschlagsintervall 84
Säure-Base-Paar, konjugier-
tes 51

–, korrespondierendes 51
Säure-Base-Titrationen 70
–, Endpunkt 266, 269
– Endpunktes 266
–, Maßlösungen 88
–, potentiometrisch 269
Säuredissoziationskonstan-
ten, Tabelle 468
Säureexponente 51
Säurefehler 267
Säuregemische, Simultanbe-
stimmung 305
Säurekonstante 51
Säuren, Acidität 52, 54
–, schwache 130 f
–, starke 127
–, Titration 126, 130
–, volumetrisch 130
Säurezahl 116
–, Fette 94
–, Wachse 94
Salbutamol 140
Salbutamolsulfat 148
Salicylsäure 67, 91, 93
–, bromometrisch 203
Salicylsäureester 203
Salicylsäuresalze 203
Salpetersäure 88 f
Salzfehler 267
Salzsäure 88 f
Sandwich-Kammern 441
Sauerstoff-Elektrode 162
Schaukelschwingung 390
Schiffs-Reagenz, Schwefeldi-
oxidgehalt 188
Schwefeldioxid, iodometrisch
188
Schwefelsäure 88 f, 129
Schwermetallionen, polaro-
graphisch 290
Schwingungen, entartete 393
– gekoppelte 392
Schwingungsarten 393 f
–, IR-Spektroskopie 389
Schwingungsfrequenzen 391
–, Atomgruppen 399
Schwingungsgrundzustand
391
Schwingungsquantenzahl 391
Schwingungsübergang 389
Scopolamin 99
SDS-PAGE 312
Secobarbital-Natrium 112
Sekundärelektronenverviel-
facher 387
Selektivität 19

Selendisulfid, iodometrisch 188
Sennesblätter 377
Sennesfrüchte 377
Serin 140
Sertaconazolnitrat 146
Serumalbumin 310
Siebeffekt, inverser 463
Signal-Rausch-Verhältnis (signal/noise) 457
Silanisieren 448
Silbernitrat-Maßlösungen 217
Silber, spektroskopisch 338
Silber/Silberchlorid-Elektrode 256, **258**
Silberchlorid 29
Silberhalogenide, gravimetrisch 34
Silbernitrat 45
– nach Volhard 218
Silbersulfat, konduktometrisch 308
Siliconöle 446
Silylierungsmittel 459
Simultantitration 306
–, Halogenide 224
Simvastasin 465
Singulettgrundzustand, angeregter 380
Singuletts 418
Singulettzustände 383
Snellius-Gesetz 320
Sörensen 142
Sörensentitration 111
Solvatochromie 352
–, Lösungsmitteleffekte 351
Solvenstheorie 51
Somatostatin 465
Somatotropin 313, 466
Sorbens 425, 428
Sorbentien 431, 461
–, chirale 440
–, HPLC 461
Sorbinsäure 93
Sorbit, periodatometrisch 196
Sorbitol 328, 465
–, periodatometrisch 196
Sorption 425
Sorptionsmittel 440
Sorptionsvermögen 425
Sorptionsvorgänge 425
Spaltbreite, instrumentelle 369
Spannungsreihe 153, **154**

Spectinomycinhydrochlorid, gaschromatographisch 458
Spektralanalyse 329
Spektralbereich 317
–, sichtbarer 318, 339
– ultravioletter 339
Spektralfluorimeter, Aufbau 387
Spektrallinie 330
–, Intensität 332
Spektralphotometer, Absorptionskontrolle 368
–, Aufbau 366 f
–, Auflösungsvermögen 368
–, Küvetten 369
–, spektrale Bandbreite 369
–, Streulichtanteil 369
–, Wellenlängenkontrolle 368
Spektralphotometrie 366
Spektrometrie 366
Spektroskopie 315, **366**
–, Anwendungen 370
–, naher IR-Bereich 404
Spektrum, elektromagnetisches 317
–, Molekül 317
Spezifität 19
Spin 329
α-Spin 407
β-Spin 407
Spin-Spin-Kopplung 411, **418**
Spinquantenzahl 409
Spinumkehr 384, 408
Spinzustände 409
Spironolacton 374
Sprühreagenz 443
Standard, externer 20
–, innerer 453
–, interner 21
–, interpolierter 21
–, primärer 9
–, sekundärer 9
Standardabweichung 16 f
Standardpotentiale 154
Standardzumischmethode, Flammenphotometrie 331
Standardzumischverfahren 25, 338
Stanozolol 140, 142
Stearinsäure, gaschromatographisch 458
Steroide, ethinyl-substituierte 115
Steroidhormone, dünnschichtchromatographisch 442

–, Identitätsprüfung 370
Stickstoff-Bestimmung 124
Stöchiometrie 11
Stoffgleichung 11
Stoffmenge 3
Stoffmengenanteil 7
Stoffmengenkonzentration 4
–, Wasser 5
Stokessches Gesetz 309, 381
Strahlung, elektromagnetische 315
Strahlungsenergie, molare 316
Streckschwingungen 389 f
Streudiffusion 436
Streulicht 369
Strömungsgeschwindigkeit, optimale 437
Strom, kinetischer 284
Strom-Spannungs-Kurven 260
– polarographische 278
–, voltammetrische 277
g-Strophantin, photometrisch 376
Stufen anodische 283, 293
–, polarographische 279, **280**
Stufenhöhe 280
Substitutionstitration 23
Succinylsulfathiazol, nitritometrisch 207
Sufentanil 140, 142
Sufentanilcitrat 145
Sulfacetamid-Natrium, nitritometrisch 207
Sulfadiazin, nitritometrisch 207
Sulfadimidin, nitritometrisch 207
Sulfadoxin, nitritometrisch 207
Sulfafurazol, nitritometrisch 207
Sulfamerazin, nitritometrisch 207
Sulfamethizol, nitritometrisch 207
Sulfamethoxazol, nitritometrisch 207
Sulfamethoxypyridazin, barometrisch 208
–, nitritometrisch 208
Sulfametoxydiazin, barometrisch 208
–, nitritometrisch 208
Sulfamidothiazol 201

Sulfanilamid, barometrisch 208
–, nitritometrisch 208
Sulfasalazin 374
Sulfat-Bestimmung nach Fajans 220
Sulfatasche 46
Sulfate, Fällung 42
–, Fällungstitrationen 217
–, gravimetrische 30, 34, 45
–, Titration 147
Sulfathiazol 201
–, barometrisch 208
–, nitritometrisch 207 f
Sulfide 29
–, Fällung 42
Sulfinpyrazon 96
Sulfisomidin, barometrisch 208
–, nitritometrisch 208
Sulfite 188
Sulfonamide 201, 206
–, barometrisch 208
–, Bestimmung 200
–, nitritometrisch 206, 208
Sulfonate, Titration 147
Sulfonsäuren 67
–, Salze 147
–, Titration 147
4,4'-Sulfonyldianilin, nitritometrisch 206
Sulfophthaleine 81, **82**
Sulfoxide 208
Sulindac 91, 93
Sulpirid 140, 142
Sumatriptansuccinat 465
Suxamethoniumchlorid 150
Suxibuzon 93
Symmetriefaktor 456

T

Tageslicht 321, 355
Tailing 441
Tamoxifencitrat 145
Tartrate 143
Tartrazin 216
Tastpolarographie 287
TBAH-Lösungen, Verunreinigungen 131
Teilchenmasse, relative 3
Temazepam 140, 142
Temperung 30
Tenoxicam 140, 142
Terbutalinsulfat 148
Terconazol 140

Terfenadin 140, 142
Termschema 339 f
–, Beispiele 346
– Natriumatom 335
Testosteronenantat 374
Testosteronpropionat 349, 374
2,4,4,6-Tetrabrom-2,5-cyclo-hexadien-1-on 203
Tetrabutylammoniumhydroxid 88, 101, 130
– Maßlösung 131, 133
Tetrabutylammoniumiodid 131
–, argentometrisch 220
– nach Volhard 220
Tetracain 97, 99
–, nitritometrisch 206
Tetrachlorkohlenstoff 321
Tetracyclin 465
Tetracyclinhydrochlorid 465
Tetramethylammoniumhydroxid 101, 130
Tetramethylsilan als NMR-Testsubstanz 411
– als Standardsubstanz 414
Tetramminkupfer(II)-sulfat 341
Tetraphenylhydrazin 166
Theobromin 114
Theophyllin 114
Thermoelement 401
Thiamin-Salze, fluorimetrisch 387
Thiaminchlorid 99
Thiaminnitrat 146, 388
Thiamphenicol 221
–, argentometrisch 223
Thioacetamid 30
Thioalkohole, iodometrisch 185
Thiochrom 387 f
Thioglycolsäure 185
Thiole 67
Thiopental 113
Thiopental-Natrium 133
Thioridazinhydrochlorid 150
Thiosulfat 179
Thiouracile 114
Threonin 140
Thymian 376
Thymianfluidextrakt 376
Thymol nach Koppeschaar 201 f
Thymolblau 82, 130, 133 f
– Phenytoin 133

Thymolphthalein 81, 113, 130, 134
Ti(IV)-Verbindungen, cerimetrisch 177
Tiabendazol 140 ff
Tiapridhydrochlorid 150
Tiaprofensäure 93
Ticarcillin-Natrium 465
Ticlopidinhydrochlorid 150
Tieffeld 414
Tieffeldverschiebung 413
Timololhydrogenmaleat 145
Tinidazol 140, 142
Titan(III)-chlorid-Maßlösung 208
– Reduktionen 208
Titanometrie 208
–, Endpunkt 209
Titanoxid, cerimetrisch 177
Titer 9
Titrand 22, 69
Titrationen 22, 69
–, Äquivalenzpunkt 23, 70
–, amperometrische 294, 298
–, argentoacidimetrische 112
–, argentometrische 106
–, Basen 72, 74, **101**, 135
–, biamperometrische 296
–, Bromide 150
–, Budde- 212
–, Carbonsäure-Derivate 103
–, Carbonsäuresalze 143
–, coulometrische 275 f
–, Dead-stop- 296
–, direkte 23
–, Dutrieux-Methode 113
–, Endpunkt 70, 73
–, Fällungstitration 211
–, Fajans- 212
–, Fluorid 148
–, Formol- 111
–, Gay-Lussac- 212
–, Halbneutralisationspunkt (Pufferpunkt) 73
–, Halbtitrationspunkt 73
–, Hydrobromide 150
–, Hydrochloride 148
–, indirekte 23
–, inverse 23, 174, 177
–, Iodid 151
–, iodometrische 180
–, komplexometrische 226
–, konduktometrische 302
–, Koppeschaar- 197, 200
–, Liebig 212
– Messanordnung 298

– nach Fajans 215
– nach Mohr 212
– nach Volhard 212, 214
–, Neutralisations- 70
–, Neutralpunkt 71
–, NH-acide Verbindungen 145
–, Nitrate 145
–, Oxim- 109
–, Phosphate 147
–, polarographische 294
– potentiometrische 262, 268
–, Protolyte 76
–, Rück- 23
–, Säure-Base- 70
–, Säuren 71, 89
–, Simultan- 79
–, Sörensen- 111
–, Substitutions- 23
–, Sulfate 147
–, Sulfonate 147
–, Verdrängungs- 96
–, wasserfreie 88
–, Zweiphasen- 100
Titrationsendpunkt 24
Titrationsergebnis, Verfälschung 116
Titrationsfehler 70
Titrationsgrad 23
Titrationskurven 23, 69
–, amperometrische 294
–, Basen 74
–, Dead-stop 297
–, konduktometrische 303 ff
–, Säure 71, 73
Titrationsmöglichkeiten, Direkttitrationen 66
Titrationsverfahren 23
Titrator 22, 69
Titrierexponent 73
Tocopherol, freies 178
–, polarographisch 293
α-Tocopherol, gaschromatographisch 458
α-Tocopherolacetat, gaschromatographisch 178, 458
α-Tocopherolhydrogensuccinat, gaschromatographisch 458
Tocopherylchinon 178
Tolbutamid 69
Tolnaftat 374
Toluol 321, 348
–, IR-Spektrum 400
p-Toluolsulfonamid, iodometrisch 182

Toluolsulfonsäure 67
p-Toluolsulfonsäure, Aciditätskonstante 128
Torsionsschwingung 390
Tosylchloramid, iodometrisch 182
Tosylchloramid-Natrium 182
Totalreflexion 321
Totvolumen 463
Totzeit 452
Trägergas 425, 446
Tranexamsäure 140, 143
Transflexionsmessung 405
Transmission 343
–, Messung 405
– prozentuale 356
Transmission T 395
Transmissionsminima 391
–, Lagerverschiebungen 392
–, Wellenzahl 392
Trapidil 140
Trenneffekte, chromatographisch 432
Trennflüssigkeit 425
Trenngel 312
Trennleistung 435, 449
Trennsäulen GC 448
–, gepackt 448
Trennschärfe 435
Trennstufe 435
Trennstufenhöhe 449
Trennstufenzahl 437, 449, 456
Trennungen, elektrolytische 273
–, gravimetrische 31
–, säulenchromatographische 459
Trennvermögen, dünnschichtchromatographisches 434
Tretinoin 132, 134
Triamcinolonacetonid 374
Triamcinolonhexaacetonid 374
Triamteren 140, 142, 388
Tribenzylamin 127
2,4,6-Tribromphenol 203
– nach Koppeschaar 202
2,4,6-Tribromresorcin 203
Trichloressigsäure 90
1,2,2-Trichlorpropan, NMR-Spektren 412, 414
Triethylcitrat 108
Trifluorperazin 99

Triflusal 91, 93
Triglyceride 108
Trihalogenide, argentometrisch 222
2,4,6-Triiodbenzol-Derivate, argentometrisch 222
Trimethadion, gaschromatographisch 458
Trimethoprim 140, 142
Trimethylpentan 321
Trimethylsilyl-tetradeutero-proprionsäure als Standardsubstanz 414
Trimethylsilylierung 459
Trimipraminhydrogenmaleat 145
Trinatriumedetat 226
Triphenylformazan 372
Triphenylmethanfarbstoffe 81, **84**
Triphenyltetrazoliumchlorid 372, 443
– nach Volhard 219
Triplett 419
Triplettzustände 383 f
Trocknen 31
Trolamin 102
Trometamol 102
Tropäolin 00 83, 168
Tropicamid 140, 142
Tryptophan 140
TSP 414
TTC-Reaktion 372
Tubocurarinchlorid 374
Tyrosin 140

U

Ubidecarenon 374
Übergangsverbote 344
Übersättigung 28
Überspannung 260
– Abhängigkeit 261
Umkehrphasen 431, **433**
Umkehrphasen-Chromatographie 433
Umschlagsbereich 85
–, Säure-Base-Indikatoren 86
Umschlagsintervall 85
Undecylensäure 93
Universalpuffer, Britton-Robinson 282
Untergrundstrahlung 332
unverseifbare Anteile 47
Urotropin 30, 111, 136
Ursodeoxycholsäure 93